国家癌症中心
National Cancer Center

2014

中国肿瘤登记年报
CHINESE CANCER REGISTRY ANNUAL REPORT

主编：赫 捷　　陈万青

清华大学出版社
北京

内 容 简 介

本年报内容共分七章，第一章为概述；第二章是方法与指标；第三章是数据质量评价；第四、五章为全国合计以及主要癌症的发病与死亡分析结果；第六章是新增的生存分析结果；第七章是附录。2014 年全国肿瘤登记中心收到全国 234 个肿瘤登记处上报的 2011 年肿瘤登记数据，通过对数据质量的综合审核，有 177 个肿瘤登记处的数据入选本报告以反映 2011 年我国肿瘤登记覆盖地区癌症的发病与死亡水平，包括 77 个城市地区和 100 个农村地区。

本书可为从事肿瘤预防与控制的研究人员提供科学的基础性资料，亦可为肿瘤临床工作者提供参考。

图书在版编目(CIP)数据

2014 中国肿瘤登记年报 / 赫捷, 陈万青主编. — 北京 ：清华大学出版社, 2017
ISBN 978-7-302-48170-6

Ⅰ. ①2… Ⅱ. ①赫… ②陈… Ⅲ. ①肿瘤 – 卫生统计 – 中国 – 2014 – 年报 Ⅳ. ①R73-54

中国版本图书馆 CIP 数据核字(2017)第 208533 号

责任编辑：杨爱臣
封面设计：夏庆民
责任校对：张爽爽
责任印制：王静怡

出版发行：清华大学出版社
网　　址：http://www.tup.com.cn，http://www.wqbook.com
地　　址：北京清华大学学研大厦 A 座　　　邮　　编：100084
社 总 机：010-62770175　　　　　　　　　邮　　购：010-62786544
投稿与读者服务：010-62776969，c-service@tup.tsinghua.edu.cn
质量反馈：010-62772015，zhiliang@tup.tsinghua.edu.cn

印 装 者：东港股份有限公司
经　　销：全国新华书店
开　　本：210mm×285mm　　　印　张：28.5　　　字　数：850 千字
版　　次：2017 年 9 月第 1 版　　　　　　　印　次：2017 年 9 月第 1 次印刷
定　　价：170.00 元

产品编号：077119-01

编 委 会

鸣　谢

中国肿瘤登记年报编委会对各肿瘤登记处的相关工作人员在本年报出版过程中给予的大力协助，尤其在整理、补充、审核登记资料，以及建档、建库等方面所做出的贡献表示感谢！衷心感谢编写组成员在年报撰写工作中付出的辛苦努力！同时，对《中国肿瘤》编辑部在编审过程中提供的大力支持表示感谢！

Acknowledgement

The editorial committee of Chinese cancer registry annual report would like to express their gratitude to all staff of cancer registries who have made a great contribution for the report, especially on data reduction, supplements, auditing and cancer registration database management. Sincere thanks go to all members of the contributors for their great efforts. Additionally, we gratefully acknowledge the support of editing from the Board of *China Cancer*.

肿瘤登记处名单 List of cancer registries

省(自治区、直辖市) Province and municipality	肿瘤登记处 Cancer registries	登记处所在单位 Institutes	主要工作成员 Staff
北京	北京市	北京大学肿瘤医院	王宁 祝伟星 杨雷 孙婷婷 袁延楠
天津	天津市	天津市 CDC	江国虹 王德征 沈成凤 张辉 张颖 宋桂德 徐忠良 纪艳
河北	赞皇县	赞皇县 CDC	马学志 王树革 郝月红 焦士辉 吕晓红
	迁西县	迁西县 CDC	李印国 盛振海 陈晓东 王伟光 赵金鸽 赵珊
	秦皇岛市区	秦皇岛市 CDC	徐朝阳 李晓华 张雄伟
	涉县	涉县肿瘤防治研究所	张富治 温登瑰 李永伟 张晓平
	磁县	磁县肿瘤防治研究所	宋国慧 孟凡书 李东方 陈超 冀鸿新 李波
	武安市	武安市 CDC	魏延其 郭秀杰 杨慧 韩建朝
	保定市	保定市 CDC	侯烨 刘玉荣 马继飞 孙明 张卫君 李红云 和丽娜
	沧州市	沧州市 CDC	杨希晨 鲁文慧 安连芹 刘桂茹 吴杰 李秋影 付素红 杨秀敏
山西	太原市杏花岭区	太原市杏花岭区 CDC	荆国旗 倪芳 薛秀丽 李芝玲 张蕾
	阳泉市	阳泉市肿瘤防治研究所	马玉龙 高秋生 冯俊青 王珍 高美杰 姚文清 杨波
	阳城县	阳城县肿瘤医院肿瘤研究所	王新正 元芳梅 王芳
	晋中市榆次区	榆次区 CDC	成广明 李燕青 郑永萍 郭秀峰 董小平 郭睿
	寿阳县	寿阳县 CDC	李卫东 郝佐文 李润明 霍志强 王俊红 姜艳红
	垣曲县	垣曲县 CDC	崔晓宏 张红霞 武茹燕
	洪洞县	洪洞县 CDC	张小虎 李春红 李端儿 郭婷婷 张敏 焦燕燕
	临县	临县 CDC	高春雷 吴离生 严丽芳 刘秀娥
内蒙古	赤峰市	赤峰市 CDC	韩忠义 何丽 张雪 张竞丹 迟艳玲
	开鲁县	开鲁县 CDC	靳树华 韩玲 齐银梅 王国华 张艳梅 于守军 王刚
	牙克石市	牙克石市 CDC	苏燕 乌兰 李覆男
	巴彦淖尔市临河区	临河区 CDC	李忠 马萍 刘美丽 袁月新 丁建平 张旭峰
	锡林浩特市	锡林浩特市 CDC	丛峰明 王艳萍 闫蜜 史玉红 乌云花

（续）肿瘤登记处名单List of cancer registries(Continued)

省(自治区、直辖市) Province and municipality	肿瘤登记处 Cancer registries	登记处所在单位 Institutes	主要工作成员 Staff
辽宁	沈阳市	沈阳市 CDC	孙百军 吕艺 李恂
	康平县	康平县 CDC	彭红伟 田丽娟
	法库县	法库县 CDC	裴永武 孔林 张宝桐 马云丽
	大连市	大连市 CDC	张莉梅 林红 赵连 邹积丰 梅丹 王洋 刘丹 王慧楠 历有为 刘香华
	庄河市	庄河市 CDC	王丽娜 张永梅
	鞍山市	鞍山市 CDC	袁月 毕学娟 王丽娟 邹青春 张微微 林立强 王肖琳 李绯璇 刘慧 雒超 陈康静 张颖 杨阳
	本溪市	本溪市 CDC	安晓霞 李海娜
	丹东市	丹东市 CDC	常征玲 崔荣敏 戴东 赵玉红 季程程
	东港市	东港市 CDC	吕辉 栾凤娇
	建平县	建平县 CDC	吕广艳 杨晓光 许慧敏 熊丽杰
吉林	德惠市	德惠市 CDC	程志芳 凌命新
	吉林市	吉林市 CDC	王刚 乔建国 孙殿伟 候晓芳 何淑芸 崔吉涛 李艳红 鲍庆玲 郭静 张俊海 王丽宇
	通化市	通化市 CDC	何柳 魏霞 王晓雪
	大安市	大安市 CDC	霍金辉 郝东升 张迎秋 孟影 李晓秋 于伟霞
	延吉市	延吉市 CDC	金钟久 金哲男 潘晓辉 方学哲 韩松哲
黑龙江	哈尔滨市道里区	道里区 CDC	李凯峰 于延玲 康娟 宋会荣 王嘉
	哈尔滨市南岗区	南岗区 CDC	杨丽秋 何慧 于波 王威娜 单晓丽 任娇娇
	哈尔滨市香坊区	香坊区 CDC	李欲哲 高艳丽 毕建韬
	尚志市	尚志市 CDC	姜欣 陈峰 刘新丽
	勃利县	勃利县 CDC	刘丽 董洁 田鹏 王瑞晶
上海	上海市	上海市 CDC	郑莹 吴春晓 鲍萍萍 黄哲宙 张敏璐 向詠梅 彭鹏 龚杨明 周峰
江苏	无锡市	无锡市 CDC	杨坚波 钱云 杨志杰 董昀球 谢巍 李亭亭 高迪 刘增超 周佳 徐红艳 茹炯
	徐州市	徐州市 CDC	娄培安 常桂秋 董宗美 张盼 陈培培 李婷 乔程 张宁
	常州市	常州市 CDC	姚杏娟 吕旭峰 李贵英 董惠斌 骆文书
	溧阳市	溧阳市 CDC	刘建平 蒋福兴 狄静 陈瑜 曹磊
	金坛市	金坛市 CDC	周鑫 何怡 王美芳
	苏州市区	苏州市 CDC	胡一河 陆艳 王临池 高艳 高瑜璋 徐桂英 刘景超 刘海波 季文 沈建新
	南通市	南通市 CDC	蔡波 徐红 王秦 郑会燕 喻鹏 瞿艳华 戴垚垚
	海安县	海安县 CDC	王小健 蔡琰 曹晓斌 魏金莲 童海燕
	启东市	启东肝癌防治研究所	陈建国 朱健 张永辉 陈永胜 丁璐璐
	海门市	海门市 CDC	黄培新 杨艳蕾 唐锦高 邱敏 倪倬健 施华
	连云港市区	连云港市 CDC	张春道 董建梅 李伟伟 李振涛 陆玉琴 王红燕 吴安博 张琦 仲凤霞 邱文娟

(续)肿瘤登记处名单List of cancer registries(Continued)

省(自治区、直辖市) Province and municipality	肿瘤登记处 Cancer registries	登记处所在单位 Institutes	主要工作成员 Staff
江苏	赣榆县	赣榆县 CDC	张建花 张晓峰 金凤
	东海县	东海县 CDC	葛恒明 张振宇 吴同浩 马进 陈晓
	灌云县	灌云县 CDC	朱凤东 马士化 严春华 孙新苗
	灌南县	灌南县 CDC	房维高 王海涛 王昕 齐灿文
	淮安市主城区	淮安市 CDC	潘恩春 何源 张芹 于浩 万福萍 李彬彬 胡建霞 孙平
	淮安市淮安区	淮安区 CDC	苏明 缪彩云 纪学中 张旭 顾忠祥 邰昊
	淮安市淮阴区	淮阴区 CDC	李成菊 袁瑛 唐勇
	涟水县	涟水县 CDC	叶建玲 孙维新 浦继尹
	洪泽县	洪泽县 CDC	陈思红 王芳 张举巧 管学军 袁翠莲
	盱眙县	盱眙县 CDC	李鑫林 韩业武 袁守国 许松 滕建玉 谢杨 赵倩
	金湖县	金湖县 CDC	何士林 廖丽莎
	盐城市	盐城市 CDC	刘荣海 郑春早 孙晓凯 刘付东 王琪 朱凤刚 严莉丽 邱民
	滨海县	滨海县 CDC	曹正兵 徐胜 蔡伟
	射阳县	射阳县 CDC	顾善儒 戴曙光 戴春云 孙峰 赵春燕
	建湖县	建湖县 CDC	王标 王剑 肖丽 刘凤珍 韩晓凯 孔文娟
	大丰市	大丰市 CDC	顾晓平 盛凤 王银存 智恒奎
	扬中市	扬中市肿瘤防治研究所	郭国平 朱阳春 华召来 冷荣柏 周琴 施爱武
	泰兴市	泰兴市 CDC	樊冬梅 范敏 周余春 刘红建 黄素勤 徐兴 封军莉 丁华萍
浙江	杭州市	杭州市 CDC	刘庆敏 任艳军 李莉
	慈溪市	慈溪市 CDC	吴逸平 罗央努 马旭 刘琼 罗丹 干超士 陆丽芳 胡吉 马微丰 徐宁晖 孙金科
	嘉兴市	嘉兴市 CDC	李雪琴 洪霞 陈文燕 吴益康
	嘉善县	嘉善县肿瘤防治所	李其龙 姚开颜 曹欣花
	海宁市	海宁市中医院	沈永洲 祝丽娟 杨靖 张志浩 封琳 李峰
	上虞市	绍兴市上虞区 CDC	张鑫培 杜海波 丁萍飞
	开化县	开化县 CDC	郑小萍 严传富 汪德兵 余琪琪 项彩英
	仙居县	仙居县 CDC	蔡红卫 应江伟 周立新 吴武军 王丽君 陈连萍 陈海仙
安徽	合肥市	合肥市 CDC	马尔健 张俊青 张小鹏 孙锋 李晓铷 方其花 张迎迎 陆敏苏 宫小刚
	长丰县	长丰县 CDC	孙多壮 郑军 吴海燕
	肥东县	肥东县 CDC	谈其干 张全寿 任波 陈海涛
	肥西县	肥西县 CDC	胡晓先 赵艳艳 张军 汪金华
	芜湖市	芜湖市 CDC	吕金伟 甘跃 朱君君 包慧芬 崔晓娟
	蚌埠市	蚌埠市 CDC	陈军 吴子虎 周国华 吕琛 杜秀丽 沈明 高雅璇
	马鞍山市	马鞍山市 CDC	叶敏仕 卞正平 蔡华英
	铜陵市区	铜陵市 CDC	胡婧婷 吴刚 刘林旭 汪孝东
	天长市	天长市 CDC	胡彪 任桂云

（续）肿瘤登记处名单List of cancer registries(Continued)

省(自治区、直辖市) Province and municipality	肿瘤登记处 Cancer registries	登记处所在单位 Institutes	主要工作成员 Staff
安徽	阜阳市颍东区	颍东区 CDC	肖峰 刘寿敏 刘侠 司伟
	宿州市埇桥区	埇桥区 CDC	刘中华 刘峰 黄磊 马兰云
	灵璧县	灵璧县 CDC	陶海棠 赵辉
	庐江县	庐江县 CDC	洪光烈 汪丛峰 李佳佳 艾静
	寿县	寿县 CDC	杨茂敏 胡必友 霍圣菊 张瑞保 吴传彪
	金寨县	金寨县 CDC	夏立忠 肖宪
	泾县	泾县 CDC	刘安阜 方田虎 伍沪文 马志进
福建	长乐市	长乐市肿瘤防治研究所	陈建顺 陈礼慈 陈心聪 陈聪明 陈英
	厦门市区	厦门市 CDC	陈国伟 林艺兰 陈晓鹭 黄清香 蔡黎新 张卓平 卢超森 陈月珍 连真忠 苏亚苗
	厦门市同安区	同安区 CDC	陈仁忠 陈上清
	厦门市翔安区	翔安区 CDC	康天尝 苏航
	莆田市涵江区	涵江区 CDC	林玉成
	惠安县	惠安县 CDC	柳美凤 张冬雪
	建瓯市	建瓯市 CDC	裴振义 熊健 吕航
	永定县	永定县 CDC	卢华兴 张裕钰
江西	武宁县	武宁县 CDC	潘盛林 段红政 邹德政 崔凤梅 张赣湘
	赣州市章贡区	章贡区 CDC	苏德云 林唯奇 张华
	龙南县	龙南县 CDC	钟灵 赖永赣 彭旻微
	上高县	上高县 CDC	叶江西 李卫平
	靖安县	靖安县 CDC	舒小裕 刘志英 涂红龙
	上饶市	上饶市 CDC	赵旭光 孔德义 严宇涵 邵云兰 张亚棋
山东	济南市	济南市 CDC	刘守钦 张军 宫舒萍 杨柳 张广利 张琳 李英鑫 韩联宇 荆现华 崔洪春
	章丘市	章丘市 CDC	柴本正 刘庆皆 夏海燕
	青岛市区	青岛市 CDC	汪韶洁 张华 宁锋 张增智 朱志刚 侯伟
	胶南市	青岛市黄岛区 CDC	陈向华 王梅
	沂源县	沂源县 CDC	李东芝 刘明玲 于国华 王谦 孙涛
	滕州市	滕州市 CDC	于雪静 李玉春 吴朋利 于洪波
	广饶县	广饶县 CDC	侯继斌 贺国伟 刘芳 蒋栋栋
	烟台市	烟台市 CDC	陈远银 刘海韵 于绍轶 曲淑娜 徐颖 王倩倩 王心祥 范东东 卢茜 李兴龙 孙溪盛
	招远市	招远市 CDC	翟玉庭 刘瑞兰 李桂刚 贾宝斌 张发学 李美欣 温敬波
	临朐县	临朐县胃癌防治所	刘卫东 郭超 张兰福 付海花 赵洪军
	高密市	高密市 CDC	宫献升 黄一峰 岳文 冷冠群 谢珍 马瑞花 宋娟
	汶上县	汶上县 CDC	马仲锋 何庆循 李晓琴 张丹 张燕 李冰
	邹城市	邹城市 CDC	齐振标 王军 王维花 李娜 刘雪娇
	宁阳县	宁阳县 CDC	殷修旺 于强 王静 李耸
	肥城市	肥城市人民医院	赵德利 李琰琰 姜敏 张婷婷 尹晓燕 朱爱霞 郑春娟 张文婷 武明新 陈箭 纪云龙

（续）肿瘤登记处名单List of cancer registries(Continued)

省(自治区、直辖市) Province and municipality	肿瘤登记处 Cancer registries	登记处所在单位 Institutes	主要工作成员 Staff
山东	乳山市	乳山市 CDC	姜泽春 邹跃威 李立科 曹庆范 张玉佳
	莒南县	莒南县 CDC	杨庆国 王冬萍 文章军
	德州市德城区	德城区 CDC	宗心 张世来 梁秀娟 刘爱华 杨树乾
	高唐县	高唐县 CDC	杨亮亮 谢其彬 杨建新 刘淑梅
	滨州市滨城区	滨城区 CDC	赵贝贝 李雪萍 徐晓青 李娜
河南	洛阳市	洛阳市 CDC	闫云燕 杜爱兰 李爱红 倪燕 温丹 韩迎霞 邢建乐 何桂婷
	偃师市	偃师市 CDC	段凤玲 秦艳锦 周艳艳
	鲁山县	鲁山县 CDC	郭启民 田大广 付敬 任冰 匡晓霏 张丽萨
	林州市	林州市肿瘤医院	李变云 程兰萍 魏建荣 于晓东 侯凯 王丽
	辉县市	辉县市 CDC	江莉 孙花荣 李江涛 赵小聪
	禹州市	禹州市 CDC	杨安锋 赵江珍 杨宗慧 李晓蕊
	漯河市源汇区	源汇区 CDC	王凯民 张祥 牛艳丽 李冬 李玮 赵美
	漯河市郾城区	郾城区 CDC	曹贺梅 姬建国 王晓权 宁佑仁 汪真 庞静 梁静
	漯河市召陵区	召陵区 CDC	户朝纲 任东洋 张凤嫣 杨红宇 崔一齐 程果
	三门峡市	三门峡市 CDC	刘存棣 陈玉亮 吴彦领 武恕星 郭振平 蒋启战 姚晓云 黄亮
	内乡县	内乡县 CDC	李亚波 张永庆 张骏
	虞城县	虞城县 CDC	王化贤 冯金洪 王立新 李增燕 杨晓东 王士刚
	罗山县	罗山县 CDC	岳枚军 曹世明 李晓航
	沈丘县	沈丘县 CDC	李华 薛玉堂 刘瑞昌 胡晓岚 马平 陈红坤
	郸城县	郸城县 CDC	杨炜华 郭德银 陈静 张建 顾雅靖
	西平县	西平县 CDC	邵天堂 赵春玲 王中梅 毛晓辉 夏耀华 康文昊
	济源市	济源市 CDC	郭焦枝 郑莹如 黄艳芳
湖北	武汉市	武汉市 CDC	龚洁 杨念念 严亚琼 孙惠玲 代娟
	五峰土家族自治县	五峰县 CDC	李光军 熊斌
	钟祥市	钟祥市 CDC	史晓华 赵丽
	云梦县	云梦县 CDC	熊青群 李纯波 张少泉 周浩
	公安县	公安县 CDC	谢朝林 薛维军 洪杰 申立琼 胡长贵
	英山县	英山县 CDC	叶芝放 余林生 郭柳娜
	麻城市	麻城市 CDC	徐胜平 项维红 库守能 戴昌昇
湖南	株洲市石峰区	石峰区 CDC	黄志成 尹毅华 艾丽珠 张红雷 刘宏
	衡东县	衡东县 CDC	赵夏梁 董月华 刘早红 肖静娴
	岳阳市岳阳楼区	岳阳楼区 CDC	苏从旭 陈艳芳 张艳 徐欣 罗江洪
	慈利县	慈利县 CDC	朱从喜 胡兴平 杜文高 陈华云

（续）肿瘤登记处名单List of cancer registries(Continued)

省(自治区、直辖市) Province and municipality	肿瘤登记处 Cancer registries	登记处所在单位 Institutes	主要工作成员 Staff
湖南	资兴市	资兴市 CDC	宁兴平 李雄豹 黎利文 夏云磊 骆艳萍 宋玉娟
	麻阳县	麻阳县 CDC	陈琳 赵辉 陈启佳 滕瑶
广东	广州市	广州市 CDC	刘华章 林国桢 沈纪川 李科 周琴
	深圳市	深圳市慢性病防治中心	彭绩 雷林 周海滨
	珠海市	珠海市 CDC	阮峰 李德云 梁小冬 段彩玲
	江门市城区	江门市 CDC	莫兆波 于雪芳 李曼瑜 冯绮雯
	四会市	四会市肿瘤研究所	黄启洪 李艳华 凌伟 林晓 林二洪
	阳山县	阳山县 CDC	梁时力 邹素云 黄永杰 黄安 黄月梅
	中山市	中山市人民医院	袁勇 魏矿荣 梁智恒 岑惠珊
广西	柳州市	柳州市 CDC	蒙进怀 蒋琦莲 秦景新 陈宁钰 刘芸 张伟源
	桂林市	桂林市 CDC	潘定权 麦浩 阳冬 李春红 马金海 黄灵 刘昊 蒋兴兴 范隆军 唐一玉 石瑀
	苍梧县	苍梧县 CDC	潘桂秋 杨敏生 苏石汉 李北金
	合浦县	合浦县 CDC	苏福康 曹松 易丽德 陈振芳 秦晓丽 张强
	北流市	北流市 CDC	邓立鹏 吕逵 梁盛凤 黎丹 钟兰 杨静宜 李玉军
	扶绥县	扶绥县人民医院	李海华 韦忠亮 李云西
海南	三亚市	三亚市 CDC	陈连芬 罗礼建 朱明胜 蔡畅 黄周珠
	琼海市	琼海市 CDC	马世龙 彭修月 王春雨 颜李丽
	定安县	定安县 CDC	陈浩南 黄翠霞
重庆	万州区	万州区 CDC	郑代坤 彭瑾 孟言浦
	渝中区	渝中区 CDC	彭焱 周琦
	沙坪坝区	沙坪坝区 CDC	李廷荣 蒙怡
	九龙坡区	九龙坡区 CDC	李南 谭学筠
四川	成都市青羊区	青羊区 CDC	黄世蓉 蔡鹏 韩天旭 凌小力 徐南
	成都市龙泉驿区	龙泉驿区 CDC	江涛 师杨 张群英 阮红海 杜可馨 张文韬 罗文琼 刘玉苗
	彭州市	彭州市 CDC	罗国金 阚祥三 李建国 陈小芳 王建 李娜 王宏 孙强 刘佳秋
	自贡市自流井区	自流井区 CDC	彭灵 刘永康 冯小伟
	攀枝花市仁和区	仁和区 CDC	李万良 赫永新 袁国彪 李平 汪杰 王芳
	盐亭县	盐亭县肿瘤防治研究所 / 肿瘤医院	陈君泽 张剑锋 黄政
	乐山市市中区	市中区 CDC	邱学朴 张翼 赵彬茜 岑晓榆 曹敬静
	长宁县	长宁县 CDC	杨蔺 王宇
	大竹县	大竹县 CDC	罗万祥 申化坤 叶明兰 赵红艳 胡华 李海波
贵州	开阳县	开阳县 CDC	刘明强 唐禄军 颜克梅
	遵义市汇川区	汇川区 CDC	冉隆梅

（续）肿瘤登记处名单List of cancer registries(Continued)

省(自治区、直辖市) Province and municipality	肿瘤登记处 Cancer registries	登记处所在单位 Institutes	主要工作成员 Staff
贵州	铜仁市碧江区	碧江区 CDC	杨江艳 万兆明
	雷山县	雷山县 CDC	杨平 杨军
云南	富源县	富源县 CDC	国家敏 陈思迅 王树文
	宣威市	宣威市 CDC	杨万军 张琼 马祥云 宁伯福 沈菜芬 尤英 余荣珍 宁竹森
	玉溪市红塔区	红塔区 CDC	李昆 王其明 李波 师玉琼 谢芳 张莉 林蕾 刘蕊 沈婷 赵明洪 师柔
	腾冲县	腾冲县 CDC	刘晓丽 刘素娟 李亚丹
	个旧市	个旧市卫生局	王建宁 仇春强 韦晓丹
	兰坪白族普米族自治县	兰坪县 CDC	和映山
西藏	拉萨市	拉萨市 CDC	袁静
	乃东县	乃东县 CDC	拉巴顿珠 玉珍
陕西	西安市莲湖区	莲湖区 CDC	王佩 何鑫 王宁
	眉县	眉县 CDC	王宏 杨彩玲 杜水泉 兰志超 朱文丽
	泾阳县	泾阳县 CDC	杨洪勋 赵宁 闫阿妮
	潼关县	潼关县 CDC	梅荣军 张琪 黄婧 齐小军
	商洛市商州区	商州区 CDC	王建军 王天军 张琪
甘肃	兰州市	兰州市 CDC	万丽萍 杨芳
	景泰县	景泰县 CDC	梁志龙 周福新 王生芸
	天水市麦积区	麦积区 CDC	张辉 何军 陈雯
	武威市凉州区	武威肿瘤医院	叶延程 张文华 徐风兰 刘小琴
	张掖市甘州区	甘州区 CDC	张森乔 王泽平 谢晶 赵峰辉 王金金
	敦煌市	敦煌市 CDC	淳志明 殷海燕
	临潭县	临潭县 CDC	常胜杰 姚文林 祁少华 李海梅
青海	西宁市	西宁市 CDC	姚明 马海滨 蔡成喜 马萍 李珊 李宣蓉 张丁鑫乐
	民和回族土族自治县	民和县 CDC	王海林 乔生忠 马小川
	互助县	互助县 CDC	郑有元 贺宗英 贾春英
	海南藏族自治州	海南州 CDC	李荣 拉毛才让
宁夏	银川市	银川市 CDC	张嫣平 于明哲 陈峰 孙萍 薛晓红 胡翠娟 杨晓霞
	大武口市	石嘴山市 CDC	麻建宁 祖丽萍 闵宁华 马洁
	惠农县	惠农县 CDC	郎红霞 李冬梅 李渊
	平罗县	平罗县 CDC	马玉秀 刘凤香
	固原市	固原市 CDC	安利平 李德芬
	中卫市	中卫市 CDC	韩雅雯 李生荣 段晓娟
新疆	乌鲁木齐市天山区	天山区 CDC	郭颖贞 杨红梅
	和田市	和田市 CDC	吴磊 阿孜古丽 刘艳
	和田县	和田县 CDC	古丽洁米娜·阿卜杜喀迪尔
	新源县	新源县 CDC	田鹏昊 康春 刘书起 张春英 夏迪牙
新疆生产建设兵团	农七师	七师 CDC	王文栩 周倩 龚耀 刘长龙
	石河子市	新疆石河子大学医学院	李锋 陈云昭 李述刚 贾丽萍 姜新华 王济源 沈西华 庞丽娟 陈瑜 张海俊

目　录

Contents

前　言

今年出版的《2014 中国肿瘤登记年报》是自 2008 年首次出版以来的第 8 卷。每一次的发布都引起社会各界的广泛关注。目前年报已经成为我国癌症预防与控制不可或缺的宝贵资料。

今年年报将继续保持去年的风格，对不同地区癌症的发病和死亡进行分析。同时严把质量关，以保证数据的完整性、真实性和及时性，并新增加了生存率分析，使年报数据更具实用性。

2014 年，全国肿瘤登记中心收到全国 234 个肿瘤登记处上报的 2011 年肿瘤登记数据。通过对数据质量的综合审核，有 177 个肿瘤登记处的数据入选本报告以反映 2011 年我国肿瘤登记覆盖地区癌症的发病与死亡水平，包括 77 个城市地区和 100 个农村地区。本年报内容共分七章，第一章为概述；第二章是方法与指标；第三章是数据质量评价；第四、五章为全国合计以及主要癌症的发病与死亡分析结果；第六章是新增的生存分析结果；第七章是附录。

《2014 中国肿瘤登记年报》的顺利出版，凝结着全国肿瘤登记处工作人员和编写人员的辛勤劳动，在此谨表衷心的感谢！

2014 年 10 月

Foreword

The *Chinese Cancer Registry Annual Report 2014* was the eighth volume since the National Central Cancer Registry(NCCR) published the first annual report in 2008. Every publication drew attention from all sectors of the society. It has become dispensable and valuable data for cancer prevention and control in China.

This volume of annual report retains the style as the last year and reports cancer statistics in different areas. The quality control was strictly introduced to ensure the completeness, validity and timeliness. Survival analysis was included in this volume to make the report practical.

In 2014, the NCCR collected data for calendar year of 2011 from 234 cancer registries. After comprehensive quality evaluation, data from 177 cancer registries had been selected as sources of this annual report to reflect cancer incidence and mortality in registration areas of China in 2011, including 77 urban areas and 100 rural areas. This annual report comprises the following 7 chapters. Chapter 1 is the introduction of the background for this volume of annual report. Chapter 2 is data collection method and indices. Chapter 3 is the evaluation of data quality. Chapter 4 and 5 contains the main analysis results of incidence and mortality. Chapter 6 comprises of new survival analysis with tables of results. In chapter 7, statistical tables are presented.

We acknowledge all staff working for the cancer registries and for the editorial board, whose hard work contributes to the publication of the *Chinese Cancer Registry Annual Report 2014.*

October, 2014

第一章 概 述

1 登记系统介绍

自 2008 年,国家卫生计生委(原卫生部)设立肿瘤登记项目,在全国 31 个省(区、市)逐步开展以人群为基础的癌症发病、死亡和生存的信息收集工作。目前,肿瘤登记处数量逐年增加,数据质量也在逐步提高,肿瘤登记年报数据已逐渐成为制定癌症防治策略,科研、临床研究的基础信息。截至目前,开展肿瘤登记的登记处超过 300 个,覆盖人口超过 3 亿。肿瘤登记工作由国家卫生计生委疾病预防控制局领导,全国肿瘤登记中心负责执行,并得到各省、直辖市和自治区卫生部门的支持。自 2008 年出版《中国肿瘤登记年报 2004》,今年已是第 8 卷年报。《2014 中国肿瘤登记年报》共收录 177 个肿瘤登记处的数据,覆盖人口较去年大幅度的增加, 达 1.75 亿, 涵盖 29 个省、直辖市和自治区。

（表 1-1）

Chapter 1　Summary

1　Introduction of the cancer registration system

Since national program of cancer registration was established by National Health and Family Planning Commission (previous Ministry of Health),population-based cancer registration,collecting cancer incident cases,cancer deaths and follow-up information,has spread in 31 provinces and municipalities all over the country. At present,the number of cancer registries is increasing and the data quality is improving. The annual report has provided the basic data for making cancer control strategies, cancer research and clinical trials. Till the year of 2014,the total number of cancer registries is over 300 and the data covers over 300 million people. Cancer registration program is headed by Bureau of Disease Prevention and Control,National Health and Family Planning Commission and enforced by NCCR under the support of public health authorities in every province. Since *Chinese Cancer Registry Annual Report 2004* released in 2008,*Chinese Cancer Registry Annual Report 2014* has been the eighth volume including data of 177 cancer registries from 29 provinces and municipalities,covering more than 175 millions population,much more than the coverage in last year.

(Table 1-1)

表 1-1　中国肿瘤登记数据发表情况
Table 1-1　Publication of cancer registration data

时间 Period	发表年份 Publication year	登记点数 No. registries	覆盖人口(万) Population(10 thousands)	省(自治区、直辖市)数 No. provinces and municipalities
1988~1992	2001	11	2169	11
1993~1997	2002	12	2224	12
1998~2002	2007	30	4081	18
2003	2007	35	5603	20
2004	2008	38	7191	20
2005	2009	34	5492	19
2006	2010	34	5957	19
2007	2011	38	5981	17
2008	2011	41	6614	18
2009	2012	72	8547	24
2010	2013	145	15840	28
2011	2014	177	17531	29

2 中国肿瘤登记的发展

2.1 全国肿瘤登记项目

2008 年,国家卫生计生委设立"肿瘤登记随访项目",中央财政对登记点调研、人员培训、癌症发病、死亡和人口信息收集、数据整理给予经费支持。2008 年度在原有登记点基础上新增 52 个新点,肿瘤登记覆盖全国 31 个省、自治区、直辖市的 95 市(县),人口约 1 亿 1 千万。2009 年度新增登记点 54 个,总数达到 149 个,覆盖人口达全国人口的 10%。2010~2011 年度共增加 46 个登记点,总数达到 195 个,覆盖人口约 1.8 亿,超过全国人口的 13%。2014 年,全部肿瘤登记点增加至 308 个,覆盖人口约 3 亿。今年登记点将继续增加,进一步扩大覆盖面。

2.2 肿瘤登记目标

●总体目标: 建立健全符合我国社会经济水平的国家一级肿瘤登记报告系统, 反映我国癌症整体流行情况以及城乡间和不同区域间的居民癌症发病、死亡、生存状态,提供满足我国肿瘤防治需求的信息系统。

●阶段目标:

①系统化建设阶段——至 2010 年,对全国肿瘤登记中心及现有肿瘤登记系统工作状态进行综合评价、整合现有资源、继续加强登记网点的建设,每个省(自治区、直辖市)至少建立一个城市点和一个农村点,使登记网点覆盖所有的省份,登记点数目达 100 个,覆盖 10% 的全国人口。此目标已经达到。

②规范化管理阶段——至 2015 年,加强规范化建设,所有登记处工作流程制度化,登记资料质量达到全国肿瘤登记规范要求。

③可持续发展阶段——至 2020 年,在登记点数量增加和质量提高的基础上,登记数据具有全国代表性和区域代表性。

2 Development of cancer registries in China

2.1 National cancer registration program

National program of cancer registry was set up by National Health and Family Planning Commision in 2008, supporting registry investigation, techincal training, data collection and data management through central finance. 52 new cancer registries were selected following registry selection principle in 2008, covering 95 cities or countries in all 31 provinces and municipalities with over 110 million population. In calender year of 2009, 54 new cancer registries were established on the basis of work in previous year, covering 10% of national population. In calender year of 2010 and 2011, other extra 46 registries came into operation and total number of cancer registries increased to 195 with more than 13% of national population. In 2014, the number of cancer registries expanded to 308 with population coverage of about 300 million. In this year, additional registries will be established through the program and the coverage will be continuously growing.

2.2 Objective of cancer registration in China

●General objective: To establish and perfect cancer registration reporting system in country level suitable to China's socioeconomic status and actual situation which reflect cancer epidemic trend, the different cancer incidence, morality and survival rates in different areas and different regions, and also provide enough information to meet the requirement of cancer prevention and control.

●Stage of objective:

i. Systematic construction phase—Till 2010, the number of cancer registries should reach 100 and every province has at lease two cancer registries, one in urban areas and the other in rural areas, covering all provinces and 10% of national population after comprehensive evaluation of NCCR and current state of the work of cancer registration system and integration of existing resources by continuously enhancing registry construction. This objective has been achieved.

ii. Standardized management phase—Till 2015, workflow in all cancer registries should be standardized and institutionalized. The data quality should meet regulatory requirements in national level.

iii. Sustainable development phase—Till 2020, on the basis of increasing of cancer registries and improvement of data quality, the cancer registration data should be representative for country and regions.

2.3 随访与生存率分析

人群癌症的生存分析是反映一个地区肿瘤负担、医疗资源和评价治疗水平的重要信息。肿瘤随访登记项目特别强调了肿瘤病例随访工作的重要性。

为了做好癌症的生存分析，强化登记地区的随访工作，全国肿瘤登记中心于2011年开始在部分登记处开展肿瘤随访资料的收集和生存分析，并为国际癌症生存分析项目 CONCORD-2 的数据上报做准备。今年数据分析已经完成，分析文章已经被 *Journal of Cancer* 接收。

2014年，肿瘤登记项目新增随访工作经费，将极大推动人群肿瘤随访工作的开展。

3 本年报数据

3.1 覆盖地区

上报 2011 年肿瘤登记数据的 234 个登记处分布在 31 个省(区、市)，其中县级以上城市 98 个，县及县级市 136 个。城市登记地区覆盖一般为全部城区，县或县级市均为覆盖全县(市)范围。个别城市仅覆盖部分市区，如哈尔滨市的南岗区和道里区。年报收录的 177 个肿瘤登记处分布在 29 个省(区、市)，其中城市登记处 77 个，农村登记处 100 个。

3.2 时间范围

上报的癌症发病和死亡资料为 2011 年 1 月 1 日至 2011 年 12 月 31 日全年的发病和死亡个案数据，以及 2011 年年中人口数据。

2.3 Follow-up and survival analysis

Population-based cancer survival analysis could provide useful information for reflecting regional cancer burden, medical resources and evaluating cancer care. In national program of cancer registry, the importance of follow-up for cancer cases was emphasized.

In order to enhance population-based cancer follow-up and survival analysis, NCCR started to collect survival information in part of registries who had implemented follow-up. We also joined the international survival study(CONCORD II) and prepared to submit the survival data. We have finalized the data analysis and academic paper, which has been accepted for publication by *Journal of Cancer*.

In 2014, a new fund was launched from national program of cancer registry to support follow-up in cancer registries that would greatly promote population-based cancer follow-up and cancer survival analysis.

3 Data in this cancer registry annual report

3.1 Coverage area

Total 234 registries submitted cancer registration data in 2011. They were distributed in 31 provinces (autonomous regions and municipalities), including 98 cities and 136 counties. In general, urban registries should cover all central districts and rural registries cover its administrative area. However, several urban registries only covered one district, such as Nangang District and Daoli District in Harbin. There were 177 registries accepted by this annual report distributed in 29 provinces and municipalities, including 77 cities and 100 counties.

3.2 Time scope

The resource is all individual information of cases diagnosed with or died of cancer between 1st January and 31st December 2011 in registration areas with population data in mid-year of 2011.

3.3 覆盖人群

全国 234 个肿瘤登记处 2011 年覆盖人口 221 390 275 人, 其中男性 112 318 869 人, 女性 109 071 406 人, 占全国 2011 年年末人口数的 16.43%。其中 177 个数据质量较好的肿瘤登记处数据被此次年报采纳, 覆盖人口共 175 310 169 人, 其中男性 88 655 668 人, 女性 86 654 501 人, 占全国 2011 年年末人口数的 13.01%。

3.4 登记数据质量

全国肿瘤登记中心根据《中国肿瘤登记工作指导手册》, 并参照国际癌症研究中心(IARC)/国际癌症登记协会(IACR)《五大洲癌症发病率》第 9 卷对登记质量的有关要求, 使用数据库软件 MS-FoxPro、MS-Excel 以及 IARC/IACR 的 IARC-crgTools 软件, 对这些地区 2011 年的原始登记资料进行审核、整理, 对资料的完整性和可靠性作评估。登记中心对审核过程中发现的质量问题, 及时反馈给各肿瘤登记处, 并根据各登记处再次提交的核实情况, 对数据进行了重新整理。根据最新制定的质量审核标准, 本年报从 177 个登记处中最终选取 140 个登记处的数据作为合并的数据库。

3.5 本年报内容

本年报汇总了肿瘤登记覆盖地区 2011 年癌症的发病、死亡及人口资料, 包括死亡发病比、病理学诊断比例、只有死亡医学证明书比例等质量控制指标, 肿瘤登记数据指标包括发病率、死亡率以及中标率 (2000 年中国人口构成)、世标率 (Segi's 世界人口构成) 和累积率以及各年龄组段分性别的发病率和死亡率。对部分肿瘤发病部位的亚部位分布和组织学分型的分布进行了描述。除将我国地区分为城市、农村外, 还增加了东、中、西部地区以及华北、华东、华南、华中、东北、西北和西南地区癌症发病和死亡的比较。另外, 今年新增了部分登记处 2003~2005 年病例随访的生存分析。

3.3 Population coverage

Total covered populations of 234 cancer registries in 2011 were 221 390 275, including 112 318 869 males and 109 071 406 females, accounting for 16.43% of whole national population in 2011. Pooled database from 177 qualified cancer registries covered 175 310 169 populations, including 88 655 668 males and 86 654 501 females, accounting for 13.01% of whole national population in 2011.

3.4 Registration data quality

Completeness and reliability of submitted data were checked and evaluated by NCCR based on "Guideline for Chinese Cancer Registration" and referring to relevant data quality criterion of "Cancer Incidence in Five Continents Volume IX" by IARC/IACR. Software such as MS-FoxPro、MS-Excel and IARC/IACR tools IARC-crgTools were used for data collection, sorting, check and evaluation. Found quality problems were timely feedback to registries, and revised data were re-submitted. According to updated criteria of data quality, NCCR accepted the data to be pooled for national estimation from 140 cancer registries.

3.5 Contents of the report

In process of analyzing, cancer new cases and deaths in registered areas in 2011 were pooled combined with demographical information. Data quality indicators included of mortality/incidence ratio(M/I), percentage of morphology verification (MV%), percentage of death certificate only (DCO%) and so on. Variables of cancer registry included of crude incidence rate, mortality, China age-standardized rate (national population structure in 2000), world age-standardized rate (Segi's world population structure), cumulative rate, age-specific rate, etc. The distribution of subsite and histological type of some major cancers were described. The incidence and mortality were stratified by three levels, urban/rural, Eastern/Middle/Western and 7 areas(North China, East China, South China, Central China, Northeast, Northwest and Southwest). In addition, survival analysis for cancer patients diagnosed in 2003~2005 from parts of registries was included in this annual report.

第二章　方法与指标

　　肿瘤登记是系统性、经常性搜集有关肿瘤及肿瘤病人信息的统计制度。目的是为了解城乡居民癌症发病、死亡情况和生存状态,掌握癌症的疾病负担与变化趋势,以及在不同地区和人群中的分布特征,为国家和卫生行政部门制定癌症防治策略、规划与计划,以及癌症基础和临床研究提供基本信息,为监测和评价癌症控制措施的效果提供基本依据。

1　建立肿瘤登记处

　　肿瘤登记处是连续性搜集、贮存、整理、统计分析、评价、阐述及报告肿瘤发病、死亡和生存信息资料的部门。

　　肿瘤登记处应建立在具备完善的死因监测系统的地区,同时能够获取准确的人口学资料。城市肿瘤登记处覆盖全部市区户籍人口,人口规模应在 80 万以上;农村肿瘤登记处覆盖全县户籍人口,其中东、中部地区人口规模应在 50 万以上,西部地区应在 30 万以上。

　　当地政府或卫生行政部门应制定和颁布实行肿瘤登记报告制度的法律法规或规范性文件,设立肿瘤登记处,并配备相应的工作人员、经费及设备,同时制订肿瘤登记报告实施细则。

Chapter 2　Data collection method and indices

By definition, a cancer registry is an information system designed for collection, storage, management and analysis of data on persons with cancer, usually covering a specific area. Cancer registration may provide accurate, up-to-date population-based cancer data of incidence, mortality and survival, which are vital for decision making regarding cancer prevention and control. The data may also provide basic information for cancer research and cancer surveillance.

1　Establishing cancer registry

Cancer registry is the department for collection, storage, management and analysis of data on persons with cancer.

　　Cancer registry should be established based on the death surveillance system and accurate population statistics. The urban cancer registries should cover the whole permanent residents with the population of 800 000 or above in cities. The rural cancer registries should cover the overall permanent residents with the population of 500 000 or above (300 000 or above in Western areas) in counties or county-level cities.

　　The local governments or health bureaus should make rules and regulations on cancer registry report. They should also provide training personnel, funding, equipment and cancer report regulations to support the establishment of cancer registries.

2 登记资料收集方法

我国肿瘤登记地区资料收集的方法是以被动和主动收集相结合。由各医疗机构定期报送肿瘤登记卡片到肿瘤登记处，以及登记员主动到各医疗单位查阅肿瘤新病例的诊疗病史，摘录肿瘤发病信息。

2.1 建立信息收集渠道

肿瘤登记处从相关部门收集辖区内肿瘤新发病例、死亡病例、生存信息和相关人口资料。病例资料的收集渠道包括登记地区各级医疗机构、医疗保险数据库、死因监测数据库、新型农村合作医疗数据库等。人口资料来源包括人口普查资料和公安、统计部门有关资料等。

2.2 开展病例核实工作

肿瘤登记处负责肿瘤病例的建卡和分类编码，并以身份证号码作为标识。通过核对死因监测数据库核实数据，对遗漏病例进行补充建卡，对重复病例进行剔除。

2.3 开展随访工作

通过定期访视、电话、书信、电子邮件等方式，并通过社区居委会、基层医疗卫生机构开展随访工作，获取病例的生存情况。

（图 2-1）

2 Methods of data collection

Traditionally, reporting methods have been classified as active or passive. Active reporting involves registry personnel actually investigating the sources of data and abstracting the required information onto special forms, or obtaining copies of necessary documents. Passive reporting relies on other health care workers to complete notification forms and forward them to the registry or to send copies of abstracts from where the necessary data can be obtained.

2.1 Data collecting channels

Cancer registries should collect cancer statistics data including cancer incidence, cancer death, cancer survival and population data from all kinds of channels. The cancer registries may collect cancer statistics data from clinics and hospitals, health insurance database, death surveillance database, and cooperative health insurance database in rural areas.

2.2 Cancer case certification

Cancer registries are responsible for making cancer case report forms, using identification card number as personal identification code. The cancer death records should also be matched with incidence case database. The missing incidence cases should be supplemented and the duplicated cases should be deleted.

2.3 Follow-up practice

Through home visiting, telephone, mails and emails, the workers contact the cancer cases and collect the survival information.

（Figure 2-1）

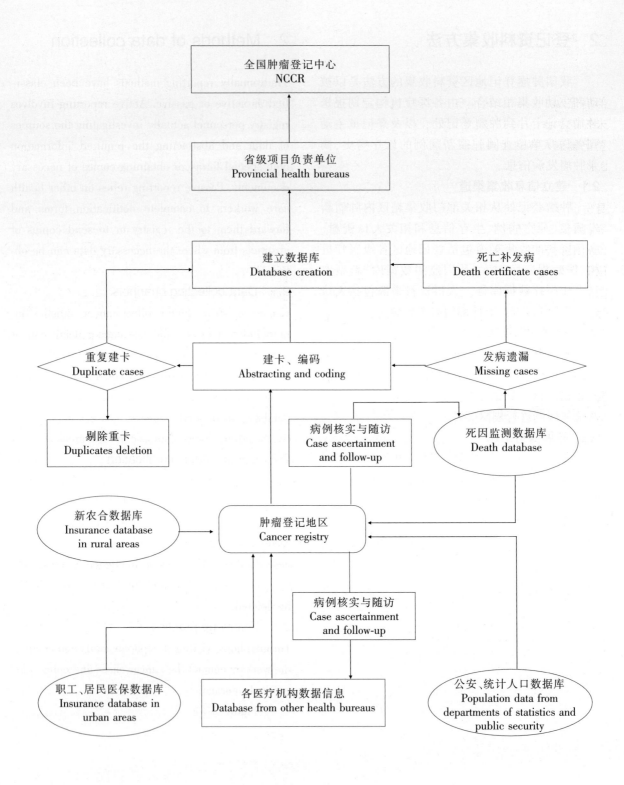

图 2-1 肿瘤登记工作流程图

Figure 2-1　Flow diagram of the cancer registration system

3 登记资料收集内容

肿瘤登记主要收集的是登记覆盖范围内全部癌症和中枢神经系统良性肿瘤及动态未定或未知的肿瘤病例的发病、死亡和生存状态，以及登记覆盖人群的相关人口资料。

3.1 新发病例资料

个人信息包括姓名、性别、出生日期、年龄、身份证号码、住址、出生地、民族、婚姻状况、职业等；肿瘤信息包括发病日期、解剖学部位（亚部位）、组织学类型、诊断依据、临床分期等；报告单位信息包括报告日期、诊断单位、报告单位、报告医生等；随访信息如随访截止日期及生命状态等。

3.2 死亡资料

肿瘤死亡资料来源于全人口死因登记报告，包括根本死因为非肿瘤原因的肿瘤病例的死亡资料。除发病信息外，还应包括死亡日期、死亡实足年龄、死亡原因主要诊断、诊断级别和依据、死亡地点等。

3.3 人口资料

人口资料来源于我国人口普查资料和公安、统计部门逐年提供的人口资料。人口资料应包括居民人口总数及其性别、年龄构成。年龄组按0-、1-、5-、10-… 75-、80-、85+分组。

3 Contents of data collection

A core cancer registration service requires to collect data on incidence, mortality and survival, including neoplasms of central nerve systems and uncertain behaviors. The data of population coverage should also be collected.

3.1 Incidence

The personal items of incident cases should be collected such as name, sex, date of birth, age, identification number, address, place of birth, race, marital status and career. The detailed cancer data that registries must archive for each case are the followings: date of diagnosis, anatomical site and subsite, pathological, histological and cytological results, diagnosis basis and stage. The reporting date, clinics of diagnosis, reporting bureaus and reporting doctors should be collected. The follow-up information of registered cancer patients should also be recorded.

3.2 Mortality

The mortality material often comes from population-based death database, including the cancer cases who died of other causes. Besides personal information of cancer incidence, the mortality data should contain date of death, age of death, cause of death, place of death and diagnostic basis for death cause.

3.3 Population data

The population data originate from census data, departments of statistics or public security. The detailed population data should cover the overall population with age-specific data by age groups of 5- years and sex-specific data.

4 登记的质量控制

质量控制贯穿肿瘤登记工作的全过程。肿瘤登记地区应在各个环节制定工作规范和质量控制程序,并严格执行。质量控制主要包括四个方面:可比性、有效性、完整性和时效性。

4.1 可比性

数据结果真实可比的基本先决条件是采用通用的标准或定义。通常而言,可比性是指发病率间的不同不是因各登记地区之间的数据质量和标准不同而产生。可比性涉及以下几个指标:对"发病"的定义,对原发、复发和转移的诊断标准,分类与编码,死亡证明等。

4.2 完整性

完整性是指在登记地区资料库的目标人群中发现所有发病病例的程度。常用的评价指标有死亡发病比 (M:I)、只有死亡医学证明书比例(DCO%)、组织学诊断确认比例(HV%)、病例的来源数与报告单数、不同时间发病率的稳定性、不同人群发病率的比较、年龄别发病率曲线、儿童癌症评价等。俘获/再俘获方法也用来评价登记报告资料的完整性。

4 Quality control of registration

The value of cancer registry relies heavily on the underlying quality of data and quality control procedures. The practical aspects for addressing data quality aim at providing qualified cancer registration data with comparability, validity, completeness and timeliness.

4.1 Comparability

Comparability is the extent to which coding and classification at a registry, together with the definitions of recording and reporting specific data items, adhere to agreed international guidelines. In the evaluation of the comparability of registry data, the following topics demand particular attention: classification and coding of neoplasms, definition of incidence, distinction between primary cancer and recurrence or metastasis of an existing one and death certification criteria.

4.2 Completeness

The completeness of cancer registry data, the extent to which all of the incident cancers occurring in the population are included in the registry database, which is an extremely important attribute of a cancer registry. The methods which provide indication of the completeness include the followings: Mortality/incidence ratios, DCO%, histological verification of diagnosis, number of sources/notifications per case, stability of incidence rates over time, comparison of incidence rates in different populations, shape of age-specific curves and incidence rates of childhood cancers. Capture-recapture methods are also available to obtain a quantitative evaluation of the degree of completeness of registration.

4.3 有效性

有效性是指登记病例中具有给定特征(如肿瘤部位、年龄)真正属性的病例所占的比例。再摘录与再编码方法是评价有效性的最客观方法,一般由另一个观察者完成对登记地区记录与相关病例文件间的仔细比较。常用的评价指标有组织学诊断确认比例(HV%)、只有死亡医学证明书比例(DCO%)、部位不明的百分比(UK%)、年龄不明的百分比等。癌症登记地区至少进行诸如年龄/出生日期、性别/部位、部位/组织学以及部位/组织学/年龄、基本变量无遗漏信息的基本核对。

4.4 时效性

时效性一般指发病日期(诊断日期)到数据被利用时(年报、研究报告、论文)的间隔。登记地区应及时报告和获取癌症信息。目前对时效性无统一的国际标准。为平衡与完整性和准确性的关系,全国肿瘤登记中心要求各登记地区于诊断年份后的30个月内提交数据。

5 登记资料的审核流程

全国肿瘤登记中心收到各肿瘤登记地区的上报资料后,首先检查资料的完整性。在确认资料完整后,使用IARC/IACR工具软件中的Check程序逐一检查所有记录的变量是否完整和有效,同时对不同变量之间是否合乎逻辑的一致性进行检查。然后使用数据分析软件及数据库软件生成统一表格,对登记数据的完整性和可靠性作出评估。各登记地区根据评估结果,对登记资料进行核实、补充与修改,将修改后的资料再次上报全国肿瘤登记中心,全国肿瘤登记中心将全国各登记地区数据进行汇总分析,并撰写年度报告。

(图 2-2)

4.3 Validity

Validity is defined as the proportion of cases in a dataset with a given characteristic which truly have the attribute. Re-abstracting and recording are methods which permit comparisons with respect to specified subsets of cases. Using diagnostic criteria (histological verification and DCO%), missing information analysis and internal consistency methods, the validity of the cancer registration information can be verified.

4.4 Timeliness

Timeliness relates to the rapidity at which a registry can collect, process and report reliable and complete cancer data. It indicates the time to availability as the interval between date of diagnosis and the date the case was available in the registry for further use. The cancer registries should timely collect and report cancer statistics. Whilst there are no international guidelines for the timeliness of cancer registry data, NCCR requires the cancer registries should report cancer statistics in 30 months.

5 Flow diagram of data quality

After receiving the cancer registration data, NCCR will firstly check the completeness of the cancer data. After that, IARC/IACR check software would be used to check whether all the variables are complete and valid. The internal consistency of the dataset would also be checked. NCCR would further publish specific data evaluation report to each registry. The local registries would follow the evaluation report to check and revise the cancer datasets once again. Qualified cancer dataset will be pooled and analyzed for annual national cancer report.

(Figure 2-2)

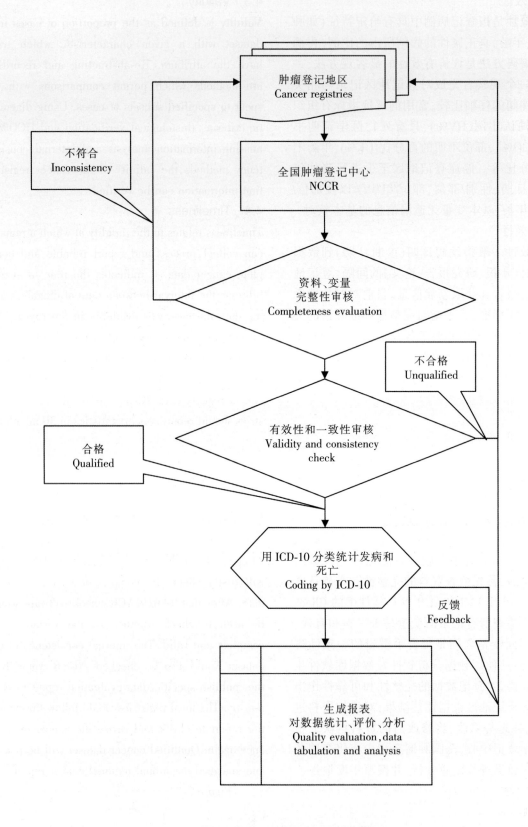

图 2-2 登记资料的审核流程图

Figure 2-2 Flow diagram of data quality

6 统计分类

6.1 癌症分类

参照国际上常用的癌症 ICD-10 分类统计表,根据 ICD-10 前 3 位"C"类编码,将包括男、女性肿瘤细分类为 59 部位及 25 个大类,其中脑和神经系统包括良性及良恶性未定肿瘤。骨髓增生性疾病(MPD)和骨髓增生异常综合征(MDS)归入 C92。

（表 2-1~2-2）

6 Classification and coding

6.1 Cancer classification

Taken from the WHO cancer classification publications of ICD-10 version, cancers were classified into 59 types and 25 categories with different anatomic sites. The neoplasms of cerebral and central nervous system were also included in the ICD-10 cancer dictionary i.e., myeloproliferative disease(MPD) and myelodysplastic syndromes(MDS) codes as C92.

(Table 2-1~2-2)

表 2-1 常用癌症分类统计表（细分类）

Table 2-1 Cancer classification of ICD-10

部位 Site	ICD-10 编码范围 ICD-10 code
唇 Lip	C00
舌 Tongue	C01–C02
口 Mouth	C03–C06
唾液腺 Salivary Gland	C07–C08
扁桃腺 Tonsil	C09
其他口咽 Other Oropharynx	C10
鼻咽 Nasopharynx	C11
喉咽 Laryngopharynx	C12–C13
咽,部位不明 Other in the Lip,Oral Cavity & Pharynx	C14
食管 Esophagus	C15
胃 Stomach	C16
小肠 Small Intestine	C17
结肠 Colon	C18
直肠 Rectum	C19–C20
肛门 Anus	C21
肝脏 Liver	C22
胆囊及其他 Gallbladder,Other Parts of Biliary Tract	C23–C24
胰腺 Pancreas	C25
鼻,鼻窦及其他 Nasal Cavity,Accessory Sinuses	C30–C31
喉 Larynx	C32
气管,支气管,肺 Trachea,Bronchus & Lung	C33–C34
其他胸腔器官 Thymus,Heart,Mediastinum & Pleura	C37–C38
骨 Bone & Articular Cartilage	C40–C41
皮肤黑色素瘤 Melanoma of Skin	C43
其他皮肤 Other Malignant Neoplasms of Skin	C44
间皮瘤 Mesothelioma	C45
卡波西肉瘤 Kaposi Sarcoma	C46

部位 Site	ICD-10 编码范围 ICD-10 code
周围神经,其他结缔组织,软组织 Peripheral Nerves,Other Connective and Soft Tissue	C47;C49
乳房 Breast	C50
外阴 Vulva	C51
阴道 Vagina	C52
子宫颈 Cervix	C53
子宫体 Corpus	C54
子宫,部位不明 Uterus,Part Unspecified	C55
卵巢 Ovary	C56
其他女性生殖器 Other Female Genital Organs	C57
胎盘 Placenta	C58
阴茎 Penis	C60
前列腺 Prostate	C61
睾丸 Testis	C62
其他男性生殖器 Other Male Genital Organs	C63
肾 Kidney	C64
肾盂 Renal Pelvis	C65
输尿管 Ureter	C66
膀胱 Bladder	C67
其他泌尿器官 Other Urinary Organs	C68
眼 Eye	C69
脑,神经系统 Brain and Central Nervous System	C70–C72;D32–D33;D42–D43
甲状腺 Thyroid Gland	C73
肾上腺 Adrenal Gland	C74
其他内分泌腺 Other Endocrine Glands	C75
霍奇金病 Hodgkin Disease	C81
非霍奇金淋巴瘤 Non-Hodgkin Lymphoma	C82–C85,96
免疫增生性疾病 Malignant Immunoproliferative Diseases	C88
多发性骨髓瘤 Malignant Plasma Cell Neoplams	C90
淋巴样白血病 Lymphoid Leukemia	C91
髓样白血病 Myeloid Leukemia	C92–C94;D45;D46.1–4;D47.1
白血病,未特指 Leukemia of Unspecified Cell Type	C95
其他或未指明部位 Other & Unspecified	O&U
所有部位合计 All Sites	All
所有部位除外 C44 All Sites But C44	ALLbC44

表 2-2 常用癌症分类统计表(大类)
Table 2-2 Cancer categories by ICD-10

部位 Site	ICD-10 编码范围 ICD-10 code
口腔和咽喉(除外鼻咽)Oral Cavity & Pharynx but Nasopharynx	C00–C10;C12–C14
鼻咽 Nasopharynx	C11
食管 Esophagus	C15
胃 Stomach	C16
结直肠肛门 Colon,Rectum & Anus	C18–C21
肝脏 Liver	C22
胆囊及其他 Gallbladder etc.	C23–C24
胰腺 Pancreas	C25
喉 Larynx	C32
气管,支气管,肺 Trachea,Bronchus & Lung	C33–C34
其他胸腔器官 Other Thoracic Organs	C37–C38
骨 Bone	C40–C41
皮肤黑色素瘤 Melanoma of Skin	C43
乳房 Breast	C50
子宫颈 Cervix Uteri	C53
子宫体及子宫部位不明 Uterus & Unspecified	C54–C55
卵巢 Ovary	C56
前列腺 Prostate	C61
睾丸 Testis	C62
肾及泌尿系统部位不明 Kidney & Unspecified Urinary Organs	C64–C66,68
膀胱 Bladder	C67
脑,神经系统 Brain & Central Nervous System	C70–C72;D32–D33;D42–D43
甲状腺 Thyroid Gland	C73
淋巴瘤 Lymphoma	C81–C85,88,90,96
白血病 Leukemia	C91–C95;D45;D46.1–4;D47.1
其他 Others	Others
所有部位合计 All Sites	All

6.2 自然地区分类

● 城、乡分类根据国家标准 GB2260–2009，将地级以上城市归于城市地区，县及县级市归于农村地区。

● 东、中、西部地区的划分采用国家统计局标准。

东部地区：北京、天津、河北、辽宁、上海、江苏、浙江、福建、山东、广东、海南。

中部地区：黑龙江、吉林、山西、安徽、江西、河南、湖北、湖南。

西部地区：内蒙、广西、重庆、四川、贵州、云南、西藏、陕西、甘肃、青海、宁夏、新疆。

● 七大区划分根据民政部区划分类。

华北地区：北京、天津、河北、山西、内蒙古；

东北地区：辽宁、吉林、黑龙江；

华东地区：上海、江苏、浙江、安徽、福建、江西、山东；

华中地区：河南、湖北、湖南；

华南地区：广东、广西、海南；

西南地区：重庆、四川、贵州、云南、西藏；

西北地区：陕西、甘肃、青海、宁夏、新疆。

6.2 Area classification

● According to GB2260–2009 standard, prefecture-level cities are classified into urban areas, whereas counties and county-level cities are classified into rural areas.

● The classification of Eastern areas, Middle areas and Western areas is based on the standard of National Statistics Bureau.

Eastern areas consist of Beijing, Tianjin, Hebei, Liaoning, Shanghai, Jiangsu, Zhejiang, Fujian, Shandong and Guangdong and Hainan.

Middle areas consist of Heilongjiang, Jilin, Shanxi, Anhui, Jiangxi, Henan, Hubei and Hunan.

Western areas consist of Inner Mongolia, Guangxi, Chongqing, Sichuan, Guizhou, Yunnan, Tibet, Shanxi, Gansu, Qinghai, Ningxia and Xinjiang.

● According to the standard from Ministry of Civil Affairs, the seven areas' classification is shown as followings：

North China：Beijing, Tianjin, Hebei, Shanxi, Inner Mongolia.

Northeast：Liaoning, Jilin, Heilongjiang.

East China：Shanghai, Jiangsu, Zhejiang, Anhui, Fujian, Jiangxi, Shandong.

Central China：Henan, Hubei, Hunan.

South China：Guangdong, Guangxi, Hainan.

Southwest：Chongqing, Sichuan, Guizhou, Yunnan, Tibet.

Northwest：Shanxi, Gansu, Qinghai, Ningxia, Xinjiang.

7 常用统计指标

7.1 年均人口数

年均人口数是计算发病（死亡）率指标的分母，精确算法是一年内每一天暴露于发病（死亡）危险的生存人数之和除以年内天数，但实际上很难掌握每一天的生存人数，因而常用年初和年末人口数的算术平均数作为年均人口数的近似值。

$$年均人口数 = \frac{年初（上年末）人口数 + 年末人口数}{2}$$

年中人口数指 7 月 1 日零时人口数，如果人口数变化均匀，年中人口数等于年均人口数，可以用年中人口数代替年均人口数。

7.2 性别、年龄别人口数

性别、年龄别人口数是指按男、女性别和不同年龄分组的人口数，建议用"内插法"推算。年龄的分组，规定以 5 岁为一组：不满 1 岁、1~4 岁、5~9 岁、10~14 岁…75~79 岁、80~84 岁、85 岁及以上。

7.3 发病（死亡）率

发病（死亡）率又称为粗发病（死亡）率，是反映人口发病（死亡）情况最基本的指标，是指某年某地登记的每 10 万人口中癌症新病例（死亡）数，反映人群中癌症发病（死亡）水平。

$$发病（死亡）率 = \frac{某年某地癌症新病例（死亡）数}{某年某地年均人口数} \times 100\ 000（1/10 万）$$

7.4 性别、年龄别发病（死亡）率

人口的性别和年龄结构是影响癌症发病（死亡）水平的重要因素，性别、年龄别发病（死亡）率是统计研究的重要指标。

$$某年龄组发病（死亡）率 = \frac{某年龄组发病（死亡）数}{同年龄组人口数} \times 100\ 000（1/10 万）$$

7 Statistical indicators

7.1 Average annual population

Average annual population is the denominator of the incidence (mortality) rates. The exact method to calculate is the average of persons at risk of incidence (death) each day in a specific year. Considering the complexity of the calculation, we often use the estimated calculation to quantify the population effectively. The formula is:

$$\text{Average annual population} = \frac{\text{Population at the beginning of the year} + \text{Population at the end of the year}}{2}$$

The mid-year population is the number of population in 00:00, July 1. If the population is relatively stable, the mid-year population can be used to represent average annual population.

7.2 Sex- and age-specific population

Sex- and age-specific population is the population by sex and different age groups and it can be calculated by interpolation. The ages may be grouped into classes of up to five years, eg, 0, 1~4, 5~9, 10~14…75~79, 80~84, 85+.

7.3 Incidence(mortality) rates

Incidence (mortality) rate is a measure of the frequency with which an event, such as a new case of cancer (cancer death) occurs in a population over a period of time.

$$\text{Incidence (mortality) rate per 100 000} = \frac{\text{New cases(cancer deaths) ocurring during a given time period}}{\text{Population at risk during the same time period}} \times 100\ 000$$

7.4 Sex- and age-specific incidence (mortality) rates

Sex and age are important factors influencing the cancer incidence and mortality. Sex-specific and age-specific rates are important statistical indicators.

$$\text{Age-specific incidence (mortality) rate per 100 000} = \frac{\text{Cases in a specific age group}}{\text{Population in the age group}} \times 100\ 000$$

7.5 年龄调整率(标准化率)

由于粗发病(死亡)率受人口年龄构成的影响较大,因此在对比分析不同地区的发病(死亡)率或同一地区人群不同时期的发病(死亡)水平时,为消除人口年龄结构对发病(死亡)水平的影响,需要计算按年龄标准化发病(死亡)率,即指按照某一标准人口的年龄结构所计算的发病(死亡)率。本年报使用的中国标准人口是2000年全国第五次人口普查的人口构成,世界标准人口采用Segi's标准人口构成。

(表2-3)

7.5 Age-standardized rate or age-adjusted rate(ASR)

Standardization is necessary when comparing several populations with different age structures because age has such a powerful influence on cancer incidence and mortality. ASR is a summary measure of a rate that a population would have if it had a standard age structure.In this annual report,the population standards we used are the Segi's population and the fifth Chinese national census of 2000.

(Table 2-3)

表2-3 标准人口构成
Table 2-3 Population standards

年龄组(岁) Age group(years)	中国人口构成 China standard population (2000)	世界人口构成 Segi's population
0–	13793799	2400
1–	55184575	9600
5–	90152587	10000
10–	125396633	9000
15–	103031165	9000
20–	94573174	8000
25–	117602265	8000
30–	127314298	6000
35–	109147295	6000
40–	81242945	6000
45–	85521045	6000
50–	63304200	5000
55–	46370375	4000
60–	41703848	4000
65–	34780460	3000
70–	25574149	2000
75–	15928330	1000
80–	7989158	500
85+	4001925	500
合计(Total)	1242612226	100000

年龄标化发病(死亡)率的计算(直接法):

(1)计算年龄组发病(死亡)率。

(2)以各年龄组发病(死亡)率乘相应的标准人口年龄构成百分比,得到相应的理论发病(死亡)率。

(3)将各年龄组的理论发病(死亡)率相加之和,即年龄标化发病(死亡)率。

标准化发病(死亡)率=

$$\frac{\sum 标准人口年龄构成 \times 年龄别发病(死亡)率}{\sum 标准人口年龄构成}$$

Direct method calculating age-standardized incidence(mortality) rate:

(1)Calculating the rates for subjects in a specific age category in a study population.

(2)Calculating the weighted age-specific rates. The weights applied represent the relative age distribution of the standard population.

(3)Adding up each weighted age-specific rate. The summary rates reflect the adjusted rates.

Adjusted rate=

$$\frac{\sum \text{Standard population in corresponding age group} \times \text{age-specific rate}}{\sum \text{Standard population}}$$

7.6 分类构成

各类癌症发病(死亡)构成百分比可以反映各类癌症对居民健康危害的情况。癌症发病(死亡)分类构成百分比的计算公式如下:

$$某癌症构成 = \frac{某癌症发病(死亡)人数}{总发病(死亡)人数} \times 100\%$$

7.7 累积发病(死亡)率

累积发病(死亡)率是指某病在某一年龄阶段内的按年龄(岁)的发病(死亡)率进行累积的总指标。累积发病(死亡)率消除了年龄构成不同的影响,故不需要标准化便可以于不同地区直接进行比较。癌症一般是计算 0~74 岁的累积发病(死亡)率。

$$累积发病(死亡)率 = (\sum(年龄组发病(死亡) \times 年龄组距)) \times 100\%$$

7.8 截缩发病(死亡)率

通常对癌症是截取 35~64 岁这一易发年龄段计算,其标准人口构成是世界人口。

$$截缩发病(死亡)率 = \frac{\sum 截缩段各年龄组发病率(死亡)率 \times 各段标准年龄构成}{\sum 各段标准年龄构成} \times 100\%$$

因为癌症在 35 岁以前是少发的,而在 65 岁以后其他疾病较多,干扰较大,所以采用 35~64 这一阶段的截缩发病(死亡)率比较确切,便于比较。

7.6 Proportions

Proportional distribution indicates the site-specific percentage level of incident cases and deaths compared with total cases recorded. The formular is:

$$\text{Proportion of a certain type of cancer} = \frac{\text{Cases of a particular cancer}}{\text{Cases of all cancers}} \times 100\%$$

7.7 Cumulative rate

A cumulative rate expresses the probability of onset of cancer between birth and a specific age. The rate can be compared without age standardization as it is not affected by age structures. This is often expressed at risk between 0 and 74 years.

$$\text{Cumulative rate} = (\sum(\text{Age-specific rate} \times \text{Width of the age group})) \times 100\%$$

7.8 Truncated incidence(mortality) rate

Truncated rate is the calculation of rates over the truncated age of 35~64 years old, using WHO world standard population. The data are presented as truncated rates mainly because the accuracy of age-specific rates in the elderly may be much less certain and the rates in the young age groups may be rare.

$$\text{Truncated incidence(mortality) rate} = \frac{\sum \text{Truncated in a specific age group} \times \text{Standard proportion of the age group}}{\sum \text{Standard proportion}} \times 100\%$$

8 生存率

生存率是评价癌症治疗是否有效的关键指标。以人群为基础的肿瘤登记数据收集患者的生存时间资料，其可反映全人群的肿瘤生存状况。某时刻生存率，是指某一批随访对象中，生存期大于等于该时间的研究对象的比例，如 5 年生存率等。常用的生存率指标有观察生存率、净生存率和相对生存率。生存率实质是累积生存概率。

8.1 观察生存率

观察生存率分析中，以患者死亡为观察终点，包括死于肿瘤和其他原因。肿瘤登记资料常用寿命表法估计观察生存率。寿命表法应用定群寿命表的基本原理计算生存率，并可利用截尾数据的不完全信息。

8.2 调整生存率 / 净生存率

观察生存率反映的是肿瘤患者的整体死亡状况。在很多情况下，人们关注于肿瘤患者死于肿瘤的信息。此时，常常需要计算调整生存率/净生存率。净生存率的关键是必须倚赖完整、准确的死因信息。在比较不同年龄、性别、社会经济学状况下癌症患者的生存率时，使用净生存率显得尤为重要，因为除肿瘤外其他死因会影响癌症患者的生存状况。

净生存率可通过计算疾病特异性生存率获得，即以患者死于该肿瘤为观察终点。若肿瘤患者死于肿瘤之外的其他原因，将与存活状态等同处理。

8 Survival

Survival is an overall index for measuring the effectiveness of cancer care. Population-based cancer registries collect information on all cancer cases in defined areas. The survival rates calculated from such data will therefore represent the average prognosis in the population. Survival can be expressed in terms of the percentage of those cases alive at the starting date who were still alive after a specified interval (ie. 5 years survival). The measures for survival calculation include observed survival rate, net survival and relative survival, which are the cumulative probability of survival from diagnosis to the end of each time interval.

8.1 Observed survival

The observed or crude survival is simply the estimated probability of survival at the end of some specified period of time. It takes no account of the cause of death. Actuarial or life-table method provides a means for using all the follow-up information to calculate survival, which is often applied on the survival studies with population-based cancer registration data.

8.2 Corrected survival/net survival

The observed survival can be interpreted as the probability of survival from cancer and all other causes of death combined. While this is a true reflection of total mortality in the patient group, the main interest is usually in describing mortality attributable to the disease under study. The concept of net (or corrected) survival is the survival probability in the hypothesis that the patients only die from their cancer. It is a crucial measure for survival comparisons among patients with different age, sex and socio-economic status.

Net survival can be achieved through calculating cancer-specific survival, which relies on reliable individual cause of death. If the cancer patients die from causes other than cancer, it will be treated as alive.

8.3 相对生存率

当缺乏完整、准确的全死因信息时,净生存率指标往往较难通过疾病特异性生存率获取。此时,净生存率可以通过相对生存率来估计。相对生存率即为特定人群的观察生存率与该人群的期望生存率比值。根据全死因寿命表的死亡概率,可以求得一般人群的期望生存概率。

$$相对生存率 = \frac{观察生存率}{期望生存率}$$

如前所述,肿瘤登记资料中观察生存率常采用寿命表法。而期望生存率的计算常常分区间估计。估计方法有 Ederer I、Ederer II、Hakulinen 方法等。

8.3 Relative survival

Where death certificate is not publicly available, or certification of the cause of death is not sufficiently reliable, net survival is hardly achieved through cancer-specific survival, which needs the exact cause of death for cancer patients. Relative survival does not require information about the cause of death in cancer patients. Relative survival rates are usually expressed as a ratio of the crude survival in the group of cancer patients and the corresponding expected survival in the general population. Expected survival in the general population can be achieved through life tables. Observed survival can be achieved by life-table/actual methods, while expected survival can be estimated with methods of Ederer I, Ederer II and Hakulinen.

$$Relative\ survival = \frac{Observed\ survival}{Expected\ survival}$$

省（自治区、直辖市） Province and municipality	登记地区数 No. cancer registries	登记地区名单 List of cancer registries
云南 Yunnan	6	富源县 Fuyuan、宣威市 Xuanwei、玉溪市红塔区 Hongta District of Yuxi、腾冲县 Tengchong、个旧市 Gejiu、兰坪白族普米族自治县 Lanping
西藏 Tibet	2	拉萨市 Lasa、乃东县 Naidong
陕西 Shanxi	5	西安市莲湖区 Lianhu District of Xi'an、眉县 Meixian、泾阳县 Jingyang、潼关县 Tongguan、商洛市商州区 Shangzhou District of Shangluo
甘肃 Gansu	7	兰州市 Lanzhou、景泰县 Jingtai、天水市麦积区 Maiji District of Tianshui、武威市凉州区 Liangzhou District of Wuwei、张掖市甘州区 Ganzhou District of Zhangye、敦煌市 Dunhuang、临潭县 Lintan
青海 Qinghai	4	西宁市 Xining、民和回族土族自治县 Minhe、互助县 Huzhu、海南藏族自治州 Hainan
宁夏 Ningxia	6	银川市 Yinchuan、大武口市 Dawukou、惠农县 Huinong、平罗县 Pingluo、固原市 Guyuan、中卫市 Zhongwei
新疆 Xinjiang	4	乌鲁木齐市天山区 Tianshan District of Wulumuqi、和田市 Hetian city、和田县 Hetian county、农七师 Nongqishi
兵团 Corps	2	新源县 Xinyuan、石河子市 Shihezi

2 年报数据质量分级

全国肿瘤登记中心肿瘤登记专家组和中国肿瘤登记年报编委会根据《国家卫生计生委肿瘤随访登记技术方案》(卫生部疾病预防控制局2009)中要求,参照《中国肿瘤登记工作指导手册》,以及国际癌症研究中心(IARC)/国际癌症登记协会(IACR)的《五大洲发病率》数据入选标准,结合我国肿瘤登记实际情况,根据年报的数据入选标准,对登记地区进行质量分级标注。

(表 3-2)

2 Classification of data quality

The detailed criteria of the data inclusion were based on "Technical Protocols of Cancer Registration and Follow up" by National Health and Family Planning Commission in 2009, "Guideline of Chinese Cancer Registration" and "Cancer Incidence in Five Continents Volume IX" by International Agency for Research on Cancer(IARC)/ International Agency for Cancer Registry (IACR). The quality of cancer data were classified into three categories.

(Table 3-2)

表 3-2 中国肿瘤登记年报数据质量分级

A 级	B 级	D 级
覆盖全部人口	覆盖全部人口或特定人口	覆盖人口不明确
有可靠的人口数据来源	死因监测系统不够完善,数据质量较差	无死因监测系统
已建立完善规范的全死因监测系统		
诊断依据不明比例<10%	诊断依据不明比例<20%	诊断依据不明比例≥20%
0<DCO%<10%	DCO%<20%	DCO%≥20%
部位不明比例<10%	部位不明比例<20%	部位不明比例≥20%
0.60<M/I<0.80,主要癌症 M/I 合理	0.55<M/I<0.85,主要癌症 M/I 比较合理	M/I≤0.55 或 M/I≥0.85,主要癌症 M/I 不合理
66%<MV%<85%	55%<MV%<95%	MV%≤55%或 MV%≥95%
癌症变化趋势稳定,水平合理	癌症变化趋势相对稳定,水平比较合理	癌症变化趋势不稳定,水平不合理
死亡率不低于 120/10 万	死亡率不低于 100/10 万	

Table 3-2 Data quality classification

A	B	D
Covering the whole population	Covering the whole population or a specific population	The population coverage is not clear
Complete and solid death surveillance system	The death surveillance system is not complete with poor data quality	No death surveillance system available
The proportion of unknown basis of diagnosis <10%	The proportion of unknown basis of diagnosis <20%	The proportion of unknown basis of diagnosis ≥20%
0<DCO%<10%	DCO%<20%	DCO%≥20%
The proportion of cases with unknown site <10%	The proportion of cases with unknown site <20%	The proportion of cases with unknown site ≥20%
0.60<M/I<0.80	0.55<M/I<0.85	M/I≤0.55 or M/I≥0.85
The M/I is reasonable for major cancers	The M/I is reasonable for major cancers	The M/I is not reasonable for major cancers
66%<MV%<85%	55%<MV%<95%	MV% ≤55% or MV%≥95%
Trend of cancer statistics are stable and reasonable	Trend of cancer statistics are relatively stable and reasonable	Trend of cancer statistics is not stable
Mortality rate≥120/10^5	Mortality rate≥100/10^5	

3 2011年肿瘤登记资料评价

3.1 覆盖人口、发病数和死亡数

提交数据的 234 个肿瘤登记地区 2011 年登记覆盖人口 221 390 275 人，其中城市地区为 123 114 802 人，占全部覆盖人口的 55.61%，农村地区为 98 275 473 人，占 44.39%。全国肿瘤登记地区覆盖人口占 2011 年全国年末人口的 16.43%。

2011 年报告癌症新发病例数合计 556 261 例，其中城市地区占 59.73%，农村地区占 40.27%。共计报告癌症死亡病例男女合计 337 089 例，其中城市地区占 57.05%，农村地区占 42.95%。

（表 3-3）

3 Evaluation of cancer registration data in 2011

3.1 Population coverage, number of new cancer cases and cancer deaths

Among 234 cancer registries which submitted cancer statistics, the population coverage was 221 390 275, with 123 114 802 in urban areas (55.61%) and 98 275 473 in rural areas (44.39%). The covering population accounted for 16.43% of the overall national population of 2011.

A total of 556 261 new cancer cases were reported in 2011. Among them, 59.73% were from urban areas and 40.27% from rural areas. There were 337 089 new cancer deaths in 2011. Urban areas accounted for 57.05% of overall cancer deaths and rural areas accounted for 42.95%.

(Table 3-3)

表 3-3 2011 年全国各肿瘤登记地区覆盖人口、发病数和死亡数

Table 3-3 The population coverage, new cancer cases and cancer deaths in cancer registration areas of China, 2011

序号 No.	省(自治区、直辖市) Province and municipality	肿瘤登记处 Cancer registries	区域代码 Code	城市 Urban=1 农村 Rural=2	人口数 Population	发病数 Cases	死亡数 Deaths
1	北京 Beijing	北京市 Beijing	110100	1	7883138	24745	14851
2		北京郊县 Beijing-rural	110200	2	4795465	12092	7745
3	天津 Tianjin	天津市 Tianjin	120100	1	6631564	18544	10097
4		天津郊县 Tianjin-rural	120200	2	3332794	4895	2999
5	河北 Hebei	赞皇县 Zanhuang	130129	2	261612	600	405
6		迁西县 Qianxi	130227	2	385168	794	465
7		秦皇岛市区 Qinhuangdao-urban	130301	1	590891	1403	1017
8		涉县 Shexian	130426	2	372476	1161	820
9		磁县 Cixian	130427	2	639336	1818	1297
10		武安市 Wu'an	130481	2	774922	1705	1099
11		保定市 Baoding	130600	1	1056181	2745	1750
12		沧州市 Cangzhou	130900	1	492707	1044	624
13	山西 Shanxi	太原市杏花岭区 Xinghualing District of Taiyuan	140107	1	647057	1626	729
14		阳泉市 Yangquan	140300	1	693998	1513	953
15		阳城县 Yangcheng	140522	2	383770	1238	757
16		晋中市榆次区 Yuci District of Jinzhong	140702	1	548917	1220	302
17		寿阳县 Shouyang	140725	2	211014	527	313

续表 3-3 2011 年全国各肿瘤登记地区覆盖人口、发病数和死亡数

Table 3-3 The population coverage, new cancer cases and cancer deaths in cancer registration areas of China, 2011(Continued)

序号 No.	省(自治区、直辖市) Province and municipality	肿瘤登记处 Cancer registries	区域代码 Code	城市 Urban=1 农村 Rural=2	人口数 Population	发病数 Cases	死亡数 Deaths
18	山西 Shanxi	垣曲县 Yuanqu	140827	2	224186	546	171
19		洪洞县 Hongtong	141024	2	651200	976	418
20		临县 Linxian	141124	2	631668	1191	697
21	内蒙古 Inner Mongolia	赤峰市 Chifeng	150400	1	1214111	2291	1296
22		开鲁县 Kailu	150523	2	391883	802	533
23		牙克石市 Yakeshi	150782	2	667478	1070	655
24		巴彦淖尔市临河区 Linhe District of Bayannaoer	150802	1	429977	923	562
25		锡林浩特市 Xilinhaote	152502	2	175452	718	96
26	辽宁 Liaoning	沈阳市 Shenyang	210101	1	3740855	10443	7700
27		康平县 Kangping	210123	2	351675	740	362
28		法库县 Faku	210124	2	446765	1279	719
29		大连市 Dalian	210200	1	2301743	9716	5031
30		庄河市 Zhuanghe	210283	2	907267	2762	1768
31		鞍山市 Anshan	210300	1	1465904	4806	2887
32		本溪市 Benxi	210501	1	950280	2333	1612
33		丹东市 Dandong	210601	1	787988	2057	1800
34		东港市 Donggang	210681	2	608662	1752	1043
35		建平县 Jianping	211322	2	584525	1376	833
36	吉林 Jilin	德惠市 Dehui	220183	2	945515	1956	1192
37		吉林市 Jilin	220200	1	1903138	3684	2192
38		通化市 Tonghua	220500	1	447635	1124	929
39		大安市 Da'an	220882	2	420884	790	197
40		延吉市 Yanji	222401	2	513072	1245	755
41	黑龙江 Heilongjiang	哈尔滨市道里区 Daoli District of Harbin	230102	1	714790	2170	1328
42		哈尔滨市南岗区 Nangang District of Harbin	230103	1	997952	2561	1719
43		哈尔滨市香坊区 Xiangfang District of Harbin	230110	1	741310	2266	1572
44		尚志市 Shangzhi	230183	2	588585	1049	745
45		勃利县 Boli	230921	2	400614	671	409
46	上海 Shanghai	上海市 Shanghai	310100	1	6199595	27136	17004
47	江苏 Jiangsu	无锡市 Wuxi	320200	1	2377322	7549	4958
48		徐州市 Xuzhou	320300	1	1843907	3773	2330
49		常州市 Changzhou	320400	1	2289832	8040	4821
50		溧阳市 Liyang	320481	2	787333	1850	1380
51		金坛市 Jintan	320482	2	551991	1920	1388
52		苏州市区 Suzhou-urban	320501	1	3239298	10962	6494
53		南通市 Nantong	320600	1	2113219	6653	4138
54		海安县 Hai'an	320621	2	937308	3057	2304
55		启东市 Qidong	320681	2	1122322	4103	3170

Table 3-3　The population coverage, new cancer cases and cancer deaths in cancer registration areas of China, 2011 (Continued)

序号 No.	省(自治区、直辖市) Province and municipality	肿瘤登记处 Cancer registries	区域代码 Code	城市 Urban=1 农村 Rural=2	人口数 Population	发病数 Cases	死亡数 Deaths
56	江苏 Jiangsu	海门市 Haimen	320684	2	1010119	3945	2721
57		连云港市区 Lianyungang-urban	320701	1	955324	2160	1348
58		赣榆县 Ganyu	320721	2	1121696	2188	1452
59		东海县 Donghai	320722	2	1150999	2140	1558
60		灌云县 Guanyun	320723	2	1018190	1975	1476
61		灌南县 Guannan	320724	2	619300	1608	970
62		淮安市清河区 Qinghe District of Huai'an	320802	1	237227	404	131
63		淮安市淮安区 Huai'an District of Huai'an	320803	1	1179679	3039	1954
64		淮安市淮阴区 Huaiyin District of Huai'an	320804	1	908532	2394	1592
65		淮安市清浦区 Qingpu District of Huai'an	320811	1	299706	541	355
66		涟水县 Lianshui	320826	2	1103400	2225	1502
67		洪泽县 Hongze	320829	2	383170	788	618
68		盱眙县 Xuyi	320830	2	774675	1910	1238
69		金湖县 Jinhu	320831	2	345164	1182	751
70		盐城市 Yancheng	320900	1	1575313	3689	2812
71		滨海县 Binghai	320922	2	1200467	2693	2370
72		射阳县 Sheyang	320924	2	973723	3132	2265
73		建湖县 Jianhu	320925	2	804856	2353	1715
74		大丰市 Dafeng	320982	2	725274	2163	1639
75		扬中市 Yangzhong	321182	2	278619	1052	880
76		泰兴市 Taixing	321283	2	1146670	2635	2114
77	浙江 Zhejiang	杭州市 Hangzhou	330101	1	6888869	22980	12267
78		慈溪市 Cixi	330282	2	1040175	3327	2122
79		嘉兴市 Jiaxing	330401	1	515135	1837	1048
80		嘉善县 Jiashan	330421	2	384689	1452	881
81		海宁市 Haining	330481	2	663038	1953	1129
82		上虞市 Shangyu	330682	2	719239	2363	1526
83		开化县 Kaihua	330824	2	353134	760	512
84		仙居县 Xianju	331024	2	496714	1552	946
85	安徽 Anhui	合肥市 Hefei	340100	1	2085965	4901	2941
86		长丰县 Changfeng	340121	2	771070	1692	918
87		肥东县 Feidong	340122	2	861960	2203	1472
88		肥西县 Feixi	340123	2	901107	2188	1524
89		芜湖市 Wuhu	340200	1	988228	2582	569
90		蚌埠市 Bengbu	340300	1	972784	2330	1139
91		马鞍山市 Ma'anshan	340501	1	638858	1908	1107
92		铜陵市区 Tongling-urban	340700	1	448327	1170	805
93		天长市 Tianchang	341181	2	602840	1096	1057

续表 3-3　2011 年全国各肿瘤登记地区覆盖人口、发病数和死亡数

Table 3-3　The population coverage, new cancer cases and cancer deaths in cancer registration areas of China, 2011 (Continued)

序号 No.	省(自治区、直辖市) Province and municipality	肿瘤登记处 Cancer registries	区域代码 Code	城市 Urban=1 农村 Rural=2	人口数 Population	发病数 Cases	死亡数 Deaths
94	安徽 Anhui	阜阳市颖东区 Yingdong District of Fuyang	341203	1	618271	1404	873
95		宿州市埇桥区 Yongqiao District of Suzhou	341302	1	1647642	3509	1769
96		灵璧县 Lingbi	341323	2	975308	2140	1542
97		庐江县 Lujiang	341421	2	1190652	2557	338
98		寿县 Shouxian	341521	2	1008117	2341	1709
99		金寨县 Jinzhai	341524	2	514456	398	255
100		泾县 Jingxian	341823	2	299601	706	435
101	福建 Fujian	长乐市 Changle	350182	2	690183	1438	947
102		厦门市区 Xiamen-urban	350201	1	1225260	4088	2229
103		厦门市同安区 Tong'an District of Xiamen	350212	1	324704	657	390
104		厦门市翔安区 Xiang'an District of Xiamen	350213	1	299150	533	412
105		莆田市涵江区 Hanjiang District of Putian	350303	1	433117	1471	862
106		惠安县 Hui'an	350521	2	750102	1868	1351
107		建瓯市 Jian'ou	350783	2	539639	790	614
108		永定县 Yongding	350822	2	480476	984	661
109	江西 Jiangxi	武宁县 Wuning	360423	2	372049	785	498
110		赣州市章贡区 Zhanggong District of Ganzhou	360702	1	444302	1068	668
111		龙南县 Longnan	360727	2	318313	563	244
112		上高县 Shanggao	360923	2	351607	580	293
113		靖安县 Jing'an	360925	2	146152	205	115
114		上饶市信州区 Xinzhou District of Shangrao	361102	1	394753	813	491
115	山东 Shandong	济南市 Jinan	370100	1	3657354	5342	2171
116		章丘市 Zhangqiu	370181	2	1017720	1361	1903
117		青岛市区 Qingdao-urban	370200	1	1744812	4597	3591
118		胶南市 Jiaonan	370284	2	841222	1741	723
119		沂源县 Yiyuan	370323	2	564821	1286	643
120		滕州市 Tengzhou	370481	2	1610630	3433	2557
121		广饶县 Guangrao	370523	2	496429	319	116
122		烟台市 Yantai	370600	1	1766768	4022	2611
123		招远市 Zhaoyuan	370685	2	570360	1758	1355
124		临朐县 Linqu	370724	2	817860	1638	1574
125		高密市 Gaomi	370785	2	864865	2353	1454
126		汶上县 Wenshang	370830	2	779592	1750	1054
127		邹城市 Zoucheng	370883	2	1157336	2397	1686
128		宁阳县 Ningyang	370921	2	826860	2518	1793
129		肥城市 Feicheng	370983	2	711518	2443	1753

序号 No.	省(自治区、直辖市) Province and municipality	肿瘤登记处 Cancer registries	区域代码 Code	城市 Urban=1 农村 Rural=2	人口数 Population	发病数 Cases	死亡数 Deaths
130	山东 Shandong	乳山市 Rushan	371083	2	571978	1857	1213
131		莒南县 Junan	371327	2	822898	1716	1211
132		德州市德城区 Decheng District of Dezhou	371402	1	381510	713	119
133		高唐县 Gaotang	371526	2	491324	1202	761
134		滨州市滨城区 Bincheng District of Binzhou	371602	1	643643	1428	607
135	河南 Henan	洛阳市 Luoyang	410300	1	1090694	2537	1555
136		偃师市 Yanshi	410381	2	612290	1377	874
137		鲁山县 Lushan	410423	2	881350	2177	1428
138		林州市 Linzhou	410581	2	1062743	3075	1965
139		辉县市 Huixian	410782	2	834935	2122	1268
140		禹州市 Yuzhou	411081	2	1262245	3046	2301
141		漯河市源汇区 Yuanhui District of Luohe	411102	1	323898	860	508
142		漯河市郾城区 Yancheng District of Luohe	411103	1	472566	1055	701
143		漯河市召陵区 Zhaoling District of Luohe	411104	1	473722	1063	633
144		三门峡市 Sanmenxia	411200	1	310542	773	462
145		内乡县 Neixiang	411325	2	696203	1662	1090
146		虞城县 Yucheng	411425	2	1072802	2620	1675
147		罗山县 Luoshan	411521	2	730061	1830	1147
148		沈丘县 Shenqiu	411624	2	1152175	3212	2129
149		郸城县 Dancheng	411625	2	1374146	3328	2251
150		西平县 Xiping	411721	2	862511	1882	1244
151		济源市 Jiyuan	419001	1	685975	1667	1015
152	湖北 Hubei	武汉市 Wuhan	420101	1	4188366	13918	7816
153		五峰土家族自治县 Wufeng	420529	2	205833	412	231
154		钟祥市 Zhongxiang	420881	2	1009250	2019	1268
155		云梦县 Yunmeng	420923	2	524801	1393	767
156		公安县 Gong'an	421022	2	881102	2114	1318
157		英山县 Yingshan	421124	2	417204	751	341
158		麻城市 Macheng	421181	2	1158223	2387	1680
159	湖南 Hunan	株洲市石峰区 Shifeng District of Zhuzhou	430204	1	247500	426	295
160		衡东县 Hengdong	430424	2	738399	1474	910
161		岳阳市岳阳楼区 Yueyanglou District of Yueyang	430602	1	553800	1187	714
162		慈利县 Cili	430821	2	684697	1372	846
163		资兴市 Zixing	431081	2	374512	627	407
164		麻阳县 Mayang	431226	2	400936	708	503
165	广东 Guangdong	广州市 Guangzhou	440101	1	4088691	13138	7192

Table 3-3　The population coverage, new cancer cases and cancer deaths in cancer registration
areas of China, 2011(Continued)

序号 No.	省(自治区、直辖市) Province and municipality	肿瘤登记处 Cancer registries	区域代码 Code	城市 Urban=1 农村 Rural=2	人口数 Population	发病数 Cases	死亡数 Deaths
166	广东 Guangdong	广州市郊区 Guangzhou-rural	440109	2	4040736	8266	4399
167		深圳市 Shenzhen	440301	1	2777554	4432	1028
168		珠海市 Zhuhai	440400	1	1054083	2447	951
169		江门市城区 Jiangmen-urban	440701	1	634913	1809	1075
170		四会市 Sihui	441284	2	418092	967	699
171		阳山县 Yangshan	441823	2	547054	501	341
172		中山市 Zhongshan	442000	1	1496359	3819	2486
173	广西 Guangxi	柳州市 Liuzhou	450201	1	980508	2518	1502
174		桂林市 Guilin	450300	1	757227	1874	1006
175		苍梧县 Cangwu	450421	2	608261	851	241
176		合浦县 Hepu	450521	2	880000	2264	1606
177		北流市 Beiliu	450981	2	1174775	2906	1022
178		扶绥县 Fusui	451421	2	453338	1146	798
179	海南 Hainan	三亚市 Sanya	460201	1	572460	697	240
180		琼海市 Qionghai	469002	2	500223	899	478
181		定安县 Ding'an	469021	2	341379	513	184
182	重庆 Chongqing	万州区 Wanzhou District	500101	1	1563104	3572	2823
183		渝中区 Yuzhong District	500103	1	630102	1525	1036
184		沙坪坝区 Shapingba District	500106	1	1000001	1764	1252
185		九龙坡区 Jiulongpo District	500107	1	807286	1829	1382
186	四川 Sichuan	成都市青羊区 Qingyang District of Chengdu	510105	1	585987	1663	894
187		成都市龙泉驿区 Longquanyi District of Chengdu	510112	1	595570	1726	1093
188		彭州市 Pengzhou	510182	2	804857	2273	1492
189		自贡市自流井区 Ziliujing District of Zigong	510302	1	346403	701	358
190		攀枝花市仁和区 Renhe District of Panzhihua	510411	1	334925	287	95
191		盐亭县 Yanting	510723	2	604016	2282	1835
192		乐山市中区 Leshan	511102	1	582038	916	600
193		长宁县 Changning	511524	2	454369	287	94
194		大竹县 Dazhu	511724	2	876888	1572	1101
195	贵州 Guizhou	开阳县 Kaiyang	520121	2	358128	341	120
196		遵义市汇川区 Huichuan District of Zunyi	520303	1	432058	298	121
197		铜仁市碧江区 Bijiang District of Tongren	522201	1	300342	216	161
198		雷山县 Leishan	522634	2	157758	245	47
199	云南 Yunnan	富源县 Fuyuan	530325	2	720679	1148	606
200		宣威市 Xuanwei	530381	2	1478562	3136	1346

续表 3-3　2011 年全国各肿瘤登记地区覆盖人口、发病数和死亡数

Table 3-3　The population coverage, new cancer cases and cancer deaths in cancer registration areas of China, 2011(Continued)

序号 No.	省(自治区、直辖市) Province and municipality	肿瘤登记处 Cancer registries	区域代码 Code	城市 Urban=1 农村 Rural=2	人口数 Population	发病数 Cases	死亡数 Deaths
201	云南 Yunnan	玉溪市红塔区 Hongta District of Yuxi	530402	1	426095	859	525
202		腾冲县 Tengchong	530522	2	658207	1065	661
203		个旧市 Gejiu	532501	2	393205	768	450
204		兰坪白族普米族自治县 Lanping	533325	2	208641	229	94
205	西藏 Tibet	拉萨市 Lasa	540101	1	279074	111	29
206		乃东县 Naidong	542221	2	36494	43	33
207	陕西 Shanxi	西安市莲湖区 Lianhu District of Xi'an	610104	1	698514	504	245
208		眉县 Meixian	610326	2	299990	393	292
209		泾阳县 Jingyang	610423	2	502536	328	137
210		潼关县 Tongguan	610522	2	159801	63	50
211		商洛市商州区 Shangzhou District of Shangluo	611002	1	554694	1554	437
212	甘肃 Gansu	兰州市 Lanzhou	620101	1	2628426	4649	326
213		景泰县 Jingtai	620423	2	233672	428	247
214		天水市麦积区 Maiji District of Tianshui	620503	1	605287	784	450
215		武威市凉州区 Liangzhou District of Wuwei	620602	1	1004741	3016	1900
216		张掖市甘州区 Ganzhou District of Zhangye	620702	1	507435	1102	729
217		敦煌市 Dunhuang	620982	2	143233	369	90
218		临潭县 Lintan	623021	2	146529	375	248
219	青海 Qinghai	西宁市 Xining	630100	1	909526	1577	952
220		民和回族土族自治县 Minhe	632122	2	421314	420	302
221		互助县 Huzhu	632126	2	387431	526	350
222		海南藏族自治州 Hainan	632500	1	450677	659	338
223	宁夏 Ningxia	银川市 Yinchuan	640100	1	972890	2829	1303
224		大武口市 Dawukou	640202	1	267716	478	290
225		惠农县 Huinong	640205	2	188592	349	202
226		平罗县 Pingluo	640221	2	293035	478	332
227		固原市 Guyuan	640400	1	458668	615	385
228		中卫市 Zhongwei	640500	1	383014	874	509
229	新疆 Xinjiang	乌鲁木齐市天山区 Tianshan District of Wulumuqi	650102	1	540198	1307	530
230		和田市 Hetian city	653201	1	218340	92	1
231		和田县 Hetian county	653221	2	287764	105	8
232		新源县 Xinyuan	654025	1	168138	442	295
233	兵团 Corps	奎屯市(农七师)Kuitun	654003	2	262198	525	342
234		石河子市(农八师) Shihezi	659001	1	576153	1151	515

3.2 各肿瘤登记地区数据质量评价

在本书"数据质量分级"中规定,病理学诊断比例(MV%)在66%~85%之间,只有死亡医学证明书比例(DCO%)大于0且小于10%,死亡发病比(M/I)在0.60~0.80之间为A级;病理学诊断比例(MV%)在55%~95%之间,DCO%小于20%,M/I在0.55~0.85之间为B级,数据可以接受入年报。无死因资料或死因资料不完整,MV%≤55%或≥95%,DCO%≥20%,M/I≤0.55或≥0.85为D级,数据不被接受。

在提交2011年资料的全国234个肿瘤登记处中,达到A级标准的有北京、上海、磁县、嘉善、阳城等75个,占全部肿瘤登记处的32.05%;达到B级标准的有大连、哈尔滨市南岗区、海宁、盐亭等78个,占全部肿瘤登记处的33.33%;有24个肿瘤登记处仅个别指标未达到B级标准,占10.26%,标记为C级,经综合考虑也被纳入年报数据;D级标准的登记处有57个,占24.36%,未被年报接收。

(表3-4)

3.2 Evaluation of data quality in cancer registries

According to the "data quality classification", MV%, DCO% and M/I were used to evaluate the completeness, validity and reliability of cancer statistics. The data with classification-A or B were acceptable, whereas the data classified into classification D would be rejected.

Among 234 cancer registries, there were 75 cancer registries which the data meeting the standards of classification-A, such as Beijing, Shanghai, Cixian, Jiashan, Yangcheng and so on. The data according with classification-B were 78 cancer registries. Another 24 cancer registries were classified C, which the data were close to the standard of classification-B, and were also included in this annual report. And 57 cancer registries' data were classified into classification-D and were rejected.

(Table 3-4)

表 3-4 2011 年全国肿瘤登记地区资料主要质控指标
Table 3-4 Major indicators for data quality of the cancer registries in 2011

序号 No.	省(自治区、直辖市) Province and municipality	肿瘤登记处 Cancer registries	区域代码 Code	城市 Urban=1 农村 Rural=2	MV%	DCO%	M/I	级别 Quality classification
1	北京 Beijing	北京市 Beijing	110100	1	78.93	0.06	0.60	A
2		北京郊县 Beijing-rural	110200	2	67.57	0.11	0.64	A
3	天津 Tianjin	天津市 Tianjin	120100	1	67.70	0.71	0.54	D
4		天津郊县 Tianjin-rural	120200	2	71.07	0.04	0.61	D
5	河北 Hebei	赞皇县 Zanhuang	130129	2	69.67	2.50	0.68	A
6		迁西县 Qianxi	130227	2	87.91	1.51	0.59	B
7		秦皇岛市区 Qinhuangdao-urban	130301	1	77.55	7.63	0.72	A
8		涉县 Shexian	130426	2	80.28	0.34	0.71	B
9		磁县 Cixian	130427	2	80.09	1.76	0.71	A
10		武安市 Wu'an	130481	2	58.89	3.70	0.64	B
11		保定市 Baoding	130600	1	77.45	6.78	0.64	A
12		沧州市 Cangzhou	130900	1	94.64	1.44	0.60	B
13	山西 Shanxi	太原市杏花岭区 Xinghualing District of Taiyuan	140107	1	85.49	0.00	0.45	D
14		阳泉市 Yangquan	140300	1	83.34	8.33	0.63	A
15		阳城县 Yangcheng	140522	2	76.41	8.89	0.61	A
16		晋中市榆次区 Yuci District of Jinzhong	140702	1	90.08	1.48	0.25	D
17		寿阳县 Shouyang	140725	2	44.78	20.87	0.59	C
18		垣曲县 Yuanqu	140827	2	99.27	0.00	0.31	D
19		洪洞县 Hongtong	141024	2	99.69	0.00	0.43	D

序号 No.	省(自治区、直辖市) Province and municipality	肿瘤登记处 Cancer registries	区域代码 Code	城市 Urban=1 农村 Rural=2	MV%	DCO%	M/I	级别 Quality classification
103	福建 Fujian	厦门市同安区 Tong'an District of Xiamen	350212	1	62.25	5.63	0.59	B
104		厦门市翔安区 Xiang'an District of Xiamen	350213	1	61.91	6.75	0.77	B
105		莆田市涵江区 Hanjiang District of Putian	350303	1	74.58	0.07	0.59	B
106		惠安县 Hui'an	350521	2	61.13	0.00	0.72	B
107		建瓯市 Jian'ou	350783	2	15.82	44.05	0.78	D
108		永定县 Yongding	350822	2	76.83	0.51	0.67	A
109	江西 Jiangxi	武宁县 Wuning	360423	2	73.25	0.38	0.63	A
110		赣州市章贡区 Zhanggong District of Ganzhou	360702	1	64.61	3.18	0.63	B
111		龙南县 Longnan	360727	2	47.60	0.00	0.43	D
112		上高县 Shanggao	360923	2	55.86	0.17	0.51	D
113		靖安县 Jing'an	360925	2	47.80	0.49	0.56	D
114		上饶市信州区 Xinzhou District of Shangrao	361102	1	80.07	4.43	0.60	A
115	山东 Shandong	济南市 Jinan	370100	1	65.24	1.80	0.41	D
116		章丘市 Zhangqiu	370181	2	70.17	0.59	1.40	D
117		青岛市区 Qingdao-urban	370200	1	70.85	5.61	0.78	A
118		胶南市 Jiaonan	370284	2	43.31	0.00	0.42	D
119		沂源县 Yiyuan	370323	2	59.95	5.75	0.50	C
120		滕州市 Tengzhou	370481	2	76.70	4.43	0.74	A
121		广饶县 Guangrao	370523	2	88.40	0.31	0.36	D
122		烟台市 Yantai	370600	1	49.95	2.44	0.65	C
123		招远市 Zhaoyuan	370685	2	40.67	2.96	0.77	C
124		临朐县 Linqu	370724	2	76.19	0.12	0.96	D
125		高密市 Gaomi	370785	2	32.81	3.48	0.62	C
126		汶上县 Wenshang	370830	2	66.80	1.71	0.60	A
127		邹城市 Zoucheng	370883	2	80.64	0.38	0.70	A
128		宁阳县 Ningyang	370921	2	71.60	5.12	0.71	A
129		肥城市 Feicheng	370983	2	71.06	4.34	0.72	A
130		乳山市 Rushan	371083	2	68.55	1.94	0.65	A
131		莒南县 Junan	371327	2	69.58	0.58	0.71	A
132		德州市德城区 Decheng District of Dezhou	371402	1	59.61	0.00	0.17	D
133		高唐县 Gaotang	371526	2	53.83	2.83	0.63	B
134		滨州市滨城区 Bincheng District of Binzhou	371602	1	46.99	5.11	0.43	D
135	河南 Henan	洛阳市 Luoyang	410300	1	69.96	0.59	0.61	A
136		偃师市 Yanshi	410381	2	66.74	2.47	0.63	A
137		鲁山县 Lushan	410423	2	73.82	0.00	0.66	A
138		林州市 Linzhou	410581	2	79.35	2.34	0.64	A
139		辉县市 Huixian	410782	2	65.27	3.53	0.60	B
140		禹州市 Yuzhou	411081	2	65.86	1.12	0.76	B
141		漯河市源汇区 Yuanhui District of Luohe	411102	1	75.47	0.58	0.59	B

序号 No.	省(自治区、直辖市) Province and municipality	肿瘤登记处 Cancer registries	区域代码 Code	城市 Urban=1 农村 Rural=2	MV%	DCO%	M/I	级别 Quality classification
142	河南 Henan	漯河市郾城区 Yancheng District of Luohe	411103	1	65.59	0.00	0.66	B
143		漯河市召陵区 Zhaoling District of Luohe	411104	1	68.20	1.51	0.60	B
144		三门峡市 Sanmenxia	411200	1	62.87	4.14	0.60	B
145		内乡县 Neixiang	411325	2	71.00	0.48	0.66	A
146		虞城县 Yucheng	411425	2	62.63	0.88	0.64	B
147		罗山县 Luoshan	411521	2	66.94	2.57	0.63	A
148		沈丘县 Shenqiu	411624	2	66.59	4.61	0.66	A
149		郸城县 Dancheng	411625	2	68.39	2.82	0.68	A
150		西平县 Xiping	411721	2	66.52	1.70	0.66	A
151		济源市 Jiyuan	419001	1	64.13	7.98	0.61	B
152	湖北 Hubei	武汉市 Wuhan	420101	1	74.02	0.54	0.56	B
153		五峰土家族自治县 Wufeng	420529	2	61.17	0.49	0.56	B
154		钟祥市 Zhongxiang	420881	2	84.94	0.40	0.63	A
155		云梦县 Yunmeng	420923	2	51.54	1.44	0.55	B
156		公安县 Gong'an	421022	2	77.39	0.05	0.62	A
157		英山县 Yingshan	421124	2	54.46	0.00	0.45	D
158		麻城市 Macheng	421181	2	69.00	1.13	0.70	A
159	湖南 Hunan	株洲市石峰区 Shifeng District of Zhuzhou	430204	1	67.37	1.88	0.69	B
160		衡东县 Hengdong	430424	2	58.75	4.41	0.62	B
161		岳阳市岳阳楼区 Yueyanglou District of Yueyang	430602	1	76.33	1.18	0.60	A
162		慈利县 Cili	430821	2	79.08	1.02	0.62	A
163		资兴市 Zixing	431081	2	79.90	3.99	0.65	B
164		麻阳县 Mayang	431226	2	78.39	3.11	0.71	A
165	广东 Guangdong	广州市 Guangzhou	440101	1	76.15	0.27	0.55	B
166		广州市郊区 Guangzhou-rural	440109	2	76.28	0.73	0.53	B
167		深圳市 Shenzhen	440301	1	70.92	3.18	0.23	D
168		珠海市 Zhuhai	440400	1	71.35	2.86	0.39	D
169		江门市城区 Jiangmen-urban	440701	1	76.95	0.00	0.59	B
170		四会市 Sihui	441284	2	55.43	6.83	0.72	B
171		阳山县 Yangshan	441823	2	33.33	0.00	0.68	D
172		中山市 Zhongshan	442000	1	75.15	0.05	0.65	A
173	广西 Guangxi	柳州市 Liuzhou	450201	1	68.71	1.75	0.60	B
174		桂林市 Guilin	450300	1	66.12	3.26	0.54	B
175		苍梧县 Cangwu	450421	2	62.51	0.00	0.28	D
176		合浦县 Hepu	450521	2	41.17	0.49	0.71	C
177		北流市 Beiliu	450981	2	39.64	0.00	0.35	D
178		扶绥县 Fusui	451421	2	32.29	2.71	0.70	C
179	海南 Hainan	三亚市 Sanya	460201	1	58.54	0.72	0.34	D
180		琼海市 Qionghai	469002	2	47.61	10.57	0.53	C
181		定安县 Ding'an	469021	2	45.03	0.78	0.36	D
182	重庆 Chongqing	万州区 Wanzhou District	500101	1	85.22	0.42	0.79	B
183		渝中区 Yuzhong District	500103	1	73.51	5.18	0.68	A
184		沙坪坝区 Shapingba District	500106	1	77.83	0.91	0.71	A

序号 No.	省(自治区、直辖市) Province and municipality	肿瘤登记处 Cancer registries	区域代码 Code	城市 Urban=1 农村 Rural=2	MV%	DCO%	M/I	级别 Quality classification
185	重庆 Chongqing	九龙坡区 Jiulongpo District	500107	1	62.66	5.30	0.76	B
186	四川 Sichuan	成都市青羊区 Qingyang District of Chengdu	510105	1	80.10	3.55	0.54	B
187		成都市龙泉驿区 Longquanyi District of Chengdu	510112	1	66.22	5.62	0.63	A
188		彭州市 Pengzhou	510182	2	74.09	0.04	0.66	A
189		自贡市自流井区 Ziliujing District of Zigong	510302	1	69.47	0.43	0.51	B
190		攀枝花市仁和区 Renhe District of Panzhihua	510411	1	84.32	0.00	0.33	D
191		盐亭县 Yanting	510723	2	78.26	1.23	0.80	B
192		乐山市中区 Leshan	511102	1	63.54	0.00	0.66	D
193		长宁县 Changning	511524	2	73.87	0.00	0.33	D
194		大竹县 Dazhu	511724	2	52.80	0.64	0.70	B
195	贵州 Guizhou	开阳县 Kaiyang	520121	2	50.15	0.88	0.35	D
196		遵义市汇川区 Huichuan District of Zunyi	520303	1	90.27	0.00	0.41	D
197		铜仁市碧江区 Bijiang District of Tongren	522201	1	43.06	0.00	0.75	D
198		雷山县 Leishan	522634	2	89.39	0.00	0.19	D
199	云南 Yunnan	富源县 Fuyuan	530325	2	13.59	2.70	0.53	D
200		宣威市 Xuanwei	530381	2	1.72	0.00	0.43	D
201		玉溪市红塔区 Hongta District of Yuxi	530402	1	72.99	2.79	0.61	A
202		腾冲县 Tengchong	530522	2	76.81	0.66	0.62	B
203		个旧市 Gejiu	532501	2	70.70	0.13	0.59	B
204		兰坪白族普米族自治县 Lanping	533325	2	14.41	24.02	0.41	D
205	西藏 Tibet	拉萨市 Lasa	540101	1	30.63	0.00	0.26	D
206		乃东县 Naidong	542221	2	30.23	0.00	0.77	C
207	陕西 Shanxi	西安市莲湖区 Lianhu District of Xi'an	610104	1	80.56	0.00	0.49	D
208		眉县 Meixian	610326	2	48.85	4.33	0.74	D
209		泾阳县 Jingyang	610423	2	89.63	1.83	0.42	D
210		潼关县 Tongguan	610522	2	98.41	0.00	0.79	D
211		商洛市商州区 Shangzhou District of Shangluo	611002	1	96.07	0.00	0.28	D
212	甘肃 Gansu	兰州市 Lanzhou	620101	1	69.50	0.00	0.07	D
213		景泰县 Jingtai	620423	2	61.21	4.67	0.58	B
214		天水市麦积区 Maiji District of Tianshui	620503	1	46.05	0.00	0.57	D
215		武威市凉州区 Liangzhou District of Wuwei	620602	1	70.36	0.00	0.63	A
216		张掖市甘州区 Ganzhou District of Zhangye	620702	1	69.69	0.00	0.66	A
217		敦煌市 Dunhuang	620982	2	60.16	0.00	0.24	D
218		临潭县 Lintan	623021	2	62.67	0.80	0.66	B
219	青海 Qinghai	西宁市 Xining	630100	1	42.93	2.09	0.60	C
220		民和回族土族自治县 Minhe	632122	2	37.62	0.00	0.72	D

续表 3-4　2011 年全国肿瘤登记地区资料主要质控指标
Table 3-4　Major indicators for data quality of the cancer registries in 2011（Continued）

序号 No.	省(自治区、直辖市) Province and municipality	肿瘤登记处 Cancer registries	区域代码 Code	城市 Urban=1 农村 Rural=2	MV%	DCO%	M/I	级别 Quality classification
221	青海 Qinghai	互助县 Huzhu	632126	2	35.55	0.19	0.67	C
222		海南藏族自治州 Hainan	632500	1	64.19	0.00	0.51	C
223	宁夏 Ningxia	银川市 Yinchuan	640100	1	62.71	0.78	0.46	C
224		大武口市 Dawukou	640202	1	56.07	3.35	0.61	B
225		惠农县 Huinong	640205	2	74.21	0.29	0.58	B
226		平罗县 Pingluo	640221	2	83.47	10.88	0.69	B
227		固原市 Guyuan	640400	1	64.55	1.46	0.63	C
228		中卫市 Zhongwei	640500	1	73.80	1.49	0.58	B
229	新疆 Xinjiang	乌鲁木齐市天山区 Tianshan District of Wulumuqi	650102	1	63.43	7.57	0.41	C
230		和田市 Hetian city	653201	1	76.09	0.00	0.01	D
231		和田县 Hetian county	653221	2	68.57	0.00	0.08	D
232		新源县 Xinyuan	654025	2	77.52	8.19	0.65	A
233	兵团 Corps	奎屯市(农七师)Kuitun	654003	1	69.23	0.00	0.67	A
234		石河子市(农八师) Shihezi	659001	1	99.30	0.00	0.45	C

3.3　肿瘤登记地区 2008~2011 年癌症发病率逐年比较

全国各肿瘤登记地区 2008~2011 年分年度全部癌症发病率,2008 年以前开展肿瘤登记工作的登记地区变化平稳,呈逐年上升趋势;新建登记地区如沧州、牙克石、大安、惠安、腾冲等有较大的跳动。

(表 3-5)

3.3　Trend analysis of cancer incidence in cancer registries from 2008 to 2011

Overall, the trends of cancer incidence were relatively stable for most cancer registries which established before 2008. However, for some new cancer registries including Cangzhou, Yakeshi, Da'an, Hui'an and Tengchong, the trends of cancer incidence fluctuated sharp these years.

(Table 3-5)

表 3-5　全国各肿瘤登记地区 2008~2011 年癌症发病率(1/10 万)

Table 3-5　Cancer incidence in cancer registries from 2008 to 2011 (1/10^5)

序号 No.	省(自治区、直辖市) Province and municipality	肿瘤登记处 Cancer registries	2011 年	2010 年	2009 年	2008 年	变化 Change(%)
1	北京 Beijing	北京市 Beijing	313.90	309.55	305.28	299.94	1.41
2		北京郊县 Beijing-rural	252.15	242.78			3.86
3	天津 Tianjin	天津市 Tianjin	279.63	230.81			21.16
4		天津郊县 Tianjin-rural	146.87	122.66			19.74
5	河北 Hebei	赞皇县 Zanhuang	229.35	243.89			−5.96
6		迁西县 Qianxi	206.14	214.27	212.28		−3.79
7		秦皇岛市区 Qinhuangdao-urban	237.44	181.89			30.54
8		涉县 Shexian	311.70	299.71	325.62	322.84	4.00
9		磁县 Cixian	284.36	280.76	294.17	292.20	1.28
10		武安市 Wu'an	220.02	229.96			−4.32
11		保定市 Baoding	259.90	245.81	225.91		5.73
12		沧州市 Cangzhou	211.89	118.21			79.26

续表 3-5 全国各肿瘤登记地区 2008~2011 年癌症发病率(1/10 万)

Table 3-5 Cancer incidence in cancer registries from 2008 to 2011 (1/10⁵)(Continued)

序号 No.	省(自治区、直辖市) Province and municipality	肿瘤登记处 Cancer registries	2011 年	2010 年	2009 年	2008 年	变化 Change(%)
90	安徽 Anhui	蚌埠市 Bengbu	239.52	74.74			220.46
91		马鞍山市 Ma'anshan	298.66	292.43	271.68	262.44	2.13
92		铜陵市区 Tongling-urban	260.97	254.92	241.27	224.87	2.37
93		天长市 Tianchang	181.81	153.51			18.43
94		阜阳市颖东区 Yingdong District of Fuyang	227.08	226.17	217.58	176.08	0.40
95		宿州市埇桥区 Yongqiao District of Suzhou	212.97	167.84			26.89
96		灵璧县 Lingbi	219.42	184.66			18.82
97		庐江县 Lujiang	214.76	206.28			4.11
98		寿县 Shouxian	232.22	192.48			20.64
99		金寨县 Jinzhai	77.36	86.09			−10.13
100		泾县 Jingxian	235.65	234.68			0.41
101	福建 Fujian	长乐市 Changle	208.35	219.24	218.79	222.90	−4.97
102		厦门市区 Xiamen-urban	333.64	384.14	331.94	263.97	−13.15
103		厦门市同安区 Tong'an District of Xiamen	202.34	195.39			3.56
104		厦门市翔安区 Xiang'an District of Xiamen	178.17	163.30			9.10
105		莆田市涵江区 Hanjiang District of Putian	339.63	388.84			−12.65
106		惠安县 Hui'an	249.03	118.64			109.91
107		建瓯市 Jian'ou	146.39	157.26	149.04		−6.91
108		永定县 Yongding	204.80	138.74			47.61
109	江西 Jiangxi	武宁县 Wuning	210.99	215.40			−2.04
110		赣州市章贡区 Zhanggong District of Ganzhou	240.38	242.30	214.85		−0.79
111		龙南县 Longnan	176.87	163.27			8.33
112		上高县 Shanggao	164.96	150.43	164.96		9.65
113		靖安县 Jing'an	140.26	134.17			4.54
114		上饶市信州区 Xinzhou District of Shangrao	205.95	202.47			1.72
115	山东 Shandong	济南市 Jinan	146.06				
116		章丘市 Zhangqiu	133.73	203.19			−34.18
117		青岛市区 Qingdao-urban	263.47	259.12	215.96		1.68
118		胶南市 Jiaonan	206.96	202.57			2.17
119		沂源县 Yiyuan	227.68	178.35			27.66
120		滕州市 Tengzhou	213.15	173.29			23.00
121		广饶县 Guangrao	64.26				
122		烟台市 Yantai	227.65	172.82			31.72
123		招远市 Zhaoyuan	308.23	307.24			0.32
124		临朐县 Linqu	200.28	234.05	249.80	213.70	−14.43
125		高密市 Gaomi	272.07	179.65			51.44
126		汶上县 Wenshang	224.48	210.79	184.18		6.49

序号 No.	省(自治区、直辖市) Province and municipality	肿瘤登记处 Cancer registries	2011 年	2010 年	2009 年	2008 年	变化 Change(%)
127	山东 Shandong	邹城市 Zoucheng	207.11	174.67			18.58
128		宁阳县 Ningyang	304.53	251.32			21.17
129		肥城市 Feicheng	343.35	339.96	313.29	318.03	1.00
130		乳山市 Rushan	324.66	250.10			29.81
131		莒南县 Junan	208.53	216.19			−3.54
132		德州市德城区 Decheng District of Dezhou	186.89				
133		高唐县 Gaotang	244.65	129.85			88.40
134		滨州市滨城区 Bincheng District of Binzhou	221.86				
135	河南 Henan	洛阳市 Luoyang	232.60	244.67	240.93		−4.93
136		偃师市 Yanshi	224.89	219.73	185.47		2.35
137		鲁山县 Lushan	247.01	228.14			8.27
138		林州市 Linzhou	289.35	264.67	254.02	236.86	9.32
139		辉县市 Huixian	254.15	249.15			2.01
140		禹州市 Yuzhou	241.32	230.50	165.96		4.69
141		漯河市源汇区 Yuanhui District of Luohe	265.52	252.52			5.15
142		漯河市郾城区 Yancheng District of Luohe	223.25	225.82			−1.14
143		漯河市召陵区 Zhaoling District of Luohe	224.39	220.38			1.82
144		三门峡市 Sanmenxia	248.92				
145		内乡县 Neixiang	238.72	231.15			3.28
146		虞城县 Yucheng	244.22	240.79			1.43
147		罗山县 Luoshan	250.66	233.65			7.28
148		沈丘县 Shenqiu	278.78	247.29			12.73
149		郸城县 Dancheng	242.19	244.43			−0.92
150		西平县 Xiping	218.20	221.19	189.74		−1.35
151		济源市 Jiyuan	243.01	237.04			2.52
152	湖北 Hubei	武汉市 Wuhan	332.30	326.81	260.55	257.89	1.68
153		五峰土家族自治县 Wufeng	200.16	166.21			20.43
154		钟祥市 Zhongxiang	200.05	155.01			29.06
155		云梦县 Yunmeng	265.43	205.04	179.50		29.46
156		公安县 Gong'an	239.93	176.44			35.98
157		英山县 Yingshan	180.01	183.92			−2.13
158		麻城市 Macheng	206.09	191.18			7.80
159	湖南 Hunan	株洲市石峰区 Shifeng District of Zhuzhou	172.12	203.42			−15.39
160		衡东县 Hengdong	199.62	191.38	170.58		4.31
161		岳阳市岳阳楼区 Yueyanglou District of Yueyang	214.34	197.89	212.41		8.31
162		慈利县 Cili	200.38	200.76			−0.19
163		资兴市 Zixing	167.42	164.66			1.67

序号 No.	省(自治区、直辖市) Province and municipality	肿瘤登记处 Cancer registries	2011 年	2010 年	2009 年	2008 年	变化 Change(%)
164	湖南 Hunan	麻阳县 Mayang	176.59	182.69			−3.34
165	广东 Guangdong	广州市 Guangzhou	321.33	313.30	329.17	338.64	2.56
166		广州市郊区 Guangzhou-rural	204.57	193.30			5.83
167		深圳市 Shenzhen	159.56	197.21	176.78	159.81	−19.09
168		珠海市 Zhuhai	232.14	225.33			3.02
169		江门市城区 Jiangmen-urban	284.92	254.15			12.11
170		四会市 Sihui	231.29	254.10	229.10	188.13	−8.98
171		阳山县 Yangshan	91.58	82.53			10.97
172		中山市 Zhongshan	255.22	226.09	200.01	209.20	12.88
173	广西 Guangxi	柳州市 Liuzhou	256.81	231.60	234.54		10.88
174		桂林市 Guilin	247.48	210.37			17.64
175		苍梧县 Cangwu	139.91	120.80	16.64	17.09	15.81
176		合浦县 Hepu	257.27	194.55			32.24
177		北流市 Beiliu	247.37	205.42			20.42
178		扶绥县 Fusui	252.79	213.83	170.82	146.23	18.22
179	海南 Hainan	三亚市 Sanya	121.76	119.15			2.19
180		琼海市 Qionghai	179.72	204.48	248.60		−12.11
181		定安县 Ding'an	150.27	153.22	163.89		−1.93
182	重庆 Chongqing	万州区 Wanzhou District	228.52	240.30	127.94		−4.90
183		渝中区 Yuzhong District	242.02	281.14			−13.91
184		沙坪坝区 Shapingba District	176.40				
185		九龙坡区 Jiulongpo District	226.56	226.44	182.57	156.45	0.05
186	四川 Sichuan	成都市青羊区 Qingyang District of Chengdu	283.79	286.12	268.19		−0.81
187		成都市龙泉驿区 Longquanyi District of Chengdu	289.81	267.37			8.39
188		彭州市 Pengzhou	282.41	289.70			−2.51
189		自贡市自流井区 Ziliujing District of Zigong	202.37	190.82	256.15		6.05
190		攀枝花市仁和区 Renhe District of Panzhihua	85.69	103.65	140.66		−17.33
191		盐亭县 Yanting	377.80	384.35	379.77	375.31	−1.70
192		乐山市中区 Leshan	157.38	180.44			−12.78
193		长宁县 Changning	63.16				
194		大竹县 Dazhu	179.27	137.18	86.26		30.68
195	贵州 Guizhou	开阳县 Kaiyang	95.22	66.43	50.46		43.34
196		遵义市汇川区 Huichuan District of Zunyi	68.97	93.51	63.87		−26.24
197		铜仁市碧江区 Bijiang District of Tongren	71.92	76.91			−6.49
198		雷山县 Leishan	155.30	88.39			75.71

续表 3-5 全国各肿瘤登记地区 2008~2011 年癌症发病率(1/10 万)

Table 3-5 Cancer incidence in cancer registries from 2008 to 2011 (1/10⁵)(Continued)

序号 No.	省(自治区、直辖市) Province and municipality	肿瘤登记处 Cancer registries	2011 年	2010 年	2009 年	2008 年	变化 Change(%)
199	云南 Yunnan	富源县 Fuyuan	159.29	205.70	131.81		−22.56
200		宣威市 Xuanwei	212.10	182.54	244.98		16.19
201		玉溪市红塔区 Hongta District of Yuxi	201.60	172.37			16.96
202		腾冲县 Tengchong	161.80	81.28			99.07
203		个旧市 Gejiu	195.32	177.00	162.37	140.53	10.35
204		兰坪白族普米族自治县 Lanping	109.76	147.62			−25.65
205	西藏 Tibet	拉萨市 Lasa	39.77	48.76			−18.43
206		乃东县 Naidong	117.83				
207	陕西 Shanxi	西安市莲湖区 Lianhu District of Xi'an	72.15	33.15	19.22		117.63
208		眉县 Meixian	131.00	139.47	114.43		−6.07
209		泾阳县 Jingyang	65.27	11.57			463.89
210		潼关县 Tongguan	39.42	46.99			−16.09
211		商洛市商州区 Shangzhou District of Shangluo	280.15	252.53			10.94
212	甘肃 Gansu	兰州市 Lanzhou	176.87	214.71	245.60		−17.62
213		景泰县 Jingtai	183.16	206.86	169.09		−11.46
214		天水市麦积区 Maiji District of Tianshui	129.53	140.49			−7.80
215		武威市凉州区 Liangzhou District of Wuwei	300.18	271.15	286.40	269.40	10.70
216		张掖市甘州区 Ganzhou District of Zhangye	217.17	225.25	257.96		−3.59
217		敦煌市 Dunhuang	257.62	147.23			74.97
218		临潭县 Lintan	255.92	218.23	121.29		17.27
219	青海 Qinghai	西宁市 Xining	173.39	154.18	169.00		12.46
220		民和回族土族自治县 Minhe	99.69	113.04			−11.81
221		互助县 Huzhu	135.77	119.16	99.94		13.94
222		海南藏族自治州 Hainan	146.22	166.72			−12.29
223	宁夏 Ningxia	银川市 Yinchuan	290.78	222.09			30.93
224		大武口市 Dawukou	178.55				
225		惠农县 Huinong	185.06				
226		平罗县 Pingluo	163.12				
227		固原市 Guyuan	134.08	79.90	61.63		67.82
228		中卫市 Zhongwei	228.19	128.10	126.16		78.13
229	新疆 Xinjiang	乌鲁木齐市天山区 Tianshan District of Wulumuqi	241.95	216.32	181.92		11.85
230		和田市 Hetian city	42.14	26.56			58.62
231		和田县 Hetian county	36.49	18.87			93.37
232		新源县 Xinyuan	200.23	191.47	208.87		4.58
233	兵团 Corps	奎屯市(农七师)Kuitun	262.88	230.63			13.98
234		石河子市(农八师) Shihezi	199.77	172.68			15.69

4 年报收录登记地区的选取与数据质量评价

4.1 年报收录登记地区的选取

全国肿瘤登记中心对 234 个肿瘤登记地区提交的 2011 年登记资料进行审核，根据病理学诊断比例（MV%）、只有死亡医学证明书比例（DCO%）、死亡发病比（M/I）、发病率和死亡率水平、逐年变化趋势等指标进行综合评价，共有 177 个肿瘤登记地区的数据被收录入 2014 年中国肿瘤登记年报，并选取其中 140 个肿瘤登记地区作为全国肿瘤登记地区样本数据，分析中国癌症的发病与死亡。

4.2 全国肿瘤登记地区数据质量评价

全国肿瘤登记地区合计病理学诊断比例为 70.14%，只有死亡医学证明书比例为 2.44%，死亡发病比为 0.63；全国城市肿瘤登记地区合计病理学诊断比例为 72.92%，只有死亡医学证明书比例为 2.17%，死亡发病比为 0.61；全国农村肿瘤登记地区合计病理学诊断比例为 65.34%，只有死亡医学证明书比例为 2.90%，死亡发病比为 0.67。

（表 3-6）

4 Selection of cancer registries and evaluation of data quality

4.1 Evaluation of the data quality for qualified cancer registries in annual report

Among 234 cancer registries which provided cancer data to NCCR, a total of 140 cancer registries with qualified data were included in the final database for further analysis.

4.2 Evaluation of data quality in national cancer registries

Among the 140 cancer registries, the MV%, DCO%, M/I were 70.14%, 2.44% and 0.63 respectively. In urban cancer registries, the MV%, DCO% and M/I were 72.92%, 2.17% and 0.61 respectively. In rural cancer registries, the MV%, DCO% and M/I were 65.34%, 2.90% and 0.67 respectively.

(Table 3-6)

表 3-6　全国肿瘤登记地区合计数据质量评价
Table 3-6　Quality indicators of the qualified national cancer registries

部位 Site	ICD-10	全国 Total			城市 Urban areas			农村 Rural areas		
		MV%	DCO%	M/I	MV%	DCO%	M/I	MV%	DCO%	M/I
口腔和咽喉(除外鼻咽) Oral Cavity & Pharynx but Nasopharynx	C00–C10;C12–C14	82.12	1.06	0.44	85.97	0.90	0.42	73.54	1.41	0.48
鼻咽 Nasopharynx	C11	78.45	1.33	0.56	81.53	1.15	0.55	72.12	1.71	0.57
食管 Esophagus	C15	80.18	2.19	0.76	79.33	2.07	0.80	80.80	2.27	0.73
胃 Stomach	C16	79.56	2.28	0.71	79.94	2.07	0.70	79.10	2.52	0.73
结直肠肛门 Colon, Rectum & Anus	C18–C21	82.85	1.48	0.49	84.05	1.34	0.48	79.70	1.85	0.51
肝脏 Liver	C22	36.92	4.39	0.91	39.25	4.15	0.91	34.04	4.69	0.91
胆囊及其他 Gallbladder etc.	C23–C24	48.55	3.29	0.81	50.62	3.33	0.82	43.61	3.20	0.78
胰腺 Pancreas	C25	39.90	4.30	0.92	41.70	4.24	0.93	35.71	4.44	0.89
喉 Larynx	C32	78.24	2.66	0.54	82.92	2.00	0.50	68.07	4.10	0.63
气管,支气管,肺 Trachea, Bronchus & Lung	C33–C34	55.73	3.76	0.83	59.75	3.49	0.85	48.99	4.20	0.80
其他胸腔器官 Other Thoracic Organs	C37–C38	62.93	2.48	0.52	64.31	2.61	0.54	59.52	2.14	0.49
骨 Bone	C40–C41	52.11	4.27	0.71	60.54	3.90	0.73	43.16	4.66	0.68
皮肤黑色素瘤 Melanoma of Skin	C43	91.45	0.48	0.41	91.40	0.67	0.41	91.56	0.00	0.40
乳房 Breast	C50	89.53	0.59	0.25	90.35	0.53	0.23	87.49	0.75	0.29
子宫颈 Cervix	C53	88.66	0.86	0.27	90.15	0.83	0.24	86.14	0.91	0.31
子宫体及子宫部位不明 Uterus & Unspecified	C54–C55	86.31	1.29	0.31	89.92	1.02	0.28	79.65	1.77	0.36
卵巢 Ovary	C56	81.32	1.24	0.44	83.54	1.23	0.46	76.65	1.26	0.4J
前列腺 Prostate	C61	72.71	1.28	0.42	75.02	1.15	0.40	62.47	1.88	0.51
睾丸 Testis	C62	84.02	0.55	0.25	88.26	0.81	0.25	75.00	0.00	0.24
肾及泌尿系统部位不明 Kidney & Unspecified Urinary Organs	C64–C66,68	76.96	1.21	0.35	79.97	1.15	0.34	65.13	1.43	0.39
膀胱 Bladder	C67	80.48	1.25	0.40	83.26	1.16	0.39	73.12	1.49	0.44
脑,神经系统 Brain & Central Nervous System	C70–C72	53.17	3.10	0.57	62.27	2.64	0.55	38.87	3.81	0.61
甲状腺 Thyroid Gland	C73	91.78	0.19	0.07	93.60	0.12	0.06	84.70	0.47	0.11
淋巴瘤 Lymphoma	C81–C85,88,90,96	93.54	0.62	0.59	94.27	0.52	0.57	91.68	0.88	0.62
白血病 Leukemia	C91–C95	94.49	1.15	0.72	94.85	0.89	0.74	93.88	1.62	0.69
不明及其他癌症 All Others	Other	66.97	3.24	0.53	69.16	2.73	0.54	61.43	4.53	0.52
所有部位合计 All Sites Total	All	70.14	2.44	0.63	72.92	2.17	0.61	65.34	2.90	0.67

第四章 2011 年全国肿瘤登记地区癌症发病与死亡

在国家(卫生计生委)重大医改项目支持下,2011 年全国肿瘤登记工作得到了长足的发展。在扩大覆盖人群的基础上合理增设新的肿瘤登记处,科学地建设国家肿瘤登记系统。本期年报收录的肿瘤登记处覆盖人口 145 748 471 人,其中农村肿瘤登记处的数量有了大幅度的提高,校正了登记系统中城乡人口的构成比例,农村非癌症高发地区登记处所占比例基本合理。 2011 年全国肿瘤登记数据反映了目前我国癌症的发病和死亡情况,为我国癌症的防治与研究提供了基础参考数据。

1 全国肿瘤登记地区覆盖人口

全国肿瘤登记地区覆盖人口 145 748 471 人(男性 73 643 040 人,女性 72 105 431 人),占全国 2011 年年末人口数的 10.82%。其中城市人口 87 529 221 人(男性 43 948 906 人,女性 43 580 315 人),占全国肿瘤登记地区人口的60.06%;农村人口 58 219 250 人(男性 29 694 134 人,女性 28 525 116 人),占全国肿瘤登记地区人口的 39.94%。东部登记地区覆盖人口 91 869 640 人(男性 46 146 364 人,女性 45 723 276 人),占全国肿瘤登记地区人口的 63.03%;中部登记地区覆盖人口 39 394 327 人(男性 20 164 396 人,女性 19 229 931 人),占全国肿瘤登记地区人口的27.03%;西部登记地区覆盖人口 14 484 504 人(男性 7 332 280 人,女性 7 152 224 人),占全国肿瘤登记地区人口的 9.94%。

(表 4-1a~4-1b,图 4-1)

Chapter 4 Incidence and mortality of cancers in registration areas of China, 2011

In 2011 the work of cancer registration supported by the national program for medical reform has got considerable development in China. On the basis of amplifying the registration population, new cancer registries were reasonably added and the system of national cancer registration was constructed scientifically. In 2011, the covered population in the registration system in China was 145 748 471, and among the registration system the number of rural cancer registries had been increasing by a large margin, especially in general rural areas that revised the constituent ratio of population between urban and rural areas. The national cancer registration data in 2011 reflect the incidence and mortality of cancers in China at present and provide the basic reference data for cancer control and research.

1 Population coverage in selected cancer registries

The population covered by cancer registration areas was 145 748 471(73 643 040 males and 72 105 431 females), accounting for 10.82% of all national population in 2011, including 87 529 221 in urban areas (60.06%) and 58 219 250 in rural areas (39.94%).

In 2011, the population covered by cancer registration in Eastern areas was 91 869 640 (46 146 364 males and 45 723 276 females), which accounted for 63.03% of all cancer registration areas. The population covered by cancer registration in Middle areas and Western areas were 39 394 327 (20 164 396 males and 19 229 931 females) and 14 484 504 (7 332 280 males and 7 152 224 females), which accounted for 27.03% and 9.94% of all cancer registration areas respectively.

(Table 4-1a~4-1b, Figure 4-1)

表 4-1a　2011 年全国肿瘤登记地区覆盖人口

Table 4-1a　Population in all cancer registration areas of China，2011

年龄组 Age	全国 All			城市 Urban areas			农村 Rural areas		
	合计 Both sexes	男性 Male	女性 Female	合计 Both sexes	男性 Male	女性 Female	合计 Both sexes	男性 Male	女性 Female
Total	145748471	73643040	72105431	87529221	43948906	43580315	58219250	29694134	28525116
0–	1296974	684618	612356	688959	360727	328232	608015	323891	284124
1–	5526014	2936828	2589186	2995203	1572392	1422811	2530811	1364436	1166375
5–	6691064	3538965	3152099	3574164	1872439	1701725	3116900	1666526	1450374
10–	7423553	3921585	3501968	4058756	2115568	1943188	3364797	1806017	1558780
15–	8822941	4580296	4242645	4822662	2469775	2352887	4000279	2110521	1889758
20–	11875975	6037264	5838711	6883369	3501411	3381958	4992606	2535853	2456753
25–	11926174	6017399	5908775	7481728	3756282	3725446	4444446	2261117	2183329
30–	11344972	5711938	5633034	6978345	3496113	3482232	4366627	2215825	2150802
35–	12182268	6111802	6070466	7275155	3629082	3646073	4907113	2482720	2424393
40–	12759799	6410317	6349482	7568451	3783732	3784719	5191348	2626585	2564763
45–	12629340	6400357	6228983	7754987	3941515	3813472	4874353	2458842	2415511
50–	10367143	5282669	5084474	6577453	3351743	3225710	3789690	1930926	1858764
55–	10032914	5024400	5008514	6412883	3194459	3218424	3620031	1829941	1790090
60–	7114395	3571886	3542509	4457196	2225016	2232180	2657199	1346870	1310329
65–	5113489	2534278	2579211	3094084	1518466	1575618	2019405	1015812	1003593
70–	4191455	2021534	2169921	2649561	1257663	1391898	1541894	763871	778023
75–	3369063	1565530	1803533	2211567	1024859	1186708	1157496	540671	616825
80–	1939748	853731	1086017	1280054	574797	705257	659694	278934	380760
85+	1141190	437643	703547	764644	302867	461777	376546	134776	241770

表 4-1b　2011 年全国东、中、西部肿瘤登记地区覆盖人口

Table 4-1b　Population in Eastern，Middle and Western registration areas of China，2011

年龄组 Age	东部地区 Eastern areas			中部地区 Middle areas			西部地区 Western areas		
	合计 Both sexes	男性 Male	女性 Female	合计 Both sexes	男性 Male	女性 Female	合计 Both sexes	男性 Male	女性 Female
Total	91869640	46146364	45723276	39394327	20164396	19229931	14484504	7332280	7152224
0–	736814	386384	350430	423030	226425	196605	137130	71809	65321
1–	3164508	1673313	1491195	1794496	968438	826058	567010	295077	271933
5–	3762688	1980990	1781698	2195593	1174469	1021124	732783	383506	349277
10–	4250625	2235775	2014850	2332233	1246078	1086155	840695	439732	400963
15–	5143654	2666724	2476930	2703228	1423197	1280031	976059	490375	485684
20–	7312238	3718149	3594089	3391196	1732309	1658887	1172541	586806	585735
25–	7528238	3779559	3748679	3247835	1662719	1585116	1150101	575121	574980
30–	7055131	3526415	3528716	3147012	1603082	1543930	1142829	582441	560388
35–	7277694	3622013	3655681	3468322	1764148	1704174	1436252	725641	710611
40–	7930996	3958695	3972301	3410510	1731304	1679206	1418293	720318	697975
45–	8229901	4161039	4068862	3221724	1638023	1583701	1177715	601295	576420
50–	7056095	3583482	3472613	2417901	1233222	1184679	893147	465965	427182
55–	6855199	3422877	3432322	2289787	1158563	1131224	887928	442960	444968
60–	4829657	2417758	2411899	1671853	849856	821997	612885	304272	308613
65–	3344330	1651924	1692406	1284872	645452	639420	484287	236902	247385
70–	2780011	1330067	1449944	1021508	498307	523201	389936	193160	196776
75–	2351282	1087159	1264123	756520	353500	403020	261261	124871	136390
80–	1397085	611255	785830	405585	178671	226914	137078	63805	73273
85+	863494	332786	530708	211122	76633	134489	66574	28224	38350

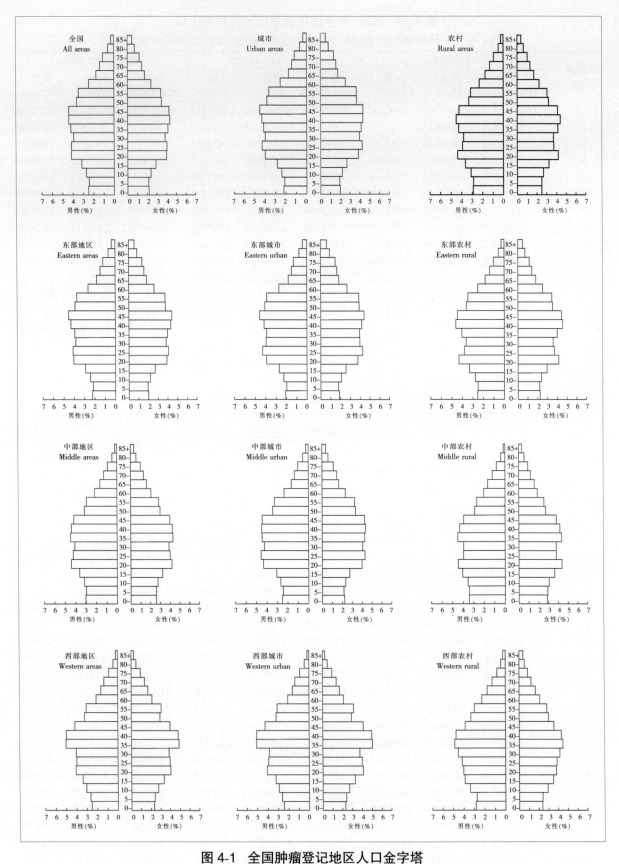

图 4-1 全国肿瘤登记地区人口金字塔

Figure 4-1 Population pyramids of national registration areas

2 全部癌症(ICD-10:C00–C96) 发病和死亡

2.1 全部癌症(ICD-10:C00–C96)发病情况

2011 年全国肿瘤登记地区癌症新发病例数为 412 935 例（男性 233 208 例，女性 179 727 例），其中城市地区癌症新发病例数为 261 262 例，占 63.27%，农村地区 151 673 例，占 36.73%。东部地区 277 732 例，占新发病例数的 67.26%，中部地区 99 027 例，占新发病例数的 23.98%，西部地区 36 176 例，占新发病例数的 8.76%。

2011 年全国肿瘤登记地区癌症发病率为 283.32/10 万（男性 316.67/10 万，女性 249.26/10 万），中标率为 194.25/10 万，世标率为 190.52/10 万，累积率(0~74 岁)为 22.02%。

城市地区癌症发病率为 298.49/10 万（男性 327.58/10 万，女性 269.14/10 万），中标率为 195.05/10 万，世标率为 190.73/10 万，累积率(0~74 岁)为 21.80%。

农村地区癌症发病率为 260.52/10 万（男性 300.53/10 万，女性 218.87/10 万），中标率为 192.82/10 万，世标率为 190.08/10 万，累积率(0~74 岁)为 22.42%。

城市与农村相比，癌症粗发病率无论男女城市均比农村高，而中标率、世标率和累积率城市男性低于农村，而城市女性高于农村。

东部地区癌症发病率为 302.31/10 万（男性 335.49/10 万，女性 268.83/10 万），中标率为 194.22/10 万，世标率为 189.99/10 万，累积率(0~74 岁)为 21.90%。

2 Incidence and mortality of all cancer sites (ICD-10:C00–C96)

2.1 Incidence of all cancer sites (ICD-10:C00–C96)

In 2011, there were 412 935 new cases (233 208 males and 179 727 females) in registration areas of China. Among all new cases, 261 262 (63.27%) came from urban areas and 151 673 (36.73%) from rural areas. And from different regions, there were 277 732 (67.26%)cases from Eastern areas, 99 027(23.98%)cases from Middle areas and 36 176 (8.76%) cases from Western areas.

The incidence rate of all cancer sites was 283.32 per 100 000 in 2011 (316.67 per 100 000 for male and 249.26 per 100 000 for female). The ASR China was 194.25 per 100 000 and the ASR world was 190.52 per 100 000. The cumulative rate (0~74 years old) was 22.02%.

The incidence rate of all cancer sites in urban areas was 298.49 per 100 000 in 2011 (327.58 per 100 000 for male and 269.14 per 100 000 for female). The ASR China was 195.05 per 100 000 and the ASR world was 190.73 per 100 000. The cumulative rate (0~74 years old) was 21.80%.

The incidence rate of all cancer sites in rural areas was 260.52 per 100 000 in 2011 (300.53 per 100 000 for male and 218.87 per 100 000 for female). The ASR China was 192.82 per 100 000 and the ASR world was 190.08 per 100 000. The cumulative rate (0~74 years old) was 22.42%.

The crude incidence rates of all cancer sites were higher in urban areas than those in rural areas no matter for male or female. After adjusted by age, ASR China, ASR world and cumulative rate were higher in urban areas than those in rural areas for female, but conversely for male.

The incidence rate of all cancer sites in Eastern areas was 302.31 per 100 000 in 2011 (335.49 per 100 000 for male and 268.83 per 100 000 for female). The ASR China was 194.22 per 100 000 and the ASR world was 189.99 per 100 000. The cumulative rate (0~74 years old) was 21.90%.

中部地区癌症发病率为 251.37/10 万（男性 280.85/10 万，女性 220.47/10 万），中标率为 195.22/10 万,世标率为 192.69/10 万,累积率(0~ 74 岁)为 22.49%。

西部地区癌症发病率为 249.76/10 万（男性 296.78/10 万，女性 201.55/10 万），中标率为 193.16/10 万,世标率为 189.97/10 万,累积率(0~ 74 岁)为 21.81%。

东、中、西部地区相比,东部地区男女合计和女性癌症发病率均高于中、西部地区,西部地区最低;东部地区癌症男性中标率、世标率和累积率均低于中、西部地区,西部地区最高;东部地区女性癌症、中标率、世标率和累积率均高于中、西部地区,西部地区最低。

（表 4-2）

The incidence rate of all cancer sites in Middle areas was 251.37 per 100 000 in 2011 (280.85 per 100 000 for male and 220.47 per 100 000 for female). The ASR China was 195.22 per 100 000 and the ASR world was 192.69 per 100 000. The cumulative rate (0~74 years old) was 22.49%.

The incidence rate of all cancer sites in Western areas was 249.76 per 100 000 in 2011 (296.78 per 100 000 for male and 201.55 per 100 000 for female). The ASR China was 193.16 per 100 000 and the ASR world was 189.97 per 100 000. The cumulative rate (0~74 years old) was 21.81%.

The incidence rates of both sexes and female in Eastern areas were higher than those in Middle and Western areas with the lowest in Western areas. The ASR China, ASR world and cumulative rate for male in Eastern areas were lower than those in Middle and Western areas with the highest in Western areas, but conversely for female. The incidence rates for female in Eastern areas were the highest and lowest in Western areas.

(Table 4-2)

表 4-2　2011 年全国肿瘤登记地区全部癌症(ICD-10:C00−C96)发病主要指标
Table 4-2　Incidence of all cancer sites(ICD-10:C00−C96) in registration areas of China,2011

地区 Area	性别 Sex	病例数 No.cases	发病率 Incidence rate $(1/10^5)$	中标率 ASR China $(1/10^5)$	世标率 ASR world $(1/10^5)$	累积率 Cum.rate 0~74(%)
全国	合计 Both sexes	412935	283.32	194.25	190.52	22.02
All	男性 Male	233208	316.67	221.20	219.66	25.85
	女性 Female	179727	249.26	170.23	164.33	18.34
城市	合计 Both sexes	261262	298.49	195.05	190.73	21.80
Urban areas	男性 Male	143968	327.58	216.66	214.76	25.02
	女性 Female	117294	269.14	176.58	169.86	18.79
农村	合计 Both sexes	151673	260.52	192.82	190.08	22.42
Rural areas	男性 Male	89240	300.53	228.29	227.39	27.23
	女性 Female	62433	218.87	159.68	155.12	17.59
东部地区	合计 Both sexes	277732	302.31	194.22	189.99	21.90
Eastern areas	男性 Male	154816	335.49	218.23	216.27	25.43
	女性 Female	122916	268.83	173.24	166.76	18.54
中部地区	合计 Both sexes	99027	251.37	195.22	192.69	22.49
Middle areas	男性 Male	56631	280.85	224.94	224.70	26.60
	女性 Female	42396	220.47	168.19	163.50	18.44
西部地区	合计 Both sexes	36176	249.76	193.16	189.97	21.81
Western areas	男性 Male	21761	296.78	233.43	232.22	26.99
	女性 Female	14415	201.55	155.09	150.03	16.74

ASR China:2000 中国人口标化率; Age-standardized rate by Chinese population. ASR world:Segi's 世界人口标化率; Age-standardized rate by world population. Cum.rate:累积率; Cumulative rate.

2.2 全部癌症(ICD-10:C00–C96)年龄别发病率

2011 年中国全部癌症的年龄别发病率在 0~24 岁时处于较低水平,35- 岁年龄组时快速上升,在 80- 岁年龄组发病率处于最高水平,85+ 岁年龄组的发病率有所下降。城市和农村地区癌症年龄别发病率变化趋势基本相同。城市地区男性癌症发病率在 40 岁以前及 75 岁以后高于农村,40~75 岁年龄段癌症发病率则农村高于城市;女性除 5~14 岁年龄段的发病率城市低于农村外,其他年龄组城市均高于农村。

东、中、西部地区全部癌症的年龄别发病率变化趋势基本类同,西部地区癌症发病率在 85+ 岁年龄组达到最高水平,而东部和中部地区发病率在 80- 岁年龄组达到最高。东部地区男女合计与女性大部分年龄组的发病率高于中部和西部地区,西部地区男性大部分年龄组的发病率高于东部和中部地区。三个区域的城市癌症发病率均高于农村,东部城市与农村的年龄别发病率曲线相似,而中部和西部城市与农村的年龄别发病率曲线在 75 岁以上年龄组存在差别。

(表 4-3a~4-3b,图 4-2)

2.2 Age-specific incidence rate of all cancer sites (ICD-10:C00–C96)

Incidence of all cancer sites was relatively low in the age group of 0~24 years, and dramatically increased after 35 years old, reached peak at the age group of 80– years and then decreased slightly after 85 years old. The models of age-specific incidence in urban areas were similar as those in rural areas. Incidence rates were higher in urban areas than those in rural areas for male younger than 40 years old and older than 75 years old. Conversely, the rates were lower in urban areas than those in rural areas for male aged 40 to 75 years old. Incidence rates were higher in urban areas than those in rural areas for female in all age groups except for age group of 5~14 years.

The trends of age-specific incidence among Eastern, Middle and Western areas were basically the same, but in Western areas the incidence rate reached peak at the age group of 85+ years which was different from that in Eastern and Middle areas with the incidence rate reached peak at the age group of 80– years. Incidence rates in Eastern areas were higher than those in Middle and Western areas for both sexes and female in most of age groups. The incidence rates in Western areas for male were higher than those in Eastern and Middle areas in most of age groups. In the three regions the rates in urban areas were higher than those in rural areas. In Eastern areas the curves of age-specific incidence between urban and rural areas were similar, but in Middle and Western areas the curves were different shapes above 75 years old.

(Table 4-3a~4-3b, Figure 4-2)

2.3 全部癌症(ICD-10:C00–C96)死亡情况

2011年全国肿瘤登记地区癌症死亡报告260 210例(男性164 162例,女性96 048例),其中城市地区158 809例,占全国癌症死亡的61.03%,农村地区101 401例,占全国癌症死亡的38.97%。东部地区174 967例,占全国癌症死亡的67.24%;中部地区62 359例,占全国癌症死亡的23.96%;西部地区22 884例,占全国癌症死亡的8.79%。

2011年全部癌症死亡率为178.53/10万(男性222.92/10万,女性133.20/10万),中标率为115.86/10万,世标率为114.83/10万,累积率(0~74岁)为12.95%。

城市地区癌症死亡率为181.44/10万(男性225.26/10万,女性137.24/10万),中标率为110.11/10万,世标率为109.07/10万,累积率(0~74岁)为11.98%。

农村地区癌症死亡率为174.17/10万(男性219.44/10万,女性127.05/10万),中标率为125.03/10万,世标率为123.98/10万,累积率(0~74岁)为14.54%。

城市与农村相比,城市地区癌症死亡率高于农村,而中标率、世标率和累积率城市均低于农村。

东、中、西部地区癌症死亡率分别为190.45/10万(男性237.39/10万,女性143.07/10万)、158.29/10万(男性196.32/10万,女性118.42/10万)和157.99/10万(男性204.94/10万,女性109.85/10万)。东部地区癌症中标率为113.59/10万、中部地区119.64/10万、西部地区120.62/10万。东部地区癌症世标率为112.47/10万、中部地区119.01/10万、西部地区119.48/10万。东、中和西部地区累积率(0~74岁)分别为12.55%、13.83%和13.50%。

2.3 Mortality of all cancer sites (ICD-10:C00–C96)

In 2011 there were 260 210 death cases of all cancer sties(164 162 males and 96 048 females) in registration areas of China. Among all death cases, 158 809(61.03%) came from urban areas and 101 401 (38.97%) from rural areas. And from different regions, there were 174 967 (67.24%) death cases from Eastern areas, 62 359 (23.96%) from Middle areas and 22 884 (8.79%) from Western areas.

The mortality rate of all cancer sites was 178.53 per 100 000 in 2011 (222.92 per 100 000 for male and 133.20 per 100 000 for female). The ASR China was 115.86 per 100 000 and the ASR world was 114.83 per 100 000. The cumulative rate (0~74 years old) was 12.95%.

The mortality rate of all cancer sites in urban areas was 181.44 per 100 000 in 2011 (225.26 per 100 000 for male and 137.24 per 100 000 for female). The ASR China was 110.11 per 100 000 and the ASR world was 109.07 per 100 000. The cumulative rate (0~74 years old) was 11.98%.

The mortality rate of all cancer sites in rural areas was 174.17 per 100 000 in 2011 (219.44 per 100 000 for male and 127.05 per 100 000 for female). The ASR China was 125.03 per 100 000 and the ASR world was 123.98 per 100 000. The cumulative rate (0~74 years old) was 14.54%.

The mortality rates of all cancer sites were higher in urban areas than those in rural areas. Age-specific mortality and cumulative rate of all cancer sites were all lower in urban areas than those in rural areas no matter for male or female.

The mortality rates of all cancer sites in Eastern, Middle and Western areas were successively 190.45 per 100 000 (237.39 per 100 000 for male and 143.07 per 100 000 for female), 158.29 per 100 000 (196.32 per 100 000 for male and 118.42 per 100 000 for female) and 157.99 per 100 000 (204.94 per 100 000 for male and 109.85 per 100 000 for female). The ASR China was 113.59 per 100 000 in Eastern areas, 119.64 per 100 000 in Middle areas and 120.62 per 100 000 in Western areas respectively. The ASR world was 112.47 per 100 000 in Eastern areas, 119.01 per 100 000 in Middle areas and 119.48 per 100 000 in Western areas. The cumulative rates (0~74 years old) in Eastern, Middle and Western areas were 12.55%, 13.83% and 13.50% respectively.

东部地区癌症死亡率高于中部和西部地区,西部地区男女合计中标率和世标率最高,而中部地区累积率最高。西部地区男性中标率、世标率和累积率均高于中部和东部地区,中部地区女性中标率、世标率和累积率最高。

在我国七大经济区中,癌症发病率与死亡率相差不大,西北地区男性发病率最高,西南地区男性死亡率最高,华中地区女性发病率和死亡率最高。城市地区发病率与死亡率相差不大,西北城市地区男性癌症发病率最高,华北城市男性发病率最低;华中城市地区女性发病率最高,西南城市地区女性发病率最低。东北城市地区癌症死亡率最高,华北城市地区死亡率最低。西北农村地区发病率和死亡率最高,华北农村地区男性发病率和死亡率最低,华南农村地区女性发病率和死亡率最低,其他地区间相差不大。

(表 4-4,图 4-3)

The mortalities of all cancer sites in Eastern areas were higher than those in Middle and Western areas for both male and female. The age-specific mortality of all cancer sites in Western areas was the highest for all population and the cumulative rate was highest in Middle areas. The age-specific mortality and cumulative rate of all cancer sites in Western areas were higher than those in Eastern and Middle areas for male. The age-specific mortality and cumulative rate of all cancer sites were highest in Middle areas for female.

There was little difference among the seven major economic zones in China for the incidence rate and mortality. The incidence rate in Northwest and the mortality in Southwest were highest for male, and for female the incidence rate and mortality in Central China were the highest. In urban areas of the seven economic zones, there was little difference for the incidence rate and mortality. The incidence rate was the highest in Northwest and the lowest in North China for male, and highest in Central China and lowest in Southwest for female. The mortality was highest in Northeast and lowest in North China. In rural areas of the seven economic zones, the incidence and mortality of Northwest areas were the highest, lowest in North China for male and South China for female. There was little difference among other economic zones.

(Table 4-4, Figure 4-3)

表 4-4 2011 年全国肿瘤登记地区全部癌症(ICD-10:C00–C96)死亡主要指标
Table 4-4   Mortality of all cancer sites (ICD-10:C00–C96) in registration areas of China, 2011

地区 Area	性别 Sex	病例数 No.cases	死亡率 Mortality rate $(1/10^5)$	中标率 ASR China $(1/10^5)$	世标率 ASR world $(1/10^5)$	累积率 Cum.rate 0~74(%)
全国 All	合计 Both sexes	260210	178.53	115.86	114.83	12.95
	男性 Male	164162	222.92	152.02	151.25	17.09
	女性 Female	96048	133.20	82.22	81.05	8.90
城市 Urban areas	合计 Both sexes	158809	181.44	110.11	109.07	11.98
	男性 Male	99001	225.26	143.54	142.89	15.79
	女性 Female	59808	137.24	79.32	78.01	8.33
农村 Rural areas	合计 Both sexes	101401	174.17	125.03	123.98	14.54
	男性 Male	65161	219.44	165.36	164.26	19.18
	女性 Female	36240	127.05	86.87	85.95	9.87
东部地区 Eastern areas	合计 Both sexes	174967	190.45	113.59	112.47	12.55
	男性 Male	109549	237.39	149.04	148.16	16.59
	女性 Female	65418	143.07	80.87	79.60	8.64
中部地区 Middle areas	合计 Both sexes	62359	158.29	119.64	119.01	13.83
	男性 Male	39586	196.32	156.22	155.97	18.03
	女性 Female	22773	118.42	85.34	84.56	9.65
西部地区 Western areas	合计 Both sexes	22884	157.99	120.62	119.48	13.50
	男性 Male	15027	204.94	160.86	159.92	18.20
	女性 Female	7857	109.85	81.94	80.74	8.87

表 4-5a 2011 年全国肿瘤登记地区癌症年龄别死亡率(1/10 万)

Table 4-5a Age-specific mortality of all cancer sites in registration areas of China, 2011(1/10⁵)

年龄组 Age	全国 All			城市 Urban areas			农村 Rural areas		
	合计 Both sexes	男性 Male	女性 Female	合计 Both sexes	男性 Male	女性 Female	合计 Both sexes	男性 Male	女性 Female
Total	178.53	222.92	133.20	181.44	225.26	137.24	174.17	219.44	127.05
0–	5.94	6.43	5.39	8.56	9.43	7.62	2.96	3.09	2.82
1–	4.00	4.15	3.82	4.14	4.77	3.44	3.83	3.44	4.29
5–	3.08	3.59	2.51	2.94	3.36	2.47	3.24	3.84	2.55
10–	3.25	3.70	2.74	3.10	3.17	3.04	3.42	4.32	2.37
15–	4.68	5.57	3.72	4.56	5.71	3.36	4.82	5.40	4.18
20–	5.64	6.64	4.61	5.32	5.97	4.64	6.09	7.57	4.56
25–	8.06	8.49	7.62	7.46	7.35	7.57	9.07	10.39	7.69
30–	14.26	15.13	13.39	13.47	13.62	13.32	15.53	17.51	13.48
35–	27.76	31.05	24.45	25.91	28.27	23.56	30.51	35.12	25.78
40–	56.40	64.46	48.27	50.84	56.14	45.55	64.51	76.45	52.29
45–	104.84	128.02	81.02	97.34	117.29	76.73	116.77	145.23	87.81
50–	169.51	217.81	119.32	164.53	211.14	116.10	178.14	229.37	124.92
55–	284.56	376.40	192.43	256.62	341.90	171.98	334.06	436.63	229.21
60–	422.37	562.78	280.79	375.30	504.54	246.49	501.32	659.01	339.23
65–	600.82	809.26	396.01	548.21	738.57	364.75	681.44	914.93	445.10
70–	879.38	1179.99	599.33	834.97	1115.32	581.65	955.71	1286.47	630.96
75–	1206.60	1614.79	852.27	1190.65	1567.44	865.25	1237.07	1704.55	827.30
80–	1511.28	2042.56	1093.63	1580.25	2098.65	1157.73	1377.46	1926.98	974.89
85+	1600.35	2254.81	1193.24	1749.44	2407.99	1317.52	1297.58	1910.58	955.87

表 4-5b 2011 年全国东、中、西部肿瘤登记地区癌症年龄别死亡率(1/10 万)

Table 4-5b Age-specific mortality of all cancer sites in Eastern, Middle and Western registration areas of China, 2011(1/10⁵)

年龄组 Age	东部地区 Eastern areas			中部地区 Middle areas			西部地区 Western areas		
	合计 Both sexes	男性 Male	女性 Female	合计 Both sexes	男性 Male	女性 Female	合计 Both sexes	男性 Male	女性 Female
Total	190.45	237.39	143.07	158.29	196.32	118.42	157.99	204.94	109.85
0–	8.01	8.54	7.42	2.84	3.09	2.54	4.38	5.57	3.06
1–	4.27	4.42	4.09	3.51	3.72	3.27	4.06	4.07	4.05
5–	3.14	3.99	2.19	2.51	2.81	2.15	4.50	3.91	5.15
10–	3.32	3.53	3.08	2.92	3.77	1.93	3.81	4.32	3.24
15–	4.86	5.74	3.92	3.77	4.64	2.81	6.25	7.34	5.15
20–	5.51	6.80	4.17	5.63	5.77	5.49	6.48	8.18	4.78
25–	7.62	7.65	7.60	7.76	8.72	6.75	11.74	13.39	10.09
30–	13.92	14.24	13.60	12.74	13.97	11.46	20.56	23.69	17.31
35–	25.49	28.60	22.40	28.14	30.44	25.76	38.36	44.79	31.80
40–	52.57	60.83	44.33	60.49	66.02	54.79	68.04	80.66	55.02
45–	101.18	125.55	76.26	105.94	125.09	86.13	127.45	153.17	100.62
50–	168.20	218.08	116.71	171.22	214.32	126.36	175.22	224.91	121.03
55–	273.40	364.17	182.88	310.20	396.96	221.35	304.64	417.19	192.60
60–	394.23	529.91	258.22	489.40	631.99	341.97	461.26	630.69	294.22
65–	581.64	782.18	385.90	644.11	855.68	430.55	618.43	871.67	375.93
70–	869.53	1160.77	602.37	917.76	1242.41	608.56	849.11	1151.38	552.40
75–	1218.74	1614.94	878.00	1187.41	1636.78	793.26	1152.87	1551.20	788.18
80–	1561.39	2097.82	1144.14	1404.64	1913.01	1004.35	1316.04	1876.03	828.41
85+	1645.52	2279.84	1247.77	1424.29	2176.61	995.62	1572.69	2171.91	1131.68

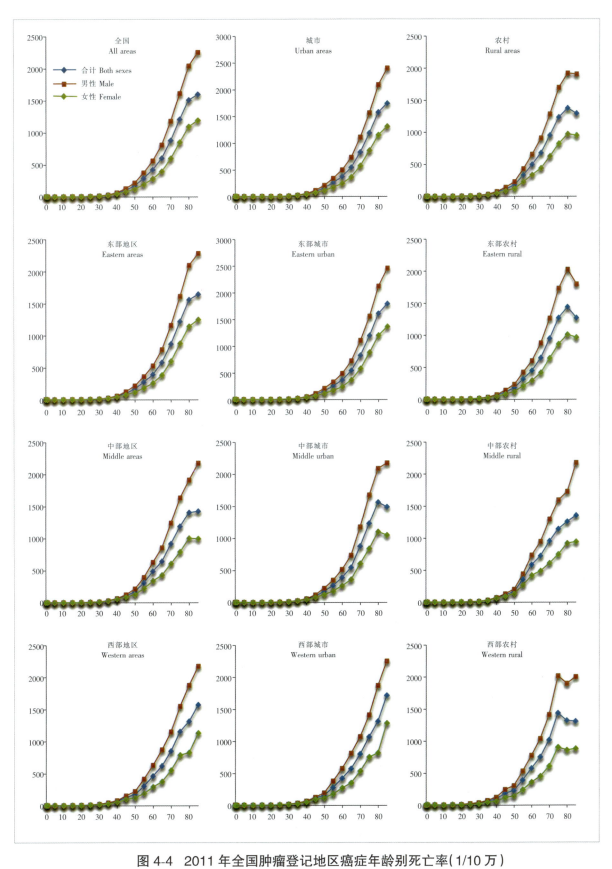

图 4-4 2011 年全国肿瘤登记地区癌症年龄别死亡率(1/10 万)

Figure 4-4 Age-specific mortality of all cancer sites in registration areas of China，2011(1/10^5)

3 全国肿瘤登记地区前 10 位癌症发病与死亡

3.1 前 10 位癌症发病情况

2011 年全国肿瘤登记地区癌症发病第 1 位为肺癌，其次为乳腺癌、胃癌、肝癌和结直肠癌。男性癌症发病第 1 位为肺癌，其次为胃癌、肝癌、食管癌和结直肠癌；女性癌症发病第 1 位为乳腺癌，其次为肺癌、结直肠癌、胃癌和肝癌。

（表 4-6，图 4-5a~4-5d）

3 The 10 most common cancers in registration areas of China

3.1 Incidence of the 10 most common cancers

Lung cancer was the most common cancer followed by cancers of breast, stomach, liver and colorectum. In males, lung cancer was the most common cancer followed by cancers of stomach, liver, esophagus and colorectum. While in females, breast cancer was the most common cancer followed by cancers of lung, colorectum, stomach and liver.

(Table 4-6, Figure 4-5a~4-5d)

表 4-6　2011 年全国肿瘤登记地区前 10 位癌症发病

Table 4-6　Incidence of the 10 most common cancers in registration areas of China, 2011

顺位 Rank	合计 Both sexes				男性 Male				女性 Female			
	部位 Site	发病率 Incidence rate (1/10⁵)	构成 (%)	中标率 ASR China (1/10⁵)	部位 Site	发病率 Incidence rate (1/10⁵)	构成 (%)	中标率 ASR China (1/10⁵)	部位 Site	发病率 Incidence rate (1/10⁵)	构成 (%)	中标率 ASR China (1/10⁵)
1	气管,支气管,肺(C33-C34) Trachea, Bronchus & Lung	54.79	19.34	35.69	气管,支气管,肺(C33-C34) Trachea, Bronchus & Lung	72.96	23.04	49.57	乳房(C50) Breast	42.44	17.03	30.84
2	乳房(C50) Breast	42.44	7.52	30.84	胃(C16) Stomach	49.29	15.56	33.83	气管,支气管,肺(C33-C34) Trachea, Bronchus & Lung	36.23	14.53	22.68
3	胃(C16) Stomach	35.55	12.55	23.57	肝脏(C22) Liver	40.91	12.92	28.98	结直肠肛门(C18-C21) Colon, Rectum & Anus	24.08	9.66	15.32
4	肝脏(C22) Liver	28.02	9.89	19.16	食管(C15) Esophagus	31.98	10.10	21.79	胃(C16) Stomach	21.53	8.64	13.82
5	结直肠肛门(C18-C21) Colon, Rectum & Anus	27.55	9.72	18.20	结直肠肛门(C18-C21) Colon, Rectum & Anus	30.94	9.77	21.28	肝脏(C22) Liver	14.85	5.96	9.49
6	食管(C15) Esophagus	22.87	8.07	14.95	前列腺(C61) Prostate	9.43	2.98	6.14	子宫颈(C53) Cervix	13.88	5.57	10.66
7	子宫颈(C53) Cervix	13.88	2.42	10.66	膀胱(C67) Bladder	9.36	2.96	6.31	食管(C15) Esophagus	13.58	5.45	8.37
8	子宫体及子宫部位不明(C54-C55) Uterus & Unspecified	9.60	1.68	6.73	胰腺(C25) Pancreas	7.91	2.50	5.37	甲状腺(C73) Thyroid Gland	11.95	4.79	9.86
9	前列腺(C61) Prostate	9.43	1.68	6.14	淋巴瘤(C81-C85,88,90,96) Lymphoma	7.04	2.22	5.21	子宫体及子宫部位不明(C54-C55) Uterus & Unspecified	9.60	3.85	6.73
10	甲状腺(C73) Thyroid Gland	7.84	2.77	6.53	脑,神经系统(C70-C72) Brain, Nervous System	6.94	2.19	5.46	脑,神经系统(C70-C72) Brain, Nervous System	7.51	3.01	5.57

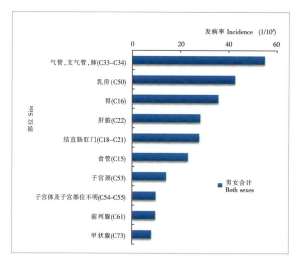

图4-5a 2011年全国肿瘤登记地区前10位癌症发病率
Figure 4-5a Incidence rates of the 10 most common cancers in national registration areas, 2011

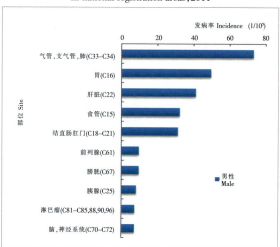

图4-5b 2011年全国肿瘤登记地区男性前10位癌症发病率
Figure 4-5b Incidence rates of the 10 most common cancers for male, 2011

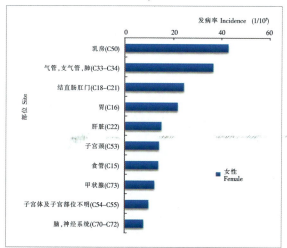

图4-5c 2011年全国肿瘤登记地区女性前10位癌症发病率
Figure 4-5c Incidence rates of the 10 most common cancers for female, 2011

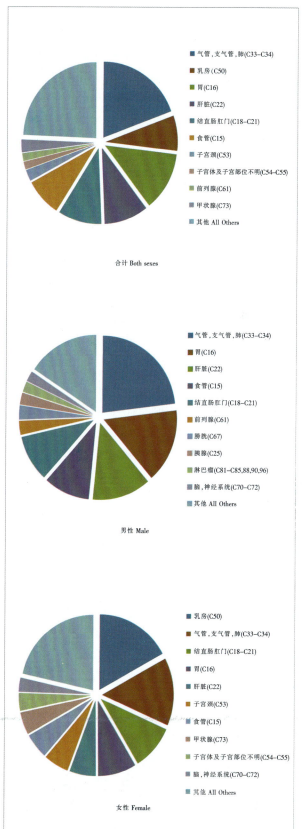

图4-5d 2011年全国肿瘤登记地区前10位癌症发病构成(%)
Figure 4-5d The proportion of the 10 most common cancer new cases in national registration areas, 2011(%)

3.2 前 10 位癌症死亡情况

2011 年全国肿瘤登记地区男女合计和男性癌症死亡第 1 位均为肺癌，其次为肝癌、胃癌、食管癌和结直肠癌；女性癌症死亡第 1 位为肺癌，其次为胃癌、肝癌、结直肠癌和乳腺癌。

(表 4-7，图 4-6a~4-6d)

3.2 The top 10 leading causes of cancer death

Lung cancer was the leading cause of cancer deaths, followed by cancers of liver, stomach, esophagus and colorectum for all population and males. In females, the five leading causes of cancer death were lung cancer, stomach cancer, liver cancer, colorectal cancer and breast cancer respectively.

(Table 4-7, Figure 4-6a~4-6d)

表 4-7 2011 年全国肿瘤登记地区前 10 位癌症死亡
Table 4-7 The top 10 leading causes of cancer death in registration areas of China, 2011

顺位 Rank	合计 Both sexes 部位 Site	死亡率 Mortality rate (1/10⁵)	构成 (%)	中标率 ASR China (1/10⁵)	男性 Male 部位 Site	死亡率 Mortality rate (1/10⁵)	构成 (%)	中标率 ASR China (1/10⁵)	女性 Female 部位 Site	死亡率 Mortality rate (1/10⁵)	构成 (%)	中标率 ASR China (1/10⁵)
1	气管,支气管,肺(C33-C34) Trachea,Bronchus & Lung	45.48	25.47	28.91	气管,支气管,肺(C33-C34) Trachea,Bronchus & Lung	61.43	27.56	41.31	气管,支气管,肺(C33-C34) Trachea,Bronchus & Lung	29.18	21.91	17.44
2	肝脏(C22) Liver	25.61	14.34	17.22	肝脏(C22) Liver	37.23	16.70	26.12	胃(C16) Stomach	15.70	11.79	9.46
3	胃(C16) Stomach	25.28	14.16	16.19	胃(C16) Stomach	34.65	15.54	23.43	肝脏(C22) Liver	13.74	10.31	8.52
4	食管(C15) Esophagus	17.35	9.72	11.03	食管(C15) Esophagus	24.22	10.86	16.29	结直肠肛门(C18-C21) Colon,Rectum & Anus	11.71	8.79	6.81
5	结直肠肛门(C18-C21) Colon,Rectum & Anus	13.55	7.59	8.42	结直肠肛门(C18-C21) Colon,Rectum & Anus	15.34	6.88	10.19	乳房(C50) Breast	10.47	7.86	6.98
6	乳房(C50) Breast	10.47	2.95	6.98	胰腺(C25) Pancreas	7.16	3.21	4.80	食管(C15) Esophagus	10.33	7.75	6.06
7	胰腺(C25) Pancreas	6.58	3.68	4.14	白血病(C91-C95) Leukemia	4.57	2.05	3.62	胰腺(C25) Pancreas	5.99	4.49	3.51
8	脑,神经系统(C70-C72) Brain,Nervous System	4.13	2.31	2.99	脑,神经系统(C70-C72) Brain,Nervous System	4.51	2.02	3.40	脑,神经系统(C70-C72) Brain,Nervous System	3.74	2.81	2.58
9	前列腺(C61) Prostate	3.96	1.12	2.45	淋巴瘤(C81-C85,88,90,96) Lymphoma	4.34	1.95	3.06	子宫颈(C53) Cervix	3.71	2.78	2.57
10	白血病(C91-C95) Leukemia	3.96	2.22	3.06	前列腺(C61) Prostate	3.96	1.78	2.45	胆囊及其他(C23-C24) Gallbladder etc.	3.58	2.69	2.04

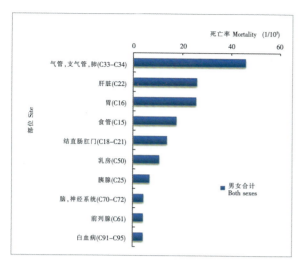

图4-6a 2011年全国肿瘤登记地区前10位癌症死亡率
Figure 4-6a Mortalities of the top 10 leading causes of cancer
death in national registration areas, 2011

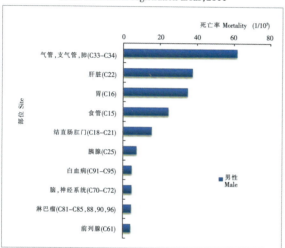

图4-6b 2011年全国肿瘤登记地区男性前10位癌症死亡率
Figure 4-6b Mortalities of the top 10 leading causes of cancer
death for male, 2011

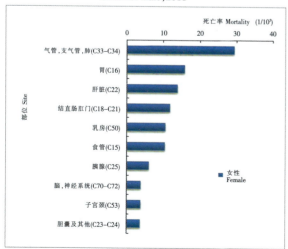

图4-6c 2011年全国肿瘤登记地区女性前10位癌症死亡率
Figure 4-6c Mortalities of the top 10 leading causes of cancer
death for female, 2011

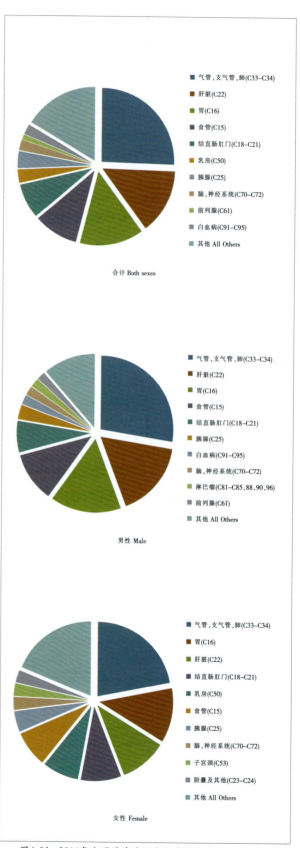

图4-6d 2011年全国肿瘤登记地区前10位癌症死亡构成(%)
Figure 4-6d The proportion of the top 10 leading causes of cancer
death in national registration areas, 2011(%)

3.3 城市肿瘤登记地区前 10 位癌症发病情况

城市肿瘤登记地区癌症发病第 1 位为肺癌,其次为乳腺癌、结直肠癌、胃癌和肝癌。男性癌症发病第 1 位为肺癌,其次为胃癌、肝癌、结直肠癌和食管癌;女性癌症发病第 1 位为乳腺癌,其次为肺癌、结直肠癌、胃癌和甲状腺癌。

(表 4-8,图 4-7a~4-7d)

3.3 Incidence of the 10 most common cancers in urban registration areas

Lung cancer was the most common cancer,followed by cancers of breast,colorectum,stomach and liver. In males,lung cancer was the most common cancer followed by stomach cancer,liver cancer,colorectal cancer and esophageal cancer. In females,breast cancer was the most common cancer followed by cancers of lung,colorectum,stomach and thyroid gland.

(Table 4-8,Figure 4-7a~4-7d)

表 4-8　2011 年全国城市肿瘤登记地区前 10 位癌症发病

Table 4-8　Incidence of the 10 most common cancers in urban registration areas of China,2011

顺位 Rank	合计 Both sexes				男性 Male				女性 Female			
	部位 Site	发病率 Incidence rate (1/10⁵)	构成 (%)	中标率 ASR China (1/10⁵)	部位 Site	发病率 Incidence rate (1/10⁵)	构成 (%)	中标率 ASR China (1/10⁵)	部位 Site	发病率 Incidence rate (1/10⁵)	构成 (%)	中标率 ASR China (1/10⁵)
1	气管,支气管,肺(C33–C34) Trachea,Bronchus & Lung	57.12	19.14	35.02	气管,支气管,肺(C33–C34) Trachea,Bronchus & Lung	76.08	23.23	48.57	乳房(C50) Breast	50.00	18.58	34.91
2	乳房(C50) Breast	50.00	8.46	34.91	胃(C16) Stomach	44.58	13.61	28.92	气管,支气管,肺(C33–C34) Trachea,Bronchus & Lung	37.99	14.12	22.45
3	结直肠肛门(C18–C21) Colon,Rectum & Anus	33.27	11.15	20.73	肝脏(C22) Liver	38.28	11.69	25.77	结直肠肛门(C18–C21) Colon,Rectum & Anus	29.04	10.79	17.46
4	胃(C16) Stomach	32.40	10.86	20.38	结直肠肛门(C18–C21) Colon,Rectum & Anus	37.47	11.44	24.26	胃(C16) Stomach	20.12	7.48	12.39
5	肝脏(C22) Liver	25.78	8.64	16.75	食管(C15) Esophagus	23.36	7.13	15.07	甲状腺(C73) Thyroid Gland	15.57	5.78	12.57
6	食管(C15) Esophagus	15.97	5.35	9.87	前列腺(C61) Prostate	12.90	3.94	7.78	子宫颈(C53) Cervix	14.40	5.35	10.91
7	子宫颈(C53) Cervix	14.40	2.40	10.91	膀胱(C67) Bladder	11.35	3.47	7.16	肝脏(C22) Liver	13.17	4.89	7.94
8	前列腺(C61) Prostate	12.90	2.17	7.78	胰腺(C25) Pancreas	9.22	2.81	5.89	子宫体及子宫部位不明(C54-C55) Uterus & Unspecified	10.31	3.83	6.92
9	甲状腺(C73) Thyroid Gland	10.38	3.48	8.44	肾及泌尿系统部位不明(C64-C66,68) Kidney & Unspecified Urinary Organs	8.90	2.72	6.01	食管(C15) Esophagus	8.53	3.17	4.91
10	子宫体及子宫部位不明(C54-C55) Uterus & Unspecified	10.31	1.72	6.92	淋巴瘤(C81–C85,88,90,96) Lymphoma	8.43	2.57	5.94	卵巢(C56) Ovary	8.41	3.12	6.00

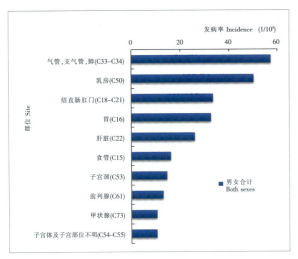

图4-7a 2011年全国城市肿瘤登记地区前10位癌症发病率
Figure 4-7a Incidence rates of the 10 most common cancers in urban registration areas of China,2011

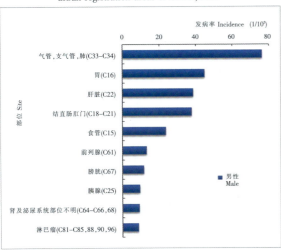

图4-7b 2011年全国城市肿瘤登记地区男性前10位癌症发病率
Figure 4-7b Incidence rates of the 10 most common cancers in urban registration areas for male,2011

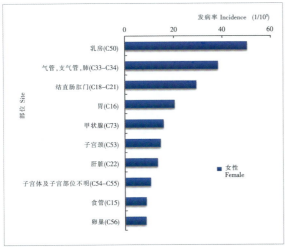

图4-7c 2011年全国城市肿瘤登记地区女性前10位癌症发病率
Figure 4-7c Incidence rates of the 10 most common cancers in urban registration areas for female,2011

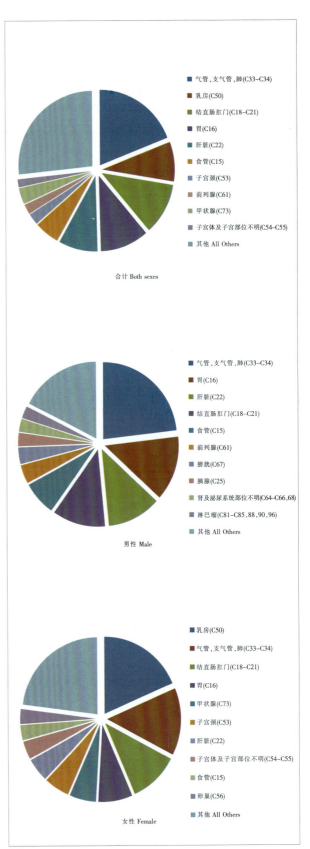

图4-7d 2011年全国城市肿瘤登记地区前10位癌症发病构成(%)
Figure 4-7d The proportion of the 10 most common cancer new cases in urban registration areas of China,2011(%)

3.4 城市肿瘤登记地区前 10 位癌症死亡情况

全国城市肿瘤登记地区男女合计癌症死亡第 1 位为肺癌,其次为肝癌、胃癌、结直肠癌和食管癌。男性癌症死亡第 1 位为肺癌,其次为肝癌、胃癌、食管癌和结直肠癌;女性癌症死亡第 1 位为肺癌,其次为胃癌、结直肠癌、肝癌和乳腺癌。

(表 4-9,图 4-8a~4-8d)

3.4 The top 10 leading causes of cancer death in urban registration areas

For mortality of cancer in urban areas, lung cancer was the leading cause of cancer death, followed by cancers of liver, stomach, colorectum and esophagus. In males, lung cancer was the leading cause of cancer death followed by liver cancer, stomach cancer, esophageal cancer and colorectal cancer. In females, lung cancer was the leading cause of cancer death followed by stomach cancer, colorectal cancer, liver cancer and breast cancer.

(Table 4-9, Figure 4-8a~4-8d)

表 4-9 2011 年全国城市肿瘤登记地区前 10 位癌症死亡

Table 4-9 Mortality of the top 10 leading causes of cancer death in urban registration areas of China, 2011

顺位 Rank	合计 Both sexes 部位 Site	死亡率 Mortality rate (1/10⁵)	构成 (%)	中标率 ASR China (1/10⁵)	男性 Male 部位 Site	死亡率 Mortality rate (1/10⁵)	构成 (%)	中标率 ASR China (1/10⁵)	女性 Female 部位 Site	死亡率 Mortality rate (1/10⁵)	构成 (%)	中标率 ASR China (1/10⁵)
1	气管,支气管,肺(C33-C34) Trachea, Bronchus & Lung	48.37	26.66	28.69	气管,支气管,肺(C33-C34) Trachea, Bronchus & Lung	65.34	29.01	40.99	气管,支气管,肺(C33-C34) Trachea, Bronchus & Lung	31.25	22.77	17.39
2	肝脏(C22) Liver	23.58	12.99	14.97	肝脏(C22) Liver	34.57	15.35	22.92	胃(C16) Stomach	14.26	10.39	8.06
3	胃(C16) Stomach	22.57	12.44	13.50	胃(C16) Stomach	30.81	13.68	19.44	结直肠肛门(C18-C21) Colon, Rectum & Anus	13.85	10.10	7.48
4	结直肠肛门(C18-C21) Colon, Rectum & Anus	16.13	8.89	9.31	食管(C15) Esophagus	18.54	8.23	11.72	肝脏(C22) Liver	12.49	9.10	7.25
5	食管(C15) Esophagus	12.78	7.05	7.64	结直肠肛门(C18-C21) Colon, Rectum & Anus	18.38	8.16	11.32	乳房(C50) Breast	11.47	8.36	7.22
6	乳房(C50) Breast	11.47	3.20	7.22	胰腺(C25) Pancreas	8.42	3.74	5.29	胰腺(C25) Pancreas	7.14	5.20	3.92
7	胰腺(C25) Pancreas	7.79	4.29	4.59	淋巴瘤(C81-C85,88,90,96) Lymphoma	5.15	2.29	3.40	食管(C15) Esophagus	6.98	5.08	3.81
8	前列腺(C61) Prostate	5.15	1.42	2.88	前列腺(C61) Prostate	5.15	2.29	2.88	胆囊及其他(C23-C24) Gallbladder etc.	4.30	3.14	2.29
9	白血病(C91-C95) Leukemia	4.30	2.37	3.09	白血病(C91-C95) Leukemia	5.01	2.23	3.67	卵巢(C56) Ovary	3.83	2.79	2.40
10	淋巴瘤(C81-C85,88,90,96) Lymphoma	4.19	2.31	2.67	膀胱(C67) Bladder	4.35	1.93	2.51	脑,神经系统(C70-C72) Brain, Nervous System	3.75	2.73	2.44

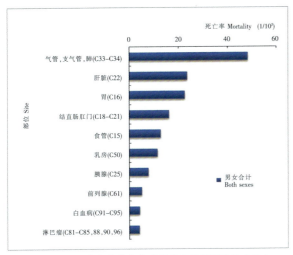

图4-8a 2011年全国城市肿瘤登记地区前10位癌症死亡
Figure 4-8a Mortalities of the top 10 leading causes of cancer death in urban registration areas of China, 2011

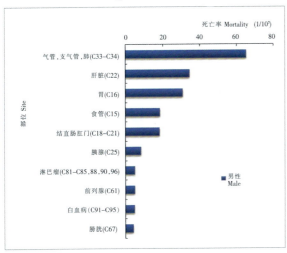

图4-8b 2011年全国城市肿瘤登记地区男性前10位癌症死亡
Figure 4-8b Mortalities of the top 10 leading causes of cancer death in urban registration areas for male, 2011

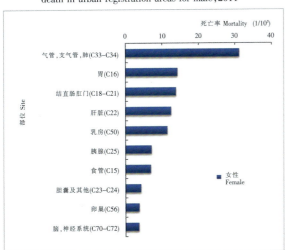

图4-8c 2011年全国城市肿瘤登记地区女性前10位癌症死亡
Figure 4-8c Mortalities of the top 10 leading causes of cancer death in urban registration areas for female, 2011

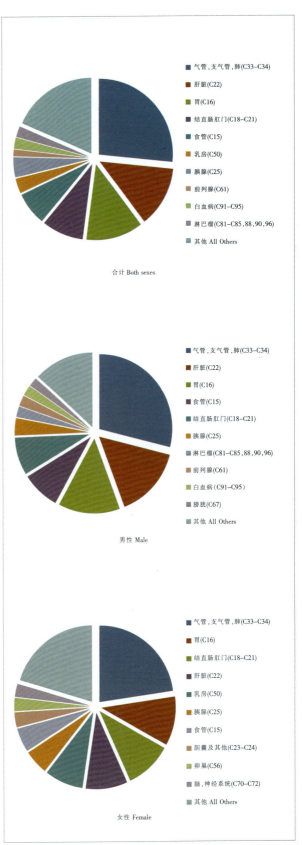

图4-8d 2011年全国城市肿瘤登记地区前10位癌症死亡构成(%)
Figure 4-8d The proportion of the top 10 leading causes of cancer death in urban registration areas of China, 2011(%)

3.5 农村肿瘤登记地区前10位癌症发病情况

全国农村肿瘤登记地区男女合计癌症发病第1位为肺癌,其次为胃癌、食管癌、肝癌和乳腺癌。男性癌症发病第1位为肺癌,其次为胃癌、肝癌、食管癌和结直肠癌;女性癌症发病第1位为肺癌,其次为乳腺癌、胃癌、食管癌和肝癌。

(表 4-10,图 4-9a~4-9d)

3.5 Incidence of the 10 most common cancers in rural registration areas

Lung cancer was the most common cancer, followed by cancers of stomach, esophagus, liver and breast. In males, lung cancer was the most common cancer followed by stomach cancer, liver cancer, esophageal cancer and colorectal cancer. In females, lung cancer was the most common cancer followed by breast cancer, stomach cancer, esophageal cancer and liver cancer.

(Table 4-10, Figure 4-9a~4-9d)

表 4-10 2011 年全国农村肿瘤登记地区前 10 位癌症发病

Table 4-10　Incidence of the 10 most common cancers in rural registration areas of China, 2011

顺位 Rank	合计 Both sexes				男性 Male				女性 Female			
	部位 Site	发病率 Incidence rate (1/10⁵)	构成 (%)	中标率 ASR China (1/10⁵)	部位 Site	发病率 Incidence rate (1/10⁵)	构成 (%)	中标率 ASR China (1/10⁵)	部位 Site	发病率 Incidence rate (1/10⁵)	构成 (%)	中标率 ASR China (1/10⁵)
1	气管,支气管,肺(C33–C34) Trachea, Bronchus & Lung	51.28	19.68	36.72	气管,支气管,肺(C33–C34) Trachea, Bronchus & Lung	68.34	22.74	51.10	气管,支气管,肺(C33–C34) Trachea, Bronchus & Lung	33.52	15.32	23.02
2	胃(C16) Stomach	40.29	15.47	28.99	胃(C16) Stomach	56.25	18.72	42.04	乳房(C50) Breast	30.90	14.12	24.00
3	食管(C15) Esophagus	33.25	12.76	23.63	肝脏(C22) Liver	44.80	14.91	34.22	胃(C16) Stomach	23.68	10.82	16.33
4	肝脏(C22) Liver	31.38	12.05	23.16	食管(C15) Esophagus	44.74	14.89	33.18	食管(C15) Esophagus	21.29	9.73	14.36
5	乳房(C50) Breast	30.90	5.89	24.00	结直肠肛门(C18–C21) Colon, Rectum & Anus	21.28	7.08	16.12	肝脏(C22) Liver	17.42	7.96	12.12
6	结直肠肛门(C18–C21) Colon, Rectum & Anus	18.94	7.27	13.81	脑,神经系统(C70–C72) Brain, Nervous System	7.10	2.36	5.88	结直肠肛门(C18–C21) Colon, Rectum & Anus	16.50	7.54	11.59
7	子宫颈(C53) Cervix	13.08	2.46	10.31	膀胱(C67) Bladder	6.41	2.13	4.82	子宫颈(C53) Cervix	13.08	5.97	10.31
8	子宫体及子宫部位不明(C54–C55) Uterus & Unspecified	8.51	1.60	6.38	胰腺(C25) Pancreas	5.96	1.98	4.47	子宫体及子宫部位不明(C54–C55) Uterus & Unspecified	8.51	3.89	6.38
9	脑,神经系统(C70–C72) Brain, Nervous System	7.03	2.70	5.70	白血病(C91–C95) Leukemia	5.55	1.85	4.98	脑,神经系统(C70–C72) Brain, Nervous System	6.95	3.17	5.53
10	卵巢(C56) Ovary	6.11	1.15	4.86	淋巴瘤(C81–C85,88,90,96) Lymphoma	4.99	1.66	4.00	甲状腺(C73) Thyroid Gland	6.42	2.93	5.50

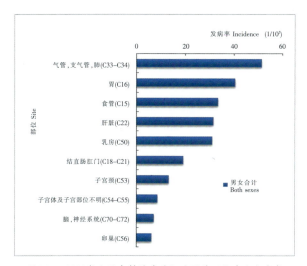

图4-9a　2011年全国农村肿瘤登记地区前10位癌症发病率
Figure 4-9a　Incidence rates of the 10 most common cancers in rural registration areas of China,2011

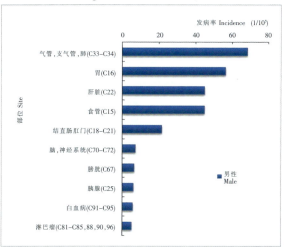

图4-9b　2011年全国农村肿瘤登记地区男性前10位癌症发病率
Figure 4-9b Incidence rates of the 10 most common cancers in rural registration areas for male,2011

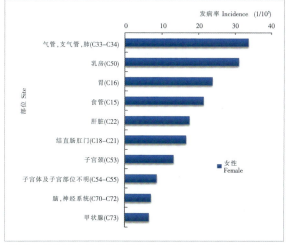

图4-9c　2011年全国农村肿瘤登记地区女性前10位癌症发病率
Figure 4-9c　Incidence rates of the 10 most common cancers in rural registration areas for female,2011

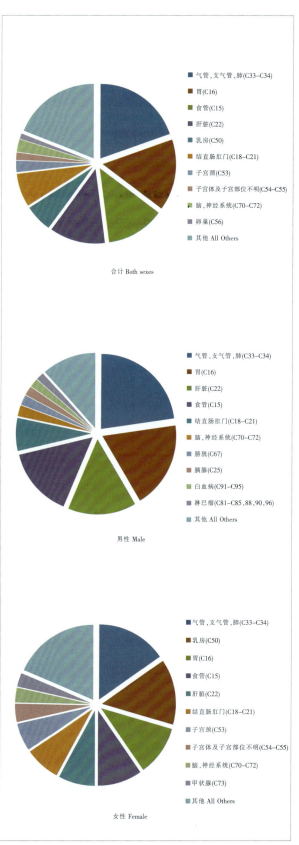

图4-9d　2011年全国农村肿瘤登记地区前10位癌症发病构成(%)
Figure 4-9d　The proportion of the 10 most common cancer new cases in rural registration areas of China,2011(%)

3.6 农村肿瘤登记地区前10位癌症死亡情况

全国农村肿瘤登记地区男女合计癌症死亡第1位为肺癌,其次为胃癌、肝癌、食管癌和结直肠癌。男性癌症死亡第1位为肺癌,其次为肝癌、胃癌、食管癌和结直肠癌;女性癌症死亡第1位为肺癌,其次为胃癌、肝癌、食管癌和乳腺癌。

(表4-11,图4-10a~4-10d)

3.6 The top 10 leading causes of cancer death in rural registration areas

For mortality of cancer in rural areas, lung cancer was the leading cause of cancer death, followed by cancers of stomach, liver, esophagus and colorectum. In males, lung cancer was the leading cause of cancer death followed by liver cancer, stomach cancer, esophageal cancer and colorectal cancer. In females, lung cancer was the leading cause of cancer death followed by stomach cancer, liver cancer, esophageal cancer and breast cancer.

(Table 4-11, Figure 4-10a~4-10d)

表4-11 2011年全国农村肿瘤登记地区前10位癌症死亡

Table 4-11 Mortality of the top 10 leading causes of cancer death in rural registration areas of China, 2011

顺位 Rank	合计 Both sexes				男性 Male				女性 Female			
	部位 Site	死亡率 Mortality rate (1/10⁵)	构成 (%)	中标率 ASR China (1/10⁵)	部位 Site	死亡率 Mortality rate (1/10⁵)	构成 (%)	中标率 ASR China (1/10⁵)	部位 Site	死亡率 Mortality rate (1/10⁵)	构成 (%)	中标率 ASR China (1/10⁵)
1	气管,支气管,肺(C33-C34) Trachea, Bronchus & Lung	41.13	23.61	29.11	气管,支气管,肺(C33-C34) Trachea, Bronchus & Lung	55.64	25.36	41.55	气管,支气管,肺(C33-C34) Trachea, Bronchus & Lung	26.02	20.48	17.43
2	胃(C16) Stomach	29.35	16.85	20.76	肝脏(C22) Liver	41.16	18.76	31.34	胃(C16) Stomach	17.91	14.10	11.90
3	肝脏(C22) Liver	28.65	16.45	20.96	胃(C16) Stomach	40.33	18.38	30.13	肝脏(C22) Liver	15.64	12.31	10.67
4	食管(C15) Esophagus	24.21	13.90	16.91	食管(C15) Esophagus	32.62	14.86	24.13	食管(C15) Esophagus	15.45	12.16	10.03
5	结直肠肛门(C18-C21) Colon, Rectum & Anus	9.66	5.55	6.79	结直肠肛门(C18-C21) Colon, Rectum & Anus	10.83	4.94	8.10	乳房(C50) Breast	8.94	7.04	6.53
6	乳房(C50) Breast	8.94	2.56	6.53	胰腺(C25) Pancreas	5.28	2.41	3.93	结直肠肛门(C18-C21) Colon, Rectum & Anus	8.44	6.64	5.58
7	胰腺(C25) Pancreas	4.76	2.73	3.33	脑,神经系统(C70-C72) Brain, Nervous System	4.77	2.17	3.85	胰腺(C25) Pancreas	4.22	3.32	2.77
8	脑,神经系统(C70-C72) Brain, Nervous System	4.26	2.44	3.33	白血病(C91-C95) Leukemia	3.92	1.79	3.46	子宫颈(C53) Cervix	4.00	3.15	2.94
9	子宫颈(C53) Cervix	4.00	1.13	2.94	淋巴瘤(C81-C85,88,90,96) Lymphoma	3.14	1.43	2.45	脑,神经系统(C70-C72) Brain, Nervous System	3.72	2.93	2.80
10	白血病(C91-C95) Leukemia	3.45	1.98	2.96	膀胱(C67) Bladder	2.82	1.28	2.07	子宫体及子宫部位不明(C54-C55) Uterus & Unspecified	3.08	2.42	2.22

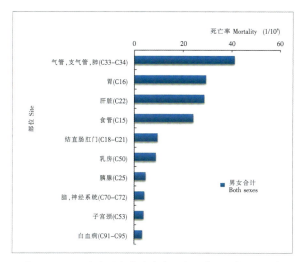

图4-10a　2011年全国农村肿瘤登记地区前10位癌症死亡率
Figure 4-10a　Mortalities of the top 10 leading causes of cancer
death in rural registration areas of China, 2011

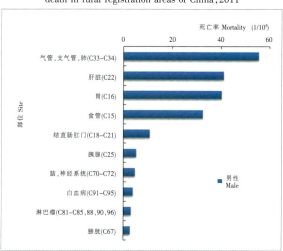

图4-10b　2011年全国农村肿瘤登记地区男性前10位癌症死亡率
Figure 4-10b　Mortalities of the top 10 leading causes of cancer
death in rural registration areas for male, 2011

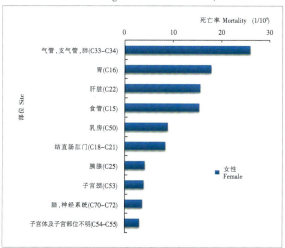

图4-10c　2011年全国农村肿瘤登记地区女性前10位癌症死亡率
Figure 4-10c　Mortalities of the top 10 leading causes of cancer
death in rural registration areas for female, 2011

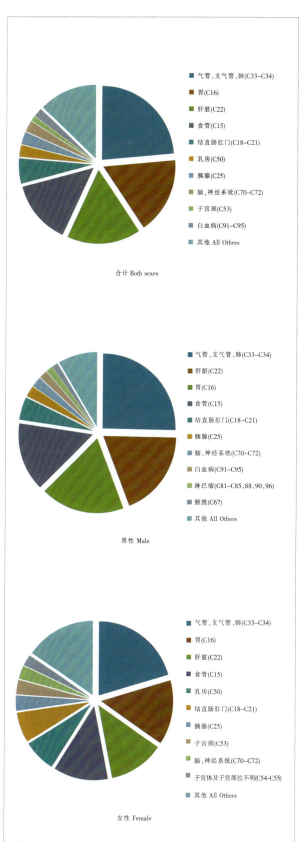

图4-10d　2011年全国农村肿瘤登记地区前10位癌症死亡构成(%)
Figure 4-10d　The proportion of the top 10 leading causes of cancer
death in rural registration areas of China, 2011(%)

3.8 东部肿瘤登记地区前10位癌症死亡情况

全国东部肿瘤登记地区男女合计和男性癌症死亡第1位均为肺癌,其次为肝癌、胃癌、食管癌和结直肠癌;女性癌症死亡第1位是肺癌,其次为胃癌、肝癌、结直肠癌和乳腺癌。

(表4-13,图4-12a~4-12d)

3.8 The top 10 leading causes of cancer death in Eastern registration areas

Lung cancer was the leading cause of cancer death, followed by liver cancer, stomach cancer, esophageal cancer and colorectal cancer for all population and males in Eastern areas. In females, lung cancer was the leading cause of cancer death followed by stomach cancer, liver cancer, colorectal cancer and breast cancer.

(Table 4-13, Figure 4-12a~4-12d)

表 4-13 2011 年全国东部肿瘤登记地区前 10 位癌症死亡

Table 4-13 Mortality of the top 10 leading causes of cancer death in Eastern registration areas of China, 2011

顺位 Rank	合计 Both sexes				男性 Male				女性 Female			
	部位 Site	死亡率 Mortality rate (1/10⁵)	构成 (%)	中标率 ASR China (1/10⁵)	部位 Site	死亡率 Mortality rate (1/10⁵)	构成 (%)	中标率 ASR China (1/10⁵)	部位 Site	死亡率 Mortality rate (1/10⁵)	构成 (%)	中标率 ASR China (1/10⁵)
1	气管,支气管,肺(C33-C34) Trachea,Bronchus & Lung	49.08	25.77	28.63	气管,支气管,肺(C33-C34) Trachea,Bronchus & Lung	65.45	27.57	40.43	气管,支气管,肺(C33-C34) Trachea,Bronchus & Lung	32.57	22.76	17.81
2	肝脏(C22) Liver	26.09	13.70	16.33	肝脏(C22) Liver	38.28	16.12	25.03	胃(C16) Stomach	16.26	11.37	8.99
3	胃(C16) Stomach	25.83	13.56	15.18	胃(C16) Stomach	35.31	14.87	21.93	肝脏(C22) Liver	13.79	9.63	7.86
4	食管(C15) Esophagus	17.09	8.97	9.98	食管(C15) Esophagus	24.23	10.21	14.99	结直肠肛门(C18-C21) Colon,Rectum & Anus	13.49	9.43	7.09
5	结直肠肛门(C18-C21) Colon,Rectum & Anus	15.41	8.09	8.68	结直肠肛门(C18-C21) Colon,Rectum & Anus	17.32	7.29	10.45	乳房(C50) Breast	10.83	7.57	6.64
6	乳房(C50) Breast	10.83	2.87	6.64	胰腺(C25) Pancreas	8.51	3.58	5.26	食管(C15) Esophagus	9.88	6.90	5.27
7	胰腺(C25) Pancreas	7.87	4.13	4.55	白血病(C91-C95) Leukemia	5.14	2.17	3.83	胰腺(C25) Pancreas	7.23	5.06	3.88
8	前列腺(C61) Prostate	4.90	1.29	2.70	淋巴瘤(C81-C85,88,90,96) Lymphoma	5.13	2.16	3.36	胆囊及其他(C23-C24) Gallbladder etc.	4.33	3.03	2.24
9	白血病(C91-C95) Leukemia	4.40	2.31	3.20	前列腺(C61) Prostate	4.90	2.06	2.70	脑,神经系统(C70-C72) Brain,Nervous System	4.03	2.82	2.64
10	脑,神经系统(C70-C72) Brain,Nervous System	4.32	2.27	2.97	脑,神经系统(C70-C72) Brain,Nervous System	4.60	1.94	3.30	白血病(C91-C95) Leukemia	3.66	2.56	2.61

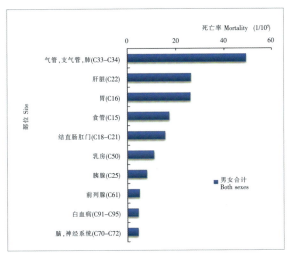

图4-12a 2011年全国东部肿瘤登记地区前10位癌症死亡率
Figure 4-12a Mortalities of the top 10 leading causes of cancer death in Eastern registration areas of China, 2011

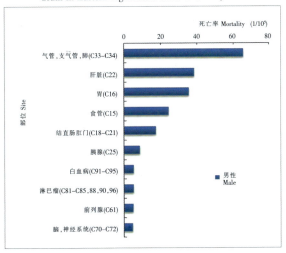

图4-12b 2011年全国东部肿瘤登记地区男性前10位癌症死亡率
Figure 4-12b Mortalities of the top 10 leading causes of cancer death in Eastern registration areas for male, 2011

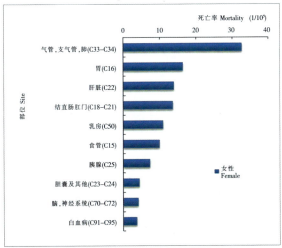

图4-12c 2011年全国东部肿瘤登记地区女性前10位癌症死亡率
Figure 4-12c Mortalities of the top 10 leading causes of cancer death in Eastern registration areas for female, 2011

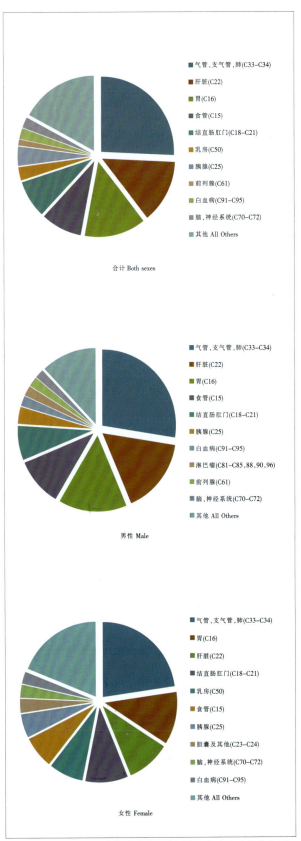

图4-12d 2011年全国东部肿瘤登记地区前10位癌症死亡构成(%)
Figure 4-12d The proportion of the top 10 leading causes of cancer death in Eastern registration areas of China, 2011(%)

3.9 中部肿瘤登记地区前 10 位癌症发病情况

全国中部肿瘤登记地区男女合计癌症发病第 1 位为肺癌，其次为乳腺癌、胃癌、肝癌和食管癌。男性癌症发病第 1 位为肺癌，其次为胃癌、肝癌、食管癌和结直肠癌；女性癌症发病第 1 位为乳腺癌，其次为肺癌、胃癌、结直肠癌和食管癌。

(表 4-14, 图 4-13a~4-13d)

3.9 Incidence of the 10 most common cancers in Middle registration areas

For incidence of cancer in Middle areas, lung cancer was the most common cancer, followed by cancers of breast, stomach, liver and esophagus. In males, lung cancer was the most common cancer followed by stomach cancer, liver cancer, esophageal cancer and colorectal cancer. In females, breast cancer was the most common cancer followed by lung cancer, stomach cancer, colorectal cancer and esophageal cancer.

(Table 4-14, Figure 4-13a~4-13d)

表 4-14　2011 年全国中部肿瘤登记地区前 10 位癌症发病

Table 4-14　Incidence of the 10 most common cancers in Middle registration areas of China, 2011

顺位 Rank	合计 Both sexes				男性 Male				女性 Female			
	部位 Site	发病率 Incidence rate (1/10⁵)	构成 (%)	中标率 ASR China (1/10⁵)	部位 Site	发病率 Incidence rate (1/10⁵)	构成 (%)	中标率 ASR China (1/10⁵)	部位 Site	发病率 Incidence rate (1/10⁵)	构成 (%)	中标率 ASR China (1/10⁵)
1	气管,支气管,肺(C33-C34) Trachea,Bronchus & Lung	51.88	20.64	39.11	气管,支气管,肺(C33-C34) Trachea,Bronchus & Lung	70.46	25.09	55.66	乳房(C50) Breast	36.08	16.37	28.74
2	乳房(C50) Breast	36.08	7.10	28.74	胃(C16) Stomach	47.39	16.87	37.45	气管,支气管,肺(C33-C34) Trachea,Bronchus & Lung	32.40	14.69	23.39
3	胃(C16) Stomach	34.39	13.68	26.07	肝脏(C22) Liver	38.56	13.73	31.00	胃(C16) Stomach	20.75	9.41	15.08
4	肝脏(C22) Liver	27.48	10.93	21.29	食管(C15) Esophagus	34.29	12.21	27.03	结直肠肛门(C18-C21) Colon,Rectum & Anus	17.75	8.05	13.13
5	食管(C15) Esophagus	26.06	10.37	19.65	结直肠肛门(C18-C21) Colon,Rectum & Anus	22.54	8.03	17.95	食管(C15) Esophagus	17.44	7.91	12.49
6	结直肠肛门(C18-C21) Colon,Rectum & Anus	20.20	8.04	15.48	脑,神经系统(C70-C72) Brain,Nervous System	6.70	2.39	5.73	肝脏(C22) Liver	15.85	7.19	11.64
7	子宫颈(C53) Cervix	15.33	2.98	12.46	膀胱(C67) Bladder	6.27	2.23	4.96	子宫颈(C53) Cervix	15.33	6.95	12.46
8	子宫体及子宫部位不明(C54-C55) Uterus & Unspecified	8.03	1.56	6.30	胰腺(C25) Pancreas	5.87	2.09	4.65	子宫体及子宫部位不明(C54-C55) Uterus & Unspecified	8.03	3.64	6.30
9	卵巢(C56) Ovary	6.79	1.32	5.46	淋巴瘤(C81-C85,88,90,96) Lymphoma	5.51	1.96	4.59	甲状腺(C73) Thyroid Gland	7.01	3.18	6.06
10	脑,神经系统(C70-C72) Brain,Nervous System	6.49	2.58	5.39	白血病(C91-C95) Leukemia	5.49	1.95	5.03	卵巢(C56) Ovary	6.79	3.08	5.46

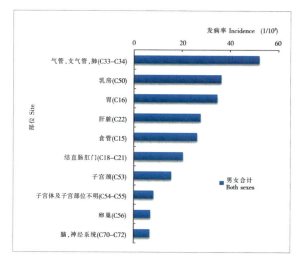

图4-13a 2011年全国中部肿瘤登记地区前10位癌症发病率
Figure 4-13a Incidence rates of the 10 most common cancers in Middle registration areas of China,2011

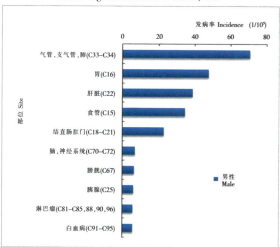

图4-13b 2011年全国中部肿瘤登记地区男性前10位癌症发病率
Figure 4-13b Incidence rates of the 10 most common cancers in Middle registration areas for male,2011

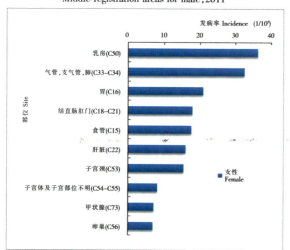

图4-13c 2011年全国中部肿瘤登记地区女性前10位癌症发病率
Figure 4-13c Incidence rates of the 10 most common cancers in Middle registration areas for female,2011

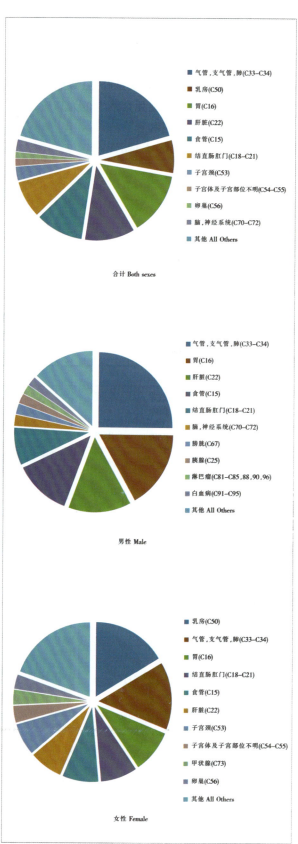

图4-13d 2011年全国中部肿瘤登记地区前10位癌症发病构成(%)
Figure 4-13d The proportion of the 10 most common cancer new cases in Middle registration areas of China,2011(%)

3.12 西部肿瘤登记地区前 10 位癌症死亡情况

全国西部肿瘤登记地区男女合计和男性癌症死亡第 1 位均为肺癌,其次为肝癌、胃癌、食管癌和结直肠癌;女性癌症死亡第 1 位是肺癌,其次为胃癌、肝癌、食管癌和乳腺癌。

(表 4-17,图 4-16a~4-16d)

3.12 The top 10 leading causes of cancer death in Western registration areas

For mortality of cancer in Western areas, lung cancer was the leading cause of cancer death, followed by liver cancer, stomach cancer, esophageal cancer and colorectal cancer for all population and males. In females, lung cancer was the leading cause of cancer death, followed by stomach cancer, liver cancer, esophageal cancer and breast cancer.

(Table 4-17, Figure 4-16a~4-16d)

表 4-17　2011 年全国西部肿瘤登记地区前 10 位癌症死亡

Table 4-17　Mortality of the top 10 leading causes of cancer death in Western registration areas of China, 2011

顺位 Rank	合计 Both sexes				男性 Male				女性 Female			
	部位 Site	死亡率 Mortality rate (1/10⁵)	构成 (%)	中标率 ASR China (1/10⁵)	部位 Site	死亡率 Mortality rate (1/10⁵)	构成 (%)	中标率 ASR China (1/10⁵)	部位 Site	死亡率 Mortality rate (1/10⁵)	构成 (%)	中标率 ASR China (1/10⁵)
1	气管,支气管,肺(C33-C34) Trachea, Bronchus & Lung	36.52	23.12	27.41	气管,支气管,肺(C33-C34) Trachea, Bronchus & Lung	51.06	24.92	39.67	气管,支气管,肺(C33-C34) Trachea, Bronchus & Lung	21.62	19.68	15.68
2	肝脏(C22) Liver	26.94	17.05	20.66	肝脏(C22) Liver	40.11	19.57	31.51	胃(C16) Stomach	14.18	12.91	10.39
3	胃(C16) Stomach	24.14	15.28	18.24	胃(C16) Stomach	33.86	16.52	26.33	肝脏(C22) Liver	13.44	12.23	9.88
4	食管(C15) Esophagus	17.72	11.22	13.33	食管(C15) Esophagus	25.22	12.30	19.62	食管(C15) Esophagus	10.04	9.14	7.26
5	结直肠肛门(C18-C21) Colon, Rectum & Anus	10.26	6.49	7.73	结直肠肛门(C18-C21) Colon, Rectum & Anus	12.55	6.12	9.83	乳房(C50) Breast	8.12	7.39	6.30
6	乳房(C50) Breast	8.12	2.62	6.30	脑,神经系统(C70-C72) Brain, Nervous System	4.64	2.26	3.83	结直肠肛门(C18-C21) Colon, Rectum & Anus	7.91	7.20	5.75
7	脑,神经系统(C70-C72) Brain, Nervous System	3.94	2.50	3.18	胰腺(C25) Pancreas	4.49	2.19	3.50	子宫颈(C53) Cervix	3.80	3.46	2.91
8	胰腺(C25) Pancreas	3.94	2.49	2.97	白血病(C91-C95) Leukemia	3.70	1.80	3.20	胰腺(C25) Pancreas	3.37	3.07	2.45
9	子宫颈(C53) Cervix	3.80	1.19	2.91	鼻咽(C11) Nasopharynx	3.26	1.59	2.56	脑,神经系统(C70-C72) Brain, Nervous System	3.23	2.94	2.54
10	白血病(C91-C95) Leukemia	3.26	2.06	2.82	膀胱(C67) Bladder	2.77	1.35	2.16	子宫体及子宫部位不明(C54-C55) Uterus & Unspecified	3.05	2.77	2.29

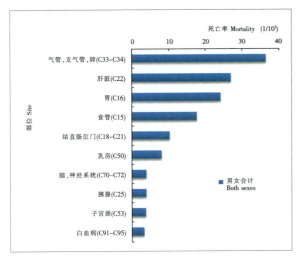

图4-16a 2011年全国西部肿瘤登记地区前10位癌症死亡率
Figure 4-16a Mortalities of the top 10 leading causes of cancer
death in Western registration areas of China,2011

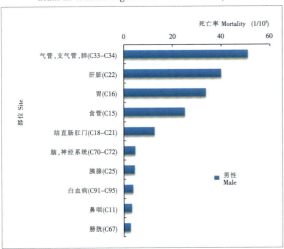

图4-16b 2011年全国西部肿瘤登记地区男性前10位癌症死亡率
Figure 4-16b Mortalities of the top 10 leading causes of cancer
death in Western registration areas for male,2011

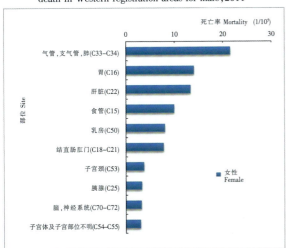

图4-16c 2011年全国西部肿瘤登记地区女性前10位癌症死亡率
Figure 4-16c Mortalities of the top 10 leading causes of cancer
death in Western registration areas for female,2011

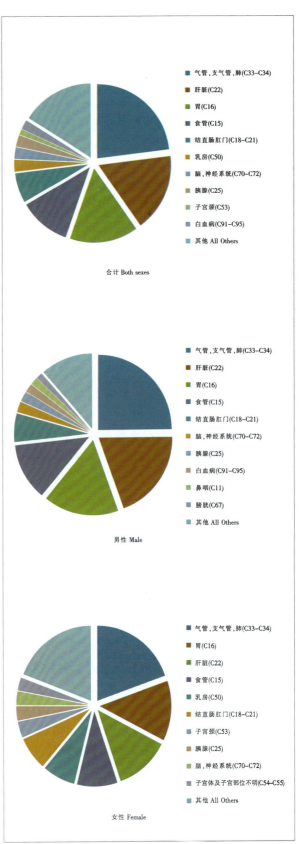

图4-16d 2011年全国西部肿瘤登记地区前10位癌症死亡构成(%)
Figure 4-16d The proportion of the top 10 leading causes of cancer
death in Western registration areas of China,2011(%)

第五章　各部位癌症的发病与死亡

1　口腔和咽喉(除外鼻咽)
(C00–C10;C12–C14)

2011年,全国肿瘤登记地区口腔和咽喉恶性肿瘤新发病例数为4 815例,发病率为3.30/10万,中标率为2.31/10万,世标率为2.27/10万,占全部癌症发病的1.17%。其中男性新发病例数为3 154例,女性为1 661例。男性中标率为女性的1.91倍,城市为农村的1.28倍。2011年,因口腔和咽喉恶性肿瘤死亡病例数为2 100例,死亡率为1.44/10万,中标率0.93/10万,世标率0.93/10万。其中男性口腔和咽喉恶性肿瘤死亡病例数为1 441例,女性为659例。口腔和咽喉恶性肿瘤发病和死亡的0~74岁累积率分别为0.26%和0.10%。

不同地区口腔和咽喉恶性肿瘤年龄别发病率和死亡率在40岁之前处于较低水平,自40岁以后快速上升,在85+岁组达到高峰,男性高于女性。城乡和不同地区年龄别率的水平虽然有一定的差异,但总体趋势类同。

29.2%的口腔和咽喉恶性肿瘤发生在口腔,其次是舌部占21.5%,涎腺占17.4%,下咽占11.9%。

城市地区口腔和咽喉恶性肿瘤发病率和死亡率均高于农村。东部和西部地区发病率高于中部地区。中部和西部地区死亡率高于东部地区。在七大行政区中,男性华南地区口腔和咽喉恶性肿瘤发病率最高,西北地区最低;女性华南地区发病率最高,东北地区最低。男性华南地区口腔和咽喉恶性肿瘤死亡率最高,华东地区最低;女性华南地区死亡率最高,东北和西北地区较低。

(表5-1a~5-1b,图5-1a~5-1c)

Chapter 5　Cancer incidences and mortalities by site

1　Oral Cavity & Pharynx but Naspharynx
(C00–C10;C12–C14)

In 2011,there were 4 815 new cases diagnosed as oral cavity and pharyngeal cancer in registration areas of China (3 154 males and 1 661 females), with the crude incidence rate of 3.30 per 100 000 (2.31 per 100 000 for ASR China and 2.27 per 100 000 for ASR world),accounting for 1.17% of all cancer cases. The ASR China were 0.91 and 0.28 times higher in male and urban areas than those in female and rural areas respectively. 2 100 cases died of oral cavity and pharyngeal cancer in 2011 (1 441 males and 659 females),with the crude mortality of 1.44 per 100 000 (0.93 per 100 000 for ASR China and 0.93 per 100 000 for ASR world). The cumulative rates of incidence and mortality from age 0 to 74 years were 0.26% and 0.10% respectively.

The age-specific incidence and mortality rates were relatively low before 40 years old in each area and increased dramatically since then,reaching peak at age group of above 85 years. Rates in male were generally higher than those in female. The age-specific incidence and mortality rates varied in different areas with similar curve.

Oral cavity and pharyngeal cancer occurred more frequently in mouth(29.2%),then tongue(21.5%), salivary glands(17.4%) and hypopharynx (11.9%).

The incidence and mortality rates of oral cavity and pharyngeal cancer were higher in urban areas than those in rural areas. Eastern and Western areas had higher incidence rates than Middle areas. Middle and Western areas had higher mortality rates than Eastern areas. Among the seven administrative districts,the highest incidence rate of oral cavity and pharyngeal cancer for male was shown in South China and the lowest was in Northwest.In female,South China had the highest incidence and Northeast areas had the lowest incidence. The highest mortality rate for male was shown in South China and the lowest was in East China. The highest mortality rate for female was also shown in South China,while in Northeast and Northwest areas they were low.

(Table 5-1a~5-1b,Figure 5-1a~5-1c)

表 5-1a　2011 年全国肿瘤登记地区口腔和咽喉恶性肿瘤发病情况
Table 5-1a　Incidence of oral cavity and pharyngeal cancer in registration areas of China, 2011

地区 Area	性别 Sex	病例数 No.cases	粗率 Crude rate (1/10^5)	构成 (%)	中标率 ASR China (1/10^5)	世标率 ASR world (1/10^5)	累积率 Cum.rate 0~74(%)
全国	合计 Both sexes	4815	3.30	1.17	2.31	2.27	0.26
All	男性 Male	3154	4.28	1.35	3.05	3.02	0.35
	女性 Female	1661	2.30	0.92	1.60	1.53	0.17
城市	合计 Both sexes	3322	3.80	1.27	2.52	2.47	0.29
Urban areas	男性 Male	2186	4.97	1.52	3.35	3.33	0.39
	女性 Female	1136	2.61	0.97	1.70	1.64	0.18
农村	合计 Both sexes	1493	2.56	0.98	1.96	1.91	0.22
Rural areas	男性 Male	968	3.26	1.08	2.53	2.49	0.29
	女性 Female	525	1.84	0.84	1.41	1.34	0.15
东部地区	合计 Both sexes	3285	3.58	1.18	2.34	2.30	0.27
Eastern areas	男性 Male	2171	4.70	1.40	3.13	3.09	0.37
	女性 Female	1114	2.44	0.91	1.58	1.52	0.17
中部地区	合计 Both sexes	1092	2.77	1.10	2.21	2.17	0.25
Middle areas	男性 Male	698	3.46	1.23	2.82	2.79	0.32
	女性 Female	394	2.05	0.93	1.62	1.55	0.17
西部地区	合计 Both sexes	438	3.02	1.21	2.33	2.29	0.27
Western areas	男性 Male	285	3.89	1.31	3.06	3.04	0.35
	女性 Female	153	2.14	1.06	1.62	1.56	0.19

表 5-1b　2011 年全国肿瘤登记地区口腔和咽喉恶性肿瘤死亡情况
Table 5-1b　Mortality of oral cavity and pharyngeal cancer in registration areas of China, 2011

地区 Area	性别 Sex	病例数 No.cases	粗率 Crude rate (1/10^5)	构成 (%)	中标率 ASR China (1/10^5)	世标率 ASR world (1/10^5)	累积率 Cum.rate 0~74(%)
全国	合计 Both sexes	2100	1.44	0.81	0.93	0.93	0.10
All	男性 Male	1441	1.96	0.88	1.33	1.33	0.15
	女性 Female	659	0.91	0.69	0.55	0.54	0.06
城市	合计 Both sexes	1381	1.58	0.87	0.96	0.95	0.10
Urban areas	男性 Male	957	2.18	0.97	1.39	1.39	0.15
	女性 Female	424	0.97	0.71	0.54	0.53	0.05
农村	合计 Both sexes	719	1.23	0.71	0.89	0.88	0.10
Rural areas	男性 Male	484	1.63	0.74	1.22	1.22	0.14
	女性 Female	235	0.82	0.65	0.57	0.56	0.07
东部地区	合计 Both sexes	1413	1.54	0.81	0.90	0.90	0.10
Eastern areas	男性 Male	972	2.11	0.89	1.30	1.31	0.14
	女性 Female	441	0.96	0.67	0.53	0.51	0.05
中部地区	合计 Both sexes	502	1.27	0.81	0.97	0.98	0.11
Middle areas	男性 Male	337	1.67	0.85	1.33	1.33	0.15
	女性 Female	165	0.86	0.72	0.63	0.64	0.08
西部地区	合计 Both sexes	185	1.28	0.81	0.98	0.98	0.11
Western areas	男性 Male	132	1.80	0.88	1.45	1.44	0.17
	女性 Female	53	0.74	0.67	0.53	0.53	0.06

表 5-2a 2011 年全国肿瘤登记地区鼻咽癌发病情况
Table 5-2a Incidence of nasopharyngeal cancer in registration areas of China,2011

地区 Area	性别 Sex	病例数 No.cases	粗率 Crude rate (1/10⁵)	构成 (%)	中标率 ASR China (1/10⁵)	世标率 ASR world (1/10⁵)	累积率 Cum.rate 0~74(%)
全国 All	合计 Both sexes	4650	3.19	1.13	2.38	2.23	0.24
	男性 Male	3267	4.44	1.40	3.34	3.15	0.35
	女性 Female	1383	1.92	0.77	1.43	1.32	0.14
城市 Urban areas	合计 Both sexes	3129	3.57	1.20	2.60	2.42	0.26
	男性 Male	2225	5.06	1.55	3.70	3.46	0.38
	女性 Female	904	2.07	0.77	1.50	1.38	0.15
农村 Rural areas	合计 Both sexes	1521	2.61	1.00	2.04	1.94	0.22
	男性 Male	1042	3.51	1.17	2.77	2.66	0.29
	女性 Female	479	1.68	0.77	1.31	1.23	0.14
东部地区 Eastern areas	合计 Both sexes	3051	3.32	1.10	2.41	2.24	0.24
	男性 Male	2181	4.73	1.41	3.45	3.22	0.35
	女性 Female	870	1.90	0.71	1.38	1.27	0.14
中部地区 Middle areas	合计 Both sexes	977	2.48	0.99	1.99	1.91	0.21
	男性 Male	649	3.22	1.15	2.62	2.53	0.28
	女性 Female	328	1.71	0.77	1.35	1.29	0.14
西部地区 Western areas	合计 Both sexes	622	4.29	1.72	3.38	3.19	0.35
	男性 Male	437	5.96	2.01	4.70	4.47	0.49
	女性 Female	185	2.59	1.28	2.05	1.91	0.21

表 5-2b 2011 年全国肿瘤登记地区鼻咽癌死亡情况
Table 5-2b Mortality of nasopharyngeal cancer in registration areas of China,2011

地区 Area	性别 Sex	病例数 No.cases	粗率 Crude rate (1/10⁵)	构成 (%)	中标率 ASR China (1/10⁵)	世标率 ASR world (1/10⁵)	累积率 Cum.rate 0~74(%)
全国 All	合计 Both sexes	2590	1.78	1.00	1.23	1.20	0.14
	男性 Male	1879	2.55	1.14	1.81	1.78	0.21
	女性 Female	711	0.99	0.74	0.66	0.64	0.07
城市 Urban areas	合计 Both sexes	1729	1.98	1.09	1.30	1.27	0.15
	男性 Male	1249	2.84	1.26	1.92	1.89	0.22
	女性 Female	480	1.10	0.80	0.70	0.67	0.08
农村 Rural areas	合计 Both sexes	861	1.48	0.85	1.11	1.08	0.13
	男性 Male	630	2.12	0.97	1.63	1.60	0.19
	女性 Female	231	0.81	0.64	0.59	0.57	0.07
东部地区 Eastern areas	合计 Both sexes	1762	1.92	1.01	1.25	1.22	0.14
	男性 Male	1280	2.77	1.17	1.85	1.82	0.22
	女性 Female	482	1.05	0.74	0.66	0.64	0.07
中部地区 Middle areas	合计 Both sexes	514	1.30	0.82	1.02	0.99	0.12
	男性 Male	360	1.79	0.91	1.43	1.40	0.16
	女性 Female	154	0.80	0.68	0.61	0.58	0.07
西部地区 Western areas	合计 Both sexes	314	2.17	1.37	1.68	1.67	0.19
	男性 Male	239	3.26	1.59	2.56	2.54	0.29
	女性 Female	75	1.05	0.95	0.80	0.80	0.10

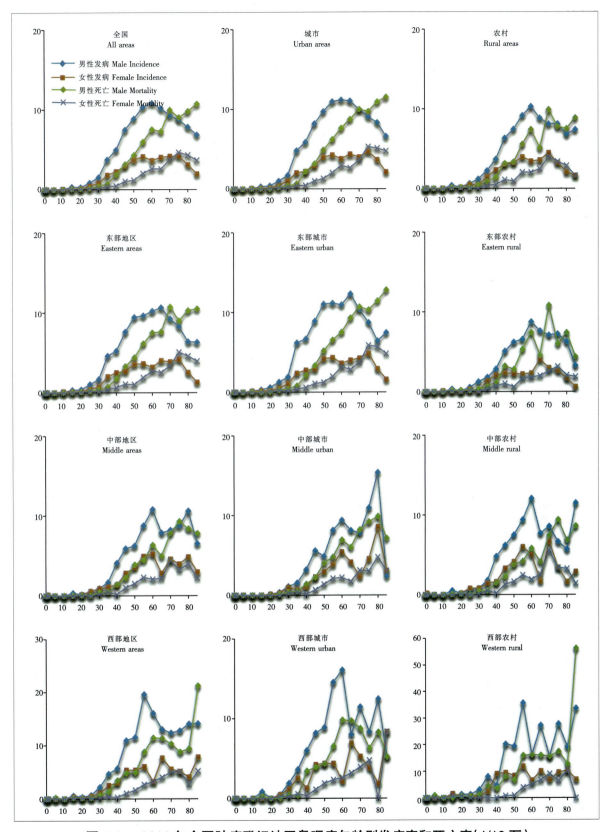

图 5-2a　2011 年全国肿瘤登记地区鼻咽癌年龄别发病率和死亡率(1/10 万)

Figure 5-2a　Age-specific incidence and mortality rates of nasopharyngeal cancer in registration areas of China，2011(1/10⁵)

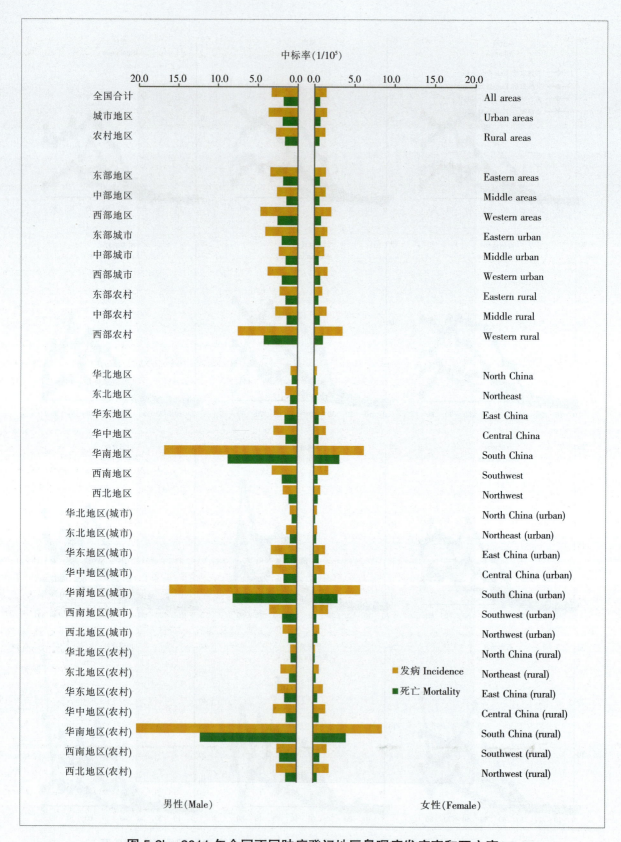

中标率(1/10⁵)

	男性(Male)		女性(Female)	

全国合计 — All areas
城市地区 — Urban areas
农村地区 — Rural areas

东部地区 — Eastern areas
中部地区 — Middle areas
西部地区 — Western areas
东部城市 — Eastern urban
中部城市 — Middle urban
西部城市 — Western urban
东部农村 — Eastern rural
中部农村 — Middle rural
西部农村 — Western rural

华北地区 — North China
东北地区 — Northeast
华东地区 — East China
华中地区 — Central China
华南地区 — South China
西南地区 — Southwest
西北地区 — Northwest
华北地区(城市) — North China (urban)
东北地区(城市) — Northeast (urban)
华东地区(城市) — East China (urban)
华中地区(城市) — Central China (urban)
华南地区(城市) — South China (urban)
西南地区(城市) — Southwest (urban)
西北地区(城市) — Northwest (urban)
华北地区(农村) — North China (rural)
东北地区(农村) — Northeast (rural)
华东地区(农村) — East China (rural)
华中地区(农村) — Central China (rural)
华南地区(农村) — South China (rural)
西南地区(农村) — Southwest (rural)
西北地区(农村) — Northwest (rural)

发病 Incidence
死亡 Mortality

男性(Male)　　　　女性(Female)

图 5-2b　2011 年全国不同肿瘤登记地区鼻咽癌发病率和死亡率

Figure 5-2b　Incidence and mortality rates of nasopharyngeal cancer in different registration areas of China，2011

3 食管(C15)

2011 年，全国肿瘤登记地区食管癌新发病例数为 33 339 例，发病率为 22.87/10 万，中标率为 14.95/10 万，世标率为 15.19/10 万，占全部癌症发病的 8.07%。其中男性新发病例数为 23 549例，女性为 9 790 例。男性中标率为女性的 2.60倍，农村为城市的 2.39 倍。2011 年，因食管癌死亡病例数为 25 282 例，死亡率为 17.35/10 万，中标率 11.03/10 万，世标率 11.13/10 万。其中男性食管癌死亡病例数为 17 836 例，女性为 7 446例。食管癌发病和死亡的 0~74 岁累积率分别为 1.93% 和 1.35%。

不同地区食管癌年龄别发病率和死亡率在40-岁之前处于较低水平，自 40-岁以后快速上升。发病率和死亡率分别在 80-岁组和 85+岁组达到高峰，男性高于女性。城乡和不同地区年龄别率的水平虽然有一定的差异，但总体趋势类同。

在报告亚部位的病例中,49.8% 的食管癌发生在食管中段，其次是食管下段占 23.6%，食管上段占 20.4%，交搭跨越仅占 6.3%。

鳞癌是食管癌最主要的病理类型，占全部食管癌的 89.0%，其次是腺癌（8.5%）和腺鳞癌（0.4%）。

农村地区食管癌发病率和死亡率均高于城市地区。中部地区食管癌发病率高于东部地区和西部地区，而西部和中部地区食管癌死亡率高于东部地区。在七大行政区中，男性西南地区食管癌发病较高，华南地区最低；女性华中和西南较高，东北和华南较低。死亡分布与发病基本一致。

（表 5-3a~5-3b,图 5-3a~5-3d）

3 Esophagus(C15)

In 2011,there were 33 339 new cases diagnosed as esophageal cancer in registration areas of China (23 549 males and 9 790 females),with the crude incidence rate of 22.87 per 100 000(14.95 per 100 000 for ASR China and 15.19 per 100 000 for ASR world),accounting for 8.07% of all cancer cases. The ASR China were 1.60 and 1.39 times higher in male and rural areas than those in female and urban areas respectively. 25 282 cases died of esophageal cancer in 2011(17 836 males and 7 446 females),with the crude mortality of 1735 per 100 000 (11.03 per 100 000 for ASR China and 11.13 per 100 000 for ASR world). The cumulative rates of incidence and mortality from age 0 to 74 years were 1.93% and 1.35% respectively.

The age-specific incidence and mortality rates were relatively low before 40 years old in each area and increased dramatically since then. The incidence rate reached peak at age group of 80- years,while mortality reached peak at age group of 85+ years. Rates in male were generally higher than those in female. The age-specific incidence and mortality rates varied in different areas with similar curve.

Esophageal cancer occurred more frequently in middle (49.8%),then lower (23.6%) and upper (20.4%),whereas overlapping was only 6.3%.

Squamous cell carcinoma was the most common histological type of esophageal cancer,accounting for 89.0% of all cases,followed by adenocarcinoma (8.5%) and adenosquamous carcinoma(0.4%).

The incidence and mortality rates of esophageal cancer were higher in rural areas than those in urban areas. Middle areas had higher incidence rates than Eastern and Western areas.Western and Middle areas had higher mortality rates than Eastern areas. Among the seven administrative districts, highest incidence and mortality rates of esophageal cancer for male was shown in Southwest and the lowest in South China. In female,Central China and Southwest areas were high areas,while Northeast and South China were low areas.The distribution of mortality in different areas was similar to the incidence.

(Table 5-3a~5-3b,Figure 5-3a~5-3d)

表 5-3a 2011 年全国肿瘤登记地区食管癌发病情况
Table 5-3a Incidence of esophageal cancer in registration areas of China, 2011

地区 Area	性别 Sex	病例数 No.cases	粗率 Crude rate $(1/10^5)$	构成 (%)	中标率 ASR China $(1/10^5)$	世标率 ASR world $(1/10^5)$	累积率 Cum.rate 0~74(%)
全国	合计 Both sexes	33339	22.87	8.07	14.95	15.19	1.93
All	男性 Male	23549	31.98	10.10	21.79	22.18	2.81
	女性 Female	9790	13.58	5.45	8.37	8.46	1.06
城市	合计 Both sexes	13981	15.97	5.35	9.87	10.02	1.26
Urban areas	男性 Male	10265	23.36	7.13	15.07	15.34	1.93
	女性 Female	3716	8.53	3.17	4.91	4.93	0.61
农村	合计 Both sexes	19358	33.25	12.76	23.63	24.00	3.05
Rural areas	男性 Male	13284	44.74	14.89	33.18	33.75	4.24
	女性 Female	6074	21.29	9.73	14.36	14.55	1.84
东部地区	合计 Both sexes	19656	21.40	7.08	12.91	13.10	1.66
Eastern areas	男性 Male	14108	30.57	9.11	19.27	19.59	2.47
	女性 Female	5548	12.13	4.51	6.83	6.88	0.87
中部地区	合计 Both sexes	10267	26.06	10.37	19.65	20.02	2.52
Middle areas	男性 Male	6914	34.29	12.21	27.03	27.59	3.47
	女性 Female	3353	17.44	7.91	12.49	12.68	1.58
西部地区	合计 Both sexes	3416	23.58	9.44	17.87	18.23	2.34
Western areas	男性 Male	2527	34.46	11.61	26.80	27.40	3.53
	女性 Female	889	12.43	6.17	9.14	9.28	1.16

表 5-3b 2011 年全国肿瘤登记地区食管癌死亡情况
Table 5-3b Mortality of esophageal cancer in registration areas of China, 2011

地区 Area	性别 Sex	病例数 No.cases	粗率 Crude rate $(1/10^5)$	构成 (%)	中标率 ASR China $(1/10^5)$	世标率 ASR world $(1/10^5)$	累积率 Cum.rate 0~74(%)
全国	合计 Both sexes	25282	17.35	9.72	11.03	11.13	1.35
All	男性 Male	17836	24.22	10.86	16.29	16.48	2.00
	女性 Female	7446	10.33	7.75	6.06	6.09	0.72
城市	合计 Both sexes	11190	12.78	7.05	7.64	7.72	0.92
Urban areas	男性 Male	8150	18.54	8.23	11.72	11.89	1.43
	女性 Female	3040	6.98	5.08	3.81	3.80	0.43
农村	合计 Both sexes	14092	24.21	13.90	16.91	17.02	2.07
Rural areas	男性 Male	9686	32.62	14.86	24.13	24.31	2.92
	女性 Female	4406	15.45	12.16	10.03	10.08	1.22
东部地区	合计 Both sexes	15698	17.09	8.97	9.98	10.04	1.21
Eastern areas	男性 Male	11182	24.23	10.21	14.99	15.12	1.81
	女性 Female	4516	9.88	6.90	5.27	5.26	0.61
中部地区	合计 Both sexes	7017	17.81	11.25	13.22	13.41	1.63
Middle areas	男性 Male	4805	23.83	12.14	18.77	19.07	2.30
	女性 Female	2212	11.50	9.71	7.94	8.05	0.95
西部地区	合计 Both sexes	2567	17.72	11.22	13.33	13.50	1.68
Western areas	男性 Male	1849	25.22	12.30	19.62	19.93	2.51
	女性 Female	718	10.04	9.14	7.26	7.29	0.87

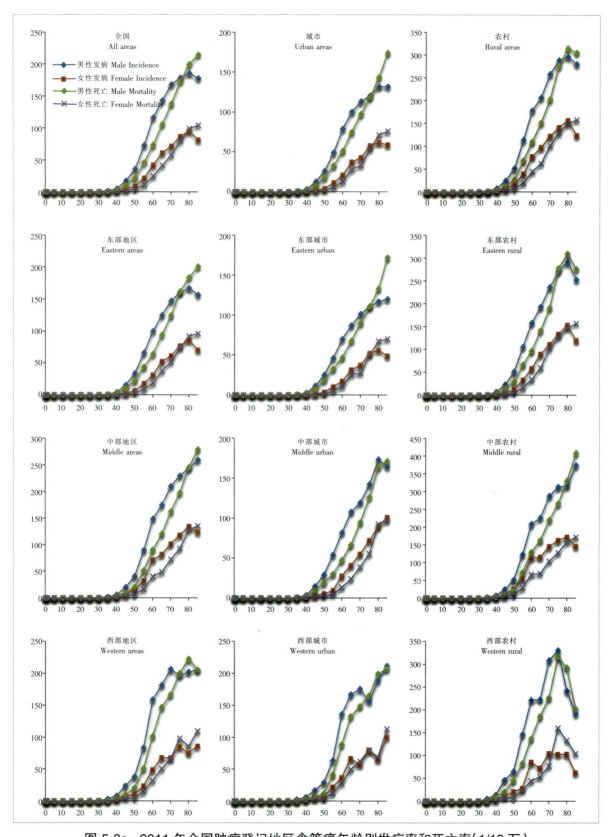

图 5-3a　2011 年全国肿瘤登记地区食管癌年龄别发病率和死亡率(1/10 万)

Figure 5-3a　Age-specific incidence and mortality rates of esophageal cancer in registration areas of China,2011(1/10[5])

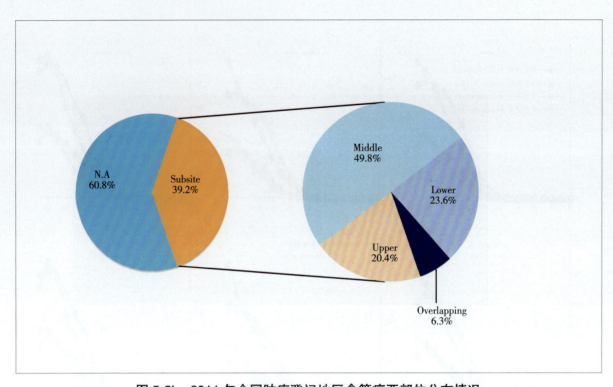

图 5-3b 2011 年全国肿瘤登记地区食管癌亚部位分布情况
Figure 5-3b Distribution of subcategories of esophageal cancer in registration areas of China，2011

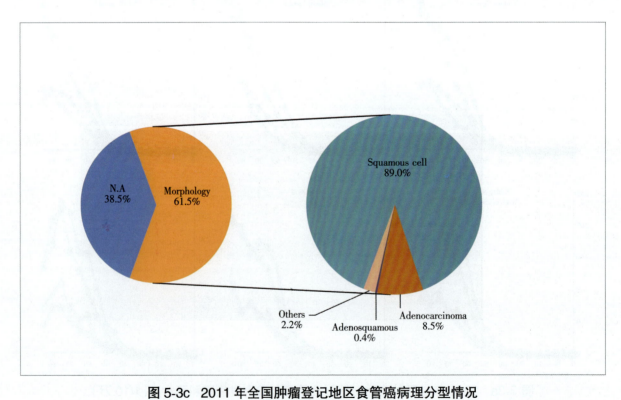

图 5-3c 2011 年全国肿瘤登记地区食管癌病理分型情况
Figure 5-3c Distribution of histological types of esophageal cancer in registration areas of China，2011

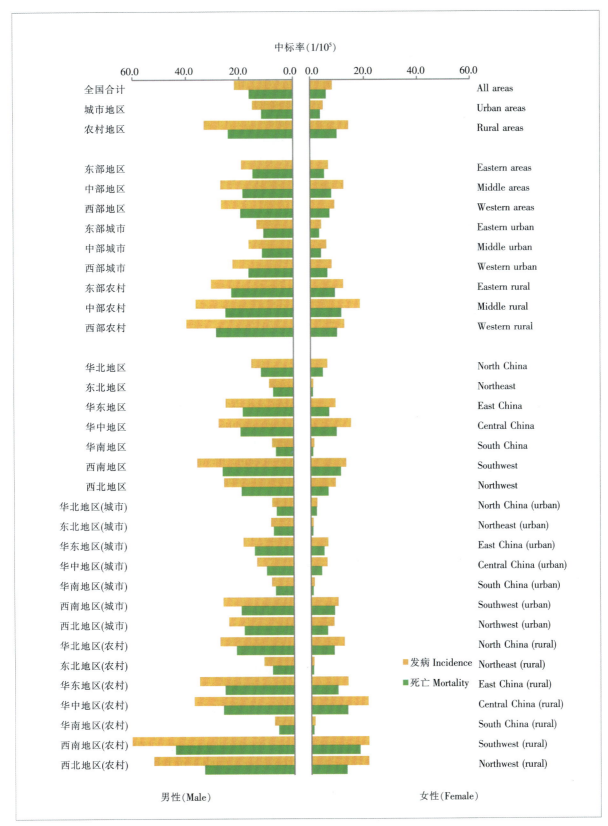

图 5-3d　2011 年全国不同肿瘤登记地区食管癌发病率和死亡率

Figure 5-3d　Incidence and mortality rates of esophageal cancer in different registration areas of China,2011

4 胃(C16)

2011 年，全国肿瘤登记地区胃癌新发病例数为 51 820 例，发病率为 35.55/10 万，中标率为 23.57/10 万，世标率为 23.51/10 万，占全部癌症发病的 12.55%。其中男性新发病例数为 36 296 例，女性 15 524 例。男性中标率为女性的 2.45 倍，农村为城市的 1.42 倍。2011 年，全国肿瘤登记地区因胃癌死亡病例数为 36 840 例，死亡率为 25.28/10 万，中标率 16.19/10 万，世标率 16.08/10 万。其中男性胃癌死亡数为 25 518 例，女性为 11 322 例。胃癌 0~74 岁累积发病率和死亡率分别为 2.91% 和 1.88%。

不同地区胃癌年龄别发病率和死亡率在 45 岁之前处于较低水平，自 45 岁以后快速上升，在 70-岁至 85+岁组达到高峰，男性高于女性。城乡和不同地区年龄别率的水平虽然有一定的差异，但总体趋势类同。

46.4% 的胃癌病例有明确的亚部位信息。其中，45.1% 的病例发生在贲门，其次是幽门窦占 19.8%，胃体占 15.7%，胃小弯占 6.7%，胃底占 6.3%，交叉跨越占 3.9%，幽门占 1.4%，胃大弯占 1.2%。

有病理学诊断信息的病例占 61.5%。其中，腺细胞癌是最主要的病理类型，占全部胃癌的 90.9%，其次是鳞癌(5.1%)、腺鳞癌(0.4%)、类癌(0.3%)。

农村地区胃癌发病率和死亡率均高于城市。西部地区高于中部和东部地区，西部农村胃癌发病率与死亡率最高。在七大行政区中，西北地区胃癌发病率和死亡率最高，华南地区最低。

（表 5-4a~5-4b，图 5-4a~5-4d）

4 Stomach(C16)

In 2011,there were 51 820 new cases diagnosed as stomach cancer in registration areas of China(36 296 males and 15 524 females),with the crude incidence rate of 35.55 per 100 000(23.57 per 100 000 for ASR China and 23.51 per 100 000 for ASR world),accounting for 12.55% of all cancer cases. The ASR China in male and rural areas were 1.45 and 0.42 times higher than those in female and urban areas,respectively. A total of 36 840 cases died of stomach cancer in 2011 (25 518 males and 11 322 females),with the crude mortality rate of 25.28 per 100 000 (16.19 per 100 000 for ASR China and 16.08 per 100 000 for ASR world). The cumulative rates of incidence and mortality from age 0 to 74 years were 2.91% and 1.88% respectively.

The age-specific incidence and mortality rates were relatively low before 45 years old in each area and dramatically increased since then,peaked at age groups of 70- to 85+ years. Rates in male were generally higher than those in female. The age-specific incidence and mortality rates varied in different areas with similar curve.

Of all stomach cancer cases,46.4% had specified subcategories,among which it occurred more frequently in cardia(45.1%),then in pylorus antrum (19.8%),body(15.7%),lesser curvature(6.7%),fundus(6.3%),overlapping(3.9%),pylorus(1.4%) and greater curvature(1.2%).

There were 61.5% of cases having pathological diagnostic information. Adenocarcinoma was the most common histological type of stomach cancer, accounting for 90.9% in all cases with morphology, followed by squamous cell carcinoma (5.1%), adenosquamous carcinoma(0.4%) and carcinoid (0.3%).

The incidence and mortality rates of stomach cancer were higher in rural areas than those in urban areas. Western areas had higher rates than Middle and Eastern areas,while Western rural had the highest rates. Among the seven administrative districts,highest rates of stomach cancer were shown in Northwest areas and the lowest in South China.

(Table 5-4a~5-4b,Figure 5-4a~5-4d)

表 5-4a　2011 年全国肿瘤登记地区胃癌发病情况
Table 5-4a　Incidence of stomach cancer in registration areas of China, 2011

地区 Area	性别 Sex	病例数 No.cases	粗率 Crude rate (1/10⁵)	构成 (%)	中标率 ASR China (1/10⁵)	世标率 ASR world (1/10⁵)	累积率 Cum.rate 0~74(%)
全国	合计 Both sexes	51820	35.55	12.55	23.57	23.51	2.91
All	男性 Male	36296	49.29	15.56	33.83	33.95	4.25
	女性 Female	15524	21.53	8.64	13.82	13.56	1.60
城市	合计 Both sexes	28363	32.40	10.86	20.38	20.22	2.47
Urban areas	男性 Male	19593	44.58	13.61	28.92	28.93	3.59
	女性 Female	8770	20.12	7.48	12.39	12.05	1.40
农村	合计 Both sexes	23457	40.29	15.47	28.99	29.07	3.64
Rural areas	男性 Male	16703	56.25	18.72	42.04	42.33	5.32
	女性 Female	6754	23.68	10.82	16.33	16.18	1.95
东部地区	合计 Both sexes	32996	35.92	11.88	22.13	22.02	2.73
Eastern areas	男性 Male	23010	49.86	14.86	31.75	31.82	3.99
	女性 Female	9986	21.84	8.12	13.08	12.78	1.51
中部地区	合计 Both sexes	13546	34.39	13.68	26.07	26.15	3.22
Middle areas	男性 Male	9555	47.39	16.87	37.45	37.76	4.69
	女性 Female	3991	20.75	9.41	15.08	14.91	1.74
西部地区	合计 Both sexes	5278	36.44	14.59	27.70	27.66	3.45
Western areas	男性 Male	3731	50.88	17.15	39.42	39.60	4.99
	女性 Female	1547	21.63	10.73	16.24	16.00	1.93

表 5-4b　2011 年全国肿瘤登记地区胃癌死亡情况
Table 5-4b　Mortality of stomach cancer in registration areas of China, 2011

地区 Area	性别 Sex	病例数 No.cases	粗率 Crude rate (1/10⁵)	构成 (%)	中标率 ASR China (1/10⁵)	世标率 ASR world (1/10⁵)	累积率 Cum.rate 0~74(%)
全国	合计 Both sexes	36840	25.28	14.16	16.19	16.08	1.88
All	男性 Male	25518	34.65	15.54	23.43	23.34	2.76
	女性 Female	11322	15.70	11.79	9.46	9.31	1.03
城市	合计 Both sexes	19754	22.57	12.44	13.50	13.35	1.51
Urban areas	男性 Male	13541	30.81	13.68	19.44	19.31	2.23
	女性 Female	6213	14.26	10.39	8.06	7.89	0.83
农村	合计 Both sexes	17086	29.35	16.85	20.76	20.68	2.49
Rural areas	男性 Male	11977	40.33	18.38	30.13	30.09	3.61
	女性 Female	5109	17.91	14.10	11.90	11.78	1.36
东部地区	合计 Both sexes	23731	25.83	13.56	15.18	15.02	1.74
Eastern areas	男性 Male	16295	35.31	14.87	21.93	21.79	2.55
	女性 Female	7436	16.26	11.37	8.99	8.80	0.95
中部地区	合计 Both sexes	9612	24.40	15.41	18.25	18.21	2.17
Middle areas	男性 Male	6740	33.43	17.03	26.44	26.47	3.16
	女性 Female	2872	14.94	12.61	10.49	10.40	1.18
西部地区	合计 Both sexes	3497	24.14	15.28	18.24	18.25	2.20
Western areas	男性 Male	2483	33.86	16.52	26.33	26.39	3.24
	女性 Female	1014	14.18	12.91	10.39	10.34	1.18

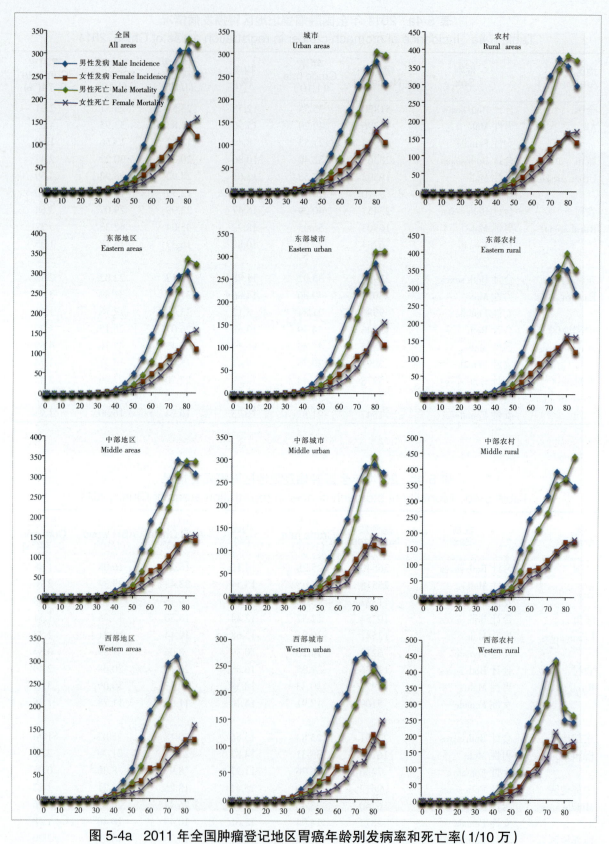

图 5-4a　2011 年全国肿瘤登记地区胃癌年龄别发病率和死亡率(1/10 万)

Figure 5-4a　Age-specific incidence and mortality rates of stomach cancer in registration areas of China, 2011(1/10⁵)

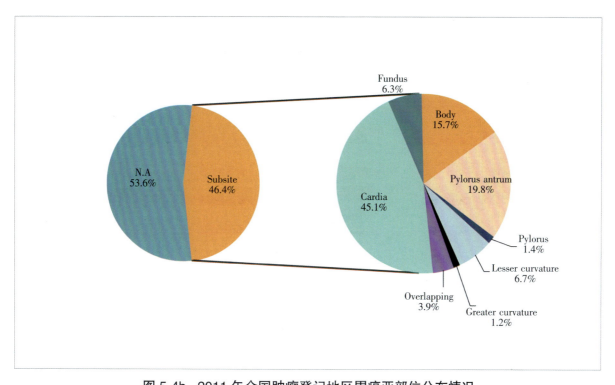

图 5-4b　2011 年全国肿瘤登记地区胃癌亚部位分布情况

Figure 5-4b　Distribution of subcategories of stomach cancer in registration areas of China, 2011

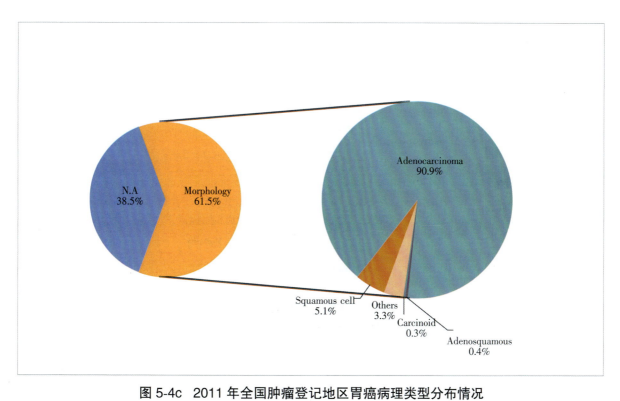

图 5-4c　2011 年全国肿瘤登记地区胃癌病理类型分布情况

Figure 5-4c　Distribution of histological types of stomach cancer in registration areas of China, 2011

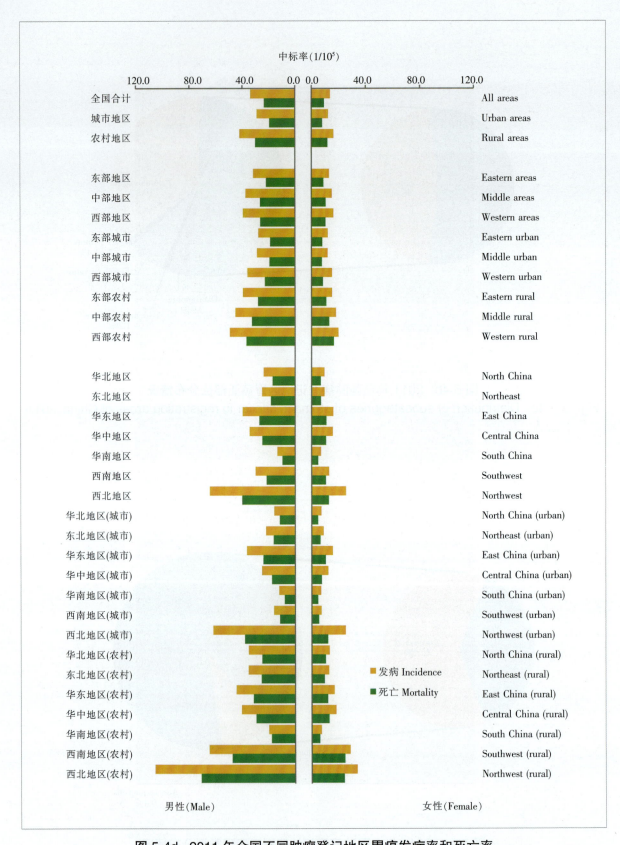

图 5-4d　2011 年全国不同肿瘤登记地区胃癌发病率和死亡率

Figure 5-4d　Incidence and mortality rates of stomach cancer in different registration areas of China，2011

5 结直肠肛门(C18–C21)

2011年，全国肿瘤登记地区结直肠癌发病率为27.55/10万，占全部癌症发病的9.72%。其中标率为18.20/10万，世标率为17.92/10万。男性中标率为女性的1.39倍，城市为农村的1.50倍。2011年，全国肿瘤登记地区结直肠癌死亡率为13.55/10万，中标率为8.42/10万，世标率8.31/10万。结直肠癌0~74岁累积发病率和死亡率分别为2.12%和0.87%。

2011年，全国肿瘤登记地区结直肠癌新发病例中结肠癌占49.54%，发病率为13.65/10万，直肠癌占49.46%，发病率为13.62/10万。同期的结直肠癌死亡病例中，结肠癌占47.56%，死亡率为6.44/10万，直肠癌占51.40%，死亡率为6.96/10万。59.7%的结肠癌病例有明确的亚部位信息，其中39.9%发生在乙状结肠，其次是升结肠占25.9%，横结肠占8.3%，盲肠占7.9%，降结肠占7.7%。

全国肿瘤登记地区结直肠癌年龄别发病率和死亡率水平在45岁之前较低，45岁以后显著上升，在75–至80–岁组达到高峰。城乡和不同地区年龄别率虽然有一定的差异，但总体趋势类同。

城市地区结直肠癌发病率、死亡率均高于农村地区。东部城市发病率和死亡率均高于中、西部城市，东部农村发病率高于中、西部农村，但西部农村死亡率高于中、东部农村。在七大行政区中，华南地区，尤其是华南城市地区，结直肠癌发病率较高，华中地区发病率最低；华南地区死亡率高于其他地区。

（表5-5a~5-5f，图5-5a~5-5c）

5 Colon, Rectum & Anus (C18–C21)

The crude incidence rate of colorectal cancer in registration areas of China was 27.55 per 100 000 in 2011, accounting for 9.72% of all cancer cases. The age-standardized rate (ASR) was 18.20 per 100 000 and 17.92 per 100 000, respectively, after standardized by the age structures of China and the world. The ASR China was 0.39 times higher in male than that in female, and 0.50 times higher in urban areas than that in rural areas. The mortality rate of colorectal cancer in China was 13.55 per 100 000. The ASR China and ASR world were 8.42 per 100 000 and 8.31 per 100 000, respectively. The cumulative rates of incidence and mortality from age 0 to 74 years were 2.12% and 0.87%, respectively.

In 2011, among all new cases of colorectal cancer, colon cancer accounted for 49.54%, with the crude incidence rate of 13.65 per 100 000, and rectal cancer accounted for 49.46%, with the crude incidence rate of 13.62 per 100 000. In the same period, 47.56% of colorectal cancer deaths were colon cancer, with the mortality rate of 6.44 per 100 000, and 51.40% were rectal cancer, with the mortality rate of 6.96 per 100 000. 59.7% of colon cancer cases had specified subsites, in which 39.9% occurred in sigmoid colon, followed by ascending colon(25.9%), transverse colon(8.3%), caecum(7.9%) and descending colon(7.7%).

The age-specific incidence and mortality rates were relatively low before 45 years old in each area and dramatically increased since then, peaked at the age groups of 75– to 80– years. The age-specific incidence and mortality rates varied in different areas with similar curve.

The incidence and mortality rates of colorectal cancer were higher in urban areas than those in rural areas. Eastern urban areas had higher rates of incidence and mortality than Middle and Western urban areas. Eastern rural areas had higher incidence rates than Middle and Western areas, while Western rural areas had higher mortality rates than Middle and Eastern rural areas. Among the seven administrative districts, highest rate of incidence was shown in South China, especially in urban areas of South China. Central China had the lowest incidence rate. Mortality rate was higher in South China than that in other areas.

(Table 5-5a~5-5f, Figure 5-5a~5-5c)

表 5-5a 2011 年全国肿瘤登记地区结直肠癌发病情况

Table 5-5a Incidence of colorectal cancer in registration areas of China, 2011

地区 Area	性别 Sex	病例数 No.cases	粗率 Crude rate $(1/10^5)$	构成 (%)	中标率 ASR China $(1/10^5)$	世标率 ASR world $(1/10^5)$	累积率 Cum.rate 0~74(%)
全国	合计 Both sexes	40147	27.55	9.72	18.20	17.92	2.12
All	男性 Male	22787	30.94	9.77	21.28	21.02	2.47
	女性 Female	17360	24.08	9.66	15.32	15.03	1.77
城市	合计 Both sexes	29123	33.27	11.15	20.73	20.42	2.41
Urban areas	男性 Male	16469	37.47	11.44	24.26	23.97	2.83
	女性 Female	12654	29.04	10.79	17.46	17.14	2.02
农村	合计 Both sexes	11024	18.94	7.27	13.81	13.59	1.62
Rural areas	男性 Male	6318	21.28	7.08	16.12	15.92	1.89
	女性 Female	4706	16.50	7.54	11.59	11.36	1.35
东部地区	合计 Both sexes	29045	31.62	10.46	19.34	19.01	2.24
Eastern areas	男性 Male	16397	35.53	10.59	22.63	22.32	2.62
	女性 Female	12648	27.66	10.29	16.28	15.94	1.88
中部地区	合计 Both sexes	7959	20.20	8.04	15.48	15.33	1.84
Middle areas	男性 Male	4545	22.54	8.03	17.95	17.87	2.15
	女性 Female	3414	17.75	8.05	13.13	12.92	1.54
西部地区	合计 Both sexes	3143	21.70	8.69	16.58	16.29	1.92
Western areas	男性 Male	1845	25.16	8.48	19.76	19.36	2.24
	女性 Female	1298	18.15	9.00	13.53	13.36	1.60

表 5-5b 2011 年全国肿瘤登记地区结直肠癌死亡情况

Table 5-5b Mortality of colorectal cancer in registration areas of China, 2011

地区 Area	性别 Sex	病例数 No.cases	粗率 Crude rate $(1/10^5)$	构成 (%)	中标率 ASR China $(1/10^5)$	世标率 ASR world $(1/10^5)$	累积率 Cum.rate 0~74(%)
全国	合计 Both sexes	19742	13.55	7.59	8.42	8.31	0.87
All	男性 Male	11296	15.34	6.88	10.19	10.09	1.05
	女性 Female	8446	11.71	8.79	6.81	6.70	0.69
城市	合计 Both sexes	14118	16.13	8.89	9.31	9.21	0.94
Urban areas	男性 Male	8080	18.38	8.16	11.32	11.24	1.15
	女性 Female	6038	13.85	10.10	7.48	7.38	0.74
农村	合计 Both sexes	5624	9.66	5.55	6.79	6.67	0.75
Rural areas	男性 Male	3216	10.83	4.94	8.10	7.97	0.90
	女性 Female	2408	8.44	6.64	5.58	5.47	0.60
东部地区	合计 Both sexes	14157	15.41	8.09	8.68	8.55	0.87
Eastern areas	男性 Male	7991	17.32	7.29	10.45	10.33	1.05
	女性 Female	6166	13.49	9.43	7.09	6.96	0.70
中部地区	合计 Both sexes	4099	10.41	6.57	7.75	7.69	0.86
Middle areas	男性 Male	2385	11.83	6.02	9.35	9.29	1.05
	女性 Female	1714	8.91	7.53	6.25	6.19	0.67
西部地区	合计 Both sexes	1486	10.26	6.49	7.73	7.65	0.83
Western areas	男性 Male	920	12.55	6.12	9.83	9.72	1.04
	女性 Female	566	7.91	7.20	5.75	5.71	0.63

表 5-5c 2011 年全国肿瘤登记地区结肠癌发病情况
Table 5-5c Incidence of colon cancer in registration areas of China, 2011

地区 Area	性别 Sex	病例数 No.cases	粗率 Crude rate (1/10^5)	构成 (%)	中标率 ASR China (1/10^5)	世标率 ASR world (1/10^5)	累积率 Cum.rate 0~74(%)
全国	合计 Both sexes	19889	13.65	4.82	8.96	8.79	1.02
All	男性 Male	10830	14.71	4.64	10.10	9.92	1.13
	女性 Female	9059	12.56	5.04	7.92	7.76	0.91
城市	合计 Both sexes	15360	17.55	5.88	10.86	10.66	1.24
Urban areas	男性 Male	8318	18.93	5.78	12.21	12.00	1.38
	女性 Female	7042	16.16	6.00	9.63	9.44	1.10
农村	合计 Both sexes	4529	7.78	2.99	5.68	5.57	0.65
Rural areas	男性 Male	2512	8.46	2.81	6.45	6.32	0.74
	女性 Female	2017	7.07	3.23	4.95	4.84	0.57
东部地区	合计 Both sexes	15007	16.34	5.40	9.92	9.71	1.13
Eastern areas	男性 Male	8099	17.55	5.23	11.16	10.94	1.25
	女性 Female	6908	15.11	5.62	8.79	8.60	1.01
中部地区	合计 Both sexes	3533	8.97	3.57	6.87	6.78	0.81
Middle areas	男性 Male	1950	9.67	3.44	7.72	7.65	0.89
	女性 Female	1583	8.23	3.73	6.07	5.97	0.72
西部地区	合计 Both sexes	1349	9.31	3.73	7.13	6.97	0.80
Western areas	男性 Male	781	10.65	3.59	8.38	8.14	0.91
	女性 Female	568	7.94	3.94	5.94	5.85	0.68

表 5-5d 2011 年全国肿瘤登记地区结肠癌死亡情况
Table 5-5d Mortality of colon cancer in registration areas of China, 2011

地区 Area	性别 Sex	病例数 No.cases	粗率 Crude rate (1/10^5)	构成 (%)	中标率 ASR China (1/10^5)	世标率 ASR world (1/10^5)	累积率 Cum.rate 0~74(%)
全国	合计 Both sexes	9389	6.44	3.61	3.96	3.91	0.40
All	男性 Male	5124	6.96	3.12	4.59	4.55	0.46
	女性 Female	4265	5.91	4.44	3.39	3.33	0.33
城市	合计 Both sexes	7237	8.27	4.56	4.72	4.67	0.47
Urban areas	男性 Male	3959	9.01	4.00	5.51	5.48	0.54
	女性 Female	3278	7.52	5.48	4.01	3.95	0.39
农村	合计 Both sexes	2152	3.70	2.12	2.58	2.54	0.28
Rural areas	男性 Male	1165	3.92	1.79	2.93	2.87	0.32
	女性 Female	987	3.46	2.72	2.26	2.22	0.24
东部地区	合计 Both sexes	7057	7.68	4.03	4.27	4.21	0.42
Eastern areas	男性 Male	3796	8.23	3.47	4.92	4.87	0.48
	女性 Female	3261	7.13	4.98	3.70	3.63	0.36
中部地区	合计 Both sexes	1771	4.50	2.84	3.34	3.31	0.37
Middle areas	男性 Male	986	4.89	2.49	3.87	3.85	0.44
	女性 Female	785	4.08	3.45	2.83	2.80	0.30
西部地区	合计 Both sexes	561	3.87	2.45	2.90	2.89	0.31
Western areas	男性 Male	342	4.66	2.28	3.62	3.57	0.37
	女性 Female	219	3.06	2.79	2.23	2.25	0.24

表 5-5e 2011 年全国肿瘤登记地区直肠癌发病情况
Table 5-5e Incidence of rectal cancer in registration areas of China, 2011

地区 Area	性别 Sex	病例数 No.cases	粗率 Crude rate (1/10^5)	构成 (%)	中标率 ASR China (1/10^5)	世标率 ASR world (1/10^5)	累积率 Cum.rate 0~74(%)
全国 All	合计 Both sexes	19858	13.62	4.81	9.06	8.95	1.08
	男性 Male	11717	15.91	5.02	10.95	10.87	1.31
	女性 Female	8141	11.29	4.53	7.26	7.13	0.85
城市 Urban areas	合计 Both sexes	13469	15.39	5.16	9.67	9.56	1.15
	男性 Male	7977	18.15	5.54	11.80	11.71	1.42
	女性 Female	5492	12.60	4.68	7.67	7.54	0.90
农村 Rural areas	合计 Both sexes	6389	10.97	4.21	7.99	7.89	0.95
	男性 Male	3740	12.60	4.19	9.51	9.43	1.14
	女性 Female	2649	9.29	4.24	6.53	6.41	0.76
东部地区 Eastern areas	合计 Both sexes	13763	14.98	4.96	9.24	9.11	1.09
	男性 Male	8125	17.61	5.25	11.24	11.13	1.34
	女性 Female	5638	12.33	4.59	7.36	7.21	0.85
中部地区 Middle areas	合计 Both sexes	4336	11.01	4.38	8.44	8.38	1.02
	男性 Male	2550	12.65	4.50	10.06	10.04	1.23
	女性 Female	1786	9.29	4.21	6.89	6.78	0.81
西部地区 Western areas	合计 Both sexes	1759	12.14	4.86	9.26	9.14	1.11
	男性 Male	1042	14.21	4.79	11.14	11.00	1.30
	女性 Female	717	10.02	4.97	7.46	7.38	0.91

表 5-5f 2011 年全国肿瘤登记地区直肠癌死亡情况
Table 5-5f Mortality of rectal cancer in registration areas of China, 2011

地区 Area	性别 Sex	病例数 No.cases	粗率 Crude rate (1/10^5)	构成 (%)	中标率 ASR China (1/10^5)	世标率 ASR world (1/10^5)	累积率 Cum.rate 0~74(%)
全国 All	合计 Both sexes	10148	6.96	3.90	4.37	4.32	0.46
	男性 Male	6062	8.23	3.69	5.50	5.44	0.58
	女性 Female	4086	5.67	4.25	3.35	3.30	0.35
城市 Urban areas	合计 Both sexes	6719	7.68	4.23	4.48	4.43	0.46
	男性 Male	4034	9.18	4.07	5.68	5.63	0.59
	女性 Female	2685	6.16	4.49	3.38	3.34	0.34
农村 Rural areas	合计 Both sexes	3429	5.89	3.38	4.16	4.08	0.46
	男性 Male	2028	6.83	3.11	5.12	5.04	0.57
	女性 Female	1401	4.91	3.87	3.27	3.20	0.36
东部地区 Eastern areas	合计 Both sexes	6971	7.59	3.98	4.33	4.26	0.45
	男性 Male	4130	8.95	3.77	5.44	5.38	0.57
	女性 Female	2841	6.21	4.34	3.32	3.26	0.33
中部地区 Middle areas	合计 Both sexes	2280	5.79	3.66	4.32	4.28	0.48
	男性 Male	1370	6.79	3.46	5.36	5.33	0.60
	女性 Female	910	4.73	4.00	3.36	3.32	0.37
西部地区 Western areas	合计 Both sexes	897	6.19	3.92	4.69	4.64	0.51
	男性 Male	562	7.66	3.74	6.04	5.99	0.65
	女性 Female	335	4.68	4.26	3.40	3.35	0.38

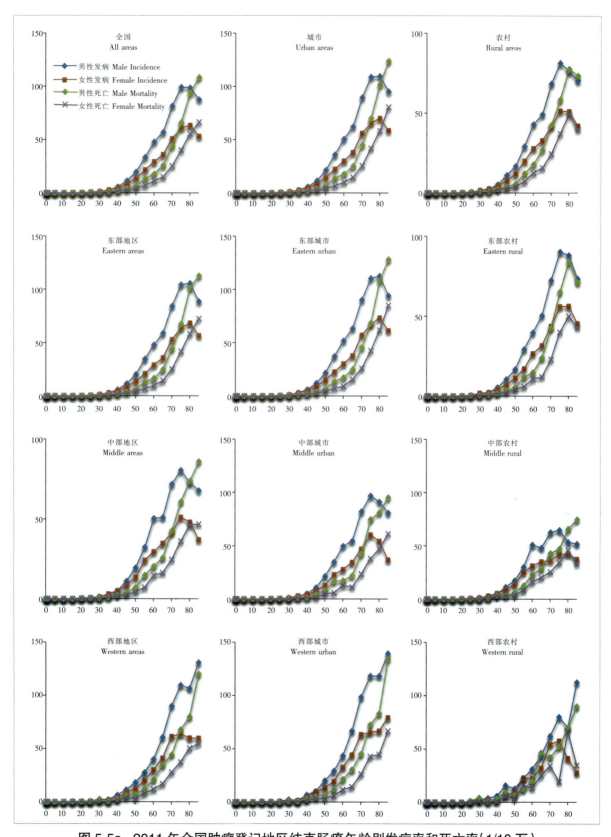

图 5-5a　2011 年全国肿瘤登记地区结直肠癌年龄别发病率和死亡率(1/10 万)

Figure 5-5a　Age-specific incidence and mortality rates of colorectal cancer in registration areas of China,2011(1/10⁵)

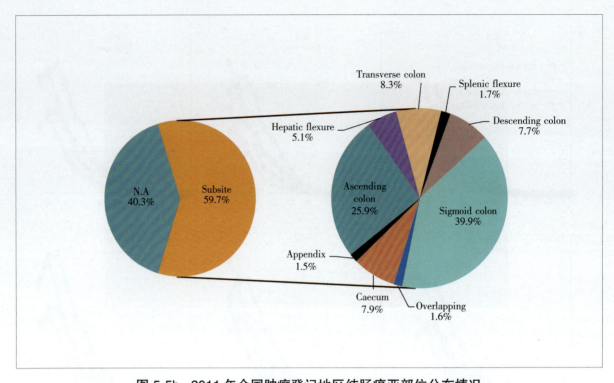

图 5-5b 2011 年全国肿瘤登记地区结肠癌亚部位分布情况

Figure 5-5b Distribution of subcategories of colon cancer in registration areas of China,2011

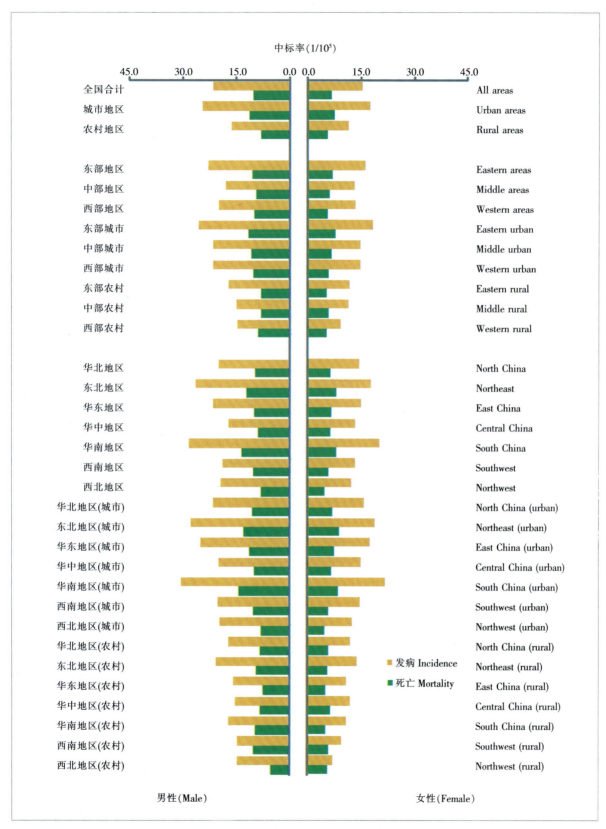

中标率(1/10⁵)

| 45.0 | 30.0 | 15.0 | 0.0 | 0.0 | 15.0 | 30.0 | 45.0 |

全国合计 — All areas
城市地区 — Urban areas
农村地区 — Rural areas

东部地区 — Eastern areas
中部地区 — Middle areas
西部地区 — Western areas
东部城市 — Eastern urban
中部城市 — Middle urban
西部城市 — Western urban
东部农村 — Eastern rural
中部农村 — Middle rural
西部农村 — Western rural

华北地区 — North China
东北地区 — Northeast
华东地区 — East China
华中地区 — Central China
华南地区 — South China
西南地区 — Southwest
西北地区 — Northwest
华北地区(城市) — North China (urban)
东北地区(城市) — Northeast (urban)
华东地区(城市) — East China (urban)
华中地区(城市) — Central China (urban)
华南地区(城市) — South China (urban)
西南地区(城市) — Southwest (urban)
西北地区(城市) — Northwest (urban)
华北地区(农村) — North China (rural)
东北地区(农村) — Northeast (rural)
华东地区(农村) — East China (rural)
华中地区(农村) — Central China (rural)
华南地区(农村) — South China (rural)
西南地区(农村) — Southwest (rural)
西北地区(农村) — Northwest (rural)

发病 Incidence
死亡 Mortality

男性(Male)　　　　　女性(Female)

图 5-5c　2011 年全国不同肿瘤登记地区结直肠癌发病率和死亡率

Figure 5-5c　Incidence and mortality rates of colorectal cancer in different registration areas of China,2011

6 肝脏(C22)

2011 年，全国肿瘤登记地区肝癌新发病例数为 40 834 例，发病率为 28.02/10 万，中标率为 19.16/10 万，世标率为 18.79/10 万，占全部癌症发病的 9.89%。其中男性新发病例数为 30 126 例，女性为 10 708 例。男性中标率为女性的 3.05 倍，农村为城市的 1.38 倍。2011 年，因肝癌死亡病例数为 37 319 例，死亡率为 25.61/10 万，中标率 17.22/10 万，世标率 16.93/10 万，占全部癌症发病的 14.34%。其中男性肝癌死亡为 27 414 例，女性为 9 905 例。肝癌发病和死亡的 0~74 岁累积率分别为 2.18% 和 1.95%。

不同地区肝癌年龄别发病率和死亡率在 40 岁之前处于较低水平，自 40 岁以后快速上升，在 80- 岁或 85+ 岁组达到高峰，男性高于女性。城乡和不同地区年龄别率的水平虽然有一定的差异，但总体趋势类同。

农村地区肝癌发病率和死亡率均高于城市。肝癌发病率西部地区最高(31.03/10 万)，东部地区(27.77/10 万)和中部地区(27.48/10 万)相当；中标率和世标率西部地区最高，中部地区次之，东部地区最低；死亡率西部地区最高(26.94/10 万)，东部地区次之 (26.09/10 万)，中部地区最低(23.99/10 万)；中标率和世标率西部地区最高同，中部地区次之，东部地区最低。

肝癌发病率、死亡率西部和中部城市地区高于东部城市地区，而西部农村地区肝癌发病率与死亡率最高。在七大行政区中，华南地区肝癌发病率与死亡率最高，东北和西南地区相对较高，而华北地区最低。肝癌最高发病(死亡)率见于华南农村地区，而华北城市地区发病(死亡)率最低。

（表 5-6a~5-6b，图 5-6a~5-6b）

6 Liver(C22)

In 2011, there were 40 834 new cases diagnosed as liver cancer in registration areas of China (30 126 males and 10 708 females), with the crude incidence rate of 28.02 per 100 000(19.16 per 100 000 for ASR China and 18.79 per 100 000 for ASR world), accounting for 9.89% of all cancer cases. The ASR China were 2.05 and 0.38 times higher in male and rural areas than those in female and urban areas respectively. A total of 37 319 cases died of liver cancer in 2011(27 414 males and 9 905 females), with the crude mortality of 25.61 per 100 000 (17.22 per 100 000 for ASR China and 16.93 per 100 000 for ASR world). The cumulative rates of incidence and mortality form age 0 to 74 years were 2.18% and 1.95%, respectively.

The age-specific incidence and mortality rates were relatively low before 40 years old in each area and dramatically increased constantly after 40 years old, peaked at the age group of 80- or 85+ years. Rates in male were generally higher than those in female. The age-specific incidence and mortality rates varied in different areas but with similar curve.

The incidence and mortality rates of liver cancer were higher in rural areas than those in urban areas. Western areas had the highest crude incidence rate(31.03 per 100 000), followed by Eastern areas (27.77 per 100 000) and Middle areas(27.48 per 100 000). Also, Western areas had highest crude mortality rate(26.94 per 100 000), followed by Eastern areas (26.09 per 100 000) and Middle areas (23.99 per 100 000). For ASR China and ASR world, the highest rates of incidence and mortality were seen in Western areas, and then Middle areas and Eastern areas.

The incidence and mortality rates of liver cancer were higher in Western urban and Middle urban areas than those in Eastern urban areas, while highest in Western rural areas. Among the seven administrative districts, the highest rates of liver cancer were shown in South China, and lowest in North China. The highest incidence and mortality rates were shown in rural areas of South China, and lowest in urban areas of North China.

（Table 5-6a~5-6b, Figure 5-6a~5-6b）

表 5-6a　2011 年全国肿瘤登记地区肝癌发病情况
Table 5-6a　Incidence of liver cancer in registration areas of China, 2011

地区 Area	性别 Sex	病例数 No.cases	粗率 Crude rate (1/10^5)	构成 (%)	中标率 ASR China (1/10^5)	世标率 ASR world (1/10^5)	累积率 Cum.rate 0~74(%)
全国	合计 Both sexes	40834	28.02	9.89	19.16	18.79	2.18
All	男性 Male	30126	40.91	12.92	28.98	28.38	3.27
	女性 Female	10708	14.85	5.96	9.49	9.38	1.09
城市	合计 Both sexes	22562	25.78	8.64	16.75	16.43	1.88
Urban areas	男性 Male	16824	38.28	11.69	25.77	25.27	2.89
	女性 Female	5738	13.17	4.89	7.94	7.82	0.89
农村	合计 Both sexes	18272	31.38	12.05	23.16	22.73	2.66
Rural areas	男性 Male	13302	44.80	14.91	34.22	33.47	3.88
	女性 Female	4970	17.42	7.96	12.12	12.02	1.42
东部地区	合计 Both sexes	25515	27.77	9.19	17.73	17.43	2.01
Eastern areas	男性 Male	18984	41.14	12.26	27.25	26.74	3.08
	女性 Female	6531	14.28	5.31	8.43	8.33	0.96
中部地区	合计 Both sexes	10824	27.48	10.93	21.29	20.94	2.44
Middle areas	男性 Male	7776	38.56	13.73	31.00	30.42	3.51
	女性 Female	3048	15.85	7.19	11.64	11.54	1.36
西部地区	合计 Both sexes	4495	31.03	12.43	23.86	23.20	2.63
Western areas	男性 Male	3366	45.91	15.47	35.99	34.93	3.95
	女性 Female	1129	15.79	7.83	11.72	11.51	1.30

表 5-6b　2011 年全国肿瘤登记地区肝癌死亡情况
Table 5-6b　Mortality of liver cancer in registration areas of China, 2011

地区 Area	性别 Sex	病例数 No.cases	粗率 Crude rate (1/10^5)	构成 (%)	中标率 ASR China (1/10^5)	世标率 ASR world (1/10^5)	累积率 Cum.rate 0~74(%)
全国	合计 Both sexes	37319	25.61	14.34	17.22	16.93	1.95
All	男性 Male	27414	37.23	16.70	26.12	25.67	2.95
	女性 Female	9905	13.74	10.31	8.52	8.40	0.95
城市	合计 Both sexes	20637	23.58	12.99	14.97	14.73	1.67
Urban areas	男性 Male	15192	34.57	15.35	22.92	22.58	2.58
	女性 Female	5445	12.49	9.10	7.25	7.13	0.79
农村	合计 Both sexes	16682	28.65	16.45	20.96	20.59	2.39
Rural areas	男性 Male	12222	41.16	18.76	31.34	30.72	3.54
	女性 Female	4460	15.64	12.31	10.67	10.56	1.23
东部地区	合计 Both sexes	23966	26.09	13.70	16.33	16.07	1.83
Eastern areas	男性 Male	17663	38.28	16.12	25.03	24.62	2.82
	女性 Female	6303	13.79	9.63	7.86	7.76	0.87
中部地区	合计 Both sexes	9451	23.99	15.16	18.39	18.17	2.12
Middle areas	男性 Male	6810	33.77	17.20	27.03	26.73	3.09
	女性 Female	2641	13.73	11.60	9.86	9.76	1.14
西部地区	合计 Both sexes	3902	26.94	17.05	20.66	20.10	2.27
Western areas	男性 Male	2941	40.11	19.57	31.51	30.64	3.45
	女性 Female	961	13.44	12.23	9.88	9.67	1.10

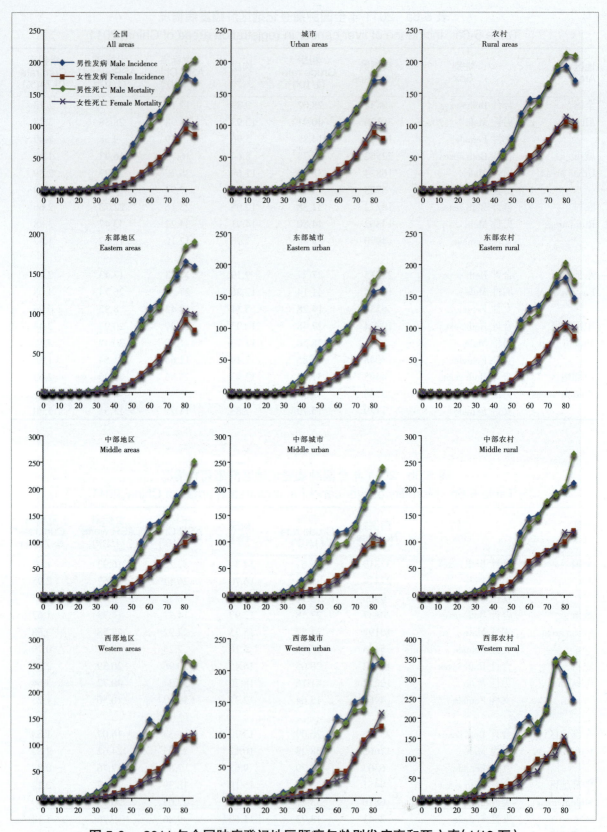

图 5-6a　2011 年全国肿瘤登记地区肝癌年龄别发病率和死亡率(1/10 万)

Figure 5-6a　Age-specific incidence and mortality rates of liver cancer in registration areas of China,2011(1/10⁵)

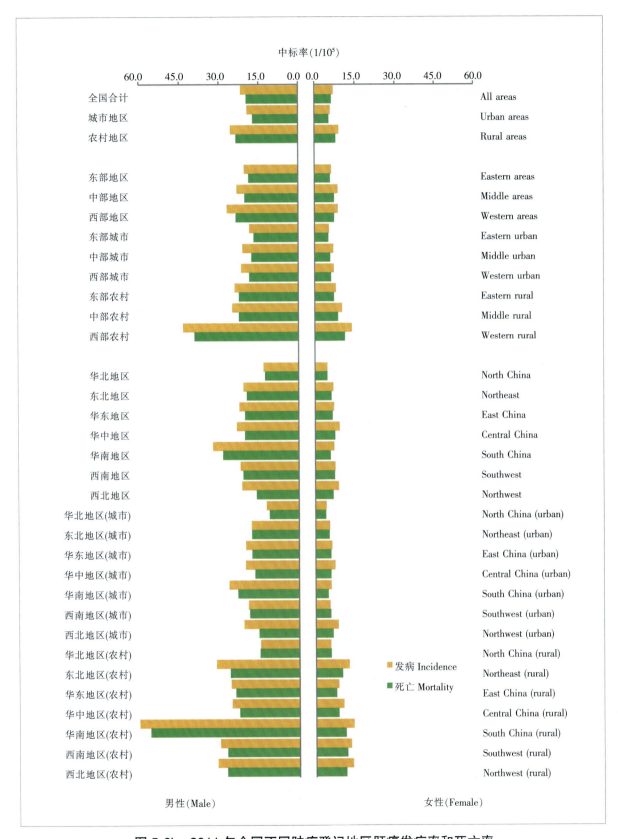

中标率(1/10⁵)

全国合计	All areas
城市地区	Urban areas
农村地区	Rural areas
东部地区	Eastern areas
中部地区	Middle areas
西部地区	Western areas
东部城市	Eastern urban
中部城市	Middle urban
西部城市	Western urban
东部农村	Eastern rural
中部农村	Middle rural
西部农村	Western rural
华北地区	North China
东北地区	Northeast
华东地区	East China
华中地区	Central China
华南地区	South China
西南地区	Southwest
西北地区	Northwest
华北地区(城市)	North China (urban)
东北地区(城市)	Northeast (urban)
华东地区(城市)	East China (urban)
华中地区(城市)	Central China (urban)
华南地区(城市)	South China (urban)
西南地区(城市)	Southwest (urban)
西北地区(城市)	Northwest (urban)
华北地区(农村)	North China (rural)
东北地区(农村)	Northeast (rural)
华东地区(农村)	East China (rural)
华中地区(农村)	Central China (rural)
华南地区(农村)	South China (rural)
西南地区(农村)	Southwest (rural)
西北地区(农村)	Northwest (rural)

发病 Incidence
死亡 Mortality

男性(Male)　　　　　女性(Female)

图 5-6b　2011 年全国不同肿瘤登记地区肝癌发病率和死亡率

Figure 5-6b　Incidence and mortality rates of liver cancer in different registration areas of China，2011

7 胆囊及其他(C23-C24)

2011 年，全国肿瘤登记地区胆囊及胆道其他癌(简称胆囊癌)新发病例数为 5 928 例，发病率为 4.07/10 万，中标率为 2.57/10 万，世标率为 2.55/10 万，占全部癌症发病的 1.44%。其中男性新发病例数为 2 761 例，女性为 3 167 例。女性中标率为男性的 1.03 倍，城市为农村的 1.32 倍。2011 年，因胆囊癌死亡病例数为 4 803 例，死亡率为 3.30/10 万，中标率 2.02/10 万，世标率 2.00/10 万。其中男性胆囊癌死亡为 2 224 例，女性为 2 579 例。胆囊癌发病和死亡的 0~74 岁累积率分别为 0.29% 和 0.21%。

不同地区胆囊癌年龄别发病率和死亡率在 50 岁之前均处于较低水平，自 50 岁以后快速上升，在 80-岁或 85+岁组达到高峰，男性与女性几乎无差别；各年龄组发病(死亡)率城市稍高于农村，但西部农村的发病率、死亡率年龄别曲线波动较大。

城市地区胆囊癌发病率、死亡率高于农村地区；东部地区高于西部地区和中部地区。在七大行政区中，西北和华北地区胆囊癌发病率与死亡率相对较高，华中地区发病率最低、西南地区死亡率最低。胆囊癌最高发病(死亡)率见于华北农村地区，而西北农村地区发病率最低、华南农村地区死亡率最低。

(表 5-7a~5-7b，图 5-7a~5-7b)

7 Gallbladder & Extrahepatic Bile Ducts(C23-C24)

In 2011, there were 5 928 new cases diagnosed as cancers of gallbladder and extrahepatic ducts (below named as gallbladder cancer) in registration areas of China (2 761 males and 3 167 females), with the crude incidence rate of 4.07 per 100 000 (ASR China of 2.57 per 100 000 and ASR world of 2.55 per 100 000), accounting for 1.44% of all cancer cases. For ASR China, the sex ratio of female to male was 1.03:1, and it was 0.32 times higher in urban areas than that in rural areas. A total of 4 803 cases died of gallbladder cancer in 2011(2 224 males and 2 579 females), with the crude mortality of 3.30 per 100 000 (ASR China of 2.02 per 100 000 and ASR world of 2.00 per 100 000). The cumulative rates of incidence and mortality from age 0 to 74 years were 0.29% and 0.21%, respectively.

The age-specific incidence and mortality rates were relatively low before 50 years old in each area and increased constantly after 50 years old, reaching peak at age group of 80- or 85+ years. There was little difference between rates in male and female. The age-specific incidence and mortality rates in urban areas were higher than those in rural areas, but greater variations were seen for the rates in Western rural areas.

The incidence and mortality rates of gallbladder cancer were higher in urban areas than those in rural areas, and higher in Eastern areas than those in Western and Middle areas. Among the seven administrative districts, higher rates of gallbladder cancer were observed in Northwest and North China, and the lowest rates of incidence and mortality were seen in Central China and Southwest areas respectively. The highest incidence and mortality rates were seen in rural areas of North China, while lowest incidence was seen in rural areas of Northwest, and lowest mortality in rural areas of South China.

(Table 5-7a~5-7b, Figure 5-7a~5-7b)

表 5-7a 2011 年全国肿瘤登记地区胆囊及胆道其他癌发病情况

Table 5-7a Incidence of cancers of gallbladder and extrahepatic ducts in registration areas of China, 2011

地区 Area	性别 Sex	病例数 No.cases	粗率 Crude rate (1/10^5)	构成 (%)	中标率 ASR China (1/10^5)	世标率 ASR world (1/10^5)	累积率 Cum.rate 0~74(%)
全国 All	合计 Both sexes	5928	4.07	1.44	2.57	2.55	0.29
	男性 Male	2761	3.75	1.18	2.53	2.52	0.29
	女性 Female	3167	4.39	1.76	2.61	2.59	0.30
城市 Urban areas	合计 Both sexes	4176	4.77	1.60	2.81	2.80	0.32
	男性 Male	1911	4.35	1.33	2.74	2.73	0.31
	女性 Female	2265	5.20	1.93	2.88	2.86	0.32
农村 Rural areas	合计 Both sexes	1752	3.01	1.16	2.13	2.11	0.26
	男性 Male	850	2.86	0.95	2.15	2.14	0.25
	女性 Female	902	3.16	1.44	2.12	2.11	0.26
东部地区 Eastern areas	合计 Both sexes	4318	4.70	1.55	2.71	2.70	0.31
	男性 Male	1998	4.33	1.29	2.68	2.67	0.31
	女性 Female	2320	5.07	1.89	2.74	2.72	0.31
中部地区 Middle areas	合计 Both sexes	1169	2.97	1.18	2.23	2.22	0.27
	男性 Male	541	2.68	0.96	2.14	2.14	0.26
	女性 Female	628	3.27	1.48	2.32	2.31	0.28
西部地区 Western areas	合计 Both sexes	441	3.04	1.22	2.29	2.26	0.24
	男性 Male	222	3.03	1.02	2.35	2.32	0.25
	女性 Female	219	3.06	1.52	2.25	2.23	0.24

表 5-7b 2011 年全国肿瘤登记地区胆囊及胆道其他癌死亡情况

Table 5-7b Mortality of cancers of gallbladder and extrahepatic ducts in registration areas of China, 2011

地区 Area	性别 Sex	病例数 No.cases	粗率 Crude rate (1/10^5)	构成 (%)	中标率 ASR China (1/10^5)	世标率 ASR world (1/10^5)	累积率 Cum.rate 0~74(%)
全国 All	合计 Both sexes	4803	3.30	1.85	2.02	2.00	0.21
	男性 Male	2224	3.02	1.35	1.99	1.98	0.21
	女性 Female	2579	3.58	2.69	2.04	2.02	0.22
城市 Urban areas	合计 Both sexes	3434	3.92	2.16	2.24	2.21	0.23
	男性 Male	1559	3.55	1.57	2.17	2.16	0.22
	女性 Female	1875	4.30	3.14	2.29	2.26	0.24
农村 Rural areas	合计 Both sexes	1369	2.35	1.35	1.63	1.62	0.18
	男性 Male	665	2.24	1.02	1.66	1.64	0.19
	女性 Female	704	2.47	1.94	1.59	1.59	0.18
东部地区 Eastern areas	合计 Both sexes	3630	3.95	2.07	2.20	2.17	0.23
	男性 Male	1649	3.57	1.51	2.15	2.13	0.23
	女性 Female	1981	4.33	3.03	2.24	2.21	0.24
中部地区 Middle areas	合计 Both sexes	854	2.17	1.37	1.60	1.59	0.18
	男性 Male	419	2.08	1.06	1.64	1.63	0.18
	女性 Female	435	2.26	1.91	1.56	1.55	0.18
西部地区 Western areas	合计 Both sexes	319	2.20	1.39	1.65	1.66	0.17
	男性 Male	156	2.13	1.04	1.65	1.65	0.15
	女性 Female	163	2.28	2.07	1.67	1.69	0.19

8 胰腺(C25)

2011 年，全国肿瘤登记地区胰腺癌新发病例数为 10 443 例，发病率为 7.17/10 万，中标率为 4.60/10 万，世标率为 4.56/10 万，占全部癌症发病的 2.53%。其中男性新发病例数为 5 822 例，女性为 4 621 例。男、女性别比（中标率）为 1.39:1，城市发病中标率为农村的 1.32 倍。2011 年胰腺癌死亡病例数为 9 587 例，死亡率为 6.58/10 万，中标率 4.14/10 万，世标率 4.12/10 万。其中男性胰腺癌死亡病例数为 5 271 例，女性为 4 316 例。胰腺癌发病和死亡的 0~74 岁累积率分别为 0.53% 和 0.47%。

不同地区胰腺癌年龄别发病率和死亡率在 40 岁之前均处于较低水平，自 40 岁以后快速上升，在 85+岁组达到高峰，男性高于女性。城乡和不同地区年龄别率的水平虽然有一定的差异，但总体趋势类同。

35.2% 的胰腺癌病例具有明确的组织学类型，其中 66.0% 的胰腺癌发生在胰头，其次是内分泌的胰腺癌占 13.3%，胰体占 8.8%，胰尾占 7.4%。

城市地区胰腺癌发病率和死亡率均高于农村地区。无论城市地区还是农村地区，东部地区胰腺癌发病率和死亡率均高于中部地区和西部地区。在七大行政区中，东北、华东地区胰腺癌发病率和死亡率较高，华南地区最低。西北和东北农村地区的男性胰腺癌发病率相对较高。

（表 5-8a~5-8b，图 5-8a~5-8c）

8 Pancreas(C25)

In 2011, there were 10 443 new cases diagnosed as pancreatic cancer in registration areas of China (5 822 males and 4 621 females), with the crude incidence rate of 7.17 per 100 000 (4.60 per 100 000 for ASR China and 4.56 per 100 000 for ASR world), accounting for 2.53% of all cancer cases. The sex ASR ratios (male/female) was 1.39:1, and the ASR China was 0.32 times higher in urban areas than that in rural areas. 9 587 cases died of pancreatic cancer in 2011 (5 271 males and 4 316 females), with the crude mortality of 6.58 per 100 000 (4.14 per 100 000 for ASR China and 4.12 per 100 000 for ASR world). The cumulative rates of incidence and mortality from age 0 to 74 years were 0.53% and 0.47% respectively.

The age-specific incidence and mortality rates were relatively low before 40 years old in each area and dramatically increased since then, reaching peak at age group of 85+ years. Rates in male were generally higher than those in female. The age-specific incidence and mortality rates varied in different areas with similar curve.

35.2% cases of pancreatic cancer had specific morphological information. Among them, pancreatic cancer occurred more frequently in head (66.0%), then endocrine(13.3%), body(8.8%) and tail(7.4%).

The incidence and mortality rates of pancreatic cancer were higher in urban areas than those in rural areas. Eastern areas had higher rates than Middle and Western areas in both urban areas and rural areas. Among the seven administrative districts, higher rates of pancreatic cancer were shown in Northeast areas and East China, and the lowest in South China. Incidence rate of pancreatic cancer was higher for male in rural areas of Northwest and Northeast areas.

(Table 5-8a~5-8b, Figure 5-8a~5-8c)

10 气管,支气管,肺(C33-C34)

2011 年，全国肿瘤登记地区肺癌新发病例数为 79 851 例，其中男性新发病例数为 53 730 例，女性为 26 121 例，占全部癌症发病的 19.34%。肺癌发病粗率为 54.79/10 万,中标率为 35.69/10 万,世标率为 35.52/10 万。男性中标率为女性的 2.19 倍,农村为城市的 1.05 倍。2011 年,登记地区肺癌死亡例数为 66 281 例,其中男性肺癌死亡 45 241 例,女性 21 040 例。肺癌死亡粗率为 45.48/10 万,中标率为 28.91/10 万,世标率为 28.61/10 万。肺癌发病和死亡的 0~74 岁累积率分别为 4.34% 和 3.36%。

肺癌年龄别发病率和死亡率在 45 岁之前均处于较低水平,自 45 岁以后快速上升,在 80- 岁组达到高峰,男性高于女性。城乡和不同地区年龄别率水平虽然有一定的差异,但总体趋势类同。

46.7% 的肺癌发生在肺上叶,其次是下叶占 30.2%,中叶占 13.0%,主支气管占 7.0%。

腺癌是肺癌最主要的病理类型,占全部肺癌的 47.7%,其次是鳞癌(33.7%)和腺鳞癌(11.8%)。

虽然城市地区肺癌发病粗率和死亡粗率均高于农村,但在调整年龄构成以后,城市地区肺癌中标率和世标率均略低于农村。男性中部城市地区肺癌发病率与死亡率高于东部和西部的城市,而在农村地区,中部和西部略高于东部;女性在以上对比中差别相对不大。在七大行政区中,男性肺癌在东北、华中、华南、西南地区发病较高,华北和西北地区最低;女性东北地区不论城市,还是农村发病率和死亡率均最高。

(表 5-10a~5-10b,图 5-10a~5-10d)

10 Trachea, Bronchus & Lung (C33-C34)

In 2011, there were 79 851 new cases diagnosed as lung cancer in registration areas of China (53 730 males and 26 121 females), accounting for 19.34% of all new cancer cases. The crude incidence rate of lung cancer in China was 54.79 per 100 000 (35.69 per 100 000 for ASR China and 35.52 per 100 000 for ASR world). A total of 66 281 cases died due to lung cancer in 2011(45 241 males and 21 040 females). The crude mortality rate was 45.48 per 100 000 (28.91 per 100 000 for ASR China and 28.61 per 100 000 for ASR world). The cumulative rates of incidence and mortality from age 0 to 74 years were 4.34% and 3.36% respectively.

The age-specific incidence and mortality rates of lung cancer were relatively low before 45 years old and increased dramatically since then, reaching peak at age group of 80- years. Rates in male were generally higher than those in female. The age-specific incidence and mortality rates varied in different areas with similar curve.

Lung cancer occurred more frequently in upper lobe (46.7%), then lower lobe (30.2%), middle lobe (13.0%) and main bronchus(7.0%).

Adenocarcinoma was the most common histological type of lung cancer, accounting for 47.7% in all cases, followed by squamous cell carcinoma (33.7%) and adenosquamous carcinoma(11.8%).

The crude incidence and mortality rates of lung cancer were higher in urban areas than those in rural areas, but they reversed after age adjusted. Among seven administrative areas, high incidence rates were observed in Northeast, Southwest, South China and Central China, and low rates in North China and Northwest for male. In female, Northeast areas had the highest incidence and mortality rates of lung cancer in urban areas as well as rural areas.

(Table 5-10a~5-10b, Figure 5-10a~5-10d)

表 5-10a 2011 年全国肿瘤登记地区肺癌发病情况

Table 5-10a Incidence of lung cancer in registration areas of China, 2011

地区 Area	性别 Sex	病例数 No.cases	粗率 Crude rate $(1/10^5)$	构成 (%)	中标率 ASR China $(1/10^5)$	世标率 ASR world $(1/10^5)$	累积率 Cum.rate 0~74(%)
全国	合计 Both sexes	79851	54.79	19.34	35.69	35.52	4.34
All	男性 Male	53730	72.96	23.04	49.57	49.50	6.05
	女性 Female	26121	36.23	14.53	22.68	22.42	2.67
城市	合计 Both sexes	49995	57.12	19.14	35.02	34.83	4.21
Urban areas	男性 Male	33437	76.08	23.23	48.57	48.46	5.88
	女性 Female	16558	37.99	14.12	22.45	22.16	2.62
农村	合计 Both sexes	29856	51.28	19.68	36.72	36.61	4.54
Rural areas	男性 Male	20293	68.34	22.74	51.10	51.08	6.33
	女性 Female	9563	33.52	15.32	23.02	22.82	2.75
东部地区	合计 Both sexes	52533	57.18	18.91	34.46	34.27	4.18
Eastern areas	男性 Male	34745	75.29	22.44	47.29	47.17	5.77
	女性 Female	17788	38.90	14.47	22.55	22.27	2.65
中部地区	合计 Both sexes	20438	51.88	20.64	39.11	39.06	4.81
Middle areas	男性 Male	14208	70.46	25.09	55.66	55.78	6.83
	女性 Female	6230	32.40	14.69	23.39	23.19	2.79
西部地区	合计 Both sexes	6880	47.50	19.02	35.78	35.66	4.24
Western areas	男性 Male	4777	65.15	21.95	50.48	50.50	6.00
	女性 Female	2103	29.40	14.59	21.65	21.43	2.50

表 5-10b 2011 年全国肿瘤登记地区肺癌死亡情况

Table 5-10b Mortality of lung cancer in registration areas of China, 2011

地区 Area	性别 Sex	病例数 No.cases	粗率 Crude rate $(1/10^5)$	构成 (%)	中标率 ASR China $(1/10^5)$	世标率 ASR world $(1/10^5)$	累积率 Cum.rate 0~74(%)
全国	合计 Both sexes	66281	45.48	25.47	28.91	28.61	3.36
All	男性 Male	45241	61.43	27.56	41.31	41.01	4.80
	女性 Female	21040	29.18	21.91	17.44	17.16	1.95
城市	合计 Both sexes	42337	48.37	26.66	28.69	28.31	3.24
Urban areas	男性 Male	28718	65.34	29.01	40.99	40.62	4.67
	女性 Female	13619	31.25	22.77	17.39	17.03	1.88
农村	合计 Both sexes	23944	41.13	23.61	29.11	28.92	3.54
Rural areas	男性 Male	16523	55.64	25.36	41.55	41.35	5.01
	女性 Female	7421	26.02	20.48	17.43	17.26	2.07
东部地区	合计 Both sexes	45093	49.08	25.77	28.63	28.28	3.29
Eastern areas	男性 Male	30203	65.45	27.57	40.43	40.08	4.67
	女性 Female	14890	32.57	22.76	17.81	17.47	1.97
中部地区	合计 Both sexes	15898	40.36	25.49	30.15	29.96	3.64
Middle areas	男性 Male	11294	56.01	28.53	44.30	44.16	5.28
	女性 Female	4604	23.94	20.22	16.90	16.72	2.00
西部地区	合计 Both sexes	5290	36.52	23.12	27.41	27.18	3.08
Western areas	男性 Male	3744	51.06	24.92	39.67	39.43	4.48
	女性 Female	1546	21.62	19.68	15.68	15.51	1.69

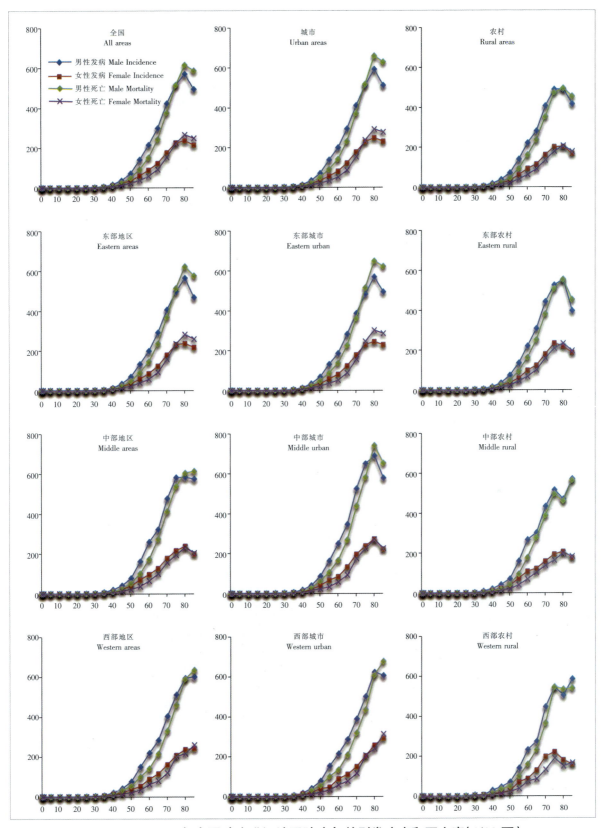

图 5-10a 2011 年全国肿瘤登记地区肺癌年龄别发病率和死亡率(1/10 万)

Figure 5-10a Age-specific incidence and mortality rates of lung cancer in registration areas of China,2011(1/10⁵)

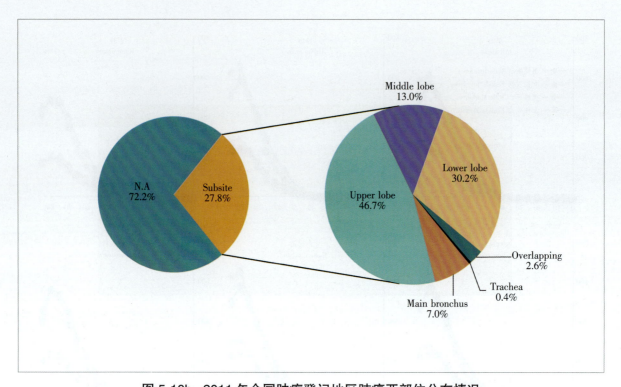

图 5-10b 2011 年全国肿瘤登记地区肺癌亚部位分布情况
Figure 5-10b Distribution of subcategories of lung cancer in registration areas of China, 2011

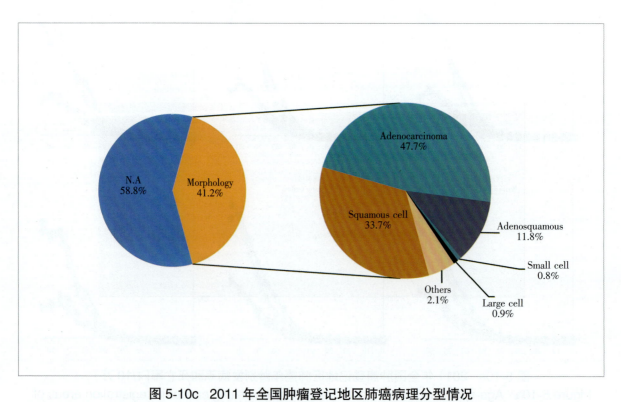

图 5-10c 2011 年全国肿瘤登记地区肺癌病理分型情况
Figure 5-10c Distribution of histological types of lung cancer in registration areas of China, 2011

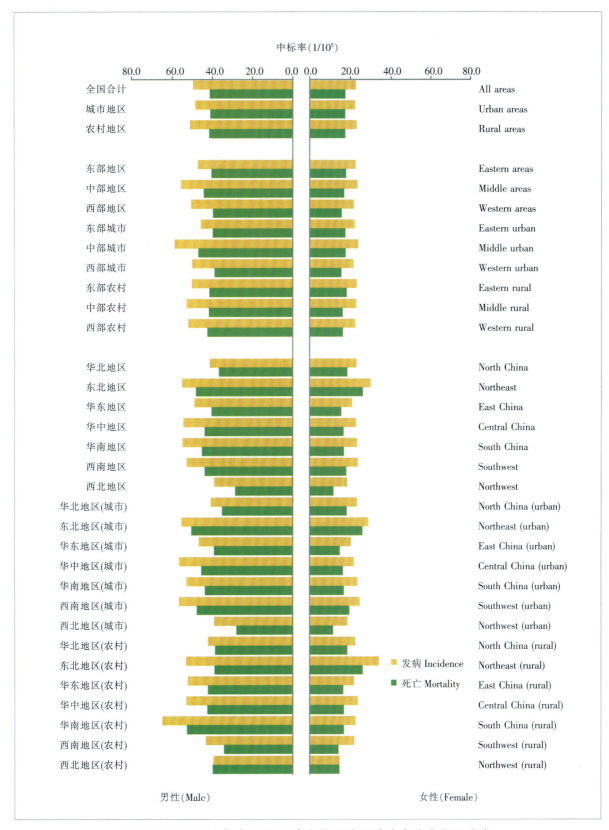

中标率(1/10⁵)

图 5-10d　2011 年全国不同肿瘤登记地区肺癌发病率和死亡率

Figure 5-10d　Incidence and mortality rates of lung cancer in different registration areas of China，2011

11 骨(C40–C41)

2011 年,全国肿瘤登记地区骨癌新发病例数为 2 790 例,发病率为 1.91/10 万,中标率为 1.46/10 万,世标率为 1.43/10 万;其中男性和女性中标率分别为 1.76/10 万和 1.16/10 万,男性较女性高 51.72%。城市和农村中标率分别为 1.22/10 万和 1.85/10 万,农村较城市高 51.64%。同期全国肿瘤登记地区因骨癌死亡 1 978 例,死亡率为 1.36/10 万,中标率为 0.95/10 万,世标率为 0.93/10 万;男性骨癌死亡率较女性高 41.96%,农村较城市高 32.50%;年龄标化后,男性死亡中标率较女性高 58.11%,农村较城市高 48.75%。

骨癌年龄别发病率、死亡率在 40 岁之前处于较低水平,40 岁以后迅速上升,在 80-岁组或 85+岁组达到高峰,男性高于女性。城乡和不同地区年龄别发病率、死亡率以及发病、死亡高峰有一定的差异,但总体趋势基本相同。

在明确亚部位的新发病例中,36.2%的骨癌发生在四肢的骨、关节和关节软骨,63.8%发生在其他及未特指部位的骨、关节和关节软骨。

农村地区骨癌发病率和死亡率均高于城市。在不同区域中,西部地区骨癌的发病率和死亡率均为最高,其次为中部,东部最低;在七大行政区中,西北和华中地区骨癌发病率和死亡率较高,华北和华南较低。

(表 5-11a~5-11b,图 5-11a~5-11c)

11　Bone(C40–C41)

In 2011, there were 2 790 new cases diagnosed as bone cancer in registration areas of China. The crude incidence rate was 1.91 per 100 000 (1.46 per 100 000 for ASR China and 1.43 per 100 000 for ASR world). Incidence rates for ASR China in male and female were 1.76 per 100 000 and 1.16 per 100 000, respectively, and the rate was 0.52 times higher in male than that in female. Incidence rates for ASR China in urban and rural areas were 1.22 per 100 000 and 1.85 per 100 000 respectively, and the rate was 0.52 times higher in rural areas than that in urban areas. In 2011, there were 1 978 cases died of bone cancer, and the mortality rate was 1.36 per 100 000 (0.95 per 100 000 for ASR China and 0.93 per 100 000 for ASR world). Mortality rate was 0.42 times higher in male than that in female and 0.33 times higher in rural areas than that in urban areas. After age-standardization, mortality rate for ASR China remained 0.58 times higher in male than that in female and 0.49 times higher in rural areas than that in urban areas.

The age-specific incidence and mortality rates of bone cancer were relatively low before 40 years old, and dramatically increased after that, then reached peak at the age group of 80– or 85+ years. Rates in male were generally higher than those in female. The age-specific incidence and mortality rates varied in different areas but with similar trend.

Among all newly diagnosed cases whose subcategories were clarified, 36.2% of bone cancer occurred in limbs, 63.8% occurred in other or unspecified sites.

The incidence and mortality rates of bone cancer were higher in rural areas than those in urban areas. Western areas had the highest incidence and mortality rates, followed by Middle areas and Eastern areas. Among the seven administrative districts, higher incidence and mortality rates of bone cancer were shown in Northwest and Central China, whereas lower rates were observed in North China and South China.

(Table 5-11a~5-11b, Figure 5-11a~5-11c)

表 5-11a 2011 年全国肿瘤登记地区骨癌发病情况
Table 5-11a Incidence of bone cancer in registration areas of China, 2011

地区 Area	性别 Sex	病例数 No.cases	粗率 Crude rate (1/10⁵)	构成 (%)	中标率 ASR China (1/10⁵)	世标率 ASR world (1/10⁵)	累积率 Cum.rate 0~74(%)
全国	合计 Both sexes	2790	1.91	0.68	1.46	1.43	0.15
All	男性 Male	1652	2.24	0.71	1.76	1.72	0.18
	女性 Female	1138	1.58	0.63	1.16	1.13	0.11
城市	合计 Both sexes	1437	1.64	0.55	1.22	1.20	0.12
Urban areas	男性 Male	833	1.90	0.58	1.46	1.44	0.15
	女性 Female	604	1.39	0.51	0.98	0.97	0.10
农村	合计 Both sexes	1353	2.32	0.89	1.85	1.80	0.19
Rural areas	男性 Male	819	2.76	0.92	2.25	2.20	0.24
	女性 Female	534	1.87	0.86	1.45	1.40	0.14
东部地区	合计 Both sexes	1633	1.78	0.59	1.31	1.28	0.13
Eastern areas	男性 Male	962	2.08	0.62	1.57	1.55	0.17
	女性 Female	671	1.47	0.55	1.05	1.03	0.10
中部地区	合计 Both sexes	831	2.11	0.84	1.74	1.70	0.18
Middle areas	男性 Male	496	2.46	0.88	2.11	2.06	0.22
	女性 Female	335	1.74	0.79	1.37	1.34	0.14
西部地区	合计 Both sexes	326	2.25	0.90	1.84	1.80	0.19
Western areas	男性 Male	194	2.65	0.89	2.21	2.17	0.22
	女性 Female	132	1.85	0.92	1.48	1.44	0.15

表 5-11b 2011 年全国肿瘤登记地区骨癌死亡情况
Table 5-11b Mortality of bone cancer in registration areas of China, 2011

地区 Area	性别 Sex	病例数 No.cases	粗率 Crude rate (1/10⁵)	构成 (%)	中标率 ASR China (1/10⁵)	世标率 ASR world (1/10⁵)	累积率 Cum.rate 0~74(%)
全国	合计 Both sexes	1978	1.36	0.76	0.95	0.93	0.10
All	男性 Male	1174	1.59	0.72	1.17	1.15	0.12
	女性 Female	804	1.12	0.84	0.74	0.73	0.08
城市	合计 Both sexes	1053	1.20	0.66	0.80	0.79	0.08
Urban areas	男性 Male	615	1.40	0.62	0.97	0.96	0.10
	女性 Female	438	1.01	0.73	0.64	0.62	0.07
农村	合计 Both sexes	925	1.59	0.91	1.19	1.17	0.13
Rural areas	男性 Male	559	1.88	0.86	1.48	1.45	0.16
	女性 Female	366	1.28	1.01	0.91	0.90	0.10
东部地区	合计 Both sexes	1223	1.33	0.70	0.88	0.87	0.10
Eastern areas	男性 Male	715	1.55	0.65	1.07	1.06	0.12
	女性 Female	508	1.11	0.78	0.69	0.68	0.08
中部地区	合计 Both sexes	536	1.36	0.86	1.06	1.05	0.11
Middle areas	男性 Male	325	1.61	0.82	1.32	1.30	0.14
	女性 Female	211	1.10	0.93	0.81	0.80	0.09
西部地区	合计 Both sexes	219	1.51	0.96	1.18	1.15	0.13
Western areas	男性 Male	134	1.83	0.89	1.45	1.41	0.16
	女性 Female	85	1.19	1.08	0.92	0.90	0.10

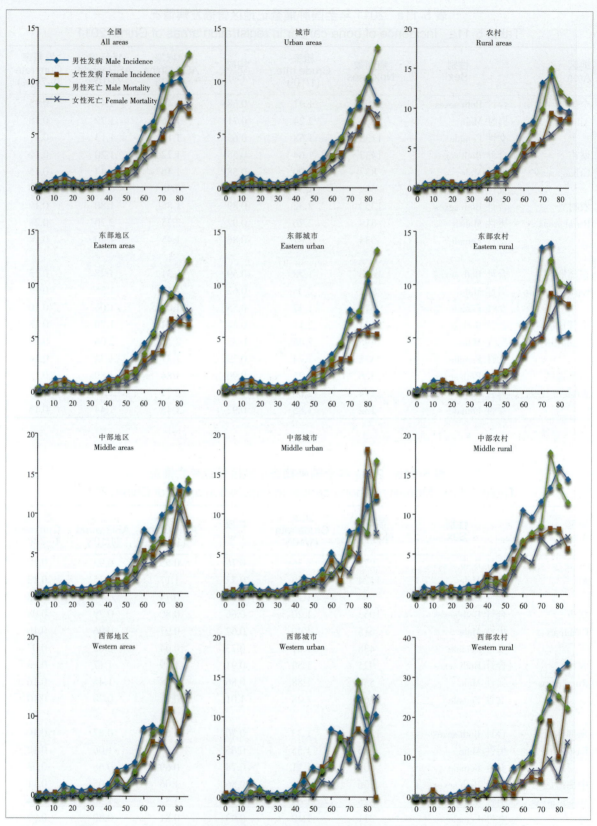

图 5-11a　2011 年全国肿瘤登记地区骨癌年龄别发病率和死亡率（1/10 万）

Figure 5-11a　Age-specific incidence and mortality rates of bone cancer in registration areas of China, 2011（1/10⁵）

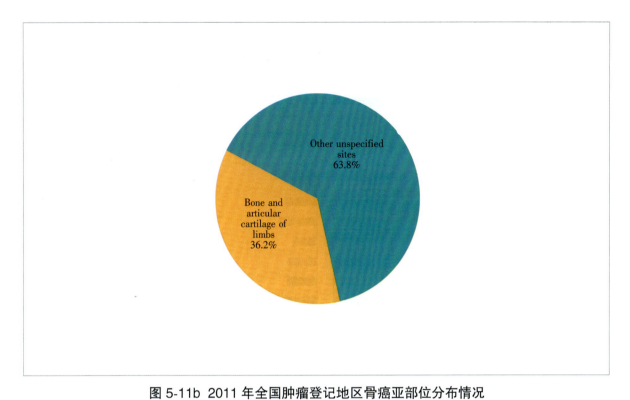

图 5-11b 2011 年全国肿瘤登记地区骨癌亚部位分布情况

Figure 5-11b Distribution of subcategories of bone cancer in registration areas of China, 2011

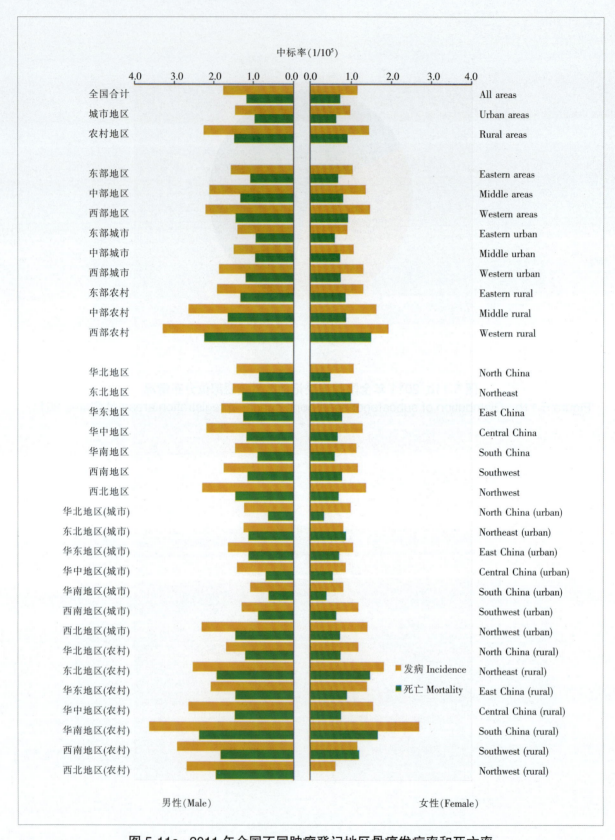

图 5-11c 2011 年全国不同肿瘤登记地区骨癌发病率和死亡率

Figure 5-11c Incidence and mortality rates of bone cancer in different registration areas of China, 2011

12 女性乳腺(C50)

2011 年，全国肿瘤登记地区女性乳腺癌新发病例数为 30 604 例,发病率为 42.44/10 万,中标率为 30.84/10 万,世标率为 28.89/10 万,占女性全部癌症发病的 17.03%。其中城市和农村地区发病数分别为 21 791 例和 8 813 例,中标率分别为 34.91/10 万和 24.00/10 万, 城市高于农村。同期全国肿瘤登记地区女性乳腺癌死亡 7 549 例,死亡率为 10.47/10 万,中标率 6.98/10 万,世标率 6.78/10 万,占女性全部癌症死亡的 7.86%。城市和农村地区女性乳腺癌的死亡中标率分别为 7.22/10 万和 6.53/10 万,城市高于农村。

全国肿瘤登记地区女性乳腺癌在 25 岁前发病水平较低,自 25 岁开始快速上升,至 55-岁组达发病高峰,之后呈下降趋势;城市女性乳腺癌的年龄别发病率变化趋势与全国基本一致,发病高峰出现在 55-岁年龄组;而农村女性乳腺癌的年龄别发病率曲线则呈现双峰型,发病高峰分别出现在 45-岁组和 55-岁组两个年龄组。同期全国女性乳腺癌年龄别死亡率在 35 岁之前处于较低水平,35 岁以后快速上升, 在 85+岁年龄组达高峰;城市女性乳腺癌年龄别死亡率与全国基本一致,死亡高峰出现在 85+岁组,但农村则出现在 55-岁年龄组。

在明确亚部位的乳腺癌新发病例中,40.6% 发生在外上象限, 其次是内上象限占 20.8%,内下象限占 9.5%,外下象限占 8.7%,乳头和乳晕占 6.8%,重叠区域占 6.8%,中央区域占 6.3%,腋窝区域仅占 0.6%。

有明确病理类型的乳腺癌新发病例中,导管内癌是最主要的病理类型,占 77.2%,其次是小叶癌占 5.9%,髓样癌和 Paget's 病均占 0.9%,其他类型占 15.1%。

12 Female Breast(C50)

In 2011,there were 30 604 newly cases diagnosed as female breast cancer in registration areas of China, with crude incidence rate of 42.44 per 100 000 (30.84 per 100 000 for ASR China and 28.89 per 100 000 for ASR world),accounting for 17.03% of all female cancer cases. There were 21 791 and 8 813 newly cases diagnosed as female breast cancer in urban and rural areas,respectively. Incidence rate for ASR China in urban areas was 34.91 per 100 000, which was higher than that in rural areas(24.00 per 100 000). In 2011,there were 7 549 female breast cancer cases died with the mortality of 10.47 per 100 000 (6.98 per 100 000 for ASR China and 6.78 per 100 000 for ASR world),accounting for 7.86% of all cancer deaths in female. Mortality for ASR China in urban areas was 7.22 per 100 000, which was higher than that in rural areas (6.53 per 100 000).

The age-specific incidence of female breast cancer was relatively low before 25 years old in China,but dramatically increased after then. The incidence reached peak at the age group of 55- years and then gradually decreased. The trend of age-specific incidence in urban areas was similar as the overall,which peaked at the age group of 55- years. Two peaks were observed in rural areas, one at the age group of 45- years and the other at the age group of 55- years. The age-specific mortality of female breast cancer was relatively low before 35 years old,and remarkably increased after then. The mortality reached peak at the age group of 85+ years. The age-specific mortality trend in urban areas was similar as the overall,which peaked at the age group of 85+ years. But it was different in rural areas,which reached peak at the age group of 55- years.

Among all newly diagnosed cases whose subcategories were clarified,female breast cancer occurred more frequently in upper outer(40.6%),followed by upper inner(20.8%),lower inner(9.5%),lower outer (8.7%),nipple and areola (6.8%),overlapping (6.8%), central portion (6.3%) and axillary tail (0.6%).

Among all newly diagnosed female breast cancer cases whose histological types were confirmed, intraductal carcinoma was the most common histological type,accounting for 77.2% in all cases,followed by lobular carcinoma (5.9%),medullary carcinoma(0.9%) and Paget's(0.9%),15.1% were other histological types.

城市地区女性乳腺癌发病率和死亡率均高于农村。东部城市的发病率和中部城市的死亡率最高,西部城市的发病率和死亡率最低;而农村地区则是中部农村的发病率和死亡率最高,西部农村的发病率和东部农村的死亡率最低。在七大行政区中,华南地区女性乳腺癌的发病率和华中地区的死亡率分别为最高,而西南地区的发病率和死亡率均为最低。

(表 5-12a~5-12b,图 5-12a~5-12d)

The incidence and mortality of female breast cancer were higher in urban areas than those in rural areas. Eastern urban and Middle urban had the highest incidence and mortality respectively, while Western urban had the lowest incidence and mortality. In rural areas, Middle rural had the highest incidence and mortality, while Western rural and Eastern rural had the lowest incidence and mortality respectively. Among the seven administrative districts, the highest incidence and mortality rates of female breast cancer were shown in South China and Central China respectively, while the lowest incidence and mortality were shown in Southwest areas.

(Table 5-12a~5-12b, Figure 5-12a~5-12d)

表 5-12a　2011 年全国肿瘤登记地区女性乳腺癌发病情况

Table 5-12a　Incidence of female breast cancer in registration areas of China, 2011

地区 Area	病例数 No.cases	粗率 Crude rate (1/10⁵)	构成 (%)	中标率 ASR China (1/10⁵)	世标率 ASR world (1/10⁵)	累积率 Cum.rate 0~74(%)
全国 All	30604	42.44	17.03	30.84	28.89	3.12
城市 Urban areas	21791	50.00	18.58	34.91	32.80	3.58
农村 Rural areas	8813	30.90	14.12	24.00	22.30	2.36
东部地区 Eastern areas	21664	47.38	17.63	32.79	30.74	3.34
中部地区 Middle areas	6939	36.08	16.37	28.74	26.95	2.90
西部地区 Western areas	2001	27.98	13.88	22.14	20.40	2.13

表 5-12b　2011 年全国肿瘤登记地区女性乳腺癌死亡情况

Table 5-12b　Mortality of female breast cancer in registration areas of China, 2011

地区 Area	病例数 No.cases	粗率 Crude rate (1/10⁵)	构成 (%)	中标率 ASR China (1/10⁵)	世标率 ASR world (1/10⁵)	累积率 Cum.rate 0~74(%)
全国 All	7549	10.47	7.86	6.98	6.78	0.74
城市 Urban areas	4998	11.47	8.36	7.22	7.03	0.75
农村 Rural areas	2551	8.94	7.04	6.53	6.31	0.71
东部地区 Eastern areas	4950	10.83	7.57	6.64	6.47	0.70
中部地区 Middle areas	2018	10.49	8.86	7.98	7.80	0.89
西部地区 Western areas	581	8.12	7.39	6.30	5.96	0.63

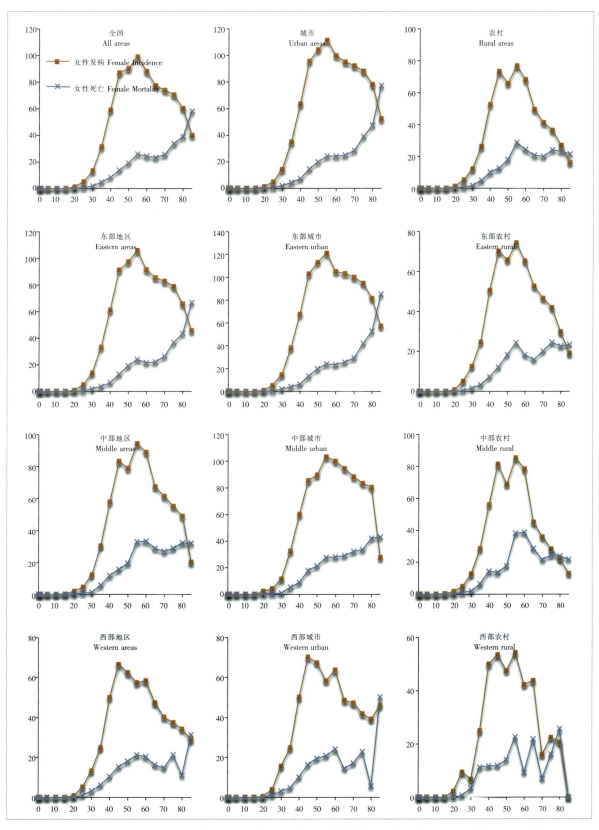

图 5-12a　2011 年全国肿瘤登记地区女性乳腺癌年龄别发病率和死亡率(1/10 万)

Figure 5-12a　Age-specific incidence and mortality rates of female breast cancer in registration areas of China, 2011(1/10^5)

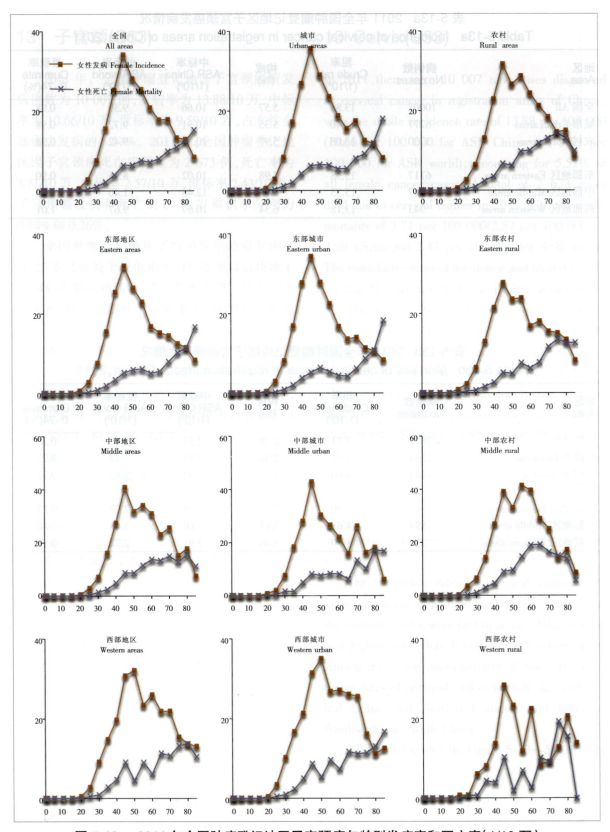

图 5-13a　2011 年全国肿瘤登记地区子宫颈癌年龄别发病率和死亡率（1/10 万）

Figure 5-13a　Age-specific incidence and mortality rates of cervical cancer in registration areas of China，2011（1/10⁵）

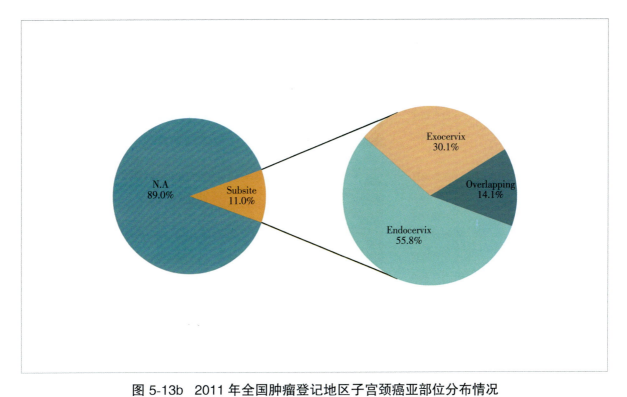

图 5-13b　2011 年全国肿瘤登记地区子宫颈癌亚部位分布情况

Figure 5-13b　Distribution of subcategories of cervical cancer in registration areas of China, 2011

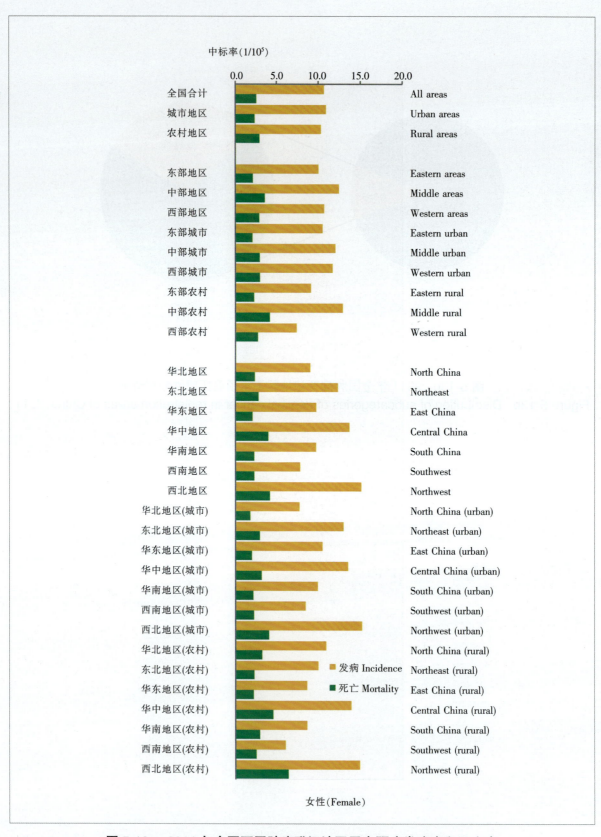

中标率(1/10⁵)

全国合计	All areas
城市地区	Urban areas
农村地区	Rural areas
东部地区	Eastern areas
中部地区	Middle areas
西部地区	Western areas
东部城市	Eastern urban
中部城市	Middle urban
西部城市	Western urban
东部农村	Eastern rural
中部农村	Middle rural
西部农村	Western rural
华北地区	North China
东北地区	Northeast
华东地区	East China
华中地区	Central China
华南地区	South China
西南地区	Southwest
西北地区	Northwest
华北地区(城市)	North China (urban)
东北地区(城市)	Northeast (urban)
华东地区(城市)	East China (urban)
华中地区(城市)	Central China (urban)
华南地区(城市)	South China (urban)
西南地区(城市)	Southwest (urban)
西北地区(城市)	Northwest (urban)
华北地区(农村)	North China (rural)
东北地区(农村)	Northeast (rural)
华东地区(农村)	East China (rural)
华中地区(农村)	Central China (rural)
华南地区(农村)	South China (rural)
西南地区(农村)	Southwest (rural)
西北地区(农村)	Northwest (rural)

发病 Incidence
死亡 Mortality

女性(Female)

图 5-13c 2011 年全国不同肿瘤登记地区子宫颈癌发病率和死亡率

Figure 5-13c Incidence and mortality rates of cervical cancer in different registration areas of China,2011

148

14 子宫体及部位不明(C54-C55)

2011 年，全国肿瘤登记地区宫体癌发病率为 9.60/10 万，中标率为 6.73/10 万，世标率为 6.53/10 万，占女性全部癌症发病的 3.85%。其中城市地区中标率为 6.92/10 万，农村地区为 6.38/10 万，城市为农村的 1.08 倍。2011 年，全国肿瘤登记地区宫体癌死亡率为 2.94/10 万，中标率 1.93/10 万，世标率 1.89/10 万。其中城市地区中标率为 1.75/10 万，农村地区为 2.22/10 万，农村为城市的 1.27 倍。宫体癌发病和死亡的 0~74 岁累积率分别为 0.73% 和 0.21%。

全国肿瘤登记地区宫体癌年龄别发病率在 25 岁之前处于较低水平，自 25 岁以后快速上升，55- 岁组达到高峰，之后逐渐下降。年龄别死亡率在 30 岁之前处于较低水平，30 岁以后迅速上升，死亡率随年龄的增加逐渐升高，在 85+ 岁组达到高峰。城乡和不同地区宫体癌年龄别率的水平虽然有一定的差异，但总体趋势类同。

城市地区宫体癌发病率高于农村，但死亡率却低于农村。东部地区发病率高于中部地区和西部地区，西部地区死亡率高于中部地区和东部地区。在七大行政区中，华北、华南、华中地区宫体癌发病较高，西南地区最低。

（表 5-14a~5-14b，图 5-14a~5-14b）

14 Corpus Uterus & Unspecified (C54-C55)

In 2011, the crude incidence rate of corpus uterus cancer in registration areas of China was 9.60 per 100 000 (6.73 per 100 000 for ASR China and 6.53 per 100 000 for ASR world), accounting for 3.85% of all female cancer cases. The ASR China was 0.08 times higher in urban areas than that in rural areas. The crude mortality of corpus uterus cancer was 2.94 per 100 000 (1.93 per 100 000 for ASR China and 1.89 per 100 000 for ASR world). The ASR China in rural areas was 0.27 times higher than that in urban areas. The cumulative rates of incidence and mortality from age 0 to 74 years were 0.73% and 0.21%, respectively.

The age-specific incidence was low before 25 years old and dramatically increased constantly since then. The incidence reached peak at the age group of 55- years, and then decreased gradually. The age-specific mortality was low before 30 years old and gradually increased with age, reaching peak at the age group of 85+ years. The age-specific incidence and mortality rates varied in different areas with similar curve.

The incidence rates of corpus uterus cancer were higher in urban areas than those in rural areas, but the mortality rates were just opposite. Eastern areas had higher incidence rates than Middle and Western areas, while Western areas had higher mortality rates than Middle and Eastern areas. Among the seven administrative districts, the incidence rates of corpus uterus cancer were higher in North China, South China and Central China, and lowest in Southwest areas.

(Table 5-14a~5-14b, Figure 5-14a~5-14b)

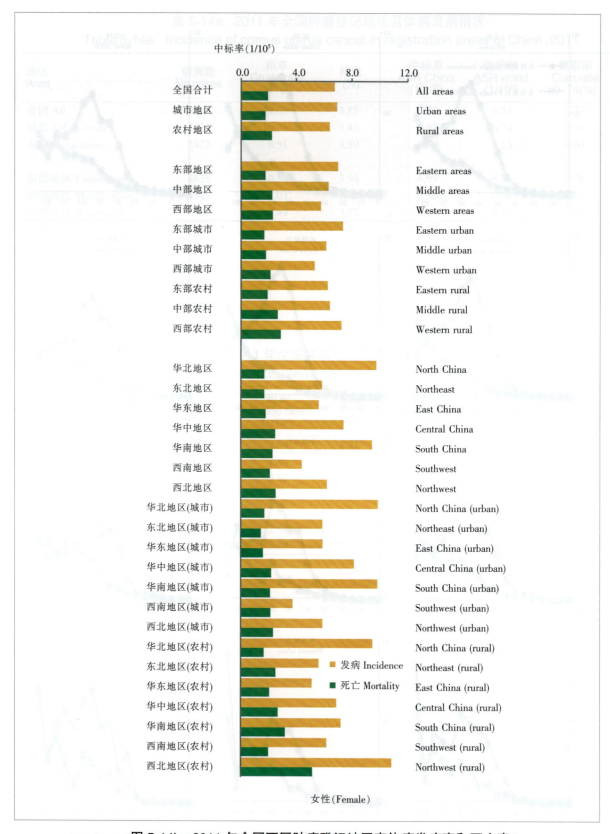

中标率（1/10⁵）

All areas	Urban areas	Rural areas		
Eastern areas	Middle areas	Western areas		
Eastern urban	Middle urban	Western urban		
Eastern rural	Middle rural	Western rural		
North China	Northeast	East China	Central China	South China	Southwest	Northwest
North China (urban)	Northeast (urban)	East China (urban)	Central China (urban)	South China (urban)	Southwest (urban)	Northwest (urban)
North China (rural)	Northeast (rural)	East China (rural)	Central China (rural)	South China (rural)	Southwest (rural)	Northwest (rural)

发病 Incidence
死亡 Mortality

女性（Female）

图 5-14b 2011 年全国不同肿瘤登记地区宫体癌发病率和死亡率

Figure 5-14b Incidence and mortality rates of corpus uterus cancer in different registration areas of China, 2011

14 子宫体及部位不明(C54–C55)

2011年，全国肿瘤登记地区宫体癌发病率为9.60/10万，中标率为6.73/10万，世标率为6.53/10万，占女性全部癌症发病的3.85%。其中城市地区中标率为6.92/10万，农村地区为6.38/10万，城市为农村的1.08倍。2011年，全国肿瘤登记地区宫体癌死亡率为2.94/10万，中标率1.93/10万，世标率1.89/10万。其中城市地区中标率为1.75/10万，农村地区为2.22/10万，农村为城市的1.27倍。宫体癌发病和死亡的0~74岁累积率分别为0.73%和0.21%。

全国肿瘤登记地区宫体癌年龄别发病率在25岁之前处于较低水平，自25岁以后快速上升，55-岁组达到高峰，之后逐渐下降。年龄别死亡率在30岁之前处于较低水平，30岁以后迅速上升，死亡率随年龄的增加逐渐升高，在85+岁组达到高峰。城乡和不同地区宫体癌年龄别率的水平虽然有一定的差异，但总体趋势类同。

城市地区宫体癌发病率高于农村，但死亡率却低于农村。东部地区发病率高于中部地区和西部地区，西部地区死亡率高于中部地区和东部地区。在七大行政区中，华北、华南、华中地区宫体癌发病较高，西南地区最低。

（表5-14a~5-14b,图5-14a~5-14b)

14 Corpus Uterus & Unspecified (C54–C55)

In 2011, the crude incidence rate of corpus uterus cancer in registration areas of China was 9.60 per 100 000 (6.73 per 100 000 for ASR China and 6.53 per 100 000 for ASR world), accounting for 3.85% of all female cancer cases. The ASR China was 0.08 times higher in urban areas than that in rural areas. The crude mortality of corpus uterus cancer was 2.94 per 100 000 (1.93 per 100 000 for ASR China and 1.89 per 100 000 for ASR world). The ASR China in rural areas was 0.27 times higher than that in urban areas. The cumulative rates of incidence and mortality from age 0 to 74 years were 0.73% and 0.21%, respectively.

The age-specific incidence was low before 25 years old and dramatically increased constantly since then. The incidence reached peak at the age group of 55- years, and then decreased gradually. The age-specific mortality was low before 30 years old and gradually increased with age, reaching peak at the age group of 85+ years. The age-specific incidence and mortality rates varied in different areas with similar curve.

The incidence rates of corpus uterus cancer were higher in urban areas than those in rural areas, but the mortality rates were just opposite. Eastern areas had higher incidence rates than Middle and Western areas, while Western areas had higher mortality rates than Middle and Eastern areas. Among the seven administrative districts, the incidence rates of corpus uterus cancer were higher in North China, South China and Central China, and lowest in Southwest areas.

(Table 5-14a~5-14b, Figure 5-14a~5-14b)

表 5-14a　2011 年全国肿瘤登记地区宫体癌发病情况

Table 5-14a　Incidence of corpus uterus cancer in registration areas of China, 2011

地区 Area	病例数 No.cases	粗率 Crude rate $(1/10^5)$	构成 (%)	中标率 ASR China $(1/10^5)$	世标率 ASR world $(1/10^5)$	累积率 Cum.rate 0~74(%)
全国 All	6919	9.60	3.85	6.73	6.53	0.73
城市 Urban areas	4492	10.31	3.83	6.92	6.74	0.76
农村 Rural areas	2427	8.51	3.89	6.38	6.13	0.67
东部地区 Eastern areas	4838	10.58	3.94	6.99	6.81	0.76
中部地区 Middle areas	1545	8.03	3.64	6.30	6.04	0.67
西部地区 Western areas	536	7.49	3.72	5.76	5.55	0.60

表 5-14b　2011 年全国肿瘤登记地区宫体癌死亡情况

Table 5-14b　Mortality of corpus uterus cancer in registration areas of China, 2011

地区 Area	病例数 No.cases	粗率 Crude rate $(1/10^5)$	构成 (%)	中标率 ASR China $(1/10^5)$	世标率 ASR world $(1/10^5)$	累积率 Cum.rate 0~74(%)
全国 All	2123	2.94	2.21	1.93	1.89	0.21
城市 Urban areas	1245	2.86	2.08	1.75	1.73	0.19
农村 Rural areas	878	3.08	2.42	2.22	2.16	0.24
东部地区 Eastern areas	1336	2.92	2.04	1.76	1.73	0.19
中部地区 Middle areas	569	2.96	2.50	2.25	2.20	0.25
西部地区 Western areas	218	3.05	2.77	2.29	2.25	0.25

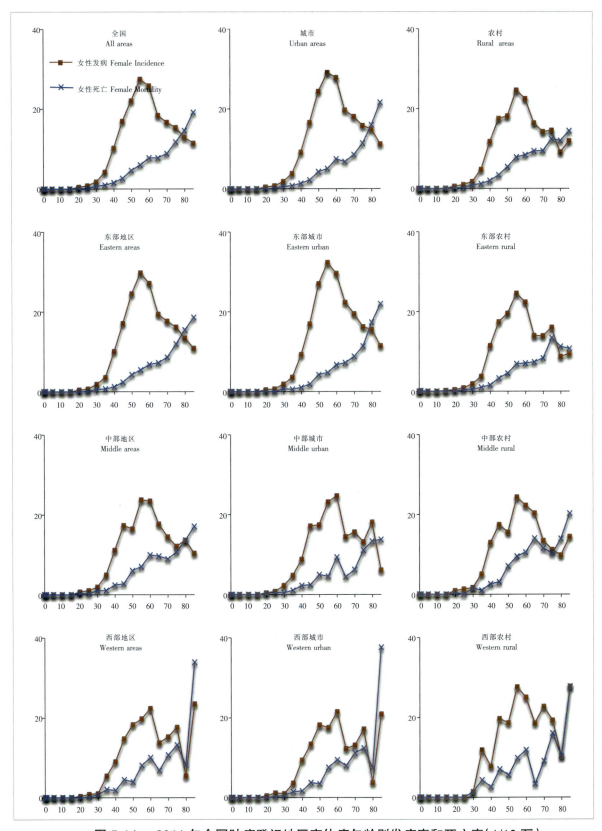

图 5-14a　2011 年全国肿瘤登记地区宫体癌年龄别发病率和死亡率(1/10 万)

Figure 5-14a　Age-specific incidence and mortality rates of corpus uterus cancer in registration areas of China,2011(1/10^5)

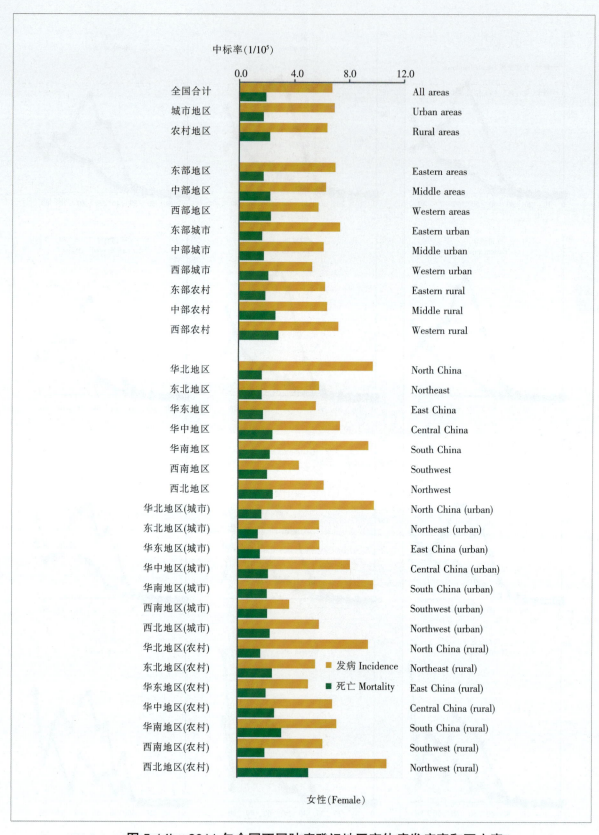

图 5-14b　2011 年全国不同肿瘤登记地区宫体癌发病率和死亡率

Figure 5-14b　Incidence and mortality rates of corpus uterus cancer in different registration areas of China,2011

15 卵巢(C56)

2011 年全国肿瘤登记地区卵巢癌发病数为 5 407 例,占同期女性癌症发病总数的 3.01%,发病粗率、中标率和世标率分别为 7.50/10 万、5.58/10 万和 5.29/10 万。同期全国肿瘤登记地区卵巢癌死亡 2 375 例,占同期女性癌症死亡总数的 2.47%,死亡粗率、中标率和世标率分别为 3.29/10 万、2.19/10 万和 2.17/10 万。0~74 岁累积发病率和死亡率分别为 0.57%和 0.25%。

全国肿瘤登记地区女性卵巢癌年龄别发病率从 15-岁年龄组开始迅速上升,60-岁年龄组达高峰,其后迅速下降,而死亡率从 35-岁年龄组开始迅速上升,75-岁年龄组达高峰。不同地区年龄别发病和死亡率有所不同,城市和中部城市地区发病率于 75-岁达高峰,西部地区死亡率于 85+岁达高峰。

城市地区卵巢癌发病率和死亡率均高于农村,城市和农村发病中标率分别为 6.00/10 万和 4.86/10 万,城市是农村的 1.23 倍,死亡中标率分别为 2.40/10 万和 1.82/10 万,城市是农村的 1.32 倍。卵巢癌发病率西部高于东部,东部高于中部,死亡中标率中部最低,东部和西部相当。在七大行政区中,华北地区卵巢癌发病率最高,西南最低。

(表 5-15a~5-15b,图 5-15a~5-15b)

15 Ovary(C56)

In 2011, there were 5 407 new cases diagnosed as ovarian cancer, accounting for 3.01% of all new female cancer cases in registration areas of China. The crude incidence rate, ASR China and ASR world were 7.50 per 100 000, 5.58 per 100 000 and 5.29 per 100 000 respectively. There were 2 375 ovarian cancer deaths in 2011, accounting for 2.47% of all female cancer deaths. The crude mortality rate, ASR China and ASR world were 3.29 per 100 000, 2.19 per 100 000 and 2.17 per 100 000, respectively. The cumulative incidence and mortality rates from age 0 to 74 years were 0.57% and 0.25% respectively.

The age-specific incidence rates of ovarian cancer rose quickly from 15 years old, peaked at age group of 60- years and declined quickly thereafter. But the age-specific mortality rates increased quickly from 35 years old, peaked at age group of 75- years. The age-specific incidence and mortality rates among different areas showed some differences. The incidence peaked at age group of 75- years in urban and Middle urban areas, but the mortality rates peaked at age group of 85+ years in Western areas.

The incidence and mortality rates of ovarian cancer were higher in urban areas than those in rural areas. The ASR China of incidence in urban and rural areas were 6.00 per 100 000 and 4.86 per 100 000 respectively, and it was 0.23 times higher in urban areas than that in rural areas. The ASR China of mortality in urban and rural areas were 2.40 per 100 000 and 1.82 per 100 000 respectively, and it was 0.32 times higher in urban areas than that in rural areas. The incidence rates were highest in Western areas, followed by Eastern and Middle areas. But the mortality rates were lowest in Middle areas, equal in Eastern and Western areas. Among the seven administrative areas, the incidence was highest in North China, and lowest in Southwest areas.

(Table 5-15a~5-15b, Figure 5-15a~5-15b)

表 5-15a 2011 年全国肿瘤登记地区卵巢癌发病情况
Table 5-15a Incidence of ovarian cancer in registration areas of China, 2011

地区 Area	病例数 No.cases	粗率 Crude rate (1/10⁵)	构成 (%)	中标率 ASR China (1/10⁵)	世标率 ASR world (1/10⁵)	累积率 Cum.rate 0~74(%)
全国 All	5407	7.50	3.01	5.58	5.29	0.57
城市 Urban areas	3664	8.41	3.12	6.00	5.71	0.61
农村 Rural areas	1743	6.11	2.79	4.86	4.58	0.48
东部地区 Eastern areas	3596	7.86	2.93	5.60	5.31	0.57
中部地区 Middle areas	1305	6.79	3.08	5.46	5.20	0.55
西部地区 Western areas	506	7.07	3.51	5.82	5.42	0.57

表 5-15b 2011 年全国肿瘤登记地区卵巢癌死亡情况
Table 5-15b Mortality of ovarian cancer in registration areas of China, 2011

地区 Area	病例数 No.cases	粗率 Crude rate (1/10⁵)	构成 (%)	中标率 ASR China (1/10⁵)	世标率 ASR world (1/10⁵)	累积率 Cum.rate 0~74(%)
全国 All	2375	3.29	2.47	2.19	2.17	0.25
城市 Urban areas	1668	3.83	2.79	2.40	2.37	0.28
农村 Rural areas	707	2.48	1.95	1.82	1.80	0.21
东部地区 Eastern areas	1618	3.54	2.47	2.20	2.17	0.26
中部地区 Middle areas	557	2.90	2.45	2.16	2.14	0.25
西部地区 Western areas	200	2.80	2.55	2.20	2.14	0.22

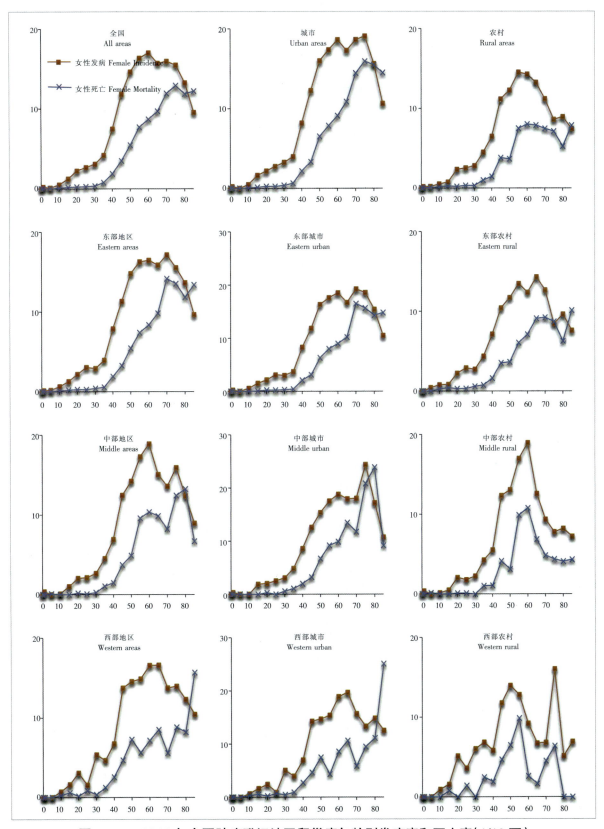

图 5-15a   2011 年全国肿瘤登记地区卵巢癌年龄别发病率和死亡率(1/10 万)

Figure 5-15a   Age-specific incidence and mortality rates of ovarian cancer in registration areas of China,2011($1/10^5$)

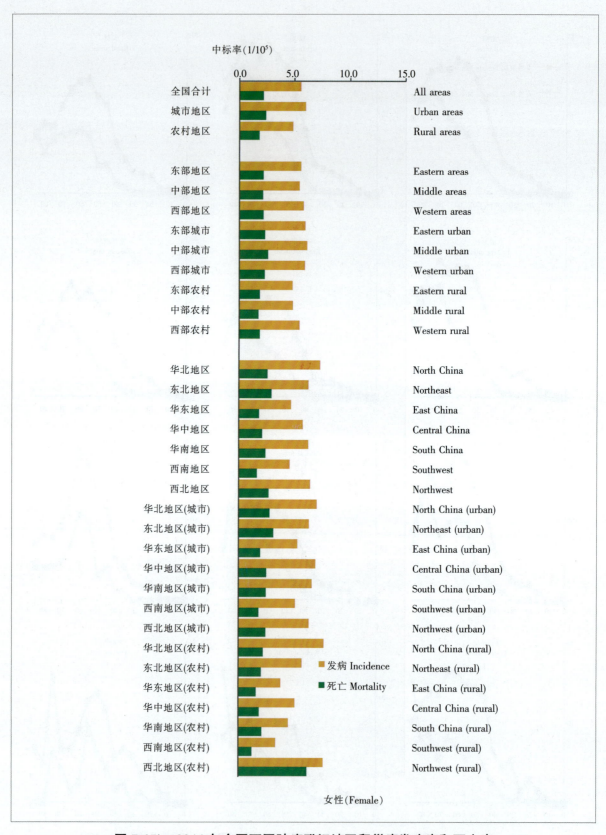

中标率(1/10⁵)

全国合计	All areas
城市地区	Urban areas
农村地区	Rural areas
东部地区	Eastern areas
中部地区	Middle areas
西部地区	Western areas
东部城市	Eastern urban
中部城市	Middle urban
西部城市	Western urban
东部农村	Eastern rural
中部农村	Middle rural
西部农村	Western rural
华北地区	North China
东北地区	Northeast
华东地区	East China
华中地区	Central China
华南地区	South China
西南地区	Southwest
西北地区	Northwest
华北地区(城市)	North China (urban)
东北地区(城市)	Northeast (urban)
华东地区(城市)	East China (urban)
华中地区(城市)	Central China (urban)
华南地区(城市)	South China (urban)
西南地区(城市)	Southwest (urban)
西北地区(城市)	Northwest (urban)
华北地区(农村)	North China (rural)
东北地区(农村)	Northeast (rural)
华东地区(农村)	East China (rural)
华中地区(农村)	Central China (rural)
华南地区(农村)	South China (rural)
西南地区(农村)	Southwest (rural)
西北地区(农村)	Northwest (rural)

发病 Incidence
死亡 Mortality

女性(Female)

图 5-15b 2011 年全国不同肿瘤登记地区卵巢癌发病率和死亡率
Figure 5-15b Incidence and mortality rates of ovarian cancer in different registration areas of China,2011

16 前列腺(C61)

2011 年，全国肿瘤登记地区前列腺癌发病率为 9.43/10 万，中标率为 6.14/10 万，世标率为 6.01/10 万，占全部癌症发病的 2.98%。城市地区前列腺癌发病率远远高于农村地区，年龄标化后，城市地区发病率(中标率)为农村地区的 2.43 倍。2011 年，前列腺癌死亡率为 3.96/10 万，中标率为 2.45/10 万，世标率为 2.51/10 万。城市地区死亡率同样高于农村地区。前列腺癌发病和死亡的 0~74 岁累积率分别为 0.63% 和 0.17%。

不同地区前列腺癌年龄别发病率和死亡率在 60 岁之前处于较低水平，60 岁以后快速上升，在 85+岁组达到高峰。城乡和不同地区前列腺癌年龄别率的水平虽然有一定的差异，但总体趋势大致相同。

东部城市和农村地区前列腺癌发病率、死亡率均高于中、西部的城市和农村地区。在七大行政区中，华南地区前列腺癌发病率较高，尤其是华南城市地区；华北农村地区发病率高于其他农村地区。

(表 5-16a~5-16b，图 5-16a~5-16b)

16 Prostate(C61)

In 2011,the crude incidence rate of prostate cancer was 9.43 per 100 000 in registration areas of China,accounting for 2.98% of all total cancer cases. The ASR China and ASR world was 6.14 per 100 000 and 6.01 per 100 000,respectively. The ASR China was 1.43 times higher in urban areas than that in rural areas. The mortality of prostate cancer was 3.96 per 100 000 in 2011. The rate of mortality in urban areas was higher than that in rural areas. The cumulative rates of incidence and mortality from age 0 to 74 years were 0.63% and 0.17%,respectively.

The rates of incidence and mortality were relatively low before 60 years old in different areas. The rates increased significantly after 60 years old,and reached peak at the age group of 85 + years. Although the rates of age-specific incidence and mortality varied in different areas,the overall trend was similar.

The incidence and mortality rates of prostate cancer in urban and rural areas were highest in Eastern areas,compared with those in Middle and Western areas. Among the seven administrative regions,highest rate of incidence was shown in South China,especially in urban areas of South China. The incidence rates were higher in rural areas of North China than those in other rural areas.

(Table 5-16a~5-16b,Figure 5-16a~5-16b)

城市地区肾及泌尿系统部位不明癌发病率和死亡率均高于农村,东部地区发病率和死亡率均高于中部和西部地区。在七大行政区中,华北地区肾及泌尿部位不明癌发病率和死亡率最高,西南地区发病率和死亡率最低。

(表 5-17a~5-17h,图 5-17a~5-17d)

The incidence and mortality rates of cancers of kidney and unspecified urinary organs were higher in urban areas than those in rural areas. The incidence and mortality were higher in Eastern areas than those in Middle and Western areas. Among the seven administrative districts,highest incidence and mortality rates were shown in North China, whereas lowest rates were shown in Southwest areas.

(Table 5-17a~5-17h,Figure 5-17a~5-17d)

表 5-17a 2011 年全国肿瘤登记地区肾及泌尿系统部位不明癌发病情况

Table 5-17a   Incidence of cancers of kidney & unspecified urinary organs in registration areas of China,2011

地区 Area	性别 Sex	病例数 No.cases	粗率 Crude rate (1/10⁵)	构成 (%)	中标率 ASR China (1/10⁵)	世标率 ASR world (1/10⁵)	累积率 Cum.rate 0~74(%)
全国	合计 Both sexes	7605	5.22	1.84	3.58	3.52	0.41
All	男性 Male	4865	6.61	2.09	4.68	4.60	0.54
	女性 Female	2740	3.80	1.52	2.51	2.46	0.29
城市	合计 Both sexes	6065	6.93	2.32	4.52	4.46	0.52
Urban areas	男性 Male	3910	8.90	2.72	6.01	5.92	0.70
	女性 Female	2155	4.94	1.84	3.08	3.03	0.35
农村	合计 Both sexes	1540	2.65	1.02	1.99	1.95	0.23
Rural areas	男性 Male	955	3.22	1.07	2.48	2.42	0.29
	女性 Female	585	2.05	0.94	1.50	1.48	0.17
东部地区	合计 Both sexes	5738	6.25	2.07	4.02	3.96	0.47
Eastern areas	男性 Male	3655	7.92	2.36	5.27	5.18	0.61
	女性 Female	2083	4.56	1.69	2.81	2.77	0.32
中部地区	合计 Both sexes	1401	3.56	1.41	2.77	2.72	0.32
Middle areas	男性 Male	892	4.42	1.58	3.56	3.51	0.42
	女性 Female	509	2.65	1.20	1.99	1.95	0.23
西部地区	合计 Both sexes	466	3.22	1.29	2.51	2.44	0.27
Western areas	男性 Male	318	4.34	1.46	3.43	3.36	0.37
	女性 Female	148	2.07	1.03	1.62	1.53	0.17

表 5-17b 2011 年全国肿瘤登记地区肾及泌尿系统部位不明癌死亡情况

Table 5-17b   Mortality of cancers of kidney & unspecified urinary organs in registration areas of China,2011

地区 Area	性别 Sex	病例数 No.cases	粗率 Crude rate (1/10⁵)	构成 (%)	中标率 ASR China (1/10⁵)	世标率 ASR world (1/10⁵)	累积率 Cum.rate 0~74(%)
全国	合计 Both sexes	2651	1.82	1.02	1.15	1.15	0.12
All	男性 Male	1698	2.31	1.03	1.55	1.55	0.16
	女性 Female	953	1.32	0.99	0.79	0.78	0.08
城市	合计 Both sexes	2046	2.34	1.29	1.37	1.38	0.14
Urban areas	男性 Male	1317	3.00	1.33	1.87	1.88	0.19
	女性 Female	729	1.67	1.22	0.92	0.91	0.09
农村	合计 Both sexes	605	1.04	0.60	0.76	0.75	0.08
Rural areas	男性 Male	381	1.28	0.58	0.97	0.96	0.11
	女性 Female	224	0.79	0.62	0.55	0.54	0.06
东部地区	合计 Both sexes	1993	2.17	1.14	1.24	1.25	0.13
Eastern areas	男性 Male	1262	2.73	1.15	1.66	1.67	0.17
	女性 Female	731	1.60	1.12	0.86	0.86	0.09
中部地区	合计 Both sexes	486	1.23	0.78	0.93	0.92	0.10
Middle areas	男性 Male	317	1.57	0.80	1.26	1.25	0.14
	女性 Female	169	0.88	0.74	0.62	0.60	0.06
西部地区	合计 Both sexes	172	1.19	0.75	0.94	0.95	0.10
Western areas	男性 Male	119	1.62	0.79	1.30	1.32	0.14
	女性 Female	53	0.74	0.67	0.60	0.60	0.05

表 5-17c　2011 年全国肿瘤登记地区肾癌发病情况

Table 5-17c　Incidence of kidney cancer in registration areas of China, 2011

地区 Area	性别 Sex	病例数 No.cases	粗率 Crude rate (1/10⁵)	构成 (%)	中标率 ASR China (1/10⁵)	世标率 ASR world (1/10⁵)	累积率 Cum.rate 0~74(%)
全国 All	合计 Both sexes	5948	4.08	1.44	2.85	2.80	0.33
	男性 Male	3963	5.38	1.70	3.86	3.79	0.44
	女性 Female	1985	2.75	1.10	1.87	1.84	0.21
城市 Urban areas	合计 Both sexes	4725	5.40	1.81	3.60	3.54	0.41
	男性 Male	3186	7.25	2.21	4.95	4.88	0.57
	女性 Female	1539	3.53	1.31	2.28	2.25	0.26
农村 Rural areas	合计 Both sexes	1223	2.10	0.81	1.60	1.56	0.18
	男性 Male	777	2.62	0.87	2.04	1.99	0.24
	女性 Female	446	1.56	0.71	1.16	1.15	0.13
东部地区 Eastern areas	合计 Both sexes	4439	4.83	1.60	3.18	3.13	0.36
	男性 Male	2975	6.45	1.92	4.36	4.27	0.50
	女性 Female	1464	3.20	1.19	2.05	2.03	0.23
中部地区 Middle areas	合计 Both sexes	1109	2.82	1.12	2.21	2.17	0.26
	男性 Male	718	3.56	1.27	2.88	2.84	0.34
	女性 Female	391	2.03	0.92	1.54	1.51	0.18
西部地区 Western areas	合计 Both sexes	400	2.76	1.11	2.17	2.12	0.24
	男性 Male	270	3.68	1.24	2.91	2.88	0.32
	女性 Female	130	1.82	0.90	1.45	1.37	0.15

表 5-17d　2011 年全国肿瘤登记地区肾癌死亡情况

Table 5-17d　Mortality of kidney cancer in registration areas of China, 2011

地区 Area	性别 Sex	病例数 No.cases	粗率 Crude rate (1/10⁵)	构成 (%)	中标率 ASR China (1/10⁵)	世标率 ASR world (1/10⁵)	累积率 Cum.rate 0~74(%)
全国 All	合计 Both sexes	2025	1.39	0.78	0.90	0.89	0.09
	男性 Male	1314	1.78	0.80	1.21	1.21	0.13
	女性 Female	711	0.99	0.74	0.61	0.59	0.06
城市 Urban areas	合计 Both sexes	1521	1.74	0.96	1.05	1.04	0.11
	男性 Male	1005	2.29	1.02	1.45	1.46	0.15
	女性 Female	516	1.18	0.86	0.68	0.66	0.07
农村 Rural areas	合计 Both sexes	504	0.87	0.50	0.63	0.63	0.07
	男性 Male	309	1.04	0.47	0.80	0.79	0.09
	女性 Female	195	0.68	0.54	0.48	0.47	0.05
东部地区 Eastern areas	合计 Both sexes	1498	1.63	0.86	0.96	0.95	0.10
	男性 Male	962	2.08	0.88	1.28	1.28	0.13
	女性 Female	536	1.17	0.82	0.66	0.65	0.07
中部地区 Middle areas	合计 Both sexes	389	0.99	0.62	0.75	0.74	0.08
	男性 Male	259	1.28	0.65	1.03	1.04	0.12
	女性 Female	130	0.68	0.57	0.48	0.46	0.05
西部地区 Western areas	合计 Both sexes	138	0.95	0.60	0.76	0.76	0.08
	男性 Male	93	1.27	0.62	1.02	1.02	0.12
	女性 Female	45	0.63	0.57	0.51	0.50	0.05

表 5-17e　2011 年全国肿瘤登记地区肾盂癌发病情况

Table 5-17e　Incidence of cancer of renal pelvis in registration areas of China, 2011

地区 Area	性别 Sex	病例数 No.cases	粗率 Crude rate (1/10⁵)	构成 (%)	中标率 ASR China (1/10⁵)	世标率 ASR world (1/10⁵)	累积率 Cum.rate 0~74(%)
全国	合计 Both sexes	786	0.54	0.19	0.35	0.35	0.04
All	男性 Male	435	0.59	0.19	0.40	0.40	0.05
	女性 Female	351	0.49	0.20	0.30	0.29	0.04
城市	合计 Both sexes	648	0.74	0.25	0.46	0.45	0.05
Urban areas	男性 Male	357	0.81	0.25	0.53	0.52	0.06
	女性 Female	291	0.67	0.25	0.38	0.37	0.05
农村	合计 Both sexes	138	0.24	0.09	0.17	0.17	0.02
Rural areas	男性 Male	78	0.26	0.09	0.19	0.19	0.02
	女性 Female	60	0.21	0.10	0.15	0.15	0.02
东部地区	合计 Both sexes	604	0.66	0.22	0.39	0.39	0.05
Eastern areas	男性 Male	316	0.68	0.20	0.43	0.43	0.05
	女性 Female	288	0.63	0.23	0.36	0.35	0.04
中部地区	合计 Both sexes	154	0.39	0.16	0.30	0.30	0.04
Middle areas	男性 Male	95	0.47	0.17	0.37	0.38	0.05
	女性 Female	59	0.31	0.14	0.23	0.22	0.03
西部地区	合计 Both sexes	28	0.19	0.08	0.14	0.14	0.01
Western areas	男性 Male	24	0.33	0.11	0.25	0.24	0.02
	女性 Female	4	0.06	0.03	0.04	0.04	0.00

表 5-17f　2011 年全国肿瘤登记地区肾盂癌死亡情况

Table 5-17f　Mortality of cancer of renal pelvis in registration areas of China, 2011

地区 Area	性别 Sex	病例数 No.cases	粗率 Crude rate (1/10⁵)	构成 (%)	中标率 ASR China (1/10⁵)	世标率 ASR world (1/10⁵)	累积率 Cum.rate 0~74(%)
全国	合计 Both sexes	261	0.18	0.10	0.11	0.11	0.01
All	男性 Male	160	0.22	0.10	0.14	0.14	0.01
	女性 Female	101	0.14	0.11	0.08	0.08	0.01
城市	合计 Both sexes	215	0.25	0.14	0.14	0.14	0.01
Urban areas	男性 Male	126	0.29	0.13	0.17	0.18	0.02
	女性 Female	89	0.20	0.15	0.11	0.11	0.01
农村	合计 Both sexes	46	0.08	0.05	0.06	0.06	0.01
Rural areas	男性 Male	34	0.11	0.05	0.09	0.08	0.01
	女性 Female	12	0.04	0.03	0.03	0.03	0.00
东部地区	合计 Both sexes	195	0.21	0.11	0.12	0.12	0.01
Eastern areas	男性 Male	114	0.25	0.10	0.15	0.15	0.01
	女性 Female	81	0.18	0.12	0.09	0.09	0.01
中部地区	合计 Both sexes	51	0.13	0.08	0.10	0.09	0.01
Middle areas	男性 Male	33	0.16	0.08	0.13	0.12	0.01
	女性 Female	18	0.09	0.08	0.07	0.06	0.01
西部地区	合计 Both sexes	15	0.10	0.07	0.08	0.08	0.01
Western areas	男性 Male	13	0.18	0.09	0.14	0.16	0.01
	女性 Female	2	0.03	0.03	0.02	0.02	0.00

表 5-17g 2011 年全国肿瘤登记地区输尿管癌发病情况
Table 5-17g Incidence of cancer of ureter in registration areas of China, 2011

地区 Area	性别 Sex	病例数 No.cases	粗率 Crude rate (1/10⁵)	构成 (%)	中标率 ASR China (1/10⁵)	世标率 ASR world (1/10⁵)	累积率 Cum.rate 0~74(%)
全国	合计 Both sexes	738	0.51	0.18	0.32	0.32	0.04
All	男性 Male	376	0.51	0.16	0.34	0.34	0.04
	女性 Female	362	0.50	0.20	0.30	0.29	0.03
城市	合计 Both sexes	591	0.68	0.23	0.40	0.39	0.05
Urban areas	男性 Male	299	0.68	0.21	0.43	0.42	0.05
	女性 Female	292	0.67	0.25	0.37	0.36	0.04
农村	合计 Both sexes	147	0.25	0.10	0.18	0.18	0.02
Rural areas	男性 Male	77	0.26	0.09	0.19	0.19	0.02
	女性 Female	70	0.25	0.11	0.17	0.17	0.02
东部地区	合计 Both sexes	596	0.65	0.21	0.38	0.38	0.05
Eastern areas	男性 Male	296	0.64	0.19	0.39	0.39	0.05
	女性 Female	300	0.66	0.24	0.37	0.36	0.04
中部地区	合计 Both sexes	110	0.28	0.11	0.20	0.20	0.02
Middle areas	男性 Male	61	0.30	0.11	0.23	0.23	0.02
	女性 Female	49	0.25	0.12	0.17	0.17	0.02
西部地区	合计 Both sexes	32	0.22	0.09	0.17	0.16	0.02
Western areas	男性 Male	19	0.26	0.09	0.21	0.20	0.02
	女性 Female	13	0.18	0.09	0.13	0.12	0.01

表 5-17h 2011 年全国肿瘤登记地区输尿管癌死亡情况
Table 5-17h Mortality of cancer of ureter in registration areas of China, 2011

地区 Area	性别 Sex	病例数 No.cases	粗率 Crude rate (1/10⁵)	构成 (%)	中标率 ASR China (1/10⁵)	世标率 ASR world (1/10⁵)	累积率 Cum.rate 0~74(%)
全国	合计 Both sexes	278	0.19	0.11	0.11	0.11	0.01
All	男性 Male	154	0.21	0.09	0.13	0.13	0.01
	女性 Female	124	0.17	0.13	0.09	0.09	0.01
城市	合计 Both sexes	237	0.27	0.15	0.15	0.15	0.01
Urban areas	男性 Male	127	0.29	0.13	0.17	0.17	0.02
	女性 Female	110	0.25	0.18	0.13	0.12	0.01
农村	合计 Both sexes	41	0.07	0.04	0.05	0.05	0.01
Rural areas	男性 Male	27	0.09	0.04	0.07	0.07	0.01
	女性 Female	14	0.05	0.04	0.03	0.03	0.00
东部地区	合计 Both sexes	227	0.25	0.13	0.13	0.13	0.01
Eastern areas	男性 Male	125	0.27	0.11	0.16	0.16	0.02
	女性 Female	102	0.22	0.16	0.11	0.11	0.01
中部地区	合计 Both sexes	40	0.10	0.06	0.07	0.07	0.01
Middle areas	男性 Male	22	0.11	0.06	0.08	0.08	0.01
	女性 Female	18	0.09	0.08	0.06	0.06	0.01
西部地区	合计 Both sexes	11	0.08	0.05	0.06	0.06	0.00
Western areas	男性 Male	7	0.10	0.05	0.07	0.08	0.01
	女性 Female	4	0.06	0.05	0.04	0.03	0.00

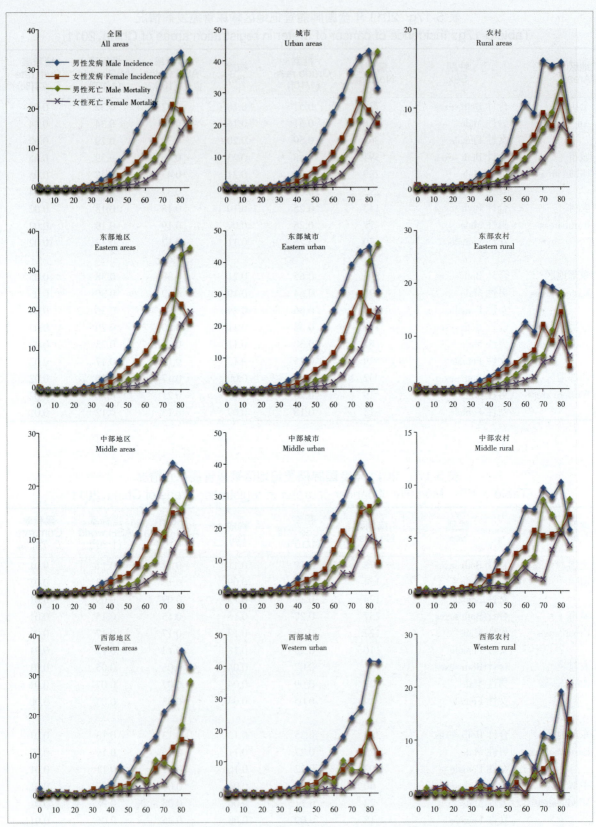

图 5-17a　2011 年全国肿瘤登记地区肾及泌尿系统部位不明癌年龄别发病率和死亡率（1/10 万）
Figure 5-17a　Age-specific incidence and mortality rates of cancers of kidney & unspecified urinary organs in registration areas of China, 2011(1/10⁵)

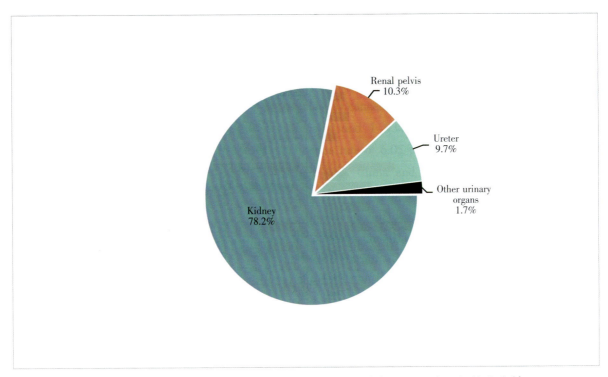

图 5-17b　2011 年全国肿瘤登记地区肾及泌尿系统部位不明癌亚部位分布情况

Figure 5-17b　Distribution of subcategories of cancers of kidney & unspecified urinary organs in registration areas of China, 2011

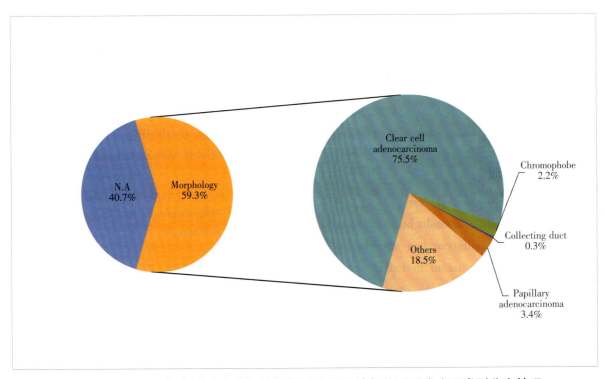

图 5-17c　2011 年全国肿瘤登记地区肾及泌尿系统部位不明癌病理类型分布情况

Figure 5-17c　Distribution of histological types of cancers of kidney & unspecified urinary organs in registration areas of China, 2011

表 5-18a 2011 年全国肿瘤登记地区膀胱癌发病情况
Table 5-18a Incidence of bladder cancer in registration areas of China,2011

地区 Area	性别 Sex	病例数 No.cases	粗率 Crude rate $(1/10^5)$	构成 (%)	中标率 ASR China $(1/10^5)$	世标率 ASR world $(1/10^5)$	累积率 Cum.rate 0~74(%)
全国	合计 Both sexes	8822	6.05	2.14	3.88	3.84	0.43
All	男性 Male	6892	9.36	2.96	6.31	6.28	0.70
	女性 Female	1930	2.68	1.07	1.63	1.61	0.18
城市	合计 Both sexes	6404	7.32	2.45	4.40	4.37	0.49
Urban areas	男性 Male	4990	11.35	3.47	7.16	7.13	0.79
	女性 Female	1414	3.24	1.21	1.87	1.84	0.21
农村	合计 Both sexes	2418	4.15	1.59	2.96	2.93	0.34
Rural areas	男性 Male	1902	6.41	2.13	4.82	4.78	0.54
	女性 Female	516	1.81	0.83	1.23	1.21	0.13
东部地区	合计 Both sexes	6525	7.10	2.35	4.20	4.16	0.47
Eastern areas	男性 Male	5080	11.01	3.28	6.85	6.81	0.76
	女性 Female	1445	3.16	1.18	1.76	1.73	0.19
中部地区	合计 Both sexes	1610	4.09	1.63	3.06	3.06	0.35
Middle areas	男性 Male	1265	6.27	2.23	4.96	4.95	0.55
	女性 Female	345	1.79	0.81	1.30	1.31	0.16
西部地区	合计 Both sexes	687	4.74	1.90	3.58	3.54	0.39
Western areas	男性 Male	547	7.46	2.51	5.81	5.77	0.61
	女性 Female	140	1.96	0.97	1.47	1.45	0.17

表 5-18b 2011 年全国肿瘤登记地区膀胱癌死亡情况
Table 5-18b Mortality of bladder cancer in registration areas of China,2011

地区 Area	性别 Sex	病例数 No.cases	粗率 Crude rate $(1/10^5)$	构成 (%)	中标率 ASR China $(1/10^5)$	世标率 ASR world $(1/10^5)$	累积率 Cum.rate 0~74(%)
全国	合计 Both sexes	3554	2.44	1.37	1.41	1.42	0.12
All	男性 Male	2750	3.73	1.68	2.37	2.42	0.20
	女性 Female	804	1.12	0.84	0.58	0.59	0.05
城市	合计 Both sexes	2501	2.86	1.57	1.50	1.54	0.12
Urban areas	男性 Male	1913	4.35	1.93	2.51	2.59	0.20
	女性 Female	588	1.35	0.98	0.65	0.66	0.05
农村	合计 Both sexes	1053	1.81	1.04	1.21	1.20	0.12
Rural areas	男性 Male	837	2.82	1.28	2.07	2.06	0.19
	女性 Female	216	0.76	0.60	0.46	0.45	0.04
东部地区	合计 Both sexes	2632	2.86	1.50	1.47	1.49	0.12
Eastern areas	男性 Male	2022	4.38	1.85	2.48	2.55	0.20
	女性 Female	610	1.33	0.93	0.61	0.62	0.05
中部地区	合计 Both sexes	669	1.70	1.07	1.22	1.20	0.12
Middle areas	男性 Male	525	2.60	1.33	2.04	2.04	0.19
	女性 Female	144	0.75	0.63	0.50	0.49	0.05
西部地区	合计 Both sexes	253	1.75	1.11	1.29	1.33	0.13
Western areas	男性 Male	203	2.77	1.35	2.16	2.24	0.21
	女性 Female	50	0.70	0.64	0.49	0.50	0.05

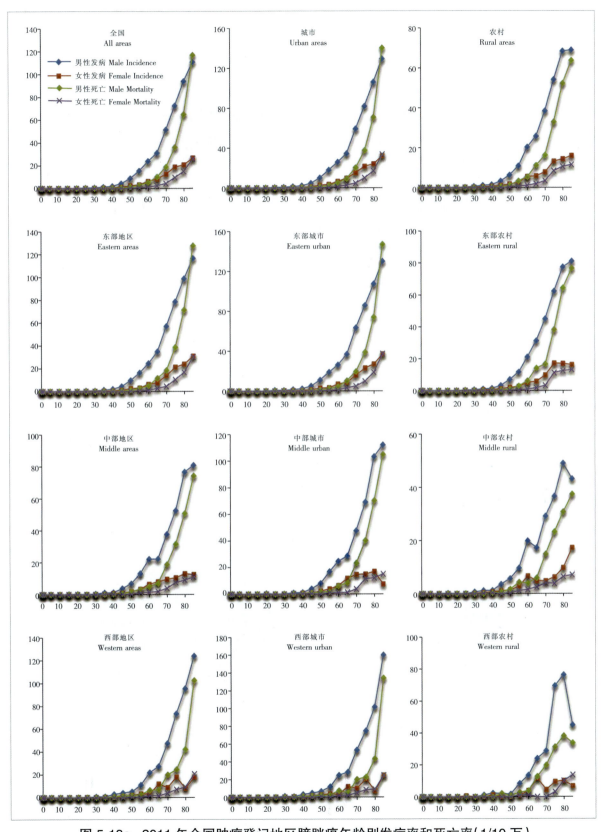

图 5-18a 2011 年全国肿瘤登记地区膀胱癌年龄别发病率和死亡率(1/10 万)

Figure 5-18a Age-specific incidence and mortality rates of bladder cancer in registration areas of China,2011(1/10⁵)

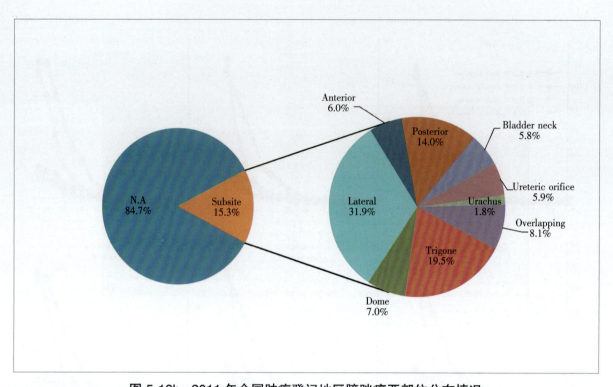

图 5-18b　2011 年全国肿瘤登记地区膀胱癌亚部位分布情况
Figure 5-18b　Distribution of subcategories of bladder cancer in registration areas of China, 2011

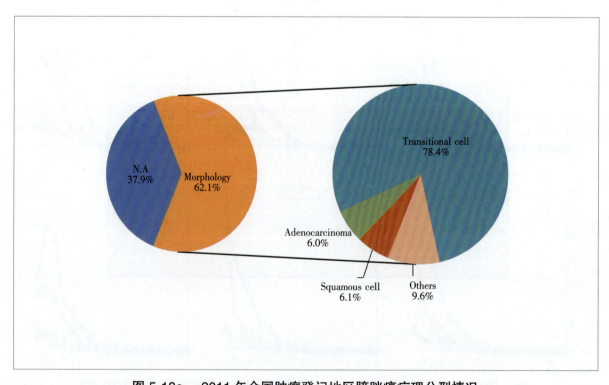

图 5-18c　2011 年全国肿瘤登记地区膀胱癌病理分型情况
Figure 5-18c　Distribution of histological types of bladder cancer in registration areas of China, 2011

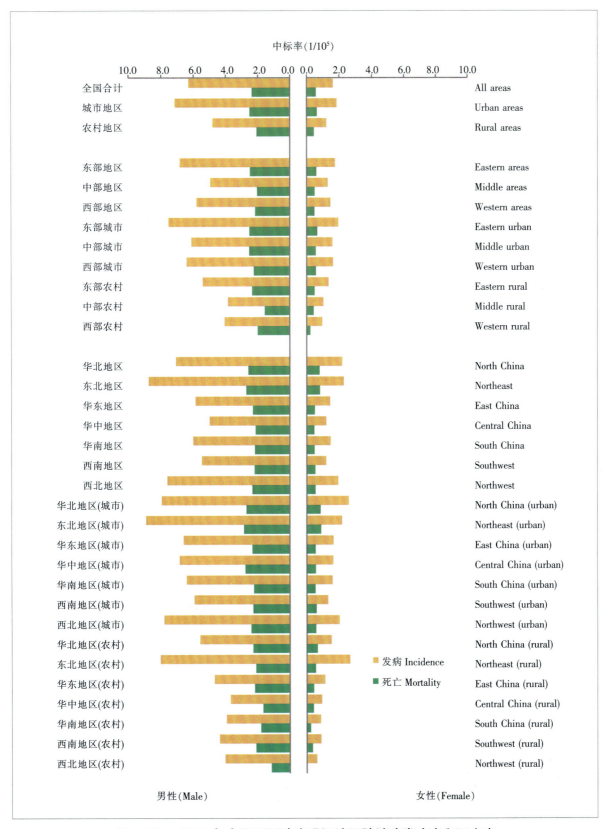

图 5-18d　2011 年全国不同肿瘤登记地区膀胱癌发病率和死亡率

Figure 5-18d　Incidence and mortality rates of bladder cancer in different registration areas of China, 2011

19 脑及中枢神经系统(C70–C72)

2011 年，全国肿瘤登记地区脑及中枢神经系统肿瘤（简称脑瘤）的发病率为 7.22/10 万，中标率为 5.52/10 万，世标率为 5.42/10 万，占全部癌症发病的 2.55%。女性中标率为男性的 1.02 倍，农村为城市的 1.06 倍。2011 年，全国肿瘤登记地区脑瘤死亡率为 4.13/10 万，中标率 2.99/10 万，世标率 2.99/10 万。脑瘤发病和死亡的 0~74 岁累积率分别为 0.56% 和 0.31%。

不同地区脑瘤年龄别发病率和死亡率在 30 岁之前处于较低水平，自 30 岁以后快速上升。城乡和不同地区年龄别率的水平虽然有一定的差异，但总体趋势类同。

农村地区脑瘤发病率和死亡率均高于城市。东部城市地区脑瘤发病率高于中部和西部城市，而西部农村地区脑瘤发病率与死亡率最高。在七大行政区中，西北、华南地区脑瘤发病较高，西南地区最低。

（表 5-19a~5-19b，图 5-19a~5-19b）

19 Brain & Central Nervous System(C70–C72)

In 2011, the incidence rate of brain and central nervous system tumors (below named as brain tumors) was 7.22 per 100 000 in registration areas of China. The ASR China and ASR world were 5.52 per 100 000 and 5.42 per 100 000, respectively. It accounted for 2.55% of all cancer cases. The ASR China were 0.02 and 0.06 times higher in female and rural areas than those in male and urban areas respectively. The mortality of brain tumors was 4.13 per 100 000 (2.99 per 100 000 for ASR China and 2.99 per 100 000 for ASR world). The cumulative rates of incidence and mortality from age 0 to 74 years were 0.56% and 0.31% respectively.

The age-specific incidence and mortality rates were relatively low before 30 years old in each area and dramatically increased constantly since then. The age-specific incidence and mortality rates varied in different areas with similar curve.

The incidence and mortality rates of brain tumors were higher in rural areas than those in urban areas. Eastern urban had higher incidence rates than Middle and Western urban areas, but Western rural had the highest incidence and mortality rates. Among the seven administrative districts, higher rates of brain tumors were shown in Northwest, South China and the lowest in Southwest areas.

(Table 5-19a~5-19b, Figure 5-19a~5-19b)

地区 Area	性别 Sex	病例数 No.cases	粗率 Crude rate (1/10^5)	构成 (%)	中标率 ASR China (1/10^5)	世标率 ASR world (1/10^5)	累积率 Cum.rate 0~74(%)
全国	合计 Both sexes	10521	7.22	2.55	5.52	5.42	0.56
All	男性 Male	5109	6.94	2.19	5.46	5.36	0.54
	女性 Female	5412	7.51	3.01	5.57	5.48	0.58
城市	合计 Both sexes	6430	7.35	2.46	5.39	5.30	0.54
Urban areas	男性 Male	3000	6.83	2.08	5.20	5.11	0.51
	女性 Female	3430	7.87	2.92	5.57	5.48	0.58
农村	合计 Both sexes	4091	7.03	2.70	5.70	5.59	0.59
Rural areas	男性 Male	2109	7.10	2.36	5.88	5.77	0.60
	女性 Female	1982	6.95	3.17	5.53	5.44	0.58
东部地区	合计 Both sexes	7036	7.66	2.53	5.62	5.53	0.57
Eastern areas	男性 Male	3279	7.11	2.12	5.38	5.29	0.54
	女性 Female	3757	8.22	3.06	5.87	5.78	0.61
中部地区	合计 Both sexes	2556	6.49	2.58	5.39	5.33	0.55
Middle areas	男性 Male	1352	6.70	2.39	5.73	5.66	0.57
	女性 Female	1204	6.26	2.84	5.05	5.00	0.53
西部地区	合计 Both sexes	929	6.41	2.57	5.22	5.03	0.51
Western areas	男性 Male	478	6.52	2.20	5.41	5.22	0.52
	女性 Female	451	6.31	3.13	5.05	4.86	0.50

表 5-19b 2011 年全国肿瘤登记地区脑瘤死亡情况
Table 5-19b Mortality of brain tumors in registration areas of China, 2011

地区 Area	性别 Sex	病例数 No.cases	粗率 Crude rate (1/10^5)	构成 (%)	中标率 ASR China (1/10^5)	世标率 ASR world (1/10^5)	累积率 Cum.rate 0~74(%)
全国	合计 Both sexes	6014	4.13	2.31	2.99	2.99	0.31
All	男性 Male	3319	4.51	2.02	3.40	3.40	0.35
	女性 Female	2695	3.74	2.81	2.58	2.59	0.26
城市	合计 Both sexes	3536	4.04	2.23	2.78	2.78	0.28
Urban areas	男性 Male	1902	4.33	1.92	3.11	3.12	0.32
	女性 Female	1634	3.75	2.73	2.44	2.44	0.24
农村	合计 Both sexes	2478	4.26	2.44	3.33	3.32	0.36
Rural areas	男性 Male	1417	4.77	2.17	3.85	3.84	0.42
	女性 Female	1061	3.72	2.93	2.80	2.81	0.30
东部地区	合计 Both sexes	3966	4.32	2.27	2.97	2.99	0.31
Eastern areas	男性 Male	2123	4.60	1.94	3.30	3.33	0.35
	女性 Female	1843	4.03	2.82	2.64	2.65	0.27
中部地区	合计 Both sexes	1477	3.75	2.37	3.01	3.01	0.31
Middle areas	男性 Male	856	4.25	2.16	3.56	3.56	0.36
	女性 Female	621	3.23	2.73	2.46	2.48	0.25
西部地区	合计 Both sexes	571	3.94	2.50	3.18	3.11	0.31
Western areas	男性 Male	340	4.64	2.26	3.83	3.74	0.36
	女性 Female	231	3.23	2.94	2.54	2.49	0.26

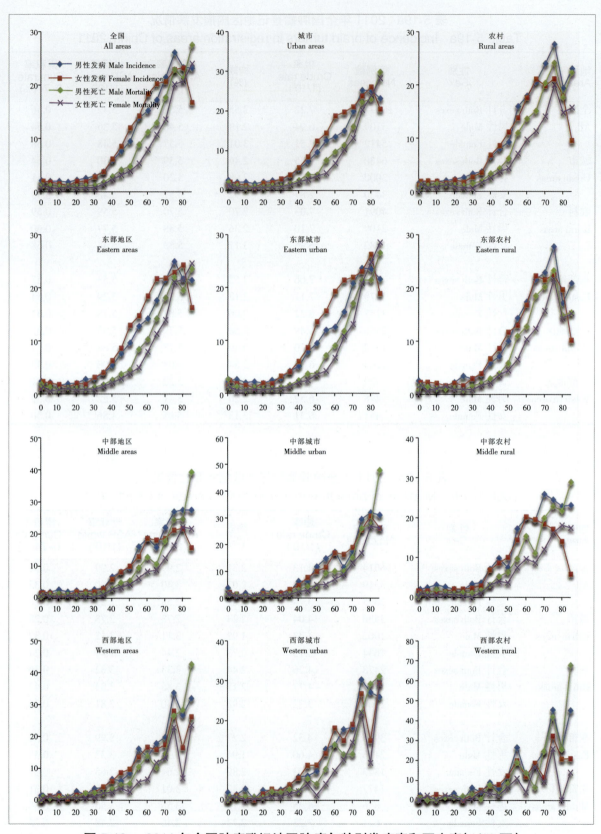

图 5-19a 2011 年全国肿瘤登记地区脑瘤年龄别发病率和死亡率(1/10 万)

Figure 5-19a   Age-specific incidence and mortality rates of brain tumors in registration areas of China, 2011(1/10⁵)

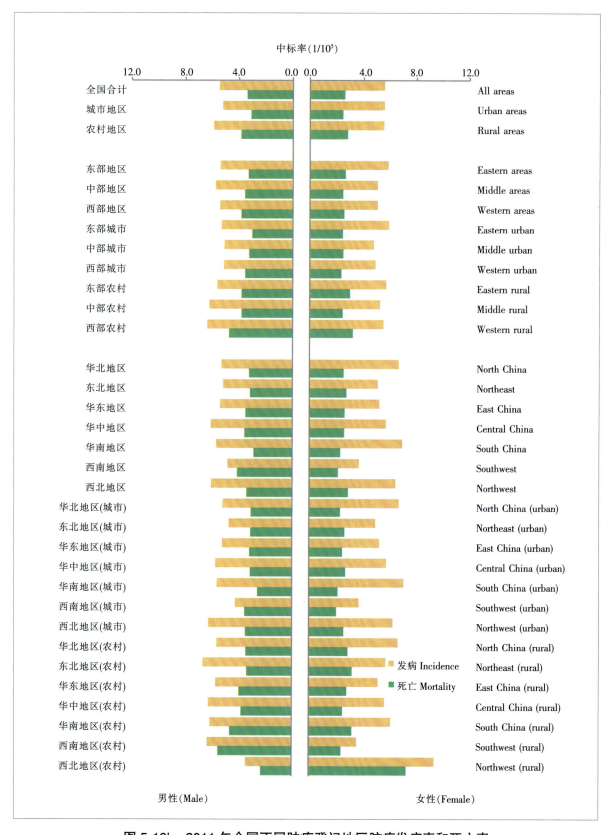

中标率(1/10⁵)

全国合计	All areas
城市地区	Urban areas
农村地区	Rural areas
东部地区	Eastern areas
中部地区	Middle areas
西部地区	Western areas
东部城市	Eastern urban
中部城市	Middle urban
西部城市	Western urban
东部农村	Eastern rural
中部农村	Middle rural
西部农村	Western rural
华北地区	North China
东北地区	Northeast
华东地区	East China
华中地区	Central China
华南地区	South China
西南地区	Southwest
西北地区	Northwest
华北地区(城市)	North China (urban)
东北地区(城市)	Northeast (urban)
华东地区(城市)	East China (urban)
华中地区(城市)	Central China (urban)
华南地区(城市)	South China (urban)
西南地区(城市)	Southwest (urban)
西北地区(城市)	Northwest (urban)
华北地区(农村)	North China (rural)
东北地区(农村)	Northeast (rural)
华东地区(农村)	East China (rural)
华中地区(农村)	Central China (rural)
华南地区(农村)	South China (rural)
西南地区(农村)	Southwest (rural)
西北地区(农村)	Northwest (rural)

发病 Incidence
死亡 Mortality

男性(Male)　　　　　　　女性(Female)

图 5-19b　2011 年全国不同肿瘤登记地区脑瘤发病率和死亡率

Figure 5-19b　Incidence and mortality rates of brain tumors in different registration areas of China,2011

20 甲状腺(C73)

2011 年，全国肿瘤登记地区甲状腺癌新发病例数为 11 431 例，发病率为 7.84/10 万，中标率为 6.53/10 万，世标率为 5.75/10 万，占全部癌症发病的 2.77%。其中男性新发病例数为 2 816 例，女性为 8 615 例。女性中标率为男性的 3.04 倍，城市为农村的 2.43 倍。2011 年全国肿瘤登记地区甲状腺癌死亡 777 例，死亡率为 0.53/10 万，中标率 0.35/10 万，世标率 0.34/10 万。其中男性甲状腺癌死亡 254 例，女性 523 例。甲状腺癌发病和死亡的 0~74 岁累积率分别为 0.56% 和 0.04%。

甲状腺癌年龄别发病率呈明显的性别差异。女性在 15-岁组开始快速上升，至 45-岁~55-岁组达到高峰，而男性从 15-岁组开始呈缓慢上升趋势，至 60-岁组才到达高峰，女性各年龄别发病率均明显高于男性；无论男女，甲状腺癌的年龄别死亡率从 50-岁或 55-岁组开始上升。城乡和不同地区年龄别率的水平虽然有一定的差异，但总体趋势类同。

76.9% 的甲状腺癌病例具有明确的组织学类型，其中乳头状癌是甲状腺癌最主要的病理类型，占全部甲状腺癌的 82.0%，其次是腺癌(2.1%) 和髓样癌(0.7%)，其他病理占 15.3%。

城市地区甲状腺癌发病率和死亡率均高于农村。发病中标率以东部地区最高，其次是中部地区，西部地区最低；但是死亡中标率反而以西部地区最高，其次为东部地区，中部地区最低。在七大行政区中，华北、东北、华东、华南地区甲状腺癌发病率较高，而华中、西南和西北地区发病率较低。

（表 5-20a~5-20b，图 5-20a~5-20c）

20 Thyroid Gland(C73)

In 2011, there were 11 431 new cases diagnosed as thyroid cancer in registration areas of China (2 816 males and 8 615 females), with the crude incidence rate of 7.84 per 100 000(6.53 per 100 000 for ASR China and 5.75 per 100 000 for ASR world), accounting for 2.77% of all cancer cases. 777 cases died of thyroid cancer in 2011(254 males and 523 females), with the crude mortality of 0.53 per 100 000 (0.35 per 100 000 for ASR China and 0.34 per 100 000 for ASR world). The cumulative rates of incidence and mortality from age 0 to 74 years were 0.56% and 0.04% respectively.

An obviously difference was seen in age-specific incidence in different genders of thyroid cancer. The incidence dramatically increased over the age group of 15− years in female and peaked at age group of 45− or 55− years. While in male, the incidence increased constantly over the age group of 15− years, which was not so dramatic like female. And the peak age group in male was 60− years. Rates in female were generally higher than those in male. The mortality rates in both genders increased from the age group of 50− or 55− years. The age-specific incidence and mortality rates varied in different areas with similar curve.

76.9% cases of thyroid cancer had specific morphological information. Among them, papillary was the most common histological type, accounting for 82.0% in all cases, followed by adenoma carcinoma(2.1%) and medullary carcinoma (0.7%). The percentage of other morphologies was 15.3%.

The incidence and mortality rates of thyroid cancer were higher in urban areas than those in rural areas. Eastern areas had the highest incidence rate (ASR China), followed by Middle and Western areas. Western areas had the highest mortality rate (ASR China), followed by Eastern areas and Middle areas. Among the seven administrative districts, higher incidence rates of thyroid cancer were shown in North China, Northeast, East China and South China, and lower rates were shown in Central China, Southwest and Northwest areas.

(Table 5-20a~5-20b, Figure 5-20a~5-20c)

表 5-20a 2011 年全国肿瘤登记地区甲状腺癌发病情况

Table 5-20a Incidence of thyroid cancer in registration areas of China, 2011

地区 Area	性别 Sex	病例数 No.cases	粗率 Crude rate (1/10⁵)	构成 (%)	中标率 ASR China (1/10⁵)	世标率 ASR world (1/10⁵)	累积率 Cum.rate 0~74(%)
全国	合计 Both sexes	11431	7.84	2.77	6.53	5.75	0.56
All	男性 Male	2816	3.82	1.21	3.24	2.83	0.28
	女性 Female	8615	11.95	4.79	9.86	8.72	0.84
城市	合计 Both sexes	9084	10.38	3.48	8.44	7.42	0.72
Urban areas	男性 Male	2300	5.23	1.60	4.35	3.78	0.37
	女性 Female	6784	15.57	5.78	12.57	11.10	1.07
农村	合计 Both sexes	2347	4.03	1.55	3.47	3.08	0.30
Rural areas	男性 Male	516	1.74	0.58	1.49	1.34	0.14
	女性 Female	1831	6.42	2.93	5.50	4.87	0.47
东部地区	合计 Both sexes	9212	10.03	3.32	8.21	7.18	0.69
Eastern areas	男性 Male	2285	4.95	1.48	4.14	3.58	0.35
	女性 Female	6927	15.15	5.64	12.30	10.80	1.04
中部地区	合计 Both sexes	1769	4.49	1.79	3.91	3.51	0.35
Middle areas	男性 Male	421	2.09	0.74	1.83	1.66	0.17
	女性 Female	1348	7.01	3.18	6.06	5.43	0.53
西部地区	合计 Both sexes	450	3.11	1.24	2.60	2.35	0.23
Western areas	男性 Male	110	1.50	0.51	1.27	1.15	0.11
	女性 Female	340	4.75	2.36	3.96	3.59	0.35

表 5-20b 2011 年全国肿瘤登记地区甲状腺癌死亡情况

Table 5-20b Mortality of thyroid cancer in registration areas of China, 2011

地区 Area	性别 Sex	病例数 No.cases	粗率 Crude rate (1/10⁵)	构成 (%)	中标率 ASR China (1/10⁵)	世标率 ASR world (1/10⁵)	累积率 Cum.rate 0~74(%)
全国	合计 Both sexes	777	0.53	0.30	0.35	0.34	0.04
All	男性 Male	254	0.34	0.15	0.24	0.24	0.03
	女性 Female	523	0.73	0.54	0.46	0.44	0.05
城市	合计 Both sexes	513	0.59	0.32	0.36	0.35	0.04
Urban areas	男性 Male	163	0.37	0.16	0.24	0.24	0.03
	女性 Female	350	0.80	0.59	0.47	0.44	0.04
农村	合计 Both sexes	264	0.45	0.26	0.34	0.32	0.04
Rural areas	男性 Male	91	0.31	0.14	0.23	0.23	0.03
	女性 Female	173	0.61	0.48	0.44	0.42	0.05
东部地区	合计 Both sexes	528	0.57	0.30	0.34	0.33	0.03
Eastern areas	男性 Male	171	0.37	0.16	0.23	0.23	0.03
	女性 Female	357	0.78	0.55	0.45	0.42	0.04
中部地区	合计 Both sexes	165	0.42	0.26	0.33	0.32	0.04
Middle areas	男性 Male	51	0.25	0.13	0.21	0.20	0.02
	女性 Female	114	0.59	0.50	0.44	0.43	0.05
西部地区	合计 Both sexes	84	0.58	0.37	0.46	0.42	0.04
Western areas	男性 Male	32	0.44	0.21	0.36	0.33	0.03
	女性 Female	52	0.73	0.66	0.57	0.52	0.06

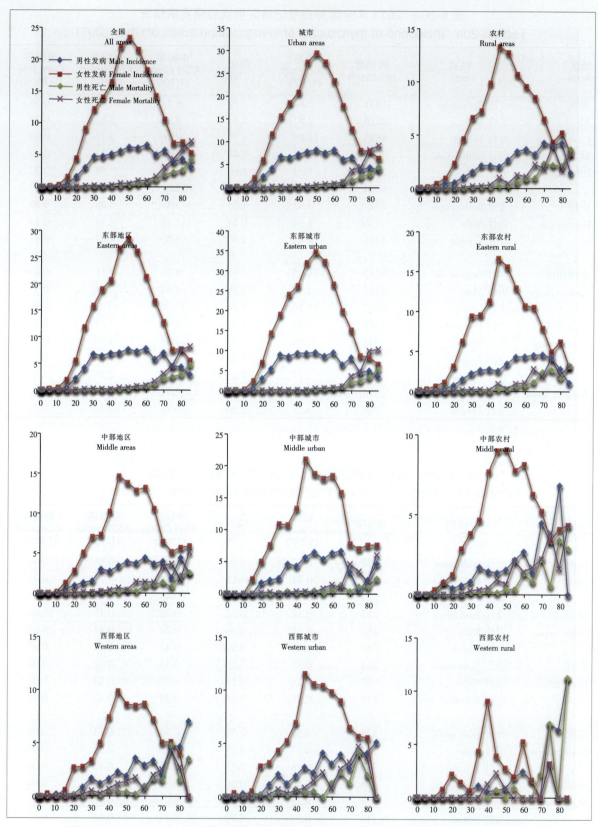

图 5-20a　2011 年全国肿瘤登记地区甲状腺癌年龄别发病率和死亡率(1/10 万)

Figure 5-20a　Age-specific incidence and mortality rates of thyroid cancer in registration areas of China,2011(1/10⁵)

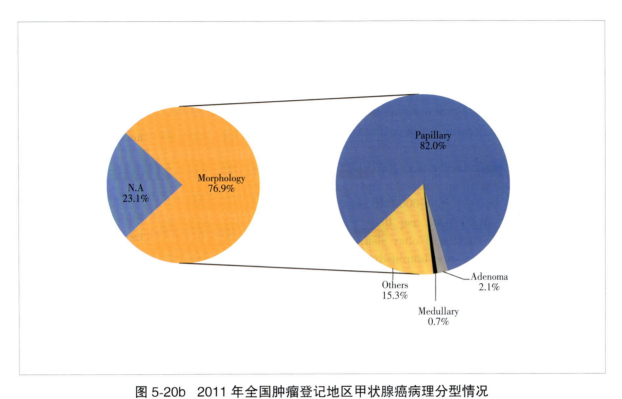

图 5-20b 2011 年全国肿瘤登记地区甲状腺癌病理分型情况

Figure 5-20b Distribution of histological types of thyroid cancer in registration areas of China,2011

表 5-21a 2011 年全国肿瘤登记地区恶性淋巴瘤发病情况
Table 5-21a Incidence of malignant lymphoma in registration areas of China, 2011

地区 Area	性别 Sex	病例数 No.cases	粗率 Crude rate (1/10⁵)	构成 (%)	中标率 ASR China (1/10⁵)	世标率 ASR world (1/10⁵)	累积率 Cum.rate 0~74(%)
全国	合计 Both sexes	8888	6.10	2.15	4.39	4.30	0.48
All	男性 Male	5187	7.04	2.22	5.21	5.13	0.56
	女性 Female	3701	5.13	2.06	3.60	3.50	0.39
城市	合计 Both sexes	6389	7.30	2.45	5.01	4.91	0.54
Urban areas	男性 Male	3705	8.43	2.57	5.94	5.86	0.64
	女性 Female	2684	6.16	2.29	4.14	4.01	0.45
农村	合计 Both sexes	2499	4.29	1.65	3.35	3.29	0.37
Rural areas	男性 Male	1482	4.99	1.66	4.00	3.92	0.44
	女性 Female	1017	3.57	1.63	2.69	2.65	0.30
东部地区	合计 Both sexes	6413	6.98	2.31	4.74	4.65	0.52
Eastern areas	男性 Male	3691	8.00	2.38	5.57	5.48	0.61
	女性 Female	2722	5.95	2.21	3.96	3.86	0.43
中部地区	合计 Both sexes	1841	4.67	1.86	3.77	3.69	0.41
Middle areas	男性 Male	1111	5.51	1.96	4.59	4.51	0.49
	女性 Female	730	3.80	1.72	2.96	2.88	0.32
西部地区	合计 Both sexes	634	4.38	1.75	3.53	3.44	0.38
Western areas	男性 Male	385	5.25	1.77	4.34	4.28	0.45
	女性 Female	249	3.48	1.73	2.74	2.63	0.30

表 5-21b 2011 年全国肿瘤登记地区恶性淋巴瘤死亡情况
Table 5-21b Mortality of malignant lymphoma in registration areas of China, 2011

地区 Area	性别 Sex	病例数 No.cases	粗率 Crude rate (1/10⁵)	构成 (%)	中标率 ASR China (1/10⁵)	世标率 ASR world (1/10⁵)	累积率 Cum.rate 0~74(%)
全国	合计 Both sexes	5209	3.57	2.00	2.42	2.37	0.26
All	男性 Male	3195	4.34	1.95	3.06	3.02	0.32
	女性 Female	2014	2.79	2.10	1.82	1.76	0.20
城市	合计 Both sexes	3669	4.19	2.31	2.67	2.62	0.29
Urban areas	男性 Male	2263	5.15	2.29	3.40	3.36	0.36
	女性 Female	1406	3.23	2.35	1.99	1.93	0.21
农村	合计 Both sexes	1540	2.65	1.52	1.98	1.93	0.22
Rural areas	男性 Male	932	3.14	1.43	2.45	2.40	0.26
	女性 Female	608	2.13	1.68	1.52	1.47	0.17
东部地区	合计 Both sexes	3862	4.20	2.21	2.64	2.59	0.28
Eastern areas	男性 Male	2366	5.13	2.16	3.36	3.31	0.35
	女性 Female	1496	3.27	2.29	1.97	1.91	0.21
中部地区	合计 Both sexes	1027	2.61	1.65	2.01	1.98	0.22
Middle areas	男性 Male	635	3.15	1.60	2.55	2.51	0.27
	女性 Female	392	2.04	1.72	1.51	1.48	0.17
西部地区	合计 Both sexes	320	2.21	1.40	1.79	1.73	0.19
Western areas	男性 Male	194	2.65	1.29	2.18	2.13	0.24
	女性 Female	126	1.76	1.60	1.41	1.34	0.14

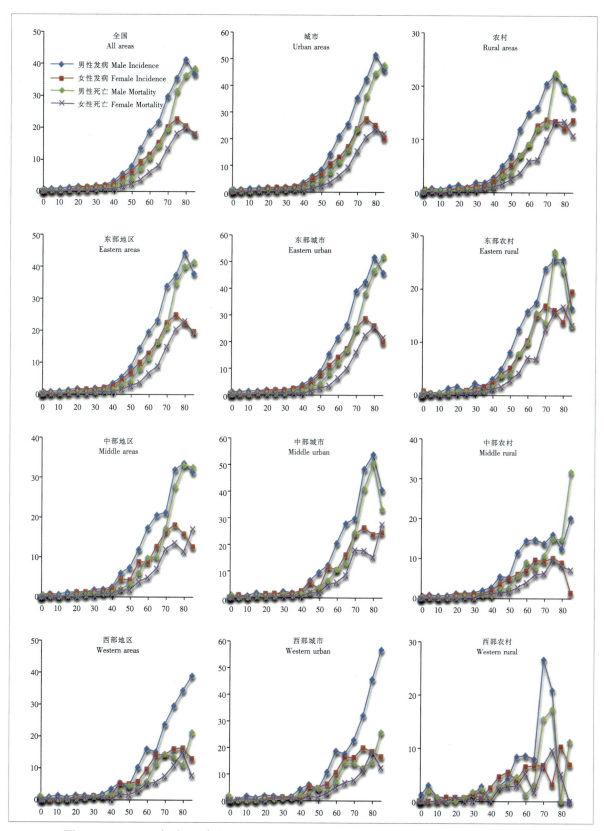

图 5-21a 2011 年全国肿瘤登记地区恶性淋巴瘤年龄别发病率和死亡率(1/10 万)

Figure 5-21a Age-specific incidence and mortality rates of malignant lymphoma in registration areas of China,2011(1/10⁵)

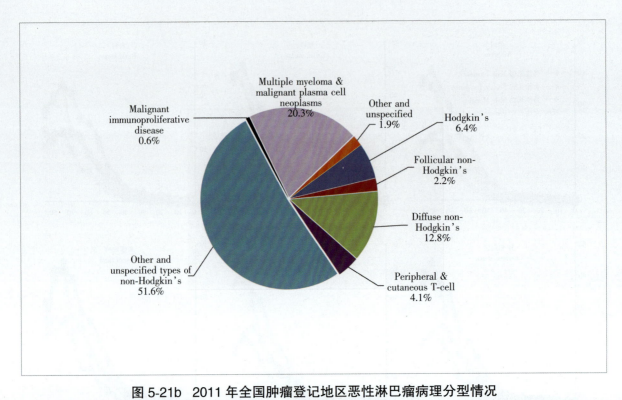

图 5-21b   2011 年全国肿瘤登记地区恶性淋巴瘤病理分型情况

Figure 5-21b   Distribution of histological types of malignant lymphoma in registration areas of China, 2011

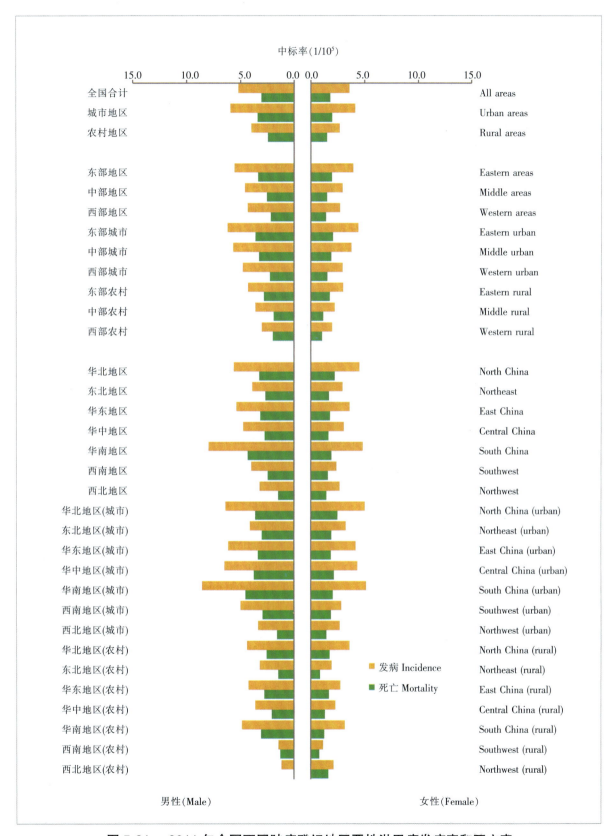

图 5-21c 2011 年全国不同肿瘤登记地区恶性淋巴瘤发病率和死亡率

Figure 5-21c Incidence and mortality rates of malignant lymphoma in different registration areas of China, 2011

22 白血病(C91-C95)

2011 年，全国肿瘤登记地区白血病发病率为 5.48/10 万，中标率为 4.57/10 万，世标率为 4.74/10 万，占全部癌症发病的 1.94%。男性中标率为女性的 1.31 倍，城市为农村的 1.05 倍。2011 年白血病死亡率为 3.96/10 万，中标率 3.06/10 万，世标率 3.06/10 万。白血病发病和死亡的 0~74 岁累积率分别为 0.42% 和 0.29%。

全国白血病年龄别发病率和死亡率在 0~4 岁年龄组较高，在 5 岁以后趋于平缓，40 岁以后开始快速升高，在 75- 岁或 80- 岁组达到高峰。城乡和不同地区年龄别率的水平虽然有一定的差异，但总体趋势类同。

城市地区白血病发病率和死亡率均高于农村。东部城市地区发病率高于中部和西部城市，且东部城市地区白血病死亡率最高。在七大行政区中，华南、华中地区白血病发病率较高，西北地区最低。

白血病病例中有病理分型登记的占 63.2%，其中淋巴样白血病(C91)占 23.3%、髓样白血病(C92)占 34.4%、单核细胞白血病(C93)占 3.8%，其他类型(C94)为 1.9%。

22 Leukemia(C91-C95)

In 2011, the incidence rate of leukemia in registration areas of China was 5.48 per 100 000. ASR China and ASR world were 4.57 per 100 000 and 4.74 per 100 000, respectively. It accounted for 1.94% of all cancer incidence cases. ASR China were 0.31 and 0.05 times higher in male and urban areas than those in female and rural areas respectively. The mortality of leukemia was 3.96 per 100 000 (3.06 per 100 000 for ASR China and 3.06 per 100 000 for ASR world). The cumulative rates of incidence and mortality from age 0 to 74 years were 0.42% and 0.29%, respectively.

The age-specific incidence and mortality rates were high before 5 years old, and smoothly increased after then. It dramatically increased at the age group of 40- years, peaked at age group of 75- or 80- years. The age-specific incidence and mortality rates varied in different areas with similar curve.

The incidence and mortality rates of leukemia were higher in urban areas than those in rural areas. Eastern urban had higher incidence and mortality rates than Middle and Western urban areas. Among the seven administrative districts, higher incidence rates of leukemia were shown in South China, Central China and the lowest in Northwest areas.

63.2% of all leukemia cases had specific histological type, lymphoid leukemia(C91) accounted for 23.3%, myeloid leukemia (C92) accounted for 34.3%, monocytic leukemia (C93) accounted for 3.8%, other leukemia(C94) accounted for 1.9%.

2011 年，全国肿瘤登记地区淋巴样白血病（ICD-10：C91）发病率为 1.23/10 万（中标率为 1.10/10 万，世标率为 1.25/10 万），占全部癌症发病的 0.44%。淋巴样白血病死亡率为 0.82/10 万（中标率 0.65/10 万，世标率 0.67/10 万）。淋巴样白血病发病和死亡的 0~74 岁累积率分别为 0.10% 和 0.06%。城市地区淋巴样白血病发病率和死亡率均高于农村，东部地区发病率和死亡率高于西部和中部地区。

全国肿瘤登记地区髓样白血病（ICD-10：C92-C94）发病率为 2.30/10 万（中标率为 1.83/10 万，世标率为 1.81/10 万），占全部癌症发病的 0.81%。死亡率为 1.21/10 万（中标率 0.88/10 万，世标率 0.87/10 万）。发病和死亡的 0~74 岁累积率分别为 0.17% 和 0.09%。城市地区髓样白血病发病率和死亡率均高于农村，东部地区发病率高于西部和中部地区，而西部地区死亡率最高。

（表 5-22a~5-22f，图 5-22a~5-22c）

The incidence rate of lymphoid leukemia in registration areas of China was 1.23 per 100 000 (1.10 per 100 000 for ASR China and 1.25 per 100 000 for ASR world) in 2011. It accounted for 0.44% of all cancer incidence cases. The mortality of lymphoid leukemia was 0.82 per 100 000(0.65 per 100 000 for ASR China and 0.67 per 100 000 for ASR world). The cumulative rates of incidence and mortality from age 0 to 74 years were 0.10% and 0.06% ,respectively. The incidence and mortality rates were higher in urban areas than those in rural areas. Eastern areas had higher incidence and mortality rates than Middle and Western areas.

The incidence rate of myeloid leukemia in registration areas of China was 2.30 per 100 000 (1.83 per 100 000 for ASR China and 1.81 per 100 000 for ASR world) in 2011. It accounted for 0.81% of all cancer incidence cases. The mortality of myeloid leukemia was 1.21 per 100 000(0.88 per 100 000 for ASR China and 0.87 per 100 000 for ASR world). The cumulative rates of incidence and mortality from age 0 to 74 years were 0.17% and 0.09% ,respectively. The incidence and mortality rates were higher in urban areas than those in rural areas. Eastern areas had higher incidence rates than Middle and Western areas,but Western areas had the highest mortality rates.

(Table 5-22a~5-22f,Figure 5-22a~5-22c)

表 5-22a　2011 年全国肿瘤登记地区白血病发病情况

Table 5-22a　Incidence of leukemia in registration areas of China, 2011

地区 Area	性别 Sex	病例数 No.cases	粗率 Crude rate (1/10⁵)	构成 (%)	中标率 ASR China (1/10⁵)	世标率 ASR world (1/10⁵)	累积率 Cum.rate 0~74(%)
全国	合计 Both sexes	7992	5.48	1.94	4.57	4.74	0.42
All	男性 Male	4539	6.16	1.95	5.19	5.33	0.48
	女性 Female	3453	4.79	1.92	3.96	4.17	0.37
城市	合计 Both sexes	5083	5.81	1.95	4.64	4.89	0.43
Urban areas	男性 Male	2890	6.58	2.01	5.30	5.55	0.49
	女性 Female	2193	5.03	1.87	4.01	4.26	0.37
农村	合计 Both sexes	2909	5.00	1.92	4.42	4.50	0.40
Rural areas	男性 Male	1649	5.55	1.85	4.98	5.00	0.45
	女性 Female	1260	4.42	2.02	3.86	4.01	0.35
东部地区	合计 Both sexes	5289	5.76	1.90	4.55	4.69	0.43
Eastern areas	男性 Male	3027	6.56	1.96	5.23	5.33	0.49
	女性 Female	2262	4.95	1.84	3.90	4.08	0.37
中部地区	合计 Both sexes	2002	5.08	2.02	4.60	4.80	0.42
Middle areas	男性 Male	1107	5.49	1.95	5.03	5.20	0.46
	女性 Female	895	4.65	2.11	4.18	4.42	0.38
西部地区	合计 Both sexes	701	4.84	1.94	4.33	4.59	0.38
Western areas	男性 Male	405	5.52	1.86	5.06	5.33	0.45
	女性 Female	296	4.14	2.05	3.58	3.85	0.32

表 5-22b　2011 年全国肿瘤登记地区白血病死亡情况

Table 5-22b　Mortality of leukemia in registration areas of China, 2011

地区 Area	性别 Sex	病例数 No.cases	粗率 Crude rate (1/10⁵)	构成 (%)	中标率 ASR China (1/10⁵)	世标率 ASR world (1/10⁵)	累积率 Cum.rate 0~74(%)
全国	合计 Both sexes	5768	3.96	2.22	3.06	3.06	0.29
All	男性 Male	3369	4.57	2.05	3.62	3.60	0.34
	女性 Female	2399	3.33	2.50	2.53	2.54	0.24
城市	合计 Both sexes	3760	4.30	2.37	3.09	3.11	0.29
Urban areas	男性 Male	2204	5.01	2.23	3.67	3.70	0.35
	女性 Female	1556	3.57	2.60	2.55	2.55	0.24
农村	合计 Both sexes	2008	3.45	1.98	2.96	2.93	0.28
Rural areas	男性 Male	1165	3.92	1.79	3.46	3.37	0.32
	女性 Female	843	2.96	2.33	2.47	2.49	0.24
东部地区	合计 Both sexes	4046	4.40	2.31	3.20	3.21	0.31
Eastern areas	男性 Male	2373	5.14	2.17	3.83	3.83	0.36
	女性 Female	1673	3.66	2.56	2.61	2.62	0.25
中部地区	合计 Both sexes	1250	3.17	2.00	2.73	2.72	0.26
Middle areas	男性 Male	725	3.60	1.83	3.18	3.14	0.30
	女性 Female	525	2.73	2.31	2.30	2.31	0.22
西部地区	合计 Both sexes	472	3.26	2.06	2.82	2.84	0.25
Western areas	男性 Male	271	3.70	1.80	3.20	3.19	0.28
	女性 Female	201	2.81	2.56	2.46	2.51	0.22

表 5-22c 2011 年全国肿瘤登记地区淋巴样白血病发病情况
Table 5-22c Incidence of lymphoid leukemia in registration areas of China, 2011

地区 Area	性别 Sex	病例数 No.cases	粗率 Crude rate (1/10^5)	构成 (%)	中标率 ASR China (1/10^5)	世标率 ASR world (1/10^5)	累积率 Cum.rate 0~74(%)
全国	合计 Both sexes	1797	1.23	0.44	1.10	1.25	0.10
All	男性 Male	1074	1.46	0.46	1.30	1.45	0.12
	女性 Female	723	1.00	0.40	0.91	1.04	0.08
城市	合计 Both sexes	1250	1.43	0.48	1.29	1.51	0.12
Urban areas	男性 Male	739	1.68	0.51	1.50	1.76	0.13
	女性 Female	511	1.17	0.44	1.08	1.27	0.10
农村	合计 Both sexes	547	0.94	0.36	0.85	0.90	0.08
Rural areas	男性 Male	335	1.13	0.38	1.03	1.06	0.09
	女性 Female	212	0.74	0.34	0.68	0.74	0.06
东部地区	合计 Both sexes	1246	1.36	0.45	1.21	1.39	0.11
Eastern areas	男性 Male	747	1.62	0.48	1.42	1.61	0.12
	女性 Female	499	1.09	0.41	1.00	1.16	0.09
中部地区	合计 Both sexes	425	1.08	0.43	0.98	1.06	0.10
Middle areas	男性 Male	251	1.24	0.44	1.14	1.22	0.12
	女性 Female	174	0.90	0.41	0.82	0.91	0.08
西部地区	合计 Both sexes	126	0.87	0.35	0.82	1.00	0.07
Western areas	男性 Male	76	1.04	0.35	1.00	1.19	0.08
	女性 Female	50	0.70	0.35	0.65	0.80	0.05

表 5-22d 2011 年全国肿瘤登记地区淋巴样白血病死亡情况
Table 5-22d Mortality of lymphoid leukemia in registration areas of China, 2011

地区 Area	性别 Sex	病例数 No.cases	粗率 Crude rate (1/10^5)	构成 (%)	中标率 ASR China (1/10^5)	世标率 ASR world (1/10^5)	累积率 Cum.rate 0~74(%)
全国	合计 Both sexes	1199	0.82	0.46	0.65	0.67	0.06
All	男性 Male	728	0.99	0.44	0.79	0.81	0.07
	女性 Female	471	0.65	0.49	0.53	0.54	0.05
城市	合计 Both sexes	886	1.01	0.56	0.78	0.80	0.07
Urban areas	男性 Male	550	1.25	0.56	0.96	0.99	0.09
	女性 Female	336	0.77	0.56	0.61	0.63	0.06
农村	合计 Both sexes	313	0.54	0.31	0.46	0.47	0.04
Rural areas	男性 Male	178	0.60	0.27	0.53	0.53	0.05
	女性 Female	135	0.47	0.37	0.40	0.41	0.04
东部地区	合计 Both sexes	861	0.94	0.49	0.72	0.75	0.07
Eastern areas	男性 Male	542	1.17	0.49	0.90	0.93	0.08
	女性 Female	319	0.70	0.49	0.55	0.57	0.05
中部地区	合计 Both sexes	240	0.61	0.38	0.52	0.52	0.05
Middle areas	男性 Male	140	0.69	0.35	0.61	0.62	0.06
	女性 Female	100	0.52	0.44	0.43	0.43	0.04
西部地区	合计 Both sexes	98	0.68	0.43	0.61	0.59	0.05
Western areas	男性 Male	46	0.63	0.31	0.55	0.52	0.05
	女性 Female	52	0.73	0.66	0.68	0.67	0.06

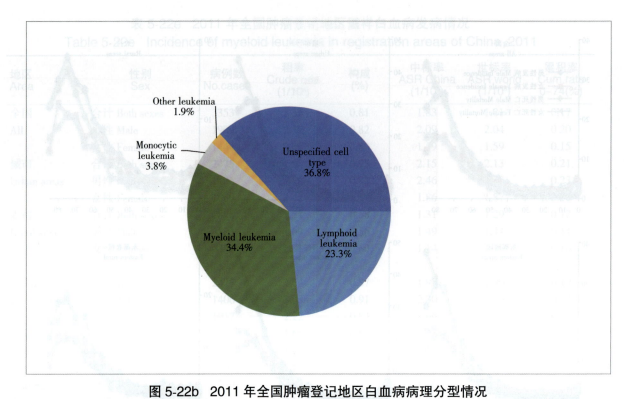

图 5-22b 2011 年全国肿瘤登记地区白血病病理分型情况

Figure 5-22b Distribution of histological types of leukemia in registration areas of China,2011

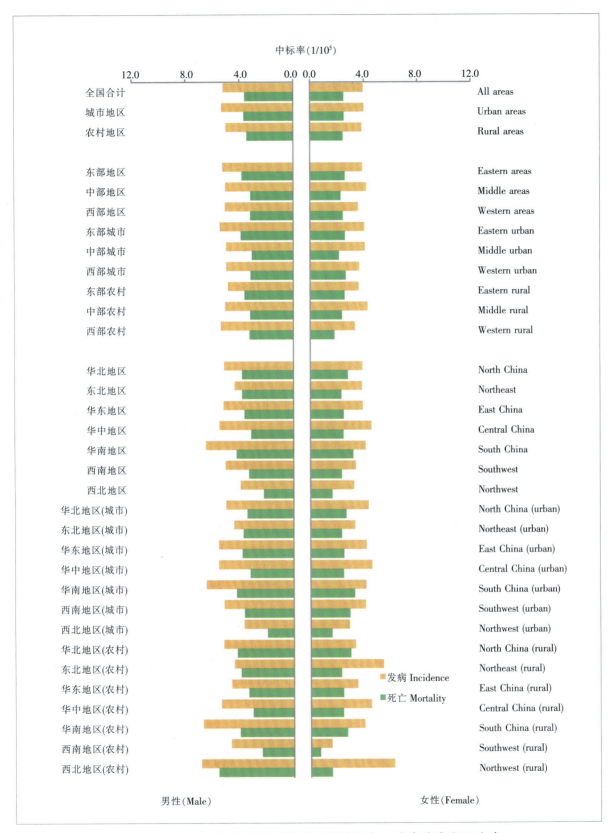

中标率(1/10⁵)

男性(Male)   女性(Female)

图 5-22c　2011 年全国不同肿瘤登记地区白血病发病率和死亡率

Figure 5-22c　Incidence and mortality rates of leukemia in different registration areas of China，
2011

第六章 2003~2005 年我国肿瘤登记地区癌症生存率分析

1 癌症病例及登记地区

来自全国 21 个肿瘤登记地区提交了 2003~2005 年所有新发癌症的随访数据合计 15.4 万条,覆盖人口达 2 613.7 万。登记地区对癌症病例的随访截止时间为 2010 年 12 月 31 日。19 个肿瘤登记地区采用被动随访和主动随访相结合的方法来获取癌症的生存状态。被动随访是指采用个人识别信息与全死因数据库、癌症死亡数据库相匹配以获得患者的生存状况。主动随访主要是通过电话、家访等方式获取患者的生存状况。大连、海宁仅使用被动随访方式获得癌症患者的生存状态。

使用 IARC-crgTools 检测肿瘤登记数据的质量及完整性。癌症编码采用 ICD-10。由于肿瘤登记数据/随访数据的不完整性,东海、灌云、连云港和扬中 4 个肿瘤登记地区的数据未被纳入。而其余 17 个肿瘤登记地区:北京、长乐、磁县、大丰、大连、肥城、赣榆、海门、海宁、嘉善、建湖、金坛、林州、启东、四会、泰兴、中山的数据被纳入汇总分析,其中肿瘤登记数据错误、仅有癌症死亡证明书患者、多原发癌(除第 1 位癌症)及生存状况未知的患者数据被排除分析,剩余合计138 852 条合格记录纳入最终数据。

（表 6-1）

Chapter 6 Cancer survival in Chinese cancer registries,2003~2005

1 Cancer cases and registries

A total of 21 cancer registries provided 154 178 cancer survival records for new cancer patients diagnosed during 2003~2005,with population coverage of 26 136 899. All registries had follow-up information for all registered patients on vital status and death from any cause up to 31 December 2010. A mix of active and passive follow-up methods was employed to identify the vital status of patients from the date of diagnosis. Passive reporting relies on periodical linkage of cancer registration records with records of death from any cause from the mortality surveillance system. Active reporting involves registry personnel examining the sources of data and abstracting the required information on vital status onto special forms from different types of hospital and health insurance systems. Home visits or telephone contacts with next kin were used for patients whose vital status could not be ascertained by other methods. Nineteen registries used both passive and active follow-up. Two registries (Dalian and Haining) used only passive follow-up methods.

The quality and completeness of the cancer registration data were assessed with IARC-crgTools to identify errors,inconsistencies and unusual combinations of cancer site,morphology,sex and age at diagnosis. Cancer records were supplied with the anatomical site coded to the tenth revision of the International Classification of Disease (ICD-10). Only the first invasive primary malignant tumour (behaviour code 3)in each patient was included. Tumour records were excluded if they were based on a death certificate only,or wrong records respect to errors,inconsistencies,or unusual combinations of cancer site and morphology,or if the vital status was unknown. Data from 4 registries (Donghai,Guanyun,Lianyungang and Yangzhong) were withdrawn,mainly due to incomplete registration for 2003~2005 or incomplete follow-up data. The other 17 cancer registries submitted diagnostic and survival information for all cancer sites (138 852 records) which was included in the survival analysis.

(Table 6-1)

表 6-1 2003~2005 年中国 21 个肿瘤登记地区随访病例基本信息

Table 6-1 Summary of characteristics of cancer cases diagnosed during 2003~2005 in 21 cancer registries of China

肿瘤登记处 Cancer registries	城市=1 农村=2 Urban=1 Rural=2	随访方式 Follow-up	覆盖人群 Population coverage	发病率 Incidence rate (1/10^5)	病例数 No. cases	排除病例 Percentage of cancers excluded from analysis (%)				纳入病例数 Patients included in analysis	MV%
						主要错误# Major errors#	DCO	生存状态未知 Unknown vital status	多原发 Multiple primary		
北京 Beijing	1	主动+被动 Passive+Active	7883138	239.1	50240	0.3	0.2	9.5	0.2	45079	73.5
长乐 Changle	2	主动+被动 Passive+Active	690183	196.0	3881	0.0	0.2	0.0	0.1	3868	60.1
磁县 Cixian	2	主动+被动 Passive+Active	639336	272.9	4952	0.0	2.5	0.7	0.5	4763	79.1
大丰 Dafeng	2	主动+被动 Passive+Active	725274	148.4	3255	0.0	0.2	0.0	0.0	3247	58.2
大连 Dalian	1	被动 Passive	2301743	281.8	17676	0.0	0.0	0.0	0.1	17664	75.0
肥城 Feicheng	2	主动+被动 Passive+Active	711518	229.2	5063	0.0	2.5	0.6	0.0	4902	67.0
赣榆 Ganyu	2	主动+被动 Passive+Active	1121696	96.5	3032	0.0	0.0	1.3	0.0	2992	41.9
海门 Haimen	2	主动+被动 Passive+Active	1010119	299.5	9247	0.0	2.1	0.2	0.0	9031	45.7
海宁 Haining	2	被动 Passive	663038	190.0	3669	0.0	2.2	0.0	0.0	3587	65.8
嘉善 Jiashan	2	主动+被动 Passive+Active	384689	274.5	3129	0.0	1.0	0.0	0.2	3092	71.4
建湖 Jianhu	2	主动+被动 Passive+Active	804856	249.1	5962	0.0	0.0	0.3	0.0	5942	52.8
金坛 Jintan	2	主动+被动 Passive+Active	551991	200.9	3386	0.0	0.0	6.7	0.1	3154	80.5
林州 Linzhou	2	主动+被动 Passive+Active	1062743	190.3	5667	0.0	1.2	0.8	0.0	5550	76.2
启东 Qidong	2	主动+被动 Passive+Active	1122322	265.1	9062	0.0	0.3	3.8	0.0	8689	45.1
四会 Sihui	2	主动+被动 Passive+Active	418092	138.7	1675	0.0	2.9	7.9	0.1	1492	40.3
泰兴 Taixing	2	主动+被动 Passive+Active	1146670	215.3	7718	0.0	0.0	0.0	0.0	7716	43.8
中山 Zhongshan	1	主动+被动 Passive+Active	1496359	195.0	8107	0.0	0.2	0.1	0.0	8084	74.6
17个登记处合计 Total for 17 registries			22733767	227.0	145721	0.1	0.6	3.9	0.1	138852	65.9
东海 Donghai*	2	主动+被动 Passive+Active	1150999	80.0	2738	0.2	0.3	4.9	0.0	2589	49.3
灌云 Guanyun*	2	主动+被动 Passive+Active	1018190	53.1	1128	0.0	0.1	1.5	0.0	1110	43.0
连云港 Lianyungang*	1	主动+被动 Passive+Active	955324	75.2	1523	0.0	6.3	9.7	0.0	1272	61.9
扬中 Yangzhong*	2	主动+被动 Passive+Active	278619	376.0	3068	0.0	0.0	1.3	0.0	3028	64.7
21个登记处合计 Total for 21 registries			26136899	212.4	154178	0.1	0.6	3.9	0.1	146851	65.3

* 未纳入登记处 Registries not included in the final analysis
# 错误数据包括癌症部位、形态学，性别或时间错误 Major errors inconsistencies, or unusual combinations of cancer site, morphology, sex, age at diagnosis and last vital status

2 统计学分析

生存率是评价癌症治疗是否有效及患者预后的关键指标。以人群为基础的肿瘤登记数据收集患者的生存时间资料，其可反映全人群的肿瘤生存状况及地区诊疗水平。某时刻生存率，是指某一批随访对象中生存期大于等于该时间的研究对象的比例，如5年生存率等。常用的生存率指标有观察生存率、净生存率和相对生存率。生存率实质是累积生存概率。

观察生存率反映的是肿瘤患者的整体死亡状况。观察生存率分析中，以患者死亡为观察终点，包括死于肿瘤和其他原因。肿瘤登记资料常用寿命表法估计观察生存率。在很多情况下，人们关注于肿瘤患者死于肿瘤的信息。此时，常常需要计算调整生存率/净生存率。净生存率的关键是必须倚赖完整、准确的死因信息。在比较不同年龄、性别、社会经济学状况下癌症患者的生存率时，使用净生存率显得尤为重要，因为除肿瘤外其他死因会影响癌症患者的生存状况。净生存率可通过计算疾病特异性生存率获得，即以患者死于该肿瘤为观察终点。若肿瘤患者死于肿瘤之外的其他原因，将与存活状态同等处理。当缺乏完整、准确的全死因信息时，净生存率指标往往较难通过疾病特异性生存率获取。此时，净生存率可以通过相对生存率来估计。相对生存率即为特定人群的观察生存率与该人群的期望生存率比值。根据全死因寿命表的死亡概率，可以求得一般人群的期望生存概率。期望生存率的计算常常分区间估计。估计方法有 Ederer I、Ederer II、Hakulinen 方法等。

2 Statistical analysis

Survival is an overall index for measuring the effectiveness of cancer care and the prognosis of cancer patients. Population-based cancer registries collect information on all cancer cases in defined areas. The survival rates calculated from such data will therefore represent the average prognosis in the population. Survival can be expressed in terms of the percentage of those cases alive at the starting date who were still alive after a specified interval (ie. 5 years). The measures for survival calculation include observed survival rate, net survival rate and relative survival rate, which are the cumulative probability of survival from diagnosis to the end of each time interval.

The observed or crude survival is simply the estimated probability of survival at the end of the some specified period of time. It takes no account of the cause of death. Actuarial or life-table method provides a means for using all the follow-up information to calculate survival, which is often applied in the survival studies with population-based cancer registration data. The observed survival can be interpreted as the probability of survival from cancer and all other causes of death combined. While this is a true reflection of total mortality in the patient group, the main interest is usually in describing mortality attributable to the disease under study. The concept of net (or corrected) survival is the survival probability in the hypothesis that the patients only die from their cancer. It is a crucial measure for survival comparisons among patients with different age, sex and socio-economic status. Net survival can be achieved through calculating cancer-specific survival, which relies on reliable individual cause of death. If the cancer patients die from causes other than cancer, it will be treated as alive. Where death certificate is not publicly available, or sufficiently reliable, net survival is hardly achieved through cancer-specific survival, which needs the exact cause of death for cancer patients. Relative survival does not require information about the cause of death in the cancer patients. Relative survival rates are usually expressed as a ratio of the crude survival in the group of cancer patients and the corresponding expected survival in the general population. Expected survival in the general population can be achieved through life tables. Observed survival can be achieved by life-table/actual methods, while expected survival can be estimated with methods of Ederer I, Ederer II and Hakulinen.

$$相对生存率 = \frac{观察生存率}{期望生存率}$$

在本研究中，采用寿命表法计算肿瘤患者的 5 年观察生存率，采用队列方法计算癌症患者的 5 年相对生存率。根据各肿瘤登记地区 2003~2010 分年龄、性别和年份的寿命表数据，采用 Ederer Ⅱ 方法计算期望生存概率。将所有研究对象分成 0~44、45~54、55~64、65~74、75~99 岁 5 个年龄组，采用国际癌症生存权重系数计算年龄标准化癌症相对生存率。

$$Relative\ survival = \frac{Observed\ survival}{Expected\ survival}$$

In the present study, observed survival was computed by the life-table method and expected survival was estimated by the Ederer Ⅱ method, using registry-specific life tables by age, sex and single calendar year between 2003 and 2010. Relative survival was estimated with the classic cohort approach, in that all patients had at least five years of potential follow-up. Standard errors of the estimated relative survival were obtained using Greenwood's formula. To account for differences in the age profile of cancer patients in different parts of China, overall relative survival was adjusted for age with the International Cancer Survival Standard weights. Five age groups were used for this purpose: 0~44, 45~54, 55~64, 65~74 and 75~99 years.

3 结 果

　　合计所有癌症的观察生存率为 26.6%（男性为 21.9%，女性为 32.8%）。城市地区癌症的观察生存率为 34.6%（男性为 28.6%，女性为 40.9%），农村地区为 18.4%（男性为 15.8%，女性为 22.7%）。合计所有癌症的相对生存率为 30.9%，其中男性为 26.6%，女性为 36.6%。六大主要癌症中，肝癌相对生存率最低，为 10.1%，女性乳腺癌相对生存率最高，为 73.0%。肺癌、胃癌、食管癌和结直肠癌相对生存率分别为 16.1%、27.4%、20.9% 和 47.2%。

　　男女合计中，5 年相对生存率最高的为乳腺癌（73.1%）和甲状腺癌（67.5%），最低为肝癌（10.1%）和胰腺癌（11.7%）。预后相对较好（相对生存率在 60% 以上）的癌种有乳腺癌、甲状腺癌、膀胱癌和肾癌，占所有癌症的 12.2%。预后较差的癌种（相对生存率小于 30%）有肝癌、胰腺癌、骨癌、脑/中枢神经系统肿瘤、食管癌、白血病、胆囊癌和胃癌，占所有癌种的 64.9%。

　　农村地区癌症相对生存率明显低于城市地区。合计所有癌症中，城市地区的 5 年标准化癌症生存率为 39.5%，而农村地区仅为 21.8%。六大主要癌症中，除食管癌外，其他所有癌症城市地区生存率均高于农村地区。

　　（表 6-2，图 6-1~6-2）

3 Results

Observed survival was 26.6% for all cancers (male：21.9%, female：32.8%). By area, the observed survival was 34.6% (male: 28.6%, female: 40.9%) in urban areas, whereas in rural areas, it was 18.4% (male: 15.8%, female: 22.7%).Five-year relative survival for all cancers combined for which age-standardized 5-year relative survival was 30.9% for both sexes, 26.6% for males and 36.6% for females.Five-year survival for the six most common cancers ranged from 10.1% for liver cancer up to 73.0% for female breast cancer. Age-standardized 5-year relative survival for cancers of lung, stomach, esophagus and colonrectum, pooled for all 17 registries, were 16.1%, 27.4%, 20.9% and 47.2%, respectively.

Five-year relative survival was highest for cancers of the breast (females: 73.1%) and thyroid gland(67.5%), and lowest for cancers of liver (10.1%) and pancreas (11.7%). Cancers with relatively good prognosis (5-year relative survival was 60% or higher) included cancers of the breast, thyroid gland, bladder and kidney, comprising about one in eight (12.2%) of all cancers. Cancers with poor survival (below 30%) included cancers of the liver, pancreas, bone, brain, esophagus, leukaemia, gallbladder and stomach, which collectively account for nearly two-thirds (64.9%) of all cancer cases.

Survival was markedly lower in rural areas than that in urban areas for all cancers combined and most individual cancers. For all cancers combined, 5-year age-standardized relative survival was 39.5% in urban areas and 21.8% in rural areas. Except esophageal cancer, the cancers of lung, stomach, liver, colonrectum and female breast had consistent higher survival in urban areas than that in rural areas.

(Table 6-2, Figure 6-1~6-2)

表 6-2 2003~2005 年全国肿瘤登记地区年龄标准化 5 年观察生存率和相对生存率(%)

Table 6-2 Estimated age-standardized 5-year relative survival of cancer in registries of China, 2003~2005(%)

部位 site (ICD-10)	合计 All			城市 Urban areas			农村 Rural areas		
	病例数 No. cases	观察生存率 OS (95%CI)	相对生存率 RS (95%CI)	病例数 No. cases	观察生存率 OS (95%CI)	相对生存率 RS (95%CI)	病例数 No. cases	观察生存率 OS (95%CI)	相对生存率 RS (95%CI)
合计 All (C00-C97)	138852	26.6(26.4-26.8)	30.9(30.6-31.2)	70827	34.6(34.2-34.9)	39.5(39.1-39.9)	68025	18.4(18.1-18.7)	21.8(21.4-22.2)
男性 Male	81798	21.9(21.7-22.2)	26.6(26.2-27.0)	38845	28.6(28.1-29.1)	33.9(33.3-34.4)	42953	15.8(15.5-16.2)	19.6(19.1-20.1)
女性 Female	57054	32.8(32.5-33.2)	36.6(36.1-37.1)	31982	40.9(40.4-41.5)	45.3(44.7-46.0)	25072	22.7(22.2-23.2)	25.6(25.0-26.2)
肺 Lung (C33-C34)	25468	13.8(13.4-14.3)	16.1(15.6-16.6)	15328	17.0(16.4-17.7)	19.5(18.8-20.3)	10140	9.3(8.8-9.9)	11.2(10.5-11.9)
男性 Male	16847	13(12.5-13.6)	15.4(14.8-16.0)	9639	16.3(15.6-17.1)	19.0(18.1-19.9)	7208	9.0(8.3-9.7)	10.9(10.0-11.8)
女性 Female	8621	15.3(14.6-16.1)	17.4(16.5-18.3)	5689	18.3(17.3-19.3)	20.5(19.4-21.8)	2932	10.2(9.2-11.4)	11.8(10.6-13.2)
胃 Stomach (C16)	20362	23.3(22.8-23.9)	27.4(26.7-28.1)	6081	28.2(27.1-29.4)	32.5(31.2-33.9)	14281	21.1(20.5-21.8)	24.9(24.1-25.8)
男性 Male	14170	23.4(22.7-24.1)	27.9(27.0-28.8)	4222	27.4(26-28.8)	31.8(30.2-33.4)	9948	21.5(20.7-22.3)	26.0(24.9-27.1)
女性 Female	6192	23.5(22.5-24.5)	26.5(25.3-27.7)	1859	30.5(28.4-32.7)	34.3(32.0-36.9)	4333	20.4(19.3-21.7)	22.9(21.6-24.4)
肝 Liver (C22)	16816	8.4(7.9-8.8)	10.1(9.5-10.7)	6041	13.7(12.9-14.7)	16.1(15.0-17.2)	10775	5.1(4.7-5.6)	6.3(5.7-7.0)
男性 Male	12690	8.2(7.7-8.8)	10.2(9.5-11.0)	4595	13.5(12.5-14.6)	16.1(14.8-17.6)	8095	4.9(4.4-5.5)	6.3(5.5-7.3)
女性 Female	4126	9.2(8.3-10.1)	10.3(9.4-11.4)	1446	15.2(13.4-17.1)	16.8(14.9-19.1)	2680	6.1(5.2-7.1)	6.8(5.8-8.0)
食管 Esophagus (C15)	16019	17.7(17.1-18.3)	20.9(20.2-21.7)	2596	16.6(15.2-18.1)	19.1(17.4-20.9)	13423	17.9(17.2-18.6)	21.2(20.3-22.0)
男性 Male	10879	16.4(15.7-17.2)	19.9(19.0-20.8)	2073	16.1(14.6-17.8)	18.9(17.0-20.9)	8806	16.5(15.7-17.3)	20.1(19.0-21.2)
女性 Female	5140	20.9(19.7-22.1)	23.6(22.3-25.0)	523	21.8(17.9-26.6)	23.6(19.5-28.7)	4617	20.8(19.6-22)	23.6(22.2-25.1)
结直肠 Colonrectum (C18-C21)	11711	40.5(39.7-41.4)	47.2(46.2-48.3)	7940	44.1(43.0-45.2)	51.2(49.9-52.6)	3771	32.8(31.4-34.3)	38.4(36.5-40.3)
男性 Male	6407	40.1(38.9-41.3)	48.1(46.6-49.6)	4388	43.4(42.0-45.0)	51.8(50.0-53.7)	2019	32.5(30.6-34.6)	39.3(36.7-42.1)
女性 Female	5304	41.0(39.7-42.3)	46.2(44.7-47.8)	3552	44.9(43.3-46.5)	50.5(48.6-52.4)	1752	33.3(31.2-35.5)	37.5(35.0-40.2)
女性乳腺 Female Breast (C50)	9161	64.5(63.1-65.9)	73.0(71.2-74.9)	6805	69.0(67.4-70.5)	77.8(75.7-79.9)	2356	48.7(45.7-51.9)	55.9(51.9-60.3)

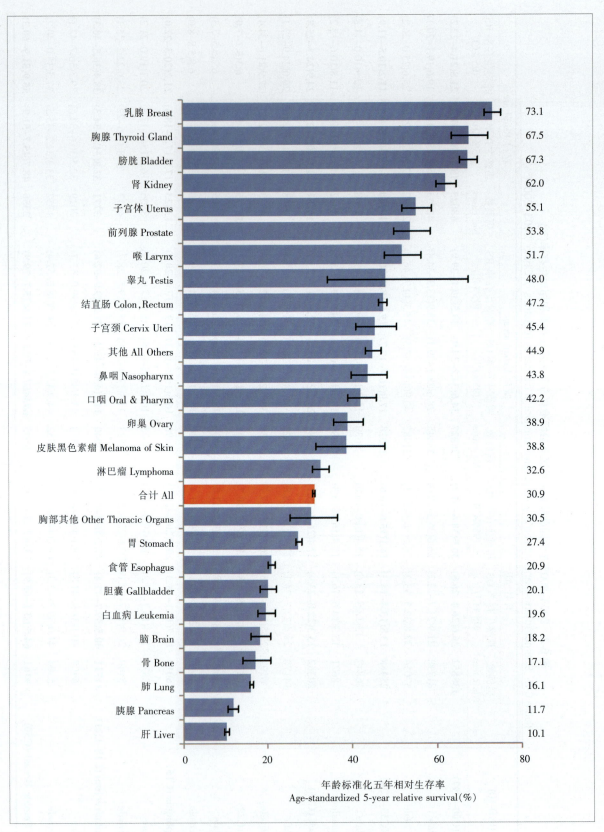

乳腺 Breast	73.1
胸腺 Thyroid Gland	67.5
膀胱 Bladder	67.3
肾 Kidney	62.0
子宫体 Uterus	55.1
前列腺 Prostate	53.8
喉 Larynx	51.7
睾丸 Testis	48.0
结直肠 Colon,Rectum	47.2
子宫颈 Cervix Uteri	45.4
其他 All Others	44.9
鼻咽 Nasopharynx	43.8
口咽 Oral & Pharynx	42.2
卵巢 Ovary	38.9
皮肤黑色素瘤 Melanoma of Skin	38.8
淋巴瘤 Lymphoma	32.6
合计 All	30.9
胸部其他 Other Thoracic Organs	30.5
胃 Stomach	27.4
食管 Esophagus	20.9
胆囊 Gallbladder	20.1
白血病 Leukemia	19.6
脑 Brain	18.2
骨 Bone	17.1
肺 Lung	16.1
胰腺 Pancreas	11.7
肝 Liver	10.1

年龄标准化五年相对生存率
Age-standardized 5-year relative survival(%)

图 6-1a 我国肿瘤登记地区年龄标准化 5 年相对生存率（合计）
Figure 6-1a   Five-year relative survival adjusted for age by cancer sites in Chinese cancer registries

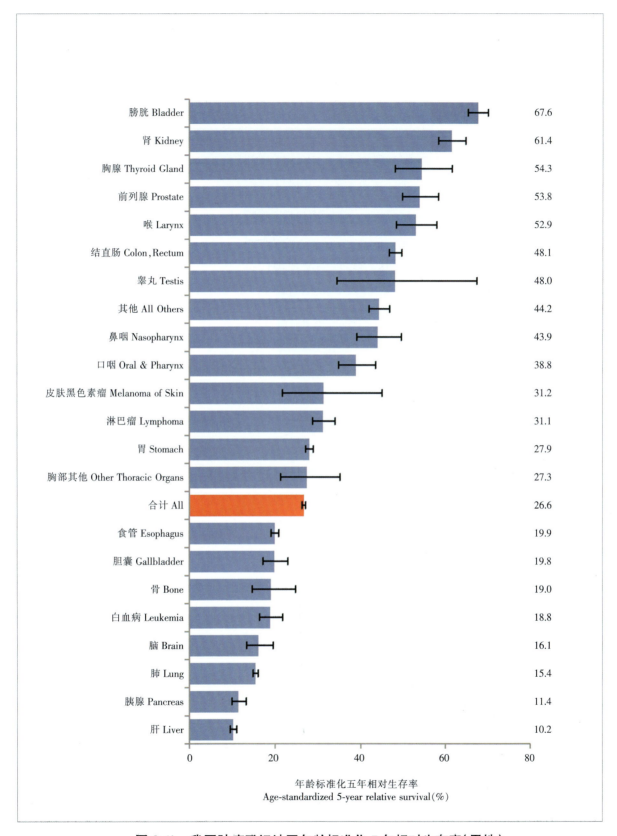

图 6-1b　我国肿瘤登记地区年龄标准化 5 年相对生存率（男性）

Figure 6-1b　Five-year relative survival adjusted for age by cancer sites in Chinese cancer registries (male)

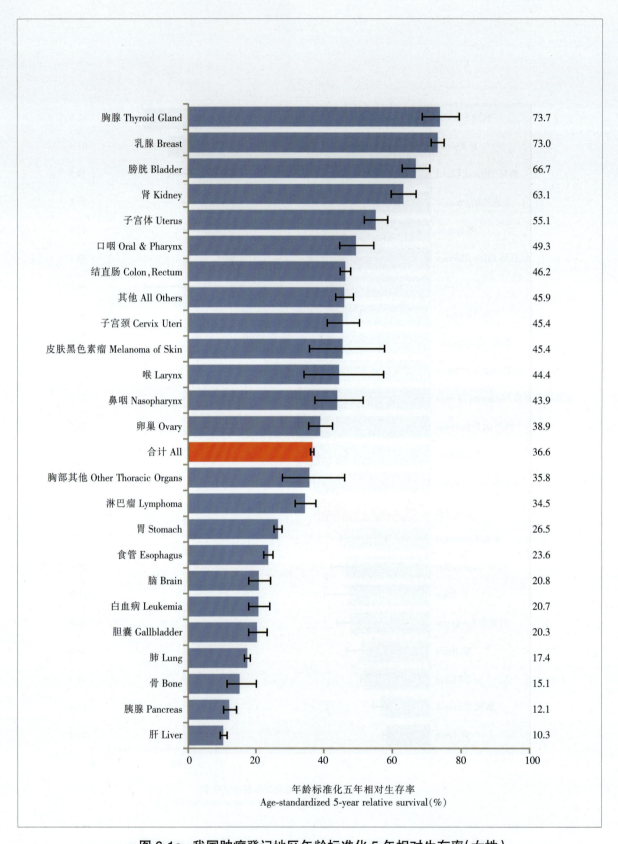

图 6-1c 我国肿瘤登记地区年龄标准化 5 年相对生存率（女性）

Figure 6-1c   Five-year relative survival adjusted for age by cancer sites in Chinese cancer registries (female)

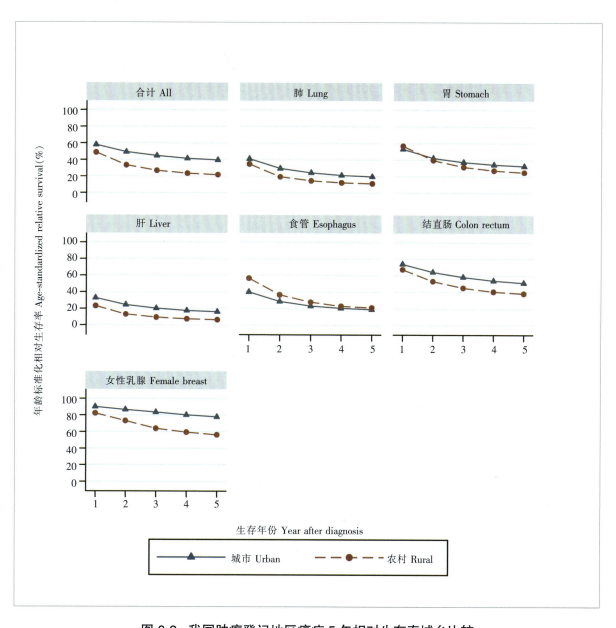

图 6-2 我国肿瘤登记地区癌症 5 年相对生存率城乡比较

Figure 6-2 Five-year age-standardized relative survival in urban and rural areas of Chinese cancer registries

第七章 附 录

1 2011年全国肿瘤登记地区癌症发病和死亡主要结果

表 7-1-1　2011年全国肿瘤登记地区男女合计癌症发病主要指标（1/10 万）

部位 Site	病例数 No. cases	构成 (%)	年龄组 0–	1–4	5–9	10–14	15–19	20–24	25–29	30–34	35–39
唇 Lip	219	0.05	0.00	0.00	0.00	0.00	0.00	0.01	0.01	0.00	0.01
舌 Tongue	1034	0.25	0.00	0.00	0.01	0.03	0.00	0.02	0.11	0.11	0.21
口 Mouth	1405	0.34	0.00	0.00	0.00	0.03	0.06	0.07	0.12	0.16	0.21
唾液腺 Salivary Glands	836	0.20	0.08	0.00	0.01	0.13	0.12	0.15	0.19	0.30	0.34
扁桃腺 Tonsil	193	0.05	0.00	0.00	0.04	0.03	0.02	0.02	0.00	0.04	0.07
其他口咽 Other Oropharynx	316	0.08	0.00	0.00	0.00	0.03	0.02	0.01	0.01	0.03	0.04
鼻咽 Nasopharynx	4650	1.13	0.00	0.04	0.00	0.07	0.26	0.25	0.69	1.18	2.81
喉咽 Hypopharynx	573	0.14	0.00	0.00	0.01	0.00	0.00	0.00	0.02	0.02	0.04
咽,部位不明 Pharynx Unspecified	239	0.06	0.00	0.00	0.01	0.00	0.00	0.01	0.02	0.00	0.03
食管 Esophagus	33339	8.07	0.00	0.00	0.01	0.00	0.01	0.07	0.13	0.37	1.17
胃 Stomach	51820	12.55	0.08	0.00	0.01	0.12	0.14	0.67	1.32	2.57	5.09
小肠 Small Intestine	1837	0.44	0.00	0.00	0.00	0.01	0.00	0.02	0.13	0.17	0.43
结肠 Colon	19889	4.82	0.00	0.00	0.01	0.01	0.15	0.48	0.75	1.47	2.71
直肠 Rectum	19858	4.81	0.00	0.02	0.00	0.00	0.10	0.28	0.62	1.32	2.65
肛门 Anus	400	0.10	0.00	0.00	0.00	0.00	0.01	0.03	0.01	0.03	0.05
肝脏 Liver	40834	9.89	0.85	0.25	0.09	0.20	0.35	0.65	1.52	4.10	9.50
胆囊及其他 Gallbladder etc.	5928	1.44	0.00	0.00	0.00	0.00	0.02	0.03	0.10	0.13	0.34
胰腺 Pancreas	10443	2.53	0.08	0.00	0.01	0.01	0.00	0.09	0.16	0.33	0.84
鼻,鼻窦及其他 Nose, Sinuses etc.	662	0.16	0.00	0.02	0.00	0.03	0.06	0.03	0.07	0.12	0.25
喉 Larynx	2633	0.64	0.00	0.02	0.00	0.00	0.00	0.02	0.03	0.05	0.11
气管,支气管,肺 Trachea,Bronchus and Lung	79851	19.34	0.08	0.04	0.03	0.04	0.15	0.56	1.10	2.60	5.71
其他胸腔器官 Other Thoracic Organs	1292	0.31	0.15	0.14	0.00	0.08	0.08	0.23	0.28	0.23	0.39
骨 Bone	2790	0.68	0.08	0.16	0.39	0.74	0.96	0.65	0.44	0.58	0.69
皮肤黑色素瘤 Melanoma of Skin	830	0.20	0.08	0.05	0.03	0.01	0.05	0.03	0.12	0.12	0.26
其他皮肤 Other Skin	3298	0.80	0.00	0.09	0.06	0.09	0.16	0.21	0.21	0.27	0.64
间皮瘤 Mesothelioma	232	0.06	0.00	0.00	0.00	0.00	0.00	0.02	0.00	0.02	0.06
卡波西肉瘤 Kaposi Sarcoma	19	0.00	0.00	0.00	0.00	0.00	0.00	0.00	0.00	0.01	0.02
周围神经,结缔、软组织 Connective and Soft Tissue	1356	0.33	0.15	0.33	0.25	0.27	0.33	0.34	0.41	0.41	0.44
乳房 Breast	30604	7.52	0.00	0.00	0.03	0.00	0.07	1.18	4.94	13.39	31.35
外阴 Vulva	280	0.07	0.00	0.00	0.00	0.00	0.00	0.03	0.05	0.09	0.15
阴道 Vagina	150	0.04	0.16	0.00	0.00	0.00	0.02	0.03	0.05	0.05	0.12
子宫颈 Cervix Uteri	10007	2.42	0.00	0.00	0.00	0.00	0.02	0.55	2.79	7.58	15.53
子宫体 Corpus Uteri	5521	1.34	0.00	0.00	0.00	0.00	0.05	0.43	0.68	1.28	2.98
子宫,部位不明 Uterus Unspecified	1398	0.34	0.00	0.04	0.00	0.00	0.00	0.10	0.17	0.55	1.27
卵巢 Ovary	5407	1.31	0.00	0.19	0.10	0.49	1.23	2.23	2.66	3.09	4.18
其他女性生殖器 Other Female Genital Organs	330	0.08	0.16	0.00	0.00	0.03	0.02	0.14	0.10	0.18	0.16
胎盘 Placenta	85	0.02	0.00	0.00	0.00	0.05	0.36	0.42	0.16	0.08	
阴茎 Penis	494	0.12	0.00	0.00	0.00	0.02	0.02	0.02	0.05	0.11	
前列腺 Prostate	6947	1.68	0.00	0.00	0.00	0.04	0.08	0.02	0.09	0.07	
睾丸 Testis	363	0.09	0.58	0.44	0.03	0.05	0.20	0.45	0.73	0.70	0.57
其他男性生殖器 Other Male Genital Organs	146	0.04	0.00	0.00	0.00	0.00	0.11	0.00	0.02	0.04	0.08
肾 Kidney	5948	1.44	0.62	0.34	0.12	0.07	0.09	0.22	0.51	0.79	1.40
肾盂 Renal Pelvis	786	0.19	0.00	0.00	0.00	0.00	0.00	0.00	0.03	0.02	0.05
输尿管 Ureter	738	0.18	0.00	0.00	0.00	0.00	0.00	0.00	0.00	0.00	0.00
膀胱 Bladder	8822	2.14	0.08	0.04	0.01	0.01	0.06	0.14	0.35	0.47	0.86
其他泌尿器官 Other Urinary Organs	133	0.03	0.00	0.00	0.00	0.00	0.00	0.00	0.01	0.01	0.02
眼 Eye	261	0.06	0.69	0.63	0.07	0.01	0.02	0.03	0.03	0.06	0.05
脑,神经系统 Brain, Nervous System	10521	2.55	1.62	1.85	1.81	1.68	1.41	2.00	2.14	2.79	3.69
甲状腺 Thyroid Gland	11431	2.77	0.00	0.02	0.07	0.23	0.99	3.06	6.09	8.50	9.45
肾上腺 Adrenal Gland	235	0.06	0.69	0.05	0.04	0.04	0.02	0.01	0.04	0.08	0.07
其他内分泌腺 Other Endocrine	827	0.20	0.00	0.02	0.03	0.13	0.19	0.27	0.38	0.43	0.38
霍奇病 Hodgkin Disease	553	0.13	0.00	0.00	0.16	0.11	0.24	0.40	0.34	0.24	0.18
非霍奇金淋巴瘤 Non-Hodgkin Lymphoma	6524	1.58	0.15	0.58	0.58	0.54	0.71	1.09	1.14	1.46	1.72
免疫增生性疾病 Immunoproliferative Disease	55	0.01	0.00	0.00	0.00	0.00	0.01	0.01	0.01	0.01	0.00
多发性骨髓瘤 Multiple Myeloma	1756	0.43	0.00	0.02	0.01	0.01	0.03	0.02	0.03	0.07	0.11
淋巴样白血病 Lymphoid Leukaemia	1797	0.44	1.16	2.71	1.33	0.97	0.80	0.64	0.48	0.43	0.54
髓样白血病 Myeloid Leukaemia	3353	0.81	1.46	0.94	0.76	0.62	0.84	0.94	0.99	1.25	1.37
白血病,未特指 Leukaemia Unspecified	2842	0.69	1.62	1.61	1.24	0.94	1.12	1.14	0.91	0.82	0.99
其他的或未指明部位 Other and Unspecified	7412	1.79	0.77	0.72	0.42	0.55	0.54	0.67	0.81	0.99	1.44
所有部位合计 All Sites	412935	100.00	10.95	11.06	7.85	8.15	11.03	18.31	29.13	48.81	85.83
所有部位除外 C44 All Sites but C44	409637	99.20	10.95	10.97	7.79	8.06	10.87	18.10	28.92	48.54	85.19

Chapter 7　Appendix

1　Cancer incidence and mortality in registration areas of China,2011

Table 7-1-1　Cancer incidence in registration areas of China，both sexes in 2011(1/10⁵)

Age group										粗率 Crude rate	中国人口标化率 ASR China	世界人口标化率 ASR world	累积率 Cum. rate(%)		ICD-10
40–44	45–49	50–54	55–59	60–64	65–69	70–74	75–79	80–84	85+				0~64	0~74	
0.05	0.10	0.16	0.23	0.25	0.61	0.62	1.25	1.34	1.23	0.15	0.10	0.09	0.00	0.01	C00
0.41	0.86	1.30	1.60	1.94	2.42	2.15	2.64	2.84	2.28	0.71	0.49	0.48	0.03	0.06	C01–C02
0.40	0.78	1.33	1.90	2.67	3.48	4.51	4.75	4.18	4.82	0.96	0.66	0.65	0.04	0.08	C03–C06
0.54	0.67	0.99	1.18	1.19	1.25	1.57	1.75	1.75	1.14	0.57	0.44	0.41	0.03	0.04	C07–C08
0.13	0.19	0.17	0.26	0.25	0.51	0.33	0.56	0.41	0.18	0.13	0.10	0.10	0.01	0.01	C09
0.07	0.17	0.36	0.55	0.74	0.70	0.95	0.62	1.08	0.70	0.22	0.15	0.15	0.01	0.02	C10
3.63	5.27	6.36	7.25	7.28	7.10	6.66	6.32	5.21	3.86	3.19	2.38	2.23	0.18	0.24	C11
0.16	0.48	0.87	1.00	1.14	1.41	1.29	1.31	1.39	1.23	0.39	0.27	0.27	0.02	0.03	C12–C13
0.09	0.11	0.19	0.37	0.53	0.70	0.76	0.53	0.88	0.70	0.16	0.11	0.11	0.01	0.01	C14
3.68	11.13	22.75	47.38	79.53	101.69	118.17	129.41	135.12	118.30	22.87	14.95	15.19	0.83	1.93	C15
11.45	21.45	38.59	68.03	108.95	142.35	181.49	203.44	216.11	172.45	35.55	23.57	23.51	1.29	2.91	C16
0.59	0.88	1.50	2.51	3.33	4.56	6.18	6.32	6.96	6.66	1.26	0.85	0.84	0.05	0.10	C17
4.76	8.50	14.33	22.03	34.97	46.37	67.21	92.61	104.55	90.17	13.65	8.96	8.79	0.45	1.02	C18
5.34	9.95	16.74	27.58	38.57	46.47	65.82	78.86	79.08	66.42	13.62	9.06	8.95	0.52	1.08	C19–C20
0.13	0.25	0.29	0.46	0.70	0.92	1.34	1.19	2.17	2.37	0.27	0.18	0.18	0.01	0.02	C21
19.07	29.91	44.33	61.28	77.69	85.73	100.30	116.09	131.10	118.65	28.02	19.16	18.79	1.25	2.18	C22
0.80	1.73	3.29	6.16	9.39	14.22	22.57	29.74	39.75	40.48	4.07	2.57	2.55	0.11	0.29	C23–C24
1.62	3.75	6.65	11.35	17.06	26.13	38.72	51.08	60.37	60.81	7.17	4.60	4.56	0.21	0.53	C25
0.30	0.49	0.70	0.93	0.98	1.37	1.79	1.81	1.91	1.58	0.45	0.32	0.31	0.02	0.04	C30–C31
0.56	1.23	3.02	4.20	5.93	6.96	8.40	8.90	7.58	6.13	1.81	1.20	1.21	0.08	0.15	C32
14.28	30.07	54.76	100.99	151.99	209.93	295.46	360.93	383.61	322.47	54.79	35.69	35.52	1.81	4.34	C33–C34
0.57	0.78	1.38	1.54	2.39	2.35	3.39	3.74	3.30	3.42	0.89	0.64	0.63	0.04	0.07	C37–C38
1.27	1.64	2.23	3.04	4.60	5.18	7.04	8.37	8.92	7.62	1.91	1.46	1.43	0.09	0.15	C40–C41
0.31	0.45	0.69	0.90	1.49	1.94	2.24	2.88	2.99	3.17	0.57	0.40	0.39	0.02	0.04	C43
0.83	1.19	1.87	3.14	4.76	6.67	10.38	14.46	21.34	28.74	2.26	1.47	1.46	0.07	0.15	C44
0.09	0.17	0.23	0.36	0.35	0.37	0.69	0.92	0.67	0.88	0.16	0.11	0.10	0.01	0.01	C45
0.00	0.02	0.00	0.02	0.04	0.06	0.02	0.09	0.05	0.00	0.01	0.01	0.01	0.00	0.00	C46
0.77	0.99	1.23	1.45	1.95	1.84	2.96	3.15	4.38	3.24	0.93	0.73	0.71	0.05	0.07	C47;C49
59.00	86.82	89.98	98.81	87.90	77.19	73.69	70.31	60.04	39.80	42.44	30.84	28.89	2.37	3.12	C50
0.35	0.29	0.49	0.42	0.99	1.05	1.75	1.66	2.85	1.99	0.39	0.26	0.25	0.01	0.03	C51
0.17	0.24	0.45	0.34	0.34	0.66	0.50	1.10	0.43	0.21	0.15	0.14	0.01	0.02	C52
25.23	34.02	28.09	25.40	20.80	17.72	17.79	13.25	12.89	8.39	13.88	10.66	9.59	0.80	0.98	C53
7.84	12.96	18.86	23.46	21.34	14.77	12.90	11.42	8.66	6.40	7.66	5.35	5.22	0.45	0.59	C54
2.44	4.01	3.30	4.09	4.57	3.68	3.83	3.99	4.33	5.12	1.94	1.38	1.31	0.10	0.14	C55
7.48	11.82	14.61	16.33	16.99	15.70	15.95	15.47	13.26	9.52	7.50	5.58	5.29	0.41	0.57	C56
0.38	0.72	0.81	1.08	1.24	1.05	0.97	1.16	1.10	0.57	0.46	0.33	0.32	0.02	0.03	C57
0.16	0.13	0.04	0.02	0.00	0.04	0.05	0.00	0.00	0.00	0.12	0.12	0.10	0.01	0.01	C58
0.37	0.50	1.10	1.63	1.79	2.25	2.18	4.02	4.69	3.88	0.67	0.46	0.45	0.03	0.05	C60
0.17	0.50	1.74	5.61	16.32	30.70	70.19	112.42	150.63	156.98	9.43	6.14	6.01	0.12	0.63	C61
0.51	0.53	0.47	0.30	0.53	0.59	0.94	0.64	1.99	0.23	0.49	0.46	0.43	0.03	0.04	C62
0.05	0.05	0.15	0.24	0.48	1.03	1.29	1.21	1.41	1.60	0.20	0.15	0.14	0.01	0.02	C63
2.40	4.57	6.32	8.83	11.10	12.73	15.72	17.07	16.86	11.13	4.08	2.85	2.80	0.18	0.33	C64
0.10	0.22	0.45	0.92	1.49	2.05	3.08	4.13	4.33	2.54	0.54	0.35	0.35	0.02	0.04	C65
0.08	0.23	0.40	0.81	1.25	1.56	3.17	4.42	4.43	3.94	0.51	0.32	0.32	0.01	0.04	C66
1.32	2.73	5.65	9.30	15.07	19.58	31.35	43.72	53.00	59.06	6.05	3.88	3.84	0.18	0.43	C67
0.03	0.02	0.05	0.14	0.11	0.31	0.72	0.74	0.52	1.23	0.09	0.06	0.06	0.00	0.01	C68
0.06	0.13	0.16	0.20	0.24	0.59	0.62	0.68	1.08	1.05	0.18	0.14	0.18	0.01	0.01	C69
5.95	7.98	10.63	13.93	16.67	18.66	20.95	24.28	23.15	19.10	7.22	5.52	5.42	0.36	0.56	C70–C72
10.82	13.74	14.68	13.84	12.48	9.76	8.33	5.55	5.93	4.56	7.84	6.53	5.75	0.47	0.56	C73
0.07	0.16	0.30	0.25	0.28	0.49	0.43	0.62	0.88	0.53	0.16	0.12	0.13	0.01	0.01	C74
0.54	0.78	0.94	0.89	1.25	1.21	1.46	1.19	0.82	0.35	0.57	0.46	0.43	0.03	0.04	C75
0.24	0.37	0.42	0.70	0.63	0.68	1.00	1.10	0.82	0.88	0.38	0.32	0.32	0.02	0.03	C81
2.34	4.07	5.34	8.18	10.80	13.32	17.63	20.39	22.12	18.84	4.48	3.25	3.17	0.19	0.35	C82–C85,96
0.02	0.01	0.05	0.08	0.11	0.12	0.24	0.27	0.10	0.09	0.04	0.03	0.03	0.00	0.00	C88
0.38	0.74	1.37	2.58	3.77	4.50	6.06	6.98	6.70	5.43	1.20	0.80	0.80	0.05	0.10	C90
0.66	0.85	0.91	1.59	2.05	2.64	3.65	4.51	4.43	3.07	1.23	1.10	1.25	0.07	0.10	C91
1.64	2.41	2.69	3.43	4.54	5.36	6.73	9.44	8.40	6.66	2.30	1.83	1.81	0.11	0.17	C92–C94
1.44	1.73	2.01	2.64	3.49	4.42	5.15	6.99	7.53	6.83	1.95	1.63	1.69	0.10	0.15	C95
2.41	3.94	5.60	8.44	12.83	15.43	20.16	25.67	35.67	38.99	5.09	3.52	3.50	0.20	0.37	O&U
154.51	253.53	363.28	543.68	745.97	921.21	1202.49	1430.66	1555.15	1362.44	283.32	194.25	190.52	11.41	22.02	ALL
153.68	252.34	361.41	540.54	741.20	914.54	1192.12	1416.21	1533.81	1333.70	281.06	192.78	189.06	11.34	21.87	ALLbC44

表 7-1-2　2011年全国肿瘤登记地区男性癌症发病主要指标（1/10万）

部位 / Site	病例数 No. cases	构成 (%)	0-	1-4	5-9	10-14	15-19	20-24	25-29	30-34	35-39
唇 Lip	124	0.05	0.00	0.00	0.00	0.00	0.00	0.02	0.00	0.00	0.00
舌 Tongue	634	0.27	0.00	0.00	0.00	0.05	0.00	0.03	0.10	0.14	0.28
口 Mouth	829	0.36	0.00	0.00	0.00	0.00	0.09	0.02	0.03	0.09	0.18
唾液腺 Salivary Glands	469	0.20	0.00	0.00	0.03	0.23	0.09	0.15	0.15	0.25	0.29
扁桃腺 Tonsil	132	0.06	0.00	0.00	0.08	0.03	0.02	0.02	0.00	0.04	0.07
其他口咽 Other Oropharynx	257	0.11	0.00	0.00	0.00	0.05	0.04	0.00	0.02	0.04	0.05
鼻咽 Nasopharynx	3267	1.40	0.00	0.03	0.00	0.05	0.37	0.33	0.88	1.54	3.78
喉咽 Hypopharynx	519	0.22	0.00	0.00	0.00	0.00	0.00	0.00	0.03	0.02	0.05
咽,部位不明 Pharynx Unspecified	190	0.08	0.00	0.00	0.03	0.00	0.00	0.00	0.02	0.00	0.02
食管 Esophagus	23549	10.10	0.00	0.00	0.00	0.03	0.00	0.10	0.15	0.53	1.70
胃 Stomach	36296	15.56	0.15	0.00	0.03	0.10	0.13	0.61	1.11	2.17	4.84
小肠 Small Intestine	1003	0.43	0.00	0.00	0.00	0.00	0.00	0.03	0.13	0.19	0.47
结肠 Colon	10830	4.64	0.00	0.00	0.03	0.00	0.13	0.56	0.66	1.75	3.01
直肠 Rectum	11717	5.02	0.00	0.00	0.00	0.00	0.11	0.30	0.61	1.31	2.62
肛门 Anus	240	0.10	0.00	0.00	0.00	0.00	0.00	0.03	0.02	0.04	0.07
肝脏 Liver	30126	12.92	0.73	0.24	0.17	0.25	0.48	0.91	2.41	6.29	15.58
胆囊及其他 Gallbladder etc.	2761	1.18	0.00	0.00	0.00	0.00	0.02	0.02	0.10	0.21	0.38
胰腺 Pancreas	5822	2.50	0.00	0.00	0.03	0.03	0.00	0.08	0.12	0.42	1.00
鼻,鼻窦及其他 Nose, Sinuses etc.	441	0.19	0.00	0.00	0.00	0.03	0.07	0.07	0.08	0.14	0.26
喉 Larynx	2332	1.00	0.00	0.00	0.00	0.00	0.00	0.00	0.02	0.09	0.20
气管,支气管,肺 Trachea,Bronchus and Lung	53730	23.04	0.00	0.00	0.00	0.03	0.09	0.58	1.18	2.85	6.36
其他胸腔器官 Other Thoracic Organs	765	0.33	0.15	0.17	0.11	0.13	0.09	0.30	0.37	0.28	0.51
骨 Bone	1652	0.71	0.15	0.17	0.45	0.89	1.18	0.75	0.58	0.67	0.82
皮肤黑色素瘤 Melanoma of Skin	448	0.19	0.15	0.03	0.06	0.00	0.04	0.03	0.10	0.16	0.25
其他皮肤 Other Skin	1742	0.75	0.00	0.10	0.06	0.15	0.15	0.15	0.23	0.30	0.64
间皮瘤 Mesothelioma	128	0.05	0.00	0.00	0.00	0.00	0.00	0.02	0.00	0.00	0.08
卡波西肉瘤 Kaposi Sarcoma	8	0.00	0.00	0.00	0.00	0.00	0.00	0.00	0.00	0.02	0.02
周围神经,结缔、软组织 Connective and Soft Tissue	746	0.32	0.29	0.34	0.23	0.41	0.24	0.27	0.38	0.61	0.49
乳房 Breast	433	0.19	0.00	0.03	0.00	0.00	0.00	0.03	0.02	0.19	0.34
外阴 Vulva	–	–	–	–	–	–	–	–	–	–	–
阴道 Vagina	–	–	–	–	–	–	–	–	–	–	–
子宫颈 Cervix Uteri	–	–	–	–	–	–	–	–	–	–	–
子宫体 Corpus Uteri	–	–	–	–	–	–	–	–	–	–	–
子宫,部位不明 Uterus Unspecified	–	–	–	–	–	–	–	–	–	–	–
卵巢 Ovary	–	–	–	–	–	–	–	–	–	–	–
其他女性生殖器 Other Female Genital Organs	–	–	–	–	–	–	–	–	–	–	–
胎盘 Placenta	–	–	–	–	–	–	–	–	–	–	–
阴茎 Penis	494	0.21	0.00	0.00	0.00	0.00	0.02	0.02	0.02	0.05	0.11
前列腺 Prostate	6947	2.98	0.00	0.00	0.00	0.00	0.04	0.08	0.02	0.09	0.07
睾丸 Testis	363	0.16	0.58	0.44	0.03	0.05	0.20	0.45	0.73	0.70	0.57
其他男性生殖器 Other Male Genital Organs	146	0.06	0.00	0.00	0.00	0.00	0.11	0.00	0.02	0.04	0.08
肾 Kidney	3963	1.70	0.73	0.34	0.17	0.05	0.11	0.27	0.61	1.00	2.03
肾盂 Renal Pelvis	435	0.19	0.00	0.00	0.00	0.00	0.00	0.02	0.00	0.02	0.10
输尿管 Ureter	376	0.16	0.00	0.00	0.00	0.00	0.00	0.00	0.00	0.02	0.00
膀胱 Bladder	6892	2.96	0.15	0.07	0.03	0.03	0.09	0.20	0.45	0.67	1.26
其他泌尿器官 Other Urinary Organs	91	0.04	0.00	0.00	0.00	0.00	0.00	0.00	0.02	0.00	0.05
眼 Eye	139	0.06	0.73	0.54	0.06	0.03	0.00	0.03	0.03	0.05	0.10
脑,神经系统 Brain, Nervous System	5109	2.19	2.04	1.80	1.89	1.91	1.75	2.12	2.46	2.85	3.68
甲状腺 Thyroid Gland	2816	1.21	0.00	0.00	0.00	0.15	0.41	1.64	3.07	4.80	4.84
肾上腺 Adrenal Gland	114	0.05	0.73	0.00	0.03	0.05	0.02	0.00	0.02	0.09	0.05
其他内分泌腺 Other Endocrine	384	0.16	0.00	0.00	0.00	0.10	0.22	0.13	0.25	0.35	0.29
霍奇金病 Hodgkin Disease	332	0.14	0.00	0.00	0.25	0.20	0.37	0.38	0.30	0.30	0.21
非霍奇金淋巴瘤 Non-Hodgkin Lymphoma	3826	1.64	0.29	0.68	0.65	0.84	0.96	1.31	1.15	1.61	1.82
免疫增生性疾病 Immunoproliferative Disease	33	0.01	0.00	0.00	0.00	0.00	0.00	0.00	0.00	0.00	0.00
多发性骨髓瘤 Multiple Myeloma	996	0.43	0.00	0.03	0.03	0.00	0.02	0.02	0.05	0.09	0.10
淋巴样白血病 Lymphoid Leukaemia	1074	0.46	0.73	2.96	1.75	1.05	0.79	0.78	0.58	0.51	0.51
髓样白血病 Myeloid Leukaemia	1909	0.82	1.46	0.75	0.65	0.79	0.96	0.96	1.23	1.49	1.46
白血病,未特指 Leukaemia Unspecified	1556	0.67	1.75	1.50	1.22	1.15	1.20	1.41	1.08	0.81	1.16
其他的或未指明部位 Other and Unspecified	4023	1.73	0.88	0.72	0.42	0.69	0.61	0.68	0.80	0.91	1.36
所有部位合计 All Sites	233208	100.00	11.69	10.96	8.48	9.54	11.22	15.88	22.40	36.73	64.19
所有部位除外 C44 All Sites but C44	231466	99.25	11.69	10.86	8.42	9.38	11.07	15.74	22.17	36.43	63.55

Table 7-1-2　Cancer incidence in registration areas of China, male in 2011(1/10^5)

Age group 40–44	45–49	50–54	55–59	60–64	65–69	70–74	75–79	80–84	85+	粗率 Crude rate	中国人口标化率 ASR China	世界人口标化率 ASR world	累积率 Cum. rate(%) 0~64	0~74	ICD-10
0.05	0.09	0.21	0.22	0.25	0.75	0.84	1.60	1.76	1.60	0.17	0.11	0.11	0.00	0.01	C00
0.45	1.09	1.80	2.13	2.60	2.64	2.57	2.87	3.51	2.51	0.86	0.61	0.60	0.04	0.07	C01–C02
0.47	1 02	1.74	2.47	3.47	4.58	5.29	5.37	4.69	5.48	1.13	0.79	0.79	0.05	0.10	C03–C06
0.51	0.73	1.06	1.53	1.37	1.42	2.03	2.43	2.46	1.60	0.64	0.48	0.46	0.03	0.05	C07–C08
0.16	0.33	0.21	0.42	0.39	0.63	0.40	0.89	0.47	0.23	0.18	0.13	0.13	0.01	0.01	C09
0.12	0.31	0.64	0.88	1.26	1.18	1.39	0.96	1.99	1.37	0.35	0.25	0.25	0.02	0.03	C10
4.98	7.48	8.90	10.33	10.86	10.18	9.30	8.75	7.85	6.85	4.44	3.34	3.15	0.25	0.35	C11
0.28	0.91	1.59	1.97	2.04	2.60	2.37	2.24	2.69	2.06	0.70	0.49	0.49	0.03	0.06	C12–C13
0.16	0.22	0.38	0.56	0.90	1.22	1.14	0.83	1.29	1.14	0.26	0.18	0.18	0.01	0.02	C14
5.32	17.64	35.93	73.06	116.61	143.16	168.39	178.79	185.77	177.77	31.98	21.79	22.18	1.26	2.81	C15
13.68	27.80	53.61	100.79	161.65	212.84	270.44	307.44	308.53	257.29	49.29	33.83	33.95	1.83	4.25	C16
0.64	0.91	1.86	2.63	3.84	5.45	7.17	6.64	7.73	7.77	1.36	0.96	0.95	0.05	0.12	C17
5.16	9.05	15.18	24.76	40.15	51.65	74.75	105.78	128.85	114.02	14.71	10.10	9.92	0.50	1.13	C18
5.71	11.42	19.80	33.56	47.82	57.10	81.77	99.46	98.86	87.74	15.91	10.95	10.87	0.62	1.31	C19–C20
0.16	0.27	0.38	0.56	1.06	1.03	1.53	1.41	2.93	3.20	0.33	0.23	0.23	0.01	0.03	C21
31.18	48.92	71.44	95.67	116.27	121.89	141.58	158.73	177.57	171.14	40.91	28.98	28.38	1.95	3.27	C22
0.64	1.69	3.20	5.57	9.71	13.85	22.66	27.91	40.18	42.04	3.75	2.53	2.52	0.11	0.29	C23–C24
1.86	4.84	8.33	14.01	19.68	30.90	43.53	57.94	68.05	67.64	7.91	5.37	5.33	0.25	0.62	C25
0.37	0.64	1.02	1.29	1.43	1.93	2.37	2.17	2.81	3.20	0.60	0.43	0.42	0.03	0.05	C30–C31
0.98	2.14	5.57	7.62	10.83	12.59	15.14	16.16	13.82	12.34	3.17	2.17	2.20	0.14	0.28	C32
16.02	36.83	72.10	140.53	213.67	297.52	422.35	515.80	569.73	494.47	72.96	49.57	49.50	2.45	6.05	C33–C34
0.66	0.69	1.65	1.75	2.97	3.08	4.45	4.60	4.22	3.66	1.04	0.78	0.77	0.05	0.09	C37–C38
1.40	1.83	2.78	3.72	5.63	6.20	9.55	9.96	10.19	8.68	2.24	1.76	1.72	0.10	0.18	C40–C41
0.33	0.42	0.72	0.80	1.46	2.37	2.97	3.96	3.98	3.66	0.61	0.44	0.43	0.02	0.05	C43
0.92	1.28	2.27	3.26	5.43	7.42	11.58	16.54	24.48	31.08	2.37	1.64	1.62	0.07	0.17	C44
0.09	0.14	0.28	0.46	0.31	0.39	0.74	1.21	0.94	1.37	0.17	0.12	0.12	0.01	0.01	C45
0.00	0.00	0.00	0.02	0.00	0.08	0.00	0.13	0.12	0.00	0.01	0.01	0.01	0.00	0.00	C46
0.81	1.03	1.36	1.75	2.02	2.17	3.17	3.39	5.97	5.03	1.01	0.81	0.79	0.05	0.08	C47;C49
0.59	0.72	0.95	1.03	1.46	1.78	1.98	2.62	2.58	2.51	0.59	0.43	0.41	0.03	0.05	C50
–	–	–	–	–	–	–	–	–	–	–	–	–	–	–	C51
–	–	–	–	–	–	–	–	–	–	–	–	–	–	–	C52
–	–	–	–	–	–	–	–	–	–	–	–	–	–	–	C53
–	–	–	–	–	–	–	–	–	–	–	–	–	–	–	C54
–	–	–	–	–	–	–	–	–	–	–	–	–	–	–	C55
–	–	–	–	–	–	–	–	–	–	–	–	–	–	–	C56
–	–	–	–	–	–	–	–	–	–	–	–	–	–	–	C57
–	–	–	–	–	–	–	–	–	–	–	–	–	–	–	C58
0.37	0.50	1.10	1.63	1.79	2.25	2.18	4.02	4.69	3.88	0.67	0.46	0.45	0.03	0.05	C60
0.17	0.50	1.74	5.61	16.32	30.70	70.19	112.42	150.63	156.98	9.43	6.14	6.01	0.12	0.63	C61
0.51	0.53	0.47	0.30	0.53	0.59	0.94	0.64	1.99	0.23	0.49	0.46	0.43	0.03	0.04	C62
0.05	0.05	0.15	0.24	0.48	1.03	1.29	1.21	1.41	1.60	0.20	0.15	0.14	0.01	0.02	C63
3.04	6.23	8.33	12.32	15.29	17.32	21.62	23.06	23.31	15.08	5.38	3.86	3.79	0.25	0.44	C64
0.14	0.34	0.61	1.29	1.90	2.05	3.12	3.70	4.92	3.66	0.59	0.40	0.40	0.02	0.05	C65
0.11	0.22	0.44	0.96	1.57	1.54	3.17	4.22	5.27	3.88	0.51	0.34	0.34	0.02	0.04	C66
1.98	4.22	8.69	15.37	23.88	31.09	51.45	72.37	93.94	110.82	9.36	6.31	6.28	0.28	0.70	C67
0.06	0.03	0.09	0.16	0.11	0.32	0.99	1.41	0.70	1.83	0.12	0.08	0.08	0.00	0.01	C68
0.09	0.12	0.19	0.18	0.31	0.59	0.69	0.70	1.29	1.60	0.19	0.15	0.19	0.01	0.02	C69
5.82	7.55	9.43	13.73	15.12	17.13	21.37	26.00	23.19	23.08	6.94	5.46	5.36	0.35	0.54	C70–C72
5.21	5.67	6.28	6.17	6.64	5.09	5.84	3.96	4.45	3.20	3.82	3.24	2.83	0.22	0.28	C73
0.06	0.17	0.21	0.22	0.28	0.51	0.64	0.70	1.17	0.46	0.15	0.12	0.12	0.01	0.01	C74
0.47	0.66	0.78	0.80	1.37	1.22	2.08	1.41	1.17	0.46	0.52	0.42	0.39	0.03	0.04	C75
0.28	0.41	0.47	1.00	0.70	0.95	1.19	1.34	0.94	1.37	0.45	0.39	0.37	0.02	0.04	C81
2.65	4.56	6.15	9.57	13.72	15.70	21.27	25.04	30.81	25.59	5.20	3.88	3.80	0.23	0.41	C82–C85,96
0.00	0.00	0.08	0.12	0.17	0.12	0.30	0.32	0.23	0.23	0.04	0.03	0.03	0.00	0.00	C88
0.42	0.75	1.33	2.93	4.26	5.09	7.12	8.88	9.37	9.60	1.35	0.92	0.93	0.05	0.11	C90
0.78	1.09	0.95	1.87	2.38	3.04	4.75	6.71	6.44	4.34	1.46	1.30	1.45	0.08	0.12	C91
1.84	2.50	3.18	3.90	5.29	5.92	7.96	12.07	11.13	10.74	2.59	2.09	2.04	0.13	0.20	C92–C94
1.58	1.81	2.12	2.83	3.61	5.48	5.99	7.79	8.43	8.23	2.11	1.80	1.85	0.11	0.16	C95
2.06	4.20	5.89	9.55	14.45	18.19	24.29	29.38	41.93	51.18	5.46	3.92	3.92	0.21	0.42	O&U
121.41	222.55	373.52	624.09	915.29	1164.51	1569.85	1893.93	2111.44	1955.48	316.67	221.20	219.66	12.18	25.85	ALL
120.49	221.27	371.25	620.83	909.86	1157.09	1558.27	1877.38	2086.96	1924.40	314.31	219.56	218.04	12.11	25.68	ALLbC44

表 7-1-4 2011年全国城市肿瘤登记地区男女合计癌症发病主要指标（1/10万）

部位 Site		病例数 No. cases	构成 (%)	年龄组								
				0–	1–4	5–9	10–14	15–19	20–24	25–29	30–34	35–39
唇	Lip	141	0.05	0.00	0.00	0.00	0.00	0.00	0.00	0.01	0.00	0.01
舌	Tongue	757	0.29	0.00	0.00	0.00	0.00	0.00	0.03	0.08	0.10	0.21
口	Mouth	974	0.37	0.00	0.00	0.00	0.02	0.08	0.09	0.16	0.14	0.21
唾液腺	Salivary Glands	553	0.21	0.15	0.00	0.00	0.07	0.06	0.13	0.23	0.26	0.34
扁桃腺	Tonsil	137	0.05	0.00	0.00	0.00	0.00	0.00	0.01	0.00	0.03	0.07
其他口咽	Other Oropharynx	209	0.08	0.00	0.00	0.00	0.02	0.02	0.00	0.01	0.01	0.05
鼻咽	Nasopharynx	3129	1.20	0.00	0.00	0.00	0.10	0.23	0.31	0.74	1.40	3.44
喉咽	Hypopharynx	410	0.16	0.00	0.00	0.00	0.00	0.00	0.00	0.01	0.03	0.05
咽,部位不明	Pharynx Unspecified	141	0.05	0.00	0.00	0.00	0.03	0.00	0.00	0.00	0.00	0.04
食管	Esophagus	13981	5.35	0.00	0.00	0.00	0.00	0.00	0.06	0.12	0.24	0.84
胃	Stomach	28363	10.86	0.00	0.00	0.03	0.12	0.12	0.73	1.34	2.77	5.07
小肠	Small Intestine	1305	0.50	0.00	0.00	0.00	0.02	0.00	0.01	0.11	0.19	0.38
结肠	Colon	15360	5.88	0.00	0.00	0.02	0.23	0.60	0.82	1.68	2.98
直肠	Rectum	13469	5.16	0.00	0.00	0.00	0.00	0.17	0.28	0.63	1.20	2.68
肛门	Anus	294	0.11	0.00	0.00	0.00	0.00	0.00	0.01	0.01	0.01	0.08
肝脏	Liver	22562	8.64	1.16	0.37	0.11	0.20	0.37	0.57	1.22	3.63	8.33
胆囊及其他	Gallbladder etc.	4176	1.60	0.00	0.00	0.00	0.00	0.02	0.04	0.08	0.16	0.32
胰腺	Pancreas	7315	2.80	0.15	0.00	0.03	0.02	0.04	0.10	0.13	0.36	0.88
鼻,鼻窦及其他	Nose, Sinuses etc.	422	0.16	0.00	0.00	0.00	0.05	0.06	0.04	0.05	0.14	0.19
喉	Larynx	1803	0.69	0.00	0.00	0.00	0.00	0.03	0.03	0.00	0.12
气管,支气管,肺	Trachea,Bronchus and Lung	49995	19.14	0.15	0.03	0.06	0.02	0.15	0.49	1.12	2.34	5.33
其他胸腔器官	Other Thoracic Organs	919	0.35	0.15	0.17	0.08	0.02	0.08	0.22	0.27	0.27	0.49
骨	Bone	1437	0.55	0.15	0.23	0.34	0.74	1.02	0.57	0.45	0.42	0.56
皮肤黑色素瘤	Melanoma of Skin	593	0.23	0.00	0.00	0.03	0.00	0.02	0.04	0.12	0.14	0.37
其他皮肤	Other Skin	2238	0.86	0.00	0.07	0.08	0.12	0.19	0.22	0.21	0.30	0.76
间皮瘤	Mesothelioma	182	0.07	0.00	0.00	0.00	0.00	0.00	0.01	0.00	0.03	0.07
卡波西肉瘤	Kaposi Sarcoma	12	0.00	0.00	0.00	0.00	0.00	0.00	0.00	0.00	0.01	0.03
周围神经,结缔、软组织	Connective and Soft Tissue	1006	0.39	0.00	0.27	0.36	0.27	0.41	0.41	0.51	0.57	0.54
乳房	Breast	21791	8.46	0.00	0.00	0.06	0.00	0.00	1.12	4.78	14.16	34.83
外阴	Vulva	209	0.08	0.00	0.00	0.00	0.00	0.00	0.06	0.05	0.11	0.16
阴道	Vagina	116	0.04	0.30	0.00	0.00	0.00	0.03	0.03	0.06	0.19
子宫颈	Cervix Uteri	6277	2.40	0.00	0.00	0.00	0.00	0.04	0.53	2.85	8.30	17.14
子宫体	Corpus Uteri	3877	1.48	0.00	0.00	0.00	0.00	0.00	0.44	0.67	1.41	2.99
子宫,部位不明	Uterus Unspecified	615	0.24	0.00	0.00	0.00	0.00	0.00	0.03	0.08	0.46	0.88
卵巢	Ovary	3664	1.40	0.00	0.21	0.00	0.46	1.62	2.16	2.74	3.27	3.98
其他女性生殖器	Other Female Genital Organs	235	0.09	0.30	0.00	0.00	0.05	0.04	0.12	0.05	0.14	0.14
胎盘	Placenta	60	0.02	0.00	0.00	0.00	0.00	0.04	0.47	0.54	0.14	0.08
阴茎	Penis	315	0.12	0.00	0.00	0.00	0.00	0.00	0.03	0.03	0.06	0.19
前列腺	Prostate	5668	2.17	0.00	0.00	0.00	0.00	0.08	0.09	0.03	0.06	0.00
睾丸	Testis	247	0.09	1.11	0.25	0.00	0.00	0.28	0.54	0.96	0.89	0.74
其他男性生殖器	Other Male Genital Organs	120	0.05	0.00	0.00	0.00	0.00	0.00	0.00	0.00	0.03	0.06
肾	Kidney	4725	1.81	1.02	0.40	0.20	0.02	0.08	0.26	0.63	0.99	1.62
肾盂	Renal Pelvis	648	0.25	0.00	0.00	0.00	0.00	0.00	0.01	0.03	0.03	0.08
输尿管	Ureter	591	0.23	0.00	0.00	0.00	0.00	0.00	0.00	0.01	0.01	0.00
膀胱	Bladder	6404	2.45	0.15	0.03	0.03	0.00	0.04	0.22	0.44	0.50	0.91
其他泌尿器官	Other Urinary Organs	101	0.04	0.00	0.00	0.00	0.00	0.00	0.00	0.01	0.00	0.01
眼	Eye	155	0.06	1.16	0.67	0.00	0.00	0.02	0.00	0.03	0.09	0.04
脑,神经系统	Brain, Nervous System	6430	2.46	1.89	1.94	1.79	1.60	1.14	1.92	2.15	2.67	3.75
甲状腺	Thyroid Gland	9084	3.48	0.00	0.00	0.08	0.17	1.22	4.23	8.02	11.26	12.65
肾上腺	Adrenal Gland	161	0.06	0.29	0.07	0.06	0.05	0.02	0.00	0.04	0.06	0.07
其他内分泌腺	Other Endocrine	628	0.24	0.00	0.03	0.00	0.22	0.27	0.35	0.51	0.54	0.43
霍奇金病	Hodgkin Disease	366	0.14	0.00	0.00	0.14	0.15	0.31	0.52	0.41	0.23	0.18
非霍奇金淋巴瘤	Non-Hodgkin Lymphoma	4618	1.77	0.29	0.63	0.70	0.71	0.81	1.21	1.39	1.60	1.94
免疫增生性疾病	Immunoproliferative Disease	44	0.02	0.00	0.00	0.00	0.00	0.00	0.02	0.00	0.00	0.00
多发性骨髓瘤	Multiple Myeloma	1361	0.52	0.00	0.00	0.03	0.02	0.04	0.01	0.01	0.09	0.12
淋巴样白血病	Lymphoid Leukaemia	1250	0.48	1.74	4.14	1.65	1.11	0.95	0.68	0.44	0.53	0.54
髓样白血病	Myeloid Leukaemia	2475	0.95	1.89	1.14	0.87	0.59	0.93	1.02	1.14	1.39	1.55
白血病,未特指	Leukaemia Unspecified	1358	0.52	1.60	1.37	0.59	0.64	0.56	0.67	0.59	0.59	0.71
其他的或未指明部位	Other and Unspecified	5469	2.09	1.02	0.87	0.36	0.57	0.56	0.68	0.82	0.92	1.65
所有部位合计	All Sites	261262	100.00	13.79	12.69	7.67	8.01	11.40	19.57	31.53	52.55	91.67
所有部位除外 C44	All Sites but C44	259024	99.14	13.79	12.62	7.58	7.88	11.22	19.35	31.32	52.25	90.91

Table 7-1-4　Cancer incidence in urban registration areas of China, both sexes in 2011(1/10⁵)

Table 7-1-4　Cancer incidence in urban registration areas of China, both sexes in 2011($1/10^5$)

40–44	45–49	50–54	55–59	60–64	65–69	70–74	75–79	80–84	85+	粗率 Crude rate	中国人口标化率 ASR China	世界人口标化率 ASR world	累积率 Cum. rate(%) 0~64	0~74	ICD-10
0.04	0.13	0.14	0.23	0.27	0.65	0.42	1.27	1.56	1.44	0.16	0.10	0.09	0.00	0.01	C00
0.53	1.01	1.61	1.82	2.22	2.88	2.79	2.58	3.52	2.88	0.86	0.57	0.56	0.04	0.07	C01–C02
0.41	0.88	1.52	2.18	3.10	3.88	4.57	5.25	3.75	5.75	1.11	0.73	0.72	0.04	0.09	C03–C06
0.57	0.72	1.13	1.22	1.28	1.39	1.70	1.90	2.11	1.57	0.63	0.45	0.43	0.03	0.05	C07–C08
0.18	0.25	0.23	0.33	0.25	0.68	0.30	0.59	0.55	0.00	0.16	0.11	0.10	0.01	0.01	C09
0.11	0.23	0.38	0.59	0.70	0.81	1.02	0.63	0.70	0.78	0.24	0.16	0.16	0.01	0.02	C10
4.04	5.61	6.92	7.61	7.49	7.66	6.87	6.74	5.78	3.92	3.57	2.60	2.42	0.19	0.26	C11
0.15	0.63	1.08	1.15	1.23	1.45	1.32	1.40	1.64	1.44	0.47	0.30	0.30	0.02	0.04	C12–C13
0.08	0.14	0.17	0.27	0.36	0.71	0.75	0.63	1.02	0.92	0.16	0.10	0.10	0.01	0.01	C14
2.21	7.69	15.57	30.44	49.96	68.26	76.31	86.95	93.36	87.88	15.97	9.87	10.02	0.54	1.26	C15
10.73	18.65	34.09	56.60	89.00	118.42	156.55	178.20	200.54	159.81	32.40	20.38	20.22	1.10	2.47	C16
0.65	0.86	1.66	2.65	3.41	5.33	7.36	7.96	8.28	8.50	1.49	0.95	0.93	0.05	0.11	C17
5.23	9.49	16.71	25.73	42.18	57.76	84.28	115.85	132.89	113.52	17.55	10.86	10.66	0.53	1.24	C18
5.56	10.23	18.03	29.22	40.36	49.97	72.13	85.87	87.97	73.37	15.39	9.67	9.56	0.54	1.15	C19–C20
0.16	0.19	0.35	0.62	0.79	1.00	1.59	1.31	2.73	3.01	0.34	0.21	0.21	0.01	0.02	C21
15.72	25.58	40.50	51.66	66.19	73.56	88.43	104.59	125.31	116.00	25.78	16.75	16.43	1.07	1.88	C22
0.85	1.81	3.48	6.60	10.14	15.32	24.53	33.60	45.78	48.52	4.77	2.81	2.80	0.12	0.32	C23–C24
1.63	3.60	7.25	11.90	17.95	28.89	43.82	57.06	69.45	72.71	8.36	5.04	5.00	0.22	0.58	C25
0.25	0.45	0.62	0.94	1.10	1.68	1.77	1.76	2.27	1.96	0.48	0.33	0.32	0.02	0.04	C30–C31
0.59	1.41	3.42	4.65	6.08	7.53	9.21	9.77	7.89	6.28	2.06	1.30	1.31	0.08	0.17	C32
13.25	29.50	54.22	98.89	141.14	207.04	289.29	360.20	403.50	342.90	57.12	35.02	34.83	1.73	4.21	C33–C34
0.69	0.92	1.47	1.78	2.54	2.71	3.93	4.43	3.83	4.32	1.05	0.72	0.71	0.04	0.08	C37–C38
0.87	1.24	1.93	2.48	3.66	4.01	5.59	6.65	8.75	6.93	1.64	1.22	1.20	0.07	0.12	C40–C41
0.33	0.46	0.68	0.90	1.73	2.49	2.64	3.39	3.59	4.32	0.68	0.45	0.44	0.02	0.05	C43
0.82	1.34	1.81	3.43	5.16	6.82	12.08	15.51	21.09	30.47	2.56	1.58	1.56	0.07	0.17	C44
0.09	0.22	0.30	0.45	0.38	0.52	0.83	1.22	0.94	0.92	0.21	0.13	0.13	0.01	0.01	C45
0.00	0.01	0.00	0.03	0.04	0.06	0.00	0.05	0.08	0.00	0.01	0.01	0.01	0.00	0.00	C46
0.85	1.08	1.44	1.70	2.29	2.29	3.51	3.98	5.62	4.05	1.15	0.87	0.84	0.05	0.08	C47;C49
63.47	95.50	104.07	111.17	99.59	94.88	91.89	87.97	77.99	52.19	50.00	34.91	32.80	2.64	3.58	C50
0.48	0.37	0.53	0.40	0.94	1.59	2.23	2.02	2.84	2.60	0.48	0.31	0.30	0.02	0.03	C51
0.21	0.31	0.53	0.40	0.36	0.83	0.93	0.51	1.56	0.65	0.27	0.18	0.17	0.01	0.02	C52
26.82	35.53	28.95	23.58	18.73	15.49	17.46	12.56	11.77	8.23	14.40	10.91	9.72	0.81	0.98	C53
7.77	14.34	21.76	25.94	24.55	17.20	15.16	13.15	11.34	7.58	8.90	5.96	5.83	0.50	0.66	C54
1.48	2.26	2.70	3.20	3.36	2.54	2.95	2.70	3.69	3.68	1.41	0.96	0.91	0.07	0.10	C55
8.16	12.25	15.97	17.34	18.59	17.26	18.61	19.04	15.60	10.61	8.41	6.00	5.71	0.43	0.61	C56
0.48	0.89	0.93	1.12	1.43	1.27	1.08	1.43	1.42	0.87	0.54	0.37	0.36	0.03	0.04	C57
0.24	0.08	0.03	0.03	0.00	0.00	0.07	0.00	0.00	0.00	0.14	0.14	0.12	0.01	0.01	C58
0.45	0.56	1.04	1.53	1.84	2.44	1.35	4.10	5.22	4.62	0.72	0.46	0.46	0.03	0.05	C60
0.19	0.51	2.21	7.29	20.63	40.50	90.09	142.65	189.46	187.54	12.90	7.78	7.62	0.16	0.81	C61
0.71	0.41	0.48	0.22	0.49	0.53	0.95	0.68	2.09	0.33	0.56	0.53	0.48	0.03	0.04	C62
0.05	0.03	0.12	0.34	0.72	1.58	1.75	1.56	1.74	1.65	0.27	0.19	0.19	0.01	0.02	C63
2.96	5.80	8.01	11.15	13.84	17.00	19.59	22.11	20.70	14.39	5.40	3.60	3.54	0.23	0.41	C64
0.13	0.30	0.58	0.95	1.88	2.91	4.08	5.47	5.86	3.53	0.74	0.46	0.45	0.02	0.05	C65
0.11	0.27	0.41	0.83	1.59	2.00	4.00	5.65	5.94	5.23	0.68	0.40	0.39	0.02	0.05	C66
1.47	3.06	6.54	10.71	16.27	21.95	36.19	49.65	61.09	70.88	7.32	4.40	4.37	0.20	0.49	C67
0.05	0.01	0.06	0.12	0.16	0.42	0.87	0.99	0.39	1.57	0.12	0.07	0.07	0.00	0.01	C68
0.01	0.13	0.18	0.17	0.27	0.65	0.57	0.77	0.94	0.65	0.18	0.14	0.19	0.01	0.01	C69
5.51	7.81	10.92	13.43	16.04	17.29	20.42	24.37	25.55	21.45	7.35	5.39	5.30	0.35	0.54	C70–C72
14.14	17.56	18.75	17.67	15.97	12.28	10.00	6.24	6.48	5.49	10.38	8.44	7.42	0.61	0.72	C73
0.08	0.15	0.29	0.23	0.38	0.65	0.49	0.72	1.25	0.78	0.18	0.13	0.14	0.01	0.01	C74
0.65	0.89	1.17	1.12	1.62	1.39	1.85	1.27	0.94	0.39	0.72	0.57	0.53	0.04	0.06	C75
0.24	0.40	0.40	0.72	0.63	0.61	1.02	1.22	0.94	1.31	0.42	0.34	0.33	0.02	0.03	C81
2.58	4.37	5.72	8.83	11.89	14.74	20.64	24.06	27.50	22.36	5.28	3.66	3.57	0.21	0.39	C82–C85,96
0.01	0.01	0.08	0.09	0.11	0.42	0.34	0.36	0.16	0.13	0.05	0.03	0.03	0.00	0.01	C88
0.41	0.85	1.61	3.03	4.60	5.88	7.47	8.95	8.52	6.67	1.55	0.97	0.98	0.05	0.12	C90
0.67	0.88	0.94	1.59	2.36	3.01	4.11	5.29	5.47	4.05	1.43	1.29	1.51	0.08	0.12	C91
1.93	2.62	3.10	3.80	5.52	6.72	8.61	12.39	11.02	9.02	2.83	2.15	2.13	0.13	0.21	C92–C94
1.00	1.24	1.52	1.92	2.62	3.68	4.49	6.78	7.50	7.59	1.55	1.20	1.25	0.07	0.11	C95
2.83	4.50	6.51	9.61	14.63	19.23	24.04	30.11	43.51	48.00	6.25	4.08	4.07	0.22	0.44	O&U
156.97	255.77	372.07	529.25	707.96	904.47	1197.29	1450.92	1638.21	1457.80	298.49	195.05	190.73	11.29	21.80	ALL
156.15	254.43	370.26	525.82	702.80	897.65	1185.22	1435.41	1617.12	1427.33	295.93	193.47	189.17	11.21	21.63	ALLbC44

表 7-1-5　2011年全国城市肿瘤登记地区男性癌症发病主要指标（1/10 万）

部位	Site	病例数 No. cases	构成 (%)	0–	1–4	5–9	10–14	15–19	20–24	25–29	30–34	35–39
唇	Lip	73	0.05	0.00	0.00	0.00	0.00	0.00	0.00	0.00	0.00	0.00
舌	Tongue	462	0.32	0.00	0.00	0.00	0.00	0.00	0.06	0.08	0.14	0.30
口	Mouth	576	0.40	0.00	0.00	0.00	0.00	0.12	0.00	0.05	0.06	0.17
唾液腺	Salivary Glands	310	0.22	0.00	0.00	0.00	0.09	0.08	0.11	0.16	0.20	0.33
扁桃腺	Tonsil	101	0.07	0.00	0.00	0.00	0.00	0.00	0.03	0.00	0.06	0.11
其他口咽	Other Oropharynx	176	0.12	0.00	0.00	0.00	0.05	0.04	0.00	0.03	0.03	0.06
鼻咽	Nasopharynx	2225	1.55	0.00	0.00	0.00	0.09	0.32	0.43	1.01	1.74	4.82
喉咽	Hypopharynx	375	0.26	0.00	0.00	0.00	0.00	0.00	0.00	0.03	0.03	0.06
咽,部位不明	Pharynx Unspecified	113	0.08	0.00	0.00	0.05	0.00	0.00	0.00	0.00	0.00	0.03
食管	Esophagus	10265	7.13	0.00	0.00	0.00	0.00	0.00	0.09	0.13	0.34	1.24
胃	Stomach	19593	13.61	0.00	0.00	0.05	0.09	0.08	0.63	1.06	2.09	4.38
小肠	Small Intestine	706	0.49	0.00	0.00	0.00	0.00	0.03	0.08	0.23	0.39	
结肠	Colon	8318	5.78	0.00	0.00	0.00	0.00	0.20	0.74	0.75	2.00	3.22
直肠	Rectum	7977	5.54	0.00	0.00	0.00	0.00	0.20	0.29	0.56	1.29	2.67
肛门	Anus	174	0.12	0.00	0.00	0.00	0.00	0.00	0.03	0.03	0.03	0.11
肝脏	Liver	16824	11.69	1.39	0.38	0.21	0.24	0.61	0.71	1.92	5.52	13.75
胆囊及其他	Gallbladder etc.	1911	1.33	0.00	0.00	0.00	0.00	0.00	0.03	0.11	0.26	0.30
胰腺	Pancreas	4051	2.81	0.00	0.00	0.05	0.05	0.00	0.09	0.11	0.49	0.94
鼻,鼻窦及其他	Nose, Sinuses etc.	287	0.20	0.00	0.00	0.00	0.05	0.08	0.00	0.03	0.14	0.17
喉	Larynx	1636	1.14	0.00	0.00	0.00	0.00	0.00	0.00	0.03	0.00	0.22
气管,支气管,肺	Trachea,Bronchus and Lung	33437	23.23	0.00	0.00	0.00	0.05	0.16	0.40	1.06	2.55	5.73
其他胸腔器官	Other Thoracic Organs	535	0.37	0.00	0.19	0.11	0.05	0.12	0.26	0.29	0.34	0.69
骨	Bone	833	0.58	0.28	0.25	0.32	0.99	1.26	0.74	0.59	0.49	0.66
皮肤黑色素瘤	Melanoma of Skin	323	0.22	0.00	0.00	0.05	0.00	0.00	0.06	0.11	0.17	0.39
其他皮肤	Other Skin	1160	0.81	0.00	0.06	0.05	0.19	0.20	0.11	0.21	0.31	0.69
间皮瘤	Mesothelioma	106	0.07	0.00	0.00	0.00	0.00	0.00	0.00	0.00	0.00	0.11
卡波西肉瘤	Kaposi Sarcoma	5	0.00	0.00	0.00	0.00	0.00	0.00	0.00	0.00	0.03	0.03
周围神经,结缔、软组织	Connective and Soft Tissue	563	0.39	0.00	0.32	0.43	0.43	0.28	0.34	0.45	0.89	0.61
乳房	Breast	317	0.22	0.00	0.06	0.00	0.00	0.00	0.03	0.03	0.20	0.39
外阴	Vulva	–	–	–	–	–	–	–	–	–	–	–
阴道	Vagina	–	–	–	–	–	–	–	–	–	–	–
子宫颈	Cervix Uteri	–	–	–	–	–	–	–	–	–	–	–
子宫体	Corpus Uteri	–	–	–	–	–	–	–	–	–	–	–
子宫,部位不明	Uterus Unspecified	–	–	–	–	–	–	–	–	–	–	–
卵巢	Ovary	–	–	–	–	–	–	–	–	–	–	–
其他女性生殖器	Other Female Genital Organs	–	–	–	–	–	–	–	–	–	–	–
胎盘	Placenta	–	–	–	–	–	–	–	–	–	–	–
阴茎	Penis	315	0.22	0.00	0.00	0.00	0.00	0.00	0.03	0.03	0.06	0.19
前列腺	Prostate	5668	3.94	0.00	0.00	0.00	0.00	0.08	0.09	0.03	0.06	0.00
睾丸	Testis	247	0.17	1.11	0.25	0.00	0.09	0.28	0.54	0.96	0.89	0.74
其他男性生殖器	Other Male Genital Organs	120	0.08	0.00	0.00	0.00	0.00	0.00	0.03	0.03	0.06	
肾	Kidney	3186	2.21	1.39	0.45	0.32	0.00	0.12	0.29	0.77	1.26	2.34
肾盂	Renal Pelvis	357	0.25	0.00	0.00	0.00	0.00	0.00	0.03	0.00	0.03	0.17
输尿管	Ureter	299	0.21	0.00	0.00	0.00	0.00	0.00	0.00	0.03	0.00	0.00
膀胱	Bladder	4990	3.47	0.28	0.06	0.05	0.00	0.04	0.29	0.61	0.69	1.35
其他泌尿器官	Other Urinary Organs	68	0.05	0.00	0.00	0.00	0.00	0.00	0.00	0.03	0.00	0.03
眼	Eye	82	0.06	1.11	0.45	0.00	0.00	0.00	0.00	0.03	0.09	0.08
脑,神经系统	Brain, Nervous System	3000	2.08	2.49	1.91	1.98	2.03	1.58	2.06	2.40	2.57	3.69
甲状腺	Thyroid Gland	2300	1.60	0.00	0.00	0.00	0.14	0.36	2.43	4.29	6.84	6.67
肾上腺	Adrenal Gland	77	0.05	0.55	0.00	0.05	0.05	0.00	0.00	0.03	0.06	0.06
其他内分泌腺	Other Endocrine	288	0.20	0.00	0.00	0.00	0.00	0.19	0.32	0.11	0.32	0.40	0.36
霍奇金病	Hodgkin Disease	219	0.15	0.00	0.00	0.27	0.28	0.49	0.46	0.35	0.26	0.22
非霍奇金淋巴瘤	Non-Hodgkin Lymphoma	2686	1.87	0.55	0.89	0.69	1.13	1.09	1.40	1.41	1.69	2.01
免疫增生性疾病	Immunoproliferative Disease	29	0.02	0.00	0.00	0.00	0.00	0.00	0.00	0.00	0.00	0.00
多发性骨髓瘤	Multiple Myeloma	771	0.54	0.00	0.00	0.05	0.00	0.00	0.00	0.03	0.09	0.03
淋巴样白血病	Lymphoid Leukaemia	739	0.51	1.11	4.77	2.19	1.23	0.89	0.77	0.51	0.60	0.39
髓样白血病	Myeloid Leukaemia	1406	0.98	1.94	0.95	0.69	0.76	1.17	1.06	1.46	1.72	1.54
白血病,未特指	Leukaemia Unspecified	745	0.52	1.66	1.46	0.53	0.76	0.49	0.77	0.61	0.57	0.88
其他的或未指明部位	Other and Unspecified	2944	2.04	1.11	0.76	0.43	0.71	0.57	0.69	0.75	0.83	1.54
所有部位合计	All Sites	143968	100.00	14.97	13.23	8.60	9.74	11.46	16.28	23.53	38.33	64.89
所有部位除外 C44	All Sites but C44	142808	99.19	14.97	13.16	8.55	9.55	11.26	16.16	23.32	38.01	64.20

214

Table 7-1-5　Cancer incidence in urban registration areas of China, male in 2011(1/10⁵)

Age group 40~44	45~49	50~54	55~59	60~64	65~69	70~74	75~79	80~84	85+	粗率 Crude rate	中国人口标化率 ASR China	世界人口标化率 ASR world	累积率 Cum. rate(%) 0~64	0~74	ICD-10
0.03	0.10	0.18	0.22	0.27	0.86	0.48	1.27	2.09	1.65	0.17	0.10	0.10	0.00	0.01	C00
0.61	1.29	2.21	2.50	3.01	3.16	3.26	2.54	3.65	3.30	1.05	0.71	0.70	0.05	0.08	C01–C02
0.53	1.19	2.12	2.94	4.13	5.20	5.49	5.46	3.48	4.95	1.31	0.88	0.88	0.06	0.11	C03–C06
0.56	0.76	1.22	1.60	1.48	1.51	2.07	2.73	2.96	2.31	0.71	0.50	0.47	0.03	0.05	C07–C08
0.24	0.43	0.27	0.53	0.40	0.92	0.40	0.98	0.70	0.00	0.23	0.16	0.15	0.01	0.02	C09
0.19	0.43	0.72	0.97	1.21	1.38	1.59	0.98	1.22	1.98	0.40	0.27	0.27	0.02	0.03	C10
5.87	8.19	9.73	10.99	11.19	11.06	10.02	9.07	8.35	6.60	5.06	3.70	3.46	0.27	0.38	C11
0.26	1.22	1.94	2.32	2.25	2.63	2.70	2.44	3.13	2.31	0.85	0.56	0.56	0.04	0.07	C12–C13
0.16	0.28	0.33	0.41	0.67	1.25	1.11	0.88	1.39	1.65	0.26	0.17	0.18	0.01	0.02	C14
3.44	12.81	26.43	49.52	78.79	100.23	113.46	120.60	132.05	132.07	23.36	15.07	15.34	0.86	1.93	C15
11.87	23.42	45.92	82.89	131.86	178.60	235.04	270.28	285.67	238.06	44.58	28.92	28.93	1.52	3.59	C16
0.77	0.91	2.09	2.79	4.09	6.26	8.43	8.29	8.87	9.24	1.61	1.07	1.06	0.06	0.13	C17
5.55	9.67	17.36	28.93	48.40	64.08	95.26	133.09	163.01	140.66	18.93	12.21	12.00	0.58	1.38	C18
6.03	11.54	21.54	36.06	50.70	62.37	89.85	108.99	109.78	95.42	18.15	11.80	11.71	0.65	1.42	C19–C20
0.19	0.20	0.48	0.72	1.17	1.12	1.91	1.46	3.31	3.96	0.40	0.26	0.26	0.01	0.03	C21
25.93	42.52	66.86	82.61	101.44	107.87	127.30	143.34	170.15	171.69	38.28	25.77	25.27	1.71	2.89	C22
0.63	1.73	3.46	6.23	10.29	15.34	24.09	30.54	44.71	47.55	4.35	2.74	2.73	0.12	0.31	C23–C24
1.64	4.87	9.10	14.74	21.44	35.04	48.74	64.11	78.11	76.93	9.22	5.89	5.85	0.27	0.69	C25
0.32	0.56	1.01	1.35	1.75	2.37	2.23	2.44	3.13	3.96	0.65	0.45	0.44	0.03	0.05	C30–C31
1.06	2.59	6.53	8.51	11.55	14.03	17.65	17.86	13.92	12.88	3.72	2.42	2.45	0.15	0.31	C32
14.25	35.90	71.78	139.02	199.86	293.52	411.64	511.78	592.04	512.11	76.08	48.57	48.46	2.35	5.88	C33–C34
0.93	0.86	1.70	2.00	3.06	3.23	5.17	5.46	4.70	4.62	1.22	0.87	0.85	0.05	0.09	C37–C38
1.06	1.37	2.27	2.79	4.27	4.74	7.32	7.71	10.26	8.25	1.90	1.46	1.44	0.09	0.15	C40–C41
0.40	0.46	0.63	0.69	1.75	3.10	3.74	4.59	5.05	3.63	0.73	0.51	0.49	0.02	0.06	C43
0.98	1.40	2.15	3.51	6.02	7.31	12.96	18.15	23.31	32.03	2.64	1.72	1.70	0.08	0.18	C44
0.08	0.20	0.39	0.63	0.31	0.59	0.95	1.76	1.39	1.32	0.24	0.15	0.15	0.01	0.02	C45
0.00	0.00	0.00	0.03	0.00	0.07	0.00	0.00	0.17	0.00	0.01	0.01	0.01	0.00	0.00	C46
0.90	1.14	1.64	2.10	2.34	2.90	3.74	4.29	8.00	5.94	1.28	0.99	0.95	0.06	0.09	C47;C49
0.71	0.79	1.13	1.16	1.71	2.24	2.62	2.93	2.96	2.64	0.72	0.50	0.48	0.03	0.06	C50
–	–	–	–	–	–	–	–	–	–	–	–	–	–	–	C51
–	–	–	–	–	–	–	–	–	–	–	–	–	–	–	C52
–	–	–	–	–	–	–	–	–	–	–	–	–	–	–	C53
–	–	–	–	–	–	–	–	–	–	–	–	–	–	–	C54
–	–	–	–	–	–	–	–	–	–	–	–	–	–	–	C55
–	–	–	–	–	–	–	–	–	–	–	–	–	–	–	C56
–	–	–	–	–	–	–	–	–	–	–	–	–	–	–	C57
–	–	–	–	–	–	–	–	–	–	–	–	–	–	–	C58
0.45	0.56	1.04	1.53	1.84	2.44	1.35	4.10	5.22	4.62	0.72	0.46	0.46	0.03	0.05	C60
0.19	0.51	2.21	7.29	20.63	40.50	90.09	142.65	189.46	187.54	12.90	7.78	7.62	0.16	0.81	C61
0.71	0.41	0.48	0.22	0.49	0.53	0.95	0.68	2.09	0.33	0.56	0.53	0.48	0.03	0.04	C62
0.05	0.03	0.12	0.34	0.72	1.58	1.75	1.56	1.74	1.65	0.27	0.19	0.19	0.01	0.02	C63
3.94	8.22	10.74	15.75	19.24	23.58	27.35	29.57	29.40	19.48	7.25	4.95	4.88	0.32	0.57	C64
0.21	0.46	0.78	1.35	2.29	3.23	4.29	4.68	6.44	4.95	0.81	0.53	0.52	0.03	0.06	C65
0.16	0.28	0.48	1.00	2.07	1.91	4.06	5.27	6.79	4.62	0.68	0.43	0.42	0.02	0.05	C66
2.33	4.80	10.05	17.94	26.02	34.57	59.32	81.96	106.30	129.43	11.35	7.16	7.13	0.32	0.79	C67
0.11	0.03	0.12	0.13	0.18	0.46	1.03	1.85	0.52	2.31	0.15	0.10	0.10	0.00	0.01	C68
0.03	0.13	0.24	0.16	0.36	0.66	0.56	0.88	1.22	1.32	0.19	0.14	0.18	0.01	0.01	C69
5.39	7.28	9.55	12.49	13.44	14.88	19.80	25.17	25.05	23.11	6.83	5.20	5.11	0.33	0.51	C70–C72
7.32	7.92	8.35	7.70	8.40	6.32	6.76	3.90	4.52	3.96	5.23	4.35	3.78	0.30	0.37	C73
0.05	0.18	0.15	0.19	0.40	0.66	0.64	0.88	1.74	0.66	0.18	0.13	0.13	0.01	0.01	C74
0.53	0.79	0.81	1.00	1.84	1.51	2.86	1.46	1.22	0.33	0.66	0.52	0.48	0.03	0.06	C75
0.34	0.38	0.42	1.13	0.63	0.92	1.35	1.46	1.04	1.98	0.50	0.42	0.41	0.03	0.04	C81
2.91	4.80	6.47	9.92	15.10	17.58	24.97	29.47	39.14	31.37	6.11	4.35	4.28	0.25	0.46	C82–C85,96
0.00	0.00	0.12	0.16	0.18	0.20	0.48	0.39	0.35	0.33	0.07	0.04	0.04	0.00	0.01	C88
0.45	0.91	1.61	3.35	5.26	7.05	8.75	11.32	11.13	12.22	1.75	1.13	1.14	0.06	0.14	C90
0.77	1.17	0.92	1.94	2.83	3.23	5.49	7.81	8.00	4.95	1.68	1.50	1.76	0.09	0.13	C91
2.06	2.89	3.55	4.41	6.38	7.24	10.10	15.61	14.61	14.20	3.20	2.46	2.40	0.14	0.23	C92–C94
1.27	1.22	1.76	2.10	2.79	4.35	5.49	7.71	8.70	9.24	1.70	1.34	1.38	0.08	0.13	C95
2.38	4.62	6.53	10.96	16.54	22.85	29.82	34.54	49.41	61.08	6.70	4.52	4.54	0.24	0.50	O&U
116.76	214.38	367.69	589.80	853.07	1129.23	1546.44	1896.94	2201.65	2047.43	327.58	216.66	214.76	11.64	25.02	ALL
115.79	212.99	365.54	586.30	847.05	1121.92	1533.48	1878.80	2178.33	2015.41	324.94	214.94	213.06	11.56	24.84	ALLbC44

表 7-1-6 2011年全国城市肿瘤登记地区女性癌症发病主要指标（1/10 万）

部位	Site	病例数 No. cases	构成 (%)	0-	1-4	5-9	10-14	15-19	20-24	25-29	30-34	35-39
唇	Lip	68	0.06	0.00	0.00	0.00	0.00	0.00	0.00	0.03	0.00	0.03
舌	Tongue	295	0.25	0.00	0.00	0.00	0.00	0.00	0.00	0.08	0.06	0.11
口	Mouth	398	0.34	0.00	0.00	0.00	0.05	0.04	0.18	0.27	0.23	0.25
唾液腺	Salivary Glands	243	0.21	0.30	0.00	0.00	0.05	0.04	0.15	0.30	0.32	0.36
扁桃腺	Tonsil	36	0.03	0.00	0.00	0.00	0.00	0.00	0.00	0.00	0.00	0.03
其他口咽	Other Oropharynx	33	0.03	0.00	0.00	0.00	0.00	0.00	0.00	0.00	0.00	0.05
鼻咽	Nasopharynx	904	0.77	0.00	0.00	0.00	0.10	0.13	0.18	0.46	1.06	2.06
喉咽	Hypopharynx	35	0.03	0.00	0.00	0.00	0.00	0.00	0.00	0.00	0.03	0.05
咽,部位不明	Pharynx Unspecified	28	0.02	0.00	0.00	0.00	0.00	0.00	0.00	0.00	0.00	0.05
食管	Esophagus	3716	3.17	0.00	0.00	0.00	0.00	0.00	0.03	0.11	0.14	0.44
胃	Stomach	8770	7.48	0.00	0.00	0.00	0.15	0.17	0.83	1.61	3.45	5.76
小肠	Small Intestine	599	0.51	0.00	0.00	0.00	0.05	0.00	0.00	0.13	0.14	0.38
结肠	Colon	7042	6.00	0.00	0.00	0.00	0.05	0.26	0.44	0.89	1.35	2.74
直肠	Rectum	5492	4.68	0.00	0.00	0.00	0.00	0.13	0.27	0.70	1.12	2.69
肛门	Anus	120	0.10	0.00	0.00	0.00	0.00	0.00	0.00	0.00	0.00	0.05
肝脏	Liver	5738	4.89	0.91	0.35	0.00	0.15	0.13	0.41	0.51	1.72	2.93
胆囊及其他	Gallbladder etc.	2265	1.93	0.00	0.00	0.00	0.04	0.06	0.05	0.06	0.06	0.33
胰腺	Pancreas	3264	2.78	0.30	0.00	0.00	0.00	0.09	0.12	0.16	0.23	0.82
鼻、鼻窦及其他	Nose, Sinuses etc.	135	0.12	0.00	0.00	0.00	0.00	0.00	0.00	0.08	0.14	0.22
喉	Larynx	167	0.14	0.00	0.00	0.00	0.00	0.00	0.06	0.03	0.00	0.00
气管,支气管,肺	Trachea,Bronchus and Lung	16558	14.12	0.30	0.07	0.12	0.00	0.13	0.59	1.18	2.13	4.94
其他胸腔器官	Other Thoracic Organs	384	0.33	0.30	0.14	0.06	0.00	0.04	0.18	0.24	0.20	0.30
骨	Bone	604	0.51	0.00	0.21	0.35	0.46	0.77	0.38	0.32	0.34	0.47
皮肤黑色素瘤	Melanoma of Skin	270	0.23	0.00	0.00	0.00	0.00	0.00	0.03	0.13	0.11	0.36
其他皮肤	Other Skin	1078	0.92	0.00	0.07	0.12	0.05	0.17	0.33	0.21	0.29	0.82
间皮瘤	Mesothelioma	76	0.06	0.00	0.00	0.00	0.00	0.00	0.03	0.00	0.06	0.03
卡波西肉瘤	Kaposi Sarcoma	7	0.01	0.00	0.00	0.00	0.00	0.00	0.00	0.00	0.00	0.03
周围神经,结缔、软组织	Connective and Soft Tissue	443	0.38	0.00	0.21	0.29	0.10	0.55	0.47	0.56	0.26	0.47
乳房	Breast	21791	18.58	0.00	0.00	0.06	0.00	0.00	1.12	4.78	14.16	34.83
外阴	Vulva	209	0.18	0.00	0.00	0.00	0.00	0.00	0.06	0.05	0.11	0.16
阴道	Vagina	116	0.10	0.30	0.00	0.00	0.00	0.00	0.03	0.03	0.06	0.19
子宫颈	Cervix Uteri	6277	5.35	0.00	0.00	0.00	0.00	0.04	0.53	2.85	8.30	17.14
子宫体	Corpus Uteri	3877	3.31	0.00	0.00	0.00	0.00	0.00	0.44	0.67	1.41	2.99
子宫,部位不明	Uterus Unspecified	615	0.52	0.00	0.00	0.00	0.00	0.00	0.03	0.08	0.46	0.88
卵巢	Ovary	3664	3.12	0.00	0.21	0.00	0.46	1.62	2.16	2.74	3.27	3.98
其他女性生殖器	Other Female Genital Organs	235	0.20	0.30	0.00	0.00	0.05	0.04	0.12	0.05	0.14	0.14
胎盘	Placenta	60	0.05	0.00	0.00	0.00	0.00	0.04	0.47	0.54	0.14	0.08
阴茎	Penis	–	–	–	–	–	–	–	–	–	–	–
前列腺	Prostate	–	–	–	–	–	–	–	–	–	–	–
睾丸	Testis	–	–	–	–	–	–	–	–	–	–	–
其他男性生殖器	Other Male Genital Organs	–	–	–	–	–	–	–	–	–	–	–
肾	Kidney	1539	1.31	0.61	0.35	0.06	0.05	0.04	0.24	0.48	0.72	0.91
肾盂	Renal Pelvis	291	0.25	0.00	0.00	0.00	0.00	0.00	0.00	0.05	0.03	0.00
输尿管	Ureter	292	0.25	0.00	0.00	0.00	0.00	0.00	0.00	0.00	0.03	0.00
膀胱	Bladder	1414	1.21	0.00	0.00	0.00	0.00	0.04	0.15	0.27	0.32	0.47
其他泌尿器官	Other Urinary Organs	33	0.03	0.00	0.00	0.00	0.00	0.00	0.00	0.00	0.00	0.00
眼	Eye	73	0.06	1.22	0.91	0.00	0.00	0.04	0.00	0.03	0.09	0.00
脑,神经系统	Brain, Nervous System	3430	2.92	1.22	1.97	1.59	1.13	0.68	1.77	1.91	2.76	3.81
甲状腺	Thyroid Gland	6784	5.78	0.00	0.00	0.18	0.21	2.13	6.09	11.78	15.71	18.60
肾上腺	Adrenal Gland	84	0.07	0.00	0.14	0.06	0.05	0.04	0.00	0.05	0.06	0.08
其他内分泌腺	Other Endocrine	340	0.29	0.00	0.07	0.00	0.26	0.21	0.59	0.70	0.69	0.49
霍奇金病	Hodgkin Disease	147	0.13	0.00	0.00	0.00	0.00	0.13	0.59	0.48	0.20	0.14
非霍奇金淋巴瘤	Non-Hodgkin Lymphoma	1932	1.65	0.00	0.35	0.71	0.26	0.51	1.01	1.37	1.52	1.87
免疫增生性疾病	Immunoproliferative Disease	15	0.01	0.00	0.00	0.00	0.00	0.04	0.00	0.00	0.00	0.00
多发性骨髓瘤	Multiple Myeloma	590	0.50	0.00	0.00	0.00	0.05	0.09	0.03	0.00	0.09	0.22
淋巴样白血病	Lymphoid Leukaemia	511	0.44	2.44	3.44	1.06	0.98	1.02	0.59	0.38	0.46	0.69
髓样白血病	Myeloid Leukaemia	1069	0.91	1.83	1.34	1.06	0.41	0.68	0.98	0.81	1.06	1.56
白血病,未特指	Leukaemia Unspecified	613	0.52	1.52	1.27	0.65	0.51	0.64	0.56	0.56	0.60	0.55
其他的或未指明部位	Other and Unspecified	2525	2.15	0.91	0.98	0.29	0.41	0.55	0.68	0.89	1.01	1.76
所有部位合计	All Sites	117294	100.00	12.49	12.09	6.64	6.12	11.35	22.97	39.59	66.82	118.32
所有部位除外 C44	All Sites but C44	116216	99.08	12.49	12.02	6.52	6.07	11.18	22.65	39.38	66.54	117.50

Table 7-1-6　Cancer incidence in urban registration areas of China，female in 2011(1/10^5)

Age group										粗率	中国人口标化率	世界人口标化率	累积率 Cum. rate(%)		ICD-10
40~44	45~49	50~54	55~59	60~64	65~69	70~74	75~79	80~84	85+	Crude rate	ASR China	ASR world	0~64	0~74	
0.05	0.16	0.09	0.25	0.27	0.44	0.36	1.26	1.13	1.30	0.16	0.09	0.09	0.00	0.01	C00
0.45	0.71	0.99	1.15	1.43	2.60	2.37	2.61	3.40	2.60	0.68	0.43	0.42	0.02	0.05	C01–C02
0.29	0.55	0.90	1.43	2.06	2.60	3.74	5.06	3.97	6.28	0.91	0.58	0.56	0.03	0.06	C03–C06
0.58	0.68	1.02	0.84	1.08	1.27	1.37	1.18	1.42	1.08	0.56	0.41	0.38	0.03	0.04	C07–C08
0.13	0.05	0.19	0.12	0.09	0.44	0.22	0.25	0.43	0.00	0.08	0.05	0.05	0.00	0.01	C09
0.03	0.03	0.03	0.22	0.18	0.25	0.50	0.34	0.28	0.00	0.08	0.05	0.05	0.00	0.01	C10
2.22	2.94	4.00	4.26	3.81	4.38	4.02	4.72	3.69	2.17	2.07	1.50	1.38	0.11	0.15	C11
0.03	0.03	0.19	0.00	0.22	0.32	0.07	0.51	0.43	0.87	0.08	0.05	0.05	0.00	0.00	C12–C13
0.00	0.00	0.00	0.12	0.04	0.19	0.43	0.42	0.71	0.43	0.06	0.04	0.03	0.00	0.00	C14
0.98	2.39	4.28	11.50	21.23	37.45	42.75	57.89	61.82	58.90	8.53	4.91	4.93	0.21	0.61	C15
9.59	13.71	21.79	30.51	46.28	60.42	85.64	98.68	131.16	108.49	20.12	12.39	12.05	0.67	1.40	C16
0.53	0.81	1.21	2.52	2.73	4.44	6.39	7.67	7.80	8.01	1.37	0.83	0.81	0.04	0.10	C17
4.91	9.31	16.03	22.56	35.97	51.66	74.36	100.95	108.33	95.72	16.16	9.63	9.44	0.47	1.10	C18
5.10	8.86	14.38	22.43	30.06	38.02	56.11	65.90	70.19	58.90	12.60	7.67	7.54	0.43	0.90	C19–C20
0.13	0.18	0.22	0.53	0.40	0.89	1.29	1.18	2.27	2.38	0.28	0.16	0.16	0.01	0.02	C21
5.52	8.08	13.11	20.94	31.05	40.49	53.31	71.12	88.76	79.48	13.17	7.94	7.82	0.43	0.89	C22
1.06	1.89	3.50	6.96	9.99	15.30	24.93	36.23	46.65	49.16	5.20	2.88	2.86	0.12	0.32	C23–C24
1.61	2.28	5.33	9.07	14.47	22.98	39.37	50.98	62.39	69.95	7.49	4.22	4.19	0.17	0.48	C25
0.18	0.34	0.22	0.53	0.45	1.02	1.37	1.18	1.56	0.65	0.31	0.22	0.20	0.01	0.02	C30–C31
0.13	0.18	0.19	0.81	0.63	1.27	1.58	2.78	2.98	1.95	0.38	0.22	0.22	0.01	0.02	C32
12.26	22.89	35.96	59.07	82.61	123.70	178.75	229.29	249.84	231.93	37.99	22.45	22.16	1.11	2.62	C33–C34
0.45	0.97	1.24	1.55	2.02	2.22	2.80	3.54	3.12	4.11	0.88	0.58	0.58	0.04	0.06	C37–C38
0.69	1.10	1.58	2.17	3.05	3.30	4.02	5.73	7.51	6.06	1.39	0.98	0.97	0.06	0.10	C40–C41
0.26	0.47	0.74	1.12	1.70	1.90	1.65	2.36	2.41	4.76	0.62	0.40	0.39	0.02	0.04	C43
0.66	1.28	1.46	3.36	4.30	6.35	11.28	13.23	19.28	29.45	2.47	1.45	1.44	0.07	0.15	C44
0.11	0.24	0.22	0.28	0.45	0.44	0.72	0.76	0.57	0.65	0.17	0.11	0.11	0.01	0.01	C45
0.00	0.03	0.00	0.03	0.09	0.06	0.00	0.08	0.00	0.00	0.02	0.01	0.01	0.00	0.00	C46
0.79	1.02	1.24	1.30	2.24	1.71	3.30	3.71	3.69	2.82	1.02	0.75	0.73	0.05	0.07	C47;C49
63.47	95.50	104.07	111.17	99.59	94.88	91.89	87.97	77.99	52.19	50.00	34.91	32.80	2.64	3.58	C50
0.48	0.37	0.53	0.40	0.94	1.59	2.23	2.02	2.84	2.60	0.48	0.31	0.30	0.02	0.03	C51
0.21	0.31	0.53	0.40	0.36	0.83	0.93	0.51	1.56	0.65	0.27	0.18	0.17	0.01	0.02	C52
26.82	35.53	28.95	23.58	18.73	15.49	17.46	12.56	11.77	8.23	14.40	10.91	9.72	0.81	0.98	C53
7.77	14.34	21.76	25.94	24.55	17.20	15.16	13.15	11.34	7.58	8.90	5.96	5.83	0.50	0.66	C54
1.48	2.26	2.70	3.20	3.36	2.54	2.95	2.70	3.69	3.68	1.41	0.96	0.91	0.07	0.10	C55
8.16	12.25	15.97	17.34	18.59	17.26	18.61	19.04	15.60	10.61	8.41	6.00	5.71	0.43	0.61	C56
0.48	0.89	0.93	1.12	1.43	1.27	1.08	1.43	1.42	0.87	0.54	0.37	0.36	0.03	0.04	C57
0.24	0.08	0.03	0.03	0.00	0.00	0.07	0.00	0.00	0.00	0.14	0.14	0.12	0.01	0.01	C58
–	–	–	–	–	–	–	–	–	–	–	–	–	–	–	C60
–	–	–	–	–	–	–	–	–	–	–	–	–	–	–	C61
–	–	–	–	–	–	–	–	–	–	–	–	–	–	–	C62
–	–	–	–	–	–	–	–	–	–	–	–	–	–	–	C63
1.98	3.30	5.18	6.59	8.47	10.66	12.57	15.67	13.61	11.04	3.53	2.28	2.25	0.14	0.26	C64
0.05	0.13	0.37	0.56	1.48	2.60	3.88	6.15	5.39	2.60	0.67	0.38	0.37	0.01	0.05	C65
0.05	0.26	0.34	0.65	1.12	2.09	3.95	5.98	5.25	5.63	0.67	0.37	0.36	0.01	0.04	C66
0.61	1.26	2.88	3.54	6.54	9.77	15.30	21.74	24.25	32.48	3.24	1.87	1.84	0.08	0.21	C67
0.00	0.00	0.00	0.12	0.13	0.38	0.72	0.25	0.28	1.08	0.08	0.04	0.05	0.00	0.01	C68
0.00	0.13	0.12	0.19	0.18	0.63	0.57	0.67	0.71	0.22	0.17	0.14	0.20	0.01	0.01	C69
5.63	8.37	12.34	14.35	18.64	19.61	20.98	23.68	25.95	20.36	7.87	5.57	5.48	0.37	0.58	C70–C72
20.95	27.53	29.54	27.56	23.52	18.02	12.93	8.26	8.08	6.50	15.57	12.57	11.10	0.92	1.07	C73
0.11	0.13	0.43	0.28	0.36	0.63	0.36	0.59	0.85	0.87	0.19	0.14	0.14	0.01	0.01	C74
0.77	1.00	1.55	1.24	1.39	1.27	0.93	1.10	0.71	0.43	0.78	0.64	0.59	0.04	0.06	C75
0.13	0.42	0.37	0.31	0.63	0.32	0.72	1.01	0.85	0.87	0.34	0.27	0.25	0.02	0.02	C81
2.25	3.93	4.93	7.74	8.69	12.00	16.74	19.38	18.01	16.46	4.43	3.01	2.90	0.18	0.32	C82–C85,96
0.03	0.03	0.03	0.03	0.04	0.13	0.22	0.34	0.00	0.00	0.03	0.02	0.02	0.00	0.00	C88
0.37	0.79	1.61	2.70	3.94	4.76	6.32	6.91	6.38	3.03	1.35	0.84	0.83	0.05	0.10	C90
0.58	0.58	0.96	1.24	1.88	2.79	2.87	3.12	3.40	3.46	1.17	1.08	1.08	0.07	0.10	C91
1.80	2.33	2.64	3.20	4.66	6.22	7.26	9.61	8.08	5.63	2.45	1.86	1.87	0.11	0.18	C92–C94
0.74	1.26	1.27	1.74	2.46	3.05	3.59	5.98	6.52	6.50	1.41	1.08	1.13	0.06	0.10	C95
3.28	4.38	6.48	8.26	12.72	15.74	18.82	26.29	38.71	39.41	5.79	3.68	3.65	0.21	0.38	O&U
197.16	298.55	376.63	469.14	563.31	687.86	881.82	1065.72	1179.00	1071.08	269.14	176.58	169.86	10.94	18.79	ALL
196.50	297.26	375.17	465.79	559.01	681.51	870.54	1052.49	1159.72	1041.63	266.67	175.13	168.43	10.88	18.64	ALLbC44

表 7-1-7　2011年全国农村肿瘤登记地区男女合计癌症发病主要指标（1/10 万）

部位	Site	病例数 No. cases	构成 (%)	0-	1-4	5-9	10-14	15-19	20-24	25-29	30-34	35-39
唇	Lip	78	0.05	0.00	0.00	0.00	0.00	0.00	0.02	0.00	0.00	0.00
舌	Tongue	277	0.18	0.00	0.00	0.03	0.06	0.00	0.00	0.16	0.14	0.20
口	Mouth	431	0.28	0.00	0.00	0.00	0.03	0.02	0.04	0.04	0.18	0.22
唾液腺	Salivary Glands	283	0.19	0.00	0.00	0.03	0.21	0.20	0.18	0.13	0.37	0.35
扁桃腺	Tonsil	56	0.04	0.00	0.00	0.10	0.06	0.05	0.02	0.00	0.05	0.08
其他口咽	Other Oropharynx	107	0.07	0.00	0.00	0.00	0.03	0.02	0.00	0.00	0.05	0.02
鼻咽	Nasopharynx	1521	1.00	0.00	0.08	0.00	0.03	0.30	0.18	0.61	0.82	1.87
喉咽	Hypopharynx	163	0.11	0.00	0.00	0.03	0.00	0.00	0.00	0.02	0.00	0.02
咽,部位不明	Pharynx Unspecified	98	0.06	0.00	0.00	0.00	0.00	0.00	0.02	0.04	0.00	0.02
食管	Esophagus	19358	12.76	0.00	0.00	0.00	0.03	0.00	0.08	0.16	0.57	1.65
胃	Stomach	23457	15.47	0.16	0.00	0.00	0.12	0.15	0.60	1.30	2.27	5.12
小肠	Small Intestine	532	0.35	0.00	0.00	0.00	0.00	0.02	0.18	0.14	0.49	
结肠	Colon	4529	2.99	0.00	0.00	0.03	0.00	0.05	0.32	0.65	1.15	2.30
直肠	Rectum	6389	4.21	0.00	0.04	0.00	0.00	0.02	0.28	0.61	1.51	2.61
肛门	Anus	106	0.07	0.00	0.00	0.00	0.00	0.02	0.04	0.00	0.05	0.00
肝脏	Liver	18272	12.05	0.49	0.12	0.06	0.21	0.32	0.76	2.02	4.86	11.23
胆囊及其他	Gallbladder etc.	1752	1.16	0.00	0.00	0.00	0.00	0.02	0.00	0.13	0.09	0.37
胰腺	Pancreas	3128	2.06	0.00	0.00	0.00	0.00	0.00	0.08	0.20	0.30	0.77
鼻,鼻窦及其他	Nose, Sinuses etc.	240	0.16	0.00	0.00	0.04	0.00	0.05	0.02	0.09	0.09	0.35
喉	Larynx	830	0.55	0.00	0.04	0.00	0.00	0.00	0.00	0.02	0.14	0.10
气管,支气管,肺	Trachea,Bronchus and Lung	29856	19.68	0.00	0.04	0.00	0.06	0.15	0.64	1.06	3.02	6.28
其他胸腔器官	Other Thoracic Organs	373	0.25	0.16	0.12	0.10	0.15	0.07	0.24	0.29	0.16	0.22
骨	Bone	1353	0.89	0.00	0.08	0.45	0.74	0.90	0.76	0.43	0.85	0.88
皮肤黑色素瘤	Melanoma of Skin	237	0.16	0.16	0.12	0.03	0.00	0.07	0.00	0.11	0.09	0.10
其他皮肤	Other Skin	1060	0.70	0.00	0.12	0.03	0.06	0.12	0.20	0.20	0.23	0.47
间皮瘤	Mesothelioma	50	0.03	0.00	0.00	0.00	0.00	0.00	0.02	0.00	0.00	0.04
卡波西肉瘤	Kaposi Sarcoma	7	0.00	0.00	0.00	0.00	0.00	0.00	0.00	0.00	0.00	0.00
周围神经,结缔、软组织	Connective and Soft Tissue	350	0.23	0.33	0.40	0.13	0.27	0.22	0.24	0.25	0.14	0.31
乳房	Breast	8813	5.89	0.00	0.00	0.00	0.00	0.16	1.26	5.22	12.14	26.11
外阴	Vulva	71	0.05	0.00	0.00	0.00	0.00	0.00	0.00	0.05	0.05	0.12
阴道	Vagina	34	0.02	0.00	0.00	0.00	0.00	0.00	0.00	0.00	0.00	0.00
子宫颈	Cervix Uteri	3730	2.46	0.00	0.00	0.00	0.00	0.00	0.57	2.70	6.42	13.12
子宫体	Corpus Uteri	1644	1.08	0.00	0.00	0.00	0.00	0.11	0.41	0.69	1.07	2.97
子宫,部位不明	Uterus Unspecified	783	0.52	0.00	0.09	0.00	0.00	0.00	0.20	0.32	0.70	1.86
卵巢	Ovary	1743	1.15	0.00	0.17	0.21	0.51	0.74	2.32	2.52	2.79	4.50
其他女性生殖器	Other Female Genital Organs	95	0.06	0.00	0.00	0.00	0.00	0.00	0.16	0.18	0.23	0.21
胎盘	Placenta	25	0.02	0.00	0.00	0.00	0.00	0.05	0.20	0.23	0.19	0.08
阴茎	Penis	179	0.12	0.00	0.00	0.00	0.00	0.05	0.00	0.00	0.05	0.00
前列腺	Prostate	1279	0.84	0.00	0.00	0.00	0.00	0.00	0.08	0.00	0.14	0.16
睾丸	Testis	116	0.08	0.00	0.66	0.06	0.00	0.09	0.32	0.35	0.41	0.32
其他男性生殖器	Other Male Genital Organs	26	0.02	0.00	0.00	0.00	0.00	0.00	0.00	0.00	0.00	0.12
肾	Kidney	1223	0.81	0.16	0.28	0.03	0.12	0.10	0.16	0.31	0.48	1.06
肾盂	Renal Pelvis	138	0.09	0.00	0.00	0.00	0.00	0.00	0.02	0.04	0.00	0.00
输尿管	Ureter	147	0.10	0.00	0.00	0.00	0.00	0.00	0.00	0.02	0.05	0.00
膀胱	Bladder	2418	1.59	0.00	0.04	0.00	0.03	0.07	0.04	0.20	0.41	0.79
其他泌尿器官	Other Urinary Organs	32	0.02	0.00	0.00	0.00	0.00	0.00	0.00	0.00	0.02	0.04
眼	Eye	106	0.07	0.16	0.59	0.16	0.03	0.02	0.06	0.02	0.02	0.06
脑,神经系统	Brain, Nervous System	4091	2.70	1.32	1.74	1.83	1.78	1.72	2.12	2.11	2.98	3.59
甲状腺	Thyroid Gland	2347	1.55	0.00	0.04	0.06	0.30	0.70	1.44	2.83	4.08	4.71
肾上腺	Adrenal Gland	74	0.05	1.15	0.04	0.03	0.03	0.02	0.02	0.04	0.11	0.06
其他内分泌腺	Other Endocrine	199	0.13	0.00	0.00	0.06	0.03	0.10	0.16	0.16	0.25	0.31
霍奇金病	Hodgkin Disease	187	0.12	0.00	0.00	0.19	0.06	0.15	0.22	0.22	0.25	0.18
非霍奇金淋巴瘤	Non-Hodgkin Lymphoma	1906	1.26	0.00	0.51	0.45	0.33	0.60	0.92	0.72	1.24	1.41
免疫增生性疾病	Immunoproliferative Disease	11	0.01	0.00	0.00	0.00	0.00	0.00	0.02	0.00	0.02	0.00
多发性骨髓瘤	Multiple Myeloma	395	0.26	0.00	0.04	0.00	0.00	0.00	0.02	0.04	0.05	0.10
淋巴样白血病	Lymphoid Leukaemia	547	0.36	0.49	1.03	0.96	0.80	0.62	0.58	0.54	0.27	0.55
髓样白血病	Myeloid Leukaemia	878	0.58	0.99	0.71	0.64	0.65	0.72	0.84	0.74	1.03	1.10
白血病,未特指	Leukaemia Unspecified	1484	0.98	1.64	1.90	1.99	1.31	1.80	1.78	1.46	1.19	1.39
其他的或未指明部位	Other and Unspecified	1943	1.28	0.49	0.55	0.48	0.53	0.52	0.64	0.81	1.10	1.12
所有部位合计	All Sites	151673	100.00	7.73	9.13	8.05	8.32	10.57	16.58	25.09	42.85	77.17
所有部位除外 C44	All Sites but C44	150613	99.30	7.73	9.01	8.02	8.26	10.45	16.38	24.88	42.62	76.70

Table 7-1-7　Cancer incidence in rural registration areas of China, both sexes in 2011(1/10⁵)

40~44	45~49	50~54	55~59	60~64	65~69	70~74	75~79	80~84	85+	粗率 Crude rate	中国人口标化率 ASR China	世界人口标化率 ASR world	累积率 Cum. rate(%) 0~64	0~74	ICD-10
0.06	0.06	0.21	0.22	0.23	0.54	0.97	1.21	0.91	0.80	0.13	0.10	0.09	0.00	0.01	C00
0.23	0.62	0.77	1.22	1.47	1.73	1.04	2.76	1.52	1.06	0.48	0.36	0.35	0.02	0.04	C01–C02
0.39	0.64	1.00	1.41	1.96	2.87	4.41	3.80	5.00	2.92	0.74	0.55	0.53	0.03	0.07	C03–C06
0.50	0.59	0.77	1.10	1.05	1.04	1.36	1.47	1.06	0.27	0.49	0.41	0.38	0.03	0.04	C07–C08
0.04	0.10	0.08	0.14	0.26	0.25	0.39	0.52	0.15	0.53	0.10	0.08	0.08	0.00	0.01	C09
0.02	0.08	0.32	0.47	0.83	0.54	0.84	0.60	1.82	0.53	0.18	0.14	0.14	0.01	0.02	C10
3.02	4.72	5.38	6.60	6.92	6.24	6.29	5.53	4.09	3.72	2.61	2.04	1.94	0.15	0.22	C11
0.17	0.25	0.50	0.72	0.98	1.34	1.23	1.12	0.91	0.80	0.28	0.21	0.21	0.01	0.03	C12–C13
0.10	0.06	0.24	0.55	0.83	0.69	0.78	0.35	0.61	0.27	0.17	0.12	0.13	0.01	0.02	C14
5.82	16.62	35.23	77.40	129.12	152.92	190.09	210.54	216.16	180.06	33.25	23.63	24.00	1.33	3.05	C15
12.50	25.91	46.42	88.26	142.41	179.01	224.33	251.66	246.33	198.12	40.29	28.99	29.07	1.63	3.64	C16
0.50	0.90	1.24	2.27	3.20	3.37	4.15	3.20	4.40	2.92	0.91	0.68	0.67	0.04	0.08	C17
4.08	6.91	10.21	15.47	22.88	28.92	37.88	48.21	49.57	42.76	7.78	5.68	5.57	0.32	0.65	C18
5.01	9.52	14.49	24.67	35.56	41.10	55.00	65.49	61.85	52.32	10.97	7.99	7.89	0.47	0.95	C19–C20
0.08	0.35	0.18	0.17	0.56	0.79	0.91	0.95	1.06	1.06	0.18	0.14	0.13	0.01	0.02	C21
23.94	36.78	50.98	78.31	96.98	104.39	120.70	138.06	142.34	124.02	31.38	23.16	22.73	1.53	2.66	C22
0.73	1.60	2.96	5.39	8.13	12.53	19.20	22.38	28.04	24.17	3.01	2.13	2.11	0.10	0.26	C23–C24
1.62	4.00	5.59	10.39	15.58	21.89	29.96	39.65	42.75	36.65	5.37	3.83	3.79	0.19	0.45	C25
0.37	0.55	0.84	0.91	0.79	0.89	1.82	1.90	1.21	0.80	0.41	0.32	0.30	0.02	0.03	C30–C31
0.50	0.94	2.32	3.40	5.68	6.09	7.00	7.26	6.97	5.84	1.43	1.03	1.05	0.07	0.13	C32
15.78	30.98	55.70	104.70	170.18	214.37	306.05	362.33	345.01	280.97	51.28	36.72	36.61	1.94	4.54	C33–C34
0.40	0.55	1.21	1.13	2.15	1.78	2.46	2.42	2.27	1.59	0.64	0.51	0.51	0.03	0.06	C37–C38
1.85	2.28	2.74	4.03	6.17	6.98	9.53	11.66	9.25	9.03	2.32	1.85	1.80	0.11	0.19	C40–C41
0.29	0.43	0.71	0.88	1.09	1.09	1.56	1.90	1.82	2.66	0.41	0.31	0.31	0.02	0.03	C43
0.85	0.94	1.98	2.62	4.10	6.44	7.46	12.44	21.83	25.23	1.82	1.29	1.28	0.06	0.13	C44
0.10	0.10	0.11	0.19	0.30	0.15	0.45	0.35	0.15	0.80	0.09	0.06	0.06	0.01	0.01	C45
0.00	0.04	0.00	0.00	0.04	0.05	0.06	0.17	0.00	0.00	0.01	0.01	0.01	0.00	0.00	C46
0.65	0.84	0.87	0.99	1.39	1.14	2.01	1.56	1.97	1.59	0.60	0.50	0.51	0.03	0.05	C47;C49
52.40	73.11	65.53	76.59	68.00	49.42	41.13	36.32	26.79	16.13	30.90	24.00	22.30	1.90	2.36	C50
0.16	0.17	0.43	0.45	1.07	0.20	0.90	0.97	2.89	0.83	0.25	0.17	0.17	0.01	0.02	C51
0.12	0.12	0.32	0.22	0.31	0.40	0.51	0.49	0.26	0.00	0.12	0.09	0.09	0.01	0.01	C52
22.89	31.63	26.58	28.66	24.35	21.22	18.38	14.59	14.97	8.69	13.08	10.31	9.42	0.78	0.98	C53
7.95	10.76	13.83	18.99	15.87	10.96	8.87	8.11	3.68	4.14	5.76	4.31	4.17	0.36	0.46	C54
3.86	6.79	4.36	5.70	6.64	5.48	5.40	6.48	5.52	7.86	2.74	2.07	1.96	0.15	0.21	C55
6.47	11.14	12.27	14.52	14.27	13.25	11.18	8.59	8.93	7.45	6.11	4.86	4.58	0.36	0.48	C56
0.23	0.46	0.59	1.01	0.92	0.70	0.77	0.65	0.53	0.00	0.33	0.26	0.25	0.02	0.03	C57
0.04	0.21	0.05	0.00	0.00	0.10	0.00	0.00	0.00	0.00	0.09	0.09	0.08	0.01	0.01	C58
0.27	0.41	1.19	1.80	1.71	1.97	3.53	3.88	3.59	2.23	0.60	0.45	0.45	0.03	0.05	C60
0.15	0.49	0.93	2.68	9.21	16.05	37.44	55.12	70.63	88.29	4.31	3.20	3.16	0.07	0.34	C61
0.23	0.73	0.47	0.44	0.59	0.69	0.92	0.55	1.79	0.00	0.39	0.35	0.35	0.02	0.03	C62
0.04	0.08	0.21	0.05	0.07	0.20	0.52	0.55	0.72	1.48	0.09	0.07	0.07	0.00	0.01	C63
1.58	2.61	3.38	4.72	6.51	6.19	9.08	7.43	9.40	4.51	2.10	1.60	1.56	0.11	0.18	C64
0.06	0.10	0.24	0.86	0.83	0.74	1.36	1.56	1.36	0.53	0.24	0.17	0.17	0.01	0.02	C65
0.04	0.16	0.11	0.77	0.68	0.89	1.75	2.07	1.52	1.33	0.25	0.18	0.18	0.01	0.02	C66
1.12	2.22	4.12	6.80	13.06	15.95	23.02	32.40	37.29	35.06	4.15	2.96	2.93	0.14	0.34	C67
0.00	0.02	0.03	0.17	0.04	0.15	0.45	0.26	0.76	0.53	0.05	0.04	0.04	0.00	0.00	C68
0.13	0.12	0.13	0.25	0.19	0.50	0.71	0.52	1.36	1.86	0.18	0.15	0.18	0.01	0.01	C69
6.59	8.25	10.13	14.83	17.73	20.75	21.86	24.10	18.49	14.34	7.03	5.70	5.59	0.38	0.59	C70–C72
5.99	7.65	7.63	7.07	6.62	5.89	5.45	4.23	4.85	2.66	4.03	3.47	3.08	0.25	0.30	C73
0.06	0.16	0.32	0.28	0.11	0.25	0.32	0.43	0.15	0.00	0.13	0.11	0.12	0.01	0.01	C74
0.39	0.59	0.53	0.47	0.64	0.94	0.78	1.04	0.61	0.27	0.34	0.29	0.27	0.02	0.03	C75
0.23	0.33	0.47	0.66	0.64	0.79	0.97	0.86	0.61	0.00	0.32	0.28	0.26	0.02	0.03	C81
2.00	3.59	4.70	7.04	8.96	11.14	12.45	13.39	11.67	11.69	3.27	2.56	2.51	0.16	0.28	C82–C85,96
0.02	0.00	0.00	0.06	0.11	0.05	0.06	0.09	0.00	0.00	0.02	0.01	0.01	0.00	0.00	C88
0.35	0.57	0.95	1.80	2.37	2.38	3.63	3.20	3.18	2.92	0.68	0.49	0.50	0.03	0.06	C90
0.64	0.80	0.84	1.60	1.54	2.08	2.85	3.02	2.43	1.06	0.94	0.85	0.90	0.05	0.08	C91
1.21	2.07	1.98	2.76	2.90	3.27	3.50	3.80	3.33	1.86	1.51	1.31	1.29	0.09	0.12	C92–C94
2.08	2.50	2.85	3.92	4.93	5.55	6.29	7.26	7.58	5.31	2.55	2.25	2.32	0.15	0.20	C95
1.79	3.06	4.04	6.38	9.82	9.61	13.49	17.19	20.46	20.71	3.34	2.57	2.53	0.15	0.27	O&U
150.92	249.96	348.02	569.25	809.72	946.86	1211.43	1391.97	1393.98	1168.78	260.52	192.82	190.08	11.63	22.42	ALL
150.08	249.02	346.04	566.62	805.62	940.43	1203.97	1379.53	1372.15	1143.55	258.70	191.53	188.80	11.57	22.29	ALLbC44

表 7-1-8 2011年全国农村肿瘤登记地区男性癌症发病主要指标（1/10万）

部位 Site	病例数 No. cases	构成 (%)	年龄组 0–	1–4	5–9	10–14	15–19	20–24	25–29	30–34	35–39
唇 Lip	51	0.06	0.00	0.00	0.00	0.00	0.00	0.04	0.00	0.00	0.00
舌 Tongue	172	0.19	0.00	0.00	0.00	0.11	0.00	0.00	0.13	0.14	0.24
口 Mouth	253	0.28	0.00	0.00	0.00	0.00	0.05	0.04	0.00	0.14	0.20
唾液腺 Salivary Glands	159	0.18	0.00	0.00	0.06	0.39	0.09	0.20	0.13	0.32	0.24
扁桃腺 Tonsil	31	0.03	0.00	0.00	0.18	0.06	0.05	0.00	0.00	0.00	0.00
其他口咽 Other Oropharynx	81	0.09	0.00	0.00	0.00	0.00	0.06	0.00	0.00	0.05	0.04
鼻咽 Nasopharynx	1042	1.17	0.00	0.07	0.00	0.00	0.43	0.20	0.66	1.22	2.26
喉咽 Hypopharynx	144	0.16	0.00	0.00	0.00	0.00	0.00	0.00	0.04	0.00	0.04
咽,部位不明 Pharynx Unspecified	77	0.09	0.00	0.00	0.00	0.00	0.00	0.00	0.04	0.00	0.00
食管 Esophagus	13284	14.89	0.00	0.00	0.00	0.06	0.00	0.12	0.18	0.81	2.38
胃 Stomach	16703	18.72	0.31	0.00	0.00	0.11	0.19	0.59	1.19	2.30	5.52
小肠 Small Intestine	297	0.33	0.00	0.00	0.00	0.00	0.00	0.04	0.22	0.14	0.60
结肠 Colon	2512	2.81	0.00	0.00	0.06	0.00	0.05	0.32	0.53	1.35	2.70
直肠 Rectum	3740	4.19	0.00	0.00	0.00	0.00	0.00	0.32	0.71	1.35	2.54
肛门 Anus	66	0.07	0.00	0.00	0.00	0.00	0.00	0.04	0.00	0.05	0.00
肝脏 Liver	13302	14.91	0.00	0.07	0.12	0.28	0.33	1.18	3.23	7.49	18.25
胆囊及其他 Gallbladder etc.	850	0.95	0.00	0.00	0.00	0.00	0.05	0.00	0.09	0.14	0.48
胰腺 Pancreas	1771	1.98	0.00	0.00	0.00	0.00	0.00	0.00	0.13	0.32	1.09
鼻,鼻窦及其他 Nose, Sinuses etc.	154	0.17	0.00	0.00	0.00	0.00	0.00	0.04	0.18	0.14	0.40
喉 Larynx	696	0.78	0.00	0.00	0.00	0.00	0.00	0.00	0.00	0.23	0.16
气管,支气管,肺 Trachea,Bronchus and Lung	20293	22.74	0.00	0.00	0.00	0.00	0.00	0.83	1.37	3.34	7.29
其他胸腔器官 Other Thoracic Organs	230	0.26	0.31	0.15	0.12	0.22	0.05	0.35	0.49	0.18	0.24
骨 Bone	819	0.92	0.00	0.07	0.60	0.78	1.09	0.75	0.57	0.95	1.05
皮肤黑色素瘤 Melanoma of Skin	125	0.14	0.31	0.07	0.06	0.00	0.00	0.00	0.09	0.14	0.04
其他皮肤 Other Skin	582	0.65	0.00	0.15	0.06	0.11	0.09	0.20	0.27	0.27	0.56
间皮瘤 Mesothelioma	22	0.02	0.00	0.00	0.00	0.00	0.00	0.04	0.00	0.00	0.04
卡波西肉瘤 Kaposi Sarcoma	3	0.00	0.00	0.00	0.00	0.00	0.00	0.00	0.00	0.00	0.00
周围神经,结缔、软组织 Connective and Soft Tissue	183	0.21	0.62	0.37	0.00	0.39	0.19	0.16	0.27	0.18	0.32
乳房 Breast	116	0.13	0.00	0.00	0.00	0.00	0.00	0.04	0.00	0.18	0.28
外阴 Vulva	–	–	–	–	–	–	–	–	–	–	–
阴道 Vagina	–	–	–	–	–	–	–	–	–	–	–
子宫颈 Cervix Uteri	–	–	–	–	–	–	–	–	–	–	–
子宫体 Corpus Uteri	–	–	–	–	–	–	–	–	–	–	–
子宫,部位不明 Uterus Unspecified	–	–	–	–	–	–	–	–	–	–	–
卵巢 Ovary	–	–	–	–	–	–	–	–	–	–	–
其他女性生殖器 Other Female Genital Organs	–	–	–	–	–	–	–	–	–	–	–
胎盘 Placenta	–	–	–	–	–	–	–	–	–	–	–
阴茎 Penis	179	0.20	0.00	0.00	0.00	0.00	0.05	0.00	0.00	0.05	0.00
前列腺 Prostate	1279	1.43	0.00	0.00	0.00	0.00	0.00	0.08	0.00	0.14	0.16
睾丸 Testis	116	0.13	0.00	0.00	0.66	0.00	0.09	0.32	0.35	0.41	0.32
其他男性生殖器 Other Male Genital Organs	26	0.03	0.00	0.00	0.00	0.00	0.00	0.00	0.00	0.05	0.12
肾 Kidney	777	0.87	0.00	0.22	0.00	0.11	0.09	0.24	0.35	0.59	1.57
肾盂 Renal Pelvis	78	0.09	0.00	0.00	0.00	0.00	0.00	0.00	0.00	0.05	0.00
输尿管 Ureter	77	0.09	0.00	0.00	0.00	0.00	0.00	0.00	0.00	0.05	0.00
膀胱 Bladder	1902	2.13	0.00	0.07	0.00	0.06	0.14	0.08	0.18	0.63	1.13
其他泌尿器官 Other Urinary Organs	23	0.03	0.00	0.00	0.00	0.00	0.00	0.00	0.00	0.00	0.08
眼 Eye	57	0.06	0.31	0.66	0.12	0.06	0.00	0.08	0.04	0.00	0.12
脑,神经系统 Brain, Nervous System	2109	2.36	1.54	1.69	1.80	1.77	1.94	2.21	2.57	3.29	3.67
甲状腺 Thyroid Gland	516	0.58	0.00	0.00	0.00	0.17	0.47	0.55	1.06	1.58	2.18
肾上腺 Adrenal Gland	37	0.04	0.93	0.00	0.00	0.06	0.05	0.00	0.00	0.14	0.04
其他内分泌腺 Other Endocrine	96	0.11	0.00	0.00	0.00	0.00	0.09	0.16	0.13	0.27	0.20
霍奇金病 Hodgkin Disease	113	0.13	0.00	0.00	0.00	0.24	0.11	0.24	0.28	0.22	0.36	0.20
非霍奇金淋巴瘤 Non-Hodgkin Lymphoma	1140	1.28	0.00	0.44	0.60	0.50	0.81	1.18	0.71	1.49	1.53
免疫增生性疾病 Immunoproliferative Disease	4	0.00	0.00	0.00	0.00	0.00	0.00	0.00	0.00	0.00	0.00
多发性骨髓瘤 Multiple Myeloma	225	0.25	0.00	0.07	0.00	0.00	0.05	0.04	0.09	0.09	0.20
淋巴样白血病 Lymphoid Leukaemia	335	0.38	0.31	0.88	1.26	0.83	0.66	0.79	0.71	0.36	0.68
髓样白血病 Myeloid Leukaemia	503	0.56	0.93	0.51	0.60	0.83	0.71	0.83	0.84	1.13	1.33
白血病,未特指 Leukaemia Unspecified	811	0.91	1.85	1.54	1.98	1.61	2.04	2.29	1.86	1.17	1.57
其他的或未指明部位 Other and Unspecified	1079	1.21	0.62	0.66	0.42	0.66	0.66	0.67	0.88	1.04	1.09
所有部位合计 All Sites	89240	100.00	8.03	8.36	8.34	9.30	10.95	15.34	20.52	34.21	63.16
所有部位除外 C44 All Sites but C44	88658	99.35	8.03	8.21	8.28	9.19	10.85	15.14	20.26	33.94	62.59

Table 7-1-8　Cancer incidence in rural registration areas of China, male in 2011(1/10⁵)

40–44	45–49	50–54	55–59	60–64	65–69	70–74	75–79	80–84	85+	粗率 Crude rate	中国人口标化率 ASR China	世界人口标化率 ASR world	累积率 Cum. rate(%) 0~64	0~74	ICD-10
0.08	0.08	0.26	0.22	0.22	0.59	1.44	2.22	1.08	1.48	0.17	0.13	0.12	0.00	0.01	C00
0.23	0.77	1.09	1.48	1.93	1.87	1.44	3.51	3.23	0.74	0.58	0.45	0.43	0.03	0.05	C01–C02
0.38	0.73	1.09	1.64	2.38	3.64	4.97	5.18	7.17	6.68	0.85	0.65	0.64	0.03	0.08	C03–C06
0.46	0.69	0.78	1.42	1.19	1.28	1.96	1.85	1.43	0.00	0.54	0.45	0.42	0.03	0.05	C07–C08
0.04	0.16	0.10	0.22	0.37	0.20	0.39	0.74	0.00	0.74	0.10	0.09	0.09	0.01	0.01	C09
0.04	0.12	0.52	0.71	1.34	0.89	1.05	0.92	3.59	0.00	0.27	0.21	0.21	0.01	0.02	C10
3.69	6.34	7.46	9.18	10.32	8.86	8.12	8.14	6.81	7.42	3.51	2.77	2.66	0.21	0.29	C11
0.30	0.41	0.98	1.37	1.71	2.56	1.83	1.85	1.79	1.48	0.48	0.36	0.37	0.02	0.05	C12–C13
0.15	0.12	0.47	0.82	1.26	1.18	1.18	0.74	1.08	0.00	0.26	0.19	0.20	0.01	0.03	C14
8.03	25.38	52.41	114.16	179.08	207.32	258.81	289.09	296.49	280.47	44.74	33.18	33.75	1.91	4.24	C15
16.29	34.81	66.96	132.03	210.86	264.03	328.72	377.86	355.64	300.50	56.25	42.04	42.33	2.35	5.32	C16
0.46	0.89	1.45	2.35	3.42	4.23	5.11	3.51	5.38	4.45	1.00	0.78	0.76	0.05	0.09	C17
4.61	8.05	11.39	17.49	26.51	33.08	40.98	54.01	58.44	54.16	8.46	6.45	6.32	0.37	0.74	C18
5.25	11.22	16.78	29.18	43.06	49.22	68.47	81.38	76.36	70.49	12.60	9.51	9.43	0.55	1.14	C19–C20
0.11	0.37	0.21	0.27	0.89	0.89	0.92	1.29	2.15	1.48	0.22	0.17	0.17	0.01	0.02	C21
38.76	59.17	79.39	118.47	140.77	142.84	165.08	187.91	192.88	169.91	44.80	34.22	33.47	2.34	3.88	C22
0.65	1.63	2.74	4.43	8.76	11.62	20.29	22.93	30.83	29.68	2.86	2.15	2.14	0.09	0.25	C23–C24
2.17	4.80	6.99	12.73	16.78	24.71	34.95	46.24	47.32	46.74	5.96	4.47	4.42	0.23	0.52	C25
0.46	0.77	1.04	1.20	0.89	1.28	2.62	1.66	2.15	1.48	0.52	0.41	0.39	0.03	0.05	C30–C31
0.88	1.42	3.88	6.07	9.65	10.44	11.00	12.95	13.62	11.13	2.34	1.75	1.77	0.11	0.22	C32
18.58	38.31	72.66	143.17	236.47	303.50	440.00	523.42	523.78	454.83	68.34	51.10	51.08	2.61	6.33	C33–C34
0.27	0.41	1.55	1.31	2.82	2.85	3.27	2.96	3.23	1.48	0.77	0.64	0.64	0.04	0.07	C37–C38
1.90	2.56	3.68	5.36	7.87	8.37	13.22	14.24	10.04	9.65	2.76	2.25	2.20	0.14	0.24	C40–C41
0.23	0.37	0.88	0.98	0.97	1.28	1.70	2.77	1.79	3.71	0.42	0.33	0.33	0.02	0.03	C43
0.84	1.10	2.49	2.84	4.45	7.58	9.29	13.50	26.89	28.94	1.96	1.50	1.49	0.07	0.15	C44
0.11	0.04	0.10	0.16	0.30	0.10	0.39	0.18	0.00	1.48	0.07	0.06	0.06	0.00	0.01	C45
0.00	0.00	0.00	0.00	0.00	0.10	0.00	0.37	0.00	0.00	0.01	0.01	0.01	0.00	0.00	C46
0.69	0.85	0.88	1.15	1.48	1.08	2.23	1.66	1.79	2.97	0.62	0.52	0.53	0.03	0.05	C47;C49
0.42	0.61	0.62	0.82	1.04	1.08	0.92	2.03	1.79	2.23	0.39	0.31	0.29	0.02	0.03	C50
–	–	–	–	–	–	–	–	–	–	–	–	–	–	–	C51
–	–	–	–	–	–	–	–	–	–	–	–	–	–	–	C52
–	–	–	–	–	–	–	–	–	–	–	–	–	–	–	C53
–	–	–	–	–	–	–	–	–	–	–	–	–	–	–	C54
–	–	–	–	–	–	–	–	–	–	–	–	–	–	–	C55
–	–	–	–	–	–	–	–	–	–	–	–	–	–	–	C56
–	–	–	–	–	–	–	–	–	–	–	–	–	–	–	C57
–	–	–	–	–	–	–	–	–	–	–	–	–	–	–	C58
0.27	0.41	1.19	1.80	1.71	1.97	3.53	3.88	3.59	2.23	0.60	0.45	0.45	0.03	0.05	C60
0.15	0.49	0.93	2.68	9.21	16.05	37.44	55.12	70.63	88.29	4.31	3.20	3.16	0.07	0.34	C61
0.23	0.73	0.47	0.44	0.59	0.69	0.92	0.55	1.79	0.00	0.39	0.35	0.35	0.02	0.03	C62
0.04	0.08	0.21	0.05	0.07	0.20	0.52	0.55	0.72	1.48	0.07	0.07	0.07	0.00	0.01	C63
1.75	3.05	4.14	6.34	8.76	7.97	12.17	10.73	10.76	5.19	2.62	2.04	1.99	0.14	0.24	C64
0.04	0.16	0.31	1.20	1.26	0.30	1.18	1.85	1.79	0.74	0.26	0.19	0.19	0.01	0.02	C65
0.04	0.12	0.10	0.87	0.74	0.98	1.70	2.22	2.15	2.23	0.26	0.19	0.19	0.01	0.02	C66
1.48	3.29	6.32	10.87	20.34	25.89	38.49	54.19	68.47	69.00	6.41	4.82	4.78	0.22	0.54	C67
0.00	0.04	0.05	0.22	0.00	0.10	0.92	0.55	1.08	0.74	0.08	0.06	0.05	0.00	0.01	C68
0.19	0.12	0.10	0.22	0.22	0.49	0.92	0.37	1.43	2.23	0.19	0.16	0.20	0.01	0.02	C69
6.43	7.97	9.22	15.90	17.89	20.48	23.96	27.56	19.36	23.00	7.10	5.88	5.77	0.38	0.60	C70–C72
2.17	2.07	2.69	3.50	3.71	3.25	4.32	4.07	4.30	1.48	1.74	1.49	1.34	0.10	0.14	C73
0.08	0.16	0.31	0.27	0.07	0.30	0.65	0.37	0.00	0.00	0.12	0.11	0.11	0.01	0.01	C74
0.38	0.45	0.73	0.44	0.59	0.79	0.79	1.29	1.08	0.74	0.32	0.27	0.25	0.02	0.03	C75
0.19	0.45	0.57	0.77	0.82	0.98	0.92	1.11	0.72	0.00	0.38	0.34	0.32	0.02	0.03	C81
2.28	4.19	5.59	8.96	11.43	12.90	15.19	16.65	13.62	12.61	3.84	3.08	3.02	0.20	0.34	C82–C85,96
0.00	0.00	0.00	0.05	0.00	0.15	0.00	0.18	0.00	0.00	0.01	0.01	0.01	0.00	0.00	C88
0.38	0.49	0.83	2.19	2.60	2.17	4.45	4.25	5.74	3.71	0.76	0.57	0.57	0.04	0.07	C90
0.80	0.98	0.98	1.75	1.63	2.76	3.53	4.62	3.23	2.97	1.13	1.03	1.06	0.06	0.09	C91
1.52	1.87	2.54	3.01	3.49	3.94	4.45	5.36	3.94	2.97	1.69	1.49	1.44	0.10	0.14	C92–C94
2.02	2.77	2.74	4.10	4.97	7.19	6.81	7.95	7.89	5.94	2.73	2.47	2.50	0.15	0.22	C95
1.60	3.54	4.76	7.10	10.99	11.22	15.19	19.61	26.53	28.94	3.63	2.89	2.88	0.17	0.30	O&U
128.11	235.64	383.65	683.96	1018.06	1217.25	1608.39	1888.21	1925.55	1748.83	300.53	228.29	227.39	13.10	27.23	ALL
127.28	234.54	381.16	681.11	1013.61	1209.67	1599.09	1874.71	1898.66	1719.89	298.57	226.79	225.90	13.03	27.07	ALLbC44

表 7-1-9　2011年全国农村肿瘤登记地区女性癌症发病主要指标（1/10万）

部位 / Site	病例数 No. cases	构成 (%)	年龄组 0-	1-4	5-9	10-14	15-19	20-24	25-29	30-34	35-39
唇 Lip	27	0.04	0.00	0.00	0.00	0.00	0.00	0.00	0.00	0.00	0.00
舌 Tongue	105	0.17	0.00	0.00	0.07	0.00	0.00	0.00	0.18	0.14	0.16
口 Mouth	178	0.29	0.00	0.00	0.00	0.06	0.00	0.04	0.09	0.23	0.25
唾液腺 Salivary Glands	124	0.20	0.00	0.00	0.00	0.00	0.32	0.16	0.14	0.42	0.45
扁桃腺 Tonsil	25	0.04	0.00	0.00	0.00	0.06	0.05	0.04	0.00	0.09	0.16
其他口咽 Other Oropharynx	26	0.04	0.00	0.00	0.00	0.00	0.00	0.04	0.00	0.05	0.00
鼻咽 Nasopharynx	479	0.77	0.00	0.09	0.00	0.06	0.16	0.16	0.55	0.42	1.48
喉咽 Hypopharynx	19	0.03	0.00	0.00	0.07	0.00	0.00	0.00	0.00	0.00	0.00
咽，部位不明 Pharynx Unspecified	21	0.03	0.00	0.00	0.00	0.00	0.00	0.00	0.05	0.00	0.04
食管 Esophagus	6074	9.73	0.00	0.00	0.00	0.00	0.00	0.04	0.14	0.33	0.91
胃 Stomach	6754	10.82	0.00	0.00	0.00	0.13	0.11	0.61	1.42	2.23	4.70
小肠 Small Intestine	235	0.38	0.00	0.00	0.00	0.00	0.00	0.14	0.14	0.37
结肠 Colon	2017	3.23	0.00	0.00	0.00	0.05	0.33	0.78	0.93	1.90
直肠 Rectum	2649	4.24	0.00	0.09	0.00	0.05	0.24	0.50	1.67	2.68
肛门 Anus	40	0.06	0.00	0.00	0.00	0.05	0.04	0.00	0.05	0.00
肝脏 Liver	4970	7.96	1.06	0.17	0.00	0.13	0.32	0.33	0.78	2.14	4.04
胆囊及其他 Gallbladder etc.	902	1.44	0.00	0.00	0.00	0.00	0.00	0.00	0.18	0.05	0.25
胰腺 Pancreas	1357	2.17	0.00	0.00	0.00	0.00	0.00	0.08	0.27	0.28	0.45
鼻，鼻窦及其他 Nose, Sinuses etc.	86	0.14	0.00	0.09	0.00	0.00	0.05	0.00	0.00	0.05	0.29
喉 Larynx	134	0.21	0.00	0.09	0.00	0.00	0.00	0.00	0.05	0.05	0.04
气管,支气管,肺 Trachea, Bronchus and Lung	9563	15.32	0.00	0.09	0.00	0.13	0.32	0.45	0.73	2.70	5.24
其他胸腔器官 Other Thoracic Organs	143	0.23	0.00	0.09	0.07	0.06	0.11	0.12	0.09	0.14	0.21
骨 Bone	534	0.86	0.00	0.09	0.28	0.71	0.69	0.77	0.27	0.74	0.70
皮肤黑色素瘤 Melanoma of Skin	112	0.18	0.00	0.17	0.00	0.06	0.05	0.00	0.14	0.05	0.16
其他皮肤 Other Skin	478	0.77	0.00	0.09	0.00	0.00	0.16	0.20	0.14	0.19	0.37
间皮瘤 Mesothelioma	28	0.04	0.00	0.00	0.00	0.00	0.00	0.00	0.00	0.00	0.04
卡波西肉瘤 Kaposi Sarcoma	4	0.01	0.00	0.00	0.00	0.00	0.00	0.00	0.00	0.00	0.00
周围神经,结缔、软组织 Connective and Soft Tissue	167	0.27	0.00	0.43	0.28	0.13	0.26	0.33	0.23	0.09	0.29
乳房 Breast	8813	14.12	0.00	0.00	0.00	0.00	0.16	1.26	5.22	12.14	26.11
外阴 Vulva	71	0.11	0.00	0.00	0.00	0.00	0.00	0.00	0.05	0.05	0.12
阴道 Vagina	34	0.05	0.00	0.00	0.00	0.00	0.00	0.00	0.05	0.05	0.00
子宫颈 Cervix Uteri	3730	5.97	0.00	0.00	0.00	0.00	0.00	0.57	2.70	6.42	13.12
子宫体 Corpus Uteri	1644	2.63	0.00	0.00	0.00	0.00	0.11	0.41	0.69	1.07	2.97
子宫,部位不明 Uterus Unspecified	783	1.25	0.00	0.09	0.00	0.00	0.00	0.20	0.32	0.70	1.86
卵巢 Ovary	1743	2.79	0.00	0.17	0.21	0.51	0.74	2.32	2.52	2.79	4.50
其他女性生殖器 Other Female Genital Organs	95	0.15	0.00	0.00	0.00	0.00	0.00	0.16	0.18	0.23	0.21
胎盘 Placenta	25	0.04	0.00	0.00	0.00	0.00	0.05	0.20	0.23	0.19	0.08
阴茎 Penis	–	–	–	–	–	–	–	–	–	–	–
前列腺 Prostate	–	–	–	–	–	–	–	–	–	–	–
睾丸 Testis	–	–	–	–	–	–	–	–	–	–	–
其他男性生殖器 Other Male Genital Organs	–	–	–	–	–	–	–	–	–	–	–
肾 Kidney	446	0.71	0.35	0.34	0.07	0.13	0.11	0.08	0.27	0.37	0.54
肾盂 Renal Pelvis	60	0.10	0.00	0.00	0.00	0.00	0.00	0.04	0.09	0.00	0.00
输尿管 Ureter	70	0.11	0.00	0.00	0.00	0.00	0.00	0.00	0.05	0.05	0.00
膀胱 Bladder	516	0.83	0.00	0.00	0.00	0.00	0.00	0.00	0.23	0.19	0.45
其他泌尿器官 Other Urinary Organs	9	0.01	0.00	0.00	0.00	0.00	0.00	0.00	0.00	0.05	0.00
眼 Eye	49	0.08	0.00	0.51	0.21	0.00	0.05	0.04	0.00	0.05	0.00
脑,神经系统 Brain, Nervous System	1982	3.17	1.06	1.80	1.86	1.80	1.48	2.04	1.65	2.65	3.51
甲状腺 Thyroid Gland	1831	2.93	0.00	0.09	0.14	0.45	0.95	2.36	4.67	6.65	7.30
肾上腺 Adrenal Gland	37	0.06	1.41	0.09	0.07	0.00	0.00	0.04	0.09	0.09	0.08
其他内分泌腺 Other Endocrine	103	0.16	0.00	0.00	0.14	0.06	0.11	0.16	0.18	0.23	0.41
霍奇金病 Hodgkin Disease	74	0.12	0.00	0.00	0.14	0.00	0.05	0.16	0.23	0.14	0.16
非霍奇金淋巴瘤 Non-Hodgkin Lymphoma	766	1.23	0.00	0.60	0.28	0.13	0.37	0.65	0.73	0.98	1.28
免疫增生性疾病 Immunoproliferative Disease	7	0.01	0.00	0.00	0.00	0.00	0.00	0.04	0.00	0.05	0.00
多发性骨髓瘤 Multiple Myeloma	170	0.27	0.00	0.00	0.00	0.00	0.00	0.00	0.00	0.00	0.00
淋巴样白血病 Lymphoid Leukaemia	212	0.34	0.70	1.20	0.62	0.77	0.58	0.37	0.37	0.19	0.41
髓样白血病 Myeloid Leukaemia	375	0.60	1.06	0.94	0.69	0.45	0.74	0.85	0.64	0.93	0.87
白血病,未特指 Leukaemia Unspecified	673	1.08	1.41	2.31	2.00	0.96	1.53	1.26	1.05	1.21	1.20
其他的或未指明部位 Other and Unspecified	864	1.38	0.35	0.43	0.55	0.38	0.37	0.61	0.73	1.16	1.15
所有部位合计 All Sites	62433	100.00	7.39	10.03	7.72	7.19	10.16	17.87	29.82	51.75	91.53
所有部位除外 C44 All Sites but C44	61955	99.23	7.39	9.95	7.72	7.19	10.00	17.67	29.68	51.56	91.16

Table 7-1-9　Cancer incidence in rural registration areas of China，female in 2011(1/10^5)

Age group										粗率 Crude rate	中国人口标化率 ASR China	世界人口标化率 ASR world	累积率 Cum. rate(%)		ICD-10
40–44	45–49	50–54	55–59	60–64	65–69	70–74	75–79	80–84	85+				0~64	0~74	
0.04	0.04	0.16	0.22	0.23	0.50	0.51	0.32	0.79	0.41	0.09	0.06	0.07	0.00	0.01	C00
0.23	0.46	0.43	0.95	0.99	1.59	0.64	2.11	0.26	1.24	0.37	0.28	0.27	0.02	0.03	C01–C02
0.39	0.54	0.91	1.17	1.53	2.09	3.86	2.59	3.41	0.83	0.62	0.46	0.44	0.03	0.06	C03–C06
0.55	0.50	0.75	0.78	0.92	0.80	0.77	1.13	0.79	0.41	0.43	0.36	0.33	0.02	0.03	C07–C08
0.04	0.04	0.05	0.06	0.15	0.30	0.39	0.32	0.26	0.41	0.09	0.08	0.07	0.00	0.01	C09
0.00	0.04	0.11	0.22	0.31	0.20	0.64	0.32	0.53	0.83	0.09	0.06	0.06	0.00	0.01	C10
2.34	3.06	3.23	3.97	3.43	3.59	4.50	3.24	2.10	1.65	1.68	1.31	1.23	0.09	0.14	C11
0.04	0.08	0.00	0.06	0.23	0.10	0.64	0.49	0.26	0.41	0.07	0.05	0.05	0.00	0.01	C12–C13
0.04	0.00	0.00	0.28	0.38	0.20	0.39	0.00	0.26	0.41	0.07	0.05	0.06	0.00	0.01	C14
3.55	7.70	17.38	39.83	77.77	97.85	122.62	141.69	157.32	124.08	21.29	14.36	14.55	0.74	1.84	C15
8.62	16.85	25.07	43.52	72.04	92.97	121.85	141.04	166.25	141.04	23.68	16.33	16.18	0.88	1.95	C16
0.55	0.91	1.02	2.18	2.98	2.49	3.21	2.92	3.68	2.07	0.82	0.60	0.58	0.04	0.07	C17
3.55	5.75	8.98	13.41	19.16	24.71	34.83	43.12	43.07	36.40	7.07	4.95	4.84	0.27	0.57	C18
4.76	7.78	12.10	20.05	27.86	32.88	41.77	51.55	51.21	42.19	9.29	6.53	6.41	0.39	0.76	C19–C20
0.04	0.33	0.16	0.06	0.23	0.70	0.90	0.65	0.26	0.83	0.14	0.11	0.10	0.00	0.01	C21
8.77	13.99	21.47	37.26	51.97	65.46	77.12	94.35	105.32	98.44	17.42	12.12	12.02	0.71	1.42	C22
0.82	1.57	3.17	6.37	7.48	13.45	18.12	21.89	26.00	21.09	3.16	2.12	2.11	0.10	0.26	C23–C24
1.05	3.19	4.14	7.99	14.35	19.03	25.06	33.88	39.39	31.02	4.76	3.22	3.19	0.16	0.38	C25
0.27	0.33	0.65	0.61	0.69	0.50	1.03	2.11	0.53	0.41	0.30	0.22	0.21	0.02	0.02	C30–C31
0.12	0.46	0.70	0.67	1.60	1.69	3.08	2.27	2.10	2.90	0.47	0.33	0.34	0.02	0.04	C32
12.91	23.51	38.09	65.36	102.04	124.15	174.54	221.13	214.05	184.06	33.52	23.02	22.82	1.26	2.75	C33–C34
0.55	0.70	0.86	0.95	1.45	0.70	1.67	1.95	1.58	1.65	0.50	0.38	0.37	0.03	0.04	C37–C38
1.79	1.99	1.78	2.68	4.43	5.58	5.91	9.40	8.67	8.69	1.87	1.45	1.40	0.08	0.14	C40–C41
0.35	0.50	0.54	0.78	1.22	0.90	1.41	1.13	1.84	2.07	0.39	0.29	0.29	0.02	0.03	C43
0.86	0.79	1.45	2.40	3.74	5.28	5.66	11.51	18.12	23.16	1.68	1.10	1.09	0.05	0.11	C44
0.08	0.17	0.11	0.22	0.31	0.20	0.51	0.49	0.26	0.41	0.10	0.07	0.07	0.00	0.01	C45
0.00	0.08	0.00	0.00	0.08	0.00	0.13	0.00	0.00	0.00	0.01	0.01	0.01	0.00	0.00	C46
0.62	0.83	0.86	0.84	1.30	1.20	1.80	1.46	2.10	0.83	0.59	0.48	0.49	0.03	0.05	C47;C49
52.40	73.11	65.53	76.59	68.00	49.42	41.13	36.32	26.79	16.13	30.90	24.00	22.30	1.90	2.36	C50
0.16	0.17	0.43	0.45	1.07	0.20	0.90	0.97	2.89	0.83	0.25	0.17	0.17	0.01	0.02	C51
0.12	0.12	0.32	0.22	0.31	0.40	0.51	0.49	0.26	0.00	0.12	0.09	0.09	0.01	0.01	C52
22.89	31.63	26.58	28.66	24.35	21.22	18.38	14.59	14.97	8.69	13.08	10.31	9.42	0.78	0.98	C53
7.95	10.76	13.83	18.99	15.87	10.96	8.87	8.11	3.68	4.14	5.76	4.31	4.17	0.36	0.46	C54
3.86	6.79	4.36	5.70	6.64	5.48	5.40	6.48	5.52	7.86	2.74	2.07	1.96	0.15	0.21	C55
6.47	11.14	12.27	14.52	14.27	13.25	11.18	8.59	8.93	7.45	6.11	4.86	4.58	0.36	0.48	C56
0.23	0.46	0.59	1.01	0.92	0.70	0.77	0.65	0.53	0.00	0.33	0.26	0.25	0.02	0.03	C57
0.04	0.21	0.05	0.00	0.00	0.10	0.00	0.00	0.00	0.00	0.09	0.09	0.08	0.01	0.01	C58
–	–	–	–	–	–	–	–	–	–	–	–	–	–	–	C60
–	–	–	–	–	–	–	–	–	–	–	–	–	–	–	C61
–	–	–	–	–	–	–	–	–	–	–	–	–	–	–	C62
–	–	–	–	–	–	–	–	–	–	–	–	–	–	–	C63
1.40	2.15	2.58	3.07	4.20	4.38	6.04	4.54	8.40	4.14	1.56	1.16	1.15	0.08	0.13	C64
0.08	0.04	0.16	0.50	0.38	1.20	1.54	1.30	1.05	0.41	0.21	0.15	0.15	0.01	0.02	C65
0.04	0.21	0.11	0.67	0.61	0.80	1.80	1.95	1.05	0.83	0.25	0.17	0.17	0.01	0.02	C66
0.74	1.12	1.83	2.63	5.57	5.88	7.84	13.29	14.44	16.13	1.81	1.23	1.21	0.06	0.13	C67
0.00	0.00	0.00	0.11	0.08	0.20	0.00	0.00	0.53	0.41	0.03	0.02	0.02	0.00	0.00	C68
0.08	0.12	0.16	0.28	0.15	0.50	0.51	0.65	1.31	1.65	0.17	0.13	0.16	0.01	0.01	C69
6.75	8.53	11.08	13.74	17.55	21.02	19.79	21.08	17.86	9.51	6.95	5.53	5.44	0.37	0.58	C70–C72
9.90	13.33	12.75	10.73	9.62	8.57	6.56	4.38	5.25	3.31	6.42	5.50	4.87	0.39	0.47	C73
0.04	0.17	0.32	0.28	0.15	0.20	0.00	0.49	0.26	0.00	0.13	0.11	0.13	0.01	0.01	C74
0.39	0.75	0.32	0.50	0.69	1.10	0.77	0.81	0.26	0.00	0.36	0.31	0.29	0.02	0.03	C75
0.27	0.21	0.38	0.56	0.46	0.60	1.03	0.65	0.53	0.00	0.26	0.21	0.20	0.01	0.02	C81
1.72	2.98	3.77	5.08	6.41	9.37	9.77	10.54	10.24	11.17	2.69	2.04	1.99	0.12	0.22	C82–C85,96
0.04	0.00	0.00	0.06	0.08	0.10	0.13	0.00	0.00	0.00	0.02	0.02	0.02	0.00	0.00	C88
0.31	0.66	1.08	1.40	2.14	2.59	2.83	2.27	1.31	2.48	0.60	0.42	0.43	0.03	0.06	C90
0.47	0.62	0.70	1.45	1.45	1.39	2.19	1.62	1.84	0.00	0.74	0.68	0.74	0.05	0.06	C91
0.90	2.28	1.40	2.51	2.29	2.59	2.57	2.43	2.89	1.24	1.31	1.14	1.15	0.08	0.10	C92–C94
2.14	2.24	2.96	3.74	4.88	3.89	5.78	6.65	7.35	4.96	2.36	2.04	2.13	0.14	0.18	C95
1.99	2.57	3.28	5.64	8.62	7.97	11.82	15.08	16.02	16.13	3.03	2.26	2.21	0.14	0.24	O&U
174.29	264.54	311.01	451.99	595.58	673.18	821.70	957.00	1004.57	845.43	218.87	159.68	155.12	10.11	17.59	ALL
173.43	263.75	309.56	449.59	591.84	667.90	816.04	945.49	986.45	822.27	217.19	158.58	154.02	10.06	17.48	ALLbC44

表 7-1-10　2011年全国肿瘤登记地区男女合计癌症死亡主要指标（1/10 万）

部位 / Site	病例数 No. cases	构成 (%)	0–	1–4	5–9	10–14	15–19	20–24	25–29	30–34	年龄组 35–39
唇 Lip	73	0.03	0.00	0.00	0.00	0.00	0.00	0.00	0.00	0.00	0.01
舌 Tongue	468	0.18	0.00	0.00	0.00	0.01	0.00	0.01	0.03	0.04	0.04
口 Mouth	682	0.26	0.00	0.00	0.00	0.01	0.00	0.02	0.01	0.01	0.07
唾液腺 Salivary Glands	222	0.09	0.00	0.00	0.00	0.01	0.00	0.00	0.01	0.03	0.06
扁桃腺 Tonsil	62	0.02	0.00	0.00	0.00	0.00	0.00	0.00	0.00	0.00	0.00
其他口咽 Other Oropharynx	152	0.06	0.00	0.00	0.00	0.00	0.01	0.00	0.00	0.04	0.02
鼻咽 Nasopharynx	2590	1.00	0.00	0.00	0.01	0.01	0.07	0.09	0.17	0.30	0.60
喉咽 Hypopharynx	255	0.10	0.00	0.00	0.01	0.00	0.00	0.00	0.00	0.00	0.01
咽,部位不明 Pharynx Unspecified	186	0.07	0.00	0.00	0.00	0.00	0.00	0.01	0.00	0.01	0.01
食管 Esophagus	25282	9.72	0.00	0.00	0.03	0.00	0.01	0.03	0.03	0.16	0.51
胃 Stomach	36840	14.16	0.00	0.02	0.00	0.03	0.14	0.36	0.70	1.45	2.56
小肠 Small Intestine	1023	0.39	0.08	0.00	0.00	0.00	0.01	0.00	0.03	0.03	0.11
结肠 Colon	9389	3.61	0.00	0.02	0.00	0.01	0.08	0.07	0.20	0.43	0.61
直肠 Rectum	10148	3.90	0.00	0.02	0.00	0.01	0.03	0.13	0.24	0.51	0.87
肛门 Anus	205	0.08	0.00	0.00	0.00	0.00	0.00	0.01	0.00	0.01	0.04
肝脏 Liver	37319	14.34	0.54	0.13	0.10	0.13	0.27	0.42	1.19	3.06	7.13
胆囊及其他 Gallbladder etc.	4803	1.85	0.00	0.00	0.00	0.00	0.00	0.02	0.08	0.05	0.24
胰腺 Pancreas	9587	3.68	0.08	0.00	0.00	0.00	0.00	0.09	0.07	0.16	0.44
鼻、鼻窦及其他 Nose, Sinuses etc.	309	0.12	0.00	0.00	0.00	0.03	0.02	0.03	0.03	0.10	0.06
喉 Larynx	1433	0.55	0.00	0.02	0.01	0.00	0.00	0.01	0.01	0.04	0.05
气管,支气管,肺 Trachea,Bronchus and Lung	66281	25.47	0.15	0.04	0.01	0.01	0.10	0.40	0.63	1.42	3.37
其他胸腔器官 Other Thoracic Organs	674	0.26	0.08	0.02	0.01	0.03	0.07	0.08	0.09	0.09	0.11
骨 Bone	1978	0.76	0.08	0.04	0.12	0.20	0.32	0.28	0.16	0.25	0.28
皮肤黑色素瘤 Melanoma of Skin	339	0.13	0.00	0.00	0.00	0.01	0.00	0.00	0.00	0.04	0.06
其他皮肤 Other Skin	990	0.38	0.00	0.04	0.00	0.03	0.03	0.03	0.04	0.04	0.08
间皮瘤 Mesothelioma	188	0.07	0.00	0.00	0.01	0.00	0.00	0.02	0.00	0.02	0.04
卡波西肉瘤 Kaposi Sarcoma	24	0.01	0.00	0.00	0.00	0.00	0.01	0.00	0.00	0.00	0.01
周围神经,结缔、软组织 Connective and Soft Tissue	470	0.18	0.15	0.09	0.07	0.05	0.12	0.08	0.09	0.06	0.12
乳房 Breast	7549	2.95	0.16	0.00	0.00	0.03	0.00	0.10	0.56	1.94	4.68
外阴 Vulva	122	0.05	0.00	0.00	0.00	0.00	0.00	0.00	0.00	0.02	0.03
阴道 Vagina	45	0.02	0.00	0.00	0.00	0.00	0.00	0.00	0.00	0.00	0.07
子宫颈 Cervix Uteri	2673	1.03	0.00	0.00	0.00	0.00	0.05	0.09	0.29	0.99	2.14
子宫体 Corpus Uteri	1264	0.49	0.00	0.00	0.00	0.00	0.02	0.09	0.08	0.48	0.40
子宫,部位不明 Uterus Unspecified	859	0.33	0.00	0.04	0.00	0.00	0.02	0.05	0.10	0.25	0.59
卵巢 Ovary	2375	0.91	0.00	0.00	0.03	0.09	0.19	0.22	0.27	0.36	0.77
其他女性生殖器 Other Female Genital Organs	88	0.03	0.00	0.00	0.00	0.00	0.00	0.00	0.00	0.02	0.03
胎盘 Placenta	9	0.00	0.00	0.00	0.00	0.00	0.00	0.02	0.08	0.02	0.00
阴茎 Penis	152	0.06	0.00	0.00	0.03	0.00	0.00	0.00	0.00	0.00	0.08
前列腺 Prostate	2919	1.12	0.00	0.00	0.00	0.00	0.02	0.03	0.00	0.02	0.02
睾丸 Testis	89	0.03	0.00	0.00	0.03	0.00	0.00	0.04	0.07	0.07	0.04	0.08
其他男性生殖器 Other Male Genital Organs	44	0.02	0.00	0.00	0.00	0.00	0.00	0.00	0.00	0.00	0.03
肾 Kidney	2025	0.78	0.23	0.11	0.07	0.07	0.03	0.05	0.08	0.14	0.18
肾盂 Renal Pelvis	261	0.10	0.00	0.00	0.00	0.00	0.00	0.00	0.00	0.01	0.00
输尿管 Ureter	278	0.11	0.00	0.00	0.00	0.00	0.00	0.00	0.01	0.00	0.00
膀胱 Bladder	3554	1.37	0.00	0.04	0.00	0.00	0.00	0.00	0.01	0.02	0.12
其他泌尿器官 Other Urinary Organs	87	0.03	0.08	0.00	0.01	0.00	0.00	0.00	0.00	0.00	0.00
眼 Eye	82	0.03	0.00	0.13	0.03	0.01	0.01	0.00	0.00	0.01	0.01
脑,神经系统 Brain, Nervous System	6014	2.31	0.93	1.14	0.85	0.74	0.95	0.80	0.88	0.94	1.54
甲状腺 Thyroid Gland	777	0.30	0.00	0.00	0.00	0.00	0.00	0.04	0.09	0.17	0.16
肾上腺 Adrenal Gland	148	0.06	0.00	0.04	0.04	0.01	0.00	0.01	0.01	0.01	0.03
其他内分泌腺 Other Endocrine	183	0.07	0.00	0.00	0.00	0.01	0.00	0.03	0.05	0.02	0.06
霍奇金病 Hodgkin Disease	289	0.11	0.00	0.02	0.01	0.03	0.03	0.04	0.09	0.08	0.10
非霍奇金淋巴瘤 Non-Hodgkin Lymphoma	3753	1.44	0.31	0.22	0.18	0.15	0.28	0.35	0.35	0.58	0.82
免疫增生性疾病 Immunoproliferative Disease	14	0.01	0.00	0.00	0.00	0.00	0.00	0.00	0.00	0.00	0.00
多发性骨髓瘤 Multiple Myeloma	1153	0.44	0.00	0.00	0.00	0.03	0.03	0.01	0.02	0.04	0.07
淋巴样白血病 Lymphoid Leukaemia	1199	0.46	0.85	0.42	0.40	0.39	0.35	0.37	0.35	0.26	0.34
髓样白血病 Myeloid Leukaemia	1765	0.68	0.46	0.27	0.15	0.20	0.27	0.35	0.44	0.45	0.48
白血病,未特指 Leukaemia Unspecified	2804	1.08	1.46	0.85	0.61	0.77	0.87	0.81	0.83	0.77	1.01
其他的或未指明部位 Other and Unspecified	5539	2.13	0.39	0.31	0.25	0.18	0.31	0.29	0.31	0.38	0.87
所有部位合计 All Sites	260210	100.00	5.94	4.00	3.08	3.25	4.68	5.64	8.06	14.26	27.76
所有部位除外 C44 All Sites but C44	259220	99.62	5.94	3.96	3.08	3.22	4.65	5.62	8.02	14.22	27.68

Table 7-1-10　Cancer mortality in registration areas of China, both sexes in 2011(1/10⁵)

Age group										粗率 Crude rate	中国人口标化率 ASR China	世界人口标化率 ASR world	累积率 Cum. rate(%)		ICD-10
40–44	45–49	50–54	55–59	60–64	65–69	70–74	75–79	80–84	85+				0~64	0~74	
0.02	0.03	0.05	0.05	0.07	0.16	0.12	0.33	0.62	1.23	0.05	0.03	0.03	0.00	0.00	C00
0.10	0.29	0.46	0.80	0.80	0.94	1.17	1.60	2.22	2.19	0.32	0.21	0.21	0.01	0.02	C01–C02
0.05	0.25	0.46	0.70	1.03	1.74	2.17	2.94	4.59	6.22	0.47	0.30	0.30	0.01	0.03	C03–C06
0.05	0.07	0.14	0.19	0.34	0.55	0.55	1.31	1.34	1.40	0.15	0.10	0.10	0.00	0.01	C07–C08
0.04	0.07	0.05	0.09	0.06	0.14	0.10	0.33	0.31	0.18	0.04	0.03	0.03	0.00	0.00	C09
0.02	0.10	0.14	0.20	0.27	0.35	0.31	0.50	1.03	0.79	0.10	0.07	0.07	0.00	0.01	C10
1.18	2.14	2.80	4.03	5.10	4.93	6.78	6.71	6.75	6.40	1.78	1.23	1.20	0.08	0.14	C11
0.03	0.18	0.36	0.50	0.42	0.45	0.52	0.95	0.98	1.14	0.17	0.11	0.11	0.01	0.01	C12–C13
0.04	0.05	0.14	0.22	0.51	0.53	0.64	0.62	0.82	0.79	0.13	0.08	0.09	0.00	0.01	C14
1.82	6.12	13.25	28.82	49.32	73.59	96.51	123.18	143.37	146.69	17.35	11.03	11.13	0.50	1.35	C15
5.34	11.24	19.45	36.41	63.18	97.33	138.21	184.32	228.84	222.31	25.28	16.19	16.08	0.70	1.88	C16
0.19	0.40	0.67	1.03	1.63	2.44	3.82	4.93	5.72	6.75	0.70	0.45	0.45	0.02	0.05	C17
1.34	2.63	4.37	7.60	12.05	17.68	31.95	52.27	80.42	95.16	6.44	3.96	3.91	0.15	0.40	C18
2.05	3.37	5.58	10.32	14.58	20.48	34.40	52.33	72.33	82.72	6.96	4.37	4.32	0.19	0.46	C19–C20
0.04	0.10	0.08	0.24	0.25	0.41	0.50	0.89	1.65	2.37	0.14	0.09	0.09	0.00	0.01	C21
15.48	25.61	37.29	53.82	66.99	78.03	99.56	120.21	143.99	140.91	25.61	17.22	16.93	1.06	1.95	C22
0.56	1.01	2.12	4.13	7.00	9.64	17.89	26.83	41.14	42.15	3.30	2.02	2.00	0.08	0.21	C23–C24
1.32	2.81	5.35	9.80	15.45	22.61	35.93	48.65	64.60	68.44	6.58	4.14	4.12	0.18	0.47	C25
0.09	0.24	0.25	0.39	0.42	0.70	0.84	1.22	0.88	1.14	0.21	0.15	0.15	0.01	0.02	C30–C31
0.25	0.36	1.04	1.72	2.23	3.64	5.03	7.48	7.84	8.76	0.98	0.63	0.62	0.03	0.07	C32
8.66	19.54	36.78	66.09	105.76	167.42	260.82	358.53	419.90	378.03	45.48	28.91	28.61	1.21	3.36	C33–C34
0.16	0.32	0.48	0.84	1.00	1.33	2.31	2.67	2.68	4.03	0.46	0.32	0.31	0.02	0.03	C37–C38
0.69	0.94	1.13	1.84	3.32	4.56	6.49	8.10	9.12	9.64	1.36	0.95	0.93	0.05	0.10	C40–C41
0.16	0.13	0.18	0.35	0.44	0.65	1.22	1.48	1.91	2.63	0.23	0.15	0.15	0.01	0.02	C43
0.19	0.28	0.37	0.72	0.97	1.35	2.29	4.45	9.43	19.63	0.68	0.40	0.41	0.01	0.03	C44
0.05	0.09	0.19	0.22	0.30	0.49	0.62	0.65	0.72	0.88	0.13	0.09	0.09	0.00	0.01	C45
0.02	0.02	0.03	0.02	0.01	0.04	0.12	0.09	0.05	0.00	0.02	0.01	0.01	0.00	0.00	C46
0.16	0.25	0.32	0.37	0.69	0.88	1.12	1.60	2.37	3.33	0.32	0.23	0.24	0.01	0.02	C47;C49
8.44	13.87	19.20	25.84	24.16	23.22	25.39	33.71	38.86	58.13	10.47	6.98	6.78	0.49	0.74	C50
0.11	0.08	0.10	0.20	0.25	0.39	0.88	1.28	1.93	1.42	0.17	0.10	0.10	0.00	0.01	C51
0.00	0.06	0.12	0.12	0.17	0.08	0.14	0.39	0.28	0.57	0.06	0.04	0.04	0.00	0.00	C52
3.92	6.41	6.41	7.57	7.11	7.99	9.86	10.92	12.34	15.21	3.71	2.57	2.43	0.17	0.26	C53
0.91	1.44	2.64	4.11	5.28	4.69	5.12	7.26	8.10	10.80	1.75	1.14	1.13	0.08	0.13	C54
0.72	1.25	2.08	1.98	2.60	3.18	3.83	4.55	6.54	8.39	1.19	0.79	0.77	0.05	0.08	C55
1.87	3.52	5.47	7.71	8.69	9.69	11.94	12.92	11.88	12.22	3.29	2.19	2.17	0.15	0.25	C56
0.02	0.13	0.22	0.14	0.42	0.31	0.46	0.61	0.64	0.99	0.12	0.08	0.08	0.00	0.01	C57
0.00	0.00	0.00	0.02	0.00	0.00	0.05	0.00	0.00	0.00	0.01	0.01	0.01	0.00	0.00	C58
0.05	0.12	0.21	0.26	0.31	0.63	0.84	1.47	3.75	2.74	0.21	0.14	0.13	0.01	0.01	C60
0.09	0.22	0.47	1.23	3.42	8.05	20.58	43.76	83.05	153.32	3.96	2.45	2.51	0.03	0.17	C61
0.06	0.08	0.08	0.08	0.22	0.39	0.74	0.45	0.82	1.60	0.12	0.09	0.09	0.00	0.01	C62
0.03	0.02	0.08	0.14	0.11	0.04	0.30	0.57	0.47	0.69	0.06	0.04	0.04	0.00	0.00	C63
0.40	0.74	1.38	1.70	2.97	4.28	6.51	9.65	15.05	14.90	1.39	0.90	0.89	0.04	0.09	C64
0.02	0.10	0.05	0.16	0.39	0.70	0.81	1.48	2.11	3.15	0.18	0.11	0.11	0.00	0.01	C65
0.02	0.03	0.12	0.27	0.34	0.47	0.93	1.41	2.68	3.15	0.19	0.11	0.11	0.00	0.01	C66
0.27	0.42	0.88	1.77	3.25	6.30	11.38	21.88	36.86	60.90	2.44	1.41	1.42	0.03	0.12	C67
0.00	0.02	0.00	0.08	0.03	0.10	0.17	0.53	1.03	2.02	0.06	0.03	0.04	0.00	0.00	C68
0.02	0.02	0.06	0.05	0.10	0.25	0.24	0.15	0.36	0.96	0.06	0.04	0.05	0.00	0.00	C69
2.52	3.55	4.25	7.03	9.49	11.71	15.46	21.34	20.88	25.24	4.13	2.99	2.99	0.17	0.31	C70–C72
0.23	0.40	0.43	0.76	0.91	1.43	2.58	3.47	4.59	6.13	0.53	0.35	0.34	0.02	0.04	C73
0.05	0.07	0.11	0.15	0.15	0.39	0.50	0.47	0.98	0.61	0.10	0.07	0.07	0.00	0.01	C74
0.09	0.10	0.17	0.16	0.24	0.14	0.43	0.80	1.44	0.79	0.13	0.09	0.08	0.00	0.01	C75
0.08	0.13	0.23	0.28	0.46	0.61	0.95	0.83	1.03	1.31	0.20	0.15	0.14	0.01	0.02	C81
0.90	1.83	2.28	3.98	5.68	7.92	11.17	16.53	20.72	19.54	2.57	1.76	1.72	0.09	0.18	C82–C85,96
0.00	0.00	0.01	0.02	0.01	0.00	0.05	0.18	0.00	0.18	0.01	0.01	0.01	0.00	0.00	C88
0.13	0.36	0.71	1.22	2.25	2.72	4.27	6.89	5.52	4.99	0.79	0.51	0.51	0.02	0.06	C90
0.47	0.63	0.68	0.99	1.60	1.96	3.05	3.89	4.33	4.82	0.82	0.65	0.67	0.04	0.06	C91
0.63	0.86	1.33	1.67	2.26	3.30	4.56	6.68	8.04	8.41	1.21	0.88	0.89	0.05	0.09	C92–C94
1.26	1.46	1.86	2.52	3.46	4.83	6.47	9.02	9.64	9.73	1.92	1.52	1.52	0.09	0.14	C95
1.10	2.02	3.13	5.45	8.17	10.87	16.94	25.53	36.09	49.51	3.80	2.47	2.47	0.11	0.25	O&U
56.40	104.84	169.51	284.56	422.37	600.82	879.38	1206.60	1511.28	1600.35	178.53	115.86	114.83	5.54	12.95	ALL
56.22	104.57	169.14	283.85	421.40	599.47	877.09	1202.14	1501.84	1580.72	177.85	115.46	114.42	5.53	12.91	ALLbC44

表 7-1-12　2011年全国肿瘤登记地区女性癌症死亡主要指标（1/10万）

部位	Site	病例数 No. cases	构成 (%)	年龄组 0-	1-4	5-9	10-14	15-19	20-24	25-29	30-34	35-39
唇	Lip	26	0.03	0.00	0.00	0.00	0.00	0.00	0.00	0.00	0.00	0.00
舌	Tongue	173	0.18	0.00	0.00	0.00	0.00	0.00	0.00	0.03	0.04	0.03
口	Mouth	279	0.29	0.00	0.00	0.00	0.03	0.00	0.03	0.02	0.00	0.03
唾液腺	Salivary Glands	69	0.07	0.00	0.00	0.00	0.00	0.00	0.00	0.02	0.04	0.02
扁桃腺	Tonsil	15	0.02	0.00	0.00	0.00	0.00	0.00	0.00	0.00	0.00	0.00
其他口咽	Other Oropharynx	31	0.03	0.00	0.00	0.00	0.00	0.00	0.00	0.00	0.05	0.00
鼻咽	Nasopharynx	711	0.74	0.00	0.00	0.00	0.00	0.05	0.09	0.15	0.16	0.43
喉咽	Hypopharynx	29	0.03	0.00	0.00	0.00	0.03	0.00	0.00	0.00	0.00	0.00
咽,部位不明	Pharynx Unspecified	37	0.04	0.00	0.00	0.00	0.00	0.00	0.02	0.00	0.00	0.02
食管	Esophagus	7446	7.75	0.00	0.00	0.03	0.00	0.00	0.05	0.05	0.09	0.30
胃	Stomach	11322	11.79	0.00	0.00	0.00	0.03	0.09	0.33	0.83	1.70	2.19
小肠	Small Intestine	421	0.44	0.00	0.00	0.00	0.00	0.00	0.00	0.03	0.02	0.13
结肠	Colon	4265	4.44	0.00	0.04	0.00	0.03	0.02	0.03	0.20	0.51	0.51
直肠	Rectum	4086	4.25	0.00	0.04	0.00	0.03	0.02	0.09	0.19	0.44	0.77
肛门	Anus	95	0.10	0.00	0.00	0.00	0.00	0.00	0.02	0.00	0.00	0.05
肝脏	Liver	9905	10.31	0.49	0.15	0.06	0.06	0.14	0.31	0.46	1.31	2.29
胆囊及其他	Gallbladder etc.	2579	2.69	0.00	0.00	0.00	0.00	0.00	0.00	0.07	0.02	0.23
胰腺	Pancreas	4316	4.49	0.16	0.00	0.00	0.00	0.00	0.10	0.07	0.12	0.25
鼻,鼻窦及其他	Nose, Sinuses etc.	109	0.11	0.00	0.04	0.00	0.03	0.02	0.02	0.07	0.11	0.02
喉	Larynx	214	0.22	0.00	0.00	0.00	0.00	0.00	0.00	0.02	0.00	0.02
气管,支气管,肺	Trachea, Bronchus and Lung	21040	21.91	0.00	0.04	0.00	0.00	0.09	0.27	0.52	1.08	2.55
其他胸腔器官	Other Thoracic Organs	254	0.26	0.16	0.00	0.00	0.00	0.02	0.05	0.05	0.07	0.05
骨	Bone	804	0.84	0.00	0.04	0.06	0.14	0.19	0.19	0.19	0.16	0.20
皮肤黑色素瘤	Melanoma of Skin	160	0.17	0.00	0.00	0.00	0.00	0.00	0.02	0.00	0.02	0.03
其他皮肤	Other Skin	425	0.44	0.00	0.00	0.00	0.03	0.05	0.02	0.07	0.05	0.08
间皮瘤	Mesothelioma	80	0.08	0.00	0.00	0.00	0.00	0.00	0.00	0.00	0.04	0.07
卡波西肉瘤	Kaposi Sarcoma	9	0.01	0.00	0.00	0.00	0.00	0.00	0.00	0.00	0.00	0.00
周围神经,结缔、软组织	Connective and Soft Tissue	201	0.21	0.00	0.08	0.06	0.09	0.14	0.10	0.07	0.05	0.08
乳房	Breast	7549	7.86	0.16	0.00	0.00	0.03	0.00	0.10	0.56	1.94	4.68
外阴	Vulva	122	0.13	0.00	0.00	0.00	0.00	0.00	0.00	0.00	0.02	0.03
阴道	Vagina	45	0.05	0.00	0.00	0.00	0.00	0.00	0.00	0.00	0.00	0.07
子宫颈	Cervix Uteri	2673	2.78	0.00	0.00	0.00	0.00	0.05	0.09	0.29	0.99	2.14
子宫体	Corpus Uteri	1264	1.32	0.00	0.00	0.00	0.00	0.02	0.09	0.08	0.48	0.40
子宫,部位不明	Uterus Unspecified	859	0.89	0.00	0.04	0.00	0.00	0.02	0.05	0.10	0.25	0.59
卵巢	Ovary	2375	2.47	0.00	0.00	0.03	0.09	0.19	0.22	0.27	0.36	0.77
其他女性生殖器	Other Female Genital Organs	88	0.09	0.00	0.00	0.00	0.00	0.00	0.00	0.00	0.02	0.03
胎盘	Placenta	9	0.01	0.00	0.00	0.00	0.00	0.00	0.02	0.08	0.02	0.00
阴茎	Penis	–	–	–	–	–	–	–	–	–	–	–
前列腺	Prostate	–	–	–	–	–	–	–	–	–	–	–
睾丸	Testis	–	–	–	–	–	–	–	–	–	–	–
其他男性生殖器	Other Male Genital Organs	–	–	–	–	–	–	–	–	–	–	–
肾	Kidney	711	0.74	0.33	0.08	0.03	0.09	0.07	0.02	0.10	0.18	0.15
肾盂	Renal Pelvis	101	0.11	0.00	0.00	0.00	0.00	0.00	0.00	0.00	0.00	0.00
输尿管	Ureter	124	0.13	0.00	0.00	0.00	0.00	0.00	0.00	0.02	0.00	0.00
膀胱	Bladder	804	0.84	0.00	0.00	0.00	0.00	0.00	0.00	0.00	0.00	0.13
其他泌尿器官	Other Urinary Organs	17	0.02	0.00	0.00	0.03	0.00	0.00	0.00	0.00	0.00	0.00
眼	Eye	36	0.04	0.00	0.19	0.03	0.00	0.00	0.00	0.00	0.02	0.00
脑,神经系统	Brain, Nervous System	2695	2.81	0.65	1.16	0.60	0.54	0.87	0.69	0.69	0.69	1.35
甲状腺	Thyroid Gland	523	0.54	0.00	0.00	0.00	0.00	0.00	0.05	0.19	0.25	0.21
肾上腺	Adrenal Gland	60	0.06	0.00	0.04	0.03	0.00	0.00	0.00	0.00	0.00	0.03
其他内分泌腺	Other Endocrine	77	0.08	0.00	0.00	0.00	0.00	0.00	0.02	0.05	0.02	0.05
霍奇金病	Hodgkin Disease	98	0.10	0.00	0.00	0.03	0.03	0.05	0.03	0.07	0.07	0.07
非霍奇金淋巴瘤	Non-Hodgkin Lymphoma	1447	1.51	0.16	0.08	0.13	0.11	0.24	0.19	0.29	0.51	0.77
免疫增生性疾病	Immunoproliferative Disease	4	0.00	0.00	0.00	0.00	0.00	0.00	0.00	0.00	0.00	0.00
多发性骨髓瘤	Multiple Myeloma	465	0.48	0.00	0.00	0.00	0.03	0.02	0.00	0.02	0.02	0.07
淋巴样白血病	Lymphoid Leukaemia	471	0.49	0.98	0.35	0.32	0.37	0.28	0.22	0.37	0.21	0.30
髓样白血病	Myeloid Leukaemia	736	0.77	0.82	0.27	0.19	0.17	0.07	0.26	0.42	0.25	0.53
白血病,未特指	Leukaemia Unspecified	1192	1.24	1.31	0.77	0.70	0.69	0.71	0.63	0.54	0.80	0.89
其他的或未指明部位	Other and Unspecified	2402	2.50	0.16	0.39	0.13	0.14	0.24	0.22	0.37	0.21	0.84
所有部位合计	All Sites	96048	100.00	5.39	3.82	2.51	2.74	3.72	4.61	7.62	13.39	24.45
所有部位除外 C44	All Sites but C44	95623	99.56	5.39	3.82	2.51	2.71	3.68	4.59	7.55	13.33	24.36

Table 7-1-12　Cancer mortality in registration areas of China，female in 2011(1/10^5)

Age group										粗率 Crude rate	中国人口 标化率 ASR China	世界人口 标化率 ASR world	累积率 Cum. rate(%)		ICD-10
40–44	45–49	50–54	55–59	60–64	65–69	70–74	75–79	80–84	85+				0~64	0~74	
0.02	0.00	0.02	0.04	0.00	0.08	0.18	0.28	0.55	0.71	0.04	0.02	0.02	0.00	0.00	C00
0.06	0.21	0.16	0.58	0.54	0.89	0.65	1.11	2.39	1.56	0.24	0.15	0.15	0.01	0.02	C01–C02
0.05	0.21	0.18	0.38	0.76	1.28	1.80	3.33	3.22	4.97	0.39	0.23	0.23	0.01	0.02	C03–C06
0.00	0.05	0.10	0.12	0.17	0.54	0.23	0.83	0.55	0.71	0.10	0.06	0.06	0.00	0.01	C07–C08
0.03	0.02	0.02	0.04	0.00	0.04	0.05	0.28	0.09	0.14	0.02	0.01	0.01	0.00	0.00	C09
0.02	0.02	0.02	0.06	0.14	0.04	0.23	0.33	0.18	0.43	0.04	0.03	0.03	0.00	0.00	C10
0.49	1.06	1.20	2.06	2.63	2.60	3.78	4.66	4.33	3.70	0.99	0.66	0.64	0.04	0.07	C11
0.00	0.02	0.02	0.04	0.06	0.04	0.18	0.55	0.28	0.57	0.04	0.02	0.02	0.00	0.00	C12–C13
0.00	0.03	0.04	0.10	0.11	0.19	0.18	0.22	0.37	0.71	0.05	0.03	0.03	0.00	0.00	C14
0.77	1.97	4.29	11.14	24.95	41.80	57.97	79.79	98.99	104.33	10.33	6.06	6.09	0.22	0.72	C15
4.41	7.63	11.56	19.27	32.69	50.36	74.47	106.40	146.77	160.05	15.70	9.46	9.31	0.40	1.03	C16
0.09	0.34	0.49	0.66	1.21	1.74	3.13	4.32	4.42	6.11	0.58	0.35	0.35	0.01	0.04	C17
1.15	2.49	3.84	6.03	9.77	15.35	26.82	43.91	71.18	81.59	5.91	3.39	3.33	0.12	0.33	C18
1.95	2.71	4.35	7.01	11.15	15.12	25.30	40.25	55.34	66.66	5.67	3.35	3.30	0.14	0.35	C19–C20
0.05	0.05	0.02	0.16	0.17	0.43	0.46	0.83	1.38	2.70	0.13	0.07	0.07	0.00	0.01	C21
5.73	8.62	13.02	22.68	32.10	41.95	61.94	83.39	105.71	101.77	13.74	8.52	8.40	0.44	0.95	C22
0.65	0.95	1.81	4.25	6.89	10.39	18.39	27.50	41.71	41.93	3.58	2.04	2.02	0.07	0.22	C23–C24
1.07	2.17	3.66	7.61	12.84	19.39	31.98	42.86	58.75	64.39	5.99	3.51	3.50	0.14	0.40	C25
0.09	0.13	0.10	0.24	0.23	0.54	0.46	0.94	0.55	1.14	0.15	0.11	0.10	0.01	0.01	C30–C31
0.08	0.03	0.14	0.34	0.45	0.85	1.71	2.72	3.13	3.27	0.30	0.17	0.17	0.01	0.02	C32
7.12	13.61	22.19	37.72	58.91	92.66	153.09	222.90	266.02	248.31	29.18	17.44	17.16	0.72	1.95	C33–C34
0.16	0.21	0.31	0.56	0.71	0.89	1.52	2.11	2.30	3.84	0.35	0.22	0.22	0.01	0.02	C37–C38
0.61	0.74	0.81	1.50	2.71	3.41	5.39	5.82	7.64	7.82	1.12	0.74	0.73	0.04	0.08	C40–C41
0.24	0.11	0.22	0.26	0.31	0.62	1.38	1.16	1.57	2.13	0.22	0.14	0.14	0.01	0.02	C43
0.11	0.26	0.22	0.52	0.56	0.97	1.38	3.38	8.20	17.62	0.59	0.31	0.32	0.01	0.02	C44
0.06	0.10	0.14	0.14	0.34	0.19	0.46	0.61	0.64	0.71	0.11	0.07	0.07	0.00	0.01	C45
0.03	0.02	0.02	0.00	0.00	0.08	0.05	0.06	0.00	0.00	0.01	0.01	0.01	0.00	0.00	C46
0.20	0.22	0.18	0.24	0.62	0.58	0.88	1.55	1.66	2.84	0.28	0.20	0.20	0.01	0.02	C47;C49
8.44	13.87	19.20	25.84	24.16	23.22	25.39	33.71	38.86	58.13	10.47	6.98	6.78	0.49	0.74	C50
0.11	0.08	0.10	0.20	0.25	0.39	0.88	1.28	1.93	1.42	0.17	0.10	0.10	0.00	0.01	C51
0.00	0.06	0.12	0.12	0.17	0.08	0.14	0.39	0.28	0.57	0.09	0.04	0.04	0.00	0.00	C52
3.92	6.41	6.41	7.57	7.11	7.99	9.86	10.92	12.34	15.21	3.71	2.57	2.43	0.17	0.26	C53
0.91	1.44	2.64	4.11	5.28	4.69	5.12	7.26	8.10	10.80	1.75	1.14	1.13	0.08	0.13	C54
0.72	1.25	2.08	1.98	2.60	3.18	3.83	4.55	6.54	8.39	1.19	0.79	0.77	0.05	0.08	C55
1.87	3.52	5.47	7.71	8.69	9.69	11.94	12.92	11.88	12.22	3.29	2.19	2.17	0.15	0.25	C56
0.02	0.13	0.22	0.14	0.42	0.31	0.46	0.61	0.64	0.99	0.12	0.08	0.08	0.00	0.01	C57
0.00	0.00	0.00	0.02	0.00	0.00	0.05	0.00	0.00	0.00	0.01	0.01	0.01	0.00	0.00	C58
–	–	–	–	–	–	–	–	–	–	–	–	–	–	–	C60
–	–	–	–	–	–	–	–	–	–	–	–	–	–	–	C61
–	–	–	–	–	–	–	–	–	–	–	–	–	–	–	C62
–	–	–	–	–	–	–	–	–	–	–	–	–	–	–	C63
0.28	0.56	0.77	0.96	1.52	2.60	4.52	6.76	10.77	10.80	0.99	0.61	0.59	0.02	0.06	C64
0.00	0.05	0.06	0.06	0.28	0.54	0.69	1.05	1.47	2.56	0.14	0.08	0.08	0.00	0.01	C65
0.03	0.03	0.02	0.10	0.23	0.39	0.92	1.72	2.12	2.98	0.17	0.09	0.09	0.00	0.01	C66
0.22	0.18	0.33	0.66	1.24	2.52	4.38	9.54	14.82	26.15	1.12	0.58	0.59	0.01	0.05	C67
0.00	0.02	0.00	0.02	0.00	0.04	0.00	0.17	0.18	1.14	0.02	0.01	0.01	0.00	0.00	C68
0.03	0.02	0.08	0.04	0.06	0.16	0.09	0.11	0.37	0.85	0.05	0.04	0.05	0.00	0.00	C69
2.24	3.00	3.80	5.27	7.85	10.62	13.46	20.07	20.63	23.88	3.74	2.58	2.59	0.14	0.26	C70–C72
0.30	0.61	0.57	1.02	1.02	1.67	3.18	4.44	6.08	7.25	0.73	0.46	0.44	0.02	0.05	C73
0.03	0.08	0.10	0.10	0.08	0.27	0.37	0.44	0.64	0.85	0.08	0.05	0.06	0.00	0.01	C74
0.08	0.03	0.18	0.18	0.20	0.19	0.28	0.67	0.92	0.57	0.11	0.07	0.07	0.00	0.01	C75
0.05	0.08	0.14	0.14	0.25	0.35	0.65	0.55	0.83	0.99	0.14	0.10	0.09	0.01	0.01	C81
0.61	1.38	1.69	2.60	4.12	5.62	9.03	12.36	15.75	14.21	2.01	1.31	1.27	0.06	0.14	C82–C85,96
0.00	0.00	0.00	0.02	0.00	0.00	0.05	0.11	0.00	0.00	0.01	0.00	0.00	0.00	0.00	C88
0.08	0.22	0.55	1.00	1.83	2.25	3.87	5.21	3.50	2.98	0.64	0.40	0.40	0.02	0.05	C90
0.43	0.43	0.61	0.82	1.16	1.90	2.44	2.16	2.95	2.27	0.65	0.53	0.54	0.03	0.05	C91
0.49	0.80	1.00	1.44	1.89	2.56	3.92	5.38	5.80	5.83	1.02	0.72	0.72	0.04	0.07	C92–C94
1.12	1.09	1.55	2.34	3.05	3.68	5.07	7.37	7.73	7.82	1.65	1.28	1.29	0.07	0.12	C95
1.04	1.72	2.56	4.27	6.29	8.06	14.70	20.40	30.57	43.64	3.33	2.02	2.03	0.09	0.21	O&U
48.27	81.02	119.32	192.43	280.79	396.01	599.33	852.27	1093.63	1193.24	133.20	82.22	81.05	3.93	8.90	ALL
48.16	80.77	119.11	191.91	280.23	395.04	597.95	848.89	1085.43	1175.61	132.62	81.91	80.74	3.92	8.88	ALLbC44

表 7-1-13　2011年全国城市肿瘤登记地区男女合计癌症死亡主要指标（1/10 万）

部位 Site		病例数 No. cases	构成 (%)	年龄组								
				0-	1-4	5-9	10-14	15-19	20-24	25-29	30-34	35-39
唇	Lip	32	0.02	0.00	0.00	0.00	0.00	0.00	0.00	0.00	0.00	0.01
舌	Tongue	322	0.20	0.00	0.00	0.00	0.02	0.00	0.01	0.03	0.04	0.03
口	Mouth	440	0.28	0.00	0.00	0.00	0.02	0.00	0.01	0.01	0.00	0.08
唾液腺	Salivary Glands	147	0.09	0.00	0.00	0.00	0.00	0.00	0.00	0.00	0.01	0.07
扁桃腺	Tonsil	46	0.03	0.00	0.00	0.00	0.00	0.00	0.00	0.00	0.00	0.00
其他口咽	Other Oropharynx	98	0.06	0.00	0.00	0.00	0.00	0.00	0.00	0.00	0.04	0.01
鼻咽	Nasopharynx	1729	1.09	0.00	0.00	0.00	0.02	0.02	0.06	0.20	0.33	0.56
喉咽	Hypopharynx	193	0.12	0.00	0.00	0.00	0.00	0.00	0.00	0.00	0.00	0.01
咽,部位不明	Pharynx Unspecified	103	0.06	0.00	0.00	0.00	0.00	0.00	0.00	0.00	0.01	0.01
食管	Esophagus	11190	7.05	0.00	0.00	0.03	0.00	0.00	0.04	0.04	0.07	0.34
胃	Stomach	19754	12.44	0.00	0.00	0.00	0.02	0.19	0.32	0.63	1.39	2.27
小肠	Small Intestine	747	0.47	0.15	0.00	0.00	0.00	0.02	0.00	0.03	0.01	0.12
结肠	Colon	7237	4.56	0.00	0.00	0.00	0.02	0.15	0.10	0.24	0.52	0.59
直肠	Rectum	6719	4.23	0.00	0.00	0.00	0.02	0.06	0.13	0.20	0.49	0.92
肛门	Anus	162	0.10	0.00	0.00	0.00	0.00	0.00	0.00	0.00	0.01	0.04
肝脏	Liver	20637	12.99	0.58	0.20	0.11	0.12	0.27	0.33	0.92	2.36	6.23
胆囊及其他	Gallbladder etc.	3434	2.16	0.00	0.00	0.00	0.00	0.00	0.03	0.07	0.06	0.25
胰腺	Pancreas	6815	4.29	0.15	0.00	0.00	0.00	0.00	0.10	0.05	0.20	0.45
鼻,鼻窦及其他	Nose, Sinuses etc.	201	0.13	0.00	0.00	0.00	0.05	0.02	0.01	0.03	0.11	0.08
喉	Larynx	910	0.57	0.00	0.03	0.00	0.00	0.00	0.00	0.00	0.00	0.04
气管,支气管,肺	Trachea,Bronchus and Lung	42337	26.66	0.29	0.07	0.03	0.00	0.17	0.32	0.68	1.38	3.16
其他胸腔器官	Other Thoracic Organs	493	0.31	0.15	0.03	0.00	0.02	0.08	0.07	0.08	0.11	0.14
骨	Bone	1053	0.66	0.15	0.07	0.08	0.17	0.31	0.29	0.17	0.21	0.22
皮肤黑色素瘤	Melanoma of Skin	245	0.15	0.00	0.00	0.00	0.02	0.04	0.04	0.00	0.04	0.10
其他皮肤	Other Skin	591	0.37	0.00	0.00	0.00	0.02	0.04	0.03	0.05	0.06	0.12
间皮瘤	Mesothelioma	148	0.09	0.00	0.00	0.03	0.00	0.00	0.00	0.00	0.01	0.07
卡波西肉瘤	Kaposi Sarcoma	20	0.01	0.00	0.00	0.00	0.00	0.02	0.00	0.00	0.00	0.01
周围神经,结缔、软组织	Connective and Soft Tissue	348	0.22	0.00	0.17	0.11	0.07	0.12	0.10	0.11	0.09	0.15
乳房	Breast	4998	3.20	0.30	0.00	0.00	0.05	0.00	0.15	0.51	1.98	4.42
外阴	Vulva	85	0.05	0.00	0.00	0.00	0.00	0.00	0.00	0.00	0.03	0.05
阴道	Vagina	31	0.02	0.00	0.00	0.00	0.00	0.00	0.00	0.00	0.00	0.05
子宫颈	Cervix Uteri	1531	0.96	0.00	0.00	0.00	0.00	0.04	0.15	0.24	1.09	2.00
子宫体	Corpus Uteri	804	0.51	0.00	0.00	0.00	0.00	0.00	0.06	0.11	0.37	0.49
子宫,部位不明	Uterus Unspecified	441	0.28	0.00	0.00	0.00	0.00	0.04	0.00	0.08	0.23	0.33
卵巢	Ovary	1668	1.05	0.00	0.00	0.00	0.05	0.13	0.24	0.24	0.37	0.63
其他女性生殖器	Other Female Genital Organs	67	0.04	0.00	0.00	0.00	0.00	0.00	0.00	0.00	0.00	0.05
胎盘	Placenta	5	0.00	0.00	0.00	0.00	0.00	0.00	0.00	0.08	0.03	0.00
阴茎	Penis	99	0.06	0.00	0.00	0.05	0.00	0.00	0.00	0.00	0.00	0.14
前列腺	Prostate	2263	1.42	0.00	0.00	0.00	0.00	0.04	0.00	0.00	0.00	0.03
睾丸	Testis	61	0.04	0.00	0.00	0.06	0.00	0.00	0.08	0.00	0.08	0.06	0.14
其他男性生殖器	Other Male Genital Organs	33	0.02	0.00	0.00	0.00	0.00	0.00	0.00	0.00	0.00	0.06
肾	Kidney	1521	0.96	0.29	0.13	0.03	0.10	0.00	0.06	0.05	0.16	0.16
肾盂	Renal Pelvis	215	0.14	0.00	0.00	0.00	0.00	0.00	0.00	0.00	0.00	0.00
输尿管	Ureter	237	0.15	0.00	0.00	0.00	0.00	0.00	0.00	0.01	0.00	0.00
膀胱	Bladder	2501	1.57	0.00	0.03	0.00	0.00	0.00	0.00	0.00	0.01	0.14
其他泌尿器官	Other Urinary Organs	73	0.05	0.15	0.00	0.03	0.00	0.00	0.00	0.00	0.00	0.00
眼	Eye	46	0.03	0.00	0.07	0.03	0.00	0.02	0.00	0.00	0.01	0.01
脑,神经系统	Brain, Nervous System	3536	2.23	1.60	1.07	0.87	0.49	0.79	0.71	0.94	0.93	1.43
甲状腺	Thyroid Gland	513	0.32	0.00	0.00	0.00	0.00	0.00	0.04	0.12	0.17	0.15
肾上腺	Adrenal Gland	111	0.07	0.00	0.07	0.03	0.00	0.00	0.01	0.01	0.01	0.01
其他内分泌腺	Other Endocrine	131	0.08	0.00	0.00	0.00	0.02	0.00	0.03	0.08	0.01	0.07
霍奇金病	Hodgkin Disease	196	0.12	0.00	0.00	0.00	0.05	0.02	0.04	0.08	0.10	0.14
非霍奇金淋巴瘤	Non-Hodgkin Lymphoma	2577	1.62	0.58	0.27	0.17	0.12	0.46	0.38	0.37	0.69	0.77
免疫增生性疾病	Immunoproliferative Disease	12	0.01	0.00	0.00	0.00	0.00	0.00	0.00	0.00	0.00	0.00
多发性骨髓瘤	Multiple Myeloma	884	0.56	0.00	0.00	0.00	0.05	0.02	0.01	0.03	0.01	0.10
淋巴样白血病	Lymphoid Leukaemia	886	0.56	1.16	0.50	0.50	0.64	0.39	0.42	0.27	0.26	0.34
髓样白血病	Myeloid Leukaemia	1293	0.81	0.44	0.33	0.20	0.17	0.25	0.45	0.37	0.46	0.40
白血病,未特指	Leukaemia Unspecified	1581	1.00	2.18	0.67	0.31	0.54	0.54	0.48	0.61	0.52	0.88
其他的或未指明部位	Other and Unspecified	4176	2.63	0.58	0.40	0.36	0.22	0.37	0.36	0.28	0.44	0.98
所有部位合计	All Sites	158809	100.00	8.56	4.14	2.94	3.10	4.56	5.32	7.46	13.47	25.91
所有部位除外 C44	All Sites but C44	158218	99.63	8.56	4.14	2.94	3.08	4.52	5.29	7.40	13.41	25.79

230

Table 7-1-13 Cancer mortality in urban registration areas of China, both sexes in 2011(1/10^5)

Age group										粗率 Crude rate	中国人口标化率 ASR China	世界人口标化率 ASR world	累积率 Cum. rate(%)		ICD-10
40~44	45~49	50~54	55~59	60~64	65~69	70~74	75~79	80~84	85+				0~64	0~74	
0.01	0.03	0.00	0.02	0.04	0.13	0.08	0.23	0.47	1.05	0.04	0.02	0.02	0.00	0.00	C00
0.13	0.32	0.46	0.86	0.81	0.90	1.28	1.94	2.58	2.48	0.37	0.23	0.22	0.01	0.02	C01~C02
0.04	0.30	0.55	0.72	1.03	1.62	1.85	2.85	4.53	7.45	0.50	0.30	0.30	0.01	0.03	C03~C06
0.07	0.04	0.15	0.19	0.29	0.39	0.60	1.58	1.48	2.09	0.17	0.10	0.10	0.00	0.01	C07~C08
0.04	0.06	0.08	0.09	0.07	0.19	0.08	0.41	0.47	0.13	0.05	0.03	0.03	0.00	0.00	C09
0.01	0.12	0.12	0.27	0.29	0.32	0.30	0.45	0.94	0.78	0.11	0.07	0.07	0.00	0.01	C10
1.32	2.13	3.15	4.13	5.29	5.66	6.68	7.37	7.73	7.45	1.98	1.30	1.27	0.09	0.15	C11
0.03	0.25	0.50	0.58	0.45	0.52	0.68	0.95	1.25	1.31	0.22	0.13	0.13	0.01	0.02	C12~C13
0.05	0.06	0.11	0.16	0.31	0.58	0.49	0.54	0.78	1.05	0.12	0.07	0.07	0.00	0.01	C14
1.26	4.58	10.44	19.37	32.08	51.26	64.05	83.83	103.75	114.96	12.78	7.64	7.72	0.34	0.92	C15
4.69	9.45	16.98	28.97	48.69	75.14	114.06	157.58	213.04	211.99	22.57	13.50	13.35	0.57	1.51	C16
0.24	0.48	0.62	1.15	1.84	2.97	4.15	5.79	7.19	7.72	0.85	0.52	0.51	0.02	0.06	C17
1.35	2.99	4.80	8.65	14.02	21.40	38.31	64.25	98.98	121.63	8.27	4.72	4.67	0.17	0.47	C18
1.80	3.33	5.90	10.57	14.09	19.84	34.91	55.03	77.89	97.95	7.68	4.48	4.43	0.19	0.46	C19~C20
0.07	0.12	0.09	0.31	0.27	0.55	0.72	0.90	2.11	3.01	0.19	0.11	0.11	0.00	0.01	C21
12.30	21.56	33.55	45.25	56.78	66.48	88.43	109.15	138.20	139.80	23.58	14.97	14.73	0.90	1.67	C22
0.59	1.08	2.28	4.19	7.63	10.50	19.59	31.02	47.89	48.91	3.92	2.24	2.21	0.08	0.23	C23~C24
1.27	2.86	5.99	10.06	16.94	25.34	40.50	55.16	73.90	81.21	7.79	4.59	4.58	0.19	0.52	C25
0.11	0.17	0.20	0.36	0.49	0.87	0.87	1.22	1.09	1.44	0.23	0.16	0.15	0.01	0.02	C30~C31
0.25	0.45	1.06	1.62	1.84	3.62	4.64	7.82	9.06	9.42	1.04	0.61	0.61	0.03	0.07	C32
7.90	19.25	37.55	63.78	97.82	158.40	257.63	368.29	457.01	417.45	48.37	28.69	28.31	1.16	3.24	C33~C34
0.18	0.32	0.61	0.94	1.01	1.55	2.79	3.17	3.28	5.10	0.56	0.36	0.36	0.02	0.04	C37~C38
0.49	0.76	0.99	1.47	2.47	3.62	5.62	6.78	8.83	9.42	1.20	0.80	0.79	0.04	0.08	C40~C41
0.16	0.12	0.20	0.45	0.40	0.81	1.36	1.85	2.03	3.01	0.28	0.17	0.17	0.01	0.02	C43
0.18	0.31	0.26	0.73	0.74	1.29	1.74	4.34	8.67	18.44	0.68	0.37	0.38	0.01	0.03	C44
0.05	0.12	0.23	0.30	0.34	0.65	0.79	0.86	1.02	0.78	0.17	0.11	0.11	0.01	0.01	C45
0.01	0.03	0.05	0.03	0.02	0.06	0.11	0.14	0.08	0.00	0.02	0.02	0.02	0.00	0.00	C46
0.22	0.25	0.38	0.44	0.76	1.07	1.21	2.08	2.73	3.79	0.40	0.28	0.28	0.01	0.03	C47;C49
7.35	14.68	19.96	24.30	24.15	24.88	28.45	38.76	47.36	77.31	11.47	7.22	7.03	0.49	0.75	C50
0.13	0.08	0.09	0.16	0.27	0.44	0.93	1.35	2.27	1.73	0.20	0.11	0.10	0.00	0.01	C51
0.00	0.10	0.09	0.12	0.18	0.13	0.14	0.42	0.28	0.65	0.07	0.04	0.04	0.00	0.00	C52
4.23	6.19	6.51	6.34	5.38	5.52	8.05	9.19	11.91	17.97	3.51	2.35	2.21	0.16	0.23	C53
0.87	1.23	2.48	3.54	5.33	4.82	5.68	7.58	9.36	13.64	1.84	1.13	1.12	0.07	0.12	C54
0.50	1.00	1.83	1.52	2.20	2.03	2.95	3.88	6.66	8.01	1.01	0.62	0.61	0.04	0.06	C55
2.17	3.33	6.51	7.83	9.09	10.85	14.44	15.93	15.46	14.51	3.83	2.40	2.37	0.15	0.28	C56
0.03	0.13	0.25	0.16	0.58	0.38	0.50	0.67	0.71	1.52	0.15	0.09	0.09	0.01	0.01	C57
0.00	0.00	0.00	0.03	0.00	0.00	0.00	0.00	0.00	0.00	0.01	0.01	0.01	0.00	0.00	C58
0.03	0.13	0.24	0.25	0.22	0.66	0.72	1.66	3.65	2.97	0.23	0.14	0.14	0.01	0.01	C60
0.11	0.28	0.51	1.44	4.13	9.42	23.30	52.30	95.86	187.54	5.15	2.88	2.97	0.03	0.20	C61
0.08	0.05	0.00	0.13	0.18	0.20	0.87	0.59	1.04	1.98	0.14	0.11	0.10	0.00	0.01	C62
0.03	0.03	0.06	0.19	0.13	0.07	0.32	0.68	0.70	0.33	0.08	0.05	0.05	0.00	0.00	C63
0.38	0.83	1.61	1.81	3.43	5.30	7.66	11.85	18.28	19.36	1.74	1.05	1.04	0.04	0.11	C64
0.01	0.14	0.06	0.19	0.47	0.84	0.98	1.94	2.97	4.32	0.25	0.14	0.14	0.00	0.01	C65
0.00	0.04	0.17	0.36	0.38	0.58	1.28	2.13	3.83	4.45	0.27	0.15	0.15	0.00	0.01	C66
0.24	0.45	0.93	1.59	3.21	6.08	12.27	22.92	41.33	75.98	2.86	1.50	1.54	0.03	0.12	C67
0.00	0.01	0.00	0.06	0.04	0.13	0.23	0.68	1.33	2.88	0.08	0.04	0.05	0.00	0.00	C68
0.03	0.03	0.08	0.05	0.09	0.26	0.11	0.23	0.08	0.92	0.05	0.04	0.04	0.00	0.00	C69
2.26	3.29	3.69	5.91	8.19	10.76	14.49	21.07	23.44	28.77	4.04	2.78	2.78	0.15	0.28	C70~C72
0.24	0.26	0.47	0.67	0.85	1.29	2.83	3.62	5.94	7.45	0.59	0.36	0.35	0.01	0.04	C73
0.08	0.06	0.14	0.16	0.20	0.52	0.60	0.54	1.25	0.65	0.13	0.08	0.09	0.00	0.01	C74
0.12	0.10	0.17	0.14	0.29	0.16	0.53	0.86	1.72	0.78	0.15	0.10	0.09	0.01	0.01	C75
0.09	0.10	0.20	0.30	0.40	0.71	1.06	0.99	1.33	1.70	0.22	0.16	0.15	0.01	0.02	C81
0.85	1.73	2.39	3.91	6.08	8.44	12.87	17.82	24.92	23.80	2.94	1.89	1.86	0.09	0.20	C82~C85,96
0.00	0.00	0.02	0.02	0.00	0.00	0.08	0.27	0.00	0.26	0.01	0.01	0.01	0.00	0.00	C88
0.16	0.41	0.74	1.34	2.40	3.46	5.36	8.91	6.87	6.54	1.01	0.61	0.60	0.03	0.07	C90
0.55	0.75	0.79	1.01	1.86	2.36	3.96	4.79	5.86	6.41	1.01	0.78	0.80	0.04	0.07	C91
0.71	1.04	1.41	1.82	2.62	4.17	5.10	8.23	10.70	11.64	1.48	1.00	0.99	0.05	0.10	C92~C94
1.23	1.04	1.73	2.23	2.71	4.49	6.38	9.86	11.02	11.64	1.81	1.31	1.31	0.07	0.12	C95
1.27	2.09	3.60	6.16	9.11	12.54	21.36	30.39	44.61	62.64	4.77	2.90	2.91	0.13	0.30	O&U
50.84	97.34	164.53	256.62	375.30	548.21	834.97	1190.65	1580.25	1749.44	181.44	110.11	109.07	5.06	11.98	ALL
50.66	97.03	164.27	255.89	374.56	546.91	833.23	1186.31	1571.57	1731.00	180.76	109.74	108.69	5.05	11.95	ALLbC44

表 7-1-14 2011年全国城市肿瘤登记地区男性癌症死亡主要指标（1/10万）

部位	Site	病例数 No. cases	构成 (%)	0–	1–4	5–9	10–14	15–19	20–24	25–29	30–34	35–39
唇	Lip	22	0.02	0.00	0.00	0.00	0.00	0.00	0.00	0.00	0.00	0.03
舌	Tongue	201	0.20	0.00	0.00	0.00	0.05	0.00	0.03	0.03	0.06	0.03
口	Mouth	260	0.26	0.00	0.00	0.00	0.00	0.00	0.00	0.00	0.00	0.11
唾液腺	Salivary Glands	104	0.11	0.00	0.00	0.00	0.00	0.00	0.00	0.00	0.00	0.11
扁桃腺	Tonsil	36	0.04	0.00	0.00	0.00	0.00	0.00	0.00	0.00	0.00	0.00
其他口咽	Other Oropharynx	82	0.08	0.00	0.00	0.00	0.00	0.00	0.00	0.00	0.03	0.03
鼻咽	Nasopharynx	1249	1.26	0.00	0.00	0.00	0.05	0.04	0.03	0.21	0.43	0.69
喉咽	Hypopharynx	171	0.17	0.00	0.00	0.00	0.00	0.00	0.00	0.00	0.00	0.03
咽,部位不明	Pharynx Unspecified	81	0.08	0.00	0.00	0.00	0.00	0.00	0.00	0.00	0.03	0.00
食管	Esophagus	8150	8.23	0.00	0.00	0.00	0.00	0.00	0.00	0.03	0.09	0.47
胃	Stomach	13541	13.68	0.00	0.00	0.00	0.05	0.20	0.26	0.43	1.12	2.26
小肠	Small Intestine	430	0.43	0.28	0.00	0.00	0.04	0.00	0.00	0.00	0.03	0.11
结肠	Colon	3959	4.00	0.00	0.00	0.00	0.00	0.24	0.14	0.29	0.43	0.69
直肠	Rectum	4034	4.07	0.00	0.00	0.00	0.00	0.08	0.17	0.27	0.49	1.05
肛门	Anus	87	0.09	0.00	0.00	0.00	0.00	0.00	0.00	0.00	0.03	0.06
肝脏	Liver	15192	15.35	0.83	0.13	0.16	0.14	0.40	0.34	1.41	3.75	10.39
胆囊及其他	Gallbladder etc.	1559	1.57	0.00	0.00	0.00	0.00	0.00	0.06	0.08	0.09	0.25
胰腺	Pancreas	3702	3.74	0.00	0.00	0.00	0.00	0.00	0.11	0.05	0.23	0.58
鼻,鼻窦及其他	Nose, Sinuses etc.	135	0.14	0.00	0.00	0.00	0.05	0.00	0.00	0.00	0.11	0.14
喉	Larynx	792	0.80	0.00	0.00	0.06	0.00	0.00	0.00	0.00	0.00	0.00
气管,支气管,肺	Trachea,Bronchus and Lung	28718	29.01	0.55	0.06	0.05	0.05	0.20	0.43	0.75	1.86	3.80
其他胸腔器官	Other Thoracic Organs	307	0.31	0.00	0.00	0.00	0.05	0.16	0.09	0.11	0.11	0.22
骨	Bone	615	0.62	0.28	0.06	0.05	0.19	0.45	0.43	0.16	0.26	0.28
皮肤黑色素瘤	Melanoma of Skin	131	0.13	0.00	0.00	0.00	0.05	0.04	0.00	0.00	0.09	0.14
其他皮肤	Other Skin	334	0.34	0.00	0.00	0.00	0.00	0.00	0.00	0.00	0.06	0.14
间皮瘤	Mesothelioma	90	0.09	0.00	0.00	0.00	0.05	0.00	0.00	0.00	0.00	0.03
卡波西肉瘤	Kaposi Sarcoma	13	0.01	0.00	0.00	0.00	0.00	0.00	0.00	0.00	0.00	0.03
周围神经,结缔、软组织	Connective and Soft Tissue	198	0.20	0.00	0.19	0.16	0.05	0.12	0.06	0.13	0.11	0.19
乳房	Breast	83	0.08	0.00	0.00	0.00	0.00	0.00	0.00	0.03	0.03	0.03
外阴	Vulva	–	–	–	–	–	–	–	–	–	–	–
阴道	Vagina	–	–	–	–	–	–	–	–	–	–	–
子宫颈	Cervix Uteri	–	–	–	–	–	–	–	–	–	–	–
子宫体	Corpus Uteri	–	–	–	–	–	–	–	–	–	–	–
子宫,部位不明	Uterus Unspecified	–	–	–	–	–	–	–	–	–	–	–
卵巢	Ovary	–	–	–	–	–	–	–	–	–	–	–
其他女性生殖器	Other Female Genital Organs	–	–	–	–	–	–	–	–	–	–	–
胎盘	Placenta	–	–	–	–	–	–	–	–	–	–	–
阴茎	Penis	99	0.10	0.00	0.00	0.05	0.00	0.00	0.00	0.00	0.00	0.14
前列腺	Prostate	2263	2.29	0.00	0.00	0.00	0.00	0.04	0.00	0.00	0.00	0.03
睾丸	Testis	61	0.06	0.00	0.06	0.00	0.00	0.08	0.09	0.08	0.06	0.14
其他男性生殖器	Other Male Genital Organs	33	0.03	0.00	0.00	0.00	0.00	0.04	0.00	0.00	0.00	0.06
肾	Kidney	1005	1.02	0.28	0.19	0.05	0.09	0.00	0.11	0.03	0.11	0.17
肾盂	Renal Pelvis	126	0.13	0.00	0.00	0.00	0.00	0.00	0.00	0.00	0.00	0.00
输尿管	Ureter	127	0.13	0.00	0.00	0.00	0.00	0.00	0.00	0.00	0.00	0.00
膀胱	Bladder	1913	1.93	0.00	0.06	0.00	0.00	0.00	0.00	0.00	0.03	0.14
其他泌尿器官	Other Urinary Organs	59	0.06	0.28	0.00	0.00	0.00	0.00	0.00	0.00	0.00	0.00
眼	Eye	25	0.03	0.00	0.06	0.05	0.00	0.04	0.00	0.00	0.00	0.03
脑,神经系统	Brain, Nervous System	1902	1.92	1.94	1.08	1.12	0.57	0.93	0.80	1.12	1.03	1.65
甲状腺	Thyroid Gland	163	0.16	0.00	0.00	0.00	0.00	0.00	0.03	0.00	0.09	0.11
肾上腺	Adrenal Gland	67	0.07	0.00	0.06	0.05	0.00	0.00	0.03	0.03	0.03	0.03
其他内分泌腺	Other Endocrine	77	0.08	0.00	0.00	0.00	0.05	0.00	0.03	0.08	0.03	0.08
霍奇金病	Hodgkin Disease	130	0.13	0.00	0.00	0.00	0.00	0.00	0.06	0.05	0.11	0.22
非霍奇金淋巴瘤	Non-Hodgkin Lymphoma	1595	1.61	0.83	0.45	0.16	0.05	0.53	0.51	0.43	0.74	0.85
免疫增生性疾病	Immunoproliferative Disease	9	0.01	0.00	0.00	0.00	0.00	0.00	0.00	0.00	0.00	0.00
多发性骨髓瘤	Multiple Myeloma	529	0.53	0.00	0.00	0.00	0.00	0.05	0.04	0.03	0.03	0.11
淋巴样白血病	Lymphoid Leukaemia	550	0.56	0.83	0.64	0.59	0.66	0.53	0.60	0.21	0.34	0.30
髓样白血病	Myeloid Leukaemia	746	0.75	0.00	0.38	0.11	0.19	0.45	0.54	0.32	0.63	0.33
白血病,未特指	Leukaemia Unspecified	908	0.92	2.49	0.95	0.16	0.57	0.65	0.54	0.75	0.34	0.96
其他的或未指明部位	Other and Unspecified	2338	2.36	0.83	0.32	0.53	0.24	0.36	0.40	0.27	0.66	1.02
所有部位合计	All Sites	99001	100.00	9.43	4.77	3.36	3.17	5.71	5.97	7.35	13.62	28.27
所有部位除外 C44	All Sites but C44	98667	99.66	9.43	4.77	3.36	3.17	5.71	5.91	7.35	13.56	28.13

Table 7-1-14　Cancer mortality in urban registration areas of China, male in 2011(1/10^5)

40–44	45–49	50–54	55–59	60–64	65–69	70–74	75–79	80–84	85+	粗率 Crude rate	中国人口标化率 ASR China	世界人口标化率 ASR world	累积率 Cum. rate(%) 0~64	0~74	ICD-10
0.03	0.05	0.00	0.03	0.09	0.26	0.08	0.10	0.70	1.65	0.05	0.03	0.03	0.00	0.00	C00
0.19	0.41	0.78	1.19	0.99	0.79	1.99	2.44	2.09	3.96	0.46	0.30	0.29	0.02	0.03	C01–C02
0.05	0.41	0.92	1.06	1.30	2.17	1.99	2.44	5.92	8.91	0.59	0.37	0.38	0.02	0.04	C03–C06
0.13	0.08	0.21	0.25	0.49	0.53	1.03	2.05	2.26	3.63	0.24	0.15	0.15	0.01	0.01	C07–C08
0.05	0.13	0.12	0.16	0.13	0.33	0.16	0.39	0.87	0.33	0.08	0.05	0.05	0.00	0.01	C09
0.03	0.20	0.24	0.47	0.45	0.66	0.40	0.68	1.74	1.98	0.19	0.12	0.12	0.01	0.01	C10
2.17	3.20	4.89	6.23	7.64	8.76	10.02	9.76	10.96	11.56	2.84	1.92	1.89	0.13	0.22	C11
0.05	0.46	0.95	1.13	0.81	0.99	1.19	1.27	2.26	2.64	0.39	0.25	0.25	0.02	0.03	C12–C13
0.11	0.08	0.18	0.25	0.58	0.99	0.87	0.98	1.22	0.99	0.18	0.12	0.12	0.01	0.02	C14
1.93	7.84	18.20	33.09	51.28	75.01	97.88	118.55	143.70	174.33	18.54	11.72	11.89	0.56	1.43	C15
5.05	11.95	23.15	42.23	72.99	113.47	172.86	234.57	307.59	300.13	30.81	19.44	19.31	0.80	2.23	C16
0.40	0.53	0.75	1.50	2.25	3.69	5.17	6.44	8.70	8.91	0.98	0.63	0.63	0.03	0.07	C17
1.56	2.97	5.46	10.42	17.08	24.76	44.85	76.21	113.95	148.25	9.01	5.51	5.48	0.20	0.54	C18
1.82	4.08	7.25	14.34	17.98	25.16	45.08	70.25	101.78	124.15	9.18	5.68	5.63	0.24	0.59	C19–C20
0.05	0.18	0.15	0.44	0.45	0.53	0.72	0.88	2.26	2.31	0.20	0.13	0.12	0.01	0.01	C21
20.17	35.72	55.79	72.81	88.67	100.23	124.91	146.46	183.37	201.41	34.57	22.92	22.58	1.45	2.58	C22
0.40	1.09	2.77	4.07	7.73	9.88	18.21	28.88	46.10	49.20	3.55	2.17	2.16	0.08	0.22	C23–C24
1.43	3.43	7.85	12.27	20.45	29.24	45.00	62.06	80.55	85.52	8.42	5.29	5.28	0.23	0.60	C25
0.13	0.25	0.36	0.53	0.76	1.05	1.27	1.66	1.57	1.65	0.31	0.21	0.21	0.01	0.02	C30–C31
0.40	0.89	2.03	3.01	3.51	6.78	8.35	13.76	16.01	18.49	1.80	1.13	1.13	0.05	0.13	C32
8.80	25.42	52.48	93.16	142.61	232.27	371.72	518.90	659.71	629.98	65.34	40.99	40.62	1.65	4.67	C33–C34
0.19	0.51	0.81	1.25	1.26	2.17	3.74	4.00	4.18	5.28	0.70	0.48	0.46	0.02	0.05	C37–C38
0.61	0.86	1.19	1.75	3.01	4.68	6.28	8.49	10.44	13.21	1.40	0.97	0.96	0.05	0.10	C40–C41
0.08	0.15	0.15	0.53	0.45	0.92	1.27	2.34	2.61	3.63	0.30	0.20	0.19	0.01	0.02	C43
0.29	0.30	0.39	0.88	1.08	1.84	2.46	5.56	9.74	21.46	0.76	0.46	0.47	0.02	0.04	C44
0.05	0.13	0.33	0.41	0.27	1.19	1.03	0.88	1.22	1.32	0.20	0.14	0.14	0.01	0.02	C45
0.00	0.05	0.06	0.06	0.04	0.00	0.16	0.20	0.17	0.00	0.03	0.02	0.02	0.00	0.00	C46
0.13	0.30	0.60	0.63	0.81	1.51	1.27	2.15	3.65	4.29	0.45	0.32	0.33	0.02	0.03	C47;C49
0.08	0.10	0.24	0.34	0.31	0.66	0.48	1.37	1.22	3.30	0.19	0.12	0.12	0.01	0.01	C50
–	–	–	–	–	–	–	–	–	–	–	–	–	–	–	C51
–	–	–	–	–	–	–	–	–	–	–	–	–	–	–	C52
–	–	–	–	–	–	–	–	–	–	–	–	–	–	–	C53
–	–	–	–	–	–	–	–	–	–	–	–	–	–	–	C54
–	–	–	–	–	–	–	–	–	–	–	–	–	–	–	C55
–	–	–	–	–	–	–	–	–	–	–	–	–	–	–	C56
–	–	–	–	–	–	–	–	–	–	–	–	–	–	–	C57
–	–	–	–	–	–	–	–	–	–	–	–	–	–	–	C58
0.03	0.13	0.24	0.25	0.22	0.66	0.72	1.66	3.65	2.97	0.23	0.14	0.14	0.01	0.01	C60
0.11	0.28	0.51	1.44	4.13	9.42	23.30	52.30	95.86	187.54	5.15	2.88	2.97	0.03	0.20	C61
0.08	0.05	0.00	0.13	0.18	0.20	0.87	0.59	1.04	1.98	0.14	0.11	0.10	0.00	0.01	C62
0.03	0.03	0.06	0.19	0.13	0.07	0.32	0.68	0.70	0.33	0.08	0.05	0.05	0.00	0.00	C63
0.48	1.04	2.39	2.75	5.35	7.38	10.18	16.10	25.57	28.07	2.29	1.45	1.46	0.06	0.15	C64
0.03	0.20	0.03	0.28	0.54	1.19	1.03	2.44	3.83	5.61	0.29	0.18	0.18	0.01	0.02	C65
0.00	0.05	0.30	0.56	0.49	0.59	1.35	1.95	4.52	4.62	0.29	0.17	0.17	0.01	0.02	C66
0.34	0.66	1.46	2.60	5.17	9.42	20.43	37.76	70.98	140.33	4.35	2.51	2.59	0.05	0.20	C67
0.00	0.03	0.00	0.13	0.09	0.20	0.48	1.27	2.61	4.62	0.13	0.08	0.08	0.00	0.00	C68
0.00	0.03	0.06	0.03	0.13	0.33	0.16	0.29	0.17	0.99	0.06	0.04	0.05	0.00	0.00	C69
2.46	3.96	3.88	7.54	9.62	11.33	15.98	22.15	22.96	29.72	4.33	3.11	3.12	0.18	0.32	C70–C72
0.21	0.18	0.33	0.47	0.76	1.32	1.67	2.44	2.96	4.62	0.37	0.24	0.24	0.01	0.03	C73
0.11	0.08	0.15	0.19	0.27	0.66	0.80	0.59	1.74	0.33	0.15	0.11	0.11	0.01	0.01	C74
0.13	0.18	0.18	0.09	0.40	0.07	0.72	0.98	2.44	1.32	0.18	0.12	0.11	0.01	0.01	C75
0.13	0.15	0.27	0.41	0.58	1.12	1.59	1.37	1.57	2.31	0.30	0.21	0.20	0.01	0.02	C81
1.32	2.06	3.10	5.35	8.00	10.67	15.82	23.22	33.23	34.01	3.63	2.42	2.40	0.12	0.25	C82–C85,96
0.00	0.00	0.03	0.03	0.00	0.00	0.08	0.39	0.00	0.66	0.02	0.01	0.01	0.00	0.00	C88
0.24	0.56	0.92	1.60	2.88	4.08	6.04	11.32	9.92	10.90	1.20	0.76	0.75	0.03	0.08	C90
0.63	1.01	0.84	1.25	2.52	2.57	5.01	7.32	8.35	11.23	1.25	0.96	0.99	0.05	0.09	C91
0.87	1.14	1.64	2.16	3.01	5.07	5.96	9.95	14.27	17.50	1.70	1.19	1.17	0.06	0.11	C92–C94
1.27	1.34	2.03	2.60	3.19	5.47	8.03	12.29	13.74	15.52	2.07	1.52	1.54	0.08	0.15	C95
1.32	2.38	4.45	7.36	11.37	16.27	24.33	36.69	52.02	70.33	5.32	3.45	3.46	0.15	0.36	O&U
56.14	117.29	211.14	341.90	504.54	738.57	1115.32	1567.44	2098.65	2407.99	225.26	143.54	142.89	6.52	15.79	ALL
55.84	116.99	210.76	341.03	503.46	736.73	1112.86	1561.87	2088.91	2386.53	224.50	143.08	142.42	6.50	15.75	ALLbC44

表 7-1-15　2011年全国城市肿瘤登记地区女性癌症死亡主要指标（1/10 万）

部位 / Site	病例数 No. cases	构成 (%)	0-	1-4	5-9	10-14	15-19	20-24	25-29	30-34	35-39 (年龄组)
唇 Lip	10	0.02	0.00	0.00	0.00	0.00	0.00	0.00	0.00	0.00	0.00
舌 Tongue	121	0.20	0.00	0.00	0.00	0.00	0.00	0.00	0.03	0.03	0.03
口 Mouth	180	0.30	0.00	0.00	0.00	0.05	0.00	0.03	0.03	0.00	0.05
唾液腺 Salivary Glands	43	0.07	0.00	0.00	0.00	0.00	0.00	0.00	0.00	0.03	0.03
扁桃腺 Tonsil	10	0.02	0.00	0.00	0.00	0.00	0.00	0.00	0.00	0.00	0.00
其他口咽 Other Oropharynx	16	0.03	0.00	0.00	0.00	0.00	0.00	0.00	0.00	0.06	0.00
鼻咽 Nasopharynx	480	0.80	0.00	0.00	0.00	0.00	0.00	0.09	0.19	0.23	0.44
喉咽 Hypopharynx	22	0.04	0.00	0.00	0.00	0.00	0.00	0.00	0.00	0.00	0.00
咽,部位不明 Pharynx Unspecified	22	0.04	0.00	0.00	0.00	0.00	0.00	0.00	0.00	0.00	0.03
食管 Esophagus	3040	5.08	0.00	0.00	0.06	0.00	0.00	0.09	0.05	0.06	0.22
胃 Stomach	6213	10.39	0.00	0.00	0.00	0.00	0.17	0.38	0.83	1.67	2.28
小肠 Small Intestine	317	0.53	0.00	0.00	0.00	0.00	0.00	0.05	0.00	0.14	
结肠 Colon	3278	5.48	0.00	0.00	0.00	0.05	0.04	0.06	0.19	0.60	0.49
直肠 Rectum	2685	4.49	0.00	0.00	0.00	0.05	0.04	0.09	0.13	0.49	0.80
肛门 Anus	75	0.13	0.00	0.00	0.00	0.00	0.00	0.00	0.00	0.00	0.03
肝脏 Liver	5445	9.10	0.30	0.28	0.06	0.10	0.13	0.33	0.43	0.98	2.08
胆囊及其他 Gallbladder etc.	1875	3.14	0.00	0.00	0.00	0.00	0.00	0.00	0.05	0.03	0.25
胰腺 Pancreas	3113	5.20	0.30	0.00	0.00	0.00	0.00	0.00	0.05	0.17	0.33
鼻,鼻窦及其他 Nose, Sinuses etc.	66	0.11	0.00	0.00	0.00	0.05	0.00	0.03	0.05	0.11	0.03
喉 Larynx	118	0.20	0.00	0.00	0.00	0.00	0.00	0.03	0.00	0.00	0.03
气管,支气管,肺 Trachea,Bronchus and Lung	13619	22.77	0.00	0.07	0.00	0.13	0.21	0.62	0.89	2.52	
其他胸腔器官 Other Thoracic Organs	186	0.31	0.30	0.07	0.00	0.00	0.00	0.06	0.05	0.11	0.05
骨 Bone	438	0.73	0.00	0.07	0.12	0.15	0.17	0.15	0.19	0.17	0.16
皮肤黑色素瘤 Melanoma of Skin	114	0.19	0.00	0.00	0.00	0.00	0.04	0.00	0.00	0.00	0.05
其他皮肤 Other Skin	257	0.43	0.00	0.00	0.00	0.05	0.09	0.00	0.11	0.06	0.11
间皮瘤 Mesothelioma	58	0.10	0.00	0.00	0.00	0.00	0.00	0.00	0.00	0.03	0.11
卡波西肉瘤 Kaposi Sarcoma	7	0.01	0.00	0.00	0.00	0.00	0.04	0.00	0.00	0.00	0.00
周围神经,结缔、软组织 Connective and Soft Tissue	150	0.25	0.00	0.14	0.00	0.10	0.13	0.15	0.08	0.06	0.11
乳房 Breast	4998	8.36	0.30	0.00	0.00	0.05	0.00	0.15	0.51	1.98	4.42
外阴 Vulva	85	0.14	0.00	0.00	0.00	0.00	0.00	0.00	0.00	0.03	0.05
阴道 Vagina	31	0.05	0.00	0.00	0.00	0.00	0.00	0.00	0.00	0.00	0.05
子宫颈 Cervix Uteri	1531	2.56	0.00	0.00	0.00	0.00	0.04	0.15	0.24	1.09	2.00
子宫体 Corpus Uteri	804	1.34	0.00	0.00	0.00	0.00	0.00	0.06	0.11	0.37	0.49
子宫,部位不明 Uterus Unspecified	441	0.74	0.00	0.00	0.00	0.00	0.04	0.00	0.08	0.23	0.33
卵巢 Ovary	1668	2.79	0.00	0.00	0.00	0.05	0.13	0.24	0.24	0.37	0.63
其他女性生殖器 Other Female Genital Organs	67	0.11	0.00	0.00	0.00	0.00	0.00	0.00	0.00	0.00	0.05
胎盘 Placenta	5	0.01	0.00	0.00	0.00	0.00	0.00	0.00	0.08	0.03	0.00
阴茎 Penis	-	-	-	-	-	-	-	-	-	-	-
前列腺 Prostate	-	-	-	-	-	-	-	-	-	-	-
睾丸 Testis	-	-	-	-	-	-	-	-	-	-	-
其他男性生殖器 Other Male Genital Organs	-	-	-	-	-	-	-	-	-	-	-
肾 Kidney	516	0.86	0.30	0.07	0.00	0.10	0.00	0.00	0.08	0.20	0.16
肾盂 Renal Pelvis	89	0.15	0.00	0.00	0.00	0.00	0.00	0.00	0.00	0.00	0.00
输尿管 Ureter	110	0.18	0.00	0.00	0.00	0.00	0.00	0.00	0.03	0.00	0.00
膀胱 Bladder	588	0.98	0.00	0.00	0.00	0.00	0.00	0.00	0.00	0.00	0.14
其他泌尿器官 Other Urinary Organs	14	0.02	0.00	0.00	0.06	0.00	0.00	0.00	0.00	0.00	0.00
眼 Eye	21	0.04	0.00	0.07	0.00	0.00	0.00	0.00	0.00	0.03	0.00
脑,神经系统 Brain, Nervous System	1634	2.73	1.22	1.05	0.59	0.41	0.64	0.62	0.75	0.83	1.21
甲状腺 Thyroid Gland	350	0.59	0.00	0.00	0.00	0.00	0.00	0.06	0.24	0.26	0.19
肾上腺 Adrenal Gland	44	0.07	0.00	0.07	0.00	0.00	0.00	0.00	0.00	0.00	0.00
其他内分泌腺 Other Endocrine	54	0.09	0.00	0.00	0.00	0.00	0.00	0.03	0.08	0.00	0.05
霍奇金病 Hodgkin Disease	66	0.11	0.00	0.00	0.00	0.05	0.04	0.03	0.11	0.09	0.05
非霍奇金淋巴瘤 Non-Hodgkin Lymphoma	982	1.64	0.30	0.07	0.18	0.21	0.38	0.24	0.32	0.63	0.69
免疫增生性疾病 Immunoproliferative Disease	3	0.01	0.00	0.00	0.00	0.00	0.00	0.00	0.00	0.00	0.00
多发性骨髓瘤 Multiple Myeloma	355	0.59	0.00	0.00	0.00	0.05	0.00	0.00	0.03	0.03	0.08
淋巴样白血病 Lymphoid Leukaemia	336	0.56	1.52	0.35	0.41	0.62	0.26	0.24	0.32	0.17	0.38
髓样白血病 Myeloid Leukaemia	547	0.91	0.91	0.28	0.29	0.15	0.04	0.35	0.43	0.29	0.47
白血病,未特指 Leukaemia Unspecified	673	1.13	1.83	0.35	0.47	0.51	0.43	0.41	0.48	0.69	0.80
其他的或未指明部位 Other and Unspecified	1838	3.07	0.30	0.49	0.18	0.21	0.38	0.33	0.30	0.23	0.93
所有部位合计 All Sites	59808	100.00	7.62	3.44	2.47	3.04	3.36	4.64	7.57	13.32	23.56
所有部位除外 C44 All Sites but C44	59551	99.57	7.62	3.44	2.47	2.98	3.27	4.64	7.46	13.27	23.45

Table 7-1-15　Cancer mortality in urban registration areas of China, female in 2011(1/10^5)

40–44	45–49	50–54	55–59	60–64	65–69	70–74	75–79	80–84	85+	粗率 Crude rate	中国人口标化率 ASR China	世界人口标化率 ASR world	累积率 Cum. rate(%) 0~64	0~74	ICD-10
0.00	0.00	0.00	0.00	0.00	0.00	0.07	0.34	0.28	0.65	0.02	0.01	0.01	0.00	0.00	C00
0.08	0.24	0.12	0.53	0.63	1.02	0.65	1.52	2.98	1.52	0.28	0.16	0.16	0.01	0.02	C01–C02
0.03	0.18	0.16	0.37	0.76	1.08	1.72	3.20	3.40	6.50	0.41	0.23	0.23	0.01	0.02	C03–C06
0.00	0.00	0.09	0.12	0.09	0.25	0.22	1.18	0.85	1.08	0.10	0.05	0.05	0.00	0.00	C07–C08
0.03	0.00	0.03	0.03	0.00	0.06	0.00	0.42	0.14	0.00	0.02	0.01	0.01	0.00	0.00	C09
0.00	0.03	0.00	0.06	0.13	0.00	0.22	0.25	0.28	0.00	0.04	0.02	0.02	0.00	0.00	C10
0.48	1.02	1.33	2.05	2.96	2.67	3.66	5.31	5.10	4.76	1.10	0.70	0.67	0.04	0.08	C11
0.00	0.03	0.03	0.03	0.09	0.06	0.22	0.67	0.43	0.43	0.05	0.03	0.03	0.00	0.00	C12–C13
0.00	0.05	0.03	0.06	0.04	0.19	0.14	0.17	0.43	1.08	0.05	0.03	0.03	0.00	0.00	C14
0.58	1.21	2.39	5.75	12.95	28.37	33.48	53.85	71.18	76.01	6.98	3.81	3.80	0.12	0.43	C15
4.33	6.87	10.57	15.82	24.46	38.21	60.92	91.09	135.98	154.19	14.26	8.06	7.89	0.34	0.83	C16
0.08	0.42	0.50	0.81	1.43	2.28	3.23	5.22	5.96	6.93	0.73	0.41	0.41	0.02	0.04	C17
1.14	3.02	4.12	6.90	10.98	18.15	32.40	53.93	86.78	104.16	7.52	4.01	3.95	0.14	0.39	C18
1.77	2.54	4.50	6.84	10.21	14.72	25.72	41.88	58.42	80.77	6.16	3.38	3.34	0.14	0.34	C19–C20
0.08	0.05	0.03	0.19	0.09	0.57	0.72	0.93	1.99	3.46	0.17	0.09	0.09	0.00	0.01	C21
4.44	6.92	10.45	17.90	25.00	33.95	55.46	76.94	101.38	99.40	12.49	7.25	7.13	0.35	0.79	C22
0.79	1.08	1.77	4.32	7.53	11.11	20.83	32.86	49.34	48.72	4.30	2.29	2.26	0.08	0.24	C23–C24
1.11	2.28	4.06	7.86	13.44	21.58	36.43	49.21	68.49	78.39	7.14	3.92	3.91	0.15	0.44	C25
0.08	0.08	0.03	0.19	0.22	0.70	0.50	0.84	0.71	1.30	0.15	0.10	0.10	0.00	0.01	C30–C31
0.11	0.00	0.06	0.25	0.18	0.57	1.29	2.70	3.40	3.46	0.27	0.14	0.13	0.00	0.01	C32
7.00	12.88	22.04	34.61	53.18	87.20	154.54	238.22	291.81	278.06	31.25	17.39	17.03	0.67	1.88	C33–C34
0.18	0.13	0.40	0.62	0.76	0.95	1.94	2.44	2.55	4.98	0.43	0.25	0.26	0.01	0.03	C37–C38
0.37	0.66	0.78	1.18	1.93	2.60	5.03	5.31	7.51	6.93	1.01	0.64	0.62	0.03	0.07	C40–C41
0.24	0.08	0.25	0.37	0.36	0.70	1.44	1.43	1.56	2.60	0.26	0.15	0.15	0.01	0.02	C43
0.08	0.31	0.12	0.59	0.40	0.76	1.08	3.29	7.80	16.46	0.59	0.30	0.30	0.01	0.02	C44
0.05	0.10	0.12	0.19	0.40	0.13	0.57	0.84	0.85	0.43	0.13	0.08	0.08	0.01	0.01	C45
0.03	0.00	0.03	0.00	0.00	0.13	0.07	0.08	0.00	0.00	0.02	0.01	0.01	0.00	0.00	C46
0.32	0.18	0.16	0.25	0.72	0.63	1.15	2.02	1.99	3.46	0.34	0.23	0.23	0.01	0.02	C47;C49
7.35	14.68	19.96	24.30	24.15	24.88	28.45	38.76	47.36	77.31	11.47	7.22	7.03	0.49	0.75	C50
0.13	0.08	0.09	0.16	0.27	0.44	0.93	1.35	2.27	1.73	0.20	0.11	0.10	0.00	0.01	C51
0.00	0.10	0.09	0.12	0.18	0.13	0.14	0.42	0.28	0.65	0.07	0.04	0.04	0.00	0.00	C52
4.23	6.19	6.51	6.34	5.38	5.52	8.05	9.19	11.91	17.97	3.51	2.35	2.21	0.16	0.23	C53
0.87	1.23	2.48	3.54	5.33	4.82	5.68	7.58	9.36	13.64	1.84	1.13	1.12	0.07	0.12	C54
0.50	1.00	1.83	1.52	2.20	2.03	2.95	3.88	6.66	8.01	1.01	0.62	0.61	0.04	0.06	C55
2.17	3.33	6.51	7.83	9.09	10.85	14.44	15.93	15.46	14.51	3.83	2.40	2.37	0.15	0.28	C56
0.03	0.13	0.25	0.16	0.58	0.38	0.50	0.67	0.71	1.52	0.15	0.09	0.09	0.01	0.01	C57
0.00	0.00	0.00	0.03	0.00	0.00	0.00	0.00	0.00	0.00	0.01	0.01	0.01	0.00	0.00	C58
–	–	–	–	–	–	–	–	–	–	–	–	–	–	–	C60
–	–	–	–	–	–	–	–	–	–	–	–	–	–	–	C61
–	–	–	–	–	–	–	–	–	–	–	–	–	–	–	C62
–	–	–	–	–	–	–	–	–	–	–	–	–	–	–	C63
0.29	0.60	0.81	0.87	1.52	3.30	5.39	8.17	12.34	13.64	1.18	0.68	0.66	0.02	0.07	C64
0.00	0.08	0.09	0.09	0.40	0.51	0.93	1.52	2.27	3.46	0.20	0.11	0.11	0.00	0.01	C65
0.00	0.03	0.03	0.16	0.27	0.57	1.22	2.28	3.26	4.33	0.25	0.13	0.12	0.00	0.01	C66
0.13	0.24	0.37	0.59	1.25	2.86	4.89	10.11	17.16	33.78	1.35	0.65	0.66	0.01	0.05	C67
0.00	0.00	0.00	0.00	0.00	0.06	0.00	0.17	0.28	1.73	0.03	0.02	0.02	0.00	0.00	C68
0.05	0.03	0.09	0.06	0.04	0.19	0.07	0.17	0.00	0.87	0.05	0.03	0.04	0.00	0.00	C69
2.06	2.60	3.50	4.29	6.76	10.22	13.15	20.14	23.82	28.15	3.75	2.44	2.44	0.13	0.24	C70–C72
0.26	0.34	0.62	0.87	0.94	1.27	3.88	4.63	8.37	9.31	0.80	0.47	0.44	0.02	0.04	C73
0.05	0.05	0.12	0.12	0.13	0.38	0.43	0.51	0.85	0.87	0.10	0.06	0.06	0.00	0.01	C74
0.11	0.03	0.16	0.19	0.18	0.25	0.36	0.76	1.13	0.43	0.12	0.08	0.07	0.00	0.01	C75
0.05	0.05	0.12	0.19	0.22	0.32	0.57	0.67	1.13	1.30	0.15	0.10	0.10	0.01	0.01	C81
0.37	1.39	1.64	2.49	4.17	6.28	10.20	13.15	18.15	17.11	2.25	1.41	1.36	0.06	0.15	C82–C85,96
0.00	0.00	0.00	0.00	0.00	0.00	0.07	0.17	0.00	0.00	0.01	0.01	0.01	0.00	0.00	C88
0.08	0.26	0.56	1.09	1.93	2.86	4.74	6.83	4.40	3.68	0.81	0.48	0.47	0.02	0.06	C90
0.48	0.47	0.74	0.78	1.21	2.16	3.02	2.61	3.83	3.25	0.77	0.61	0.63	0.03	0.06	C91
0.55	0.94	1.18	1.49	2.24	3.30	4.31	6.74	7.80	7.80	1.26	0.84	0.83	0.04	0.08	C92–C94
1.19	0.73	1.43	1.86	2.24	3.55	4.89	7.75	8.79	9.10	1.54	1.10	1.09	0.06	0.10	C95
1.22	1.78	2.73	4.97	6.85	8.95	18.68	24.94	38.57	57.60	4.22	2.39	2.41	0.10	0.24	O&U
45.55	76.73	116.10	171.98	246.49	364.75	581.65	865.25	1157.73	1317.52	137.24	79.32	78.01	3.60	8.33	ALL
45.47	76.41	115.97	171.39	246.08	363.98	580.57	861.96	1149.94	1301.06	136.65	79.03	77.71	3.59	8.31	ALLbC44

表 7-1-16 2011年全国农村肿瘤登记地区男女合计癌症死亡主要指标（1/10万）

部位	Site	病例数 No. cases	构成 (%)	年龄组								
				0-	1-4	5-9	10-14	15-19	20-24	25-29	30-34	35-39
唇	Lip	41	0.04	0.00	0.00	0.00	0.00	0.00	0.00	0.00	0.00	0.00
舌	Tongue	146	0.14	0.00	0.00	0.00	0.00	0.00	0.00	0.02	0.05	0.06
口	Mouth	242	0.24	0.00	0.00	0.00	0.00	0.00	0.02	0.00	0.02	0.04
唾液腺	Salivary Glands	75	0.07	0.00	0.00	0.00	0.03	0.00	0.00	0.02	0.05	0.04
扁桃腺	Tonsil	16	0.02	0.00	0.00	0.00	0.00	0.00	0.00	0.00	0.00	0.00
其他口咽	Other Oropharynx	54	0.05	0.00	0.00	0.00	0.00	0.00	0.02	0.00	0.02	0.04
鼻咽	Nasopharynx	861	0.85	0.00	0.00	0.00	0.03	0.00	0.12	0.14	0.11	0.25	0.65
喉咽	Hypopharynx	62	0.06	0.00	0.00	0.00	0.03	0.00	0.00	0.00	0.00	0.00
咽,部位不明	Pharynx Unspecified	83	0.08	0.00	0.00	0.00	0.00	0.00	0.02	0.00	0.00	0.00
食管	Esophagus	14092	13.90	0.00	0.00	0.03	0.00	0.02	0.02	0.02	0.30	0.75
胃	Stomach	17086	16.85	0.00	0.04	0.00	0.03	0.07	0.42	0.83	1.56	3.00
小肠	Small Intestine	276	0.27	0.00	0.00	0.00	0.00	0.00	0.02	0.05	0.10
结肠	Colon	2152	2.12	0.00	0.04	0.00	0.00	0.00	0.02	0.13	0.30	0.63
直肠	Rectum	3429	3.38	0.00	0.04	0.00	0.00	0.00	0.12	0.31	0.55	0.79
肛门	Anus	43	0.04	0.00	0.00	0.00	0.00	0.00	0.02	0.00	0.00	0.04
肝脏	Liver	16682	16.45	0.49	0.04	0.10	0.15	0.27	0.54	1.64	4.17	8.48
胆囊及其他	Gallbladder etc.	1369	1.35	0.00	0.00	0.00	0.00	0.00	0.00	0.09	0.05	0.22
胰腺	Pancreas	2772	2.73	0.00	0.00	0.00	0.00	0.00	0.08	0.09	0.09	0.43
鼻,鼻窦及其他	Nose, Sinuses etc.	108	0.11	0.00	0.04	0.00	0.00	0.02	0.04	0.00	0.07	0.02
喉	Larynx	523	0.52	0.00	0.00	0.03	0.00	0.00	0.02	0.02	0.09	0.06
气管,支气管,肺	Trachea,Bronchus and Lung	23944	23.61	0.00	0.00	0.00	0.03	0.02	0.52	0.54	1.49	3.67
其他胸腔器官	Other Thoracic Organs	181	0.18	0.00	0.00	0.03	0.03	0.05	0.10	0.11	0.05	0.06
骨	Bone	925	0.91	0.00	0.00	0.16	0.24	0.32	0.26	0.13	0.30	0.37
皮肤黑色素瘤	Melanoma of Skin	94	0.09	0.00	0.00	0.00	0.00	0.05	0.00	0.00	0.02	0.00
其他皮肤	Other Skin	399	0.39	0.00	0.08	0.00	0.03	0.02	0.02	0.02	0.02	0.02
间皮瘤	Mesothelioma	40	0.04	0.00	0.00	0.00	0.00	0.00	0.04	0.00	0.02	0.00
卡波西肉瘤	Kaposi Sarcoma	4	0.00	0.00	0.00	0.00	0.00	0.00	0.00	0.00	0.00	0.00
周围神经,结缔、软组织	Connective and Soft Tissue	122	0.12	0.33	0.00	0.03	0.03	0.12	0.04	0.07	0.02	0.08
乳房	Breast	2551	2.56	0.00	0.00	0.00	0.00	0.00	0.04	0.64	1.86	5.07
外阴	Vulva	37	0.04	0.00	0.00	0.00	0.00	0.00	0.00	0.00	0.00	0.00
阴道	Vagina	14	0.01	0.00	0.00	0.00	0.00	0.00	0.00	0.00	0.00	0.00
子宫颈	Cervix Uteri	1142	1.13	0.00	0.00	0.00	0.00	0.05	0.00	0.37	0.84	2.35
子宫体	Corpus Uteri	460	0.45	0.00	0.00	0.00	0.00	0.05	0.12	0.05	0.65	0.25
子宫,部位不明	Uterus Unspecified	418	0.41	0.00	0.09	0.00	0.00	0.00	0.12	0.14	0.28	0.99
卵巢	Ovary	707	0.70	0.00	0.00	0.07	0.13	0.26	0.20	0.32	0.33	0.99
其他女性生殖器	Other Female Genital Organs	21	0.02	0.00	0.00	0.00	0.00	0.00	0.00	0.00	0.00	0.00
胎盘	Placenta	4	0.00	0.00	0.00	0.00	0.00	0.00	0.04	0.09	0.00	0.00
阴茎	Penis	53	0.05	0.00	0.00	0.00	0.00	0.00	0.00	0.00	0.00	0.00
前列腺	Prostate	656	0.65	0.00	0.00	0.00	0.00	0.00	0.08	0.00	0.05	0.00
睾丸	Testis	28	0.03	0.00	0.00	0.00	0.00	0.00	0.00	0.04	0.00	0.00
其他男性生殖器	Other Male Genital Organs	11	0.01	0.00	0.00	0.00	0.00	0.00	0.00	0.00	0.00	0.00
肾	Kidney	504	0.50	0.16	0.08	0.13	0.03	0.07	0.04	0.13	0.11	0.20
肾盂	Renal Pelvis	46	0.05	0.00	0.00	0.00	0.00	0.00	0.00	0.00	0.02	0.00
输尿管	Ureter	41	0.04	0.00	0.00	0.00	0.00	0.00	0.00	0.00	0.00	0.00
膀胱	Bladder	1053	1.04	0.00	0.04	0.00	0.00	0.00	0.00	0.02	0.02	0.10
其他泌尿器官	Other Urinary Organs	14	0.01	0.00	0.00	0.00	0.00	0.00	0.00	0.00	0.00	0.00
眼	Eye	36	0.04	0.00	0.20	0.03	0.03	0.00	0.00	0.00	0.00	0.00
脑,神经系统	Brain, Nervous System	2478	2.44	0.16	1.22	0.83	1.04	1.15	0.92	0.79	0.96	1.69
甲状腺	Thyroid Gland	264	0.26	0.00	0.00	0.00	0.00	0.00	0.04	0.04	0.16	0.16
肾上腺	Adrenal Gland	37	0.04	0.00	0.00	0.06	0.03	0.00	0.00	0.00	0.00	0.06
其他内分泌腺	Other Endocrine	52	0.05	0.00	0.00	0.00	0.00	0.00	0.04	0.00	0.02	0.04
霍奇金病	Hodgkin Disease	93	0.09	0.00	0.00	0.04	0.03	0.00	0.05	0.00	0.11	0.05	0.04
非霍奇金淋巴瘤	Non-Hodgkin Lymphoma	1176	1.16	0.00	0.16	0.19	0.18	0.07	0.30	0.31	0.41	0.90
免疫增生性疾病	Immunoproliferative Disease	2	0.00	0.00	0.00	0.00	0.00	0.00	0.00	0.00	0.00	0.00
多发性骨髓瘤	Multiple Myeloma	269	0.27	0.00	0.00	0.00	0.00	0.00	0.05	0.00	0.07	0.04
淋巴样白血病	Lymphoid Leukaemia	313	0.31	0.49	0.32	0.29	0.09	0.30	0.30	0.49	0.27	0.35
髓样白血病	Myeloid Leukaemia	472	0.47	0.49	0.20	0.10	0.24	0.30	0.20	0.54	0.44	0.61
白血病,未特指	Leukaemia Unspecified	1223	1.21	0.66	1.07	0.96	1.04	1.27	1.26	1.19	1.17	1.20
其他的或未指明部位	Other and Unspecified	1363	1.34	0.16	0.20	0.13	0.12	0.22	0.20	0.36	0.27	0.71
所有部位合计	All Sites	101401	100.00	2.96	3.83	3.24	3.42	4.82	6.09	9.07	15.53	30.51
所有部位除外 C44	All Sites but C44	101002	99.61	2.96	3.75	3.24	3.39	4.80	6.07	9.04	15.50	30.49

Table 7-1-16　Cancer mortality in rural registration areas of China, both sexes in 2011(1/10⁵)

Age group										粗率	中国人口标化率	世界人口标化率	累积率 Cum. rate(%)		ICD-10
40–44	45–49	50–54	55–59	60–64	65–69	70–74	75–79	80–84	85+	Crude rate	ASR China	ASR world	0~64	0~74	
0.04	0.04	0.13	0.11	0.11	0.20	0.19	0.52	0.91	1.59	0.07	0.05	0.05	0.00	0.00	C00
0.06	0.23	0.47	0.69	0.79	0.99	0.97	0.95	1.52	1.59	0.25	0.18	0.18	0.01	0.02	C01–C02
0.08	0.18	0.32	0.66	1.02	1.93	2.72	3.11	4.70	3.72	0.42	0.29	0.29	0.01	0.03	C03–C06
0.02	0.12	0.13	0.19	0.41	0.79	0.45	0.78	1.06	0.00	0.13	0.10	0.10	0.01	0.01	C07–C08
0.04	0.08	0.00	0.08	0.04	0.05	0.13	0.17	0.00	0.27	0.03	0.02	0.02	0.00	0.00	C09
0.02	0.06	0.16	0.08	0.23	0.40	0.32	0.60	1.21	0.80	0.09	0.07	0.07	0.00	0.01	C10
0.98	2.15	2.19	3.84	4.78	3.81	6.94	5.44	4.85	4.25	1.48	1.11	1.08	0.08	0.13	C11
0.04	0.08	0.11	0.36	0.38	0.35	0.26	0.95	0.45	0.80	0.11	0.07	0.08	0.00	0.01	C12–C13
0.02	0.02	0.18	0.33	0.83	0.45	0.91	0.78	0.91	0.27	0.14	0.10	0.10	0.01	0.01	C14
2.64	8.58	18.13	45.55	78.24	107.80	152.28	198.36	220.25	211.13	24.21	16.91	17.02	0.77	2.07	C15
6.30	14.07	23.72	49.59	87.50	131.33	179.71	235.42	259.51	243.26	29.35	20.76	20.68	0.94	2.49	C16
0.12	0.27	0.74	0.80	1.28	1.63	3.24	3.28	2.88	4.78	0.47	0.34	0.34	0.02	0.04	C17
1.33	2.05	3.62	5.72	8.73	11.98	21.01	29.37	44.41	41.43	3.70	2.58	2.54	0.11	0.28	C18
2.41	3.43	5.01	9.86	15.39	21.44	33.53	47.17	61.54	51.79	5.89	4.16	4.08	0.19	0.46	C19–C20
0.00	0.06	0.05	0.11	0.23	0.20	0.13	0.86	0.76	1.06	0.07	0.05	0.05	0.00	0.01	C21
20.11	32.07	43.78	69.00	84.11	95.72	118.69	141.34	155.22	143.14	28.65	20.96	20.59	1.32	2.39	C22
0.50	0.90	1.85	4.01	5.95	8.32	14.98	18.83	28.04	28.42	2.35	1.63	1.62	0.07	0.18	C23–C24
1.39	2.73	4.25	9.34	12.95	18.42	28.08	36.20	46.54	42.49	4.76	3.33	3.32	0.16	0.39	C25
0.08	0.35	0.34	0.44	0.30	0.45	0.78	1.21	0.45	0.53	0.19	0.14	0.14	0.01	0.01	C30–C31
0.25	0.23	1.00	1.91	2.90	3.66	5.71	6.83	5.46	7.44	0.90	0.64	0.64	0.03	0.08	C32
9.77	20.00	35.44	70.19	119.07	181.24	266.30	339.87	347.89	297.97	41.13	29.11	28.92	1.30	3.54	C33–C34
0.13	0.31	0.26	0.66	0.98	0.99	1.49	1.73	1.52	1.86	0.31	0.24	0.23	0.01	0.03	C37–C38
0.98	1.23	1.37	2.51	4.74	5.99	7.98	10.63	9.70	10.09	1.59	1.19	1.17	0.06	0.13	C40–C41
0.15	0.16	0.16	0.17	0.49	0.40	0.97	0.78	1.67	1.86	0.16	0.12	0.12	0.01	0.01	C43
0.19	0.23	0.55	0.69	1.35	1.44	3.24	4.67	10.91	22.04	0.69	0.45	0.47	0.02	0.04	C44
0.06	0.04	0.13	0.08	0.23	0.25	0.32	0.26	0.15	1.06	0.07	0.05	0.05	0.00	0.01	C45
0.02	0.02	0.00	0.00	0.00	0.00	0.13	0.00	0.00	0.00	0.01	0.01	0.00	0.00	0.00	C46
0.08	0.25	0.21	0.25	0.56	0.59	0.97	0.97	1.67	2.39	0.21	0.16	0.17	0.01	0.02	C47;C49
10.06	12.59	17.86	28.60	24.19	20.63	19.92	23.99	23.11	21.51	8.94	6.53	6.31	0.50	0.71	C50
0.08	0.08	0.11	0.28	0.23	0.30	0.77	1.13	1.31	0.83	0.13	0.08	0.08	0.00	0.01	C51
0.00	0.00	0.16	0.11	0.15	0.00	0.13	0.32	0.26	0.41	0.05	0.03	0.03	0.00	0.00	C52
3.47	6.75	6.24	9.78	10.07	11.86	13.11	14.27	13.13	9.93	4.00	2.94	2.82	0.20	0.32	C53
0.97	1.78	2.91	5.14	5.19	4.48	4.11	6.65	5.78	5.38	1.61	1.16	1.13	0.09	0.13	C54
1.05	1.66	2.53	2.79	3.28	4.98	5.40	5.84	6.30	9.10	1.47	1.06	1.03	0.06	0.12	C55
1.44	3.81	3.66	7.49	8.01	7.87	7.45	7.13	5.25	7.86	2.48	1.82	1.80	0.13	0.21	C56
0.00	0.12	0.16	0.11	0.15	0.20	0.39	0.49	0.53	0.00	0.07	0.05	0.05	0.00	0.01	C57
0.00	0.00	0.00	0.00	0.00	0.00	0.13	0.00	0.00	0.00	0.01	0.01	0.01	0.00	0.00	C58
0.08	0.12	0.16	0.27	0.45	0.59	1.05	1.11	3.94	2.23	0.18	0.13	0.13	0.01	0.01	C60
0.08	0.12	0.41	0.87	2.23	6.01	16.10	27.56	56.64	76.42	2.21	1.62	1.61	0.02	0.13	C61
0.04	0.12	0.21	0.00	0.30	0.69	0.52	0.18	0.36	0.74	0.09	0.08	0.08	0.00	0.01	C62
0.04	0.04	0.00	0.05	0.07	0.00	0.26	0.37	0.00	1.48	0.04	0.03	0.03	0.00	0.00	C63
0.42	0.62	0.98	1.52	2.18	2.72	4.54	5.44	8.79	5.84	0.87	0.63	0.63	0.03	0.07	C64
0.02	0.02	0.03	0.11	0.26	0.50	0.52	0.60	0.45	0.80	0.08	0.06	0.06	0.00	0.01	C65
0.06	0.02	0.03	0.11	0.26	0.30	0.32	0.78	0.45	0.53	0.07	0.05	0.05	0.00	0.01	C66
0.33	0.37	0.79	2.10	3.31	6.64	9.86	19.87	28.19	30.28	1.81	1.21	1.20	0.04	0.12	C67
0.00	0.02	0.00	0.11	0.00	0.05	0.06	0.26	0.45	0.27	0.02	0.02	0.01	0.00	0.00	C68
0.00	0.02	0.03	0.06	0.11	0.25	0.45	0.00	0.91	1.06	0.06	0.05	0.06	0.00	0.01	C69
2.89	3.96	5.22	9.01	11.67	13.17	17.12	21.86	15.92	18.06	4.26	3.33	3.32	0.21	0.36	C70–C72
0.21	0.64	0.37	0.91	1.02	1.63	2.14	3.20	1.97	3.45	0.45	0.34	0.32	0.02	0.04	C73
0.00	0.08	0.05	0.14	0.08	0.20	0.32	0.35	0.45	0.53	0.06	0.05	0.05	0.00	0.01	C74
0.04	0.08	0.18	0.19	0.15	0.10	0.26	0.69	0.91	0.80	0.09	0.06	0.06	0.00	0.01	C75
0.06	0.16	0.29	0.25	0.56	0.45	0.78	0.52	0.45	0.53	0.16	0.13	0.13	0.01	0.01	C81
0.98	1.99	2.08	4.09	5.01	7.13	8.24	14.08	12.58	10.89	2.02	1.51	1.47	0.08	0.16	C82–C85,96
0.00	0.00	0.00	0.03	0.04	0.00	0.00	0.00	0.00	0.00	0.00	0.00	0.00	0.00	0.00	C88
0.10	0.27	0.66	0.99	1.99	1.58	2.40	3.02	2.88	1.86	0.46	0.33	0.33	0.02	0.04	C90
0.35	0.43	0.47	0.94	1.17	1.34	1.49	2.16	1.36	1.59	0.54	0.46	0.47	0.03	0.04	C91
0.50	0.55	1.19	1.41	1.66	1.98	3.63	3.71	2.88	1.86	0.81	0.68	0.65	0.04	0.07	C92–C94
1.31	2.13	2.08	3.04	4.70	5.35	6.62	7.43	6.97	5.84	2.10	1.82	1.81	0.11	0.17	C95
0.85	1.91	2.32	4.20	6.59	8.32	9.34	16.24	19.55	22.84	2.34	1.71	1.69	0.09	0.18	O&U
64.51	116.77	178.14	334.06	501.32	681.44	955.71	1237.07	1377.46	1297.58	174.17	125.03	123.98	6.36	14.54	ALL
64.32	116.55	177.59	333.37	499.96	680.00	952.46	1232.40	1366.54	1275.54	173.49	124.58	123.51	6.34	14.50	ALLbC44

表 7-1-17　2011年全国农村肿瘤登记地区男性癌症死亡主要指标（1/10 万）

部位	Site	病例数 No. cases	构成 (%)	年龄组								
				0-	1-4	5-9	10-14	15-19	20-24	25-29	30-34	35-39
唇	Lip	25	0.04	0.00	0.00	0.00	0.00	0.00	0.00	0.00	0.00	0.00
舌	Tongue	94	0.14	0.00	0.00	0.00	0.00	0.00	0.00	0.00	0.05	0.08
口	Mouth	143	0.22	0.00	0.00	0.00	0.00	0.00	0.00	0.00	0.05	0.08
唾液腺	Salivary Glands	49	0.08	0.00	0.00	0.00	0.06	0.00	0.00	0.00	0.05	0.08
扁桃腺	Tonsil	11	0.02	0.00	0.00	0.00	0.00	0.00	0.00	0.00	0.00	0.00
其他口咽	Other Oropharynx	39	0.06	0.00	0.00	0.00	0.00	0.05	0.00	0.00	0.00	0.08
鼻咽	Nasopharynx	630	0.97	0.00	0.00	0.06	0.00	0.14	0.20	0.13	0.45	0.89
喉咽	Hypopharynx	55	0.08	0.00	0.00	0.00	0.00	0.00	0.00	0.00	0.00	0.00
咽,部位不明	Pharynx Unspecified	68	0.10	0.00	0.00	0.00	0.00	0.00	0.00	0.00	0.00	0.00
食管	Esophagus	9686	14.86	0.00	0.00	0.00	0.00	0.05	0.00	0.00	0.45	1.09
胃	Stomach	11977	18.38	0.00	0.07	0.00	0.00	0.14	0.59	0.84	1.35	3.91
小肠	Small Intestine	172	0.26	0.00	0.00	0.00	0.00	0.00	0.00	0.04	0.05	0.08
结肠	Colon	1165	1.79	0.00	0.00	0.00	0.00	0.00	0.04	0.04	0.23	0.73
直肠	Rectum	2028	3.11	0.00	0.00	0.00	0.00	0.00	0.16	0.35	0.72	0.85
肛门	Anus	23	0.04	0.00	0.00	0.00	0.00	0.00	0.00	0.00	0.00	0.00
肝脏	Liver	12222	18.76	0.31	0.07	0.12	0.28	0.38	0.79	2.74	6.41	14.22
胆囊及其他	Gallbladder etc.	665	1.02	0.00	0.00	0.00	0.00	0.00	0.00	0.09	0.09	0.24
胰腺	Pancreas	1569	2.41	0.00	0.00	0.00	0.00	0.00	0.04	0.09	0.14	0.73
鼻,鼻窦及其他	Nose, Sinuses etc.	65	0.10	0.00	0.00	0.00	0.00	0.08	0.00	0.05	0.00	0.04
喉	Larynx	427	0.66	0.00	0.00	0.06	0.00	0.00	0.04	0.00	0.18	0.12
气管,支气管,肺	Trachea,Bronchus and Lung	16523	25.36	0.00	0.00	0.00	0.06	0.00	0.67	0.71	1.58	4.71
其他胸腔器官	Other Thoracic Organs	113	0.17	0.00	0.00	0.06	0.05	0.16	0.18	0.09	0.08
骨	Bone	559	0.86	0.00	0.00	0.30	0.33	0.43	0.28	0.09	0.45	0.48
皮肤黑色素瘤	Melanoma of Skin	48	0.07	0.00	0.00	0.00	0.00	0.09	0.00	0.00	0.00	0.00
其他皮肤	Other Skin	231	0.35	0.00	0.15	0.00	0.06	0.05	0.00	0.04	0.00	0.00
间皮瘤	Mesothelioma	18	0.03	0.00	0.00	0.00	0.00	0.00	0.08	0.00	0.00	0.00
卡波西肉瘤	Kaposi Sarcoma	2	0.00	0.00	0.00	0.00	0.00	0.00	0.00	0.00	0.00	0.00
周围神经,结缔、软组织	Connective and Soft Tissue	71	0.11	0.62	0.00	0.00	0.00	0.09	0.04	0.09	0.00	0.12
乳房	Breast	42	0.06	0.00	0.00	0.00	0.00	0.00	0.00	0.00	0.05	0.04
外阴	Vulva	-	-	-	-	-	-	-	-	-	-	-
阴道	Vagina	-	-	-	-	-	-	-	-	-	-	-
子宫颈	Cervix Uteri	-	-	-	-	-	-	-	-	-	-	-
子宫体	Corpus Uteri	-	-	-	-	-	-	-	-	-	-	-
子宫,部位不明	Uterus Unspecified	-	-	-	-	-	-	-	-	-	-	-
卵巢	Ovary	-	-	-	-	-	-	-	-	-	-	-
其他女性生殖器	Other Female Genital Organs	-	-	-	-	-	-	-	-	-	-	-
胎盘	Placenta	-	-	-	-	-	-	-	-	-	-	-
阴茎	Penis	53	0.08	0.00	0.00	0.00	0.00	0.00	0.00	0.00	0.00	0.00
前列腺	Prostate	656	1.01	0.00	0.00	0.00	0.00	0.00	0.08	0.00	0.05	0.00
睾丸	Testis	28	0.04	0.00	0.00	0.00	0.00	0.00	0.04	0.04	0.00	0.00
其他男性生殖器	Other Male Genital Organs	11	0.02	0.00	0.00	0.00	0.00	0.00	0.00	0.00	0.00	0.00
肾	Kidney	309	0.47	0.00	0.07	0.18	0.00	0.00	0.04	0.13	0.09	0.28
肾盂	Renal Pelvis	34	0.05	0.00	0.00	0.00	0.00	0.00	0.00	0.00	0.05	0.00
输尿管	Ureter	27	0.04	0.00	0.00	0.00	0.00	0.00	0.00	0.00	0.00	0.00
膀胱	Bladder	837	1.28	0.00	0.07	0.00	0.00	0.00	0.00	0.04	0.05	0.08
其他泌尿器官	Other Urinary Organs	11	0.02	0.00	0.00	0.00	0.00	0.00	0.00	0.00	0.00	0.00
眼	Eye	21	0.03	0.00	0.07	0.00	0.06	0.00	0.00	0.00	0.00	0.00
脑,神经系统	Brain, Nervous System	1417	2.17	0.31	1.17	1.02	1.33	1.14	1.06	0.97	1.44	1.81
甲状腺	Thyroid Gland	91	0.14	0.00	0.00	0.00	0.00	0.00	0.04	0.00	0.09	0.08
肾上腺	Adrenal Gland	21	0.03	0.00	0.00	0.00	0.06	0.06	0.00	0.00	0.00	0.04
其他内分泌腺	Other Endocrine	29	0.04	0.00	0.00	0.00	0.00	0.00	0.00	0.00	0.00	0.04
霍奇金病	Hodgkin Disease	61	0.09	0.00	0.00	0.07	0.00	0.05	0.00	0.22	0.05	0.00
非霍奇金淋巴瘤	Non-Hodgkin Lymphoma	711	1.09	0.00	0.22	0.30	0.33	0.09	0.47	0.40	0.50	0.89
免疫增生性疾病	Immunoproliferative Disease	1	0.00	0.00	0.00	0.00	0.00	0.00	0.00	0.00	0.00	0.00
多发性骨髓瘤	Multiple Myeloma	159	0.24	0.00	0.00	0.00	0.00	0.00	0.05	0.00	0.14	0.04
淋巴样白血病	Lymphoid Leukaemia	178	0.27	0.62	0.29	0.36	0.11	0.28	0.39	0.53	0.27	0.52
髓样白血病	Myeloid Leukaemia	283	0.43	0.31	0.15	0.12	0.28	0.47	0.28	0.66	0.68	0.60
白血病,未特指	Leukaemia Unspecified	704	1.08	0.62	0.88	0.96	1.16	1.47	1.58	1.72	1.35	1.37
其他的或未指明部位	Other and Unspecified	799	1.23	0.31	0.15	0.18	0.17	0.38	0.32	0.22	0.36	0.73
所有部位合计	All Sites	65161	100.00	3.09	3.44	3.84	4.32	5.40	7.57	10.39	17.51	35.12
所有部位除外 C44	All Sites but C44	64930	99.65	3.09	3.30	3.84	4.26	5.35	7.57	10.35	17.51	35.12

Table 7-1-17　Cancer mortality in rural registration areas of China, male in 2011(1/10⁵)

40–44	45–49	50–54	55–59	60–64	65–69	70–74	75–79	80–84	85+	粗率 Crude rate	中国人口标化率 ASR China	世界人口标化率 ASR world	累积率 Cum. rate(%) 0~64	0~74	ICD-10
0.04	0.08	0.21	0.11	0.22	0.20	0.00	0.92	0.72	2.97	0.08	0.06	0.06	0.00	0.00	C00
0.08	0.28	0.73	0.71	1.19	1.28	1.31	1.66	1.79	1.48	0.32	0.24	0.24	0.02	0.03	C01–C02
0.08	0.12	0.41	0.93	1.26	2.26	3.53	2.59	7.17	6.68	0.48	0.36	0.36	0.01	0.04	C03–C06
0.04	0.12	0.16	0.27	0.52	0.59	0.65	1.48	2.51	0.00	0.17	0.13	0.12	0.01	0.01	C07–C08
0.04	0.12	0.00	0.11	0.07	0.10	0.13	0.37	0.00	0.00	0.04	0.03	0.03	0.00	0.00	C09
0.00	0.12	0.26	0.11	0.30	0.69	0.39	0.74	2.87	0.00	0.13	0.10	0.10	0.00	0.01	C10
1.45	3.17	3.37	5.57	7.42	5.12	9.95	7.77	7.53	8.90	2.12	1.63	1.60	0.11	0.19	C11
0.08	0.16	0.21	0.66	0.74	0.69	0.39	1.66	1.08	0.74	0.19	0.13	0.13	0.01	0.01	C12–C13
0.04	0.04	0.31	0.49	1.41	0.69	1.57	1.29	1.79	0.74	0.23	0.17	0.17	0.01	0.02	C14
4.19	13.87	28.28	69.73	110.18	152.19	203.70	276.69	315.49	305.69	32.62	24.13	24.31	1.14	2.92	C15
8.03	19.24	33.77	73.17	127.18	192.46	262.22	349.01	386.11	372.47	40.33	30.13	30.09	1.34	3.61	C16
0.11	0.33	0.98	1.20	1.71	2.36	3.53	4.07	4.66	5.19	0.58	0.44	0.43	0.02	0.05	C17
1.48	2.44	3.88	6.94	9.73	12.99	25.27	34.77	47.32	46.74	3.92	2.93	2.87	0.13	0.32	C18
2.59	3.86	5.90	12.35	17.97	27.07	42.68	58.63	77.80	73.46	6.83	5.12	5.04	0.22	0.57	C19–C20
0.00	0.08	0.10	0.11	0.15	0.20	0.26	1.11	1.43	0.74	0.08	0.06	0.05	0.00	0.00	C21
32.29	52.46	69.09	105.91	122.95	136.44	164.69	193.28	211.88	209.24	41.16	31.34	30.72	2.04	3.54	C22
0.57	1.06	1.81	3.88	6.09	7.38	15.97	20.72	28.68	27.45	2.24	1.66	1.64	0.07	0.19	C23–C24
1.75	3.46	5.49	11.48	14.03	20.87	32.20	42.54	54.49	51.20	5.28	3.93	3.89	0.19	0.45	C25
0.04	0.49	0.47	0.55	0.37	0.59	1.18	1.29	0.72	0.00	0.22	0.17	0.16	0.01	0.02	C30–C31
0.46	0.37	1.71	3.28	4.83	6.01	9.03	11.47	9.32	15.58	1.44	1.07	1.09	0.06	0.13	C32
12.18	25.13	47.96	96.51	168.09	260.28	384.23	506.96	524.86	488.96	55.64	41.55	41.35	1.79	5.01	C33–C34
0.15	0.28	0.36	0.87	1.34	1.18	2.23	2.03	1.08	2.23	0.38	0.30	0.30	0.02	0.04	C37–C38
0.99	1.59	1.86	2.95	5.42	7.28	9.95	14.98	12.19	11.13	1.88	1.48	1.45	0.08	0.16	C40–C41
0.08	0.16	0.16	0.27	0.74	0.30	0.65	0.92	1.79	2.97	0.16	0.12	0.13	0.01	0.01	C43
0.23	0.28	0.73	0.98	1.86	1.58	4.58	5.92	13.62	25.97	0.78	0.58	0.60	0.02	0.05	C44
0.04	0.00	0.10	0.11	0.22	0.20	0.39	0.37	0.00	0.74	0.06	0.05	0.05	0.00	0.01	C45
0.00	0.00	0.00	0.00	0.00	0.00	0.26	0.00	0.00	0.00	0.01	0.01	0.01	0.00	0.00	C46
0.11	0.20	0.21	0.27	0.67	0.69	1.57	0.74	2.51	3.71	0.24	0.19	0.20	0.01	0.02	C47;C49
0.11	0.20	0.21	0.33	0.30	0.49	0.65	1.11	0.36	0.74	0.14	0.11	0.10	0.01	0.01	C50
–	–	–	–	–	–	–	–	–	–	–	–	–	–	–	C51
–	–	–	–	–	–	–	–	–	–	–	–	–	–	–	C52
–	–	–	–	–	–	–	–	–	–	–	–	–	–	–	C53
–	–	–	–	–	–	–	–	–	–	–	–	–	–	–	C54
–	–	–	–	–	–	–	–	–	–	–	–	–	–	–	C55
–	–	–	–	–	–	–	–	–	–	–	–	–	–	–	C56
–	–	–	–	–	–	–	–	–	–	–	–	–	–	–	C57
–	–	–	–	–	–	–	–	–	–	–	–	–	–	–	C58
0.08	0.12	0.16	0.27	0.45	0.59	1.05	1.11	3.94	2.23	0.18	0.13	0.13	0.01	0.01	C60
0.08	0.12	0.41	0.87	2.23	6.01	16.10	27.56	56.64	76.42	2.21	1.62	1.61	0.02	0.13	C61
0.04	0.12	0.21	0.00	0.30	0.69	0.52	0.18	0.36	0.74	0.09	0.08	0.08	0.00	0.01	C62
0.04	0.00	0.10	0.05	0.07	0.00	0.26	0.37	0.00	1.48	0.04	0.03	0.03	0.00	0.00	C63
0.57	0.73	1.24	1.91	2.82	3.94	6.15	7.03	10.04	6.68	1.04	0.80	0.79	0.04	0.09	C64
0.04	0.04	0.05	0.22	0.45	0.39	0.79	1.11	1.08	0.74	0.11	0.09	0.08	0.00	0.01	C65
0.04	0.00	0.05	0.22	0.37	0.49	0.26	0.92	1.08	1.48	0.09	0.07	0.07	0.00	0.01	C66
0.30	0.65	1.29	3.39	5.35	11.22	16.36	32.92	52.34	63.81	2.82	2.07	2.06	0.06	0.19	C67
0.00	0.00	0.00	0.16	0.00	0.10	0.13	0.37	1.08	0.74	0.04	0.03	0.02	0.00	0.00	C68
0.00	0.04	0.00	0.11	0.15	0.39	0.79	0.00	0.72	1.48	0.07	0.06	0.06	0.00	0.01	C69
3.27	4.27	6.11	10.93	13.59	15.06	20.29	24.04	17.57	22.26	4.77	3.85	3.84	0.24	0.42	C70–C72
0.08	0.24	0.26	0.55	0.89	0.98	2.36	2.22	2.15	3.71	0.31	0.23	0.23	0.01	0.03	C73
0.00	0.04	0.05	0.22	0.15	0.30	0.39	0.37	0.72	0.00	0.07	0.06	0.06	0.00	0.01	C74
0.04	0.12	0.16	0.22	0.07	0.10	0.39	0.92	1.43	0.74	0.10	0.07	0.07	0.00	0.01	C75
0.08	0.20	0.41	0.44	0.82	0.49	0.79	0.74	0.72	0.74	0.21	0.17	0.17	0.01	0.02	C81
0.99	2.60	2.38	5.36	5.94	9.65	9.56	17.76	14.34	14.84	2.39	1.87	1.83	0.10	0.20	C82–C85,96
0.00	0.00	0.00	0.00	0.07	0.00	0.00	0.00	0.00	0.00	0.00	0.00	0.00	0.00	0.00	C88
0.11	0.37	0.78	1.15	2.30	1.87	2.49	4.07	4.30	2.23	0.54	0.40	0.40	0.02	0.05	C90
0.34	0.49	0.57	0.98	1.26	1.18	1.57	3.14	3.94	3.71	0.60	0.53	0.53	0.03	0.05	C91
0.61	0.53	1.66	1.48	2.00	2.56	4.06	4.81	3.94	1.48	0.95	0.82	0.78	0.05	0.08	C92–C94
1.60	2.60	2.38	2.90	4.97	6.79	7.85	8.32	8.60	6.68	2.37	2.11	2.07	0.12	0.20	C95
0.91	2.20	2.38	5.36	7.80	9.94	11.13	21.45	24.74	33.39	2.69	2.06	2.05	0.11	0.21	O&U
76.45	145.23	229.37	436.63	659.01	914.93	1286.47	1704.55	1926.98	1910.58	219.44	165.36	164.26	8.17	19.18	ALL
76.22	144.95	228.65	435.64	657.15	913.36	1281.89	1698.63	1913.36	1884.61	218.66	164.78	163.66	8.15	19.13	ALLbC44

表 7-1-18 2011年全国农村肿瘤登记地区女性癌症死亡主要指标（1/10万）

部位 Site	病例数 No. cases	构成 (%)	0-	1-4	5-9	10-14	15-19	20-24	25-29	30-34	35-39
唇 Lip	16	0.04	0.00	0.00	0.00	0.00	0.00	0.00	0.00	0.00	0.00
舌 Tongue	52	0.14	0.00	0.00	0.00	0.00	0.00	0.00	0.05	0.05	0.04
口 Mouth	99	0.27	0.00	0.00	0.00	0.00	0.00	0.04	0.00	0.00	0.00
唾液腺 Salivary Glands	26	0.07	0.00	0.00	0.00	0.00	0.00	0.00	0.05	0.05	0.00
扁桃腺 Tonsil	5	0.01	0.00	0.00	0.00	0.00	0.00	0.00	0.00	0.00	0.00
其他口咽 Other Oropharynx	15	0.04	0.00	0.00	0.00	0.00	0.00	0.00	0.00	0.05	0.00
鼻咽 Nasopharynx	231	0.64	0.00	0.00	0.00	0.00	0.00	0.11	0.08	0.09	0.05	0.41
喉咽 Hypopharynx	7	0.02	0.00	0.00	0.00	0.07	0.00	0.00	0.00	0.00	0.00
咽,部位不明 Pharynx Unspecified	15	0.04	0.00	0.00	0.00	0.00	0.00	0.04	0.00	0.00	0.00
食管 Esophagus	4406	12.16	0.00	0.00	0.00	0.00	0.00	0.00	0.05	0.14	0.41
胃 Stomach	5109	14.10	0.00	0.00	0.00	0.06	0.00	0.24	0.82	1.77	2.06
小肠 Small Intestine	104	0.29	0.00	0.00	0.00	0.00	0.00	0.00	0.00	0.05	0.12
结肠 Colon	987	2.72	0.00	0.09	0.00	0.00	0.00	0.00	0.23	0.37	0.54
直肠 Rectum	1401	3.87	0.00	0.09	0.00	0.00	0.00	0.08	0.27	0.37	0.74
肛门 Anus	20	0.06	0.00	0.00	0.00	0.00	0.00	0.04	0.00	0.00	0.08
肝脏 Liver	4460	12.31	0.70	0.00	0.07	0.00	0.16	0.28	0.50	1.86	2.60
胆囊及其他 Gallbladder etc.	704	1.94	0.00	0.00	0.00	0.00	0.00	0.00	0.09	0.00	0.21
胰腺 Pancreas	1203	3.32	0.00	0.00	0.00	0.00	0.00	0.12	0.09	0.05	0.12
鼻,鼻窦及其他 Nose, Sinuses etc.	43	0.12	0.00	0.09	0.00	0.00	0.05	0.00	0.09	0.09	0.00
喉 Larynx	96	0.26	0.00	0.00	0.00	0.00	0.00	0.00	0.05	0.00	0.00
气管,支气管,肺 Trachea,Bronchus and Lung	7421	20.48	0.00	0.00	0.00	0.00	0.05	0.37	0.37	1.39	2.60
其他胸腔器官 Other Thoracic Organs	68	0.19	0.00	0.00	0.00	0.00	0.00	0.04	0.05	0.00	0.04
骨 Bone	366	1.01	0.00	0.00	0.00	0.13	0.21	0.24	0.18	0.14	0.25
皮肤黑色素瘤 Melanoma of Skin	46	0.13	0.00	0.00	0.00	0.00	0.00	0.00	0.00	0.05	0.00
其他皮肤 Other Skin	168	0.46	0.00	0.00	0.00	0.00	0.00	0.04	0.00	0.05	0.04
间皮瘤 Mesothelioma	22	0.06	0.00	0.00	0.00	0.00	0.00	0.00	0.00	0.05	0.00
卡波西肉瘤 Kaposi Sarcoma	2	0.01	0.00	0.00	0.00	0.00	0.00	0.00	0.00	0.00	0.00
周围神经,结缔,软组织 Connective and Soft Tissue	51	0.14	0.00	0.00	0.07	0.06	0.16	0.04	0.05	0.05	0.04
乳房 Breast	2551	7.04	0.00	0.00	0.00	0.00	0.00	0.04	0.64	1.86	5.07
外阴 Vulva	37	0.10	0.00	0.00	0.00	0.00	0.00	0.00	0.00	0.00	0.00
阴道 Vagina	14	0.04	0.00	0.00	0.00	0.00	0.00	0.00	0.00	0.00	0.08
子宫颈 Cervix Uteri	1142	3.15	0.00	0.00	0.00	0.00	0.05	0.00	0.37	0.84	2.35
子宫体 Corpus Uteri	460	1.27	0.00	0.00	0.00	0.00	0.00	0.12	0.05	0.65	0.25
子宫,部位不明 Uterus Unspecified	418	1.15	0.00	0.09	0.00	0.00	0.00	0.12	0.14	0.28	0.99
卵巢 Ovary	707	1.95	0.00	0.00	0.07	0.13	0.26	0.20	0.32	0.33	0.99
其他女性生殖器 Other Female Genital Organs	21	0.06	0.00	0.00	0.00	0.00	0.00	0.00	0.00	0.05	0.00
胎盘 Placenta	4	0.01	0.00	0.00	0.00	0.00	0.00	0.04	0.09	0.00	0.00
阴茎 Penis	–	–	–	–	–	–	–	–	–	–	–
前列腺 Prostate	–	–	–	–	–	–	–	–	–	–	–
睾丸 Testis	–	–	–	–	–	–	–	–	–	–	–
其他男性生殖器 Other Male Genital Organs	–	–	–	–	–	–	–	–	–	–	–
肾 Kidney	195	0.54	0.35	0.09	0.07	0.06	0.16	0.04	0.14	0.14	0.12
肾盂 Renal Pelvis	12	0.03	0.00	0.00	0.00	0.00	0.00	0.00	0.00	0.00	0.00
输尿管 Ureter	14	0.04	0.00	0.00	0.00	0.00	0.00	0.00	0.00	0.00	0.00
膀胱 Bladder	216	0.60	0.00	0.00	0.00	0.00	0.00	0.00	0.00	0.00	0.12
其他泌尿器官 Other Urinary Organs	3	0.01	0.00	0.00	0.00	0.00	0.00	0.00	0.00	0.00	0.00
眼 Eye	15	0.04	0.00	0.34	0.07	0.00	0.00	0.00	0.00	0.00	0.00
脑,神经系统 Brain, Nervous System	1061	2.93	0.00	1.29	0.62	0.71	1.16	0.77	0.60	0.46	1.57
甲状腺 Thyroid Gland	173	0.48	0.00	0.00	0.00	0.00	0.00	0.04	0.09	0.23	0.25
肾上腺 Adrenal Gland	16	0.04	0.00	0.00	0.07	0.00	0.00	0.00	0.00	0.00	0.08
其他内分泌腺 Other Endocrine	23	0.06	0.00	0.00	0.00	0.00	0.00	0.00	0.00	0.05	0.04
霍奇金病 Hodgkin Disease	32	0.09	0.00	0.00	0.07	0.00	0.05	0.04	0.00	0.05	0.08
非霍奇金淋巴瘤 Non-Hodgkin Lymphoma	465	1.28	0.00	0.09	0.07	0.00	0.05	0.12	0.23	0.33	0.91
免疫增生性疾病 Immunoproliferative Disease	1	0.00	0.00	0.00	0.00	0.00	0.00	0.00	0.00	0.00	0.00
多发性骨髓瘤 Multiple Myeloma	110	0.30	0.00	0.00	0.00	0.00	0.00	0.05	0.00	0.00	0.04
淋巴样白血病 Lymphoid Leukaemia	135	0.37	0.35	0.34	0.21	0.06	0.32	0.20	0.46	0.28	0.16
髓样白血病 Myeloid Leukaemia	189	0.52	0.70	0.26	0.07	0.19	0.11	0.12	0.41	0.19	0.62
白血病,未特指 Leukaemia Unspecified	519	1.43	0.70	1.29	0.97	0.90	1.06	0.94	0.64	0.98	1.03
其他的或未指明部位 Other and Unspecified	564	1.56	0.00	0.26	0.07	0.06	0.05	0.08	0.50	0.19	0.70
所有部位合计 All Sites	36240	100.00	2.82	4.29	2.55	2.37	4.18	4.56	7.69	13.48	25.78
所有部位除外 C44 All Sites but C44	36072	99.54	2.82	4.29	2.55	2.37	4.18	4.52	7.69	13.44	25.74

Table 7-1-18　Cancer mortality in rural registration areas of China, female in 2011(1/10⁵)

40–44	45–49	50–54	55–59	60–64	65–69	70–74	75–79	80–84	85+	Crude rate	ASR China	ASR world	0~64	0~74	ICD-10
0.04	0.00	0.05	0.11	0.00	0.20	0.39	0.16	1.05	0.83	0.06	0.03	0.03	0.00	0.00	C00
0.04	0.17	0.22	0.67	0.38	0.70	0.64	0.32	1.31	1.65	0.18	0.13	0.13	0.01	0.01	C01–C02
0.08	0.25	0.22	0.39	0.76	1.59	1.93	3.57	2.89	2.07	0.35	0.23	0.23	0.01	0.03	C03–C06
0.00	0.12	0.11	0.11	0.31	1.00	0.26	0.16	0.00	0.00	0.09	0.07	0.07	0.00	0.01	C07–C08
0.04	0.04	0.00	0.06	0.00	0.00	0.13	0.00	0.00	0.41	0.02	0.01	0.01	0.00	0.00	C09
0.04	0.00	0.05	0.06	0.15	0.10	0.26	0.49	0.00	1.24	0.05	0.04	0.04	0.00	0.00	C10
0.51	1.12	0.97	2.07	2.06	2.49	3.98	3.40	2.89	1.65	0.81	0.59	0.57	0.04	0.07	C11
0.00	0.00	0.00	0.06	0.00	0.00	0.13	0.32	0.00	0.83	0.02	0.02	0.02	0.00	0.00	C12–C13
0.00	0.00	0.05	0.17	0.23	0.20	0.26	0.32	0.26	0.00	0.05	0.04	0.04	0.00	0.00	C14
1.05	3.19	7.59	20.84	45.41	62.87	101.80	129.70	150.49	158.42	15.45	10.03	10.08	0.39	1.22	C15
4.52	8.82	13.29	25.47	46.71	69.45	98.71	135.86	166.77	171.24	17.91	11.90	11.78	0.52	1.36	C16
0.12	0.21	0.48	0.39	0.84	0.90	2.96	2.59	1.58	4.55	0.36	0.25	0.25	0.01	0.03	C17
1.17	1.66	3.34	4.47	7.71	10.96	16.84	24.64	42.28	38.47	3.46	2.26	2.22	0.10	0.24	C18
2.22	2.98	4.09	7.32	12.74	15.74	24.55	37.13	49.64	39.71	4.91	3.27	3.20	0.15	0.36	C19–C20
0.00	0.04	0.00	0.11	0.31	0.20	0.00	0.65	0.26	1.24	0.07	0.05	0.05	0.00	0.00	C21
7.64	11.30	17.48	31.28	44.19	54.50	73.52	95.81	113.72	106.30	15.64	10.67	10.56	0.59	1.23	C22
0.43	0.75	1.88	4.13	5.80	9.27	14.01	17.18	27.58	28.95	2.47	1.59	1.59	0.07	0.18	C23–C24
1.01	1.99	2.96	7.15	11.83	15.94	24.04	30.64	40.71	37.64	4.22	2.77	2.77	0.13	0.33	C25
0.12	0.21	0.22	0.34	0.23	0.30	0.39	1.13	0.26	0.83	0.15	0.11	0.11	0.01	0.01	C30–C31
0.04	0.08	0.27	0.50	0.92	1.30	2.44	2.76	2.63	2.90	0.34	0.22	0.22	0.01	0.03	C32
7.29	14.78	22.43	43.29	68.69	101.24	150.51	193.41	218.25	191.50	26.02	17.43	17.26	0.81	2.07	C33–C34
0.12	0.33	0.16	0.45	0.61	0.80	0.77	1.46	1.84	1.65	0.24	0.17	0.16	0.01	0.02	C37–C38
0.97	0.87	0.86	2.07	4.04	4.68	6.04	6.81	7.88	9.51	1.28	0.91	0.90	0.05	0.10	C40–C41
0.23	0.17	0.16	0.06	0.23	0.50	1.29	0.65	1.58	1.24	0.16	0.11	0.11	0.00	0.01	C43
0.16	0.17	0.38	0.39	0.84	1.30	1.93	3.57	8.93	19.85	0.59	0.34	0.35	0.01	0.03	C44
0.08	0.08	0.16	0.06	0.23	0.30	0.26	0.16	0.26	1.24	0.08	0.05	0.06	0.00	0.01	C45
0.04	0.04	0.00	0.00	0.00	0.00	0.00	0.00	0.00	0.00	0.01	0.01	0.00	0.00	0.00	C46
0.04	0.29	0.22	0.22	0.46	0.50	0.39	0.65	1.05	1.65	0.18	0.14	0.14	0.01	0.01	C47;C49
10.06	12.59	17.86	28.60	24.19	20.63	19.92	23.99	23.11	21.51	8.94	6.53	6.31	0.50	0.71	C50
0.08	0.08	0.11	0.28	0.23	0.30	0.77	1.13	1.31	0.83	0.13	0.08	0.08	0.00	0.01	C51
0.00	0.00	0.16	0.11	0.15	0.00	0.13	0.32	0.26	0.41	0.05	0.03	0.03	0.00	0.00	C52
3.47	6.75	6.24	9.78	10.07	11.86	13.11	14.27	13.13	9.93	4.00	2.94	2.82	0.20	0.32	C53
0.97	1.78	2.91	5.14	5.19	4.48	4.11	6.65	5.78	5.38	1.61	1.16	1.13	0.09	0.13	C54
1.05	1.66	2.53	2.79	3.28	4.98	5.40	5.84	6.30	9.10	1.47	1.06	1.06	0.06	0.12	C55
1.44	3.81	3.66	7.49	8.01	7.87	7.45	7.13	5.25	7.86	2.48	1.82	1.80	0.13	0.21	C56
0.00	0.12	0.16	0.11	0.15	0.20	0.39	0.49	0.53	0.00	0.07	0.05	0.05	0.00	0.01	C57
0.00	0.00	0.00	0.00	0.00	0.00	0.13	0.00	0.00	0.00	0.01	0.01	0.01	0.00	0.00	C58
–	–	–	–	–	–	–	–	–	–	–	–	–	–	–	C60
–	–	–	–	–	–	–	–	–	–	–	–	–	–	–	C61
–	–	–	–	–	–	–	–	–	–	–	–	–	–	–	C62
–	–	–	–	–	–	–	–	–	–	–	–	–	–	–	C63
0.27	0.50	0.70	1.12	1.53	1.49	2.96	4.05	7.88	5.38	0.68	0.48	0.47	0.02	0.05	C64
0.00	0.00	0.00	0.00	0.08	0.60	0.26	0.16	0.00	0.83	0.04	0.03	0.03	0.00	0.00	C65
0.08	0.04	0.00	0.00	0.15	0.10	0.39	0.65	0.00	0.41	0.05	0.03	0.03	0.00	0.00	C66
0.35	0.08	0.27	0.78	1.22	1.99	3.47	8.43	10.51	11.58	0.76	0.46	0.45	0.01	0.04	C67
0.00	0.04	0.00	0.06	0.00	0.00	0.00	0.16	0.00	0.00	0.01	0.01	0.01	0.00	0.00	C68
0.00	0.00	0.05	0.00	0.08	0.10	0.13	0.00	1.05	0.83	0.05	0.04	0.06	0.00	0.00	C69
2.50	3.64	4.30	7.04	9.69	11.26	14.01	19.94	14.71	15.72	3.72	2.80	2.81	0.17	0.30	C70–C72
0.35	1.03	0.48	1.28	1.14	2.29	1.93	4.05	1.84	3.31	0.61	0.44	0.42	0.02	0.05	C73
0.00	0.12	0.05	0.06	0.00	0.10	0.26	0.32	0.26	0.83	0.06	0.04	0.04	0.00	0.00	C74
0.04	0.04	0.22	0.17	0.23	0.10	0.13	0.49	0.53	0.83	0.08	0.06	0.05	0.00	0.01	C75
0.04	0.12	0.16	0.06	0.31	0.40	0.77	0.32	0.26	0.41	0.11	0.09	0.09	0.00	0.01	C81
0.97	1.37	1.78	2.79	4.04	4.58	6.94	10.86	11.29	8.69	1.63	1.16	1.11	0.06	0.12	C82–C85,96
0.00	0.00	0.00	0.06	0.00	0.00	0.00	0.00	0.00	0.00	0.00	0.00	0.00	0.00	0.00	C88
0.08	0.17	0.54	0.84	1.68	1.30	2.31	2.11	1.84	1.65	0.39	0.27	0.27	0.02	0.04	C90
0.35	0.37	0.38	0.89	1.07	1.49	1.41	1.30	1.31	0.41	0.47	0.40	0.41	0.03	0.04	C91
0.39	0.58	0.70	1.34	1.30	1.39	3.21	2.76	2.10	2.07	0.66	0.53	0.52	0.03	0.05	C92–C94
1.01	1.66	1.78	3.18	4.43	3.89	5.40	6.65	5.78	5.38	1.82	1.53	1.56	0.10	0.15	C95
0.78	1.61	2.26	3.02	5.34	6.68	7.58	11.67	15.76	16.96	1.98	1.38	1.37	0.07	0.15	O&U
52.29	87.81	124.92	229.21	339.23	445.10	630.96	827.30	974.89	955.87	127.05	86.87	85.95	4.49	9.87	ALL
52.13	87.64	124.55	228.82	338.39	443.81	629.03	823.73	965.96	936.01	126.46	86.54	85.60	4.48	9.84	ALLbC44

2 2011年全国东、中、西部肿瘤登记地区癌症发病和死亡主要结果

表 7-2-1 2011年全国东部肿瘤登记地区癌症发病主要指标

Table 7-2-1 Cancer incidence in Eastern registration areas of China, 2011

部位 Site		男性 Male						女性 Female						ICD-10
		病例数 No. cases	构成 (%)	粗率 Crude rate (1/10⁵)	世标率 ASR world (1/10⁵)	累积率 Cum.rate(%)		病例数 No. cases	构成 (%)	粗率 Crude rate (1/10⁵)	世标率 ASR world (1/10⁵)	累积率 Cum.rate(%)		
						0~64	0~74					0~64	0~74	
唇	Lip	85	0.05	0.18	0.11	0.00	0.01	74	0.06	0.16	0.09	0.00	0.01	C00
舌	Tongue	445	0.29	0.96	0.64	0.05	0.07	288	0.23	0.63	0.39	0.02	0.04	C01–C02
口	Mouth	560	0.36	1.21	0.80	0.05	0.10	398	0.32	0.87	0.53	0.03	0.06	C03–C06
唾液腺	Salivary Glands	323	0.21	0.70	0.48	0.03	0.05	230	0.19	0.50	0.35	0.03	0.03	C07–C08
扁桃腺	Tonsil	96	0.06	0.21	0.14	0.01	0.02	36	0.03	0.08	0.05	0.00	0.00	C09
其他口咽	Other Oropharynx	170	0.11	0.37	0.24	0.02	0.03	33	0.03	0.07	0.05	0.00	0.01	C10
鼻咽	Nasopharynx	2181	1.41	4.73	3.22	0.25	0.35	870	0.71	1.90	1.27	0.10	0.14	C11
喉咽	Hypopharynx	385	0.25	0.83	0.54	0.04	0.07	34	0.03	0.07	0.04	0.00	0.00	C12–C13
咽,部位不明	Pharynx Unspecified	107	0.07	0.23	0.15	0.01	0.02	21	0.02	0.05	0.02	0.00	0.00	C14
食管	Esophagus	14108	9.11	30.57	19.59	1.11	2.47	5548	4.51	12.13	6.88	0.30	0.87	C15
胃	Stomach	23010	14.86	49.86	31.82	1.67	3.99	9986	8.12	21.84	12.78	0.68	1.51	C16
小肠	Small Intestine	707	0.46	1.53	1.00	0.06	0.13	599	0.49	1.31	0.77	0.04	0.09	C17
结肠	Colon	8099	5.23	17.55	10.94	0.54	1.25	6908	5.62	15.11	8.60	0.43	1.01	C18
直肠	Rectum	8125	5.25	17.61	11.13	0.62	1.34	5638	4.59	12.33	7.21	0.41	0.85	C19–C20
肛门	Anus	173	0.11	0.37	0.24	0.01	0.03	102	0.08	0.22	0.13	0.01	0.02	C21
肝脏	Liver	18984	12.26	41.14	26.74	1.85	3.08	6531	5.31	14.28	8.33	0.46	0.96	C22
胆囊及其他	Gallbladder etc.	1998	1.29	4.33	2.67	0.11	0.31	2320	1.89	5.07	2.72	0.11	0.31	C23–C24
胰腺	Pancreas	4238	2.74	9.18	5.70	0.26	0.67	3424	2.79	7.49	4.09	0.17	0.47	C25
鼻,鼻窦及其他	Nose, Sinuses etc.	308	0.20	0.67	0.44	0.03	0.05	149	0.12	0.33	0.21	0.01	0.02	C30–C31
喉	Larynx	1515	0.98	3.28	2.11	0.13	0.26	166	0.14	0.36	0.21	0.01	0.03	C32
气管,支气管,肺	Trachea, Bronchus and Lung	34745	22.44	75.29	47.17	2.29	5.77	17788	14.47	38.90	22.27	1.14	2.65	C33–C34
其他胸腔器官	Other Thoracic Organs	540	0.35	1.17	0.82	0.05	0.09	346	0.28	0.76	0.49	0.03	0.05	C37–C38
骨	Bone	962	0.62	2.08	1.55	0.09	0.17	671	0.55	1.47	1.03	0.06	0.10	C40–C41
皮肤黑色素瘤	Melanoma of Skin	336	0.22	0.73	0.47	0.02	0.05	265	0.22	0.58	0.36	0.02	0.04	C43
其他皮肤	Other Skin	1255	0.81	2.72	1.72	0.08	0.18	1152	0.94	2.52	1.41	0.06	0.15	C44
间皮瘤	Mesothelioma	91	0.06	0.20	0.12	0.01	0.01	70	0.06	0.15	0.10	0.01	0.01	C45
卡波西肉瘤	Kaposi Sarcoma	5	0.00	0.01	0.01	0.00	0.00	8	0.01	0.02	0.01	0.00	0.00	C46
周围神经,结缔、软组织	Connective and Soft Tissue	512	0.33	1.11	0.83	0.05	0.08	403	0.33	0.88	0.65	0.04	0.06	C47;C49
乳房	Breast	279	0.18	0.60	0.39	0.02	0.04	21664	17.63	47.38	30.74	2.50	3.34	C50
外阴	Vulva	–	–	–	–	–	–	206	0.17	0.45	0.27	0.02	0.03	C51
阴道	Vagina	–	–	–	–	–	–	102	0.08	0.22	0.15	0.01	0.02	C52
子宫颈	Cervix Uteri	–	–	–	–	–	–	6117	4.98	13.38	8.95	0.75	0.90	C53
子宫体	Corpus Uteri	–	–	–	–	–	–	3875	3.15	8.47	5.47	0.47	0.62	C54
子宫,部位不明	Uterus Unspecified	–	–	–	–	–	–	963	0.78	2.11	1.34	0.11	0.14	C55
卵巢	Ovary	–	–	–	–	–	–	3596	2.93	7.86	5.31	0.40	0.57	C56
其他女性生殖器	Other Female Genital Organs	–	–	–	–	–	–	240	0.20	0.52	0.34	0.03	0.04	C57
胎盘	Placenta	–	–	–	–	–	–	55	0.04	0.12	0.11	0.01	0.01	C58
阴茎	Penis	354	0.23	0.77	0.47	0.03	0.05	–	–	–	–	–	–	C60
前列腺	Prostate	5472	3.53	11.86	6.89	0.14	0.75	–	–	–	–	–	–	C61
睾丸	Testis	265	0.17	0.57	0.49	0.03	0.04	–	–	–	–	–	–	C62
其他男性生殖器	Other Male Genital Organs	121	0.08	0.26	0.18	0.01	0.02	–	–	–	–	–	–	C63
肾	Kidney	2975	1.92	6.45	4.27	0.28	0.50	1464	1.19	3.20	2.03	0.13	0.23	C64
肾盂	Renal Pelvis	316	0.20	0.68	0.43	0.02	0.05	288	0.23	0.63	0.35	0.01	0.04	C65
输尿管	Ureter	296	0.19	0.64	0.39	0.02	0.05	300	0.24	0.66	0.36	0.01	0.04	C66
膀胱	Bladder	5080	3.28	11.01	6.81	0.30	0.76	1445	1.18	3.16	1.73	0.08	0.19	C67
其他泌尿器官	Other Urinary Organs	68	0.04	0.15	0.09	0.00	0.01	31	0.03	0.07	0.04	0.00	0.01	C68
眼	Eye	92	0.06	0.20	0.20	0.01	0.02	68	0.06	0.15	0.16	0.01	0.01	C69
脑,神经系统	Brain, Nervous System	3279	2.12	7.11	5.29	0.34	0.54	3757	3.06	8.22	5.78	0.39	0.61	C70–C72
甲状腺	Thyroid Gland	2285	1.48	4.95	3.58	0.28	0.35	6927	5.64	15.15	10.80	0.89	1.04	C73
肾上腺	Adrenal Gland	86	0.06	0.19	0.15	0.01	0.01	74	0.06	0.16	0.14	0.01	0.01	C74
其他内分泌腺	Other Endocrine	277	0.18	0.60	0.43	0.03	0.05	315	0.26	0.69	0.50	0.04	0.05	C75
霍奇金病	Hodgkin Disease	204	0.13	0.44	0.36	0.02	0.03	136	0.11	0.30	0.22	0.02	0.02	C81
非霍奇金淋巴瘤	Non-Hodgkin Lymphoma	2700	1.74	5.85	4.04	0.24	0.44	1958	1.59	4.28	2.80	0.17	0.31	C82–C85,96
免疫增生性疾病	Immunoproliferative Disease	29	0.02	0.06	0.04	0.00	0.00	21	0.02	0.05	0.03	0.00	0.00	C88
多发性骨髓瘤	Multiple Myeloma	758	0.49	1.64	1.04	0.06	0.13	607	0.49	1.33	0.81	0.05	0.10	C90
淋巴样白血病	Lymphoid Leukaemia	747	0.48	1.62	1.61	0.09	0.12	499	0.41	1.09	1.16	0.06	0.09	C91
髓样白血病	Myeloid Leukaemia	1406	0.91	3.05	2.19	0.14	0.22	1017	0.83	2.22	1.63	0.10	0.16	C92–C94
白血病,未特指	Leukaemia Unspecified	874	0.56	1.89	1.53	0.08	0.15	746	0.61	1.63	1.28	0.07	0.14	C95
其他的或未指明部位	Other and Unspecified	2790	1.80	6.05	3.99	0.21	0.44	2387	1.94	5.22	3.24	0.19	0.39	O&U
所有部位合计	All Sites	154816	100.00	335.49	216.27	11.83	25.43	122916	100.00	268.83	166.76	10.70	18.54	ALL
所有部位除外 C44	All Sites but C44	153561	99.19	332.77	214.55	11.75	25.25	121764	99.06	266.31	165.35	10.64	18.39	ALLbC44

2 Cancer incidence and mortality in Eastern, Middle and Western registration areas of China, 2011

表 7-2-2 2011年全国东部城市肿瘤登记地区癌症发病主要指标

Table 7-2-2 Cancer incidence in Eastern urban registration areas of China, 2011

部位 Site		男性 Male						女性 Female						ICD-10
		病例数 No. cases	构成 (%)	粗率 Crude rate (1/10⁵)	世标率 ASR world (1/10⁵)	累积率 Cum.rate(%)		病例数 No. cases	构成 (%)	粗率 Crude rate (1/10⁵)	世标率 ASR world (1/10⁵)	累积率 Cum.rate(%)		
						0~64	0~74					0~64	0~74	
唇	Lip	50	0.05	0.17	0.10	0.00	0.01	55	0.06	0.19	0.10	0.00	0.01	C00
舌	Tongue	331	0.32	1.12	0.72	0.05	0.09	212	0.25	0.71	0.42	0.02	0.05	C01-C02
口	Mouth	404	0.39	1.36	0.87	0.06	0.11	287	0.33	0.97	0.56	0.03	0.06	C03-C06
唾液腺	Salivary Glands	238	0.23	0.80	0.52	0.04	0.05	166	0.19	0.56	0.38	0.03	0.04	C07-C08
扁桃腺	Tonsil	77	0.08	0.26	0.16	0.01	0.02	25	0.03	0.08	0.05	0.00	0.01	C09
其他口咽	Other Oropharynx	122	0.12	0.41	0.27	0.02	0.03	21	0.02	0.07	0.04	0.00	0.01	C10
鼻咽	Nasopharynx	1679	1.64	5.66	3.79	0.30	0.41	656	0.76	2.21	1.44	0.11	0.15	C11
喉咽	Hypopharynx	282	0.28	0.95	0.59	0.04	0.07	23	0.03	0.08	0.04	0.00	0.00	C12-C13
咽,部位不明	Pharynx Unspecified	72	0.07	0.24	0.15	0.01	0.02	16	0.02	0.05	0.03	0.00	0.00	C14
食管	Esophagus	6665	6.51	22.47	13.81	0.79	1.73	2320	2.69	7.82	4.16	0.17	0.51	C15
胃	Stomach	13532	13.22	45.62	27.80	1.43	3.45	6176	7.17	20.82	11.73	0.63	1.36	C16
小肠	Small Intestine	529	0.52	1.78	1.11	0.06	0.14	461	0.54	1.55	0.87	0.04	0.10	C17
结肠	Colon	6422	6.27	21.65	12.84	0.62	1.48	5561	6.46	18.75	10.23	0.50	1.20	C18
直肠	Rectum	5835	5.70	19.67	11.95	0.67	1.44	4053	4.71	13.66	7.69	0.44	0.91	C19-C20
肛门	Anus	135	0.13	0.46	0.28	0.02	0.03	83	0.10	0.28	0.16	0.01	0.02	C21
肝脏	Liver	11453	11.19	38.61	24.22	1.65	2.77	3838	4.46	12.94	7.22	0.39	0.83	C22
胆囊及其他	Gallbladder etc.	1416	1.38	4.77	2.79	0.12	0.32	1721	2.00	5.80	2.93	0.12	0.33	C23-C24
胰腺	Pancreas	3068	3.00	10.34	6.12	0.28	0.72	2500	2.90	8.43	4.36	0.18	0.50	C25
鼻,鼻窦及其他	Nose, Sinuses etc.	215	0.21	0.72	0.46	0.03	0.05	97	0.11	0.33	0.20	0.01	0.02	C30-C31
喉	Larynx	1102	1.08	3.72	2.30	0.15	0.29	108	0.13	0.36	0.19	0.01	0.02	C32
气管,支气管,肺	Trachea, Bronchus and Lung	22736	22.21	76.65	45.70	2.20	5.54	11908	13.83	40.15	21.95	1.09	2.60	C33-C34
其他胸腔器官	Other Thoracic Organs	395	0.39	1.33	0.91	0.06	0.10	254	0.29	0.86	0.54	0.03	0.06	C37-C38
骨	Bone	551	0.54	1.86	1.38	0.08	0.14	387	0.45	1.30	0.90	0.06	0.09	C40-C41
皮肤黑色素瘤	Melanoma of Skin	254	0.25	0.86	0.54	0.03	0.06	197	0.23	0.66	0.39	0.02	0.04	C43
其他皮肤	Other Skin	881	0.86	2.97	1.79	0.09	0.19	844	0.98	2.85	1.54	0.07	0.17	C44
间皮瘤	Mesothelioma	70	0.07	0.24	0.13	0.01	0.01	49	0.06	0.17	0.10	0.01	0.01	C45
卡波西肉瘤	Kaposi Sarcoma	3	0.00	0.01	0.01	0.00	0.00	5	0.01	0.02	0.01	0.00	0.00	C46
周围神经,结缔、软组织	Connective and Soft Tissue	404	0.39	1.36	0.96	0.06	0.09	302	0.35	1.02	0.70	0.04	0.07	C47;C49
乳房	Breast	210	0.21	0.71	0.45	0.03	0.05	16459	19.11	55.49	35.25	2.84	3.85	C50
外阴	Vulva	–	–	–	–	–	–	161	0.19	0.54	0.32	0.02	0.04	C51
阴道	Vagina	–	–	–	–	–	–	80	0.09	0.27	0.17	0.01	0.02	C52
子宫颈	Cervix Uteri	–	–	–	–	–	–	4165	4.84	14.04	9.34	0.79	0.92	C53
子宫体	Corpus Uteri	–	–	–	–	–	–	2915	3.38	9.83	6.19	0.53	0.71	C54
子宫,部位不明	Uterus Unspecified	–	–	–	–	–	–	481	0.56	1.62	1.01	0.08	0.11	C55
卵巢	Ovary	–	–	–	–	–	–	2572	2.99	8.67	5.69	0.43	0.61	C56
其他女性生殖器	Other Female Genital Organs	–	–	–	–	–	–	179	0.21	0.60	0.39	0.03	0.04	C57
胎盘	Placenta	–	–	–	–	–	–	42	0.05	0.14	0.13	0.01	0.01	C58
阴茎	Penis	241	0.24	0.81	0.48	0.03	0.05	–	–	–	–	–	–	C60
前列腺	Prostate	4582	4.48	15.45	8.48	0.18	0.93	–	–	–	–	–	–	C61
睾丸	Testis	187	0.18	0.63	0.55	0.04	0.04	–	–	–	–	–	–	C62
其他男性生殖器	Other Male Genital Organs	100	0.10	0.34	0.22	0.01	0.03	–	–	–	–	–	–	C63
肾	Kidney	2423	2.37	8.17	5.25	0.34	0.62	1145	1.33	3.86	2.35	0.15	0.27	C64
肾盂	Renal Pelvis	260	0.25	0.88	0.53	0.03	0.06	245	0.28	0.83	0.43	0.01	0.05	C65
输尿管	Ureter	238	0.23	0.80	0.47	0.02	0.06	242	0.28	0.82	0.42	0.02	0.05	C66
膀胱	Bladder	3785	3.70	12.76	7.50	0.34	0.84	1094	1.27	3.69	1.92	0.08	0.21	C67
其他泌尿器官	Other Urinary Organs	57	0.06	0.19	0.12	0.00	0.01	28	0.03	0.09	0.05	0.00	0.01	C68
眼	Eye	58	0.06	0.20	0.18	0.01	0.02	46	0.05	0.16	0.19	0.01	0.01	C69
脑,神经系统	Brain, Nervous System	2094	2.05	7.06	5.21	0.33	0.51	2547	2.96	8.59	5.84	0.40	0.61	C70-C72
甲状腺	Thyroid Gland	1915	1.87	6.46	4.61	0.37	0.44	5592	6.49	18.85	13.27	1.10	1.28	C73
肾上腺	Adrenal Gland	60	0.06	0.20	0.15	0.01	0.01	46	0.05	0.16	0.12	0.01	0.01	C74
其他内分泌腺	Other Endocrine	218	0.21	0.73	0.53	0.04	0.06	252	0.29	0.85	0.62	0.05	0.06	C75
霍奇金病	Hodgkin Disease	145	0.14	0.49	0.40	0.03	0.04	103	0.12	0.35	0.24	0.02	0.02	C81
非霍奇金淋巴瘤	Non-Hodgkin Lymphoma	1983	1.94	6.69	4.50	0.26	0.49	1448	1.68	4.88	3.09	0.19	0.34	C82-C85,96
免疫增生性疾病	Immunoproliferative Disease	26	0.03	0.09	0.05	0.00	0.01	14	0.02	0.05	0.03	0.00	0.00	C88
多发性骨髓瘤	Multiple Myeloma	583	0.57	1.97	1.20	0.06	0.15	465	0.54	1.57	0.92	0.06	0.11	C90
淋巴样白血病	Lymphoid Leukaemia	540	0.53	1.82	1.90	0.10	0.14	366	0.42	1.23	1.37	0.07	0.10	C91
髓样白血病	Myeloid Leukaemia	1091	1.07	3.68	2.56	0.16	0.25	803	0.93	2.71	1.96	0.12	0.19	C92-C94
白血病,未特指	Leukaemia Unspecified	459	0.45	1.55	1.15	0.06	0.09	394	0.46	1.33	0.98	0.05	0.09	C95
其他的或未指明部位	Other and Unspecified	2212	2.16	7.46	4.69	0.24	0.53	1911	2.22	6.44	3.88	0.23	0.41	O&U
所有部位合计	All Sites	102388	100.00	345.17	213.46	11.53	24.84	86120	100.00	290.34	175.13	11.32	19.32	ALL
所有部位除外 C44	All Sites but C44	101507	99.14	342.20	211.67	11.45	24.65	85276	99.02	287.49	173.59	11.25	19.15	ALLbC44

表 7-2-7 2011年全国西部肿瘤登记地区癌症发病主要指标
Table 7-2-7 Cancer incidence in Western registration areas of China, 2011

部位 Site		男性 Male						女性 Female						ICD-10
		病例数 No. cases	构成 (%)	粗率 Crude rate (1/10⁵)	世标率 ASR world (1/10⁵)	累积率 Cum.rate(%) 0~64	0~74	病例数 No. cases	构成 (%)	粗率 Crude rate (1/10⁵)	世标率 ASR world (1/10⁵)	累积率 Cum.rate(%) 0~64	0~74	
唇	Lip	10	0.05	0.14	0.10	0.01	0.01	11	0.08	0.15	0.12	0.01	0.01	C00
舌	Tongue	56	0.26	0.76	0.59	0.04	0.06	28	0.19	0.39	0.27	0.02	0.04	C01–C02
口	Mouth	87	0.40	1.19	0.91	0.05	0.12	49	0.34	0.69	0.50	0.03	0.07	C03–C06
唾液腺	Salivary Glands	36	0.17	0.49	0.37	0.02	0.04	31	0.22	0.43	0.32	0.02	0.04	C07–C08
扁桃腺	Tonsil	10	0.05	0.14	0.11	0.01	0.01	6	0.04	0.08	0.06	0.00	0.01	C09
其他口咽	Other Oropharynx	26	0.12	0.35	0.27	0.01	0.03	10	0.07	0.14	0.10	0.01	0.01	C10
鼻咽	Nasopharynx	437	2.01	5.96	4.47	0.36	0.49	185	1.28	2.59	1.91	0.14	0.21	C11
喉咽	Hypopharynx	33	0.15	0.45	0.37	0.03	0.04	7	0.05	0.10	0.08	0.01	0.01	C12–C13
咽,部位不明	Pharynx Unspecified	27	0.12	0.37	0.31	0.02	0.03	11	0.08	0.15	0.11	0.00	0.01	C14
食管	Esophagus	2527	11.61	34.46	27.40	1.59	3.53	889	6.17	12.43	9.28	0.48	1.16	C15
胃	Stomach	3731	17.15	50.88	39.60	2.37	4.99	1547	10.73	21.63	16.00	0.95	1.93	C16
小肠	Small Intestine	67	0.31	0.91	0.71	0.03	0.08	58	0.40	0.81	0.58	0.04	0.06	C17
结肠	Colon	781	3.59	10.65	8.14	0.41	0.91	568	3.94	7.94	5.85	0.32	0.68	C18
直肠	Rectum	1042	4.79	14.21	11.00	0.55	1.30	717	4.97	10.02	7.38	0.40	0.91	C19–C20
肛门	Anus	22	0.10	0.30	0.22	0.02	0.02	13	0.09	0.18	0.13	0.01	0.01	C21
肝脏	Liver	3366	15.47	45.91	34.93	2.43	3.95	1129	7.83	15.79	11.51	0.67	1.30	C22
胆囊及其他	Gallbladder etc.	222	1.02	3.03	2.32	0.10	0.25	219	1.52	3.06	2.23	0.13	0.24	C23–C24
胰腺	Pancreas	401	1.84	5.47	4.25	0.20	0.51	291	2.02	4.07	2.97	0.13	0.37	C25
鼻,鼻窦及其他	Nose,Sinuses etc.	37	0.17	0.50	0.41	0.02	0.05	23	0.16	0.32	0.22	0.01	0.02	C30–C31
喉	Larynx	205	0.94	2.80	2.24	0.12	0.25	28	0.19	0.39	0.29	0.02	0.03	C32
气管,支气管,肺	Trachea,Bronchus and Lung	4777	21.95	65.15	50.50	2.58	6.00	2103	14.59	29.40	21.43	1.12	2.50	C33–C34
其他胸腔器官	Other Thoracic Organs	66	0.30	0.90	0.77	0.05	0.09	51	0.35	0.71	0.53	0.04	0.06	C37–C38
骨	Bone	194	0.89	2.65	2.17	0.13	0.22	132	0.92	1.85	1.44	0.08	0.15	C40–C41
皮肤黑色素瘤	Melanoma of Skin	28	0.13	0.38	0.30	0.01	0.04	28	0.19	0.39	0.30	0.02	0.04	C43
其他皮肤	Other Skin	167	0.77	2.28	1.82	0.08	0.17	140	0.97	1.96	1.46	0.08	0.14	C44
间皮瘤	Mesothelioma	9	0.04	0.12	0.08	0.01	0.01	6	0.04	0.08	0.06	0.00	0.01	C45
卡波西肉瘤	Kaposi Sarcoma	3	0.01	0.04	0.03	0.00	0.00	3	0.02	0.04	0.03	0.00	0.00	C46
周围神经,结缔,软组织	Connective and Soft Tissue	79	0.36	1.08	0.88	0.06	0.09	60	0.42	0.84	0.70	0.04	0.07	C47;C49
乳房	Breast	61	0.28	0.83	0.63	0.05	0.07	2001	13.88	27.98	20.40	1.69	2.13	C50
外阴	Vulva	–	–	–	–	–	–	17	0.12	0.24	0.17	0.01	0.02	C51
阴道	Vagina	–	–	–	–	–	–	12	0.08	0.17	0.13	0.01	0.01	C52
子宫颈	Cervix Uteri	–	–	–	–	–	–	943	6.54	13.18	9.67	0.79	1.01	C53
子宫体	Corpus Uteri	–	–	–	–	–	–	431	2.99	6.03	4.48	0.38	0.49	C54
子宫,部位不明	Uterus Unspecified	–	–	–	–	–	–	105	0.73	1.47	1.07	0.08	0.11	C55
卵巢	Ovary	–	–	–	–	–	–	506	3.51	7.07	5.42	0.42	0.57	C56
其他女性生殖器	Other Female Genital Organs	–	–	–	–	–	–	28	0.19	0.39	0.31	0.02	0.03	C57
胎盘	Placenta	–	–	–	–	–	–	17	0.12	0.24	0.20	0.01	0.01	C58
阴茎	Penis	37	0.17	0.50	0.39	0.03	0.04	–	–	–	–	–	–	C60
前列腺	Prostate	427	1.96	5.82	4.50	0.09	0.38	–	–	–	–	–	–	C61
睾丸	Testis	26	0.12	0.35	0.29	0.02	0.03	–	–	–	–	–	–	C62
其他男性生殖器	Other Male Genital Organs	7	0.03	0.10	0.09	0.00	0.01	–	–	–	–	–	–	C63
肾	Kidney	270	1.24	3.68	2.88	0.17	0.32	130	0.90	1.82	1.37	0.08	0.15	C64
肾盂	Renal Pelvis	24	0.11	0.33	0.24	0.01	0.02	4	0.03	0.06	0.04	0.00	0.00	C65
输尿管	Ureter	19	0.09	0.26	0.20	0.01	0.02	13	0.09	0.18	0.12	0.00	0.01	C66
膀胱	Bladder	547	2.51	7.46	5.77	0.24	0.61	140	0.97	1.96	1.45	0.06	0.17	C67
其他泌尿器官	Other Urinary Organs	5	0.02	0.07	0.05	0.00	0.00	1	0.01	0.01	0.01	0.00	0.00	C68
眼	Eye	22	0.10	0.30	0.33	0.02	0.02	13	0.09	0.18	0.29	0.01	0.02	C69
脑,神经系统	Brain,Nervous System	478	2.20	6.52	5.22	0.34	0.52	451	3.13	6.31	4.86	0.34	0.50	C70–C72
甲状腺	Thyroid Gland	110	0.51	1.50	1.15	0.08	0.11	340	2.36	4.75	3.59	0.29	0.35	C73
肾上腺	Adrenal Gland	4	0.02	0.05	0.04	0.00	0.01	13	0.09	0.18	0.17	0.01	0.02	C74
其他内分泌腺	Other Endocrine	24	0.11	0.33	0.27	0.02	0.03	30	0.21	0.42	0.39	0.03	0.03	C75
霍奇金病	Hodgkin Disease	28	0.13	0.38	0.34	0.02	0.03	19	0.13	0.27	0.22	0.02	0.02	C81
非霍奇金淋巴瘤	Non-Hodgkin Lymphoma	276	1.27	3.76	3.08	0.19	0.31	179	1.24	2.50	1.87	0.11	0.21	C82–C85,96
免疫增生性疾病	Immunoproliferative Disease	2	0.01	0.03	0.03	0.00	0.00	0	0.00	0.00	0.00	0.00	0.00	C88
多发性骨髓瘤	Multiple Myeloma	79	0.36	1.08	0.83	0.04	0.11	51	0.35	0.71	0.54	0.03	0.07	C90
淋巴样白血病	Lymphoid Leukaemia	76	0.35	1.04	1.19	0.06	0.08	50	0.35	0.70	0.80	0.04	0.05	C91
髓样白血病	Myeloid Leukaemia	156	0.72	2.13	1.72	0.11	0.18	123	0.85	1.72	1.38	0.09	0.14	C92–C94
白血病,未特指	Leukaemia Unspecified	173	0.80	2.36	2.21	0.14	0.19	123	0.85	1.72	1.68	0.10	0.13	C95
其他的或未指明部位	Other and Unspecified	464	2.13	6.33	5.30	0.29	0.55	332	2.30	4.64	3.56	0.20	0.40	O&U
所有部位合计	All Sites	21761	100.00	296.78	232.22	13.22	26.99	14415	100.00	201.55	150.03	9.61	16.74	ALL
所有部位除外 C44	All Sites but C44	21594	99.23	294.51	230.39	13.14	26.81	14275	99.03	199.59	148.58	9.53	16.61	ALLbC44

部位 Site		男性 Male						女性 Female						ICD-10
		病例数 No. cases	构成 (%)	粗率 Crude rate (1/10⁵)	世标率 ASR world (1/10⁵)	累积率 Cum.rate(%) 0~64	0~74	病例数 No. cases	构成 (%)	粗率 Crude rate (1/10⁵)	世标率 ASR world (1/10⁵)	累积率 Cum.rate(%) 0~64	0~74	
唇	Lip	10	0.06	0.18	0.13	0.01	0.01	9	0.08	0.17	0.13	0.01	0.02	C00
舌	Tongue	44	0.28	0.80	0.64	0.04	0.07	26	0.24	0.48	0.33	0.02	0.04	C01–C02
口	Mouth	53	0.34	0.97	0.73	0.04	0.10	36	0.33	0.66	0.48	0.03	0.07	C03–C06
唾液腺	Salivary Glands	31	0.20	0.57	0.43	0.02	0.05	24	0.22	0.44	0.32	0.02	0.04	C07–C08
扁桃腺	Tonsil	8	0.05	0.15	0.11	0.01	0.01	5	0.05	0.09	0.07	0.00	0.01	C09
其他口咽	Other Oropharynx	18	0.12	0.33	0.26	0.01	0.03	7	0.06	0.13	0.09	0.01	0.01	C10
鼻咽	Nasopharynx	266	1.72	4.86	3.61	0.30	0.40	109	0.99	2.01	1.47	0.10	0.16	C11
喉咽	Hypopharynx	27	0.17	0.49	0.42	0.03	0.05	7	0.06	0.13	0.10	0.01	0.01	C12–C13
咽,部位不明	Pharynx Unspecified	19	0.12	0.35	0.30	0.01	0.03	8	0.07	0.15	0.11	0.00	0.01	C14
食管	Esophagus	1588	10.24	29.02	23.20	1.28	2.99	596	5.44	10.97	8.18	0.39	1.01	C15
胃	Stomach	2580	16.64	47.15	36.31	2.21	4.53	1088	9.93	20.02	14.79	0.93	1.75	C16
小肠	Small Intestine	56	0.36	1.02	0.79	0.03	0.09	45	0.41	0.83	0.60	0.03	0.07	C17
结肠	Colon	655	4.22	11.97	9.12	0.44	1.02	496	4.53	9.13	6.74	0.36	0.78	C18
直肠	Rectum	835	5.39	15.26	11.75	0.58	1.40	577	5.26	10.62	7.87	0.42	0.96	C19–C20
肛门	Anus	20	0.13	0.37	0.27	0.02	0.03	12	0.11	0.22	0.17	0.01	0.02	C21
肝脏	Liver	2034	13.12	37.17	28.41	1.92	3.28	707	6.45	13.01	9.47	0.53	1.05	C22
胆囊及其他	Gallbladder etc.	191	1.23	3.49	2.65	0.13	0.28	177	1.61	3.26	2.35	0.14	0.25	C23–C24
胰腺	Pancreas	312	2.01	5.70	4.43	0.20	0.53	238	2.17	4.38	3.24	0.14	0.40	C25
鼻,鼻窦及其他	Nose,Sinuses etc.	28	0.18	0.51	0.42	0.02	0.05	18	0.16	0.33	0.21	0.01	0.02	C30–C31
喉	Larynx	157	1.01	2.87	2.28	0.12	0.26	16	0.15	0.29	0.22	0.01	0.02	C32
气管,支气管,肺	Trachea,Bronchus and Lung	3564	22.99	65.13	50.12	2.56	5.92	1579	14.41	29.06	21.35	1.11	2.41	C33–C34
其他胸腔器官	Other Thoracic Organs	46	0.30	0.84	0.68	0.04	0.08	45	0.41	0.83	0.63	0.04	0.06	C37–C38
骨	Bone	121	0.78	2.21	1.88	0.12	0.19	92	0.84	1.69	1.32	0.08	0.15	C40–C41
皮肤黑色素瘤	Melanoma of Skin	24	0.15	0.44	0.35	0.02	0.04	24	0.22	0.44	0.34	0.02	0.04	C43
其他皮肤	Other Skin	122	0.79	2.23	1.83	0.07	0.16	112	1.02	2.06	1.58	0.08	0.15	C44
间皮瘤	Mesothelioma	9	0.06	0.16	0.11	0.01	0.01	5	0.05	0.09	0.07	0.00	0.01	C45
卡波西肉瘤	Kaposi Sarcoma	2	0.01	0.04	0.03	0.00	0.00	2	0.02	0.04	0.02	0.00	0.00	C46
周围神经、结缔、软组织	Connective and Soft Tissue	61	0.39	1.11	0.90	0.05	0.09	42	0.38	0.77	0.65	0.04	0.07	C47;C49
乳房	Breast	54	0.35	0.99	0.74	0.06	0.09	1608	14.67	29.60	21.45	1.77	2.25	C50
外阴	Vulva	–	–	–	–	–	–	17	0.16	0.31	0.23	0.01	0.02	C51
阴道	Vagina	–	–	–	–	–	–	10	0.09	0.18	0.15	0.01	0.01	C52
子宫颈	Cervix Uteri	–	–	–	–	–	–	789	7.20	14.52	10.57	0.86	1.12	C53
子宫体	Corpus Uteri	–	–	–	–	–	–	318	2.90	5.85	4.35	0.37	0.47	C54
子宫,部位不明	Uterus Unspecified	–	–	–	–	–	–	60	0.55	1.10	0.80	0.06	0.09	C55
卵巢	Ovary	–	–	–	–	–	–	398	3.63	7.33	5.58	0.43	0.60	C56
其他女性生殖器	Other Female Genital Organs	–	–	–	–	–	–	21	0.19	0.39	0.31	0.02	0.03	C57
胎盘	Placenta	–	–	–	–	–	–	14	0.13	0.26	0.22	0.02	0.02	C58
阴茎	Penis	28	0.18	0.51	0.40	0.02	0.04	–	–	–	–	–	–	C60
前列腺	Prostate	367	2.37	6.71	5.15	0.10	0.43	–	–	–	–	–	–	C61
睾丸	Testis	25	0.16	0.46	0.37	0.02	0.04	–	–	–	–	–	–	C62
其他男性生殖器	Other Male Genital Organs	7	0.05	0.13	0.12	0.00	0.02	–	–	–	–	–	–	C63
肾	Kidney	237	1.53	4.33	3.38	0.20	0.37	115	1.05	2.12	1.58	0.10	0.17	C64
肾盂	Renal Pelvis	19	0.12	0.35	0.26	0.01	0.03	4	0.04	0.07	0.05	0.00	0.01	C65
输尿管	Ureter	16	0.10	0.29	0.23	0.01	0.02	12	0.11	0.22	0.14	0.00	0.02	C66
膀胱	Bladder	452	2.92	8.26	6.43	0.27	0.68	118	1.08	2.17	1.61	0.07	0.18	C67
其他泌尿器官	Other Urinary Organs	2	0.01	0.04	0.02	0.00	0.00	1	0.01	0.02	0.01	0.00	0.00	C68
眼	Eye	15	0.10	0.27	0.31	0.02	0.02	11	0.10	0.20	0.33	0.02	0.02	C69
脑,神经系统	Brain,Nervous System	334	2.15	6.10	4.93	0.31	0.49	334	3.05	6.15	4.72	0.33	0.50	C70–C72
甲状腺	Thyroid Gland	95	0.61	1.74	1.33	0.10	0.13	296	2.70	5.45	4.10	0.33	0.41	C73
肾上腺	Adrenal Gland	2	0.01	0.04	0.03	0.00	0.00	12	0.11	0.22	0.22	0.01	0.02	C74
其他内分泌腺	Other Endocrine	18	0.12	0.33	0.26	0.02	0.03	25	0.23	0.46	0.41	0.03	0.03	C75
霍奇金病	Hodgkin Disease	24	0.15	0.44	0.39	0.02	0.03	16	0.15	0.29	0.25	0.02	0.02	C81
非霍奇金淋巴瘤	Non-Hodgkin Lymphoma	224	1.44	4.09	3.30	0.20	0.32	145	1.32	2.67	1.99	0.11	0.22	C82–C85,96
免疫增生性疾病	Immunoproliferative Disease	2	0.01	0.04	0.04	0.00	0.00	0	0.00	0.00	0.00	0.00	0.00	C88
多发性骨髓瘤	Multiple Myeloma	71	0.46	1.30	1.01	0.05	0.13	46	0.42	0.85	0.63	0.04	0.09	C90
淋巴样白血病	Lymphoid Leukaemia	65	0.42	1.19	1.37	0.07	0.09	44	0.40	0.81	0.95	0.05	0.06	C91
髓样白血病	Myeloid Leukaemia	112	0.72	2.05	1.85	0.11	0.17	92	0.84	1.69	1.28	0.09	0.13	C92–C94
白血病,未特指	Leukaemia Unspecified	122	0.79	2.23	2.06	0.12	0.19	98	0.89	1.80	1.60	0.10	0.14	C95
其他的或未指明部位	Other and Unspecified	333	2.15	6.09	5.18	0.27	0.53	255	2.33	4.69	3.59	0.21	0.41	O&U
所有部位合计	All Sites	15505	100.00	283.35	221.28	12.28	25.58	10961	100.00	201.74	150.02	9.59	16.63	ALL
所有部位除外 C44	All Sites but C44	15383	99.21	281.12	219.45	12.21	25.42	10849	98.98	199.68	148.44	9.51	16.47	ALLbC44

表 7-2-9 2011年全国西部农村肿瘤登记地区癌症发病主要指标
Table 7-2-9 Cancer incidence in Western rural registration areas of China, 2011

部位 Site		男性 Male						女性 Female						ICD-10
		病例数 No. cases	构成 (%)	粗率 Crude rate (1/10⁵)	世标率 ASR world (1/10⁵)	累积率 Cum.rate(%) 0~64	0~74	病例数 No. cases	构成 (%)	粗率 Crude rate (1/10⁵)	世标率 ASR world (1/10⁵)	累积率 Cum.rate(%) 0~64	0~74	
唇	Lip	0	0.00	0.00	0.00	0.00	0.00	2	0.06	0.12	0.07	0.00	0.00	C00
舌	Tongue	12	0.19	0.65	0.48	0.03	0.06	2	0.06	0.12	0.08	0.00	0.02	C01–C02
口	Mouth	34	0.54	1.83	1.45	0.06	0.19	13	0.38	0.76	0.55	0.03	0.06	C03–C06
唾液腺	Salivary Glands	5	0.08	0.27	0.20	0.01	0.02	7	0.20	0.41	0.29	0.02	0.03	C07–C08
扁桃腺	Tonsil	2	0.03	0.11	0.09	0.00	0.00	1	0.03	0.06	0.05	0.01	0.01	C09
其他口咽	Other Oropharynx	8	0.13	0.43	0.32	0.02	0.04	3	0.09	0.17	0.11	0.00	0.00	C10
鼻咽	Nasopharynx	171	2.73	9.19	7.11	0.55	0.76	76	2.20	4.42	3.34	0.26	0.34	C11
喉咽	Hypopharynx	6	0.10	0.32	0.24	0.02	0.03	0	0.00	0.00	0.00	0.00	0.00	C12–C13
咽,部位不明	Pharynx Unspecified	8	0.13	0.43	0.36	0.03	0.04	3	0.09	0.17	0.14	0.01	0.02	C14
食管	Esophagus	939	15.01	50.48	40.34	2.50	5.16	293	8.48	17.04	12.88	0.77	1.66	C15
胃	Stomach	1151	18.40	61.87	49.56	2.86	6.38	459	13.29	26.70	19.78	1.01	2.52	C16
小肠	Small Intestine	11	0.18	0.59	0.46	0.02	0.05	13	0.38	0.76	0.54	0.05	0.05	C17
结肠	Colon	126	2.01	6.77	5.29	0.31	0.60	72	2.08	4.19	3.07	0.18	0.35	C18
直肠	Rectum	207	3.31	11.13	8.79	0.48	1.00	140	4.05	8.14	5.96	0.33	0.76	C19–C20
肛门	Anus	2	0.03	0.11	0.08	0.01	0.01	1	0.03	0.06	0.03	0.00	0.00	C21
肝脏	Liver	1332	21.29	71.60	55.07	3.99	6.00	422	12.22	24.55	18.15	1.12	2.11	C22
胆囊及其他	Gallbladder etc.	31	0.50	1.67	1.33	0.04	0.16	42	1.22	2.44	1.83	0.12	0.18	C23–C24
胰腺	Pancreas	89	1.42	4.78	3.76	0.20	0.47	53	1.53	3.08	2.27	0.10	0.29	C25
鼻,鼻窦及其他	Nose, Sinuses etc.	9	0.14	0.48	0.38	0.02	0.05	5	0.14	0.29	0.22	0.02	0.02	C30–C31
喉	Larynx	48	0.77	2.58	2.08	0.10	0.22	12	0.35	0.70	0.50	0.04	0.06	C32
气管,支气管,肺	Trachea, Bronchus and Lung	1213	19.39	65.20	51.77	2.65	6.25	524	15.17	30.48	22.21	1.16	2.80	C33–C34
其他胸腔器官	Other Thoracic Organs	20	0.32	1.08	1.04	0.06	0.12	6	0.17	0.35	0.25	0.01	0.03	C37–C38
骨	Bone	73	1.17	3.92	3.09	0.17	0.33	40	1.16	2.33	1.74	0.10	0.15	C40–C41
皮肤黑色素瘤	Melanoma of Skin	4	0.06	0.22	0.17	0.01	0.02	4	0.12	0.23	0.19	0.02	0.02	C43
其他皮肤	Other Skin	45	0.72	2.42	1.89	0.12	0.20	28	0.81	1.63	1.13	0.05	0.09	C44
间皮瘤	Mesothelioma	0	0.00	0.00	0.00	0.00	0.00	1	0.03	0.06	0.03	0.00	0.00	C45
卡波西肉瘤	Kaposi Sarcoma	1	0.02	0.05	0.05	0.00	0.01	1	0.03	0.06	0.05	0.00	0.00	C46
周围神经,结缔,软组织	Connective and Soft Tissue	18	0.29	0.97	0.81	0.07	0.09	18	0.52	1.05	0.86	0.04	0.09	C47;C49
乳房	Breast	7	0.11	0.38	0.29	0.02	0.03	393	11.38	22.86	17.21	1.45	1.75	C50
外阴	Vulva	–	–	–	–	–	–	0	0.00	0.00	0.00	0.00	0.00	C51
阴道	Vagina	–	–	–	–	–	–	2	0.06	0.12	0.09	0.00	0.00	C52
子宫颈	Cervix Uteri	–	–	–	–	–	–	154	4.46	8.96	6.75	0.57	0.66	C53
子宫体	Corpus Uteri	–	–	–	–	–	–	113	3.27	6.57	4.96	0.44	0.56	C54
子宫,部位不明	Uterus Unspecified	–	–	–	–	–	–	45	1.30	2.62	1.91	0.12	0.21	C55
卵巢	Ovary	–	–	–	–	–	–	108	3.13	6.28	4.90	0.39	0.46	C56
其他女性生殖器	Other Female Genital Organs	–	–	–	–	–	–	7	0.20	0.41	0.30	0.03	0.03	C57
胎盘	Placenta	–	–	–	–	–	–	3	0.09	0.17	0.14	0.01	0.01	C58
阴茎	Penis	9	0.14	0.48	0.37	0.03	0.04	–	–	–	–	–	–	C60
前列腺	Prostate	60	0.96	3.23	2.61	0.08	0.23	–	–	–	–	–	–	C61
睾丸	Testis	1	0.02	0.05	0.03	0.00	0.00	–	–	–	–	–	–	C62
其他男性生殖器	Other Male Genital Organs	0	0.00	0.00	0.00	0.00	0.00	–	–	–	–	–	–	C63
肾	Kidney	33	0.53	1.77	1.42	0.10	0.17	15	0.43	0.87	0.68	0.03	0.07	C64
肾盂	Renal Pelvis	5	0.08	0.27	0.18	0.01	0.01	0	0.00	0.00	0.00	0.00	0.00	C65
输尿管	Ureter	3	0.05	0.16	0.11	0.01	0.01	1	0.03	0.06	0.04	0.00	0.00	C66
膀胱	Bladder	95	1.52	5.11	3.91	0.15	0.41	22	0.64	1.28	0.96	0.03	0.12	C67
其他泌尿器官	Other Urinary Organs	3	0.05	0.16	0.11	0.00	0.02	0	0.00	0.00	0.00	0.00	0.00	C68
眼	Eye	7	0.11	0.38	0.39	0.02	0.03	2	0.06	0.12	0.19	0.01	0.02	C69
脑,神经系统	Brain, Nervous System	144	2.30	7.74	6.10	0.41	0.62	117	3.39	6.81	5.31	0.37	0.52	C70–C72
甲状腺	Thyroid Gland	15	0.24	0.81	0.61	0.04	0.05	44	1.27	2.56	1.96	0.16	0.17	C73
肾上腺	Adrenal Gland	2	0.03	0.11	0.08	0.00	0.02	1	0.03	0.06	0.05	0.00	0.00	C74
其他内分泌腺	Other Endocrine	6	0.10	0.32	0.27	0.02	0.02	5	0.14	0.29	0.34	0.02	0.02	C75
霍奇金病	Hodgkin Disease	4	0.06	0.22	0.22	0.02	0.02	3	0.09	0.17	0.15	0.01	0.01	C81
非霍奇金淋巴瘤	Non-Hodgkin Lymphoma	52	0.83	2.80	2.45	0.15	0.27	34	0.98	1.98	1.51	0.11	0.16	C82–C85,96
免疫增生性疾病	Immunoproliferative Disease	0	0.00	0.00	0.00	0.00	0.00	0	0.00	0.00	0.00	0.00	0.00	C88
多发性骨髓瘤	Multiple Myeloma	8	0.13	0.43	0.34	0.01	0.06	5	0.14	0.29	0.24	0.02	0.03	C90
淋巴样白血病	Lymphoid Leukaemia	11	0.18	0.59	0.69	0.04	0.04	6	0.17	0.35	0.36	0.02	0.02	C91
髓样白血病	Myeloid Leukaemia	44	0.70	2.37	2.16	0.12	0.20	31	0.90	1.80	1.67	0.10	0.15	C92–C94
白血病,未特指	Leukaemia Unspecified	51	0.82	2.74	2.64	0.18	0.21	25	0.72	1.45	1.90	0.10	0.11	C95
其他的或未指明部位	Other and Unspecified	131	2.09	7.04	5.77	0.34	0.63	77	2.23	4.48	3.47	0.18	0.38	O&U
所有部位合计	All Sites	6256	100.00	336.29	266.97	16.09	31.34	3454	100.00	200.93	151.40	9.66	17.16	ALL
所有部位除外 C44	All Sites but C44	6211	99.28	333.87	265.08	15.97	31.13	3426	99.19	199.30	150.27	9.61	17.06	ALLbC44

表 7-2-10　2011年全国东部肿瘤登记地区癌症死亡主要指标
Table 7-2-10　Cancer mortality in Eastern registration areas of China,2011

| 部位 | | 男性 Male | | | | | | 女性 Female | | | | | | ICD-10 |
| | | 病例数
No.
cases | 构成
(%) | 粗率
Crude
rate
(1/10⁵) | 世标率
ASR
world
(1/10⁵) | 累积率
Cum.rate(%) | | 病例数
No.
cases | 构成
(%) | 粗率
Crude
rate
(1/10⁵) | 世标率
ASR
world
(1/10⁵) | 累积率
Cum.rate(%) | | |
Site						0~64	0~74					0~64	0~74	
唇	Lip	23	0.02	0.05	0.03	0.00	0.00	16	0.02	0.03	0.01	0.00	0.00	C00
舌	Tongue	192	0.18	0.42	0.26	0.02	0.03	120	0.18	0.26	0.14	0.01	0.01	C01–C02
口	Mouth	283	0.26	0.61	0.38	0.02	0.04	198	0.30	0.43	0.23	0.01	0.02	C03–C06
唾液腺	Salivary Glands	102	0.09	0.22	0.13	0.00	0.01	43	0.07	0.09	0.05	0.00	0.00	C07–C08
扁桃腺	Tonsil	34	0.03	0.07	0.04	0.00	0.01	8	0.01	0.02	0.01	0.00	0.00	C09
其他口咽	Other Oropharynx	75	0.07	0.16	0.10	0.01	0.01	18	0.03	0.04	0.02	0.00	0.00	C10
鼻咽	Nasopharynx	1280	1.17	2.77	1.82	0.12	0.22	482	0.74	1.05	0.64	0.04	0.07	C11
喉咽	Hypopharynx	176	0.16	0.38	0.24	0.02	0.03	17	0.03	0.04	0.02	0.00	0.00	C12–C13
咽,部位不明	Pharynx Unspecified	87	0.08	0.19	0.12	0.01	0.02	21	0.03	0.05	0.02	0.00	0.00	C14
食管	Esophagus	11182	10.21	24.23	15.12	0.72	1.81	4516	6.90	9.88	5.26	0.17	0.61	C15
胃	Stomach	16295	14.87	35.31	21.79	0.89	2.55	7436	11.37	16.26	8.80	0.37	0.95	C16
小肠	Small Intestine	449	0.41	0.97	0.61	0.03	0.07	291	0.44	0.64	0.35	0.02	0.04	C17
结肠	Colon	3796	3.47	8.23	4.87	0.17	0.48	3261	4.98	7.13	3.63	0.13	0.36	C18
直肠	Rectum	4130	3.77	8.95	5.38	0.22	0.57	2841	4.34	6.21	3.26	0.14	0.33	C19–C20
肛门	Anus	65	0.06	0.14	0.08	0.00	0.01	64	0.10	0.14	0.07	0.00	0.01	C21
肝脏	Liver	17663	16.12	38.28	24.62	1.62	2.82	6303	9.63	13.79	7.76	0.40	0.87	C22
胆囊及其他	Gallbladder etc.	1649	1.51	3.57	2.13	0.08	0.23	1981	3.03	4.33	2.21	0.08	0.24	C23–C24
胰腺	Pancreas	3926	3.58	8.51	5.23	0.23	0.60	3307	5.06	7.23	3.87	0.15	0.44	C25
鼻,鼻窦及其他	Nose,Sinuses etc.	132	0.12	0.29	0.19	0.01	0.02	73	0.11	0.16	0.10	0.00	0.01	C30–C31
喉	Larynx	777	0.71	1.68	1.03	0.05	0.12	116	0.18	0.25	0.12	0.00	0.01	C32
气管,支气管,肺	Trachea,Bronchus and Lung	30203	27.57	65.45	40.08	1.64	4.67	14890	22.76	32.57	17.47	0.72	1.97	C33–C34
其他胸腔器官	Other Thoracic Organs	293	0.27	0.63	0.43	0.02	0.05	160	0.24	0.35	0.21	0.01	0.02	C37–C38
骨	Bone	715	0.65	1.55	1.06	0.05	0.12	508	0.78	1.11	0.68	0.03	0.08	C40–C41
皮肤黑色素瘤	Melanoma of Skin	129	0.12	0.28	0.17	0.01	0.02	112	0.17	0.24	0.14	0.01	0.02	C43
其他皮肤	Other Skin	353	0.32	0.76	0.46	0.01	0.04	287	0.44	0.63	0.30	0.01	0.02	C44
间皮瘤	Mesothelioma	81	0.07	0.18	0.12	0.01	0.01	55	0.08	0.12	0.07	0.00	0.01	C45
卡波西肉瘤	Kaposi Sarcoma	11	0.01	0.02	0.01	0.00	0.00	5	0.01	0.01	0.01	0.00	0.00	C46
周围神经,结缔,软组织	Connective and Soft Tissue	189	0.17	0.41	0.30	0.02	0.03	121	0.18	0.26	0.18	0.01	0.02	C47;C49
乳房	Breast	75	0.07	0.16	0.10	0.00	0.01	4950	7.57	10.83	6.47	0.45	0.70	C50
外阴	Vulva	–	–	–	–	–	–	81	0.12	0.18	0.10	0.00	0.01	C51
阴道	Vagina	–	–	–	–	–	–	31	0.05	0.07	0.04	0.00	0.00	C52
子宫颈	Cervix Uteri	–	–	–	–	–	–	1507	2.30	3.30	2.02	0.14	0.21	C53
子宫体	Corpus Uteri	–	–	–	–	–	–	734	1.12	1.61	0.94	0.06	0.11	C54
子宫,部位不明	Uterus Unspecified	–	–	–	–	–	–	602	0.92	1.32	0.79	0.05	0.09	C55
卵巢	Ovary	–	–	–	–	–	–	1618	2.47	3.54	2.17	0.14	0.26	C56
其他女性生殖器	Other Female Genital Organs	–	–	–	–	–	–	73	0.11	0.16	0.09	0.01	0.01	C57
胎盘	Placenta	–	–	–	–	–	–	6	0.01	0.01	0.01	0.00	0.00	C58
阴茎	Penis	99	0.09	0.21	0.13	0.00	0.01							C60
前列腺	Prostate	2262	2.06	4.90	2.75	0.03	0.19							C61
睾丸	Testis	65	0.06	0.14	0.10	0.00	0.01							C62
其他男性生殖器	Other Male Genital Organs	31	0.03	0.07	0.04	0.00	0.01	–	–	–	–	–	–	C63
肾	Kidney	962	0.88	2.08	1.28	0.06	0.13	536	0.82	1.17	0.65	0.03	0.07	C64
肾盂	Renal Pelvis	114	0.10	0.25	0.15	0.01	0.01	81	0.12	0.18	0.09	0.00	0.01	C65
输尿管	Ureter	125	0.11	0.27	0.16	0.01	0.02	102	0.16	0.22	0.11	0.00	0.01	C66
膀胱	Bladder	2022	1.85	4.38	2.55	0.05	0.20	610	0.93	1.33	0.62	0.01	0.05	C67
其他泌尿器官	Other Urinary Organs	61	0.06	0.13	0.08	0.00	0.00	12	0.02	0.03	0.01	0.00	0.00	C68
眼	Eye	35	0.03	0.08	0.06	0.00	0.01	18	0.03	0.04	0.03	0.00	0.00	C69
脑,神经系统	Brain,Nervous System	2123	1.94	4.60	3.33	0.19	0.35	1843	2.82	4.03	2.65	0.14	0.27	C70–C72
甲状腺	Thyroid Gland	171	0.16	0.37	0.23	0.01	0.03	357	0.55	0.78	0.42	0.02	0.04	C73
肾上腺	Adrenal Gland	57	0.05	0.12	0.09	0.01	0.01	38	0.06	0.08	0.06	0.00	0.00	C74
其他内分泌腺	Other Endocrine	73	0.07	0.16	0.09	0.01	0.01	50	0.08	0.11	0.06	0.00	0.01	C75
霍奇金病	Hodgkin Disease	134	0.12	0.29	0.20	0.01	0.02	64	0.10	0.14	0.11	0.01	0.01	C81
非霍奇金淋巴瘤	Non-Hodgkin Lymphoma	1679	1.53	3.64	2.36	0.12	0.25	1061	1.62	2.32	1.36	0.07	0.15	C82–C85,96
免疫增生性疾病	Immunoproliferative Disease	9	0.01	0.02	0.01	0.00	0.00	4	0.01	0.01	0.00	0.00	0.00	C88
多发性骨髓瘤	Multiple Myeloma	544	0.50	1.18	0.73	0.04	0.08	367	0.56	0.80	0.46	0.02	0.06	C90
淋巴样白血病	Lymphoid Leukaemia	542	0.49	1.17	0.93	0.05	0.08	319	0.49	0.70	0.57	0.03	0.05	C91
髓样白血病	Myeloid Leukaemia	738	0.67	1.60	1.08	0.05	0.11	534	0.82	1.17	0.76	0.04	0.08	C92–C94
白血病,未特指	Leukaemia Unspecified	1093	1.00	2.37	1.82	0.09	0.18	820	1.25	1.79	1.28	0.07	0.12	C95
其他的或未指明部位	Other and Unspecified	2245	2.05	4.86	3.07	0.14	0.31	1750	2.68	3.83	2.10	0.09	0.21	O&U
所有部位合计	All Sites	109549	100.00	237.39	148.16	6.87	16.59	65418	100.00	143.07	79.60	3.70	8.64	ALL
所有部位除外 C44	All Sites but C44	109196	99.68	236.63	147.70	6.86	16.55	65131	99.56	142.45	79.30	3.69	8.62	ALLbC44

部位 Site		男性 Male						女性 Female						ICD-10
		病例数 No. cases	构成 (%)	粗率 Crude rate (1/10⁵)	世标率 ASR world (1/10⁵)	累积率 Cum.rate(%)		病例数 No. cases	构成 (%)	粗率 Crude rate (1/10⁵)	世标率 ASR world (1/10⁵)	累积率 Cum.rate(%)		
						0~64	0~74					0~64	0~74	
唇	Lip	11	0.02	0.04	0.02	0.00	0.00	9	0.02	0.03	0.01	0.00	0.00	C00
舌	Tongue	131	0.18	0.44	0.26	0.02	0.03	90	0.20	0.30	0.16	0.01	0.02	C01-C02
口	Mouth	196	0.28	0.66	0.39	0.02	0.04	139	0.32	0.47	0.24	0.01	0.02	C03-C06
唾液腺	Salivary Glands	73	0.10	0.25	0.13	0.00	0.01	30	0.07	0.10	0.04	0.00	0.00	C07-C08
扁桃腺	Tonsil	27	0.04	0.09	0.05	0.00	0.01	7	0.02	0.02	0.01	0.00	0.00	C09
其他口咽	Other Oropharynx	59	0.08	0.20	0.12	0.01	0.01	10	0.02	0.03	0.02	0.00	0.00	C10
鼻咽	Nasopharynx	928	1.31	3.13	1.98	0.13	0.23	363	0.83	1.22	0.71	0.05	0.08	C11
喉咽	Hypopharynx	138	0.19	0.47	0.28	0.02	0.03	15	0.03	0.05	0.02	0.00	0.00	C12-C13
咽,部位不明	Pharynx Unspecified	57	0.08	0.19	0.12	0.01	0.02	13	0.03	0.04	0.02	0.00	0.00	C14
食管	Esophagus	5564	7.84	18.76	11.20	0.54	1.33	2005	4.56	6.76	3.36	0.10	0.36	C15
胃	Stomach	9552	13.46	32.20	18.76	0.75	2.15	4561	10.38	15.38	7.87	0.33	0.82	C16
小肠	Small Intestine	329	0.46	1.11	0.67	0.03	0.08	227	0.52	0.77	0.40	0.02	0.04	C17
结肠	Colon	3067	4.32	10.34	5.76	0.20	0.56	2615	5.95	8.82	4.23	0.14	0.42	C18
直肠	Rectum	2942	4.15	9.92	5.64	0.23	0.59	2038	4.64	6.87	3.41	0.14	0.35	C19-C20
肛门	Anus	54	0.08	0.18	0.11	0.01	0.01	52	0.12	0.18	0.09	0.00	0.01	C21
肝脏	Liver	10626	14.98	35.82	22.14	1.43	2.53	3804	8.66	12.82	6.86	0.34	0.75	C22
胆囊及其他	Gallbladder etc.	1181	1.66	3.98	2.25	0.09	0.24	1489	3.39	5.02	2.40	0.08	0.25	C23-C24
胰腺	Pancreas	2855	4.02	9.62	5.65	0.25	0.65	2445	5.56	8.24	4.19	0.16	0.47	C25
鼻,鼻窦及其他	Nose, Sinuses etc.	90	0.13	0.30	0.20	0.01	0.02	49	0.11	0.17	0.10	0.00	0.01	C30-C31
喉	Larynx	547	0.77	1.84	1.08	0.05	0.12	75	0.17	0.25	0.11	0.00	0.01	C32
气管,支气管,肺	Trachea, Bronchus and Lung	20235	28.52	68.22	39.44	1.57	4.52	10132	23.06	34.16	17.17	0.66	1.88	C33-C34
其他胸腔器官	Other Thoracic Organs	220	0.31	0.74	0.47	0.02	0.05	128	0.29	0.43	0.25	0.01	0.03	C37-C38
骨	Bone	422	0.59	1.42	0.93	0.04	0.10	295	0.67	0.99	0.59	0.03	0.07	C40-C41
皮肤黑色素瘤	Melanoma of Skin	94	0.13	0.32	0.18	0.01	0.02	84	0.19	0.28	0.15	0.01	0.02	C43
其他皮肤	Other Skin	219	0.31	0.74	0.41	0.01	0.03	193	0.44	0.65	0.29	0.01	0.02	C44
间皮瘤	Mesothelioma	67	0.09	0.23	0.15	0.01	0.02	39	0.09	0.13	0.08	0.01	0.01	C45
卡波西肉瘤	Kaposi Sarcoma	10	0.01	0.03	0.02	0.00	0.00	4	0.01	0.01	0.01	0.00	0.00	C46
周围神经,结缔,软组织	Connective and Soft Tissue	142	0.20	0.48	0.34	0.02	0.03	93	0.21	0.31	0.20	0.01	0.02	C47;C49
乳房	Breast	53	0.07	0.18	0.11	0.00	0.01	3598	8.19	12.13	6.95	0.47	0.74	C50
外阴	Vulva	–	–	–	–	–	–	55	0.13	0.19	0.10	0.00	0.01	C51
阴道	Vagina	–	–	–	–	–	–	22	0.05	0.07	0.04	0.00	0.00	C52
子宫颈	Cervix Uteri	–	–	–	–	–	–	966	2.20	3.26	1.95	0.14	0.20	C53
子宫体	Corpus Uteri	–	–	–	–	–	–	520	1.18	1.75	0.97	0.06	0.11	C54
子宫,部位不明	Uterus Unspecified	–	–	–	–	–	–	352	0.80	1.19	0.67	0.04	0.07	C55
卵巢	Ovary	–	–	–	–	–	–	1183	2.69	3.99	2.33	0.15	0.28	C56
其他女性生殖器	Other Female Genital Organs	–	–	–	–	–	–	57	0.13	0.19	0.11	0.01	0.01	C57
胎盘	Placenta	–	–	–	–	–	–	2	0.00	0.01	0.00	0.00	0.00	C58
阴茎	Penis	64	0.09	0.22	0.12	0.01	0.01	–	–	–	–	–	–	C60
前列腺	Prostate	1805	2.54	6.08	3.16	0.03	0.21	–	–	–	–	–	–	C61
睾丸	Testis	44	0.06	0.15	0.11	0.01	0.01	–	–	–	–	–	–	C62
其他男性生殖器	Other Male Genital Organs	22	0.03	0.07	0.04	0.00	0.00	–	–	–	–	–	–	C63
肾	Kidney	751	1.06	2.53	1.48	0.06	0.15	402	0.91	1.36	0.70	0.02	0.07	C64
肾盂	Renal Pelvis	94	0.13	0.32	0.18	0.01	0.02	72	0.16	0.24	0.11	0.00	0.01	C65
输尿管	Ureter	101	0.14	0.34	0.19	0.01	0.02	92	0.21	0.31	0.14	0.00	0.01	C66
膀胱	Bladder	1440	2.03	4.85	2.60	0.05	0.20	464	1.06	1.56	0.69	0.01	0.05	C67
其他泌尿器官	Other Urinary Organs	53	0.07	0.18	0.10	0.00	0.01	11	0.03	0.04	0.01	0.00	0.00	C68
眼	Eye	20	0.03	0.07	0.06	0.00	0.01	14	0.03	0.05	0.04	0.00	0.00	C69
脑,神经系统	Brain, Nervous System	1298	1.83	4.38	3.05	0.17	0.31	1178	2.68	3.97	2.45	0.12	0.24	C70-C72
甲状腺	Thyroid Gland	115	0.16	0.39	0.23	0.01	0.03	255	0.58	0.86	0.42	0.02	0.04	C73
肾上腺	Adrenal Gland	45	0.06	0.15	0.11	0.00	0.01	26	0.06	0.09	0.04	0.00	0.00	C74
其他内分泌腺	Other Endocrine	51	0.07	0.17	0.10	0.00	0.01	37	0.08	0.12	0.07	0.00	0.01	C75
霍奇金病	Hodgkin Disease	105	0.15	0.35	0.23	0.01	0.03	51	0.12	0.17	0.11	0.01	0.01	C81
非霍奇金淋巴瘤	Non-Hodgkin Lymphoma	1192	1.68	4.02	2.48	0.12	0.26	734	1.67	2.47	1.39	0.06	0.15	C82-C85,96
免疫增生性疾病	Immunoproliferative Disease	9	0.01	0.03	0.02	0.00	0.00	3	0.01	0.01	0.00	0.00	0.00	C88
多发性骨髓瘤	Multiple Myeloma	418	0.59	1.41	0.83	0.04	0.09	277	0.63	0.93	0.51	0.02	0.06	C90
淋巴样白血病	Lymphoid Leukaemia	421	0.59	1.42	1.08	0.06	0.10	233	0.53	0.79	0.63	0.03	0.06	C91
髓样白血病	Myeloid Leukaemia	573	0.81	1.93	1.25	0.06	0.12	421	0.96	1.42	0.89	0.04	0.09	C92-C94
白血病,未特指	Leukaemia Unspecified	669	0.94	2.26	1.61	0.08	0.16	498	1.13	1.68	1.11	0.06	0.11	C95
其他的或未指明部位	Other and Unspecified	1763	2.49	5.94	3.55	0.16	0.37	1414	3.22	4.77	2.48	0.11	0.25	O&U
所有部位合计	All Sites	70942	100.00	239.16	141.43	6.38	15.54	43941	100.00	148.14	77.91	3.50	8.26	ALL
所有部位除外 C44	All Sites but C44	70723	99.69	238.42	141.02	6.37	15.51	43748	99.56	147.49	77.62	3.50	8.24	ALLbC44

表 7-2-12 2011年全国东部农村肿瘤登记地区癌症死亡主要指标
Table 7-2-12 Cancer mortality in Eastern rural registration areas of China, 2011

部位 Site		男性 Male						女性 Female						ICD-10
		病例数 No. cases	构成 (%)	粗率 Crude rate (1/10⁵)	世标率 ASR world (1/10⁵)	累积率 Cum.rate(%)		病例数 No. cases	构成 (%)	粗率 Crude rate (1/10⁵)	世标率 ASR world (1/10⁵)	累积率 Cum.rate(%)		
						0~64	0~74					0~64	0~74	
唇	Lip	12	0.03	0.07	0.05	0.00	0.00	7	0.03	0.04	0.02	0.00	0.00	C00
舌	Tongue	61	0.16	0.37	0.26	0.02	0.03	30	0.14	0.19	0.11	0.01	0.01	C01–C02
口	Mouth	87	0.23	0.53	0.37	0.01	0.05	59	0.27	0.37	0.21	0.01	0.02	C03–C06
唾液腺	Salivary Glands	29	0.08	0.18	0.11	0.01	0.01	13	0.06	0.08	0.06	0.00	0.01	C07–C08
扁桃腺	Tonsil	7	0.02	0.04	0.03	0.01	0.01	1	0.00	0.01	0.00	0.00	0.00	C09
其他口咽	Other Oropharynx	16	0.04	0.10	0.06	0.00	0.01	8	0.04	0.05	0.03	0.00	0.00	C10
鼻咽	Nasopharynx	352	0.91	2.14	1.50	0.11	0.19	119	0.55	0.74	0.49	0.03	0.06	C11
喉咽	Hypopharynx	38	0.10	0.23	0.16	0.01	0.02	2	0.01	0.01	0.01	0.00	0.00	C12–C13
咽,部位不明	Pharynx Unspecified	30	0.08	0.18	0.12	0.01	0.02	8	0.04	0.05	0.03	0.00	0.00	C14
食管	Esophagus	5618	14.55	34.08	23.08	1.07	2.74	2511	11.69	15.63	9.22	0.30	1.12	C15
胃	Stomach	6743	17.47	40.91	27.80	1.17	3.31	2875	13.39	17.90	10.69	0.44	1.22	C16
小肠	Small Intestine	120	0.31	0.73	0.50	0.03	0.06	64	0.30	0.40	0.25	0.01	0.03	C17
结肠	Colon	729	1.89	4.42	2.95	0.12	0.32	646	3.01	4.02	2.33	0.10	0.24	C18
直肠	Rectum	1188	3.08	7.21	4.79	0.20	0.53	803	3.74	5.00	2.93	0.13	0.31	C19–C20
肛门	Anus	11	0.03	0.07	0.04	0.00	0.00	12	0.06	0.07	0.05	0.00	0.00	C21
肝脏	Liver	7037	18.23	42.69	29.39	1.99	3.38	2499	11.64	15.56	9.57	0.53	1.09	C22
胆囊及其他	Gallbladder etc.	468	1.21	2.84	1.87	0.08	0.21	492	2.29	3.06	1.80	0.07	0.21	C23–C24
胰腺	Pancreas	1071	2.77	6.50	4.36	0.19	0.50	862	4.01	5.37	3.20	0.13	0.38	C25
鼻,鼻窦及其他	Nose, Sinuses etc.	42	0.11	0.25	0.17	0.01	0.02	24	0.11	0.15	0.10	0.00	0.01	C30–C31
喉	Larynx	230	0.60	1.40	0.94	0.04	0.10	41	0.19	0.26	0.15	0.00	0.02	C32
气管,支气管,肺	Trachea, Bronchus and Lung	9968	25.82	60.47	41.04	1.78	4.95	4758	22.15	29.62	17.94	0.83	2.13	C33–C34
其他胸腔器官	Other Thoracic Organs	73	0.19	0.44	0.33	0.02	0.04	32	0.15	0.20	0.13	0.01	0.01	C37–C38
骨	Bone	293	0.76	1.78	1.31	0.07	0.15	213	0.99	1.33	0.86	0.04	0.10	C40–C41
皮肤黑色素瘤	Melanoma of Skin	35	0.09	0.21	0.15	0.01	0.01	28	0.13	0.17	0.11	0.00	0.01	C43
其他皮肤	Other Skin	134	0.35	0.81	0.56	0.02	0.05	94	0.44	0.59	0.31	0.01	0.02	C44
间皮瘤	Mesothelioma	14	0.04	0.08	0.06	0.00	0.01	16	0.07	0.10	0.07	0.00	0.01	C45
卡波西肉瘤	Kaposi Sarcoma	1	0.00	0.01	0.00	0.00	0.00	1	0.00	0.01	0.00	0.00	0.00	C46
周围神经,结缔,软组织	Connective and Soft Tissue	47	0.12	0.29	0.22	0.01	0.03	28	0.13	0.17	0.14	0.01	0.01	C47;C49
乳房	Breast	22	0.06	0.13	0.09	0.01	0.01	1352	6.30	8.42	5.45	0.43	0.61	C50
外阴	Vulva	–	–	–	–	–	–	26	0.12	0.16	0.09	0.00	0.01	C51
阴道	Vagina	–	–	–	–	–	–	9	0.04	0.06	0.03	0.00	0.00	C52
子宫颈	Cervix Uteri	–	–	–	–	–	–	541	2.52	3.37	2.16	0.15	0.24	C53
子宫体	Corpus Uteri	–	–	–	–	–	–	214	1.00	1.33	0.85	0.07	0.10	C54
子宫,部位不明	Uterus Unspecified	–	–	–	–	–	–	250	1.16	1.56	1.01	0.06	0.11	C55
卵巢	Ovary	–	–	–	–	–	–	435	2.03	2.71	1.84	0.12	0.21	C56
其他女性生殖器	Other Female Genital Organs	–	–	–	–	–	–	16	0.07	0.10	0.06	0.00	0.01	C57
胎盘	Placenta	–	–	–	–	–	–	4	0.02	0.02	0.02	0.00	0.00	C58
阴茎	Penis	35	0.09	0.21	0.14	0.00	0.01	–	–	–	–	–	–	C60
前列腺	Prostate	457	1.18	2.77	1.78	0.02	0.15	–	–	–	–	–	–	C61
睾丸	Testis	21	0.05	0.13	0.10	0.00	0.01	–	–	–	–	–	–	C62
其他男性生殖器	Other Male Genital Organs	9	0.02	0.05	0.04	0.00	0.00	–	–	–	–	–	–	C63
肾	Kidney	211	0.55	1.28	0.87	0.05	0.10	134	0.62	0.83	0.54	0.03	0.05	C64
肾盂	Renal Pelvis	20	0.05	0.12	0.08	0.00	0.01	9	0.04	0.06	0.04	0.00	0.01	C65
输尿管	Ureter	24	0.06	0.15	0.10	0.01	0.01	10	0.05	0.06	0.04	0.00	0.00	C66
膀胱	Bladder	582	1.51	3.53	2.35	0.06	0.21	146	0.68	0.91	0.47	0.01	0.04	C67
其他泌尿器官	Other Urinary Organs	8	0.02	0.05	0.03	0.00	0.00	1	0.00	0.01	0.00	0.00	0.00	C68
眼	Eye	15	0.04	0.09	0.08	0.00	0.01	4	0.02	0.02	0.02	0.00	0.00	C69
脑,神经系统	Brain, Nervous System	825	2.14	5.01	3.83	0.23	0.43	665	3.10	4.14	3.00	0.18	0.32	C70–C72
甲状腺	Thyroid Gland	56	0.15	0.34	0.24	0.01	0.03	102	0.47	0.64	0.41	0.02	0.05	C73
肾上腺	Adrenal Gland	12	0.03	0.07	0.06	0.00	0.01	12	0.06	0.07	0.06	0.00	0.01	C74
其他内分泌腺	Other Endocrine	22	0.06	0.13	0.08	0.00	0.01	13	0.06	0.08	0.05	0.00	0.01	C75
霍奇金病	Hodgkin Disease	29	0.08	0.18	0.14	0.01	0.01	13	0.06	0.08	0.06	0.00	0.01	C81
非霍奇金淋巴瘤	Non-Hodgkin Lymphoma	487	1.26	2.95	2.09	0.11	0.23	327	1.52	2.04	1.29	0.07	0.14	C82–C85,96
免疫增生性疾病	Immunoproliferative Disease	0	0.00	0.00	0.00	0.00	0.00	1	0.00	0.01	0.00	0.00	0.00	C88
多发性骨髓瘤	Multiple Myeloma	126	0.33	0.76	0.52	0.03	0.06	90	0.42	0.56	0.37	0.02	0.05	C90
淋巴样白血病	Lymphoid Leukaemia	121	0.31	0.73	0.64	0.04	0.05	86	0.40	0.54	0.47	0.03	0.05	C91
髓样白血病	Myeloid Leukaemia	165	0.43	1.00	0.75	0.05	0.08	113	0.53	0.70	0.51	0.03	0.06	C92–C94
白血病,未特指	Leukaemia Unspecified	424	1.10	2.57	2.15	0.12	0.21	322	1.50	2.00	1.59	0.10	0.15	C95
其他的或未指明部位	Other and Unspecified	482	1.25	2.92	2.05	0.10	0.21	336	1.56	2.09	1.29	0.07	0.14	O&U
所有部位合计	All Sites	38607	100.00	234.22	160.42	7.83	18.58	21477	100.00	133.72	82.58	4.09	9.40	ALL
所有部位除外 C44	All Sites but C44	38473	99.65	233.41	159.86	7.82	18.53	21383	99.56	133.14	82.27	4.08	9.38	ALLbC44

表 7-2-13 2011年全国中部肿瘤登记地区癌症死亡主要指标
Table 7-2-13 Cancer mortality in Middle registration areas of China, 2011

部位 Site		男性 Male						女性 Female						ICD-10
		病例数 No. cases	构成 (%)	粗率 Crude rate (1/10⁵)	世标率 ASR world (1/10⁵)	累积率 Cum.rate(%) 0~64	0~74	病例数 No. cases	构成 (%)	粗率 Crude rate (1/10⁵)	世标率 ASR world (1/10⁵)	累积率 Cum.rate(%) 0~64	0~74	
唇	Lip	18	0.05	0.09	0.08	0.00	0.01	8	0.04	0.04	0.03	0.00	0.00	C00
舌	Tongue	72	0.18	0.36	0.28	0.02	0.03	43	0.19	0.22	0.16	0.01	0.02	C01-C02
口	Mouth	80	0.20	0.40	0.32	0.02	0.04	61	0.27	0.32	0.23	0.01	0.03	C03-C06
唾液腺	Salivary Glands	44	0.11	0.22	0.18	0.01	0.02	18	0.08	0.09	0.08	0.00	0.01	C07-C08
扁桃腺	Tonsil	10	0.03	0.05	0.04	0.00	0.00	6	0.03	0.03	0.02	0.00	0.00	C09
其他口咽	Other Oropharynx	33	0.08	0.16	0.12	0.01	0.01	10	0.04	0.05	0.04	0.00	0.00	C10
鼻咽	Nasopharynx	360	0.91	1.79	1.40	0.10	0.16	154	0.68	0.80	0.58	0.04	0.07	C11
喉咽	Hypopharynx	37	0.09	0.18	0.14	0.01	0.01	10	0.04	0.05	0.04	0.00	0.00	C12-C13
咽,部位不明	Pharynx Unspecified	43	0.11	0.21	0.18	0.01	0.02	9	0.04	0.05	0.04	0.00	0.00	C14
食管	Esophagus	4805	12.14	23.83	19.07	0.89	2.30	2212	9.71	11.50	8.05	0.34	0.95	C15
胃	Stomach	6740	17.03	33.43	26.47	1.19	3.16	2872	12.61	14.94	10.40	0.48	1.18	C16
小肠	Small Intestine	115	0.29	0.57	0.45	0.03	0.06	96	0.42	0.50	0.35	0.01	0.04	C17
结肠	Colon	986	2.49	4.89	3.85	0.18	0.44	785	3.45	4.08	2.80	0.12	0.30	C18
直肠	Rectum	1370	3.46	6.79	5.33	0.26	0.60	910	4.00	4.73	3.32	0.16	0.37	C19-C20
肛门	Anus	29	0.07	0.14	0.11	0.01	0.01	19	0.08	0.10	0.07	0.00	0.01	C21
肝脏	Liver	6810	17.20	33.77	26.73	1.69	3.09	2641	11.60	13.73	9.76	0.51	1.14	C22
胆囊及其他	Gallbladder etc.	419	1.06	2.08	1.63	0.06	0.18	435	1.91	2.26	1.55	0.06	0.18	C23-C24
胰腺	Pancreas	1016	2.57	5.04	3.96	0.19	0.45	768	3.37	3.99	2.78	0.13	0.32	C25
鼻,鼻窦及其他	Nose, Sinuses etc.	48	0.12	0.24	0.18	0.01	0.02	26	0.11	0.14	0.11	0.01	0.01	C30-C31
喉	Larynx	329	0.83	1.63	1.28	0.07	0.16	79	0.35	0.41	0.28	0.01	0.03	C32
气管,支气管,肺	Trachea, Bronchus and Lung	11294	28.53	56.01	44.16	1.85	5.28	4604	20.22	23.94	16.72	0.73	2.00	C33-C34
其他胸腔器官	Other Thoracic Organs	93	0.23	0.46	0.36	0.02	0.04	71	0.31	0.37	0.26	0.02	0.03	C37-C38
骨	Bone	325	0.82	1.61	1.30	0.07	0.14	211	0.93	1.10	0.80	0.05	0.09	C40-C41
皮肤黑色素瘤	Melanoma of Skin	34	0.09	0.17	0.14	0.01	0.02	38	0.17	0.20	0.14	0.01	0.02	C43
其他皮肤	Other Skin	132	0.33	0.65	0.53	0.02	0.05	98	0.43	0.51	0.34	0.01	0.02	C44
间皮瘤	Mesothelioma	22	0.06	0.11	0.09	0.00	0.01	22	0.10	0.11	0.08	0.00	0.01	C45
卡波西肉瘤	Kaposi Sarcoma	2	0.01	0.01	0.01	0.00	0.00	2	0.01	0.01	0.01	0.00	0.00	C46
周围神经,结缔,软组织	Connective and Soft Tissue	57	0.14	0.28	0.24	0.01	0.02	57	0.25	0.30	0.23	0.01	0.02	C47;C49
乳房	Breast	32	0.08	0.16	0.13	0.01	0.01	2018	8.86	10.49	7.80	0.61	0.89	C50
外阴	Vulva	–	–	–	–	–	–	28	0.12	0.15	0.09	0.01	0.01	C51
阴道	Vagina	–	–	–	–	–	–	9	0.04	0.05	0.03	0.00	0.00	C52
子宫颈	Cervix Uteri	–	–	–	–	–	–	894	3.93	4.65	3.46	0.26	0.40	C53
子宫体	Corpus Uteri	–	–	–	–	–	–	384	1.69	2.00	1.49	0.11	0.17	C54
子宫,部位不明	Uterus Unspecified	–	–	–	–	–	–	185	0.81	0.96	0.71	0.04	0.08	C55
卵巢	Ovary	–	–	–	–	–	–	557	2.45	2.90	2.14	0.16	0.25	C56
其他女性生殖器	Other Female Genital Organs	–	–	–	–	–	–	9	0.04	0.05	0.04	0.00	0.00	C57
胎盘	Placenta	–	–	–	–	–	–	2	0.01	0.01	0.01	0.00	0.00	C58
阴茎	Penis	42	0.11	0.21	0.16	0.01	0.02	–	–	–	–	–	–	C60
前列腺	Prostate	482	1.22	2.39	1.95	0.02	0.14	–	–	–	–	–	–	C61
睾丸	Testis	13	0.03	0.06	0.05	0.00	0.00	–	–	–	–	–	–	C62
其他男性生殖器	Other Male Genital Organs	10	0.03	0.05	0.04	0.00	0.00	–	–	–	–	–	–	C63
肾	Kidney	259	0.65	1.28	1.04	0.05	0.12	130	0.57	0.68	0.46	0.02	0.05	C64
肾盂	Renal Pelvis	33	0.08	0.16	0.12	0.00	0.01	18	0.08	0.09	0.06	0.00	0.01	C65
输尿管	Ureter	22	0.06	0.11	0.08	0.00	0.01	18	0.08	0.09	0.06	0.00	0.01	C66
膀胱	Bladder	525	1.33	2.60	2.04	0.06	0.19	144	0.63	0.75	0.49	0.02	0.05	C67
其他泌尿器官	Other Urinary Organs	3	0.01	0.01	0.01	0.00	0.00	3	0.01	0.02	0.01	0.00	0.00	C68
眼	Eye	4	0.01	0.02	0.02	0.00	0.00	15	0.07	0.08	0.08	0.00	0.01	C69
脑,神经系统	Brain, Nervous System	856	2.16	4.25	3.56	0.22	0.36	621	2.73	3.23	2.48	0.15	0.25	C70-C72
甲状腺	Thyroid Gland	51	0.13	0.25	0.20	0.01	0.02	114	0.50	0.59	0.43	0.03	0.05	C73
肾上腺	Adrenal Gland	22	0.06	0.11	0.09	0.00	0.01	14	0.06	0.07	0.05	0.00	0.01	C74
其他内分泌腺	Other Endocrine	22	0.06	0.11	0.09	0.00	0.01	18	0.08	0.09	0.07	0.00	0.01	C75
霍奇金病	Hodgkin Disease	47	0.12	0.23	0.19	0.01	0.02	25	0.11	0.13	0.10	0.01	0.01	C81
非霍奇金淋巴瘤	Non-Hodgkin Lymphoma	483	1.22	2.40	1.93	0.10	0.20	295	1.30	1.53	1.11	0.06	0.12	C82-C85,96
免疫增生性疾病	Immunoproliferative Disease	1	0.00	0.00	0.00	0.00	0.00	0	0.00	0.00	0.00	0.00	0.00	C88
多发性骨髓瘤	Multiple Myeloma	104	0.26	0.52	0.39	0.02	0.04	72	0.32	0.37	0.27	0.01	0.04	C90
淋巴样白血病	Lymphoid Leukaemia	140	0.35	0.69	0.62	0.03	0.06	100	0.44	0.52	0.43	0.03	0.04	C91
髓样白血病	Myeloid Leukaemia	192	0.49	0.95	0.81	0.04	0.06	132	0.58	0.69	0.55	0.04	0.06	C92-C94
白血病,未特指	Leukaemia Unspecified	393	0.99	1.95	1.71	0.10	0.16	293	1.29	1.52	1.33	0.08	0.12	C95
其他的或未指明部位	Other and Unspecified	527	1.33	2.61	2.10	0.10	0.21	410	1.80	2.13	1.52	0.07	0.15	O&U
所有部位合计	All Sites	39586	100.00	196.32	155.97	7.54	18.03	22773	100.00	118.42	84.56	4.45	9.65	ALL
所有部位除外 C44	All Sites but C44	39454	99.67	195.66	155.44	7.52	17.98	22675	99.57	117.92	84.22	4.44	9.62	ALLbC44

表 7-2-14　2011年全国中部城市肿瘤登记地区癌症死亡主要指标
Table 7-2-14　Cancer mortality in Middle urban registration areas of China,2011

部位 Site		男性 Male						女性 Female						ICD-10
		病例数 No. cases	构成 (%)	粗率 Crude rate (1/10⁵)	世标率 ASR world (1/10⁵)	累积率 Cum.rate(%)		病例数 No. cases	构成 (%)	粗率 Crude rate (1/10⁵)	世标率 ASR world (1/10⁵)	累积率 Cum.rate(%)		
						0~64	0~74					0~64	0~74	
唇	Lip	5	0.03	0.06	0.05	0.00	0.00	0	0.00	0.00	0.00	0.00	0.00	C00
舌	Tongue	46	0.26	0.52	0.36	0.03	0.04	23	0.23	0.27	0.18	0.01	0.02	C01-C02
口	Mouth	42	0.24	0.48	0.37	0.02	0.05	29	0.28	0.34	0.23	0.01	0.03	C03-C06
唾液腺	Salivary Glands	24	0.14	0.27	0.21	0.01	0.02	6	0.06	0.07	0.05	0.00	0.00	C07-C08
扁桃腺	Tonsil	7	0.04	0.08	0.06	0.00	0.01	2	0.02	0.02	0.02	0.00	0.00	C09
其他口咽	Other Oropharynx	17	0.10	0.19	0.12	0.01	0.01	5	0.05	0.06	0.04	0.00	0.00	C10
鼻咽	Nasopharynx	179	1.01	2.03	1.48	0.10	0.17	66	0.65	0.78	0.52	0.04	0.06	C11
喉咽	Hypopharynx	21	0.12	0.24	0.17	0.01	0.01	5	0.05	0.06	0.04	0.00	0.00	C12-C13
咽,部位不明	Pharynx Unspecified	13	0.07	0.15	0.12	0.00	0.01	2	0.02	0.02	0.02	0.00	0.00	C14
食管	Esophagus	1414	7.97	16.04	11.61	0.54	1.35	556	5.46	6.55	4.03	0.12	0.43	C15
胃	Stomach	2362	13.31	26.80	19.04	0.78	2.19	1029	10.10	12.13	7.54	0.32	0.82	C16
小肠	Small Intestine	65	0.37	0.74	0.53	0.03	0.07	63	0.62	0.74	0.48	0.02	0.06	C17
结肠	Colon	606	3.42	6.88	4.98	0.21	0.57	475	4.66	5.60	3.45	0.13	0.36	C18
直肠	Rectum	678	3.82	7.69	5.41	0.25	0.57	407	4.00	4.80	3.05	0.14	0.32	C19-C20
肛门	Anus	18	0.10	0.20	0.15	0.01	0.01	12	0.12	0.14	0.09	0.00	0.01	C21
肝脏	Liver	2820	15.89	32.00	23.26	1.47	2.61	1024	10.05	12.07	7.69	0.35	0.87	C22
胆囊及其他	Gallbladder etc.	254	1.43	2.88	2.03	0.07	0.21	250	2.45	2.95	1.86	0.07	0.22	C23-C24
胰腺	Pancreas	576	3.25	6.54	4.65	0.19	0.51	462	4.54	5.44	3.41	0.14	0.39	C25
鼻,鼻窦及其他	Nose, Sinuses etc.	30	0.17	0.34	0.24	0.01	0.03	12	0.12	0.14	0.10	0.00	0.01	C30-C31
喉	Larynx	172	0.97	1.95	1.38	0.07	0.15	33	0.32	0.39	0.23	0.00	0.03	C32
气管,支气管,肺	Trachea, Bronchus and Lung	5728	32.28	64.99	46.48	1.91	5.45	2322	22.80	27.37	17.27	0.69	2.02	C33-C34
其他胸腔器官	Other Thoracic Organs	62	0.35	0.70	0.50	0.03	0.07	40	0.39	0.47	0.29	0.02	0.03	C37-C38
骨	Bone	110	0.62	1.25	0.96	0.05	0.09	91	0.89	1.07	0.72	0.04	0.07	C40-C41
皮肤黑色素瘤	Melanoma of Skin	23	0.13	0.26	0.19	0.01	0.02	20	0.20	0.24	0.16	0.01	0.02	C43
其他皮肤	Other Skin	55	0.31	0.62	0.43	0.02	0.03	36	0.35	0.42	0.25	0.01	0.02	C44
间皮瘤	Mesothelioma	18	0.10	0.20	0.15	0.01	0.02	17	0.17	0.20	0.12	0.01	0.01	C45
卡波西肉瘤	Kaposi Sarcoma	2	0.01	0.02	0.02	0.00	0.00	2	0.02	0.02	0.03	0.00	0.00	C46
周围神经,结缔,软组织	Connective and Soft Tissue	38	0.21	0.43	0.33	0.02	0.04	42	0.41	0.49	0.37	0.02	0.03	C47;C49
乳房	Breast	16	0.09	0.18	0.14	0.01	0.02	947	9.30	11.16	7.59	0.55	0.86	C50
外阴	Vulva	–	–	–	–	–	–	18	0.18	0.21	0.13	0.01	0.01	C51
阴道	Vagina	–	–	–	–	–	–	5	0.05	0.06	0.03	0.00	0.00	C52
子宫颈	Cervix Uteri	–	–	–	–	–	–	351	3.45	4.14	2.79	0.21	0.30	C53
子宫体	Corpus Uteri	–	–	–	–	–	–	168	1.65	1.98	1.36	0.10	0.15	C54
子宫,部位不明	Uterus Unspecified	–	–	–	–	–	–	51	0.50	0.60	0.39	0.03	0.04	C55
卵巢	Ovary	–	–	–	–	–	–	325	3.19	3.83	2.55	0.16	0.29	C56
其他女性生殖器	Other Female Genital Organs	–	–	–	–	–	–	5	0.05	0.06	0.04	0.00	0.00	C57
胎盘	Placenta	–	–	–	–	–	–	2	0.02	0.02	0.02	0.00	0.00	C58
阴茎	Penis	27	0.15	0.31	0.21	0.00	0.02	–	–	–	–	–	–	C60
前列腺	Prostate	312	1.76	3.54	2.52	0.03	0.19	–	–	–	–	–	–	C61
睾丸	Testis	6	0.03	0.07	0.05	0.00	0.00	–	–	–	–	–	–	C62
其他男性生殖器	Other Male Genital Organs	8	0.05	0.09	0.06	0.00	0.00	–	–	–	–	–	–	C63
肾	Kidney	176	0.99	2.00	1.49	0.07	0.16	83	0.81	0.98	0.61	0.02	0.06	C64
肾盂	Renal Pelvis	20	0.11	0.23	0.15	0.00	0.01	15	0.15	0.18	0.11	0.00	0.01	C65
输尿管	Ureter	19	0.11	0.22	0.15	0.00	0.01	14	0.14	0.16	0.10	0.00	0.01	C66
膀胱	Bladder	316	1.78	3.59	2.52	0.06	0.22	81	0.80	0.95	0.55	0.02	0.04	C67
其他泌尿器官	Other Urinary Organs	2	0.01	0.02	0.01	0.00	0.00	1	0.01	0.01	0.01	0.00	0.00	C68
眼	Eye	1	0.01	0.01	0.01	0.00	0.00	5	0.05	0.06	0.04	0.00	0.00	C69
脑,神经系统	Brain, Nervous System	373	2.10	4.23	3.29	0.19	0.32	293	2.88	3.45	2.52	0.14	0.25	C70-C72
甲状腺	Thyroid Gland	22	0.12	0.25	0.19	0.01	0.02	50	0.49	0.59	0.39	0.02	0.05	C73
肾上腺	Adrenal Gland	17	0.10	0.19	0.14	0.01	0.02	11	0.11	0.13	0.08	0.00	0.01	C74
其他内分泌腺	Other Endocrine	17	0.10	0.19	0.14	0.01	0.02	8	0.08	0.09	0.06	0.00	0.01	C75
霍奇金病	Hodgkin Disease	16	0.09	0.18	0.13	0.01	0.01	7	0.07	0.08	0.05	0.00	0.01	C81
非霍奇金淋巴瘤	Non-Hodgkin Lymphoma	295	1.66	3.35	2.49	0.12	0.26	175	1.72	2.06	1.41	0.07	0.16	C82-C85,96
免疫增生性疾病	Immunoproliferative Disease	0	0.00	0.00	0.00	0.00	0.00	0	0.00	0.00	0.00	0.00	0.00	C88
多发性骨髓瘤	Multiple Myeloma	75	0.42	0.85	0.56	0.02	0.06	56	0.55	0.66	0.43	0.02	0.06	C90
淋巴样白血病	Lymphoid Leukaemia	85	0.48	0.96	0.87	0.04	0.07	53	0.52	0.62	0.50	0.03	0.05	C91
髓样白血病	Myeloid Leukaemia	106	0.60	1.20	0.95	0.05	0.11	75	0.74	0.88	0.64	0.04	0.07	C92-C94
白血病,未特指	Leukaemia Unspecified	147	0.83	1.67	1.30	0.06	0.12	110	1.08	1.30	0.96	0.05	0.09	C95
其他的或未指明部位	Other and Unspecified	302	1.70	3.43	2.55	0.10	0.26	246	2.42	2.90	1.84	0.07	0.17	O&U
所有部位合计	All Sites	17743	100.00	201.31	145.19	6.67	16.25	10186	100.00	120.05	77.44	3.72	8.55	ALL
所有部位除外 C44	All Sites but C44	17688	99.69	200.69	144.76	6.65	16.22	10150	99.65	119.62	77.19	3.71	8.53	ALLbC44

表 7-2-17　2011年全国西部城市肿瘤登记地区癌症死亡主要指标
Table 7-2-17　Cancer mortality in Western urban registration areas of China,2011

部位 Site		男性 Male						女性 Female						ICD-10
		病例数 No. cases	构成 (%)	粗率 Crude rate (1/10⁵)	世标率 ASR world (1/10⁵)	累积率 Cum.rate(%) 0~64	 0~74	病例数 No. cases	构成 (%)	粗率 Crude rate (1/10⁵)	世标率 ASR world (1/10⁵)	累积率 Cum.rate(%) 0~64	 0~74	
唇	Lip	6	0.06	0.11	0.07	0.00	0.01	1	0.02	0.02	0.01	0.00	0.00	C00
舌	Tongue	24	0.23	0.44	0.38	0.01	0.04	8	0.14	0.15	0.11	0.00	0.02	C01–C02
口	Mouth	22	0.21	0.40	0.31	0.02	0.03	12	0.21	0.22	0.13	0.01	0.01	C03–C06
唾液腺	Salivary Glands	7	0.07	0.13	0.10	0.01	0.01	7	0.12	0.13	0.09	0.00	0.01	C07–C08
扁桃腺	Tonsil	2	0.02	0.04	0.04	0.00	0.01	1	0.02	0.02	0.01	0.00	0.00	C09
其他口咽	Other Oropharynx	6	0.06	0.11	0.09	0.00	0.01	1	0.02	0.02	0.01	0.00	0.00	C10
鼻咽	Nasopharynx	142	1.38	2.60	1.98	0.15	0.24	51	0.90	0.94	0.71	0.05	0.08	C11
喉咽	Hypopharynx	12	0.12	0.22	0.19	0.01	0.02	2	0.04	0.04	0.03	0.00	0.00	C12–C13
咽,部位不明	Pharynx Unspecified	11	0.11	0.20	0.16	0.01	0.02	7	0.12	0.13	0.09	0.01	0.01	C14
食管	Esophagus	1172	11.36	21.42	17.00	0.76	2.16	479	8.43	8.82	6.54	0.25	0.80	C15
胃	Stomach	1627	15.77	29.73	22.97	1.18	2.81	623	10.97	11.47	8.40	0.40	0.95	C16
小肠	Small Intestine	36	0.35	0.66	0.51	0.02	0.06	27	0.48	0.50	0.37	0.02	0.03	C17
结肠	Colon	286	2.77	5.23	3.99	0.14	0.40	188	3.31	3.46	2.59	0.12	0.27	C18
直肠	Rectum	414	4.01	7.57	5.88	0.25	0.63	240	4.22	4.42	3.19	0.14	0.34	C19–C20
肛门	Anus	15	0.15	0.27	0.19	0.00	0.02	11	0.19	0.20	0.13	0.00	0.01	C21
肝脏	Liver	1746	16.93	31.91	24.35	1.53	2.82	617	10.86	11.36	8.18	0.41	0.91	C22
胆囊及其他	Gallbladder etc.	124	1.20	2.27	1.74	0.08	0.15	136	2.39	2.50	1.83	0.10	0.25	C23–C24
胰腺	Pancreas	271	2.63	4.95	3.87	0.16	0.46	206	3.63	3.79	2.79	0.10	0.32	C25
鼻,鼻窦及其他	Nose, Sinuses etc.	15	0.15	0.27	0.21	0.01	0.02	5	0.09	0.09	0.06	0.00	0.00	C30–C31
喉	Larynx	73	0.71	1.33	1.07	0.05	0.10	10	0.18	0.18	0.12	0.00	0.01	C32
气管,支气管,肺	Trachea, Bronchus and Lung	2755	26.71	50.35	38.71	1.70	4.35	1165	20.51	21.44	15.48	0.67	1.63	C33–C34
其他胸腔器官	Other Thoracic Organs	25	0.24	0.46	0.36	0.01	0.04	18	0.32	0.33	0.23	0.01	0.02	C37–C38
骨	Bone	83	0.80	1.52	1.17	0.06	0.13	52	0.92	0.96	0.74	0.03	0.09	C40–C41
皮肤黑色素瘤	Melanoma of Skin	14	0.14	0.26	0.20	0.01	0.03	10	0.18	0.18	0.14	0.01	0.01	C43
其他皮肤	Other Skin	60	0.58	1.10	0.87	0.03	0.08	28	0.49	0.52	0.41	0.02	0.03	C44
间皮瘤	Mesothelioma	5	0.05	0.09	0.06	0.00	0.01	2	0.04	0.04	0.02	0.00	0.00	C45
卡波西肉瘤	Kaposi Sarcoma	1	0.01	0.02	0.01	0.00	0.00	1	0.02	0.02	0.02	0.00	0.00	C46
周围神经,结缔,软组织	Connective and Soft Tissue	18	0.17	0.33	0.27	0.01	0.03	15	0.26	0.28	0.21	0.01	0.02	C47;C49
乳房	Breast	14	0.14	0.26	0.17	0.01	0.02	453	7.97	8.34	6.18	0.50	0.65	C50
外阴	Vulva	–	–	–	–	–	–	12	0.21	0.22	0.13	0.00	0.01	C51
阴道	Vagina	–	–	–	–	–	–	4	0.07	0.07	0.06	0.00	0.00	C52
子宫颈	Cervix Uteri	–	–	–	–	–	–	214	3.77	3.94	2.83	0.20	0.31	C53
子宫体	Corpus Uteri	–	–	–	–	–	–	116	2.04	2.14	1.59	0.11	0.18	C54
子宫,部位不明	Uterus Unspecified	–	–	–	–	–	–	38	0.67	0.70	0.54	0.03	0.05	C55
卵巢	Ovary	–	–	–	–	–	–	160	2.82	2.94	2.29	0.16	0.24	C56
其他女性生殖器	Other Female Genital Organs	–	–	–	–	–	–	5	0.09	0.09	0.06	0.00	0.01	C57
胎盘	Placenta	–	–	–	–	–	–	1	0.02	0.02	0.01	0.00	0.00	C58
阴茎	Penis	8	0.08	0.15	0.09	0.01	0.01	–	–	–	–	–	–	C60
前列腺	Prostate	146	1.42	2.67	2.17	0.03	0.14	–	–	–	–	–	–	C61
睾丸	Testis	11	0.11	0.20	0.16	0.01	0.02	–	–	–	–	–	–	C62
其他男性生殖器	Other Male Genital Organs	3	0.03	0.05	0.04	0.00	0.01	–	–	–	–	–	–	C63
肾	Kidney	78	0.76	1.43	1.14	0.05	0.13	31	0.55	0.57	0.42	0.02	0.04	C64
肾盂	Renal Pelvis	12	0.12	0.22	0.19	0.01	0.02	2	0.04	0.04	0.03	0.00	0.00	C65
输尿管	Ureter	7	0.07	0.13	0.10	0.01	0.01	4	0.07	0.07	0.05	0.00	0.00	C66
膀胱	Bladder	157	1.52	2.87	2.38	0.08	0.20	43	0.76	0.79	0.59	0.02	0.06	C67
其他泌尿器官	Other Urinary Organs	4	0.04	0.07	0.06	0.00	0.00	2	0.04	0.04	0.05	0.00	0.00	C68
眼	Eye	4	0.04	0.07	0.07	0.01	0.01	2	0.04	0.04	0.03	0.00	0.00	C69
脑,神经系统	Brain, Nervous System	231	2.24	4.22	3.43	0.22	0.33	163	2.87	3.00	2.30	0.12	0.24	C70–C72
甲状腺	Thyroid Gland	26	0.25	0.48	0.36	0.02	0.04	45	0.79	0.83	0.59	0.04	0.07	C73
肾上腺	Adrenal Gland	5	0.05	0.09	0.09	0.00	0.00	7	0.12	0.13	0.14	0.00	0.01	C74
其他内分泌腺	Other Endocrine	9	0.09	0.16	0.12	0.01	0.01	9	0.16	0.17	0.10	0.00	0.01	C75
霍奇金病	Hodgkin Disease	9	0.09	0.16	0.12	0.01	0.01	8	0.14	0.15	0.12	0.00	0.01	C81
非霍奇金淋巴瘤	Non-Hodgkin Lymphoma	108	1.05	1.97	1.59	0.09	0.18	73	1.28	1.34	1.04	0.06	0.10	C82–C85,96
免疫增生性疾病	Immunoproliferative Disease	0	0.00	0.00	0.00	0.00	0.00	0	0.00	0.00	0.00	0.00	0.00	C88
多发性骨髓瘤	Multiple Myeloma	36	0.35	0.66	0.54	0.02	0.06	22	0.39	0.40	0.29	0.01	0.04	C90
淋巴样白血病	Lymphoid Leukaemia	44	0.43	0.80	0.67	0.03	0.06	50	0.88	0.92	0.82	0.05	0.07	C91
髓样白血病	Myeloid Leukaemia	67	0.65	1.22	1.02	0.06	0.09	51	0.90	0.94	0.75	0.05	0.07	C92–C94
白血病,未特指	Leukaemia Unspecified	92	0.89	1.68	1.48	0.08	0.12	65	1.14	1.20	1.11	0.07	0.10	C95
其他的或未指明部位	Other and Unspecified	273	2.65	4.99	4.06	0.19	0.43	178	3.13	3.28	2.60	0.13	0.28	O&U
所有部位合计	All Sites	10316	100.00	188.52	146.78	7.19	16.61	5681	100.00	104.56	77.37	3.94	8.38	ALL
所有部位除外 C44	All Sites but C44	10256	99.42	187.43	145.92	7.16	16.53	5653	99.51	104.05	76.96	3.92	8.35	ALLbC44

表 7-2-18　2011年全国西部农村肿瘤登记地区癌症死亡主要指标

Table 7-2-18　Cancer mortality in Western rural registration areas of China,2011

部位 Site		男性 Male						女性 Female						ICD-10
		病例数 No. cases	构成 (%)	粗率 Crude rate (1/10⁵)	世标率 ASR world (1/10⁵)	累积率 Cum.rate(%)		病例数 No. cases	构成 (%)	粗率 Crude rate (1/10⁵)	世标率 ASR world (1/10⁵)	累积率 Cum.rate(%)		
						0~64	0~74					0~64	0~74	
唇	Lip	0	0.00	0.00	0.00	0.00	0.00	1	0.05	0.06	0.05	0.00	0.01	C00
舌	Tongue	7	0.15	0.38	0.27	0.02	0.03	2	0.09	0.12	0.08	0.00	0.02	C01–C02
口	Mouth	18	0.38	0.97	0.79	0.02	0.11	8	0.37	0.47	0.38	0.02	0.05	C03–C06
唾液腺	Salivary Glands	0	0.00	0.00	0.00	0.00	0.00	1	0.05	0.06	0.03	0.00	0.00	C07–C08
扁桃腺	Tonsil	1	0.02	0.05	0.03	0.00	0.00	0	0.00	0.00	0.00	0.00	0.00	C09
其他口咽	Other Oropharynx	7	0.15	0.38	0.31	0.02	0.04	2	0.09	0.12	0.07	0.00	0.01	C10
鼻咽	Nasopharynx	97	2.06	5.21	4.19	0.29	0.45	24	1.10	1.40	1.09	0.06	0.14	C11
喉咽	Hypopharynx	1	0.02	0.05	0.05	0.01	0.01	0	0.00	0.00	0.00	0.00	0.00	C12–C13
咽,部位不明	Pharynx Unspecified	8	0.17	0.43	0.35	0.02	0.04	0	0.00	0.00	0.00	0.00	0.00	C14
食管	Esophagus	677	14.37	36.39	28.89	1.50	3.56	239	10.98	13.90	9.76	0.44	1.09	C15
胃	Stomach	856	18.17	46.01	36.72	1.85	4.55	391	17.97	22.75	16.45	0.79	1.93	C16
小肠	Small Intestine	2	0.04	0.11	0.09	0.00	0.00	7	0.32	0.41	0.28	0.01	0.04	C17
结肠	Colon	56	1.19	3.01	2.36	0.13	0.27	31	1.42	1.80	1.25	0.05	0.14	C18
直肠	Rectum	148	3.14	7.96	6.36	0.29	0.73	95	4.37	5.53	3.98	0.20	0.50	C19–C20
肛门	Anus	1	0.02	0.05	0.04	0.00	0.00	1	0.05	0.06	0.03	0.00	0.00	C21
肝脏	Liver	1195	25.37	64.24	49.84	3.33	5.38	344	15.81	20.01	14.57	0.85	1.71	C22
胆囊及其他	Gallbladder etc.	32	0.68	1.72	1.40	0.07	0.16	27	1.24	1.57	1.24	0.10	0.14	C23–C24
胰腺	Pancreas	58	1.23	3.12	2.42	0.12	0.27	35	1.61	2.04	1.48	0.05	0.18	C25
鼻,鼻窦及其他	Nose,Sinuses etc.	5	0.11	0.27	0.22	0.01	0.03	5	0.23	0.29	0.22	0.02	0.02	C30–C31
喉	Larynx	40	0.85	2.15	1.80	0.08	0.22	9	0.41	0.52	0.39	0.03	0.04	C32
气管,支气管,肺	Trachea,Bronchus and Lung	989	20.99	53.16	41.89	1.87	4.86	381	17.51	22.16	16.05	0.82	1.90	C33–C34
其他胸腔器官	Other Thoracic Organs	9	0.19	0.48	0.44	0.03	0.04	5	0.23	0.29	0.19	0.01	0.02	C37–C38
骨	Bone	51	1.08	2.74	2.16	0.10	0.22	33	1.52	1.92	1.43	0.09	0.16	C40–C41
皮肤黑色素瘤	Melanoma of Skin	2	0.04	0.11	0.09	0.01	0.01	0	0.00	0.00	0.00	0.00	0.00	C43
其他皮肤	Other Skin	20	0.42	1.08	0.88	0.03	0.09	12	0.55	0.70	0.48	0.01	0.02	C44
间皮瘤	Mesothelioma	0	0.00	0.00	0.00	0.00	0.00	1	0.05	0.06	0.03	0.00	0.00	C45
卡波西肉瘤	Kaposi Sarcoma	1	0.02	0.05	0.04	0.00	0.01	1	0.05	0.06	0.04	0.00	0.00	C46
周围神经,结缔,软组织	Connective and Soft Tissue	5	0.11	0.27	0.22	0.01	0.03	8	0.37	0.47	0.36	0.03	0.04	C47;C49
乳房	Breast	4	0.08	0.22	0.16	0.02	0.02	128	5.88	7.45	5.39	0.42	0.57	C50
外阴	Vulva	–	–	–	–	–	–	1	0.05	0.06	0.04	0.00	0.00	C51
阴道	Vagina	–	–	–	–	–	–	1	0.05	0.06	0.03	0.00	0.00	C52
子宫颈	Cervix Uteri	–	–	–	–	–	–	58	2.67	3.37	2.43	0.16	0.25	C53
子宫体	Corpus Uteri	–	–	–	–	–	–	30	1.38	1.75	1.28	0.10	0.14	C54
子宫,部位不明	Uterus Unspecified	–	–	–	–	–	–	34	1.56	1.98	1.42	0.11	0.14	C55
卵巢	Ovary	–	–	–	–	–	–	40	1.84	2.33	1.77	0.15	0.18	C56
其他女性生殖器	Other Female Genital Organs	–	–	–	–	–	–	1	0.05	0.06	0.05	0.00	0.00	C57
胎盘	Placenta	–	–	–	–	–	–	0	0.00	0.00	0.00	0.00	0.00	C58
阴茎	Penis	3	0.06	0.16	0.14	0.01	0.01	–	–	–	–	–	–	C60
前列腺	Prostate	29	0.62	1.56	1.19	0.01	0.06	–	–	–	–	–	–	C61
睾丸	Testis	0	0.00	0.00	0.00	0.00	0.00	–	–	–	–	–	–	C62
其他男性生殖器	Other Male Genital Organs	0	0.00	0.00	0.00	0.00	0.00	–	–	–	–	–	–	C63
肾	Kidney	15	0.32	0.81	0.70	0.04	0.09	14	0.64	0.81	0.70	0.03	0.06	C64
肾盂	Renal Pelvis	1	0.02	0.05	0.06	0.00	0.00	0	0.00	0.00	0.00	0.00	0.00	C65
输尿管	Ureter	0	0.00	0.00	0.00	0.00	0.00	0	0.00	0.00	0.00	0.00	0.00	C66
膀胱	Bladder	46	0.98	2.47	1.93	0.05	0.21	7	0.32	0.41	0.24	0.01	0.01	C67
其他泌尿器官	Other Urinary Organs	2	0.04	0.11	0.08	0.00	0.02	0	0.00	0.00	0.00	0.00	0.00	C68
眼	Eye	3	0.06	0.16	0.15	0.00	0.02	1	0.05	0.06	0.14	0.01	0.01	C69
脑,神经系统	Brain,Nervous System	109	2.31	5.86	4.66	0.30	0.46	68	3.13	3.96	3.13	0.19	0.32	C70–C72
甲状腺	Thyroid Gland	6	0.13	0.32	0.25	0.01	0.02	7	0.32	0.41	0.30	0.02	0.02	C73
肾上腺	Adrenal Gland	4	0.08	0.22	0.15	0.01	0.01	1	0.05	0.06	0.04	0.00	0.00	C74
其他内分泌腺	Other Endocrine	2	0.04	0.11	0.08	0.01	0.01	0	0.00	0.00	0.00	0.00	0.00	C75
霍奇金病	Hodgkin Disease	1	0.02	0.05	0.04	0.00	0.00	1	0.05	0.06	0.06	0.00	0.00	C81
非霍奇金淋巴瘤	Non-Hodgkin Lymphoma	36	0.76	1.94	1.62	0.09	0.16	18	0.83	1.05	0.76	0.05	0.08	C82–C85,96
免疫增生性疾病	Immunoproliferative Disease	0	0.00	0.00	0.00	0.00	0.00	0	0.00	0.00	0.00	0.00	0.00	C88
多发性骨髓瘤	Multiple Myeloma	4	0.08	0.22	0.17	0.01	0.03	4	0.18	0.23	0.20	0.02	0.03	C90
淋巴样白血病	Lymphoid Leukaemia	2	0.04	0.11	0.10	0.01	0.01	2	0.09	0.12	0.19	0.01	0.01	C91
髓样白血病	Myeloid Leukaemia	32	0.68	1.72	1.59	0.11	0.16	19	0.87	1.11	0.91	0.04	0.09	C92–C94
白血病,未特指	Leukaemia Unspecified	34	0.72	1.83	1.58	0.11	0.16	14	0.64	0.81	0.90	0.05	0.05	C95
其他的或未指明部位	Other and Unspecified	92	1.95	4.95	4.12	0.20	0.47	64	2.94	3.72	2.88	0.16	0.31	O&U
所有部位合计	All Sites	4711	100.00	253.24	200.63	10.77	23.03	2176	100.00	126.59	92.81	5.13	10.43	ALL
所有部位除外 C44	All Sites but C44	4691	99.58	252.16	199.75	10.74	22.94	2164	99.45	125.89	92.33	5.11	10.41	ALLbC44

3 2011年全国各肿瘤登记处癌症发病与死亡

表 7-3-1 北京市 2011 年癌症发病和死亡主要指标
Table 7-3-1 Incidence and mortality of cancer in Beijing，2011

部位 Site		男性 Male						女性 Female						ICD-10
		病例数 No. cases	构成 (%)	粗率 Crude rate (1/10⁵)	世标率 ASR world (1/10⁵)	累积率 Cum.rate(%)		病例数 No. cases	构成 (%)	粗率 Crude rate (1/10⁵)	世标率 ASR world (1/10⁵)	累积率 Cum.rate(%)		
						0~64	0~74					0~64	0~74	
发病 Incidence														
口腔和咽喉(除外鼻咽)	Lip,Oral Cavity & Pharynx but Nasopharynx	201	1.61	5.06	2.82	0.18	0.33	132	1.07	3.37	1.81	0.11	0.22	C00-C10;C12-C14
鼻咽	Nasopharynx	50	0.40	1.26	0.81	0.06	0.08	21	0.17	0.54	0.35	0.02	0.04	C11
食管	Esophagus	457	3.67	11.51	5.92	0.35	0.69	149	1.21	3.81	1.41	0.03	0.14	C15
胃	Stomach	1044	8.39	26.29	13.02	0.65	1.54	492	4.00	12.57	6.39	0.35	0.76	C16
结直肠肛门	Colon,Rectum & Anus	1667	13.39	41.99	21.38	1.06	2.64	1329	10.81	33.97	16.00	0.82	1.93	C18-C21
肝脏	Liver	1083	8.70	27.28	14.84	1.00	1.70	383	3.11	9.79	4.70	0.22	0.53	C22
胆囊及其他	Gallbladder and Extrahepatic Ducts	251	2.02	6.32	3.00	0.15	0.35	247	2.01	6.31	2.75	0.10	0.31	C23-C24
胰腺	Pancreas	399	3.21	10.05	5.14	0.28	0.61	363	2.95	9.28	4.14	0.17	0.51	C25
喉	Larynx	127	1.02	3.20	1.83	0.11	0.24	13	0.11	0.33	0.13	0.01	0.01	C32
气管,支气管,肺	Trachea,Bronchus and Lung	2838	22.80	71.48	35.03	1.62	4.22	1778	14.46	45.44	20.71	0.92	2.48	C33-C34
其他胸腔器官	Other Thoracic Organs	56	0.45	1.41	0.94	0.06	0.10	44	0.36	1.12	0.66	0.04	0.06	C37-C38
骨	Bone	47	0.38	1.18	0.83	0.05	0.08	36	0.29	0.92	0.90	0.06	0.07	C40-C41
皮肤黑色素瘤	Melanoma of Skin	37	0.30	0.93	0.52	0.03	0.06	26	0.21	0.66	0.35	0.02	0.04	C43
乳房	Breast	18	0.14	0.45	0.20	0.01	0.02	2778	22.59	71.00	42.06	3.30	4.68	C50
子宫颈	Cervix	–	–	–	–	–	–	327	2.66	8.36	5.59	0.47	0.54	C53
子宫体及子宫部位不明	Uterus & Unspecified	–	–	–	–	–	–	665	5.41	17.00	9.95	0.86	1.15	C54-C55
卵巢	Ovary	–	–	–	–	–	–	416	3.38	10.63	6.46	0.50	0.68	C56
前列腺	Prostate	855	6.87	21.53	9.82	0.22	1.30	–	–	–	–	–	–	C61
睾丸	Testis	21	0.17	0.53	0.44	0.03	0.03	–	–	–	–	–	–	C62
肾及泌尿系统不明	Kidney & Unspecified Urinary Organs	713	5.73	17.96	10.21	0.66	1.25	439	3.57	11.22	5.54	0.28	0.68	C64-C66,68
膀胱	Bladder	665	5.34	16.75	8.25	0.37	1.01	242	1.97	6.18	2.79	0.12	0.32	C67
脑,神经系统	Brain,Central Nervous System	281	2.26	7.08	5.62	0.36	0.53	430	3.50	10.99	7.67	0.54	0.77	C70-C72
甲状腺	Thyroid Gland	252	2.02	6.35	4.50	0.37	0.44	783	6.37	20.01	14.01	1.15	1.31	C73
淋巴瘤	Lymphoma	484	3.89	12.19	6.93	0.39	0.76	389	3.16	9.94	5.47	0.32	0.60	C81-C85,88,90,96
白血病	Leukaemia	304	2.44	7.66	5.82	0.32	0.54	231	1.88	5.90	5.27	0.28	0.42	C91-C95
不明及其他恶性肿瘤	All Other Sites and Unspecified	596	4.79	15.01	8.59	0.45	0.91	586	4.76	14.98	8.38	0.48	0.87	O&U
所有部位合计	All Sites	12446	100.00	313.47	166.60	8.79	19.44	12299	100.00	314.33	173.48	11.18	19.13	ALL
所有部位除外 C44	All Sites but C44	12348	99.21	311.01	165.33	8.75	19.29	12192	99.13	311.59	172.24	11.12	18.99	ALLbC44
死亡 Mortality														
口腔和咽喉(除外鼻咽)	Lip,Oral Cavity & Pharynx but Nasopharynx	125	1.42	3.15	1.50	0.08	0.17	41	0.68	1.05	0.39	0.01	0.04	C00-C10;C12-C14
鼻咽	Nasopharynx	44	0.50	1.11	0.61	0.04	0.07	13	0.21	0.33	0.17	0.01	0.02	C11
食管	Esophagus	452	5.14	11.38	5.45	0.30	0.60	145	2.40	3.71	1.21	0.01	0.09	C15
胃	Stomach	848	9.64	21.36	9.60	0.31	1.09	340	5.62	8.69	3.83	0.18	0.39	C16
结直肠肛门	Colon,Rectum & Anus	935	10.62	23.55	10.04	0.33	1.05	693	11.45	17.71	7.08	0.23	0.74	C18-C21
肝脏	Liver	971	11.03	24.46	12.94	0.83	1.47	389	6.43	9.94	4.22	0.17	0.44	C22
胆囊及其他	Gallbladder and Extrahepatic Ducts	243	2.76	6.12	2.69	0.11	0.29	259	4.28	6.62	2.77	0.11	0.30	C23-C24
胰腺	Pancreas	372	4.23	9.37	4.51	0.21	0.50	336	5.55	8.59	3.80	0.14	0.46	C25
喉	Larynx	62	0.70	1.56	0.71	0.02	0.08	12	0.20	0.31	0.11	0.00	0.01	C32
气管,支气管,肺	Trachea,Bronchus and Lung	2703	30.71	68.08	30.41	1.14	3.41	1585	26.20	40.51	16.02	0.49	1.72	C33-C34
其他胸腔器官	Other Thoracic Organs	37	0.42	0.93	0.51	0.03	0.06	23	0.38	0.59	0.33	0.02	0.03	C37-C38
骨	Bone	37	0.42	0.93	0.61	0.03	0.05	20	0.33	0.51	0.29	0.01	0.02	C40-C41
皮肤黑色素瘤	Melanoma of Skin	15	0.17	0.38	0.18	0.01	0.02	16	0.26	0.41	0.20	0.01	0.02	C43
乳房	Breast	6	0.07	0.15	0.11	0.00	0.02	582	9.62	14.87	7.50	0.48	0.81	C50
子宫颈	Cervix	–	–	–	–	–	–	100	1.65	2.56	1.47	0.12	0.14	C53
子宫体及子宫部位不明	Uterus & Unspecified	–	–	–	–	–	–	115	1.90	2.94	1.45	0.09	0.15	C54-C55
卵巢	Ovary	–	–	–	–	–	–	234	3.87	5.98	2.97	0.20	0.37	C56
前列腺	Prostate	336	3.82	8.46	3.00	0.03	0.22	–	–	–	–	–	–	C61
睾丸	Testis	3	0.03	0.08	0.09	0.01	0.01	–	–	–	–	–	–	C62
肾及泌尿系统不明	Kidney & Unspecified Urinary Organs	259	2.94	6.52	3.02	0.12	0.33	146	2.41	3.73	1.54	0.04	0.16	C64-C66,68
膀胱	Bladder	280	3.18	7.05	2.81	0.05	0.22	102	1.69	2.61	0.89	0.02	0.06	C67
脑,神经系统	Brain,Central Nervous System	177	2.01	4.46	3.04	0.18	0.31	156	2.58	3.99	2.24	0.12	0.23	C70-C72
甲状腺	Thyroid Gland	16	0.18	0.40	0.23	0.01	0.03	40	0.66	1.02	0.45	0.02	0.04	C73
淋巴瘤	Lymphoma	312	3.55	7.86	3.84	0.18	0.40	230	3.80	5.88	2.82	0.13	0.32	C81-C85,88,90,96
白血病	Leukaemia	259	2.94	6.52	3.71	0.17	0.37	161	2.66	4.11	2.43	0.11	0.24	C91-C95
不明及其他恶性肿瘤	All Other Sites and Unspecified	309	3.51	7.78	4.03	0.19	0.38	312	5.16	7.97	3.72	0.16	0.36	O&U
所有部位合计	All Sites	8801	100.00	221.67	103.67	4.37	11.16	6050	100.00	154.62	67.91	2.89	7.17	ALL
所有部位除外 C44	All Sites but C44	8778	99.74	221.09	103.41	4.37	11.14	6026	99.60	154.01	67.67	2.88	7.15	ALLbC44

3 Cancer incidence and mortality in cancer registries of China,2011

表 7-3-2 北京郊县 2011 年癌症发病和死亡主要指标

Table 7-3-2 Incidence and mortality of cancer in rural areas of Beijing,2011

部位 Site		男性 Male						女性 Female						ICD-10
		病例数 No. cases	构成 (%)	粗率 Crude rate (1/10⁵)	世标率 ASR world (1/10⁵)	累积率 Cum.rate(%)		病例数 No. cases	构成 (%)	粗率 Crude rate (1/10⁵)	世标率 ASR world (1/10⁵)	累积率 Cum.rate(%)		
						0~64	0~74					0~64	0~74	
发病 Incidence														
口腔和咽喉(除外鼻咽)	Lip,Oral Cavity & Pharynx but Nasopharynx	111	1.73	4.61	3.07	0.18	0.37	50	0.88	2.09	1.23	0.09	0.14	C00-C10;C12-C14
鼻咽	Nasopharynx	26	0.41	1.08	0.71	0.05	0.07	5	0.09	0.21	0.11	0.01	0.01	C11
食管	Esophagus	471	7.35	19.58	11.87	0.52	1.47	102	1.79	4.27	2.21	0.09	0.22	C15
胃	Stomach	445	6.94	18.50	11.48	0.53	1.43	208	3.66	8.70	5.09	0.28	0.53	C16
结直肠肛门	Colon,Rectum & Anus	751	11.72	31.22	19.13	1.01	2.29	528	9.29	22.09	12.94	0.67	1.59	C18–C21
肝脏	Liver	721	11.25	29.97	18.51	1.27	2.14	251	4.42	10.50	6.11	0.29	0.72	C22
胆囊及其他	Gallbladder and Extrahepatic Ducts	172	2.68	7.15	4.43	0.19	0.55	171	3.01	7.15	4.01	0.15	0.40	C23–C24
胰腺	Pancreas	176	2.75	7.32	4.47	0.20	0.55	141	2.48	5.90	3.28	0.15	0.39	C25
喉	Larynx	87	1.36	3.62	2.27	0.13	0.28	5	0.09	0.21	0.13	0.00	0.02	C32
气管,支气管,肺	Trachea,Bronchus and Lung	1698	26.50	70.59	43.30	1.98	5.36	964	16.96	40.33	23.17	1.12	2.79	C33–C34
其他胸腔器官	Other Thoracic Organs	37	0.58	1.54	1.28	0.07	0.14	21	0.37	0.88	0.57	0.05	0.06	C37–C38
骨	Bone	43	0.67	1.79	1.19	0.09	0.13	28	0.49	1.17	1.06	0.06	0.08	C40–C41
皮肤黑色素瘤	Melanoma of Skin	12	0.19	0.50	0.29	0.02	0.03	16	0.28	0.67	0.42	0.01	0.06	C43
乳房	Breast	4	0.06	0.17	0.11	0.00	0.02	1142	20.09	47.78	29.93	2.44	3.24	C50
子宫颈	Cervix	–	–	–	–	–	–	200	3.52	8.37	5.44	0.45	0.53	C53
子宫体及子宫部位不明	Uterus & Unspecified	–	–	–	–	–	–	330	5.81	13.81	8.43	0.74	0.90	C54–C55
卵巢	Ovary	–	–	–	–	–	–	222	3.91	9.29	5.82	0.43	0.64	C56
前列腺	Prostate	216	3.37	8.98	5.31	0.13	0.64	–	–	–	–	–	–	C61
睾丸	Testis	12	0.19	0.50	0.48	0.03	0.04	–	–	–	–	–	–	C62
肾及泌尿系统不明	Kidney & Unspecified Urinary Organs	220	3.43	9.15	5.78	0.41	0.66	151	2.66	6.32	3.91	0.21	0.48	C64–C66,68
膀胱	Bladder	279	4.35	11.60	7.13	0.31	0.83	73	1.28	3.05	1.76	0.08	0.21	C67
脑,神经系统	Brain,Central Nervous System	187	2.92	7.77	5.67	0.38	0.56	238	4.19	9.96	7.07	0.52	0.71	C70–C72
甲状腺	Thyroid Gland	83	1.30	3.45	2.51	0.18	0.24	285	5.01	11.92	8.48	0.70	0.77	C73
淋巴瘤	Lymphoma	184	2.87	7.65	4.94	0.32	0.53	159	2.80	6.65	4.44	0.26	0.53	C81–C85,88,90,96
白血病	Leukaemia	179	2.79	7.44	6.37	0.38	0.57	124	2.18	5.19	4.29	0.25	0.43	C91–C95
不明及其他恶性肿瘤	All Other Sites and Unspecified	294	4.59	12.22	8.88	0.48	0.90	270	4.75	11.30	7.83	0.43	0.79	O&U
所有部位合计	All Sites	6408	100.00	266.39	169.19	8.87	19.80	5684	100.00	237.83	147.75	9.47	16.32	ALL
所有部位除外 C44	All Sites but C44	6348	99.06	263.90	167.53	8.80	19.66	5634	99.12	235.73	146.55	9.41	16.18	ALLbC44
死亡 Mortality														
口腔和咽喉(除外鼻咽)	Lip,Oral Cavity & Pharynx but Nasopharynx	60	1.26	2.49	1.54	0.09	0.17	14	0.47	0.59	0.34	0.03	0.04	C00-C10;C12-C14
鼻咽	Nasopharynx	24	0.50	1.00	0.62	0.05	0.08	3	0.10	0.13	0.06	0.01	0.01	C11
食管	Esophagus	416	8.72	17.29	10.20	0.38	1.15	101	3.40	4.23	2.27	0.05	0.25	C15
胃	Stomach	381	7.98	15.84	9.43	0.35	1.13	172	5.79	7.20	4.14	0.19	0.44	C16
结直肠肛门	Colon,Rectum & Anus	364	7.63	15.13	9.05	0.32	1.01	270	9.08	11.30	6.12	0.23	0.62	C18–C21
肝脏	Liver	692	14.50	28.77	17.91	1.14	2.04	254	8.54	10.63	5.99	0.27	0.63	C22
胆囊及其他	Gallbladder and Extrahepatic Ducts	144	3.02	5.99	3.48	0.14	0.36	142	4.78	5.94	3.31	0.12	0.37	C23–C24
胰腺	Pancreas	178	3.73	7.40	4.48	0.19	0.58	166	5.58	6.95	3.87	0.16	0.46	C25
喉	Larynx	47	0.98	1.95	1.13	0.05	0.12	7	0.24	0.29	0.16	0.00	0.02	C32
气管,支气管,肺	Trachea,Bronchus and Lung	1596	33.45	66.35	40.19	1.61	4.80	850	28.59	35.57	19.86	0.78	2.35	C33–C34
其他胸腔器官	Other Thoracic Organs	17	0.36	0.71	0.57	0.03	0.07	10	0.34	0.42	0.26	0.02	0.02	C37–C38
骨	Bone	30	0.63	1.25	0.82	0.05	0.07	13	0.44	0.54	0.30	0.01	0.03	C40–C41
皮肤黑色素瘤	Melanoma of Skin	3	0.06	0.12	0.07	0.01	0.01	7	0.24	0.29	0.16	0.01	0.01	C43
乳房	Breast	2	0.04	0.08	0.04	0.00	0.01	246	8.27	10.29	6.02	0.42	0.71	C50
子宫颈	Cervix	–	–	–	–	–	–	66	2.22	2.76	1.69	0.09	0.18	C53
子宫体及子宫部位不明	Uterus & Unspecified	–	–	–	–	–	–	43	1.45	1.80	1.07	0.07	0.14	C54–C55
卵巢	Ovary	–	–	–	–	–	–	108	3.63	4.52	2.69	0.16	0.33	C56
前列腺	Prostate	103	2.16	4.28	2.42	0.03	0.22	–	–	–	–	–	–	C61
睾丸	Testis	2	0.04	0.08	0.07	0.00	0.01	–	–	–	–	–	–	C62
肾及泌尿系统不明	Kidney & Unspecified Urinary Organs	74	1.55	3.08	1.85	0.08	0.19	40	1.35	1.67	1.11	0.05	0.12	C64–C66,68
膀胱	Bladder	105	2.20	4.37	2.55	0.04	0.23	29	0.98	1.21	0.63	0.01	0.05	C67
脑,神经系统	Brain,Central Nervous System	114	2.39	4.74	3.54	0.20	0.36	98	3.30	4.10	2.64	0.18	0.28	C70–C72
甲状腺	Thyroid Gland	13	0.27	0.54	0.32	0.01	0.04	15	0.50	0.63	0.36	0.01	0.05	C73
淋巴瘤	Lymphoma	123	2.58	5.11	3.13	0.17	0.32	79	2.66	3.31	2.00	0.10	0.25	C81–C85,88,90,96
白血病	Leukaemia	136	2.85	5.65	4.31	0.26	0.39	97	3.26	4.06	3.03	0.17	0.32	C91–C95
不明及其他恶性肿瘤	All Other Sites and Unspecified	148	3.10	6.15	4.02	0.21	0.41	143	4.81	5.98	3.40	0.14	0.35	O&U
所有部位合计	All Sites	4772	100.00	198.38	121.74	5.40	13.76	2973	100.00	124.39	71.49	3.27	8.05	ALL
所有部位除外 C44	All Sites but C44	4754	99.62	197.63	121.26	5.38	13.72	2962	99.63	123.93	71.25	3.27	8.04	ALLbC44

表 7-3-3 赞皇县 2011 年癌症发病和死亡主要指标
Table 7-3-3 Incidence and mortality of cancer in Zanhuang, 2011

部位 Site		男性 Male						女性 Female						ICD-10
		病例数 No. cases	构成 (%)	粗率 Crude rate (1/10⁵)	世标率 ASR world (1/10⁵)	累积率 Cum.rate(%) 0~64	0~74	病例数 No. cases	构成 (%)	粗率 Crude rate (1/10⁵)	世标率 ASR world (1/10⁵)	累积率 Cum.rate(%) 0~64	0~74	
发病 Incidence														
口腔和咽喉(除外鼻咽)	Lip,Oral Cavity & Pharynx but Nasopharynx	3	0.82	2.26	1.18	0.00	0.20	0	0.00	0.00	0.00	0.00	0.00	C00–C10;C12–C14
鼻咽	Nasopharynx	3	0.82	2.26	1.42	0.17	0.17	0	0.00	0.00	0.00	0.00	0.00	C11
食管	Esophagus	51	13.86	38.40	26.83	1.30	3.33	22	9.48	17.08	12.22	0.73	1.24	C15
胃	Stomach	184	50.00	138.53	103.34	6.14	10.12	74	31.90	57.46	38.88	2.39	4.26	C16
结直肠肛门	Colon,Rectum & Anus	23	6.25	17.32	14.09	0.95	1.20	24	10.34	18.63	12.04	0.71	1.48	C18–C21
肝脏	Liver	13	3.53	9.79	7.47	0.39	0.82	6	2.59	4.66	3.12	0.29	0.35	C22
胆囊及其他	Gallbladder and Extrahepatic Ducts	3	0.82	2.26	1.97	0.05	0.17	2	0.86	1.55	1.12	0.00	0.06	C23–C24
胰腺	Pancreas	4	1.09	3.01	1.87	0.17	0.29	0	0.00	0.00	0.00	0.00	0.00	C25
喉	Larynx	2	0.54	1.51	1.49	0.05	0.05	0	0.00	0.00	0.00	0.00	0.00	C32
气管,支气管,肺	Trachea,Bronchus and Lung	51	13.86	38.40	27.03	1.86	3.01	32	13.79	24.85	16.63	1.49	1.89	C33–C34
其他胸腔器官	Other Thoracic Organs	1	0.27	0.75	0.48	0.05	0.05	0	0.00	0.00	0.00	0.00	0.00	C37–C38
骨	Bone	0	0.00	0.00	0.00	0.00	0.00	3	1.29	2.33	1.76	0.11	0.22	C40–C41
皮肤黑色素瘤	Melanoma of Skin	1	0.27	0.75	0.66	0.06	0.06	0	0.00	0.00	0.00	0.00	0.00	C43
乳房	Breast	0	0.00	0.00	0.00	0.00	0.00	17	7.33	13.20	9.68	0.88	0.94	C50
子宫颈	Cervix	–	–	–	–	–	–	23	9.91	17.86	13.04	1.11	1.31	C53
子宫体及子宫部位不明	Uterus & Unspecified	–	–	–	–	–	–	7	3.02	5.44	4.87	0.35	0.46	C54–C55
卵巢	Ovary	–	–	–	–	–	–	6	2.59	4.66	2.91	0.16	0.36	C56
前列腺	Prostate	3	0.82	2.26	2.21	0.00	0.12	–	–	–	–	–	–	C61
睾丸	Testis	1	0.27	0.75	0.65	0.05	0.05	–	–	–	–	–	–	C62
肾及泌尿系统不明	Kidney & Unspecified Urinary Organs	2	0.54	1.51	0.93	0.06	0.18	1	0.43	0.78	0.49	0.05	0.05	C64–C66,68
膀胱	Bladder	4	1.09	3.01	2.78	0.05	0.12	1	0.43	0.78	0.73	0.00	0.00	C67
脑,神经系统	Brain,Central Nervous System	3	0.82	2.26	1.98	0.11	0.11	4	1.72	3.11	2.20	0.22	0.22	C70–C72
甲状腺	Thyroid Gland	0	0.00	0.00	0.00	0.00	0.00	2	0.86	1.55	1.19	0.06	0.06	C73
淋巴瘤	Lymphoma	3	0.82	2.26	1.62	0.16	0.16	0	0.00	0.00	0.00	0.00	0.00	C81–C85,88,90,96
白血病	Leukaemia	5	1.36	3.76	4.95	0.17	0.24	3	1.29	2.33	2.56	0.11	0.17	C91–C95
不明及其他恶性肿瘤	All Other Sites and Unspecified	8	2.17	6.02	4.96	0.40	0.52	5	2.16	3.88	4.74	0.19	0.30	O&U
所有部位合计	All Sites	368	100.00	277.07	207.92	12.22	20.97	232	100.00	180.13	128.18	8.84	13.38	ALL
所有部位除外 C44	All Sites but C44	368	100.00	277.07	207.92	12.22	20.97	231	99.57	179.36	126.84	8.84	13.38	ALLbC44
死亡 Mortality														
口腔和咽喉(除外鼻咽)	Lip,Oral Cavity & Pharynx but Nasopharynx	0	0.00	0.00	0.00	0.00	0.00	1	0.77	0.78	1.34	0.00	0.00	C00–C10;C12–C14
鼻咽	Nasopharynx	1	0.36	0.75	0.48	0.06	0.06	1	0.77	0.78	0.49	0.05	0.05	C11
食管	Esophagus	31	11.27	23.34	19.45	0.49	1.52	12	9.23	9.32	7.70	0.18	0.53	C15
胃	Stomach	110	40.00	82.82	64.93	2.86	5.89	48	36.92	37.27	29.31	0.84	2.41	C16
结直肠肛门	Colon,Rectum & Anus	12	4.36	9.03	5.54	0.38	0.87	7	5.38	5.44	3.75	0.16	0.50	C18–C21
肝脏	Liver	34	12.36	25.60	19.84	1.05	1.63	9	6.92	6.99	5.58	0.33	0.45	C22
胆囊及其他	Gallbladder and Extrahepatic Ducts	1	0.36	0.75	0.87	0.00	0.06	0	0.00	0.00	0.00	0.00	0.00	C23–C24
胰腺	Pancreas	4	1.45	3.01	2.04	0.17	0.29	1	0.77	0.78	0.39	0.00	0.06	C25
喉	Larynx	2	0.73	1.51	0.96	0.06	0.06	0	0.00	0.00	0.00	0.00	0.00	C32
气管,支气管,肺	Trachea,Bronchus and Lung	56	20.36	42.16	31.94	0.96	3.05	33	25.38	25.62	17.39	0.65	2.20	C33–C34
其他胸腔器官	Other Thoracic Organs	0	0.00	0.00	0.00	0.00	0.00	0	0.00	0.00	0.00	0.00	0.00	C37–C38
骨	Bone	2	0.73	1.51	1.12	0.11	0.11	2	1.54	1.55	2.07	0.00	0.00	C40–C41
皮肤黑色素瘤	Melanoma of Skin	0	0.00	0.00	0.00	0.00	0.00	0	0.00	0.00	0.00	0.00	0.00	C43
乳房	Breast	0	0.00	0.00	0.00	0.00	0.00	2	1.54	1.55	1.14	0.10	0.10	C50
子宫颈	Cervix	–	–	–	–	–	–	1	0.77	0.78	0.72	0.06	0.06	C53
子宫体及子宫部位不明	Uterus & Unspecified	–	–	–	–	–	–	5	3.85	3.88	2.75	0.26	0.26	C54–C55
卵巢	Ovary	–	–	–	–	–	–	2	1.54	1.55	1.83	0.05	0.05	C56
前列腺	Prostate	1	0.36	0.75	0.46	0.06	0.06	–	–	–	–	–	–	C61
睾丸	Testis	0	0.00	0.00	0.00	0.00	0.00	–	–	–	–	–	–	C62
肾及泌尿系统不明	Kidney & Unspecified Urinary Organs	3	1.09	2.26	1.44	0.11	0.23	0	0.00	0.00	0.00	0.00	0.00	C64–C66,68
膀胱	Bladder	0	0.00	0.00	0.00	0.00	0.00	1	0.77	0.78	0.73	0.00	0.00	C67
脑,神经系统	Brain,Central Nervous System	10	3.64	7.53	6.38	0.31	0.62	4	3.08	3.11	2.37	0.06	0.24	C70–C72
甲状腺	Thyroid Gland	0	0.00	0.00	0.00	0.00	0.00	0	0.00	0.00	0.00	0.00	0.00	C73
淋巴瘤	Lymphoma	0	0.00	0.00	0.00	0.00	0.00	0	0.00	0.00	0.00	0.00	0.00	C81–C85,88,90,96
白血病	Leukaemia	4	1.45	3.01	3.32	0.11	0.11	1	0.77	0.78	0.48	0.06	0.06	C91–C95
不明及其他恶性肿瘤	All Other Sites and Unspecified	4	1.45	3.01	2.18	0.11	0.18	0	0.00	0.00	0.00	0.00	0.00	O&U
所有部位合计	All Sites	275	100.00	207.05	160.94	6.84	14.78	130	100.00	100.94	78.03	2.81	6.97	ALL
所有部位除外 C44	All Sites but C44	275	100.00	207.05	160.94	6.84	14.78	130	100.00	100.94	78.03	2.81	6.97	ALLbC44

表 7-3-4 迁西县 2011 年癌症发病和死亡主要指标
Table 7-3-4 Incidence and mortality of cancer in Qianxi，2011

部位 Site		男性 Male						女性 Female						ICD-10
		病例数 No. cases	构成 (%)	粗率 Crude rate (1/10⁵)	世标率 ASR world (1/10⁵)	累积率 Cum.rate(%)		病例数 No. cases	构成 (%)	粗率 Crude rate (1/10⁵)	世标率 ASR world (1/10⁵)	累积率 Cum.rate(%)		
						0~64	0~74					0~64	0~74	
发病 Incidence														
口腔和咽喉(除外鼻咽)	Lip,Oral Cavity & Pharynx but Nasopharynx	8	2.22	4.02	2.90	0.20	0.29	2	0.46	1.07	0.67	0.07	0.07	C00-C10;C12-C14
鼻咽	Nasopharynx	0	0.00	0.00	0.00	0.00	0.00	0	0.00	0.00	0.00	0.00	0.00	C11
食管	Esophagus	52	14.44	26.14	19.80	1.16	2.57	10	2.30	5.37	4.16	0.20	0.50	C15
胃	Stomach	92	25.56	46.26	35.52	2.09	4.43	20	4.61	10.74	8.21	0.51	1.11	C16
结直肠肛门	Colon,Rectum & Anus	39	10.83	19.61	15.67	0.74	2.09	20	4.61	10.74	8.53	0.56	1.06	C18-C21
肝脏	Liver	48	13.33	24.13	16.84	1.33	2.09	14	3.23	7.52	6.30	0.27	0.86	C22
胆囊及其他	Gallbladder and Extrahepatic Ducts	2	0.56	1.01	1.71	0.03	0.03	2	0.46	1.07	1.07	0.06	0.16	C23-C24
胰腺	Pancreas	7	1.94	3.52	2.92	0.15	0.43	5	1.15	2.68	1.98	0.12	0.22	C25
喉	Larynx	0	0.00	0.00	0.00	0.00	0.00	0	0.00	0.00	0.00	0.00	0.00	C32
气管,支气管,肺	Trachea,Bronchus and Lung	66	18.33	33.18	25.62	1.60	3.11	52	11.98	27.92	20.64	1.53	2.52	C33-C34
其他胸腔器官	Other Thoracic Organs	0	0.00	0.00	0.00	0.00	0.00	0	0.00	0.00	0.00	0.00	0.00	C37-C38
骨	Bone	1	0.28	0.50	0.39	0.00	0.10	1	0.23	0.54	0.49	0.06	0.06	C40-C41
皮肤黑色素瘤	Melanoma of Skin	0	0.00	0.00	0.00	0.00	0.00	0	0.00	0.00	0.00	0.00	0.00	C43
乳房	Breast	1	0.28	0.50	0.32	0.03	0.03	61	14.06	32.75	23.49	2.11	2.72	C50
子宫颈	Cervix	–	–	–	–	–	–	35	8.06	18.79	13.65	1.13	1.43	C53
子宫体及子宫部位不明	Uterus & Unspecified	–	–	–	–	–	–	97	22.35	52.07	35.53	3.16	3.36	C54-C55
卵巢	Ovary	–	–	–	–	–	–	30	6.91	16.11	13.66	1.07	1.27	C56
前列腺	Prostate	5	1.39	2.51	1.76	0.00	0.30							C61
睾丸	Testis	2	0.56	1.01	0.76	0.09	0.09							C62
肾及泌尿系统不明	Kidney & Unspecified Urinary Organs	3	0.83	1.51	1.34	0.13	0.13	6	1.38	3.22	2.65	0.21	0.31	C64-C66,68
膀胱	Bladder	0	0.00	0.00	0.00	0.00	0.00	0	0.00	0.00	0.00	0.00	0.00	C67
脑,神经系统	Brain,Central Nervous System	16	4.44	8.04	6.55	0.47	0.57	25	5.76	13.42	10.58	0.73	1.23	C70-C72
甲状腺	Thyroid Gland	3	0.83	1.51	1.44	0.09	0.18	40	9.22	21.47	17.11	1.19	1.89	C73
淋巴瘤	Lymphoma	4	1.11	2.01	2.01	0.14	0.24	4	0.92	2.15	2.48	0.18	0.18	C81-C85,88,90,96
白血病	Leukaemia	0	0.00	0.00	0.00	0.00	0.00	0	0.00	0.00	0.00	0.00	0.00	C91-C95
不明和其他恶性肿瘤	All Other Sites and Unspecified	11	3.06	5.53	5.00	0.24	0.62	10	2.30	5.37	4.11	0.30	0.40	O&U
所有部位合计	All Sites	360	100.00	181.00	140.53	8.50	17.29	434	100.00	232.99	175.30	13.49	19.35	ALL
所有部位除外 C44	All Sites but C44	356	98.89	178.99	138.56	8.46	17.05	434	100.00	232.99	175.30	13.49	19.35	ALLbC44
死亡 Mortality														
口腔和咽喉(除外鼻咽)	Lip,Oral Cavity & Pharynx but Nasopharynx	0	0.00	0.00	0.00	0.00	0.00	0	0.00	0.00	0.00	0.00	0.00	C00-C10;C12-C14
鼻咽	Nasopharynx	2	0.63	1.01	0.65	0.06	0.06	0	0.00	0.00	0.00	0.00	0.00	C11
食管	Esophagus	43	13.48	21.62	16.31	0.67	1.42	11	7.53	5.91	4.15	0.18	0.49	C15
胃	Stomach	56	17.55	28.16	20.93	1.00	2.70	15	10.27	8.05	6.68	0.39	0.79	C16
结直肠肛门	Colon,Rectum & Anus	16	5.02	8.04	5.48	0.20	0.58	4	2.74	2.15	1.28	0.04	0.14	C18-C21
肝脏	Liver	58	18.18	29.16	20.92	1.71	2.39	19	13.01	10.20	7.98	0.61	0.91	C22
胆囊及其他	Gallbladder and Extrahepatic Ducts	2	0.63	1.01	1.00	0.06	0.15	0	0.00	0.00	0.00	0.00	0.00	C23-C24
胰腺	Pancreas	5	1.57	2.51	1.55	0.10	0.10	8	5.48	4.29	3.81	0.27	0.37	C25
喉	Larynx	1	0.31	0.50	0.54	0.00	0.09	0	0.00	0.00	0.00	0.00	0.00	C32
气管,支气管,肺	Trachea,Bronchus and Lung	67	21.00	33.69	29.81	1.15	2.86	31	21.23	16.64	12.42	0.57	1.06	C33-C34
其他胸腔器官	Other Thoracic Organs	0	0.00	0.00	0.00	0.00	0.00	0	0.00	0.00	0.00	0.00	0.00	C37-C38
骨	Bone	3	0.94	1.51	1.14	0.11	0.11	2	1.37	1.07	0.97	0.12	0.12	C40-C41
皮肤黑色素瘤	Melanoma of Skin	0	0.00	0.00	0.00	0.00	0.00	0	0.00	0.00	0.00	0.00	0.00	C43
乳房	Breast	0	0.00	0.00	0.00	0.00	0.00	7	4.79	3.76	2.59	0.22	0.32	C50
子宫颈	Cervix	–	–	–	–	–	–	2	1.37	1.07	1.25	0.04	0.04	C53
子宫体及子宫部位不明	Uterus & Unspecified	–	–	–	–	–	–	2	1.37	1.07	0.68	0.07	0.07	C54-C55
卵巢	Ovary	–	–	–	–	–	–	1	0.68	0.54	0.34	0.03	0.03	C56
前列腺	Prostate	5	1.57	2.51	3.74	0.00	0.10							C61
睾丸	Testis	0	0.00	0.00	0.00	0.00	0.00							C62
肾及泌尿系统不明	Kidney & Unspecified Urinary Organs	0	0.00	0.00	0.00	0.00	0.00	0	0.00	0.00	0.00	0.00	0.00	C64-C66,68
膀胱	Bladder	2	0.63	1.01	1.83	0.06	0.06	0	0.00	0.00	0.00	0.00	0.00	C67
脑,神经系统	Brain,Central Nervous System	10	3.13	5.03	4.00	0.25	0.54	9	6.16	4.83	3.92	0.18	0.28	C70-C72
甲状腺	Thyroid Gland	0	0.00	0.00	0.00	0.00	0.00	4	2.74	2.15	2.14	0.03	0.13	C73
淋巴瘤	Lymphoma	2	0.63	1.01	0.64	0.07	0.07	6	4.11	3.22	2.44	0.07	0.27	C81-C85,88,90,96
白血病	Leukaemia	9	2.82	4.53	3.59	0.27	0.36	6	4.11	3.22	1.99	0.13	0.13	C91-C95
不明和其他恶性肿瘤	All Other Sites and Unspecified	38	11.91	19.11	15.41	0.74	1.40	19	13.01	10.20	7.95	0.36	0.86	O&U
所有部位合计	All Sites	319	100.00	160.39	127.54	6.44	12.97	146	100.00	78.38	60.60	3.32	6.02	ALL
所有部位除外 C44	All Sites but C44	318	99.69	159.89	127.25	6.44	12.97	145	99.32	77.84	60.24	3.29	5.99	ALLbC44

表 7-3-5 秦皇岛市区 2011 年癌症发病和死亡主要指标
Table 7-3-5 Incidence and mortality of cancer in urban areas of Qinhuangdao, 2011

部位 Site		男性 Male						女性 Female						ICD-10
		病例数 No. cases	构成 (%)	粗率 Crude rate (1/10⁵)	世标率 ASR world (1/10⁵)	累积率 Cum.rate(%) 0~64	0~74	病例数 No. cases	构成 (%)	粗率 Crude rate (1/10⁵)	世标率 ASR world (1/10⁵)	累积率 Cum.rate(%) 0~64	0~74	
发病 Incidence														
口腔和咽喉(除外鼻咽)	Lip,Oral Cavity & Pharynx but Nasopharynx	22	3.20	7.43	5.89	0.43	0.92	4	0.56	1.36	0.89	0.07	0.13	C00-C10;C12-C14
鼻咽	Nasopharynx	4	0.58	1.35	0.93	0.08	0.08	2	0.28	0.68	0.45	0.02	0.09	C11
食管	Esophagus	40	5.81	13.51	12.34	0.64	1.22	5	0.70	1.70	1.06	0.02	0.09	C15
胃	Stomach	66	9.59	22.29	19.18	1.16	2.25	23	3.22	7.80	5.84	0.26	0.69	C16
结直肠肛门	Colon, Rectum & Anus	88	12.79	29.71	25.05	1.63	2.85	68	9.51	23.07	17.81	1.07	2.19	C18-C21
肝脏	Liver	65	9.45	21.95	18.49	1.10	2.02	24	3.36	8.14	6.72	0.39	0.49	C22
胆囊及其他	Gallbladder and Extrahepatic Ducts	8	1.16	2.70	2.19	0.15	0.21	5	0.70	1.70	1.39	0.04	0.28	C23-C24
胰腺	Pancreas	16	2.33	5.40	4.88	0.17	0.38	16	2.24	5.43	3.85	0.25	0.62	C25
喉	Larynx	8	1.16	2.70	2.73	0.11	0.24	0	0.00	0.00	0.00	0.00	0.00	C32
气管,支气管,肺	Trachea, Bronchus and Lung	170	24.71	57.40	49.83	2.33	5.53	129	18.04	43.77	33.03	1.87	3.87	C33-C34
其他胸腔器官	Other Thoracic Organs	5	0.73	1.69	1.24	0.10	0.10	1	0.14	0.34	0.25	0.02	0.02	C37-C38
骨	Bone	5	0.73	1.69	2.01	0.11	0.17	0	0.00	0.00	0.00	0.00	0.00	C40-C41
皮肤黑色素瘤	Melanoma of Skin	2	0.29	0.68	0.50	0.04	0.04	0	0.00	0.00	0.00	0.00	0.00	C43
乳房	Breast	6	0.87	2.03	1.48	0.14	0.14	175	24.48	59.38	41.33	3.54	4.42	C50
子宫颈	Cervix	–	–	–	–	–	–	68	9.51	23.07	16.37	1.38	1.55	C53
子宫体及子宫部位不明	Uterus & Unspecified	–	–	–	–	–	–	59	8.25	20.02	14.80	1.19	1.85	C54-C55
卵巢	Ovary	–	–	–	–	–	–	28	3.92	9.50	7.56	0.56	0.99	C56
前列腺	Prostate	20	2.91	6.75	6.00	0.11	0.38	–	–	–	–	–	–	C61
睾丸	Testis	0	0.00	0.00	0.00	0.00	0.00	–	–	–	–	–	–	C62
肾及泌尿系统不明	Kidney & Unspecified Urinary Organs	25	3.63	8.44	6.66	0.34	0.94	7	0.98	2.38	1.85	0.08	0.31	C64-C66,68
膀胱	Bladder	27	3.92	9.12	7.05	0.24	0.70	6	0.84	2.04	1.40	0.02	0.14	C67
脑,神经系统	Brain, Central Nervous System	26	3.78	8.78	9.51	0.42	0.61	26	3.64	8.82	7.33	0.56	0.82	C70-C72
甲状腺	Thyroid Gland	6	0.87	2.03	1.90	0.14	0.20	14	1.96	4.75	3.39	0.31	0.31	C73
淋巴瘤	Lymphoma	22	3.20	7.43	6.93	0.41	0.55	14	1.96	4.75	3.12	0.14	0.31	C81-C85,88,90,96
白血病	Leukaemia	22	3.20	7.43	7.20	0.33	0.73	9	1.26	3.05	2.28	0.18	0.24	C91-C95
不明及其他恶性肿瘤	All Other Sites and Unspecified	35	5.09	11.82	10.95	0.63	1.03	32	4.48	10.86	8.03	0.49	0.95	O&U
所有部位合计	All Sites	688	100.00	232.31	202.94	10.80	21.30	715	100.00	242.60	178.75	12.45	20.35	ALL
所有部位除外 C44	All Sites but C44	683	99.27	230.62	201.11	10.70	21.14	714	99.86	242.26	178.50	12.45	20.29	ALLbC44
死亡 Mortality														
口腔和咽喉(除外鼻咽)	Lip,Oral Cavity & Pharynx but Nasopharynx	6	0.95	2.03	1.61	0.06	0.26	0	0.00	0.00	0.00	0.00	0.00	C00-C10;C12-C14
鼻咽	Nasopharynx	5	0.79	1.69	1.32	0.04	0.18	0	0.00	0.00	0.00	0.00	0.00	C11
食管	Esophagus	37	5.85	12.49	17.41	0.27	0.76	5	2.34	3.05	3.29	0.10	0.22	C15
胃	Stomach	55	8.70	18.57	20.25	0.59	1.53	24	6.23	8.14	8.70	0.12	0.46	C16
结直肠肛门	Colon, Rectum & Anus	61	9.65	20.60	20.17	0.67	1.41	23	5.97	7.80	6.37	0.29	0.52	C18-C21
肝脏	Liver	101	15.98	34.10	27.97	1.52	2.71	55	14.29	18.66	14.20	0.49	1.13	C22
胆囊及其他	Gallbladder and Extrahepatic Ducts	6	0.95	2.03	1.59	0.04	0.11	2	0.52	0.68	0.45	0.00	0.06	C23-C24
胰腺	Pancreas	18	2.85	6.08	4.86	0.24	0.66	18	4.68	6.11	4.77	0.26	0.63	C25
喉	Larynx	2	0.32	0.68	0.44	0.04	0.04	0	0.00	0.00	0.00	0.00	0.00	C32
气管,支气管,肺	Trachea, Bronchus and Lung	220	34.81	74.28	74.64	2.50	6.46	140	36.36	47.50	42.59	1.18	2.99	C33-C34
其他胸腔器官	Other Thoracic Organs	1	0.16	0.34	0.29	0.00	0.07	4	1.04	1.36	1.19	0.03	0.14	C37-C38
骨	Bone	3	0.47	1.01	1.74	0.07	0.07	0	0.00	0.00	0.00	0.00	0.00	C40-C41
皮肤黑色素瘤	Melanoma of Skin	0	0.00	0.00	0.00	0.00	0.00	0	0.00	0.00	0.00	0.00	0.00	C43
乳房	Breast	5	0.79	1.69	1.24	0.11	0.11	33	8.57	11.20	10.27	0.57	0.88	C50
子宫颈	Cervix	–	–	–	–	–	–	6	1.56	2.04	1.39	0.13	0.13	C53
子宫体及子宫部位不明	Uterus & Unspecified	–	–	–	–	–	–	10	2.60	3.39	2.99	0.16	0.27	C54-C55
卵巢	Ovary	–	–	–	–	–	–	5	1.30	1.70	1.29	0.11	0.16	C56
前列腺	Prostate	6	0.95	2.03	1.61	0.04	0.11	–	–	–	–	–	–	C61
睾丸	Testis	0	0.00	0.00	0.00	0.00	0.00	–	–	–	–	–	–	C62
肾及泌尿系统不明	Kidney & Unspecified Urinary Organs	7	1.11	2.36	2.47	0.09	0.09	2	0.52	0.68	0.52	0.06	0.06	C64-C66,68
膀胱	Bladder	9	1.42	3.04	2.32	0.07	0.14	4	1.04	1.36	1.37	0.00	0.06	C67
脑,神经系统	Brain, Central Nervous System	16	2.53	5.40	6.11	0.17	0.37	8	2.08	2.71	3.32	0.18	0.18	C70-C72
甲状腺	Thyroid Gland	0	0.00	0.00	0.00	0.00	0.00	0	0.00	0.00	0.00	0.00	0.00	C73
淋巴瘤	Lymphoma	27	4.27	9.12	8.14	0.36	0.69	6	1.56	2.04	1.92	0.09	0.15	C81-C85,88,90,96
白血病	Leukaemia	22	3.48	7.43	8.32	0.18	0.71	14	3.64	4.75	4.82	0.22	0.28	C91-C95
不明及其他恶性肿瘤	All Other Sites and Unspecified	25	3.96	8.44	7.79	0.41	0.68	22	5.71	7.46	5.82	0.17	0.77	O&U
所有部位合计	All Sites	632	100.00	213.40	210.29	7.47	17.17	385	100.00	130.63	115.26	4.15	9.11	ALL
所有部位除外 C44	All Sites but C44	630	99.68	212.72	209.80	7.47	17.17	381	98.96	129.27	114.24	4.15	8.93	ALLbC44

表 7-3-6 涉县 2011 年癌症发病和死亡主要指标
Table 7-3-6 Incidence and mortality of cancer in Shexian,2011

部位 Site		男性 Male						女性 Female						ICD-10
		病例数 No. cases	构成 (%)	粗率 Crude rate (1/10⁵)	世标率 ASR world (1/10⁵)	累积率 Cum.rate(%) 0~64	0~74	病例数 No. cases	构成 (%)	粗率 Crude rate (1/10⁵)	世标率 ASR world (1/10⁵)	累积率 Cum.rate(%) 0~64	0~74	
发病 Incidence														
口腔和咽喉(除外鼻咽)	Lip,Oral Cavity & Pharynx but Nasopharynx	1	0.14	0.52	0.48	0.00	0.00	1	0.22	0.56	0.57	0.05	0.05	C00-C10;C12-C14
鼻咽	Nasopharynx	2	0.28	1.04	0.85	0.11	0.11	0	0.00	0.00	0.00	0.00	0.00	C11
食管	Esophagus	157	22.14	81.55	74.12	5.13	9.67	82	18.14	45.56	40.64	2.21	4.54	C15
胃	Stomach	351	49.51	182.33	164.39	11.61	21.01	163	36.06	90.57	78.59	5.85	9.49	C16
结直肠肛门	Colon,Rectum & Anus	24	3.39	12.47	12.21	0.59	1.67	18	3.98	10.00	8.15	0.61	0.88	C18-C21
肝脏	Liver	47	6.63	24.41	25.37	1.63	2.61	10	2.21	5.56	4.96	0.35	0.74	C22
胆囊及其他	Gallbladder and Extrahepatic Ducts	1	0.14	0.52	0.48	0.00	0.00	4	0.88	2.22	2.48	0.00	0.45	C23-C24
胰腺	Pancreas	4	0.56	2.08	1.80	0.15	0.29	2	0.44	1.11	1.03	0.05	0.21	C25
喉	Larynx	6	0.85	3.12	2.86	0.28	0.42	2	0.44	1.11	1.06	0.05	0.16	C32
气管,支气管,肺	Trachea,Bronchus and Lung	68	9.59	35.32	32.67	2.12	4.53	25	5.53	13.89	11.25	0.90	1.17	C33-C34
其他胸腔器官	Other Thoracic Organs	0	0.00	0.00	0.00	0.00	0.00	1	0.22	0.56	0.36	0.03	0.03	C37-C38
骨	Bone	7	0.99	3.64	3.46	0.32	0.32	3	0.66	1.67	1.47	0.07	0.18	C40-C41
皮肤黑色素瘤	Melanoma of Skin	1	0.14	0.52	0.56	0.00	0.14	2	0.44	1.11	1.12	0.06	0.22	C43
乳房	Breast	0	0.00	0.00	0.00	0.00	0.00	34	7.52	18.89	14.71	1.34	1.45	C50
子宫颈	Cervix	–	–	–	–	–	–	59	13.05	32.78	25.10	2.42	2.70	C53
子宫体及子宫部位不明	Uterus & Unspecified	–	–	–	–	–	–	22	4.87	12.22	10.01	0.73	1.21	C54-C55
卵巢	Ovary	–	–	–	–	–	–	0	0.00	0.00	0.00	0.00	0.00	C56
前列腺	Prostate	2	0.28	1.04	0.95	0.12	0.12	–	–	–	–	–	–	C61
睾丸	Testis	0	0.00	0.00	0.00	0.00	0.00	–	–	–	–	–	–	C62
肾及泌尿系统不明	Kidney & Unspecified Urinary Organs	5	0.71	2.60	2.31	0.21	0.21	2	0.44	1.11	1.07	0.04	0.20	C64-C66,68
膀胱	Bladder	3	0.42	1.56	1.57	0.12	0.12	0	0.00	0.00	0.00	0.00	0.00	C67
脑,神经系统	Brain,Central Nervous System	7	0.99	3.64	2.91	0.25	0.39	8	1.77	4.45	3.87	0.21	0.54	C70-C72
甲状腺	Thyroid Gland	4	0.56	2.08	1.82	0.22	0.22	6	1.33	3.33	2.58	0.29	0.29	C73
淋巴瘤	Lymphoma	4	0.56	2.08	1.72	0.21	0.21	2	0.44	1.11	1.16	0.06	0.17	C81-C85,88,90,96
白血病	Leukaemia	14	1.97	7.27	6.01	0.49	0.49	6	1.33	3.33	3.89	0.23	0.34	C91-C95
不明及其他恶性肿瘤	All Other Sites and Unspecified	1	0.14	0.52	0.48	0.06	0.06	0	0.00	0.00	0.00	0.00	0.00	O&U
所有部位合计	All Sites	709	100.00	368.29	337.02	23.60	42.57	452	100.00	251.16	214.06	15.58	25.01	ALL
所有部位除外 C44	All Sites but C44	709	100.00	368.29	337.02	23.60	42.57	452	100.00	251.16	214.06	15.58	25.01	ALLbC44
死亡 Mortality														
口腔和咽喉(除外鼻咽)	Lip,Oral Cavity & Pharynx but Nasopharynx	2	0.40	1.04	0.79	0.08	0.08	1	0.32	0.56	0.38	0.05	0.05	C00-C10;C12-C14
鼻咽	Nasopharynx	4	0.80	2.08	1.85	0.13	0.27	3	0.95	1.67	1.43	0.07	0.23	C11
食管	Esophagus	124	24.65	64.41	62.91	3.12	8.12	78	24.61	43.34	41.46	1.65	4.99	C15
胃	Stomach	241	47.91	125.19	123.74	5.47	16.62	106	33.44	58.90	54.51	2.61	7.12	C16
结直肠肛门	Colon,Rectum & Anus	9	1.79	4.68	8.48	0.09	0.64	14	4.42	7.78	6.65	0.58	0.85	C18-C21
肝脏	Liver	34	6.76	17.66	15.76	1.09	2.00	16	5.05	8.89	7.51	0.63	0.90	C22
胆囊及其他	Gallbladder and Extrahepatic Ducts	1	0.20	0.52	0.48	0.00	0.00	2	0.63	1.11	1.03	0.05	0.21	C23-C24
胰腺	Pancreas	2	0.40	1.04	1.00	0.05	0.15	2	0.63	1.11	1.29	0.00	0.32	C25
喉	Larynx	3	0.60	1.56	1.59	0.06	0.16	3	0.95	1.67	2.04	0.00	0.34	C32
气管,支气管,肺	Trachea,Bronchus and Lung	46	9.15	23.89	22.15	1.10	3.06	21	6.62	11.67	10.58	0.55	1.33	C33-C34
其他胸腔器官	Other Thoracic Organs	0	0.00	0.00	0.00	0.00	0.00	0	0.00	0.00	0.00	0.00	0.00	C37-C38
骨	Bone	6	1.19	3.12	3.16	0.19	0.33	3	0.95	1.67	1.49	0.03	0.14	C40-C41
皮肤黑色素瘤	Melanoma of Skin	0	0.00	0.00	0.00	0.00	0.00	0	0.00	0.00	0.00	0.00	0.00	C43
乳房	Breast	3	0.60	1.56	1.25	0.09	0.09	13	4.10	7.22	5.77	0.52	0.68	C50
子宫颈	Cervix	–	–	–	–	–	–	30	9.46	16.67	14.18	1.05	1.94	C53
子宫体及子宫部位不明	Uterus & Unspecified	–	–	–	–	–	–	10	3.15	5.56	5.25	0.15	0.70	C54-C55
卵巢	Ovary	–	–	–	–	–	–	0	0.00	0.00	0.00	0.00	0.00	C56
前列腺	Prostate	0	0.00	0.00	0.00	0.00	0.00	–	–	–	–	–	–	C61
睾丸	Testis	0	0.00	0.00	0.00	0.00	0.00	–	–	–	–	–	–	C62
肾及泌尿系统不明	Kidney & Unspecified Urinary Organs	0	0.00	0.00	0.00	0.00	0.00	1	0.32	0.56	0.43	0.04	0.04	C64-C66,68
膀胱	Bladder	4	0.80	2.08	2.05	0.12	0.12	0	0.00	0.00	0.00	0.00	0.00	C67
脑,神经系统	Brain,Central Nervous System	8	1.59	4.16	3.58	0.24	0.52	5	1.58	2.78	2.70	0.12	0.44	C70-C72
甲状腺	Thyroid Gland	0	0.00	0.00	0.00	0.00	0.00	0	0.00	0.00	0.00	0.00	0.00	C73
淋巴瘤	Lymphoma	1	0.20	0.52	0.39	0.04	0.04	1	0.32	0.56	0.68	0.00	0.11	C81-C85,88,90,96
白血病	Leukaemia	7	1.39	3.64	3.13	0.22	0.22	2	0.63	1.11	0.94	0.07	0.07	C91-C95
不明及其他恶性肿瘤	All Other Sites and Unspecified	8	1.59	4.16	4.12	0.15	0.40	6	1.89	3.33	3.07	0.03	0.30	O&U
所有部位合计	All Sites	503	100.00	261.29	256.43	12.24	32.82	317	100.00	176.14	161.39	8.20	20.78	ALL
所有部位除外 C44	All Sites but C44	501	99.60	260.25	255.50	12.19	32.63	316	99.68	175.59	161.03	8.17	20.75	ALLbC44

表 7-3-7 磁县 2011 年癌症发病和死亡主要指标
Table 7-3-7 Incidence and mortality of cancer in Cixian, 2011

部位 Site		男性 Male						女性 Female						ICD-10
		病例数 No. cases	构成 (%)	粗率 Crude rate (1/10⁵)	世标率 ASR world (1/10⁵)	累积率 Cum.rate(%) 0~64	0~74	病例数 No. cases	构成 (%)	粗率 Crude rate (1/10⁵)	世标率 ASR world (1/10⁵)	累积率 Cum.rate(%) 0~64	0~74	
发病 Incidence														
口腔和咽喉(除外鼻咽)	Lip,Oral Cavity & Pharynx but Nasopharynx	11	1.07	3.41	4.08	0.22	0.46	3	0.38	0.95	0.84	0.09	0.09	C00–C10;C12–C14
鼻咽	Nasopharynx	4	0.39	1.24	1.58	0.02	0.26	1	0.13	0.32	0.26	0.02	0.02	C11
食管	Esophagus	318	30.81	98.67	106.74	5.16	13.36	267	33.97	84.21	75.41	4.35	9.68	C15
胃	Stomach	270	26.16	83.78	90.70	4.66	12.01	104	13.23	32.80	30.40	1.57	3.94	C16
结直肠肛门	Colon,Rectum & Anus	38	3.68	11.79	11.99	0.69	1.34	31	3.94	9.78	8.00	0.55	0.90	C18–C21
肝脏	Liver	68	6.59	21.10	21.57	1.56	2.54	45	5.73	14.19	13.19	0.45	1.39	C22
胆囊及其他	Gallbladder and Extrahepatic Ducts	9	0.87	2.79	2.79	0.19	0.36	12	1.53	3.78	3.68	0.19	0.47	C23–C24
胰腺	Pancreas	13	1.26	4.03	4.91	0.25	0.52	5	0.64	1.58	1.25	0.13	0.13	C25
喉	Larynx	8	0.78	2.48	3.36	0.11	0.25	2	0.25	0.63	0.51	0.05	0.05	C32
气管,支气管,肺	Trachea,Bronchus and Lung	193	18.70	59.88	66.02	3.02	8.07	99	12.60	31.23	27.43	1.09	2.79	C33–C34
其他胸腔器官	Other Thoracic Organs	5	0.48	1.55	1.57	0.09	0.16	0	0.00	0.00	0.00	0.00	0.00	C37–C38
骨	Bone	4	0.39	1.24	1.36	0.09	0.09	9	1.15	2.84	2.55	0.16	0.25	C40–C41
皮肤黑色素瘤	Melanoma of Skin	0	0.00	0.00	0.00	0.00	0.00	1	0.13	0.32	0.21	0.03	0.03	C43
乳房	Breast	0	0.00	0.00	0.00	0.00	0.00	53	6.74	16.72	13.61	1.20	1.36	C50
子宫颈	Cervix	–	–	–	–	–	–	37	4.71	11.67	9.81	0.66	1.13	C53
子宫体及子宫部位不明	Uterus & Unspecified	–	–	–	–	–	–	23	2.93	7.25	5.98	0.54	0.63	C54–C55
卵巢	Ovary	–	–	–	–	–	–	11	1.40	3.47	3.00	0.19	0.38	C56
前列腺	Prostate	1	0.10	0.31	0.39	0.00	0.00	–	–	–	–	–	–	C61
睾丸	Testis	1	0.10	0.31	0.21	0.02	0.02	–	–	–	–	–	–	C62
肾及泌尿系统不明	Kidney & Unspecified Urinary Organs	7	0.68	2.17	2.20	0.08	0.28	1	0.13	0.32	0.21	0.03	0.03	C64–C66,68
膀胱	Bladder	13	1.26	4.03	3.95	0.32	0.49	4	0.51	1.26	1.00	0.03	0.12	C67
脑,神经系统	Brain,Central Nervous System	27	2.62	8.38	9.21	0.44	0.88	20	2.54	6.31	5.37	0.41	0.57	C70–C72
甲状腺	Thyroid Gland	2	0.19	0.62	0.57	0.02	0.02	9	1.15	2.84	2.17	0.16	0.16	C73
淋巴瘤	Lymphoma	10	0.97	3.10	3.05	0.20	0.37	14	1.78	4.42	4.67	0.23	0.57	C81–C85,88,90,96
白血病	Leukaemia	13	1.26	4.03	4.13	0.25	0.32	11	1.40	3.47	3.36	0.26	0.32	C91–C95
不明及其他恶性肿瘤	All Other Sites and Unspecified	17	1.65	5.27	4.77	0.30	0.50	24	3.05	7.57	6.54	0.22	0.60	O&U
所有部位合计	All Sites	1032	100.00	320.21	345.14	17.67	42.29	786	100.00	247.91	219.43	12.58	25.61	ALL
所有部位除外 C44	All Sites but C44	1029	99.71	319.28	344.16	17.64	42.17	781	99.36	246.34	217.97	12.55	25.42	ALLbC44
死亡 Mortality														
口腔和咽喉(除外鼻咽)	Lip,Oral Cavity & Pharynx but Nasopharynx	4	0.52	1.24	1.30	0.07	0.14	3	0.58	0.95	1.06	0.04	0.23	C00–C10;C12–C14
鼻咽	Nasopharynx	5	0.64	1.55	1.71	0.09	0.26	1	0.19	0.32	0.38	0.00	0.06	C11
食管	Esophagus	287	36.98	89.05	103.07	3.56	11.59	180	34.55	56.77	53.52	1.88	7.09	C15
胃	Stomach	179	23.07	55.54	62.93	2.71	7.88	87	16.70	27.44	25.27	1.29	3.16	C16
结直肠肛门	Colon,Rectum & Anus	23	2.96	7.14	6.85	0.38	0.62	15	2.88	4.73	4.44	0.23	0.64	C18–C21
肝脏	Liver	62	7.99	19.24	20.06	1.33	2.17	39	7.49	12.30	11.38	0.29	1.15	C22
胆囊及其他	Gallbladder and Extrahepatic Ducts	4	0.52	1.24	1.49	0.03	0.20	5	0.96	1.58	1.30	0.12	0.12	C23–C24
胰腺	Pancreas	5	0.64	1.55	2.53	0.07	0.14	7	1.34	2.21	1.82	0.10	0.16	C25
喉	Larynx	7	0.90	2.17	3.31	0.07	0.31	1	0.19	0.32	0.18	0.00	0.00	C32
气管,支气管,肺	Trachea,Bronchus and Lung	139	17.91	43.13	50.42	2.19	5.59	66	12.67	20.82	18.42	0.80	1.78	C33–C34
其他胸腔器官	Other Thoracic Organs	1	0.13	0.31	0.31	0.00	0.00	0	0.00	0.00	0.00	0.00	0.00	C37–C38
骨	Bone	6	0.77	1.86	2.02	0.08	0.15	7	1.34	2.21	1.72	0.14	0.14	C40–C41
皮肤黑色素瘤	Melanoma of Skin	0	0.00	0.00	0.00	0.00	0.00	0	0.00	0.00	0.00	0.00	0.00	C43
乳房	Breast	0	0.00	0.00	0.00	0.00	0.00	28	5.37	8.83	7.34	0.56	0.91	C50
子宫颈	Cervix	–	–	–	–	–	–	21	4.03	6.62	5.74	0.46	0.75	C53
子宫体及子宫部位不明	Uterus & Unspecified	–	–	–	–	–	–	8	1.54	2.52	1.81	0.16	0.16	C54–C55
卵巢	Ovary	–	–	–	–	–	–	5	0.96	1.58	1.34	0.09	0.16	C56
前列腺	Prostate	1	0.13	0.31	0.39	0.00	0.00	–	–	–	–	–	–	C61
睾丸	Testis	0	0.00	0.00	0.00	0.00	0.00	–	–	–	–	–	–	C62
肾及泌尿系统不明	Kidney & Unspecified Urinary Organs	2	0.26	0.62	0.70	0.00	0.00	1	0.19	0.32	0.21	0.03	0.03	C64–C66,68
膀胱	Bladder	6	0.77	1.86	2.21	0.08	0.22	5	0.96	1.58	1.49	0.05	0.12	C67
脑,神经系统	Brain,Central Nervous System	18	2.32	5.59	6.24	0.34	0.51	10	1.92	3.15	2.71	0.15	0.15	C70–C72
甲状腺	Thyroid Gland	0	0.00	0.00	0.00	0.00	0.00	3	0.58	0.95	0.78	0.08	0.08	C73
淋巴瘤	Lymphoma	7	0.90	2.17	1.89	0.10	0.17	10	1.92	3.15	2.66	0.18	0.27	C81–C85,88,90,96
白血病	Leukaemia	9	1.16	2.79	3.36	0.10	0.44	11	2.11	3.47	3.18	0.20	0.36	C91–C95
不明及其他恶性肿瘤	All Other Sites and Unspecified	11	1.42	3.41	4.28	0.14	0.34	8	1.54	2.52	2.10	0.08	0.14	O&U
所有部位合计	All Sites	776	100.00	240.78	275.08	11.34	30.72	521	100.00	164.33	148.83	6.95	17.66	ALL
所有部位除外 C44	All Sites but C44	774	99.74	240.16	273.58	11.34	30.72	519	99.62	163.70	148.28	6.95	17.66	ALLbC44

表 7-3-8 武安市 2011 年癌症发病和死亡主要指标
Table 7-3-8　Incidence and mortality of cancer in Wu'an,2011

部位 Site		男性 Male						女性 Female						ICD-10
		病例数 No. cases	构成 (%)	粗率 Crude rate (1/10⁵)	世标率 ASR world (1/10⁵)	累积率 Cum.rate(%)		病例数 No. cases	构成 (%)	粗率 Crude rate (1/10⁵)	世标率 ASR world (1/10⁵)	累积率 Cum.rate(%)		
						0~64	0~74					0~64	0~74	
发病 Incidence														
口腔和咽喉(除外鼻咽)	Lip,Oral Cavity & Pharynx but Nasopharynx	10	1.01	2.53	2.24	0.20	0.33	9	1.26	2.38	1.77	0.11	0.17	C00-C10;C12-C14
鼻咽	Nasopharynx	1	0.10	0.25	0.19	0.02	0.02	3	0.42	0.79	0.58	0.04	0.09	C11
食管	Esophagus	262	26.44	66.16	64.65	3.57	7.64	123	17.23	32.46	28.46	1.34	3.82	C15
胃	Stomach	384	38.75	96.97	90.44	5.59	12.36	114	15.97	30.09	25.44	1.54	3.16	C16
结直肠肛门	Colon,Rectum & Anus	38	3.83	9.60	8.32	0.75	0.87	35	4.90	9.24	7.75	0.56	0.98	C18-C21
肝脏	Liver	75	7.57	18.94	18.29	0.90	2.43	32	4.48	8.45	6.75	0.46	0.89	C22
胆囊及其他	Gallbladder and Extrahepatic Ducts	1	0.10	0.25	0.19	0.02	0.02	8	1.12	2.11	1.76	0.12	0.28	C23-C24
胰腺	Pancreas	3	0.30	0.76	0.77	0.05	0.11	12	1.68	3.17	3.29	0.15	0.35	C25
喉	Larynx	6	0.61	1.52	1.39	0.06	0.11	1	0.14	0.26	0.24	0.03	0.03	C32
气管,支气管,肺	Trachea,Bronchus and Lung	130	13.12	32.83	33.01	1.53	4.49	52	7.28	13.72	11.98	0.64	1.52	C33-C34
其他胸腔器官	Other Thoracic Organs	3	0.30	0.76	0.64	0.08	0.08	4	0.56	1.06	0.86	0.06	0.11	C37-C38
骨	Bone	8	0.81	2.02	1.74	0.08	0.14	3	0.42	0.79	0.61	0.06	0.06	C40-C41
皮肤黑色素瘤	Melanoma of Skin	1	0.10	0.25	0.19	0.02	0.02	0	0.00	0.00	0.00	0.00	0.00	C43
乳房	Breast	7	0.71	1.77	1.39	0.06	0.12	73	10.22	19.27	16.96	1.19	1.90	C50
子宫颈	Cervix	–	–	–	–	–	–	75	10.50	19.79	15.71	1.29	1.55	C53
子宫体及子宫部位不明	Uterus & Unspecified	–	–	–	–	–	–	40	5.60	10.56	8.71	0.77	0.93	C54-C55
卵巢	Ovary	–	–	–	–	–	–	73	10.22	19.27	16.91	1.31	1.46	C56
前列腺	Prostate	3	0.30	0.76	0.64	0.06	0.06	–	–	–	–	–	–	C61
睾丸	Testis	1	0.10	0.25	0.18	0.01	0.01	–	–	–	–	–	–	C62
肾及泌尿系统不明	Kidney & Unspecified Urinary Organs	4	0.40	1.01	1.10	0.03	0.15	3	0.42	0.79	0.61	0.00	0.05	C64-C66,68
膀胱	Bladder	6	0.61	1.52	1.66	0.06	0.28	0	0.00	0.00	0.00	0.00	0.00	C67
脑,神经系统	Brain,Central Nervous System	16	1.61	4.04	3.71	0.20	0.49	16	2.24	4.22	3.62	0.27	0.37	C70-C72
甲状腺	Thyroid Gland	3	0.30	0.76	0.80	0.08	0.08	13	1.82	3.43	2.76	0.24	0.24	C73
淋巴瘤	Lymphoma	4	0.40	1.01	1.02	0.06	0.06	3	0.42	0.79	0.66	0.03	0.08	C81-C85,88,90,96
白血病	Leukaemia	3	0.30	0.76	0.67	0.04	0.04	4	0.56	1.06	1.04	0.09	0.09	C91-C95
不明和其他恶性肿瘤	All Other Sites and Unspecified	22	2.22	5.56	6.72	0.36	0.59	18	2.52	4.75	4.05	0.31	0.41	O&U
所有部位合计	All Sites	991	100.00	250.25	239.97	13.82	30.49	714	100.00	188.43	160.52	10.58	18.53	ALL
所有部位除外 C44	All Sites but C44	989	99.80	249.75	239.52	13.76	30.44	713	99.86	188.17	160.34	10.56	18.51	ALLbC44
死亡 Mortality														
口腔和咽喉(除外鼻咽)	Lip,Oral Cavity & Pharynx but Nasopharynx	1	0.14	0.25	0.25	0.00	0.06	0	0.00	0.00	0.00	0.00	0.00	C00-C10;C12-C14
鼻咽	Nasopharynx	1	0.14	0.25	0.26	0.03	0.03	0	0.00	0.00	0.00	0.00	0.00	C11
食管	Esophagus	141	20.06	35.61	35.63	1.59	4.31	70	17.68	18.47	15.95	0.56	1.84	C15
胃	Stomach	267	37.98	67.42	67.51	3.61	7.58	105	26.52	27.71	25.01	1.31	2.81	C16
结直肠肛门	Colon,Rectum & Anus	17	2.42	4.29	4.04	0.17	0.53	23	5.81	6.07	4.85	0.18	0.62	C18-C21
肝脏	Liver	89	12.66	22.47	23.84	1.26	2.71	35	8.84	9.24	8.74	0.51	0.96	C22
胆囊及其他	Gallbladder and Extrahepatic Ducts	0	0.00	0.00	0.00	0.00	0.00	4	1.01	1.06	0.85	0.02	0.13	C23-C24
胰腺	Pancreas	3	0.43	0.76	0.67	0.04	0.04	2	0.51	0.53	0.44	0.00	0.11	C25
喉	Larynx	8	1.14	2.02	3.04	0.08	0.19	0	0.00	0.00	0.00	0.00	0.00	C32
气管,支气管,肺	Trachea,Bronchus and Lung	128	18.21	32.32	33.93	1.45	3.81	55	13.89	14.51	11.57	0.78	1.41	C33-C34
其他胸腔器官	Other Thoracic Organs	0	0.00	0.00	0.00	0.00	0.00	0	0.00	0.00	0.00	0.00	0.00	C37-C38
骨	Bone	1	0.14	0.25	0.21	0.02	0.02	8	2.02	2.11	1.88	0.15	0.25	C40-C41
皮肤黑色素瘤	Melanoma of Skin	0	0.00	0.00	0.00	0.00	0.00	0	0.00	0.00	0.00	0.00	0.00	C43
乳房	Breast	1	0.14	0.25	0.18	0.02	0.02	15	3.79	3.96	2.97	0.17	0.33	C50
子宫颈	Cervix	–	–	–	–	–	–	14	3.54	3.69	2.60	0.11	0.21	C53
子宫体及子宫部位不明	Uterus & Unspecified	–	–	–	–	–	–	18	4.55	4.75	3.61	0.29	0.35	C54-C55
卵巢	Ovary	–	–	–	–	–	–	9	2.27	2.38	1.94	0.14	0.14	C56
前列腺	Prostate	1	0.14	0.25	0.20	0.00	0.00	–	–	–	–	–	–	C61
睾丸	Testis	1	0.14	0.25	0.19	0.02	0.02	–	–	–	–	–	–	C62
肾及泌尿系统不明	Kidney & Unspecified Urinary Organs	6	0.85	1.52	1.48	0.07	0.12	1	0.25	0.26	0.18	0.02	0.02	C64-C66,68
膀胱	Bladder	5	0.71	1.26	1.14	0.06	0.13	2	0.51	0.53	0.38	0.00	0.00	C67
脑,神经系统	Brain,Central Nervous System	8	1.14	2.02	1.69	0.11	0.17	13	3.28	3.43	3.01	0.16	0.43	C70-C72
甲状腺	Thyroid Gland	0	0.00	0.00	0.00	0.00	0.00	1	0.25	0.26	0.18	0.02	0.02	C73
淋巴瘤	Lymphoma	1	0.14	0.25	0.28	0.02	0.02	0	0.00	0.00	0.00	0.00	0.00	C81-C85,88,90,96
白血病	Leukaemia	20	2.84	5.05	5.84	0.32	0.49	18	4.55	4.75	4.58	0.24	0.45	C91-C95
不明和其他恶性肿瘤	All Other Sites and Unspecified	4	0.57	1.01	0.90	0.04	0.10	3	0.76	0.79	0.69	0.04	0.04	O&U
所有部位合计	All Sites	703	100.00	177.52	181.30	8.91	20.33	396	100.00	104.51	89.43	4.71	10.17	ALL
所有部位除外 C44	All Sites but C44	701	99.72	177.02	180.91	8.89	20.31	395	99.75	104.24	89.21	4.69	10.15	ALLbC44

表 7-3-11 阳泉市 2011 年癌症发病和死亡主要指标
Table 7-3-11 Incidence and mortality of cancer in Yangquan, 2011

部位 Site		男性 Male						女性 Female						ICD-10
		病例数 No. cases	构成 (%)	粗率 Crude rate (1/10⁵)	世标率 ASR world (1/10⁵)	累积率 Cum.rate(%) 0~64	0~74	病例数 No. cases	构成 (%)	粗率 Crude rate (1/10⁵)	世标率 ASR world (1/10⁵)	累积率 Cum.rate(%) 0~64	0~74	
发病 Incidence														
口腔和咽喉(除外鼻咽)	Lip,Oral Cavity & Pharynx but Nasopharynx	14	1.56	3.83	3.06	0.12	0.46	7	1.14	2.13	1.55	0.07	0.12	C00-C10;C12-C14
鼻咽	Nasopharynx	1	0.11	0.27	0.15	0.01	0.01	2	0.33	0.61	0.43	0.05	0.05	C11
食管	Esophagus	129	14.33	35.29	30.61	0.83	3.71	73	11.91	22.22	19.16	0.49	2.52	C15
胃	Stomach	176	19.56	48.15	39.57	1.80	4.93	46	7.50	14.00	10.25	0.43	1.25	C16
结直肠肛门	Colon,Rectum & Anus	72	8.00	19.70	16.59	0.82	1.87	39	6.36	11.87	8.83	0.60	0.93	C18-C21
肝脏	Liver	71	7.89	19.43	15.34	0.85	1.51	35	5.71	10.65	7.68	0.43	1.05	C22
胆囊及其他	Gallbladder and Extrahepatic Ducts	2	0.22	0.55	0.53	0.00	0.11	12	1.96	3.65	2.64	0.07	0.37	C23-C24
胰腺	Pancreas	19	2.11	5.20	4.30	0.16	0.59	7	1.14	2.13	1.47	0.06	0.18	C25
喉	Larynx	12	1.33	3.28	2.82	0.19	0.35	5	0.82	1.52	0.98	0.07	0.07	C32
气管,支气管,肺	Trachea,Bronchus and Lung	231	25.67	63.20	53.78	2.42	7.25	76	12.40	23.14	18.57	0.67	2.29	C33-C34
其他胸腔器官	Other Thoracic Organs	8	0.89	2.19	1.71	0.08	0.19	2	0.33	0.61	0.47	0.02	0.08	C37-C38
骨	Bone	7	0.78	1.92	1.47	0.15	0.15	9	1.47	2.74	2.12	0.16	0.26	C40-C41
皮肤黑色素瘤	Melanoma of Skin	1	0.11	0.27	0.30	0.00	0.05	2	0.33	0.61	0.34	0.04	0.04	C43
乳房	Breast	2	0.22	0.55	0.47	0.02	0.07	96	15.66	29.22	19.88	1.43	2.15	C50
子宫颈	Cervix	–	–	–	–	–	–	68	11.09	20.70	14.52	1.08	1.73	C53
子宫体及子宫部位不明	Uterus & Unspecified	–	–	–	–	–	–	22	3.59	6.70	4.73	0.40	0.55	C54-C55
卵巢	Ovary	–	–	–	–	–	–	29	4.73	8.83	6.53	0.47	0.81	C56
前列腺	Prostate	26	2.89	7.11	6.73	0.09	0.60	–	–	–	–	–	–	C61
睾丸	Testis	2	0.22	0.55	0.33	0.03	0.03	–	–	–	–	–	–	C62
肾及泌尿系统不明	Kidney & Unspecified Urinary Organs	21	2.33	5.75	4.55	0.31	0.66	8	1.31	2.44	1.81	0.05	0.20	C64-C66,68
膀胱	Bladder	28	3.11	7.66	6.84	0.33	0.65	5	0.82	1.52	1.43	0.07	0.11	C67
脑,神经系统	Brain,Central Nervous System	17	1.89	4.65	3.36	0.29	0.46	13	2.12	3.96	3.03	0.15	0.33	C70-C72
甲状腺	Thyroid Gland	5	0.56	1.37	1.11	0.06	0.11	17	2.77	5.17	3.47	0.30	0.35	C73
淋巴瘤	Lymphoma	20	2.22	5.47	4.57	0.31	0.52	11	1.79	3.35	2.58	0.14	0.24	C81-C85,88,90,96
白血病	Leukaemia	14	1.56	3.83	3.30	0.12	0.29	8	1.31	2.44	3.54	0.21	0.21	C91-C95
不明及其他恶性肿瘤	All Other Sites and Unspecified	22	2.44	6.02	4.82	0.17	0.45	21	3.43	6.39	4.48	0.43	0.47	O&U
所有部位合计	All Sites	900	100.00	246.24	206.32	9.16	25.01	613	100.00	186.60	140.49	7.86	16.36	ALL
所有部位除外 C44	All Sites but C44	893	99.22	244.33	204.52	9.13	24.86	608	99.18	185.08	139.48	7.77	16.27	ALLbC44
死亡 Mortality														
口腔和咽喉(除外鼻咽)	Lip,Oral Cavity & Pharynx but Nasopharynx	1	0.17	0.27	0.15	0.01	0.01	2	0.57	0.61	0.63	0.02	0.07	C00-C10;C12-C14
鼻咽	Nasopharynx	5	0.83	1.37	1.10	0.06	0.17	1	0.28	0.30	0.16	0.01	0.01	C11
食管	Esophagus	69	11.50	18.88	16.31	0.60	1.71	57	16.15	17.35	13.79	0.38	1.34	C15
胃	Stomach	107	17.83	29.28	26.08	0.93	2.82	43	12.18	13.09	10.90	0.29	1.02	C16
结直肠肛门	Colon,Rectum & Anus	35	5.83	9.58	7.70	0.25	0.89	10	2.83	3.04	2.33	0.11	0.27	C18-C21
肝脏	Liver	83	13.83	22.71	18.22	0.66	2.08	26	7.37	7.91	5.80	0.21	0.72	C22
胆囊及其他	Gallbladder and Extrahepatic Ducts	4	0.67	1.09	0.85	0.00	0.05	8	2.27	2.44	1.86	0.09	0.26	C23-C24
胰腺	Pancreas	26	4.33	7.11	6.17	0.15	0.50	18	5.10	5.48	5.19	0.06	0.21	C25
喉	Larynx	8	1.33	2.19	1.71	0.10	0.20	1	0.28	0.30	0.18	0.00	0.00	C32
气管,支气管,肺	Trachea,Bronchus and Lung	196	32.67	53.63	46.27	1.54	5.21	74	20.96	22.53	17.87	0.50	1.82	C33-C34
其他胸腔器官	Other Thoracic Organs	0	0.00	0.00	0.00	0.00	0.00	1	0.28	0.30	0.22	0.02	0.02	C37-C38
骨	Bone	3	0.50	0.82	0.63	0.07	0.07	3	0.85	0.91	0.71	0.09	0.09	C40-C41
皮肤黑色素瘤	Melanoma of Skin	0	0.00	0.00	0.00	0.00	0.00	0	0.00	0.00	0.00	0.00	0.00	C43
乳房	Breast	2	0.33	0.55	0.57	0.03	0.08	32	9.07	9.74	6.42	0.42	0.70	C50
子宫颈	Cervix	–	–	–	–	–	–	25	7.08	7.61	5.73	0.30	0.65	C53
子宫体及子宫部位不明	Uterus & Unspecified	–	–	–	–	–	–	13	3.68	3.96	3.04	0.17	0.27	C54-C55
卵巢	Ovary	–	–	–	–	–	–	13	3.68	3.96	3.11	0.19	0.19	C56
前列腺	Prostate	8	1.33	2.19	2.20	0.03	0.19	–	–	–	–	–	–	C61
睾丸	Testis	0	0.00	0.00	0.00	0.00	0.00	–	–	–	–	–	–	C62
肾及泌尿系统不明	Kidney & Unspecified Urinary Organs	7	1.17	1.92	1.56	0.06	0.29	0	0.00	0.00	0.00	0.00	0.00	C64-C66,68
膀胱	Bladder	11	1.83	3.01	2.96	0.13	0.33	1	0.28	0.30	0.48	0.00	0.00	C67
脑,神经系统	Brain,Central Nervous System	15	2.50	4.10	3.98	0.28	0.39	12	3.40	3.65	3.02	0.07	0.36	C70-C72
甲状腺	Thyroid Gland	0	0.00	0.00	0.00	0.00	0.00	1	0.28	0.30	0.18	0.00	0.00	C73
淋巴瘤	Lymphoma	0	0.00	0.00	0.00	0.00	0.00	0	0.00	0.00	0.00	0.00	0.00	C81-C85,88,90,96
白血病	Leukaemia	9	1.50	2.46	2.09	0.08	0.08	7	1.98	2.13	2.53	0.15	0.15	C91-C95
不明及其他恶性肿瘤	All Other Sites and Unspecified	11	1.83	3.01	2.63	0.10	0.42	5	1.42	1.52	1.01	0.07	0.07	O&U
所有部位合计	All Sites	600	100.00	164.16	141.19	5.08	15.51	353	100.00	107.46	85.18	3.16	8.21	ALL
所有部位除外 C44	All Sites but C44	598	99.67	163.61	140.59	5.08	15.41	352	99.72	107.15	84.99	3.16	8.21	ALLbC44

表 7-3-12 阳城县 2011 年癌症发病和死亡主要指标
Table 7-3-12 Incidence and mortality of cancer in Yangcheng, 2011

部位 / Site		男性 Male						女性 Female						ICD-10
		病例数 No. cases	构成 (%)	粗率 Crude rate (1/10⁵)	世标率 ASR world (1/10⁵)	累积率 Cum.rate(%) 0~64	0~74	病例数 No. cases	构成 (%)	粗率 Crude rate (1/10⁵)	世标率 ASR world (1/10⁵)	累积率 Cum.rate(%) 0~64	0~74	
发病 Incidence														
口腔和咽喉(除外鼻咽)	Lip,Oral Cavity & Pharynx but Nasopharynx	6	0.90	3.13	3.91	0.22	0.41	7	1.23	3.65	4.03	0.28	0.61	C00-C10;C12-C14
鼻咽	Nasopharynx	2	0.30	1.04	0.80	0.07	0.07	2	0.35	1.04	1.08	0.12	0.12	C11
食管	Esophagus	186	27.89	96.91	130.61	8.32	15.06	152	26.62	79.24	86.44	6.70	11.23	C15
胃	Stomach	258	38.68	134.42	157.98	11.40	20.76	69	12.08	35.97	42.71	2.79	5.24	C16
结直肠肛门	Colon,Rectum & Anus	26	3.90	13.55	14.82	1.11	1.98	22	3.85	11.47	11.30	0.72	1.52	C18-C21
肝脏	Liver	79	11.84	41.16	44.79	3.78	4.78	53	9.28	27.63	28.67	1.78	3.55	C22
胆囊及其他	Gallbladder and Extrahepatic Ducts	2	0.30	1.04	1.01	0.03	0.14	2	0.35	1.04	1.18	0.08	0.22	C23-C24
胰腺	Pancreas	2	0.30	1.04	1.13	0.04	0.04	4	0.70	2.09	3.58	0.19	0.19	C25
喉	Larynx	1	0.15	0.52	0.57	0.07	0.07	0	0.00	0.00	0.00	0.00	0.00	C32
气管,支气管,肺	Trachea,Bronchus and Lung	50	7.50	26.05	29.77	2.35	3.80	32	5.60	16.68	17.13	1.28	2.04	C33-C34
其他胸腔器官	Other Thoracic Organs	0	0.00	0.00	0.00	0.00	0.00	0	0.00	0.00	0.00	0.00	0.00	C37-C38
骨	Bone	7	1.05	3.65	4.38	0.37	0.37	3	0.53	1.56	1.65	0.19	0.19	C40-C41
皮肤黑色素瘤	Melanoma of Skin	1	0.15	0.52	0.71	0.00	0.00	1	0.18	0.52	0.35	0.03	0.03	C43
乳房	Breast	0	0.00	0.00	0.00	0.00	0.00	45	7.88	23.46	21.25	1.86	2.47	C50
子宫颈	Cervix	–	–	–	–	–	–	133	23.29	69.33	69.91	6.12	8.83	C53
子宫体及子宫部位不明	Uterus & Unspecified	–	–	–	–	–	–	0	0.00	0.00	0.00	0.00	0.00	C54-C55
卵巢	Ovary	–	–	–	–	–	–	15	2.63	7.82	8.08	0.71	0.90	C56
前列腺	Prostate	3	0.45	1.56	2.08	0.00	0.29	–	–	–	–	–	–	C61
睾丸	Testis	0	0.00	0.00	0.00	0.00	0.00	–	–	–	–	–	–	C62
肾及泌尿系统不明	Kidney & Unspecified Urinary Organs	4	0.60	2.08	2.20	0.17	0.28	2	0.35	1.04	0.86	0.09	0.09	C64-C66,68
膀胱	Bladder	8	1.20	4.17	5.52	0.46	0.46	5	0.88	2.61	2.33	0.15	0.15	C67
脑,神经系统	Brain,Central Nervous System	7	1.05	3.65	4.04	0.23	0.41	10	1.75	5.21	4.75	0.34	0.54	C70-C72
甲状腺	Thyroid Gland	0	0.00	0.00	0.00	0.00	0.00	2	0.35	1.04	0.83	0.06	0.06	C73
淋巴瘤	Lymphoma	11	1.65	5.73	6.22	0.29	0.83	3	0.53	1.56	1.78	0.07	0.16	C81-C85,88,90,96
白血病	Leukaemia	7	1.05	3.65	3.86	0.37	0.37	2	0.35	1.04	1.36	0.08	0.08	C91-C95
不明及其他恶性肿瘤	All Other Sites and Unspecified	7	1.05	3.65	4.15	0.21	0.21	7	1.23	3.65	3.70	0.16	0.36	O&U
所有部位合计	All Sites	667	100.00	347.51	418.54	29.52	50.33	571	100.00	297.66	312.97	23.79	38.58	ALL
所有部位除外 C44	All Sites but C44	666	99.85	346.99	417.83	29.52	50.33	569	99.65	296.62	311.86	23.66	38.46	ALLbC44
死亡 Mortality														
口腔和咽喉(除外鼻咽)	Lip,Oral Cavity & Pharynx but Nasopharynx	2	0.44	1.04	6.58	0.00	0.00	3	0.99	1.56	1.56	0.03	0.23	C00-C10;C12-C14
鼻咽	Nasopharynx	0	0.00	0.00	0.00	0.00	0.00	0	0.00	0.00	0.00	0.00	0.00	C11
食管	Esophagus	129	28.41	67.21	88.60	5.16	10.92	74	24.42	38.58	44.95	1.89	6.01	C15
胃	Stomach	150	33.04	78.15	106.04	6.59	11.79	63	20.79	32.84	36.94	1.72	5.00	C16
结直肠肛门	Colon,Rectum & Anus	13	2.86	6.77	6.97	0.62	0.84	13	4.29	6.77	6.51	0.30	0.58	C18-C21
肝脏	Liver	84	18.50	43.76	51.66	3.51	5.59	59	19.47	30.76	33.47	1.67	3.66	C22
胆囊及其他	Gallbladder and Extrahepatic Ducts	0	0.00	0.00	0.00	0.00	0.00	0	0.00	0.00	0.00	0.00	0.00	C23-C24
胰腺	Pancreas	3	0.66	1.56	1.92	0.16	0.27	4	1.32	2.09	3.76	0.16	0.25	C25
喉	Larynx	1	0.22	0.52	0.71	0.07	0.07	0	0.00	0.00	0.00	0.00	0.00	C32
气管,支气管,肺	Trachea,Bronchus and Lung	45	9.91	23.44	27.93	1.77	3.90	8	2.64	4.17	4.82	0.30	0.67	C33-C34
其他胸腔器官	Other Thoracic Organs	0	0.00	0.00	0.00	0.00	0.00	0	0.00	0.00	0.00	0.00	0.00	C37-C38
骨	Bone	5	1.10	2.60	3.08	0.21	0.42	2	0.66	1.04	1.03	0.11	0.11	C40-C41
皮肤黑色素瘤	Melanoma of Skin	0	0.00	0.00	0.00	0.00	0.00	0	0.00	0.00	0.00	0.00	0.00	C43
乳房	Breast	0	0.00	0.00	0.00	0.00	0.00	11	3.63	5.73	6.43	0.33	0.47	C50
子宫颈	Cervix	–	–	–	–	–	–	45	14.85	23.46	25.29	1.77	3.20	C53
子宫体及子宫部位不明	Uterus & Unspecified	–	–	–	–	–	–	0	0.00	0.00	0.00	0.00	0.00	C54-C55
卵巢	Ovary	–	–	–	–	–	–	3	0.99	1.56	1.76	0.16	0.16	C56
前列腺	Prostate	1	0.22	0.52	0.73	0.00	0.18	–	–	–	–	–	–	C61
睾丸	Testis	0	0.00	0.00	0.00	0.00	0.00	–	–	–	–	–	–	C62
肾及泌尿系统不明	Kidney & Unspecified Urinary Organs	1	0.22	0.52	0.34	0.03	0.03	1	0.33	0.52	0.62	0.08	0.08	C64-C66,68
膀胱	Bladder	0	0.00	0.00	0.00	0.00	0.00	1	0.33	0.52	0.41	0.03	0.03	C67
脑,神经系统	Brain,Central Nervous System	7	1.54	3.65	4.51	0.40	0.40	6	1.98	3.13	2.90	0.10	0.39	C70-C72
甲状腺	Thyroid Gland	0	0.00	0.00	0.00	0.00	0.00	0	0.00	0.00	0.00	0.00	0.00	C73
淋巴瘤	Lymphoma	0	0.00	0.00	0.00	0.00	0.00	0	0.00	0.00	0.00	0.00	0.00	C81-C85,88,90,96
白血病	Leukaemia	7	1.54	3.65	4.25	0.28	0.28	3	0.99	1.56	2.04	0.16	0.16	C91-C95
不明及其他恶性肿瘤	All Other Sites and Unspecified	6	1.32	3.13	3.98	0.25	0.46	7	2.31	3.65	3.78	0.32	0.42	O&U
所有部位合计	All Sites	454	100.00	236.53	307.31	18.97	35.08	303	100.00	157.95	176.27	9.15	21.43	ALL
所有部位除外 C44	All Sites but C44	454	100.00	236.53	307.31	18.97	35.08	303	100.00	157.95	176.27	9.15	21.43	ALLbC44

表 7-3-13 寿阳县 2011 年癌症发病和死亡主要指标

Table 7-3-13 Incidence and mortality of cancer in Shouyang, 2011

部位 Site		男性 Male						女性 Female						ICD-10
		病例数 No. cases	构成 (%)	粗率 Crude rate (1/10⁵)	世标率 ASR world (1/10⁵)	累积率 Cum.rate(%)		病例数 No. cases	构成 (%)	粗率 Crude rate (1/10⁵)	世标率 ASR world (1/10⁵)	累积率 Cum.rate(%)		
						0~64	0~74					0~64	0~74	
发病 Incidence														
口腔和咽喉(除外鼻咽)	Lip,Oral Cavity & Pharynx but Nasopharynx	4	1.31	3.46	1.57	0.00	0.11	1	0.45	1.05	1.46	0.18	0.18	C00-C10;C12-C14
鼻咽	Nasopharynx	2	0.65	1.73	1.05	0.11	0.11	1	0.45	1.05	0.72	0.07	0.07	C11
食管	Esophagus	21	6.86	18.14	12.19	0.56	1.46	10	4.52	10.50	10.29	0.77	0.94	C15
胃	Stomach	49	16.01	42.34	31.26	1.59	2.94	17	7.69	17.84	15.78	0.70	1.41	C16
结直肠肛门	Colon, Rectum & Anus	17	5.56	14.69	9.47	0.24	1.14	18	8.14	18.89	15.54	0.76	2.01	C18-C21
肝脏	Liver	15	4.90	12.96	8.45	0.44	0.78	14	6.33	14.69	10.60	0.39	1.46	C22
胆囊及其他	Gallbladder and Extrahepatic Ducts	4	1.31	3.46	1.88	0.06	0.28	3	1.36	3.15	2.36	0.08	0.43	C23-C24
胰腺	Pancreas	6	1.96	5.18	3.56	0.00	0.57	7	3.17	7.35	6.05	0.31	0.83	C25
喉	Larynx	2	0.65	1.73	0.75	0.00	0.00	1	0.45	1.05	0.47	0.00	0.00	C32
气管,支气管,肺	Trachea, Bronchus and Lung	126	41.18	108.87	72.16	3.58	8.09	42	19.00	44.08	32.28	1.66	3.11	C33-C34
其他胸腔器官	Other Thoracic Organs	0	0.00	0.00	0.00	0.00	0.00	0	0.00	0.00	0.00	0.00	0.00	C37-C38
骨	Bone	7	2.29	6.05	4.20	0.28	0.62	1	0.45	1.05	1.02	0.00	0.17	C40-C41
皮肤黑色素瘤	Melanoma of Skin	0	0.00	0.00	0.00	0.00	0.00	0	0.00	0.00	0.00	0.00	0.00	C43
乳房	Breast	2	0.65	1.73	1.02	0.13	0.13	24	10.86	25.19	19.08	1.48	2.19	C50
子宫颈	Cervix	–	–	–	–	–	–	36	16.29	37.79	29.95	2.83	3.19	C53
子宫体及子宫部位不明	Uterus & Unspecified	–	–	–	–	–	–	11	4.98	11.55	9.41	0.45	1.00	C54-C55
卵巢	Ovary	–	–	–	–	–	–	9	4.07	9.45	6.30	0.54	0.54	C56
前列腺	Prostate	4	1.31	3.46	1.64	0.00	0.22	–	–	–	–	–	–	C61
睾丸	Testis	1	0.33	0.86	0.37	0.00	0.00	–	–	–	–	–	–	C62
肾及泌尿系统不明	Kidney & Unspecified Urinary Organs	1	0.33	0.86	0.51	0.06	0.06	2	0.90	2.10	1.38	0.05	0.24	C64-C66,68
膀胱	Bladder	6	1.96	5.18	3.34	0.21	0.44	5	2.26	5.25	3.30	0.08	0.43	C67
脑,神经系统	Brain, Central Nervous System	12	3.92	10.37	7.83	0.47	0.80	6	2.71	6.30	4.12	0.19	0.55	C70-C72
甲状腺	Thyroid Gland	1	0.33	0.86	0.54	0.04	0.04	4	1.81	4.20	2.65	0.21	0.21	C73
淋巴瘤	Lymphoma	4	1.31	3.46	2.77	0.17	0.28	0	0.00	0.00	0.00	0.00	0.00	C81-C85,88,90,96
白血病	Leukaemia	6	1.96	5.18	3.20	0.23	0.35	2	0.90	2.10	1.16	0.07	0.07	C91-C95
不明及其他恶性肿瘤	All Other Sites and Unspecified	16	5.23	13.82	8.63	0.29	0.96	7	3.17	7.35	4.82	0.18	0.72	O&U
所有部位合计	All Sites	306	100.00	264.39	176.38	8.46	19.40	221	100.00	231.96	178.23	11.01	19.76	ALL
所有部位除外 C44	All Sites but C44	304	99.35	262.66	175.32	8.46	19.28	221	100.00	231.96	178.23	11.01	19.76	ALLbC44
死亡 Mortality														
口腔和咽喉(除外鼻咽)	Lip,Oral Cavity & Pharynx but Nasopharynx	3	1.61	2.59	1.43	0.00	0.11	1	0.79	1.05	1.46	0.18	0.18	C00-C10;C12-C14
鼻咽	Nasopharynx	1	0.54	0.86	0.69	0.00	0.11	1	0.79	1.05	0.74	0.06	0.06	C11
食管	Esophagus	5	2.69	4.32	2.46	0.06	0.40	2	1.57	2.10	2.47	0.00	0.00	C15
胃	Stomach	29	15.59	25.06	16.39	0.51	1.53	11	8.66	11.55	10.32	0.43	1.15	C16
结直肠肛门	Colon, Rectum & Anus	4	2.15	3.46	2.19	0.00	0.34	5	3.94	5.25	4.16	0.05	0.57	C18-C21
肝脏	Liver	17	9.14	14.69	8.40	0.57	0.79	19	14.96	19.94	14.02	0.34	1.58	C22
胆囊及其他	Gallbladder and Extrahepatic Ducts	1	0.54	0.86	0.45	0.00	0.11	0	0.00	0.00	0.00	0.00	0.00	C23-C24
胰腺	Pancreas	2	1.08	1.73	1.19	0.06	0.18	3	2.36	3.15	3.21	0.25	0.43	C25
喉	Larynx	2	1.08	1.73	0.75	0.00	0.00	1	0.79	1.05	0.47	0.00	0.00	C32
气管,支气管,肺	Trachea, Bronchus and Lung	90	48.39	77.76	49.69	1.78	4.94	33	25.98	34.64	26.19	0.93	2.56	C33-C34
其他胸腔器官	Other Thoracic Organs	0	0.00	0.00	0.00	0.00	0.00	0	0.00	0.00	0.00	0.00	0.00	C37-C38
骨	Bone	3	1.61	2.59	1.81	0.15	0.26	4	3.15	4.20	3.82	0.14	0.14	C40-C41
皮肤黑色素瘤	Melanoma of Skin	0	0.00	0.00	0.00	0.00	0.00	0	0.00	0.00	0.00	0.00	0.00	C43
乳房	Breast	0	0.00	0.00	0.00	0.00	0.00	5	3.94	5.25	3.11	0.22	0.22	C50
子宫颈	Cervix	–	–	–	–	–	–	7	5.51	7.35	6.68	0.66	0.66	C53
子宫体及子宫部位不明	Uterus & Unspecified	–	–	–	–	–	–	13	10.24	13.64	9.45	0.33	0.70	C54-C55
卵巢	Ovary	–	–	–	–	–	–	1	0.79	1.05	0.44	0.00	0.00	C56
前列腺	Prostate	1	0.54	0.86	0.37	0.00	0.00	–	–	–	–	–	–	C61
睾丸	Testis	0	0.00	0.00	0.00	0.00	0.00	–	–	–	–	–	–	C62
肾及泌尿系统不明	Kidney & Unspecified Urinary Organs	0	0.00	0.00	0.00	0.00	0.00	0	0.00	0.00	0.00	0.00	0.00	C64-C66,68
膀胱	Bladder	2	1.08	1.73	1.56	0.00	0.00	3	2.36	3.15	2.22	0.00	0.35	C67
脑,神经系统	Brain, Central Nervous System	7	3.76	6.05	4.30	0.21	0.55	7	5.51	7.35	6.89	0.43	0.95	C70-C72
甲状腺	Thyroid Gland	0	0.00	0.00	0.00	0.00	0.00	0	0.00	0.00	0.00	0.00	0.00	C73
淋巴瘤	Lymphoma	1	0.54	0.86	0.37	0.00	0.00	2	1.57	2.10	1.09	0.05	0.05	C81-C85,88,90,96
白血病	Leukaemia	4	2.15	3.46	1.90	0.17	0.17	2	1.57	2.10	1.74	0.07	0.24	C91-C95
不明及其他恶性肿瘤	All Other Sites and Unspecified	14	7.53	12.10	7.47	0.40	0.52	7	5.51	7.35	7.61	0.18	0.37	O&U
所有部位合计	All Sites	186	100.00	160.71	101.43	3.92	10.02	127	100.00	133.30	106.08	4.35	10.21	ALL
所有部位除外 C44	All Sites but C44	184	98.92	158.98	100.69	3.92	10.02	127	100.00	133.30	106.08	4.35	10.21	ALLbC44

表 7-3-14 赤峰市 2011 年癌症发病和死亡主要指标
Table 7-3-14　Incidence and mortality of cancer in Chifeng,2011

部位 Site		男性 Male						女性 Female						ICD-10
		病例数 No. cases	构成 (%)	粗率 Crude rate (1/10⁶)	世标率 ASR world (1/10⁶)	累积率 Cum.rate(%) 0~64	0~74	病例数 No. cases	构成 (%)	粗率 Crude rate (1/10⁶)	世标率 ASR world (1/10⁶)	累积率 Cum.rate(%) 0~64	0~74	
发病 Incidence														
口腔和咽喉(除外鼻咽)	Lip,Oral Cavity & Pharynx but Nasopharynx	7	0.55	1.13	0.87	0.04	0.11	4	0.39	0.67	0.40	0.02	0.02	C00-C10;C12-C14
鼻咽	Nasopharynx	3	0.23	0.48	0.34	0.02	0.02	3	0.30	0.50	0.36	0.03	0.03	C11
食管	Esophagus	74	5.79	11.96	9.29	0.49	1.18	9	0.89	1.51	1.13	0.07	0.13	C15
胃	Stomach	165	12.91	26.66	21.57	1.03	2.73	79	7.80	13.27	9.93	0.47	1.28	C16
结直肠肛门	Colon,Rectum & Anus	110	8.61	17.78	14.27	0.71	1.90	85	8.39	14.28	10.63	0.43	1.39	C18-C21
肝脏	Liver	332	25.98	53.65	42.66	2.67	5.56	116	11.45	19.49	15.24	0.89	2.01	C22
胆囊及其他	Gallbladder and Extrahepatic Ducts	16	1.25	2.59	2.05	0.09	0.19	18	1.78	3.02	2.27	0.09	0.31	C23-C24
胰腺	Pancreas	46	3.60	7.43	6.33	0.27	0.87	37	3.65	6.22	4.71	0.18	0.65	C25
喉	Larynx	5	0.39	0.81	0.66	0.03	0.13	2	0.20	0.34	0.21	0.00	0.03	C32
气管,支气管,肺	Trachea,Bronchus and Lung	312	24.41	50.42	39.94	1.96	5.04	216	21.32	36.29	26.68	1.24	3.60	C33-C34
其他胸腔器官	Other Thoracic Organs	4	0.31	0.65	0.58	0.03	0.09	2	0.20	0.34	0.29	0.01	0.04	C37-C38
骨	Bone	12	0.94	1.94	1.78	0.07	0.22	6	0.59	1.01	0.83	0.06	0.09	C40-C41
皮肤黑色素瘤	Melanoma of Skin	2	0.16	0.32	0.28	0.01	0.04	2	0.20	0.34	0.22	0.02	0.02	C43
乳房	Breast	0	0.00	0.00	0.00	0.00	0.00	151	14.91	25.37	19.44	1.62	2.09	C50
子宫颈	Cervix	–	–	–	–	–	–	44	4.34	7.39	5.48	0.47	0.60	C53
子宫体及子宫部位不明	Uterus & Unspecified	–	–	–	–	–	–	37	3.65	6.22	4.73	0.38	0.53	C54-C55
卵巢	Ovary	–	–	–	–	–	–	43	4.24	7.22	5.93	0.42	0.64	C56
前列腺	Prostate	16	1.25	2.59	1.79	0.04	0.10	–	–	–	–	–	–	C61
睾丸	Testis	2	0.16	0.32	0.21	0.02	0.02	–	–	–	–	–	–	C62
肾及泌尿系统不明	Kidney & Unspecified Urinary Organs	20	1.56	3.23	2.46	0.12	0.29	12	1.18	2.02	1.46	0.07	0.19	C64-C66,68
膀胱	Bladder	19	1.49	3.07	2.36	0.10	0.36	12	1.18	2.02	1.49	0.07	0.22	C67
脑,神经系统	Brain,Central Nervous System	19	1.49	3.07	2.45	0.20	0.26	29	2.86	4.87	3.97	0.28	0.41	C70-C72
甲状腺	Thyroid Gland	8	0.63	1.29	1.04	0.05	0.16	31	3.06	5.21	3.90	0.25	0.40	C73
淋巴瘤	Lymphoma	39	3.05	6.30	5.18	0.28	0.54	24	2.37	4.03	3.13	0.20	0.34	C81-C85,88,90,96
白血病	Leukaemia	26	2.03	4.20	3.79	0.23	0.29	19	1.88	3.19	3.37	0.22	0.30	C91-C95
不明及其他恶性肿瘤	All Other Sites and Unspecified	41	3.21	6.63	5.07	0.32	0.41	32	3.16	5.38	4.43	0.24	0.62	O&U
所有部位合计	All Sites	1278	100.00	206.51	164.96	8.78	20.50	1013	100.00	170.18	130.22	7.73	15.94	ALL
所有部位除外 C44	All Sites but C44	1273	99.61	205.71	164.28	8.73	20.41	1012	99.90	170.01	130.08	7.72	15.93	ALLbC44
死亡 Mortality														
口腔和咽喉(除外鼻咽)	Lip,Oral Cavity & Pharynx but Nasopharynx	5	0.61	0.81	0.65	0.02	0.08	1	0.21	0.17	0.07	0.00	0.00	C00-C10;C12-C14
鼻咽	Nasopharynx	1	0.12	0.16	0.11	0.01	0.01	1	0.21	0.17	0.13	0.01	0.01	C11
食管	Esophagus	42	5.13	6.79	5.23	0.26	0.77	3	0.63	0.50	0.44	0.04	0.07	C15
胃	Stomach	99	12.09	16.00	12.86	0.50	1.65	41	8.60	6.89	4.93	0.27	0.54	C16
结直肠肛门	Colon,Rectum & Anus	39	4.76	6.30	4.75	0.25	0.46	37	7.76	6.22	4.36	0.15	0.52	C18-C21
肝脏	Liver	270	32.97	43.63	34.46	2.13	4.31	97	20.34	16.30	12.31	0.70	1.59	C22
胆囊及其他	Gallbladder and Extrahepatic Ducts	19	2.32	3.07	2.58	0.08	0.28	17	3.56	2.86	2.11	0.07	0.29	C23-C24
胰腺	Pancreas	35	4.27	5.66	4.76	0.18	0.66	21	4.40	3.53	2.76	0.14	0.34	C25
喉	Larynx	0	0.00	0.00	0.00	0.00	0.00	1	0.21	0.17	0.07	0.00	0.00	C32
气管,支气管,肺	Trachea,Bronchus and Lung	197	24.05	31.83	24.55	1.17	2.97	115	24.11	19.32	14.29	0.66	2.03	C33-C34
其他胸腔器官	Other Thoracic Organs	1	0.12	0.16	0.14	0.01	0.01	1	0.21	0.17	0.13	0.01	0.01	C37-C38
骨	Bone	6	0.73	0.97	0.85	0.04	0.14	4	0.84	0.67	0.52	0.05	0.05	C40-C41
皮肤黑色素瘤	Melanoma of Skin	0	0.00	0.00	0.00	0.00	0.00	0	0.00	0.00	0.00	0.00	0.00	C43
乳房	Breast	0	0.00	0.00	0.00	0.00	0.00	33	6.92	5.54	4.10	0.37	0.42	C50
子宫颈	Cervix	–	–	–	–	–	–	12	2.52	2.02	1.56	0.14	0.21	C53
子宫体及子宫部位不明	Uterus & Unspecified	–	–	–	–	–	–	11	2.31	1.85	1.45	0.09	0.19	C54-C55
卵巢	Ovary	–	–	–	–	–	–	11	2.31	1.85	1.46	0.12	0.14	C56
前列腺	Prostate	9	1.10	1.45	1.03	0.01	0.10	–	–	–	–	–	–	C61
睾丸	Testis	1	0.12	0.16	0.10	0.01	0.01	–	–	–	–	–	–	C62
肾及泌尿系统不明	Kidney & Unspecified Urinary Organs	8	0.98	1.29	1.08	0.02	0.17	8	1.68	1.34	1.10	0.02	0.11	C64-C66,68
膀胱	Bladder	18	2.20	2.91	2.03	0.07	0.24	4	0.84	0.67	0.51	0.00	0.09	C67
脑,神经系统	Brain,Central Nervous System	16	1.95	2.59	1.93	0.12	0.20	14	2.94	2.35	1.77	0.12	0.17	C70-C72
甲状腺	Thyroid Gland	2	0.24	0.32	0.27	0.00	0.07	4	0.84	0.67	0.42	0.00	0.03	C73
淋巴瘤	Lymphoma	25	3.05	4.04	3.40	0.21	0.33	17	3.56	2.86	2.16	0.12	0.30	C81-C85,88,90,96
白血病	Leukaemia	10	1.22	1.62	1.44	0.07	0.10	13	2.73	2.18	2.11	0.15	0.20	C91-C95
不明及其他恶性肿瘤	All Other Sites and Unspecified	16	1.95	2.59	1.89	0.09	0.09	11	2.31	1.85	1.39	0.07	0.22	O&U
所有部位合计	All Sites	819	100.00	132.34	104.11	5.24	12.65	477	100.00	80.13	60.15	3.29	7.54	ALL
所有部位除外 C44	All Sites but C44	819	100.00	132.34	104.11	5.24	12.65	477	100.00	80.13	60.15	3.29	7.54	ALLbC44

表 7-3-15 开鲁县 2011 年癌症发病和死亡主要指标
Table 7-3-15 Incidence and mortality of cancer in Kailu, 2011

部位 Site		男性 Male						女性 Female						ICD-10
		病例数 No. cases	构成 (%)	粗率 Crude rate (1/10⁵)	世标率 ASR world (1/10⁵)	累积率 Cum.rate(%) 0~64	0~74	病例数 No. cases	构成 (%)	粗率 Crude rate (1/10⁵)	世标率 ASR world (1/10⁵)	累积率 Cum.rate(%) 0~64	0~74	
发病 Incidence														
口腔和咽喉(除外鼻咽)	Lip,Oral Cavity & Pharynx but Nasopharynx	9	1.97	4.54	3.97	0.15	0.57	3	0.87	1.55	1.20	0.09	0.09	C00–C10;C12–C14
鼻咽	Nasopharynx	3	0.66	1.51	1.18	0.12	0.12	1	0.29	0.52	0.34	0.03	0.03	C11
食管	Esophagus	113	24.67	57.06	46.62	3.46	5.91	7	2.03	3.61	3.00	0.19	0.40	C15
胃	Stomach	53	11.57	26.76	21.94	1.25	3.04	17	4.94	8.77	6.95	0.46	0.67	C16
结直肠肛门	Colon,Rectum & Anus	25	5.46	12.62	10.86	0.70	1.40	25	7.27	12.90	11.00	0.64	1.71	C18–C21
肝脏	Liver	86	18.78	43.42	33.32	2.91	3.67	24	6.98	12.38	10.36	0.71	1.31	C22
胆囊及其他	Gallbladder and Extrahepatic Ducts	3	0.66	1.51	1.36	0.06	0.18	3	0.87	1.55	1.50	0.06	0.27	C23–C24
胰腺	Pancreas	9	1.97	4.54	3.95	0.18	0.52	7	2.03	3.61	3.37	0.15	0.49	C25
喉	Larynx	4	0.87	2.02	1.74	0.09	0.26	1	0.29	0.52	0.39	0.05	0.05	C32
气管,支气管,肺	Trachea,Bronchus and Lung	71	15.50	35.85	28.84	2.18	3.71	56	16.28	28.89	25.41	1.53	3.72	C33–C34
其他胸腔器官	Other Thoracic Organs	1	0.22	0.50	0.49	0.00	0.12	0	0.00	0.00	0.00	0.00	0.00	C37–C38
骨	Bone	9	1.97	4.54	3.78	0.27	0.35	4	1.16	2.06	1.41	0.12	0.12	C40–C41
皮肤黑色素瘤	Melanoma of Skin	0	0.00	0.00	0.00	0.00	0.00	2	0.58	1.03	0.79	0.07	0.07	C43
乳房	Breast	0	0.00	0.00	0.00	0.00	0.00	67	19.48	34.56	25.45	2.49	2.66	C50
子宫颈	Cervix	–	–	–	–	–	–	2	0.58	1.03	0.73	0.03	0.03	C53
子宫体及子宫部位不明	Uterus & Unspecified	–	–	–	–	–	–	20	5.81	10.32	7.59	0.79	0.79	C54–C55
卵巢	Ovary	–	–	–	–	–	–	34	9.88	17.54	14.04	1.04	1.39	C56
前列腺	Prostate	1	0.22	0.50	0.49	0.00	0.12	–	–	–	–	–	–	C61
睾丸	Testis	0	0.00	0.00	0.00	0.00	0.00	–	–	–	–	–	–	C62
肾及泌尿系统不明	Kidney & Unspecified Urinary Organs	13	2.84	6.56	4.94	0.39	0.51	3	0.87	1.55	1.91	0.05	0.26	C64–C66,68
膀胱	Bladder	6	1.31	3.03	2.46	0.17	0.29	4	1.16	2.06	1.84	0.09	0.26	C67
脑,神经系统	Brain,Central Nervous System	18	3.93	9.09	7.52	0.61	0.69	18	5.23	9.29	7.79	0.65	0.73	C70–C72
甲状腺	Thyroid Gland	1	0.22	0.50	0.41	0.00	0.00	15	4.36	7.74	5.49	0.37	0.46	C73
淋巴瘤	Lymphoma	13	2.84	6.56	5.56	0.28	0.86	9	2.62	4.64	3.68	0.23	0.40	C81–C85,88,90,96
白血病	Leukaemia	11	2.40	5.55	5.53	0.32	0.41	8	2.33	4.13	3.20	0.28	0.28	C91–C95
不明及其他恶性肿瘤	All Other Sites and Unspecified	9	1.97	4.54	4.10	0.36	0.36	14	4.07	7.22	6.25	0.38	0.68	O&U
所有部位合计	All Sites	458	100.00	231.26	189.05	13.49	23.09	344	100.00	177.47	143.67	10.47	16.88	ALL
所有部位除外 C44	All Sites but C44	457	99.78	230.76	188.59	13.43	23.03	341	99.13	175.92	142.42	10.44	16.76	ALLbC44
死亡 Mortality														
口腔和咽喉(除外鼻咽)	Lip,Oral Cavity & Pharynx but Nasopharynx	3	0.83	1.51	1.33	0.10	0.19	2	1.16	1.03	1.03	0.00	0.26	C00–C10;C12–C14
鼻咽	Nasopharynx	4	1.11	2.02	1.52	0.18	0.18	1	0.58	0.52	0.58	0.03	0.03	C11
食管	Esophagus	79	21.94	39.89	33.39	2.14	3.99	1	0.58	0.52	0.52	0.00	0.13	C15
胃	Stomach	45	12.50	22.72	19.02	1.17	2.70	9	5.20	4.64	3.88	0.23	0.49	C16
结直肠肛门	Colon,Rectum & Anus	17	4.72	8.58	7.33	0.31	0.97	12	6.94	6.19	5.30	0.24	0.76	C18–C21
肝脏	Liver	89	24.72	44.94	35.09	2.83	4.17	20	11.56	10.32	8.82	0.54	1.14	C22
胆囊及其他	Gallbladder and Extrahepatic Ducts	3	0.83	1.51	1.34	0.09	0.21	1	0.58	0.52	0.52	0.00	0.09	C23–C24
胰腺	Pancreas	10	2.78	5.05	4.12	0.25	0.62	4	2.31	2.06	2.03	0.03	0.37	C25
喉	Larynx	4	1.11	2.02	1.74	0.10	0.19	1	0.58	0.52	0.34	0.03	0.03	C32
气管,支气管,肺	Trachea,Bronchus and Lung	65	18.06	32.82	26.60	2.08	3.48	49	28.32	25.28	21.66	1.26	3.24	C33–C34
其他胸腔器官	Other Thoracic Organs	0	0.00	0.00	0.00	0.00	0.00	0	0.00	0.00	0.00	0.00	0.00	C37–C38
骨	Bone	4	1.11	2.02	1.62	0.14	0.14	4	2.31	2.06	1.59	0.10	0.23	C40–C41
皮肤黑色素瘤	Melanoma of Skin	0	0.00	0.00	0.00	0.00	0.00	0	0.00	0.00	0.00	0.00	0.00	C43
乳房	Breast	0	0.00	0.00	0.00	0.00	0.00	25	14.45	12.90	9.19	0.86	0.94	C50
子宫颈	Cervix	–	–	–	–	–	–	1	0.58	0.52	0.39	0.03	0.03	C53
子宫体及子宫部位不明	Uterus & Unspecified	–	–	–	–	–	–	4	2.31	2.06	1.52	0.14	0.14	C54–C55
卵巢	Ovary	–	–	–	–	–	–	6	3.47	3.10	2.63	0.14	0.40	C56
前列腺	Prostate	1	0.28	0.50	0.41	0.00	0.00	–	–	–	–	–	–	C61
睾丸	Testis	0	0.00	0.00	0.00	0.00	0.00	–	–	–	–	–	–	C62
肾及泌尿系统不明	Kidney & Unspecified Urinary Organs	4	1.11	2.02	1.56	0.12	0.20	4	2.31	2.06	2.13	0.12	0.20	C64–C66,68
膀胱	Bladder	7	1.94	3.53	2.94	0.21	0.46	1	0.58	0.52	0.70	0.00	0.00	C67
脑,神经系统	Brain,Central Nervous System	5	1.39	2.52	1.69	0.17	0.17	6	3.47	3.10	2.31	0.20	0.20	C70–C72
甲状腺	Thyroid Gland	3	0.83	1.51	1.15	0.08	0.08	4	2.31	2.06	1.53	0.09	0.09	C73
淋巴瘤	Lymphoma	6	1.67	3.03	2.37	0.16	0.28	3	1.73	1.55	1.24	0.15	0.15	C81–C85,88,90,96
白血病	Leukaemia	7	1.94	3.53	3.08	0.17	0.38	8	4.62	4.13	3.63	0.27	0.27	C91–C95
不明及其他恶性肿瘤	All Other Sites and Unspecified	4	1.11	2.02	1.80	0.12	0.20	7	4.05	3.61	2.96	0.21	0.38	O&U
所有部位合计	All Sites	360	100.00	181.78	148.10	10.42	18.62	173	100.00	89.25	74.51	4.65	9.56	ALL
所有部位除外 C44	All Sites but C44	358	99.44	180.77	147.13	10.36	18.47	172	99.42	88.73	73.99	4.65	9.47	ALLbC44

表 7-3-16 牙克石市 2011 年癌症发病和死亡主要指标
Table 7-3-16 Incidence and mortality of cancer in Yakeshi, 2011

部位 Site		男性 Male						女性 Female						ICD-10
		病例数 No. cases	构成 (%)	粗率 Crude rate (1/10⁵)	世标率 ASR world (1/10⁵)	累积率 Cum.rate(%)		病例数 No. cases	构成 (%)	粗率 Crude rate (1/10⁵)	世标率 ASR world (1/10⁵)	累积率 Cum.rate(%)		
						0~64	0~74					0~64	0~74	
发病 Incidence														
口腔和咽喉(除外鼻咽)	Lip,Oral Cavity & Pharynx but Nasopharynx	11	1.77	3.26	2.79	0.20	0.38	4	0.89	1.21	0.87	0.06	0.06	C00-C10;C12-C14
鼻咽	Nasopharynx	4	0.64	1.19	1.06	0.06	0.19	0	0.00	0.00	0.00	0.00	0.00	C11
食管	Esophagus	57	9.15	16.90	14.46	0.79	1.81	6	1.34	1.82	1.47	0.08	0.18	C15
胃	Stomach	79	12.68	23.42	20.03	1.00	2.32	22	4.92	6.66	5.07	0.36	0.58	C16
结直肠肛门	Colon, Rectum & Anus	74	11.88	21.94	18.35	0.86	2.16	33	7.38	10.00	7.84	0.40	1.07	C18-C21
肝脏	Liver	89	14.29	26.38	21.67	1.43	2.28	32	7.16	9.69	7.24	0.39	0.86	C22
胆囊及其他	Gallbladder and Extrahepatic Ducts	5	0.80	1.48	1.13	0.00	0.11	3	0.67	0.91	0.70	0.06	0.06	C23-C24
胰腺	Pancreas	22	3.53	6.52	5.66	0.33	0.59	21	4.70	6.36	4.28	0.09	0.49	C25
喉	Larynx	13	2.09	3.85	3.39	0.23	0.30	0	0.00	0.00	0.00	0.00	0.00	C32
气管,支气管,肺	Trachea, Bronchus and Lung	158	25.36	46.84	39.34	1.47	4.88	115	25.73	34.83	26.04	0.96	3.60	C33-C34
其他胸腔器官	Other Thoracic Organs	1	0.16	0.30	0.25	0.02	0.02	3	0.67	0.91	0.66	0.00	0.10	C37-C38
骨	Bone	1	0.16	0.30	0.26	0.00	0.07	2	0.45	0.61	0.48	0.04	0.04	C40-C41
皮肤黑色素瘤	Melanoma of Skin	2	0.32	0.59	0.51	0.02	0.07	1	0.22	0.30	0.23	0.00	0.06	C43
乳房	Breast	0	0.00	0.00	0.00	0.00	0.00	78	17.45	23.63	19.48	1.71	2.06	C50
子宫颈	Cervix	–	–	–	–	–	–	16	3.58	4.85	3.91	0.32	0.48	C53
子宫体及子宫部位不明	Uterus & Unspecified	–	–	–	–	–	–	18	4.03	5.45	4.72	0.45	0.54	C54-C55
卵巢	Ovary	–	–	–	–	–	–	20	4.47	6.06	4.76	0.26	0.62	C56
前列腺	Prostate	5	0.80	1.48	1.08	0.00	0.07	–	–	–	–	–	–	C61
睾丸	Testis	0	0.00	0.00	0.00	0.00	0.00	–	–	–	–	–	–	C62
肾及泌尿系统不明	Kidney & Unspecified Urinary Organs	17	2.73	5.04	4.40	0.29	0.62	11	2.46	3.33	2.50	0.07	0.31	C64-C66,68
膀胱	Bladder	27	4.33	8.00	6.59	0.26	0.74	6	1.34	1.82	1.30	0.06	0.17	C67
脑,神经系统	Brain, Central Nervous System	13	2.09	3.85	3.11	0.26	0.33	21	4.70	6.36	5.36	0.42	0.61	C70-C72
甲状腺	Thyroid Gland	1	0.16	0.30	0.23	0.02	0.02	11	2.46	3.33	2.81	0.26	0.31	C73
淋巴瘤	Lymphoma	6	0.96	1.78	1.40	0.08	0.14	8	1.79	2.42	2.08	0.12	0.32	C81-C85,88,90,96
白血病	Leukaemia	14	2.25	4.15	3.33	0.23	0.36	3	0.67	0.91	0.89	0.06	0.06	C91-C95
不明及其他恶性肿瘤	All Other Sites and Unspecified	24	3.85	7.11	6.05	0.33	0.64	13	2.91	3.94	3.15	0.14	0.51	O&U
所有部位合计	All Sites	623	100.00	184.68	155.11	7.87	18.09	447	100.00	135.40	105.83	6.31	13.16	ALL
所有部位除外 C44	All Sites but C44	618	99.20	183.20	153.99	7.77	17.99	447	100.00	135.40	105.83	6.31	13.16	ALLbC44
死亡 Mortality														
口腔和咽喉(除外鼻咽)	Lip,Oral Cavity & Pharynx but Nasopharynx	5	1.23	1.48	1.22	0.02	0.20	1	0.40	0.30	0.16	0.00	0.00	C00-C10;C12-C14
鼻咽	Nasopharynx	5	1.23	1.48	1.36	0.06	0.24	0	0.00	0.00	0.00	0.00	0.00	C11
食管	Esophagus	36	8.82	10.67	9.03	0.53	1.23	7	2.83	2.12	1.44	0.07	0.13	C15
胃	Stomach	50	12.25	14.82	12.24	0.54	1.25	17	6.88	5.15	3.29	0.12	0.23	C16
结直肠肛门	Colon, Rectum & Anus	28	6.86	8.30	6.99	0.15	0.93	25	10.12	7.57	5.46	0.29	0.60	C18-C21
肝脏	Liver	81	19.85	24.01	19.74	1.17	2.12	27	10.93	8.18	6.04	0.40	0.73	C22
胆囊及其他	Gallbladder and Extrahepatic Ducts	3	0.74	0.89	0.66	0.00	0.07	1	0.40	0.30	0.23	0.00	0.06	C23-C24
胰腺	Pancreas	14	3.43	4.15	3.72	0.12	0.35	18	7.29	5.45	3.71	0.14	0.35	C25
喉	Larynx	7	1.72	2.08	1.90	0.08	0.13	1	0.40	0.30	0.28	0.00	0.05	C32
气管,支气管,肺	Trachea, Bronchus and Lung	127	31.13	37.65	31.71	1.11	4.29	86	34.82	26.05	19.16	0.61	2.72	C33-C34
其他胸腔器官	Other Thoracic Organs	0	0.00	0.00	0.00	0.00	0.00	1	0.40	0.30	0.28	0.00	0.05	C37-C38
骨	Bone	1	0.25	0.30	0.28	0.00	0.05	2	0.81	0.61	0.51	0.02	0.07	C40-C41
皮肤黑色素瘤	Melanoma of Skin	0	0.00	0.00	0.00	0.00	0.00	0	0.00	0.00	0.00	0.00	0.00	C43
乳房	Breast	0	0.00	0.00	0.00	0.00	0.00	17	6.88	5.15	4.17	0.32	0.46	C50
子宫颈	Cervix	–	–	–	–	–	–	2	0.81	0.61	0.56	0.06	0.06	C53
子宫体及子宫部位不明	Uterus & Unspecified	–	–	–	–	–	–	3	1.21	0.91	0.78	0.04	0.09	C54-C55
卵巢	Ovary	–	–	–	–	–	–	11	4.45	3.33	2.60	0.17	0.31	C56
前列腺	Prostate	2	0.49	0.59	0.40	0.00	0.00	–	–	–	–	–	–	C61
睾丸	Testis	0	0.00	0.00	0.00	0.00	0.00	–	–	–	–	–	–	C62
肾及泌尿系统不明	Kidney & Unspecified Urinary Organs	6	1.47	1.78	1.43	0.08	0.21	2	0.81	0.61	0.50	0.00	0.10	C64-C66,68
膀胱	Bladder	10	2.45	2.96	2.39	0.10	0.21	1	0.40	0.30	0.23	0.00	0.06	C67
脑,神经系统	Brain, Central Nervous System	7	1.72	2.08	1.73	0.09	0.20	8	3.24	2.42	1.98	0.13	0.22	C70-C72
甲状腺	Thyroid Gland	0	0.00	0.00	0.00	0.00	0.00	1	0.40	0.30	0.21	0.00	0.06	C73
淋巴瘤	Lymphoma	6	1.47	1.78	1.67	0.18	0.18	5	2.02	1.51	1.16	0.02	0.08	C81-C85,88,90,96
白血病	Leukaemia	8	1.96	2.37	1.89	0.09	0.22	2	0.81	0.61	0.57	0.02	0.08	C91-C95
不明及其他恶性肿瘤	All Other Sites and Unspecified	12	2.94	3.56	2.97	0.18	0.25	8	3.24	2.42	1.88	0.08	0.24	O&U
所有部位合计	All Sites	408	100.00	120.95	101.33	4.50	12.11	247	100.00	74.82	55.53	2.56	6.84	ALL
所有部位除外 C44	All Sites but C44	408	100.00	120.95	101.33	4.50	12.11	247	100.00	74.82	55.53	2.56	6.84	ALLbC44

表 7-3-17　巴彦淖尔市临河区 2011 年癌症发病和死亡主要指标

Table 7-3-17　Incidence and mortality of cancer in Linhe District of Bayannaoer,2011

部位 Site		男性 Male						女性 Female						ICD-10
		病例数 No. cases	构成(%)	粗率 Crude rate (1/10⁵)	世标率 ASR world (1/10⁵)	累积率 Cum.rate(%) 0~64	0~74	病例数 No. cases	构成(%)	粗率 Crude rate (1/10⁵)	世标率 ASR world (1/10⁵)	累积率 Cum.rate(%) 0~64	0~74	
发病 Incidence														
口腔和咽喉(除外鼻咽)	Lip,Oral Cavity & Pharynx but Nasopharynx	3	0.56	1.40	1.45	0.10	0.19	1	0.26	0.47	0.32	0.03	0.03	C00–C10;C12–C14
鼻咽	Nasopharynx	2	0.37	0.93	0.64	0.05	0.05	0	0.00	0.00	0.00	0.00	0.00	C11
食管	Esophagus	49	9.14	22.79	22.91	0.94	3.39	3	0.78	1.40	1.70	0.07	0.26	C15
胃	Stomach	87	16.23	40.47	37.29	1.93	5.39	22	5.68	10.23	8.74	0.47	1.05	C16
结直肠肛门	Colon,Rectum & Anus	53	9.89	24.65	23.88	1.05	3.46	49	12.66	22.79	21.04	1.22	2.90	C18–C21
肝脏	Liver	65	12.13	30.23	27.99	1.29	4.12	32	8.27	14.89	13.26	0.87	1.78	C22
胆囊及其他	Gallbladder and Extrahepatic Ducts	3	0.56	1.40	1.87	0.07	0.40	3	0.78	1.40	1.16	0.04	0.18	C23–C24
胰腺	Pancreas	22	4.10	10.23	9.74	0.50	1.26	12	3.10	5.58	4.94	0.09	0.75	C25
喉	Larynx	5	0.93	2.33	2.16	0.10	0.36	1	0.26	0.47	0.59	0.00	0.10	C32
气管,支气管,肺	Trachea,Bronchus and Lung	150	27.99	69.77	68.24	3.41	9.56	63	16.28	29.31	28.50	0.98	4.85	C33–C34
其他胸腔器官	Other Thoracic Organs	2	0.37	0.93	0.89	0.10	0.10	0	0.00	0.00	0.00	0.00	0.00	C37–C38
骨	Bone	10	1.87	4.65	4.47	0.33	0.51	3	0.78	1.40	1.15	0.12	0.12	C40–C41
皮肤黑色素瘤	Melanoma of Skin	2	0.37	0.93	0.70	0.06	0.06	1	0.26	0.47	0.35	0.03	0.03	C43
乳房	Breast	3	0.56	1.40	1.14	0.06	0.15	69	17.83	32.10	23.50	1.94	2.37	C50
子宫颈	Cervix	–	–	–	–	–	–	11	2.84	5.12	4.00	0.34	0.49	C53
子宫体及子宫部位不明	Uterus & Unspecified	–	–	–	–	–	–	16	4.13	7.44	5.09	0.39	0.49	C54–C55
卵巢	Ovary	–	–	–	–	–	–	12	3.10	5.58	4.97	0.32	0.52	C56
前列腺	Prostate	9	1.68	4.19	3.55	0.18	0.44	–	–	–	–	–	–	C61
睾丸	Testis	1	0.19	0.47	0.35	0.03	0.03	–	–	–	–	–	–	C62
肾及泌尿系统不明	Kidney & Unspecified Urinary Organs	10	1.87	4.65	4.08	0.20	0.55	4	1.03	1.86	1.17	0.08	0.08	C64–C66,68
膀胱	Bladder	11	2.05	5.12	4.50	0.20	0.53	4	1.03	1.86	1.78	0.03	0.23	C67
脑,神经系统	Brain,Central Nervous System	11	2.05	5.12	4.16	0.30	0.39	10	2.58	4.65	3.99	0.40	0.40	C70–C72
甲状腺	Thyroid Gland	4	0.75	1.86	1.45	0.08	0.17	52	13.44	24.19	18.59	1.64	2.07	C73
淋巴瘤	Lymphoma	11	2.05	5.12	4.00	0.31	0.31	3	0.78	1.40	0.88	0.06	0.06	C81–C85,88,90,96
白血病	Leukaemia	0	0.00	0.00	0.00	0.00	0.00	2	0.52	0.93	0.90	0.07	0.07	C91–C95
不明及其他恶性肿瘤	All Other Sites and Unspecified	23	4.29	10.70	10.35	0.49	1.21	14	3.62	6.51	5.38	0.32	0.66	O&U
所有部位合计	All Sites	536	100.00	249.31	235.80	11.78	32.65	387	100.00	180.02	152.02	9.51	19.48	ALL
所有部位除外 C44	All Sites but C44	533	99.44	247.91	234.34	11.72	32.50	385	99.48	179.09	151.42	9.44	19.40	ALLbC44
死亡 Mortality														
口腔和咽喉(除外鼻咽)	Lip,Oral Cavity & Pharynx but Nasopharynx	0	0.00	0.00	0.00	0.00	0.00	0	0.00	0.00	0.00	0.00	0.00	C00–C10;C12–C14
鼻咽	Nasopharynx	1	0.27	0.47	0.35	0.03	0.03	0	0.00	0.00	0.00	0.00	0.00	C11
食管	Esophagus	32	8.70	14.88	14.70	0.43	2.09	2	1.03	0.93	0.82	0.07	0.07	C15
胃	Stomach	52	14.13	24.19	22.73	1.26	3.32	18	9.28	8.37	7.48	0.21	1.03	C16
结直肠肛门	Colon,Rectum & Anus	16	4.35	7.44	7.42	0.12	1.23	16	8.25	7.44	7.32	0.25	1.16	C18–C21
肝脏	Liver	83	22.55	38.61	37.16	1.28	5.55	35	18.04	16.28	13.63	0.60	1.84	C22
胆囊及其他	Gallbladder and Extrahepatic Ducts	0	0.00	0.00	0.00	0.00	0.00	2	1.03	0.93	1.09	0.07	0.21	C23–C24
胰腺	Pancreas	22	5.98	10.23	10.12	0.60	1.37	11	5.67	5.12	5.02	0.23	0.67	C25
喉	Larynx	0	0.00	0.00	0.00	0.00	0.00	2	1.03	0.93	0.87	0.04	0.18	C32
气管,支气管,肺	Trachea,Bronchus and Lung	110	29.89	51.16	48.67	1.89	6.64	37	19.07	17.21	15.38	0.40	2.03	C33–C34
其他胸腔器官	Other Thoracic Organs	1	0.27	0.47	0.35	0.03	0.03	1	0.52	0.47	0.35	0.03	0.03	C37–C38
骨	Bone	6	1.63	2.79	2.74	0.30	0.30	3	1.55	1.40	1.42	0.11	0.11	C40–C41
皮肤黑色素瘤	Melanoma of Skin	0	0.00	0.00	0.00	0.00	0.00	0	0.00	0.00	0.00	0.00	0.00	C43
乳房	Breast	0	0.00	0.00	0.00	0.00	0.00	21	10.82	9.77	7.35	0.78	0.78	C50
子宫颈	Cervix	–	–	–	–	–	–	1	0.52	0.47	0.30	0.04	0.04	C53
子宫体及子宫部位不明	Uterus & Unspecified	–	–	–	–	–	–	10	5.15	4.65	3.49	0.16	0.40	C54–C55
卵巢	Ovary	–	–	–	–	–	–	5	2.58	2.33	2.29	0.20	0.30	C56
前列腺	Prostate	0	0.00	0.00	0.00	0.00	0.00	–	–	–	–	–	–	C61
睾丸	Testis	0	0.00	0.00	0.00	0.00	0.00	–	–	–	–	–	–	C62
肾及泌尿系统不明	Kidney & Unspecified Urinary Organs	4	1.09	1.86	1.90	0.07	0.25	0	0.00	0.00	0.00	0.00	0.00	C64–C66,68
膀胱	Bladder	3	0.82	1.40	1.34	0.14	0.14	2	1.03	0.93	0.58	0.02	0.02	C67
脑,神经系统	Brain,Central Nervous System	13	3.53	6.05	5.23	0.37	0.71	8	4.12	3.72	3.18	0.10	0.30	C70–C72
甲状腺	Thyroid Gland	1	0.27	0.47	0.55	0.00	0.09	2	1.03	0.93	0.60	0.08	0.08	C73
淋巴瘤	Lymphoma	6	1.63	2.79	2.08	0.14	0.23	1	0.52	0.47	0.52	0.07	0.07	C81–C85,88,90,96
白血病	Leukaemia	4	1.09	1.86	1.60	0.05	0.22	13	6.70	6.05	5.91	0.41	0.69	C91–C95
不明及其他恶性肿瘤	All Other Sites and Unspecified	14	3.80	6.51	6.17	0.32	0.65	4	2.06	1.86	1.21	0.08	0.08	O&U
所有部位合计	All Sites	368	100.00	171.17	163.11	7.03	22.85	194	100.00	90.24	78.81	3.92	10.05	ALL
所有部位除外 C44	All Sites but C44	368	100.00	171.17	163.11	7.03	22.85	193	99.48	89.78	78.46	3.89	10.02	ALLbC44

表 7-3-18 沈阳市 2011 年癌症发病和死亡主要指标
Table 7-3-18   Incidence and mortality of cancer in Shenyang, 2011

部位 Site		男性 Male						女性 Female						ICD-10
		病例数 No. cases	构成 (%)	粗率 Crude rate (1/10⁵)	世标率 ASR world (1/10⁵)	累积率 Cum.rate(%) 0~64	0~74	病例数 No. cases	构成 (%)	粗率 Crude rate (1/10⁵)	世标率 ASR world (1/10⁵)	累积率 Cum.rate(%) 0~64	0~74	
发病 Incidence														
口腔和咽喉(除外鼻咽)	Lip,Oral Cavity & Pharynx but Nasopharynx	90	1.69	4.90	2.84	0.20	0.34	28	0.55	1.47	0.81	0.05	0.09	C00–C10;C12–C14
鼻咽	Nasopharynx	43	0.81	2.34	1.30	0.09	0.16	15	0.29	0.79	0.46	0.03	0.05	C11
食管	Esophagus	246	4.61	13.38	7.24	0.51	0.84	41	0.80	2.15	1.00	0.03	0.12	C15
胃	Stomach	571	10.70	31.06	16.71	0.88	1.97	251	4.92	13.19	6.59	0.38	0.74	C16
结直肠肛门	Colon, Rectum & Anus	902	16.90	49.07	26.81	1.54	3.26	706	13.83	37.10	18.75	0.97	2.36	C18–C21
肝脏	Liver	533	9.99	29.00	16.07	1.03	1.90	211	4.13	11.09	5.01	0.22	0.54	C22
胆囊及其他	Gallbladder and Extrahepatic Ducts	70	1.31	3.81	2.04	0.10	0.22	61	1.19	3.21	1.43	0.07	0.15	C23–C24
胰腺	Pancreas	149	2.79	8.11	4.22	0.22	0.45	136	2.66	7.15	3.41	0.14	0.41	C25
喉	Larynx	92	1.72	5.01	2.96	0.18	0.38	7	0.14	0.37	0.22	0.01	0.03	C32
气管,支气管,肺	Trachea, Bronchus and Lung	1493	27.97	81.22	44.54	2.29	5.53	935	18.32	49.14	22.81	0.98	2.62	C33–C34
其他胸腔器官	Other Thoracic Organs	21	0.39	1.14	0.83	0.05	0.06	23	0.45	1.21	0.55	0.04	0.05	C37–C38
骨	Bone	20	0.37	1.09	0.77	0.04	0.11	23	0.45	1.21	0.94	0.05	0.06	C40–C41
皮肤黑色素瘤	Melanoma of Skin	9	0.17	0.49	0.25	0.02	0.03	5	0.10	0.26	0.15	0.01	0.02	C43
乳房	Breast	11	0.21	0.60	0.41	0.02	0.05	1215	23.80	63.86	36.52	3.05	3.95	C50
子宫颈	Cervix	–	–	–	–	–	–	341	6.68	17.92	10.73	0.94	1.02	C53
子宫体及子宫部位不明	Uterus & Unspecified	–	–	–	–	–	–	190	3.72	9.99	5.44	0.46	0.62	C54–C55
卵巢	Ovary	–	–	–	–	–	–	198	3.88	10.41	6.08	0.45	0.68	C56
前列腺	Prostate	162	3.03	8.81	4.19	0.08	0.45	–	–	–	–	–	–	C61
睾丸	Testis	14	0.26	0.76	0.58	0.04	0.04	–	–	–	–	–	–	C62
肾及泌尿系统不明	Kidney & Unspecified Urinary Organs	162	3.03	8.81	4.74	0.25	0.54	100	1.96	5.26	2.61	0.13	0.32	C64–C66,68
膀胱	Bladder	228	4.27	12.40	6.86	0.27	0.87	79	1.55	4.15	1.96	0.07	0.26	C67
脑,神经系统	Brain, Central Nervous System	100	1.87	5.44	3.85	0.26	0.35	101	1.98	5.31	3.91	0.29	0.38	C70–C72
甲状腺	Thyroid Gland	31	0.58	1.69	1.13	0.08	0.10	83	1.63	4.36	2.64	0.21	0.26	C73
淋巴瘤	Lymphoma	82	1.54	4.46	2.98	0.19	0.36	89	1.74	4.68	3.10	0.22	0.34	C81–C85,88,90,96
白血病	Leukaemia	80	1.50	4.35	4.08	0.22	0.31	67	1.31	3.52	3.10	0.19	0.25	C91–C95
不明及其他恶性肿瘤	All Other Sites and Unspecified	229	4.29	12.46	6.98	0.38	0.80	200	3.92	10.51	5.96	0.30	0.67	O&U
所有部位合计	All Sites	5338	100.00	290.41	162.36	8.94	19.14	5105	100.00	268.30	144.17	9.29	15.98	ALL
所有部位除外 C44	All Sites but C44	5296	99.21	288.12	160.92	8.86	18.95	5077	99.45	266.83	143.38	9.26	15.91	ALLbC44
死亡 Mortality														
口腔和咽喉(除外鼻咽)	Lip,Oral Cavity & Pharynx but Nasopharynx	46	1.03	2.50	1.42	0.07	0.17	14	0.43	0.74	0.33	0.01	0.03	C00–C10;C12–C14
鼻咽	Nasopharynx	22	0.49	1.20	0.70	0.05	0.07	9	0.28	0.47	0.24	0.01	0.02	C11
食管	Esophagus	240	5.37	13.06	6.87	0.40	0.78	44	1.36	2.31	0.91	0.01	0.08	C15
胃	Stomach	447	10.00	24.32	12.55	0.51	1.45	215	6.66	11.30	5.31	0.25	0.53	C16
结直肠肛门	Colon, Rectum & Anus	417	9.33	22.69	11.66	0.49	1.20	378	11.70	19.87	8.61	0.32	0.86	C18–C21
肝脏	Liver	590	13.20	32.10	17.29	1.16	1.87	207	6.41	10.88	4.88	0.18	0.53	C22
胆囊及其他	Gallbladder and Extrahepatic Ducts	102	2.28	5.55	2.78	0.09	0.28	101	3.13	5.31	2.32	0.09	0.24	C23–C24
胰腺	Pancreas	181	4.05	9.85	5.24	0.26	0.54	180	5.57	9.46	4.26	0.17	0.47	C25
喉	Larynx	55	1.23	2.99	1.60	0.07	0.18	9	0.28	0.47	0.15	0.00	0.01	C32
气管,支气管,肺	Trachea, Bronchus and Lung	1641	36.71	89.28	47.40	1.93	5.66	1075	33.28	56.50	23.88	0.75	2.40	C33–C34
其他胸腔器官	Other Thoracic Organs	23	0.51	1.25	0.73	0.04	0.09	7	0.22	0.37	0.18	0.00	0.02	C37–C38
骨	Bone	25	0.56	1.36	1.32	0.05	0.12	16	0.50	0.84	0.39	0.01	0.06	C40–C41
皮肤黑色素瘤	Melanoma of Skin	5	0.11	0.27	0.12	0.01	0.01	5	0.15	0.26	0.16	0.00	0.03	C43
乳房	Breast	3	0.07	0.16	0.06	0.00	0.00	261	8.08	13.72	7.41	0.49	0.85	C50
子宫颈	Cervix	–	–	–	–	–	–	98	3.03	5.15	2.80	0.21	0.26	C53
子宫体及子宫部位不明	Uterus & Unspecified	–	–	–	–	–	–	53	1.64	2.79	1.34	0.09	0.15	C54–C55
卵巢	Ovary	–	–	–	–	–	–	117	3.62	6.15	3.23	0.20	0.41	C56
前列腺	Prostate	76	1.70	4.13	1.87	0.03	0.13	–	–	–	–	–	–	C61
睾丸	Testis	5	0.11	0.27	0.19	0.01	0.01	–	–	–	–	–	–	C62
肾及泌尿系统不明	Kidney & Unspecified Urinary Organs	78	1.74	4.24	2.32	0.10	0.24	52	1.61	2.73	1.24	0.03	0.14	C64–C66,68
膀胱	Bladder	104	2.33	5.66	2.62	0.03	0.20	44	1.36	2.31	0.93	0.02	0.08	C67
脑,神经系统	Brain, Central Nervous System	64	1.43	3.48	1.92	0.08	0.19	82	2.54	4.31	2.48	0.10	0.24	C70–C72
甲状腺	Thyroid Gland	12	0.27	0.65	0.31	0.02	0.04	19	0.59	1.00	0.40	0.01	0.04	C73
淋巴瘤	Lymphoma	72	1.61	3.92	2.20	0.10	0.24	50	1.55	2.63	1.27	0.05	0.16	C81–C85,88,90,96
白血病	Leukaemia	100	2.24	5.44	4.14	0.22	0.34	58	1.80	3.05	2.24	0.11	0.21	C91–C95
不明及其他恶性肿瘤	All Other Sites and Unspecified	162	3.62	8.81	5.04	0.31	0.57	136	4.21	7.15	3.67	0.20	0.39	O&U
所有部位合计	All Sites	4470	100.00	243.18	130.36	6.06	14.37	3230	100.00	169.76	78.62	3.33	8.23	ALL
所有部位除外 C44	All Sites but C44	4463	99.84	242.80	130.14	6.05	14.34	3226	99.88	169.55	78.55	3.33	8.23	ALLbC44

表 7-3-19 法库县 2011 年癌症发病和死亡主要指标
Table 7-3-19 Incidence and mortality of cancer in Faku, 2011

部位 Site		男性 Male						女性 Female						ICD-10
		病例数 No. cases	构成 (%)	粗率 Crude rate (1/10⁵)	世标率 ASR world (1/10⁵)	累积率 Cum.rate(%)		病例数 No. cases	构成 (%)	粗率 Crude rate (1/10⁵)	世标率 ASR world (1/10⁵)	累积率 Cum.rate(%)		
						0~64	0~74					0~64	0~74	
发病 Incidence														
口腔和咽喉(除外鼻咽)	Lip,Oral Cavity & Pharynx but Nasopharynx	13	1.81	5.68	3.42	0.32	0.38	8	1.43	3.67	2.44	0.20	0.20	C00-C10;C12-C14
鼻咽	Nasopharynx	5	0.69	2.18	1.41	0.15	0.15	2	0.36	0.92	0.49	0.05	0.05	C11
食管	Esophagus	117	16.25	51.12	32.03	2.46	3.74	11	1.97	5.05	2.73	0.13	0.28	C15
胃	Stomach	64	8.89	27.96	18.39	1.24	2.46	20	3.58	9.18	6.01	0.25	0.79	C16
结直肠肛门	Colon, Rectum & Anus	66	9.17	28.84	18.95	0.92	2.44	45	8.05	20.65	12.51	0.93	1.46	C18-C21
肝脏	Liver	75	10.42	32.77	21.01	1.60	2.35	41	7.33	18.82	11.80	0.75	1.53	C22
胆囊及其他	Gallbladder and Extrahepatic Ducts	6	0.83	2.62	1.44	0.11	0.11	7	1.25	3.21	1.86	0.06	0.22	C23-C24
胰腺	Pancreas	18	2.50	7.86	5.17	0.21	0.64	10	1.79	4.59	3.19	0.13	0.46	C25
喉	Larynx	15	2.08	6.55	4.32	0.36	0.50	9	1.61	4.13	2.72	0.07	0.41	C32
气管,支气管,肺	Trachea, Bronchus and Lung	182	25.28	79.52	51.61	2.93	6.60	128	22.90	58.75	36.20	1.75	4.85	C33-C34
其他胸腔器官	Other Thoracic Organs	6	0.83	2.62	2.10	0.12	0.27	1	0.18	0.46	0.32	0.03	0.03	C37-C38
骨	Bone	7	0.97	3.06	1.99	0.18	0.18	9	1.61	4.13	2.20	0.09	0.24	C40-C41
皮肤黑色素瘤	Melanoma of Skin	1	0.14	0.44	0.30	0.04	0.04	0	0.00	0.00	0.00	0.00	0.00	C43
乳房	Breast	1	0.14	0.44	0.27	0.02	0.02	104	18.60	47.73	29.97	2.57	3.08	C50
子宫颈	Cervix	–	–	–	–	–	–	31	5.55	14.23	9.83	0.76	0.96	C53
子宫体及子宫部位不明	Uterus & Unspecified	–	–	–	–	–	–	22	3.94	10.10	6.68	0.53	0.69	C54-C55
卵巢	Ovary	–	–	–	–	–	–	16	2.86	7.34	4.58	0.44	0.44	C56
前列腺	Prostate	10	1.39	4.37	2.65	0.08	0.24	–	–	–	–	–	–	C61
睾丸	Testis	0	0.00	0.00	0.00	0.00	0.00	–	–	–	–	–	–	C62
肾及泌尿系统不明	Kidney & Unspecified Urinary Organs	8	1.11	3.50	2.10	0.14	0.30	8	1.43	3.67	2.19	0.21	0.21	C64-C66,68
膀胱	Bladder	25	3.47	10.92	8.26	0.40	0.81	4	0.72	1.84	1.03	0.11	0.33	C67
脑,神经系统	Brain, Central Nervous System	54	7.50	23.59	16.34	1.01	2.03	32	5.72	14.69	9.61	0.62	1.09	C70-C72
甲状腺	Thyroid Gland	5	0.69	2.18	1.29	0.06	0.14	9	1.61	4.13	2.90	0.25	0.25	C73
淋巴瘤	Lymphoma	3	0.42	1.31	0.99	0.06	0.12	4	0.72	1.84	1.08	0.12	0.12	C81-C85,88,90,96
白血病	Leukaemia	2	0.28	0.87	0.51	0.06	0.06	1	0.18	0.46	0.32	0.03	0.03	C91-C95
不明和其他恶性肿瘤	All Other Sites and Unspecified	37	5.14	16.17	12.65	0.88	1.22	32	5.72	14.69	13.33	0.78	1.44	O&U
所有部位合计	All Sites	720	100.00	314.58	207.20	13.37	24.82	559	100.00	256.56	165.63	10.88	19.18	ALL
所有部位除外 C44	All Sites but C44	714	99.17	311.96	205.23	13.28	24.68	557	99.64	255.64	164.99	10.86	19.07	ALLbC44
死亡 Mortality														
口腔和咽喉(除外鼻咽)	Lip,Oral Cavity & Pharynx but Nasopharynx	5	1.10	2.18	1.42	0.08	0.14	2	0.76	0.92	0.45	0.00	0.00	C00-C10;C12-C14
鼻咽	Nasopharynx	1	0.22	0.44	0.30	0.04	0.04	0	0.00	0.00	0.00	0.00	0.00	C11
食管	Esophagus	80	17.54	34.95	22.15	1.43	2.74	10	3.80	4.59	2.36	0.09	0.25	C15
胃	Stomach	40	8.77	17.48	11.53	0.57	1.56	10	3.80	4.59	2.72	0.11	0.24	C16
结直肠肛门	Colon, Rectum & Anus	33	7.24	14.42	9.23	0.41	1.22	15	5.70	6.88	3.65	0.13	0.38	C18-C21
肝脏	Liver	59	12.94	25.78	17.06	0.96	2.28	29	11.03	13.31	8.32	0.39	1.05	C22
胆囊及其他	Gallbladder and Extrahepatic Ducts	3	0.66	1.31	0.67	0.05	0.05	4	1.52	1.84	1.05	0.04	0.10	C23-C24
胰腺	Pancreas	15	3.29	6.55	4.31	0.24	0.51	9	3.42	4.13	2.53	0.14	0.34	C25
喉	Larynx	7	1.54	3.06	1.91	0.17	0.23	4	1.52	1.84	1.17	0.00	0.16	C32
气管,支气管,肺	Trachea, Bronchus and Lung	144	31.58	62.92	40.46	2.16	4.88	111	42.21	50.94	31.12	1.55	3.61	C33-C34
其他胸腔器官	Other Thoracic Organs	3	0.66	1.31	0.82	0.05	0.05	0	0.00	0.00	0.00	0.00	0.00	C37-C38
骨	Bone	3	0.66	1.31	0.79	0.03	0.11	11	4.18	5.05	2.74	0.12	0.31	C40-C41
皮肤黑色素瘤	Melanoma of Skin	0	0.00	0.00	0.00	0.00	0.00	0	0.00	0.00	0.00	0.00	0.00	C43
乳房	Breast	1	0.22	0.44	0.36	0.00	0.06	15	5.70	6.88	4.30	0.38	0.45	C50
子宫颈	Cervix	–	–	–	–	–	–	3	1.14	1.38	0.85	0.08	0.08	C53
子宫体及子宫部位不明	Uterus & Unspecified	–	–	–	–	–	–	4	1.52	1.84	1.11	0.09	0.09	C54-C55
卵巢	Ovary	–	–	–	–	–	–	5	1.90	2.29	1.58	0.14	0.21	C56
前列腺	Prostate	5	1.10	2.18	1.33	0.04	0.12	–	–	–	–	–	–	C61
睾丸	Testis	0	0.00	0.00	0.00	0.00	0.00	–	–	–	–	–	–	C62
肾及泌尿系统不明	Kidney & Unspecified Urinary Organs	4	0.88	1.75	1.13	0.05	0.21	2	0.76	0.92	0.57	0.07	0.07	C64-C66,68
膀胱	Bladder	10	2.19	4.37	4.24	0.16	0.42	3	1.14	1.38	0.63	0.02	0.02	C67
脑,神经系统	Brain, Central Nervous System	17	3.73	7.43	5.02	0.25	0.81	12	4.56	5.51	3.75	0.20	0.40	C70-C72
甲状腺	Thyroid Gland	2	0.44	0.87	0.57	0.00	0.08	1	0.38	0.46	0.23	0.00	0.00	C73
淋巴瘤	Lymphoma	2	0.44	0.87	0.43	0.05	0.05	1	0.38	0.46	0.22	0.03	0.03	C81-C85,88,90,96
白血病	Leukaemia	1	0.22	0.44	0.61	0.04	0.04	1	0.38	0.46	0.32	0.03	0.03	C91-C95
不明和其他恶性肿瘤	All Other Sites and Unspecified	21	4.61	9.18	6.95	0.36	0.79	11	4.18	5.05	4.42	0.27	0.52	O&U
所有部位合计	All Sites	456	100.00	199.23	131.29	7.14	16.40	263	100.00	120.71	74.10	3.86	8.31	ALL
所有部位除外 C44	All Sites but C44	456	100.00	199.23	131.29	7.14	16.40	263	100.00	120.71	74.10	3.86	8.31	ALLbC44

表 7-3-20 大连市 2011 年癌症发病和死亡主要指标
Table 7-3-20 Incidence and mortality of cancer in Dalian, 2011

部位 / Site		男性 Male						女性 Female						ICD-10
		病例数 No. cases	构成 (%)	粗率 Crude rate (1/10⁵)	世标率 ASR world (1/10⁵)	累积率 Cum.rate(%) 0~64	0~74	病例数 No. cases	构成 (%)	粗率 Crude rate (1/10⁵)	世标率 ASR world (1/10⁵)	累积率 Cum.rate(%) 0~64	0~74	
发病 Incidence														
口腔和咽喉(除外鼻咽)	Lip,Oral Cavity & Pharynx but Nasopharynx	83	1.65	7.22	4.27	0.30	0.47	30	0.64	2.60	2.22	0.12	0.20	C00-C10;C12-C14
鼻咽	Nasopharynx	27	0.54	2.35	1.58	0.12	0.16	5	0.11	0.43	0.21	0.02	0.02	C11
食管	Esophagus	179	3.55	15.58	9.18	0.62	1.10	24	0.51	2.08	0.92	0.01	0.09	C15
胃	Stomach	617	12.24	53.69	30.55	1.67	3.49	265	5.67	22.99	11.68	0.60	1.35	C16
结直肠肛门	Colon, Rectum & Anus	604	11.98	52.56	29.81	1.54	3.56	443	9.47	38.43	19.57	1.01	2.34	C18–C21
肝脏	Liver	512	10.16	44.56	25.93	1.78	2.90	190	4.06	16.48	8.85	0.46	1.01	C22
胆囊及其他	Gallbladder and Extrahepatic Ducts	78	1.55	6.79	3.54	0.18	0.37	57	1.22	4.95	2.57	0.11	0.31	C23–C24
胰腺	Pancreas	176	3.49	15.32	8.36	0.43	0.97	144	3.08	12.49	5.66	0.21	0.65	C25
喉	Larynx	68	1.35	5.92	3.48	0.18	0.46	8	0.17	0.69	0.30	0.01	0.03	C32
气管,支气管,肺	Trachea, Bronchus and Lung	1213	24.07	105.56	58.73	2.75	6.88	702	15.01	60.90	31.57	1.62	3.75	C33–C34
其他胸腔器官	Other Thoracic Organs	19	0.38	1.65	1.07	0.07	0.15	15	0.32	1.30	0.88	0.04	0.11	C37–C38
骨	Bone	26	0.52	2.26	2.02	0.10	0.20	4	0.09	0.35	0.19	0.01	0.01	C40–C41
皮肤黑色素瘤	Melanoma of Skin	11	0.22	0.96	0.61	0.04	0.06	7	0.15	0.61	0.40	0.02	0.06	C43
乳房	Breast	1	0.02	0.09	0.03	0.00	0.00	869	18.58	75.39	44.86	3.62	4.82	C50
子宫颈	Cervix	–	–	–	–	–	–	276	5.90	23.95	14.97	1.28	1.52	C53
子宫体及子宫部位不明	Uterus & Unspecified	–	–	–	–	–	–	144	3.08	12.49	7.17	0.59	0.81	C54–C55
卵巢	Ovary	–	–	–	–	–	–	137	2.93	11.89	6.93	0.48	0.76	C56
前列腺	Prostate	132	2.62	11.49	5.90	0.13	0.59	–	–	–	–	–	–	C61
睾丸	Testis	3	0.06	0.26	0.18	0.01	0.01	–	–	–	–	–	–	C62
肾及泌尿系统不明	Kidney & Unspecified Urinary Organs	216	4.29	18.80	11.13	0.65	1.42	134	2.87	11.63	5.71	0.32	0.66	C64–C66,68
膀胱	Bladder	288	5.71	25.06	14.03	0.64	1.62	63	1.35	5.47	2.94	0.17	0.32	C67
脑,神经系统	Brain, Central Nervous System	99	1.96	8.62	5.50	0.41	0.56	179	3.83	15.53	9.10	0.62	1.11	C70–C72
甲状腺	Thyroid Gland	217	4.31	18.88	12.83	1.06	1.23	630	13.47	54.66	35.90	3.10	3.60	C73
淋巴瘤	Lymphoma	125	2.48	10.88	7.53	0.36	0.81	96	2.05	8.33	4.90	0.29	0.58	C81–C85,88,90,96
白血病	Leukaemia	116	2.30	10.09	8.74	0.40	0.80	87	1.86	7.55	4.98	0.31	0.51	C91–C95
不明及其他恶性肿瘤	All Other Sites and Unspecified	230	4.56	20.02	12.37	0.64	1.26	167	3.57	14.49	8.37	0.48	0.79	O&U
所有部位合计	All Sites	5040	100.00	438.60	257.36	14.08	29.05	4676	100.00	405.68	230.87	15.51	25.41	ALL
所有部位除外 C44	All Sites but C44	4985	98.91	433.82	254.66	13.93	28.79	4630	99.02	401.69	228.96	15.42	25.19	ALLbC44
死亡 Mortality														
口腔和咽喉(除外鼻咽)	Lip,Oral Cavity & Pharynx but Nasopharynx	36	1.16	3.13	1.71	0.07	0.19	8	0.41	0.69	0.27	0.01	0.02	C00-C10;C12-C14
鼻咽	Nasopharynx	13	0.42	1.13	0.68	0.05	0.09	5	0.26	0.43	0.19	0.01	0.01	C11
食管	Esophagus	149	4.81	12.97	7.54	0.42	0.90	15	0.78	1.30	0.53	0.02	0.04	C15
胃	Stomach	386	12.46	33.59	17.93	0.75	1.93	179	9.26	15.53	6.92	0.24	0.67	C16
结直肠肛门	Colon, Rectum & Anus	272	8.78	23.67	12.50	0.48	1.34	188	9.72	16.31	8.09	0.33	0.86	C18–C21
肝脏	Liver	463	14.95	40.29	22.97	1.59	2.56	176	9.10	15.27	8.32	0.38	0.94	C22
胆囊及其他	Gallbladder and Extrahepatic Ducts	60	1.94	5.22	2.64	0.09	0.28	49	2.53	4.25	1.94	0.08	0.23	C23–C24
胰腺	Pancreas	167	5.39	14.53	8.13	0.36	1.00	130	6.72	11.28	5.12	0.17	0.55	C25
喉	Larynx	23	0.74	2.00	1.05	0.04	0.11	8	0.41	0.69	0.22	0.00	0.00	C32
气管,支气管,肺	Trachea, Bronchus and Lung	962	31.06	83.72	44.55	1.66	4.78	540	27.92	46.85	22.13	0.85	2.33	C33–C34
其他胸腔器官	Other Thoracic Organs	10	0.32	0.87	0.46	0.02	0.04	5	0.26	0.43	0.24	0.02	0.02	C37–C38
骨	Bone	13	0.42	1.13	0.73	0.02	0.09	13	0.67	1.13	0.91	0.04	0.09	C40–C41
皮肤黑色素瘤	Melanoma of Skin	6	0.19	0.52	0.26	0.00	0.02	7	0.36	0.61	0.28	0.00	0.03	C43
乳房	Breast	0	0.00	0.00	0.00	0.00	0.00	157	8.12	13.62	7.63	0.46	0.88	C50
子宫颈	Cervix	–	–	–	–	–	–	53	2.74	4.60	2.63	0.21	0.24	C53
子宫体及子宫部位不明	Uterus & Unspecified	–	–	–	–	–	–	36	1.86	3.12	1.62	0.11	0.19	C54–C55
卵巢	Ovary	–	–	–	–	–	–	63	3.26	5.47	2.87	0.19	0.34	C56
前列腺	Prostate	72	2.32	6.27	3.07	0.03	0.19	–	–	–	–	–	–	C61
睾丸	Testis	1	0.03	0.09	0.07	0.00	0.01	–	–	–	–	–	–	C62
肾及泌尿系统不明	Kidney & Unspecified Urinary Organs	54	1.74	4.70	2.59	0.12	0.29	30	1.55	2.60	1.11	0.03	0.10	C64–C66,68
膀胱	Bladder	78	2.52	6.79	3.59	0.07	0.33	20	1.03	1.74	0.65	0.01	0.03	C67
脑,神经系统	Brain, Central Nervous System	63	2.03	5.48	4.32	0.24	0.38	60	3.10	5.21	3.02	0.15	0.35	C70–C72
甲状腺	Thyroid Gland	7	0.23	0.61	0.28	0.00	0.03	10	0.52	0.87	0.44	0.02	0.05	C73
淋巴瘤	Lymphoma	78	2.52	6.79	3.92	0.18	0.45	53	2.74	4.60	2.57	0.14	0.27	C81–C85,88,90,96
白血病	Leukaemia	71	2.29	6.18	4.43	0.20	0.40	55	2.84	4.77	3.46	0.23	0.28	C91–C95
不明及其他恶性肿瘤	All Other Sites and Unspecified	113	3.65	9.83	5.31	0.19	0.51	74	3.83	6.42	3.21	0.10	0.25	O&U
所有部位合计	All Sites	3097	100.00	269.51	148.73	6.60	15.94	1934	100.00	167.79	84.36	3.79	8.77	ALL
所有部位除外 C44	All Sites but C44	3089	99.74	268.82	148.36	6.59	15.90	1929	99.74	167.36	84.18	3.78	8.77	ALLbC44

表 7-3-21 庄河市 2011 年癌症发病和死亡主要指标
Table 7-3-21 Incidence and mortality of cancer in Zhuanghe, 2011

部位 Site		男性 Male						女性 Female						ICD-10
		病例数 No. cases	构成 (%)	粗率 Crude rate (1/10⁵)	世标率 ASR world (1/10⁵)	累积率 Cum.rate(%) 0~64	0~74	病例数 No. cases	构成 (%)	粗率 Crude rate (1/10⁵)	世标率 ASR world (1/10⁵)	累积率 Cum.rate(%) 0~64	0~74	
发病 Incidence														
口腔和咽喉(除外鼻咽)	Lip,Oral Cavity & Pharynx but Nasopharynx	13	0.83	2.85	1.69	0.11	0.22	8	0.66	1.77	1.71	0.10	0.19	C00–C10;C12–C14
鼻咽	Nasopharynx	8	0.51	1.75	0.97	0.08	0.08	1	0.08	0.22	0.18	0.00	0.03	C11
食管	Esophagus	61	3.92	13.37	6.87	0.31	0.86	6	0.50	1.33	0.54	0.00	0.03	C15
胃	Stomach	331	21.26	72.56	40.32	1.84	5.06	120	9.96	26.60	15.02	0.78	1.99	C16
结直肠肛门	Colon,Rectum & Anus	144	9.25	31.57	17.70	0.97	2.06	111	9.21	24.61	13.93	0.65	1.68	C18–C21
肝脏	Liver	249	15.99	54.59	30.99	2.15	3.63	83	6.89	18.40	10.00	0.53	1.15	C22
胆囊及其他	Gallbladder and Extrahepatic Ducts	21	1.35	4.60	2.45	0.09	0.31	15	1.24	3.33	1.83	0.12	0.21	C23–C24
胰腺	Pancreas	37	2.38	8.11	4.26	0.12	0.58	21	1.74	4.66	2.55	0.14	0.30	C25
喉	Larynx	15	0.96	3.29	2.02	0.14	0.26	0	0.00	0.00	0.00	0.00	0.00	C32
气管,支气管,肺	Trachea,Bronchus and Lung	390	25.05	85.49	47.85	2.60	5.85	245	20.33	54.31	30.27	1.58	3.67	C33–C34
其他胸腔器官	Other Thoracic Organs	3	0.19	0.66	0.47	0.03	0.03	5	0.41	1.11	0.47	0.02	0.02	C37–C38
骨	Bone	11	0.71	2.41	1.88	0.09	0.18	7	0.58	1.55	1.67	0.11	0.14	C40–C41
皮肤黑色素瘤	Melanoma of Skin	1	0.06	0.22	0.11	0.01	0.01	3	0.25	0.67	0.43	0.05	0.05	C43
乳房	Breast	2	0.13	0.44	0.22	0.02	0.02	185	15.35	41.01	24.90	2.11	2.57	C50
子宫颈	Cervix	–	–	–	–	–	–	69	5.73	15.30	9.59	0.79	0.97	C53
子宫体及子宫部位不明	Uterus & Unspecified	–	–	–	–	–	–	46	3.82	10.20	5.92	0.47	0.66	C54–C55
卵巢	Ovary	–	–	–	–	–	–	30	2.49	6.65	4.67	0.31	0.54	C56
前列腺	Prostate	26	1.67	5.70	3.00	0.09	0.33	–	–	–	–	–	–	C61
睾丸	Testis	1	0.06	0.22	0.19	0.02	0.02	–	–	–	–	–	–	C62
肾及泌尿系统不明	Kidney & Unspecified Urinary Organs	21	1.35	4.60	2.74	0.18	0.36	11	0.91	2.44	1.67	0.11	0.17	C64–C66,68
膀胱	Bladder	61	3.92	13.37	7.80	0.38	0.99	22	1.83	4.88	2.85	0.13	0.36	C67
脑,神经系统	Brain,Central Nervous System	39	2.50	8.55	5.65	0.35	0.70	41	3.40	9.09	6.27	0.32	0.77	C70–C72
甲状腺	Thyroid Gland	14	0.90	3.07	2.12	0.18	0.18	86	7.14	19.06	13.14	1.05	1.27	C73
淋巴瘤	Lymphoma	18	1.16	3.95	2.46	0.19	0.31	9	0.75	2.00	1.13	0.10	0.10	C81–C85,88,90,96
白血病	Leukaemia	19	1.22	4.17	5.41	0.31	0.39	26	2.16	5.76	5.11	0.32	0.46	C91–C95
不明及其他恶性肿瘤	All Other Sites and Unspecified	72	4.62	15.78	9.54	0.45	1.13	55	4.56	12.19	7.43	0.42	0.94	O&U
所有部位合计	All Sites	1557	100.00	341.32	196.72	10.70	23.56	1205	100.00	267.13	161.28	10.21	18.28	ALL
所有部位除外 C44	All Sites but C44	1545	99.23	338.69	195.29	10.64	23.38	1196	99.25	265.13	160.24	10.15	18.16	ALLbC44
死亡 Mortality														
口腔和咽喉(除外鼻咽)	Lip,Oral Cavity & Pharynx but Nasopharynx	7	0.64	1.53	0.74	0.05	0.08	2	0.30	0.44	0.24	0.00	0.03	C00–C10;C12–C14
鼻咽	Nasopharynx	6	0.55	1.32	0.99	0.06	0.09	2	0.30	0.44	0.17	0.01	0.01	C11
食管	Esophagus	48	4.38	10.52	5.39	0.25	0.65	7	1.04	1.55	0.73	0.01	0.07	C15
胃	Stomach	236	21.51	51.74	26.88	0.98	2.99	90	13.41	19.95	10.11	0.35	1.29	C16
结直肠肛门	Colon,Rectum & Anus	71	6.47	15.56	8.23	0.32	1.00	51	7.60	11.31	5.56	0.17	0.64	C18–C21
肝脏	Liver	204	18.60	44.72	25.32	1.60	3.04	91	13.56	20.17	9.73	0.43	1.10	C22
胆囊及其他	Gallbladder and Extrahepatic Ducts	13	1.19	2.85	1.35	0.02	0.15	6	0.89	1.33	0.68	0.02	0.09	C23–C24
胰腺	Pancreas	33	3.01	7.23	3.99	0.21	0.47	19	2.83	4.21	2.24	0.11	0.27	C25
喉	Larynx	7	0.64	1.53	0.94	0.01	0.12	1	0.15	0.22	0.11	0.01	0.01	C32
气管,支气管,肺	Trachea,Bronchus and Lung	313	28.53	68.62	37.61	1.71	4.76	205	30.55	45.44	23.63	1.02	2.87	C33–C34
其他胸腔器官	Other Thoracic Organs	5	0.46	1.10	0.76	0.05	0.07	3	0.45	0.67	0.25	0.01	0.01	C37–C38
骨	Bone	7	0.64	1.53	1.32	0.05	0.08	8	1.19	1.77	1.37	0.10	0.10	C40–C41
皮肤黑色素瘤	Melanoma of Skin	0	0.00	0.00	0.00	0.00	0.00	2	0.30	0.44	0.26	0.01	0.05	C43
乳房	Breast	2	0.18	0.44	0.26	0.03	0.03	35	5.22	7.76	4.43	0.32	0.48	C50
子宫颈	Cervix	–	–	–	–	–	–	23	3.43	5.10	3.06	0.21	0.30	C53
子宫体及子宫部位不明	Uterus & Unspecified	–	–	–	–	–	–	14	2.09	3.10	1.88	0.13	0.19	C54–C55
卵巢	Ovary	–	–	–	–	–	–	15	2.24	3.33	2.60	0.16	0.36	C56
前列腺	Prostate	14	1.28	3.07	1.44	0.03	0.16	–	–	–	–	–	–	C61
睾丸	Testis	1	0.09	0.22	0.13	0.00	0.03	–	–	–	–	–	–	C62
肾及泌尿系统不明	Kidney & Unspecified Urinary Organs	7	0.64	1.53	0.86	0.01	0.13	4	0.60	0.89	0.59	0.01	0.08	C64–C66,68
膀胱	Bladder	17	1.55	3.73	1.74	0.09	0.16	5	0.75	1.11	0.60	0.03	0.06	C67
脑,神经系统	Brain,Central Nervous System	22	2.01	4.82	2.91	0.11	0.47	25	3.73	5.54	3.07	0.12	0.33	C70–C72
甲状腺	Thyroid Gland	4	0.36	0.88	0.42	0.02	0.02	10	1.49	2.22	1.55	0.09	0.22	C73
淋巴瘤	Lymphoma	12	1.09	2.63	1.52	0.12	0.18	6	0.89	1.33	0.93	0.05	0.11	C81–C85,88,90,96
白血病	Leukaemia	13	1.19	2.85	1.97	0.09	0.24	11	1.64	2.44	1.64	0.08	0.21	C91–C95
不明及其他恶性肿瘤	All Other Sites and Unspecified	55	5.01	12.06	7.46	0.41	0.69	36	5.37	7.98	4.35	0.25	0.51	O&U
所有部位合计	All Sites	1097	100.00	240.48	132.25	6.26	15.62	671	100.00	148.75	79.78	3.72	9.41	ALL
所有部位除外 C44	All Sites but C44	1090	99.36	238.95	131.60	6.24	15.60	667	99.40	147.86	79.33	3.71	9.33	ALLbC44

表 7-3-22 鞍山市 2011 年癌症发病和死亡主要指标
Table 7-3-22 Incidence and mortality of cancer in Anshan, 2011

部位 Site		男性 Male						女性 Female						ICD-10
		病例数 No. cases	构成 (%)	粗率 Crude rate (1/10⁵)	世标率 ASR world (1/10⁵)	累积率 Cum.rate(%) 0~64	0~74	病例数 No. cases	构成 (%)	粗率 Crude rate (1/10⁵)	世标率 ASR world (1/10⁵)	累积率 Cum.rate(%) 0~64	0~74	
发病 Incidence														
口腔和咽喉(除外鼻咽)	Lip,Oral Cavity & Pharynx but Nasopharynx	50	1.96	6.87	3.54	0.29	0.37	18	0.80	2.44	1.29	0.05	0.14	C00-C10;C12-C14
鼻咽	Nasopharynx	14	0.55	1.92	1.11	0.10	0.12	5	0.22	0.68	0.50	0.04	0.06	C11
食管	Esophagus	116	4.56	15.94	9.74	0.73	1.05	18	0.80	2.44	1.11	0.05	0.09	C15
胃	Stomach	208	8.17	28.57	16.61	0.88	1.87	92	4.07	12.47	6.83	0.41	0.77	C16
结直肠肛门	Colon,Rectum & Anus	370	14.54	50.83	29.50	1.55	3.37	275	12.16	37.26	19.80	1.00	2.27	C18-C21
肝脏	Liver	290	11.39	39.84	23.15	1.70	2.54	92	4.07	12.47	6.59	0.30	0.76	C22
胆囊及其他	Gallbladder and Extrahepatic Ducts	61	2.40	8.38	5.30	0.23	0.68	38	1.68	5.15	2.96	0.15	0.37	C23-C24
胰腺	Pancreas	72	2.83	9.89	5.60	0.20	0.57	54	2.39	7.32	3.95	0.16	0.41	C25
喉	Larynx	54	2.12	7.42	4.21	0.27	0.50	6	0.27	0.81	0.49	0.01	0.07	C32
气管,支气管,肺	Trachea,Bronchus and Lung	717	28.17	98.50	59.47	3.03	6.85	448	19.81	60.71	31.51	1.07	3.60	C33-C34
其他胸腔器官	Other Thoracic Organs	7	0.28	0.96	0.55	0.04	0.08	6	0.27	0.81	0.47	0.03	0.05	C37-C38
骨	Bone	17	0.67	2.34	1.58	0.09	0.15	13	0.57	1.76	0.88	0.05	0.08	C40-C41
皮肤黑色素瘤	Melanoma of Skin	5	0.20	0.69	0.35	0.03	0.03	4	0.18	0.54	0.37	0.02	0.03	C43
乳房	Breast	4	0.16	0.55	0.30	0.03	0.03	464	20.52	62.87	35.15	3.01	3.89	C50
子宫颈	Cervix	–	–	–	–	–	–	209	9.24	28.32	15.86	1.27	1.63	C53
子宫体及子宫部位不明	Uterus & Unspecified	–	–	–	–	–	–	91	4.02	12.33	7.00	0.64	0.84	C54-C55
卵巢	Ovary	–	–	–	–	–	–	76	3.36	10.30	5.60	0.44	0.64	C56
前列腺	Prostate	59	2.32	8.11	4.65	0.05	0.33	–	–	–	–	–	–	C61
睾丸	Testis	6	0.24	0.82	0.51	0.03	0.07	–	–	–	–	–	–	C62
肾及泌尿系统不明	Kidney & Unspecified Urinary Organs	85	3.34	11.68	6.89	0.47	0.81	48	2.12	6.50	3.59	0.19	0.41	C64-C66,68
膀胱	Bladder	122	4.79	16.76	10.29	0.58	1.08	30	1.33	4.07	1.84	0.05	0.10	C67
脑,神经系统	Brain,Central Nervous System	64	2.51	8.79	5.21	0.39	0.53	53	2.34	7.18	5.63	0.35	0.52	C70-C72
甲状腺	Thyroid Gland	17	0.67	2.34	1.56	0.11	0.15	41	1.81	5.56	3.71	0.23	0.38	C73
淋巴瘤	Lymphoma	60	2.36	8.24	4.90	0.30	0.52	48	2.12	6.50	3.50	0.16	0.40	C81-C85,88,90,96
白血病	Leukaemia	31	1.22	4.26	2.56	0.14	0.30	31	1.37	4.20	2.39	0.16	0.22	C91-C95
不明及其他恶性肿瘤	All Other Sites and Unspecified	116	4.56	15.94	9.68	0.53	1.14	101	4.47	13.69	8.03	0.46	0.86	O&U
所有部位合计	All Sites	2545	100.00	349.63	207.26	11.75	23.12	2261	100.00	306.37	169.04	10.29	18.75	ALL
所有部位除外 C44	All Sites but C44	2523	99.14	346.60	205.36	11.64	22.89	2234	98.81	302.72	167.07	10.19	18.50	ALLbC44
死亡 Mortality														
口腔和咽喉(除外鼻咽)	Lip,Oral Cavity & Pharynx but Nasopharynx	15	0.86	2.06	1.11	0.09	0.13	6	0.52	0.81	0.39	0.01	0.03	C00-C10;C12-C14
鼻咽	Nasopharynx	7	0.40	0.96	0.71	0.06	0.06	7	0.61	0.95	0.47	0.04	0.04	C11
食管	Esophagus	90	5.18	12.36	6.59	0.32	0.66	16	1.39	2.17	0.96	0.01	0.06	C15
胃	Stomach	164	9.44	22.53	13.60	0.60	1.47	77	6.70	10.43	5.70	0.24	0.66	C16
结直肠肛门	Colon,Rectum & Anus	146	8.41	20.06	11.26	0.55	1.15	111	9.65	15.04	7.99	0.32	0.80	C18-C21
肝脏	Liver	273	15.72	37.50	20.81	1.38	2.30	84	7.30	11.38	5.55	0.17	0.58	C22
胆囊及其他	Gallbladder and Extrahepatic Ducts	54	3.11	7.42	4.71	0.18	0.56	29	2.52	3.93	2.09	0.10	0.21	C23-C24
胰腺	Pancreas	64	3.68	8.79	4.96	0.22	0.55	53	4.61	7.18	4.13	0.19	0.49	C25
喉	Larynx	26	1.50	3.57	1.97	0.09	0.19	5	0.43	0.68	0.32	0.00	0.02	C32
气管,支气管,肺	Trachea,Bronchus and Lung	608	35.00	83.53	50.15	2.21	5.61	401	34.87	54.34	27.28	0.84	2.83	C33-C34
其他胸腔器官	Other Thoracic Organs	0	0.00	0.00	0.00	0.00	0.00	3	0.26	0.41	0.16	0.01	0.01	C37-C38
骨	Bone	14	0.81	1.92	1.19	0.11	0.13	18	1.57	2.44	1.21	0.05	0.15	C40-C41
皮肤黑色素瘤	Melanoma of Skin	0	0.00	0.00	0.00	0.00	0.00	1	0.09	0.14	0.10	0.01	0.01	C43
乳房	Breast	0	0.00	0.00	0.00	0.00	0.00	85	7.39	11.52	6.41	0.47	0.65	C50
子宫颈	Cervix	–	–	–	–	–	–	39	3.39	5.28	2.77	0.17	0.31	C53
子宫体及子宫部位不明	Uterus & Unspecified	–	–	–	–	–	–	18	1.57	2.44	1.29	0.07	0.19	C54-C55
卵巢	Ovary	–	–	–	–	–	–	32	2.78	4.34	2.20	0.16	0.24	C56
前列腺	Prostate	21	1.21	2.88	1.64	0.04	0.18	–	–	–	–	–	–	C61
睾丸	Testis	1	0.06	0.14	0.08	0.00	0.02	–	–	–	–	–	–	C62
肾及泌尿系统不明	Kidney & Unspecified Urinary Organs	26	1.50	3.57	2.06	0.11	0.23	11	0.96	1.49	0.73	0.02	0.10	C64-C66,68
膀胱	Bladder	35	2.01	4.81	2.67	0.04	0.24	14	1.22	1.90	0.99	0.01	0.11	C67
脑,神经系统	Brain,Central Nervous System	44	2.53	6.04	3.88	0.21	0.45	33	2.87	4.47	3.02	0.15	0.29	C70-C72
甲状腺	Thyroid Gland	0	0.00	0.00	0.00	0.00	0.00	7	0.61	0.95	0.52	0.03	0.07	C73
淋巴瘤	Lymphoma	47	2.71	6.46	4.07	0.17	0.51	29	2.52	3.93	2.74	0.13	0.27	C81-C85,88,90,96
白血病	Leukaemia	39	2.25	5.36	3.43	0.20	0.35	24	2.09	3.25	1.83	0.12	0.17	C91-C95
不明及其他恶性肿瘤	All Other Sites and Unspecified	63	3.63	8.65	5.43	0.17	0.57	47	4.09	6.37	3.10	0.14	0.31	O&U
所有部位合计	All Sites	1737	100.00	238.63	140.33	6.75	15.35	1150	100.00	155.83	81.95	3.47	8.58	ALL
所有部位除外 C44	All Sites but C44	1736	99.94	238.49	140.28	6.75	15.35	1147	99.74	155.42	81.77	3.46	8.57	ALLbC44

表 7-3-23 本溪市 2011 年癌症发病和死亡主要指标
Table 7-3-23 Incidence and mortality of cancer in Benxi, 2011

部位 Site		男性 Male						女性 Female						ICD-10
		病例数 No. cases	构成 (%)	粗率 Crude rate (1/10⁵)	世标率 ASR world (1/10⁵)	累积率 Cum.rate(%) 0~64	0~74	病例数 No. cases	构成 (%)	粗率 Crude rate (1/10⁵)	世标率 ASR world (1/10⁵)	累积率 Cum.rate(%) 0~64	0~74	
发病 Incidence														
口腔和咽喉(除外鼻咽)	Lip,Oral Cavity & Pharynx but Nasopharynx	26	2.04	5.52	5.07	0.42	0.60	8	0.76	1.67	1.51	0.10	0.14	C00-C10;C12-C14
鼻咽	Nasopharynx	5	0.39	1.06	0.93	0.11	0.11	2	0.19	0.42	0.43	0.01	0.01	C11
食管	Esophagus	75	5.89	15.91	15.05	0.93	1.42	6	0.57	1.25	0.98	0.04	0.08	C15
胃	Stomach	148	11.62	31.40	28.67	1.86	2.89	69	6.52	14.41	11.85	0.49	1.18	C16
结直肠肛门	Colon, Rectum & Anus	164	12.87	34.79	31.84	2.09	3.44	125	11.80	26.10	22.25	1.01	2.00	C18-C21
肝脏	Liver	188	14.76	39.89	35.69	2.86	3.72	54	5.10	11.28	9.41	0.41	0.94	C22
胆囊及其他	Gallbladder and Extrahepatic Ducts	19	1.49	4.03	4.21	0.14	0.36	21	1.98	4.38	3.58	0.18	0.40	C23-C24
胰腺	Pancreas	38	2.98	8.06	6.54	0.32	0.65	20	1.89	4.18	3.47	0.17	0.36	C25
喉	Larynx	24	1.88	5.09	4.53	0.40	0.47	3	0.28	0.63	0.51	0.00	0.00	C32
气管,支气管,肺	Trachea, Bronchus and Lung	319	25.04	67.68	62.36	3.55	6.28	145	13.69	30.28	24.83	1.01	2.60	C33-C34
其他胸腔器官	Other Thoracic Organs	10	0.78	2.12	2.40	0.13	0.16	6	0.57	1.25	0.97	0.03	0.14	C37-C38
骨	Bone	4	0.31	0.85	0.85	0.07	0.07	4	0.38	0.84	0.72	0.04	0.07	C40-C41
皮肤黑色素瘤	Melanoma of Skin	2	0.16	0.42	0.43	0.03	0.03	4	0.38	0.84	0.70	0.07	0.09	C43
乳房	Breast	6	0.47	1.27	1.06	0.06	0.17	226	21.34	47.19	37.06	3.20	4.08	C50
子宫颈	Cervix	–	–	–	–	–	–	105	9.92	21.92	16.67	1.43	1.77	C53
子宫体及子宫部位不明	Uterus & Unspecified	–	–	–	–	–	–	58	5.48	12.11	10.08	1.01	1.14	C54-C55
卵巢	Ovary	–	–	–	–	–	–	38	3.59	7.93	6.84	0.59	0.82	C56
前列腺	Prostate	23	1.81	4.88	4.94	0.03	0.31	–	–	–	–	–	–	C61
睾丸	Testis	0	0.00	0.00	0.00	0.00	0.00	–	–	–	–	–	–	C62
肾及泌尿系统不明	Kidney & Unspecified Urinary Organs	35	2.75	7.43	6.34	0.33	0.60	20	1.89	4.18	3.37	0.21	0.36	C64-C66,68
膀胱	Bladder	41	3.22	8.70	8.44	0.37	0.80	8	0.76	1.67	1.49	0.10	0.18	C67
脑,神经系统	Brain, Central Nervous System	34	2.67	7.21	6.01	0.35	0.66	35	3.31	7.31	6.27	0.45	0.62	C70-C72
甲状腺	Thyroid Gland	8	0.63	1.70	1.65	0.19	0.19	23	2.17	4.80	3.59	0.31	0.34	C73
淋巴瘤	Lymphoma	29	2.28	6.15	5.54	0.42	0.61	20	1.89	4.18	3.63	0.29	0.42	C81-C85,88,90,96
白血病	Leukaemia	21	1.65	4.46	4.04	0.26	0.36	14	1.32	2.92	2.18	0.10	0.25	C91-C95
不明及其他恶性肿瘤	All Other Sites and Unspecified	55	4.32	11.67	10.74	0.60	1.12	45	4.25	9.40	7.67	0.26	0.66	O&U
所有部位合计	All Sites	1274	100.00	270.29	247.33	15.50	25.02	1059	100.00	221.12	180.04	11.53	18.66	ALL
所有部位除外 C44	All Sites but C44	1265	99.29	268.38	245.50	15.37	24.76	1048	98.96	218.82	178.17	11.53	18.53	ALLbC44
死亡 Mortality														
口腔和咽喉(除外鼻咽)	Lip,Oral Cavity & Pharynx but Nasopharynx	15	1.50	3.18	3.10	0.20	0.32	4	0.66	0.84	0.66	0.06	0.06	C00-C10;C12-C14
鼻咽	Nasopharynx	10	1.00	2.12	1.74	0.13	0.19	4	0.66	0.84	0.68	0.02	0.05	C11
食管	Esophagus	68	6.79	14.43	13.75	0.83	1.19	12	1.97	2.51	2.05	0.04	0.18	C15
胃	Stomach	117	11.68	24.82	23.14	1.20	2.15	50	8.20	10.44	8.56	0.31	0.66	C16
结直肠肛门	Colon, Rectum & Anus	73	7.29	15.49	14.05	0.59	1.10	69	11.31	14.41	12.23	0.35	0.93	C18-C21
肝脏	Liver	187	18.66	39.67	36.50	2.90	3.68	52	8.52	10.86	9.14	0.42	1.00	C22
胆囊及其他	Gallbladder and Extrahepatic Ducts	15	1.50	3.18	2.94	0.13	0.32	23	3.77	4.80	3.81	0.15	0.35	C23-C24
胰腺	Pancreas	37	3.69	7.85	6.56	0.31	0.63	30	4.92	6.26	5.03	0.14	0.38	C25
喉	Larynx	10	1.00	2.12	1.95	0.12	0.25	0	0.00	0.00	0.00	0.00	0.00	C32
气管,支气管,肺	Trachea, Bronchus and Lung	301	30.04	63.86	58.50	2.43	5.43	184	30.16	38.42	32.07	1.24	3.25	C33-C34
其他胸腔器官	Other Thoracic Organs	4	0.40	0.85	1.09	0.07	0.07	1	0.16	0.21	0.16	0.00	0.04	C37-C38
骨	Bone	5	0.50	1.06	1.12	0.04	0.08	9	1.48	1.88	1.57	0.07	0.10	C40-C41
皮肤黑色素瘤	Melanoma of Skin	1	0.10	0.21	0.16	0.00	0.00	0	0.00	0.00	0.00	0.00	0.00	C43
乳房	Breast	0	0.00	0.00	0.00	0.00	0.00	34	5.57	7.10	6.02	0.50	0.67	C50
子宫颈	Cervix	–	–	–	–	–	–	20	3.28	4.18	3.43	0.30	0.37	C53
子宫体及子宫部位不明	Uterus & Unspecified	–	–	–	–	–	–	12	1.97	2.51	1.97	0.17	0.17	C54-C55
卵巢	Ovary	–	–	–	–	–	–	19	3.11	3.97	3.66	0.23	0.45	C56
前列腺	Prostate	13	1.30	2.76	2.45	0.08	0.22	–	–	–	–	–	–	C61
睾丸	Testis	0	0.00	0.00	0.00	0.00	0.00	–	–	–	–	–	–	C62
肾及泌尿系统不明	Kidney & Unspecified Urinary Organs	16	1.60	3.39	3.33	0.17	0.21	10	1.64	2.09	1.74	0.09	0.16	C64-C66,68
膀胱	Bladder	19	1.90	4.03	3.98	0.11	0.31	5	0.82	1.04	0.80	0.00	0.13	C67
脑,神经系统	Brain, Central Nervous System	24	2.40	5.09	4.46	0.33	0.56	24	3.93	5.01	5.15	0.27	0.34	C70-C72
甲状腺	Thyroid Gland	0	0.00	0.00	0.00	0.00	0.00	3	0.49	0.63	0.55	0.02	0.06	C73
淋巴瘤	Lymphoma	19	1.90	4.03	3.75	0.24	0.38	11	1.80	2.30	1.85	0.11	0.24	C81-C85,88,90,96
白血病	Leukaemia	24	2.40	5.09	4.50	0.26	0.42	12	1.97	2.51	2.22	0.14	0.18	C91-C95
不明及其他恶性肿瘤	All Other Sites and Unspecified	44	4.39	9.33	8.35	0.41	0.68	22	3.61	4.59	4.46	0.22	0.36	O&U
所有部位合计	All Sites	1002	100.00	212.58	195.41	10.56	18.18	610	100.00	127.37	107.81	4.86	10.12	ALL
所有部位除外 C44	All Sites but C44	1000	99.80	212.16	194.99	10.53	18.15	608	99.67	126.95	107.45	4.81	10.07	ALLbC44

表 7-3-24 丹东市 2011 年癌症发病和死亡主要指标
Table 7-3-24 Incidence and mortality of cancer in Dandong, 2011

部位 Site		男性 Male						女性 Female						ICD-10
		病例数 No. cases	构成 (%)	粗率 Crude rate (1/10⁵)	世标率 ASR world (1/10⁵)	累积率 Cum.rate(%) 0~64	0~74	病例数 No. cases	构成 (%)	粗率 Crude rate (1/10⁵)	世标率 ASR world (1/10⁵)	累积率 Cum.rate(%) 0~64	0~74	
发病 Incidence														
口腔和咽喉(除外鼻咽)	Lip,Oral Cavity & Pharynx but Nasopharynx	10	0.87	2.58	1.89	0.11	0.14	5	0.55	1.25	1.01	0.09	0.13	C00-C10;C12-C14
鼻咽	Nasopharynx	2	0.17	0.52	0.49	0.06	0.06	3	0.33	0.75	0.62	0.05	0.05	C11
食管	Esophagus	45	3.94	11.60	10.37	0.49	0.93	3	0.33	0.75	0.64	0.03	0.10	C15
胃	Stomach	161	14.09	41.50	35.58	1.79	3.70	73	7.99	18.25	14.37	0.61	1.26	C16
结直肠肛门	Colon , Rectum & Anus	144	12.60	37.12	32.74	1.64	3.52	123	13.46	30.75	24.61	1.10	2.90	C18-C21
肝脏	Liver	195	17.06	50.26	42.48	2.77	4.60	63	6.89	15.75	12.43	0.52	1.34	C22
胆囊及其他	Gallbladder and Extrahepatic Ducts	24	2.10	6.19	5.45	0.27	0.36	29	3.17	7.25	6.04	0.15	0.56	C23-C24
胰腺	Pancreas	39	3.41	10.05	9.46	0.52	1.02	23	2.52	5.75	4.61	0.13	0.30	C25
喉	Larynx	10	0.87	2.58	2.21	0.15	0.29	2	0.22	0.50	0.55	0.00	0.00	C32
气管,支气管,肺	Trachea , Bronchus and Lung	291	25.46	75.00	64.80	2.96	6.75	170	18.60	42.50	34.76	1.49	3.24	C33-C34
其他胸腔器官	Other Thoracic Organs	1	0.09	0.26	0.19	0.00	0.00	1	0.11	0.25	0.17	0.00	0.00	C37-C38
骨	Bone	2	0.17	0.52	0.42	0.05	0.05	4	0.44	1.00	0.84	0.04	0.04	C40-C41
皮肤黑色素瘤	Melanoma of Skin	2	0.17	0.52	0.43	0.03	0.03	2	0.22	0.50	0.45	0.00	0.00	C43
乳房	Breast	4	0.35	1.03	0.81	0.05	0.05	182	19.91	45.50	35.05	2.63	3.77	C50
子宫颈	Cervix	–	–	–	–	–	–	38	4.16	9.50	7.35	0.60	0.85	C53
子宫体及子宫部位不明	Uterus & Unspecified	–	–	–	–	–	–	29	3.17	7.25	6.19	0.63	0.68	C54-C55
卵巢	Ovary	–	–	–	–	–	–	28	3.06	7.00	5.51	0.42	0.59	C56
前列腺	Prostate	34	2.97	8.76	7.47	0.11	0.51	–	–	–	–	–	–	C61
睾丸	Testis	3	0.26	0.77	0.57	0.03	0.03	–	–	–	–	–	–	C62
肾及泌尿系统不明	Kidney & Unspecified Urinary Organs	31	2.71	7.99	6.87	0.46	0.83	31	3.39	7.75	6.25	0.27	0.72	C64-C66,68
膀胱	Bladder	60	5.25	15.46	13.11	0.60	1.07	21	2.30	5.25	4.06	0.07	0.41	C67
脑,神经系统	Brain , Central Nervous System	26	2.27	6.70	5.57	0.28	0.43	22	2.41	5.50	4.62	0.29	0.39	C70-C72
甲状腺	Thyroid Gland	6	0.52	1.55	1.22	0.07	0.07	24	2.63	6.00	4.83	0.40	0.53	C73
淋巴瘤	Lymphoma	5	0.44	1.29	1.06	0.03	0.10	3	0.33	0.75	0.69	0.00	0.07	C81-C85,88,90,96
白血病	Leukaemia	7	0.61	1.80	1.42	0.11	0.16	8	0.88	2.00	1.70	0.10	0.22	C91-C95
不明及其他恶性肿瘤	All Other Sites and Unspecified	41	3.59	10.57	9.20	0.41	0.63	27	2.95	6.75	5.41	0.34	0.48	O&U
所有部位合计	All Sites	1143	100.00	294.60	253.79	12.97	25.34	914	100.00	228.50	182.76	9.98	18.64	ALL
所有部位除外 C44	All Sites but C44	1134	99.21	292.28	251.72	12.89	25.19	908	99.34	227.00	181.61	9.90	18.50	ALLbC44
死亡 Mortality														
口腔和咽喉(除外鼻咽)	Lip,Oral Cavity & Pharynx but Nasopharynx	7	0.63	1.80	1.39	0.08	0.18	4	0.58	1.00	0.82	0.09	0.09	C00-C10;C12-C14
鼻咽	Nasopharynx	4	0.36	1.03	0.95	0.01	0.11	2	0.29	0.50	0.36	0.00	0.05	C11
食管	Esophagus	50	4.52	12.89	11.89	0.63	1.11	3	0.43	0.75	0.67	0.00	0.08	C15
胃	Stomach	151	13.65	38.92	32.54	1.56	3.61	64	9.22	16.00	12.65	0.34	0.92	C16
结直肠肛门	Colon , Rectum & Anus	88	7.96	22.68	20.33	0.85	1.60	77	11.10	19.25	15.60	0.59	1.23	C18-C21
肝脏	Liver	226	20.43	58.25	48.70	2.98	5.27	75	10.81	18.75	15.36	0.69	1.69	C22
胆囊及其他	Gallbladder and Extrahepatic Ducts	23	2.08	5.93	5.08	0.31	0.31	34	4.90	8.50	6.72	0.12	0.48	C23-C24
胰腺	Pancreas	53	4.79	13.66	12.06	0.69	1.16	46	6.63	11.50	9.36	0.34	0.74	C25
喉	Larynx	14	1.27	3.61	3.17	0.20	0.42	1	0.14	0.25	0.28	0.00	0.00	C32
气管,支气管,肺	Trachea , Bronchus and Lung	325	29.39	83.77	73.36	3.63	6.97	181	26.08	45.25	36.59	1.31	3.09	C33-C34
其他胸腔器官	Other Thoracic Organs	1	0.09	0.26	0.17	0.01	0.01	2	0.29	0.50	0.36	0.00	0.05	C37-C38
骨	Bone	4	0.36	1.03	0.80	0.05	0.10	7	1.01	1.75	1.55	0.11	0.16	C40-C41
皮肤黑色素瘤	Melanoma of Skin	1	0.09	0.26	0.24	0.03	0.03	2	0.29	0.50	0.34	0.00	0.00	C43
乳房	Breast	0	0.00	0.00	0.00	0.00	0.00	59	8.50	14.75	11.29	0.74	1.13	C50
子宫颈	Cervix	–	–	–	–	–	–	16	2.31	4.00	3.13	0.23	0.36	C53
子宫体及子宫部位不明	Uterus & Unspecified	–	–	–	–	–	–	11	1.59	2.75	2.41	0.19	0.24	C54-C55
卵巢	Ovary	–	–	–	–	–	–	13	1.87	3.25	2.78	0.23	0.28	C56
前列腺	Prostate	17	1.54	4.38	4.25	0.07	0.20	–	–	–	–	–	–	C61
睾丸	Testis	0	0.00	0.00	0.00	0.00	0.00	–	–	–	–	–	–	C62
肾及泌尿系统不明	Kidney & Unspecified Urinary Organs	16	1.45	4.12	3.89	0.23	0.47	10	1.44	2.50	1.91	0.04	0.18	C64-C66,68
膀胱	Bladder	19	1.72	4.90	4.60	0.10	0.29	8	1.15	2.00	1.78	0.00	0.12	C67
脑,神经系统	Brain , Central Nervous System	18	1.63	4.64	3.95	0.18	0.40	10	1.44	2.50	2.28	0.10	0.18	C70-C72
甲状腺	Thyroid Gland	2	0.18	0.52	0.46	0.03	0.03	3	0.43	0.75	0.53	0.00	0.05	C73
淋巴瘤	Lymphoma	14	1.27	3.61	2.90	0.16	0.32	8	1.15	2.00	1.76	0.04	0.13	C81-C85,88,90,96
白血病	Leukaemia	23	2.08	5.93	4.87	0.19	0.57	19	2.74	4.75	3.71	0.26	0.31	C91-C95
不明及其他恶性肿瘤	All Other Sites and Unspecified	50	4.52	12.89	12.54	0.63	1.01	39	5.62	9.75	7.53	0.34	0.59	O&U
所有部位合计	All Sites	1106	100.00	285.06	248.15	12.70	24.17	694	100.00	173.50	139.77	5.76	12.13	ALL
所有部位除外 C44	All Sites but C44	1104	99.82	284.55	247.78	12.69	24.16	691	99.57	172.75	139.16	5.73	12.11	ALLbC44

表 7-3-27 德惠市 2011 年癌症发病和死亡主要指标

Table 7-3-27 Incidence and mortality of cancer in Dehui, 2011

部位 Site		男性 Male						女性 Female						ICD-10
		病例数 No. cases	构成 (%)	粗率 Crude rate (1/10⁵)	世标率 ASR world (1/10⁵)	累积率 Cum.rate(%) 0~64	0~74	病例数 No. cases	构成 (%)	粗率 Crude rate (1/10⁵)	世标率 ASR world (1/10⁵)	累积率 Cum.rate(%) 0~64	0~74	
发病 Incidence														
口腔和咽喉(除外鼻咽)	Lip,Oral Cavity & Pharynx but Nasopharynx	4	0.40	0.83	0.84	0.08	0.08	4	0.42	0.86	0.66	0.04	0.09	C00-C10;C12-C14
鼻咽	Nasopharynx	18	1.80	3.75	3.04	0.28	0.34	6	0.63	1.29	1.02	0.10	0.10	C11
食管	Esophagus	21	2.10	4.37	3.96	0.26	0.50	6	0.63	1.29	1.19	0.04	0.19	C15
胃	Stomach	161	16.10	33.52	29.69	1.83	3.50	68	7.11	14.62	13.46	0.77	1.37	C16
结直肠肛门	Colon, Rectum & Anus	66	6.60	13.74	13.14	0.67	1.53	51	5.33	10.96	9.24	0.58	1.15	C18-C21
肝脏	Liver	185	18.50	38.52	33.67	2.25	4.13	85	8.89	18.27	15.90	0.79	1.90	C22
胆囊及其他	Gallbladder and Extrahepatic Ducts	2	0.20	0.42	0.30	0.03	0.03	3	0.31	0.64	0.54	0.01	0.07	C23-C24
胰腺	Pancreas	19	1.90	3.96	3.48	0.21	0.43	21	2.20	4.51	4.04	0.26	0.59	C25
喉	Larynx	24	2.40	5.00	4.40	0.30	0.54	10	1.05	2.15	1.85	0.09	0.28	C32
气管,支气管,肺	Trachea, Bronchus and Lung	304	30.40	63.30	60.65	2.89	6.99	222	23.22	47.72	42.77	2.15	5.36	C33-C34
其他胸腔器官	Other Thoracic Organs	2	0.20	0.42	0.46	0.03	0.03	1	0.10	0.21	0.13	0.02	0.02	C37-C38
骨	Bone	14	1.40	2.91	2.41	0.18	0.29	14	1.46	3.01	2.44	0.14	0.33	C40-C41
皮肤黑色素瘤	Melanoma of Skin	2	0.20	0.42	0.32	0.02	0.02	2	0.21	0.43	0.26	0.03	0.03	C43
乳房	Breast	0	0.00	0.00	0.00	0.00	0.00	164	17.15	35.25	26.26	2.39	2.64	C50
子宫颈	Cervix	–	–	–	–	–	–	28	2.93	6.02	4.95	0.36	0.45	C53
子宫体及子宫部位不明	Uterus & Unspecified	–	–	–	–	–	–	38	3.97	8.17	6.12	0.57	0.67	C54-C55
卵巢	Ovary	–	–	–	–	–	–	23	2.41	4.94	3.81	0.28	0.45	C56
前列腺	Prostate	14	1.40	2.91	3.69	0.08	0.37	–	–	–	–	–	–	C61
睾丸	Testis	1	0.10	0.21	0.22	0.00	0.05	–	–	–	–	–	–	C62
肾及泌尿系统不明	Kidney & Unspecified Urinary Organs	12	1.20	2.50	2.39	0.24	0.29	5	0.52	1.07	0.86	0.05	0.13	C64-C66,68
膀胱	Bladder	39	3.90	8.12	7.21	0.45	0.75	17	1.78	3.65	3.57	0.17	0.45	C67
脑,神经系统	Brain, Central Nervous System	23	2.30	4.79	4.52	0.36	0.51	29	3.03	6.23	5.58	0.33	0.77	C70-C72
甲状腺	Thyroid Gland	14	1.40	2.91	2.21	0.20	0.20	67	7.01	14.40	11.36	0.96	1.06	C73
淋巴瘤	Lymphoma	17	1.70	3.54	3.10	0.23	0.27	12	1.26	2.58	2.25	0.15	0.28	C81-C85,88,90,96
白血病	Leukaemia	32	3.20	6.66	5.65	0.44	0.52	47	4.92	10.10	8.97	0.68	0.76	C91-C95
不明及其他恶性肿瘤	All Other Sites and Unspecified	26	2.60	5.41	4.45	0.36	0.36	33	3.45	7.09	5.75	0.50	0.72	O&U
所有部位合计	All Sites	1000	100.00	208.21	189.78	11.41	21.73	956	100.00	205.49	172.96	11.46	19.84	ALL
所有部位除外 C44	All Sites but C44	997	99.70	207.59	189.19	11.34	21.66	954	99.79	205.06	172.61	11.45	19.77	ALLbC44
死亡 Mortality														
口腔和咽喉(除外鼻咽)	Lip,Oral Cavity & Pharynx but Nasopharynx	2	0.29	0.42	0.31	0.02	0.02	1	0.20	0.21	0.16	0.00	0.00	C00-C10;C12-C14
鼻咽	Nasopharynx	8	1.16	1.67	1.49	0.09	0.21	5	1.00	1.07	0.86	0.07	0.11	C11
食管	Esophagus	9	1.30	1.87	1.61	0.12	0.22	1	0.20	0.21	0.22	0.00	0.06	C15
胃	Stomach	131	18.96	27.28	25.14	1.55	3.03	60	11.98	12.90	11.38	0.55	1.18	C16
结直肠肛门	Colon, Rectum & Anus	40	5.79	8.33	8.25	0.27	1.06	27	5.39	5.80	5.23	0.22	0.54	C18-C21
肝脏	Liver	165	23.88	34.36	30.30	1.89	3.65	62	12.38	13.33	11.63	0.63	1.48	C22
胆囊及其他	Gallbladder and Extrahepatic Ducts	0	0.00	0.00	0.00	0.00	0.00	1	0.20	0.21	0.16	0.01	0.01	C23-C24
胰腺	Pancreas	23	3.33	4.79	4.55	0.22	0.49	16	3.19	3.44	3.18	0.20	0.39	C25
喉	Larynx	16	2.32	3.33	3.09	0.23	0.45	7	1.40	1.50	1.38	0.06	0.20	C32
气管,支气管,肺	Trachea, Bronchus and Lung	209	30.25	43.52	41.40	2.03	4.96	145	28.94	31.17	27.08	1.50	3.20	C33-C34
其他胸腔器官	Other Thoracic Organs	1	0.14	0.21	0.16	0.01	0.01	4	0.80	0.86	0.69	0.07	0.07	C37-C38
骨	Bone	20	2.89	4.16	3.88	0.23	0.32	12	2.40	2.58	2.07	0.14	0.29	C40-C41
皮肤黑色素瘤	Melanoma of Skin	0	0.00	0.00	0.00	0.00	0.00	1	0.20	0.21	0.18	0.01	0.01	C43
乳房	Breast	0	0.00	0.00	0.00	0.00	0.00	67	13.37	14.40	11.06	0.86	1.28	C50
子宫颈	Cervix	–	–	–	–	–	–	10	2.00	2.15	1.56	0.15	0.15	C53
子宫体及子宫部位不明	Uterus & Unspecified	–	–	–	–	–	–	18	3.59	3.87	2.95	0.19	0.27	C54-C55
卵巢	Ovary	–	–	–	–	–	–	10	2.00	2.15	1.56	0.15	0.15	C56
前列腺	Prostate	3	0.43	0.62	0.95	0.00	0.00	–	–	–	–	–	–	C61
睾丸	Testis	0	0.00	0.00	0.00	0.00	0.00	–	–	–	–	–	–	C62
肾及泌尿系统不明	Kidney & Unspecified Urinary Organs	1	0.14	0.21	0.22	0.00	0.05	4	0.80	0.86	0.76	0.01	0.09	C64-C66,68
膀胱	Bladder	6	0.87	1.25	1.17	0.04	0.12	2	0.40	0.43	0.44	0.00	0.11	C67
脑,神经系统	Brain, Central Nervous System	12	1.74	2.50	2.27	0.11	0.28	16	3.19	3.44	3.57	0.16	0.40	C70-C72
甲状腺	Thyroid Gland	1	0.14	0.21	0.18	0.02	0.02	0	0.00	0.00	0.00	0.00	0.00	C73
淋巴瘤	Lymphoma	4	0.58	0.83	0.74	0.03	0.12	3	0.60	0.64	0.60	0.01	0.09	C81-C85,88,90,96
白血病	Leukaemia	31	4.49	6.45	5.81	0.42	0.49	19	3.79	4.08	3.53	0.29	0.33	C91-C95
不明及其他恶性肿瘤	All Other Sites and Unspecified	9	1.30	1.87	1.70	0.09	0.17	10	2.00	2.15	2.02	0.07	0.17	O&U
所有部位合计	All Sites	691	100.00	143.88	133.23	7.37	15.69	501	100.00	107.69	92.27	5.37	10.58	ALL
所有部位除外 C44	All Sites but C44	691	100.00	143.88	133.23	7.37	15.69	500	99.80	107.47	92.11	5.36	10.56	ALLbC44

表 7-3-28　吉林市 2011 年癌症发病和死亡主要指标
Table 7-3-28　Incidence and mortality of cancer in Jilin, 2011

部位 Site		男性 Male						女性 Female						ICD-10
		病例数 No. cases	构成 (%)	粗率 Crude rate (1/10⁵)	世标率 ASR world (1/10⁵)	累积率 Cum.rate(%) 0~64	0~74	病例数 No. cases	构成 (%)	粗率 Crude rate (1/10⁵)	世标率 ASR world (1/10⁵)	累积率 Cum.rate(%) 0~64	0~74	
发病 Incidence														
口腔和咽喉(除外鼻咽)	Lip,Oral Cavity & Pharynx but Nasopharynx	43	2.18	4.52	3.07	0.25	0.35	15	0.88	1.58	1.06	0.05	0.09	C00-C10;C12-C14
鼻咽	Nasopharynx	5	0.25	0.53	0.38	0.03	0.05	4	0.23	0.42	0.29	0.03	0.03	C11
食管	Esophagus	65	3.30	6.83	4.88	0.31	0.60	12	0.70	1.26	0.67	0.03	0.03	C15
胃	Stomach	204	10.35	21.43	15.20	1.00	1.92	74	4.32	7.78	5.35	0.30	0.50	C16
结直肠肛门	Colon,Rectum & Anus	226	11.47	23.74	17.39	1.21	2.06	174	10.16	18.29	12.21	0.75	1.58	C18-C21
肝脏	Liver	351	17.81	36.87	24.96	1.79	2.80	120	7.01	12.62	8.24	0.40	0.90	C22
胆囊及其他	Gallbladder and Extrahepatic Ducts	13	0.66	1.37	1.00	0.05	0.14	11	0.64	1.16	0.74	0.03	0.10	C23-C24
胰腺	Pancreas	71	3.60	7.46	5.36	0.29	0.63	55	3.21	5.78	3.72	0.18	0.47	C25
喉	Larynx	5	0.25	0.53	0.34	0.02	0.04	1	0.06	0.11	0.05	0.00	0.00	C32
气管,支气管,肺	Trachea,Bronchus and Lung	641	32.52	67.34	47.85	2.59	5.72	390	22.77	41.00	25.25	1.08	2.73	C33-C34
其他胸腔器官	Other Thoracic Organs	11	0.56	1.16	0.73	0.05	0.07	13	0.76	1.37	0.88	0.04	0.10	C37-C38
骨	Bone	16	0.81	1.68	1.17	0.10	0.11	17	0.99	1.79	1.45	0.10	0.14	C40-C41
皮肤黑色素瘤	Melanoma of Skin	0	0.00	0.00	0.00	0.00	0.00	5	0.29	0.53	0.30	0.02	0.05	C43
乳房	Breast	0	0.00	0.00	0.00	0.00	0.00	353	20.61	37.11	24.04	1.96	2.72	C50
子宫颈	Cervix	–	–	–	–	–	–	114	6.65	11.98	7.52	0.63	0.77	C53
子宫体及子宫部位不明	Uterus & Unspecified	–	–	–	–	–	–	34	1.98	3.57	2.42	0.20	0.30	C54-C55
卵巢	Ovary	–	–	–	–	–	–	69	4.03	7.25	4.91	0.39	0.55	C56
前列腺	Prostate	34	1.73	3.57	3.00	0.08	0.21	–	–	–	–	–	–	C61
睾丸	Testis	0	0.00	0.00	0.00	0.00	0.00	–	–	–	–	–	–	C62
肾及泌尿系统不明	Kidney & Unspecified Urinary Organs	48	2.44	5.04	3.28	0.19	0.38	36	2.10	3.78	2.50	0.16	0.26	C64-C66,68
膀胱	Bladder	63	3.20	6.62	4.86	0.18	0.42	18	1.05	1.89	1.26	0.04	0.16	C67
脑,神经系统	Brain,Central Nervous System	43	2.18	4.52	3.26	0.22	0.39	44	2.57	4.63	3.18	0.24	0.38	C70-C72
甲状腺	Thyroid Gland	14	0.71	1.47	1.04	0.07	0.08	31	1.81	3.26	2.18	0.20	0.22	C73
淋巴瘤	Lymphoma	19	0.96	2.00	1.37	0.12	0.15	10	0.58	1.05	0.62	0.04	0.05	C81-C85,88,90,96
白血病	Leukaemia	26	1.32	2.73	1.86	0.13	0.18	28	1.63	2.94	2.34	0.18	0.23	C91-C95
不明及其他恶性肿瘤	All Other Sites and Unspecified	73	3.70	7.67	6.09	0.36	0.63	85	4.96	8.94	5.65	0.29	0.64	O&U
所有部位合计	All Sites	1971	100.00	207.05	147.10	9.04	16.95	1713	100.00	180.09	116.81	7.31	12.99	ALL
所有部位除外 C44	All Sites but C44	1969	99.90	206.84	146.90	9.01	16.92	1711	99.88	179.88	116.71	7.31	12.99	ALLbC44
死亡 Mortality														
口腔和咽喉(除外鼻咽)	Lip,Oral Cavity & Pharynx but Nasopharynx	20	1.49	2.10	1.47	0.08	0.15	3	0.35	0.32	0.21	0.02	0.02	C00-C10;C12-C14
鼻咽	Nasopharynx	4	0.30	0.42	0.30	0.02	0.06	3	0.35	0.32	0.24	0.01	0.01	C11
食管	Esophagus	51	3.80	5.36	3.90	0.28	0.47	5	0.59	0.53	0.31	0.02	0.02	C15
胃	Stomach	126	9.38	13.24	9.34	0.39	1.07	54	6.36	5.68	3.71	0.17	0.29	C16
结直肠肛门	Colon,Rectum & Anus	91	6.78	9.56	7.09	0.42	0.76	55	6.48	5.78	3.67	0.18	0.43	C18-C21
肝脏	Liver	200	14.89	21.01	14.18	0.95	1.55	70	8.24	7.36	4.94	0.22	0.63	C22
胆囊及其他	Gallbladder and Extrahepatic Ducts	4	0.30	0.42	0.30	0.00	0.03	10	1.18	1.05	0.69	0.04	0.08	C23-C24
胰腺	Pancreas	54	4.02	5.67	4.21	0.26	0.45	29	3.42	3.05	1.87	0.05	0.25	C25
喉	Larynx	13	0.97	1.37	0.98	0.06	0.11	0	0.00	0.00	0.00	0.00	0.00	C32
气管,支气管,肺	Trachea,Bronchus and Lung	379	28.22	39.81	27.83	1.31	3.00	240	28.27	25.23	15.98	0.55	1.87	C33-C34
其他胸腔器官	Other Thoracic Organs	3	0.22	0.32	0.22	0.02	0.02	8	0.94	0.84	0.50	0.01	0.07	C37-C38
骨	Bone	10	0.74	1.05	0.85	0.04	0.06	10	1.18	1.05	0.74	0.06	0.07	C40-C41
皮肤黑色素瘤	Melanoma of Skin	0	0.00	0.00	0.00	0.00	0.00	2	0.24	0.21	0.11	0.00	0.01	C43
乳房	Breast	1	0.07	0.11	0.07	0.00	0.02	41	4.83	4.31	2.74	0.22	0.32	C50
子宫颈	Cervix	–	–	–	–	–	–	25	2.94	2.63	1.62	0.15	0.15	C53
子宫体及子宫部位不明	Uterus & Unspecified	–	–	–	–	–	–	21	2.47	2.21	1.51	0.15	0.18	C54-C55
卵巢	Ovary	–	–	–	–	–	–	21	2.47	2.21	1.44	0.10	0.20	C56
前列腺	Prostate	6	0.45	0.63	0.48	0.01	0.03	–	–	–	–	–	–	C61
睾丸	Testis	1	0.07	0.11	0.06	0.01	0.01	–	–	–	–	–	–	C62
肾及泌尿系统不明	Kidney & Unspecified Urinary Organs	8	0.60	0.84	0.56	0.04	0.06	13	1.53	1.37	0.80	0.02	0.09	C64-C66,68
膀胱	Bladder	18	1.34	1.89	1.18	0.01	0.08	8	0.94	0.84	0.52	0.01	0.04	C67
脑,神经系统	Brain,Central Nervous System	12	0.89	1.26	0.91	0.07	0.10	9	1.06	0.95	0.65	0.03	0.10	C70-C72
甲状腺	Thyroid Gland	2	0.15	0.21	0.11	0.00	0.00	7	0.82	0.74	0.46	0.01	0.07	C73
淋巴瘤	Lymphoma	18	1.34	1.89	1.36	0.10	0.17	14	1.65	1.47	1.06	0.07	0.14	C81-C85,88,90,96
白血病	Leukaemia	21	1.56	2.21	1.96	0.08	0.15	16	1.88	1.68	1.60	0.10	0.12	C91-C95
不明及其他恶性肿瘤	All Other Sites and Unspecified	301	22.41	31.62	22.40	1.34	2.55	185	21.79	19.45	12.34	0.58	1.34	O&U
所有部位合计	All Sites	1343	100.00	141.08	99.82	5.49	10.89	849	100.00	89.26	57.73	2.78	6.52	ALL
所有部位除外 C44	All Sites but C44	1339	99.70	140.66	99.46	5.47	10.87	846	99.65	88.94	57.52	2.76	6.50	ALLbC44

表 7-3-29 通化市 2011 年癌症发病和死亡主要指标
Table 7-3-29 Incidence and mortality of cancer in Tonghua, 2011

部位 Site		男性 Male						女性 Female						ICD-10
		病例数 No. cases	构成 (%)	粗率 Crude rate (1/10⁵)	世标率 ASR world (1/10⁵)	累积率 Cum.rate(%) 0~64	0~74	病例数 No. cases	构成 (%)	粗率 Crude rate (1/10⁵)	世标率 ASR world (1/10⁵)	累积率 Cum.rate(%) 0~64	0~74	
发病 Incidence														
口腔和咽喉(除外鼻咽)	Lip,Oral Cavity & Pharynx but Nasopharynx	15	2.56	6.55	6.38	0.57	0.57	5	0.93	2.29	2.42	0.10	0.28	C00-C10;C12-C14
鼻咽	Nasopharynx	6	1.02	2.62	2.52	0.12	0.21	1	0.19	0.46	0.54	0.07	0.07	C11
食管	Esophagus	31	5.29	13.54	16.52	1.14	1.59	2	0.37	0.91	0.74	0.02	0.02	C15
胃	Stomach	69	11.77	30.14	33.73	1.23	3.88	28	5.20	12.80	14.54	0.76	1.72	C16
结直肠肛门	Colon, Rectum & Anus	64	10.92	27.96	30.27	1.95	3.78	63	11.71	28.81	32.67	0.96	3.51	C18-C21
肝脏	Liver	107	18.26	46.74	51.06	3.31	4.97	32	5.95	14.63	15.22	0.84	1.27	C22
胆囊及其他	Gallbladder and Extrahepatic Ducts	10	1.71	4.37	4.34	0.30	0.60	6	1.12	2.74	3.57	0.20	0.46	C23-C24
胰腺	Pancreas	12	2.05	5.24	5.25	0.26	0.59	18	3.35	8.23	8.37	0.53	0.96	C25
喉	Larynx	11	1.88	4.81	5.21	0.52	0.52	4	0.74	1.83	1.90	0.13	0.13	C32
气管,支气管,肺	Trachea, Bronchus and Lung	185	31.57	80.81	90.00	4.70	9.95	114	21.19	52.12	58.38	2.20	6.66	C33-C34
其他胸腔器官	Other Thoracic Organs	2	0.34	0.87	0.86	0.09	0.09	1	0.19	0.46	0.49	0.06	0.06	C37-C38
骨	Bone	3	0.51	1.31	1.49	0.19	0.19	2	0.37	0.91	0.74	0.07	0.07	C40-C41
皮肤黑色素瘤	Melanoma of Skin	0	0.00	0.00	0.00	0.00	0.00	0	0.00	0.00	0.00	0.00	0.00	C43
乳房	Breast	1	0.17	0.44	0.41	0.04	0.04	113	21.00	51.67	48.39	3.40	5.83	C50
子宫颈	Cervix	-	-	-	-	-	-	37	6.88	16.92	14.78	1.34	1.47	C53
子宫体及子宫部位不明	Uterus & Unspecified	-	-	-	-	-	-	9	1.67	4.12	4.23	0.37	0.50	C54-C55
卵巢	Ovary	-	-	-	-	-	-	24	4.46	10.97	11.58	0.75	1.15	C56
前列腺	Prostate	5	0.85	2.18	2.38	0.11	0.32							C61
睾丸	Testis	0	0.00	0.00	0.00	0.00	0.00	-	-	-	-	-	-	C62
肾及泌尿系统不明	Kidney & Unspecified Urinary Organs	10	1.71	4.37	4.78	0.17	0.43	8	1.49	3.66	3.96	0.04	0.47	C64-C66,68
膀胱	Bladder	23	3.92	10.05	13.72	0.43	0.88	9	1.67	4.12	4.53	0.26	0.61	C67
脑,神经系统	Brain, Central Nervous System	4	0.68	1.75	1.66	0.16	0.16	9	1.67	4.12	4.54	0.33	0.42	C70-C72
甲状腺	Thyroid Gland	7	1.19	3.06	2.47	0.18	0.27	22	4.09	10.06	8.76	0.85	0.85	C73
淋巴瘤	Lymphoma	3	0.51	1.31	1.38	0.03	0.12	8	1.49	3.66	3.62	0.21	0.39	C81-C85,88,90,96
白血病	Leukaemia	1	0.17	0.44	0.50	0.03	0.03	0	0.00	0.00	0.00	0.00	0.00	C91-C95
不明及其他恶性肿瘤	All Other Sites and Unspecified	17	2.90	7.43	7.54	0.57	0.99	23	4.28	10.52	10.08	0.51	0.72	O&U
所有部位合计	All Sites	586	100.00	255.98	282.48	16.10	30.18	538	100.00	245.99	254.05	14.02	27.62	ALL
所有部位除外 C44	All Sites but C44	584	99.66	255.11	281.65	16.06	30.14	537	99.81	245.53	253.57	14.02	27.62	ALLbC44
死亡 Mortality														
口腔和咽喉(除外鼻咽)	Lip,Oral Cavity & Pharynx but Nasopharynx	12	2.08	5.24	5.06	0.42	0.55	4	1.14	1.83	2.00	0.06	0.24	C00-C10;C12-C14
鼻咽	Nasopharynx	6	1.04	2.62	2.34	0.15	0.15	2	0.57	0.91	0.88	0.10	0.10	C11
食管	Esophagus	34	5.89	14.85	17.88	1.22	1.76	2	0.57	0.91	0.74	0.02	0.02	C15
胃	Stomach	61	10.57	26.65	30.25	1.32	3.61	15	4.26	6.86	8.65	0.57	0.79	C16
结直肠肛门	Colon, Rectum & Anus	68	11.79	29.70	32.42	1.94	4.29	43	12.22	19.66	22.26	0.66	2.61	C18-C21
肝脏	Liver	115	19.93	50.24	55.00	3.91	5.45	34	9.66	15.55	16.37	0.88	1.31	C22
胆囊及其他	Gallbladder and Extrahepatic Ducts	7	1.21	3.06	2.86	0.14	0.31	5	1.42	2.29	2.56	0.07	0.57	C23-C24
胰腺	Pancreas	16	2.77	6.99	6.89	0.45	0.78	12	3.41	5.49	5.87	0.31	0.65	C25
喉	Larynx	9	1.56	3.93	4.04	0.37	0.37	2	0.57	0.91	0.87	0.00	0.00	C32
气管,支气管,肺	Trachea, Bronchus and Lung	180	31.20	78.63	90.00	4.43	9.07	72	20.45	32.92	37.41	1.19	4.31	C33-C34
其他胸腔器官	Other Thoracic Organs	1	0.17	0.44	0.33	0.03	0.03	1	0.28	0.46	0.49	0.06	0.06	C37-C38
骨	Bone	4	0.69	1.75	1.98	0.19	0.31	1	0.28	0.46	0.33	0.03	0.03	C40-C41
皮肤黑色素瘤	Melanoma of Skin	0	0.00	0.00	0.00	0.00	0.00	0	0.00	0.00	0.00	0.00	0.00	C43
乳房	Breast	1	0.17	0.44	0.41	0.04	0.04	71	20.17	32.46	31.04	2.29	3.86	C50
子宫颈	Cervix	-	-	-	-	-	-	18	5.11	8.23	7.53	0.63	0.76	C53
子宫体及子宫部位不明	Uterus & Unspecified	-	-	-	-	-	-	3	0.85	1.37	1.08	0.10	0.10	C54-C55
卵巢	Ovary	-	-	-	-	-	-	18	5.11	8.23	9.05	0.55	0.82	C56
前列腺	Prostate	1	0.17	0.44	0.42	0.00	0.00							C61
睾丸	Testis	0	0.00	0.00	0.00	0.00	0.00	-	-	-	-	-	-	C62
肾及泌尿系统不明	Kidney & Unspecified Urinary Organs	8	1.39	3.49	3.57	0.13	0.31	4	1.14	1.83	2.05	0.00	0.18	C64-C66,68
膀胱	Bladder	17	2.95	7.43	10.98	0.29	0.75	3	0.85	1.37	1.52	0.14	0.14	C67
脑,神经系统	Brain, Central Nervous System	4	0.69	1.75	1.76	0.15	0.15	9	2.56	4.12	4.54	0.33	0.33	C70-C72
甲状腺	Thyroid Gland	6	1.04	2.62	2.14	0.16	0.24	10	2.84	4.57	3.90	0.35	0.35	C73
淋巴瘤	Lymphoma	1	0.17	0.44	0.53	0.07	0.07	3	0.85	1.37	1.37	0.09	0.18	C81-C85,88,90,96
白血病	Leukaemia	2	0.35	0.87	0.99	0.03	0.15	0	0.00	0.00	0.00	0.00	0.00	C91-C95
不明及其他恶性肿瘤	All Other Sites and Unspecified	24	4.16	10.48	10.75	0.80	1.28	20	5.68	9.14	8.94	0.47	0.56	O&U
所有部位合计	All Sites	577	100.00	252.05	280.59	16.23	29.65	352	100.00	160.94	169.46	8.90	17.94	ALL
所有部位除外 C44	All Sites but C44	574	99.48	250.74	279.27	16.13	29.55	350	99.43	160.03	168.70	8.88	17.92	ALLbC44

表 7-3-30 延吉市 2011 年癌症发病和死亡主要指标
Table 7-3-30 Incidence and mortality of cancer in Yanji, 2011

部位 Site		男性 Male						女性 Female						ICD-10
		病例数 No. cases	构成 (%)	粗率 Crude rate (1/10⁵)	世标率 ASR world (1/10⁵)	累积率 Cum.rate(%) 0~64	0~74	病例数 No. cases	构成 (%)	粗率 Crude rate (1/10⁵)	世标率 ASR world (1/10⁵)	累积率 Cum.rate(%) 0~64	0~74	
发病 Incidence														
口腔和咽喉(除外鼻咽)	Lip,Oral Cavity & Pharynx but Nasopharynx	10	1.46	4.01	3.89	0.14	0.55	7	1.25	2.66	1.89	0.12	0.26	C00-C10;C12-C14
鼻咽	Nasopharynx	5	0.73	2.00	1.77	0.10	0.27	1	0.18	0.38	0.24	0.00	0.00	C11
食管	Esophagus	37	5.39	14.83	14.90	0.71	1.66	3	0.54	1.14	0.84	0.00	0.15	C15
胃	Stomach	91	13.27	36.48	38.27	1.41	4.24	40	7.16	15.17	11.54	0.47	1.38	C16
结直肠肛门	Colon, Rectum & Anus	85	12.39	34.08	31.03	1.85	4.15	48	8.59	18.21	13.82	0.52	1.93	C18-C21
肝脏	Liver	128	18.66	51.32	41.40	2.83	4.96	61	10.91	23.14	17.77	0.92	2.10	C22
胆囊及其他	Gallbladder and Extrahepatic Ducts	19	2.77	7.62	8.91	0.40	1.01	16	2.86	6.07	5.46	0.12	0.69	C23-C24
胰腺	Pancreas	41	5.98	16.44	16.66	0.35	1.84	23	4.11	8.72	8.18	0.40	0.83	C25
喉	Larynx	7	1.02	2.81	2.80	0.12	0.37	1	0.18	0.38	0.24	0.00	0.00	C32
气管,支气管,肺	Trachea, Bronchus and Lung	115	16.76	46.11	39.72	2.01	4.92	58	10.38	22.00	17.09	0.79	2.03	C33-C34
其他胸腔器官	Other Thoracic Organs	5	0.73	2.00	1.77	0.10	0.27	1	0.18	0.38	0.24	0.00	0.00	C37-C38
骨	Bone	4	0.58	1.60	1.17	0.05	0.05	6	1.07	2.28	2.19	0.08	0.08	C40-C41
皮肤黑色素瘤	Melanoma of Skin	1	0.15	0.40	0.49	0.00	0.08	2	0.36	0.76	1.15	0.02	0.02	C43
乳房	Breast	0	0.00	0.00	0.00	0.00	0.00	100	17.89	37.93	24.56	2.12	2.64	C50
子宫颈	Cervix	–	–	–	–	–	–	48	8.59	18.21	11.63	0.89	1.17	C53
子宫体及子宫部位不明	Uterus & Unspecified	–	–	–	–	–	–	13	2.33	4.93	4.14	0.34	0.34	C54-C55
卵巢	Ovary	–	–	–	–	–	–	25	4.47	9.48	7.58	0.47	0.82	C56
前列腺	Prostate	19	2.77	7.62	13.90	0.06	0.51	–	–	–	–	–	–	C61
睾丸	Testis	0	0.00	0.00	0.00	0.00	0.00	–	–	–	–	–	–	C62
肾及泌尿系统不明	Kidney & Unspecified Urinary Organs	26	3.79	10.42	8.46	0.46	1.19	5	0.89	1.90	1.62	0.00	0.28	C64-C66,68
膀胱	Bladder	23	3.35	9.22	8.04	0.42	1.04	7	1.25	2.66	1.91	0.00	0.30	C67
脑,神经系统	Brain, Central Nervous System	11	1.60	4.41	4.99	0.19	0.53	6	1.07	2.28	1.75	0.16	0.22	C70-C72
甲状腺	Thyroid Gland	11	1.60	4.41	2.90	0.25	0.25	39	6.98	14.79	10.11	0.74	0.95	C73
淋巴瘤	Lymphoma	6	0.87	2.41	1.73	0.15	0.15	5	0.89	1.90	1.47	0.11	0.19	C81-C85,88,90,96
白血病	Leukaemia	10	1.46	4.01	3.20	0.23	0.52	6	1.07	2.28	3.14	0.13	0.34	C91-C95
不明及其他恶性肿瘤	All Other Sites and Unspecified	32	4.66	12.83	10.01	0.55	1.17	38	6.80	14.41	11.77	0.60	1.24	O&U
所有部位合计	All Sites	686	100.00	275.03	256.00	12.37	29.74	559	100.00	212.03	160.34	9.01	17.97	ALL
所有部位除外 C44	All Sites but C44	683	99.56	273.83	254.99	12.34	29.52	552	98.75	209.37	158.37	8.94	17.75	ALLbC44
死亡 Mortality														
口腔和咽喉(除外鼻咽)	Lip,Oral Cavity & Pharynx but Nasopharynx	9	1.94	3.61	3.58	0.17	0.43	2	0.69	0.76	0.60	0.00	0.15	C00-C10;C12-C14
鼻咽	Nasopharynx	2	0.43	0.80	0.71	0.02	0.10	1	0.34	0.38	0.24	0.00	0.00	C11
食管	Esophagus	28	6.02	11.23	11.80	0.49	1.26	3	1.03	1.14	0.75	0.02	0.10	C15
胃	Stomach	69	14.84	27.66	33.30	1.06	2.83	28	9.66	10.62	9.81	0.22	0.99	C16
结直肠肛门	Colon, Rectum & Anus	35	7.53	14.03	13.30	0.44	2.03	19	6.55	7.21	5.76	0.16	0.57	C18-C21
肝脏	Liver	113	24.30	45.30	39.33	2.34	4.55	53	18.28	20.10	16.09	0.68	2.01	C22
胆囊及其他	Gallbladder and Extrahepatic Ducts	17	3.66	6.82	7.94	0.28	0.89	21	7.24	7.97	6.95	0.20	0.74	C23-C24
胰腺	Pancreas	37	7.96	14.83	15.37	0.33	1.82	15	5.17	5.69	5.04	0.26	0.63	C25
喉	Larynx	4	0.86	1.60	1.81	0.18	0.18	2	0.69	0.76	0.48	0.00	0.00	C32
气管,支气管,肺	Trachea, Bronchus and Lung	82	17.63	32.88	29.55	1.17	3.70	56	19.31	21.24	17.11	0.40	1.88	C33-C34
其他胸腔器官	Other Thoracic Organs	1	0.22	0.40	0.40	0.00	0.00	1	0.34	0.38	0.24	0.00	0.00	C37-C38
骨	Bone	4	0.86	1.60	1.17	0.05	0.05	3	1.03	1.14	0.84	0.04	0.04	C40-C41
皮肤黑色素瘤	Melanoma of Skin	0	0.00	0.00	0.00	0.00	0.00	1	0.34	0.38	0.94	0.00	0.00	C43
乳房	Breast	0	0.00	0.00	0.00	0.00	0.00	20	6.90	7.59	5.25	0.37	0.57	C50
子宫颈	Cervix	–	–	–	–	–	–	9	3.10	3.41	2.53	0.10	0.30	C53
子宫体及子宫部位不明	Uterus & Unspecified	–	–	–	–	–	–	5	1.72	1.90	1.93	0.10	0.10	C54-C55
卵巢	Ovary	–	–	–	–	–	–	12	4.14	4.55	3.24	0.20	0.41	C56
前列腺	Prostate	8	1.72	3.21	8.08	0.06	0.14	–	–	–	–	–	–	C61
睾丸	Testis	0	0.00	0.00	0.00	0.00	0.00	–	–	–	–	–	–	C62
肾及泌尿系统不明	Kidney & Unspecified Urinary Organs	5	1.08	2.00	1.72	0.06	0.24	7	2.41	2.66	1.96	0.09	0.23	C64-C66,68
膀胱	Bladder	5	1.08	2.00	3.41	0.08	0.08	2	0.69	0.76	0.48	0.00	0.00	C67
脑,神经系统	Brain, Central Nervous System	4	0.86	1.60	1.86	0.06	0.14	6	2.07	2.28	1.59	0.19	0.19	C70-C72
甲状腺	Thyroid Gland	0	0.00	0.00	0.00	0.00	0.00	1	0.34	0.38	0.24	0.00	0.00	C73
淋巴瘤	Lymphoma	4	0.86	1.60	2.34	0.18	0.18	1	0.34	0.38	0.30	0.00	0.07	C81-C85,88,90,96
白血病	Leukaemia	9	1.94	3.61	3.07	0.23	0.42	5	1.72	1.90	1.56	0.07	0.29	C91-C95
不明及其他恶性肿瘤	All Other Sites and Unspecified	29	6.24	11.63	8.23	0.57	0.92	17	5.86	6.45	5.69	0.29	0.51	O&U
所有部位合计	All Sites	465	100.00	186.43	186.96	7.79	19.98	290	100.00	110.00	89.60	3.40	9.78	ALL
所有部位除外 C44	All Sites but C44	462	99.35	185.22	185.98	7.73	19.83	289	99.66	109.62	89.31	3.37	9.76	ALLbC44

表 7-3-31 哈尔滨市道里区 2011 年癌症发病和死亡主要指标
Table 7-3-31 Incidence and mortality of cancer in Daoli District of Harbin,2011

部位 / Site		男性 Male 病例数 No. cases	构成 (%)	粗率 Crude rate (1/10⁵)	世标率 ASR world (1/10⁵)	累积率 Cum.rate(%) 0~64	0~74	女性 Female 病例数 No. cases	构成 (%)	粗率 Crude rate (1/10⁵)	世标率 ASR world (1/10⁵)	累积率 Cum.rate(%) 0~64	0~74	ICD-10
发病 Incidence														
口腔和咽喉(除外鼻咽)	Lip,Oral Cavity & Pharynx but Nasopharynx	21	1.80	6.05	3.60	0.29	0.43	5	0.50	1.36	0.72	0.04	0.12	C00–C10;C12–C14
鼻咽	Nasopharynx	5	0.43	1.44	0.94	0.05	0.14	4	0.40	1.09	0.40	0.01	0.01	C11
食管	Esophagus	45	3.87	12.96	7.88	0.53	1.06	5	0.50	1.36	0.66	0.02	0.10	C15
胃	Stomach	93	7.99	26.79	15.83	0.91	2.09	49	4.87	13.33	7.57	0.37	0.96	C16
结直肠肛门	Colon,Rectum & Anus	167	14.35	48.10	29.26	1.61	3.86	103	10.24	28.02	15.09	0.78	2.05	C18–C21
肝脏	Liver	155	13.32	44.65	26.03	1.73	2.98	55	5.47	14.96	7.69	0.32	0.76	C22
胆囊及其他	Gallbladder and Extrahepatic Ducts	10	0.86	2.88	1.64	0.05	0.13	9	0.89	2.45	0.97	0.01	0.09	C23–C24
胰腺	Pancreas	33	2.84	9.51	5.49	0.31	0.59	38	3.78	10.34	5.27	0.26	0.63	C25
喉	Larynx	14	1.20	4.03	2.37	0.16	0.30	2	0.20	0.54	0.18	0.00	0.00	C32
气管,支气管,肺	Trachea,Bronchus and Lung	350	30.07	100.82	58.23	3.00	7.05	221	21.97	60.11	31.44	1.49	3.83	C33–C34
其他胸腔器官	Other Thoracic Organs	2	0.17	0.58	0.27	0.03	0.03	8	0.80	2.18	1.16	0.05	0.12	C37–C38
骨	Bone	8	0.69	2.30	1.82	0.09	0.24	9	0.89	2.45	1.33	0.13	0.16	C40–C41
皮肤黑色素瘤	Melanoma of Skin	0	0.00	0.00	0.00	0.00	0.00	0	0.00	0.00	0.00	0.00	0.00	C43
乳房	Breast	0	0.00	0.00	0.00	0.00	0.00	193	19.18	52.50	30.38	2.30	3.33	C50
子宫颈	Cervix	–	–	–	–	–	–	57	5.67	15.50	9.37	0.78	0.97	C53
子宫体及子宫部位不明	Uterus & Unspecified	–	–	–	–	–	–	28	2.78	7.62	4.31	0.38	0.45	C54–C55
卵巢	Ovary	–	–	–	–	–	–	25	2.49	6.80	3.59	0.29	0.36	C56
前列腺	Prostate	28	2.41	8.07	4.17	0.09	0.28	–	–	–	–	–	–	C61
睾丸	Testis	1	0.09	0.29	0.17	0.01	0.01	–	–	–	–	–	–	C62
肾及泌尿系统不明	Kidney & Unspecified Urinary Organs	61	5.24	17.57	10.57	0.78	1.29	34	3.38	9.25	5.19	0.39	0.61	C64–C66,68
膀胱	Bladder	42	3.61	12.10	6.96	0.35	0.80	11	1.09	2.99	1.75	0.06	0.24	C67
脑,神经系统	Brain,Central Nervous System	34	2.92	9.79	6.58	0.38	0.56	23	2.29	6.26	3.24	0.18	0.40	C70–C72
甲状腺	Thyroid Gland	14	1.20	4.03	2.75	0.24	0.24	50	4.97	13.60	8.52	0.70	0.81	C73
淋巴瘤	Lymphoma	13	1.12	3.74	2.42	0.17	0.25	12	1.19	3.26	1.82	0.17	0.20	C81–C85,88,90,96
白血病	Leukaemia	32	2.75	9.22	15.47	0.78	1.02	21	2.09	5.71	12.42	0.66	0.66	C91–C95
不明及其他恶性肿瘤	All Other Sites and Unspecified	36	3.09	10.37	7.39	0.39	0.92	44	4.37	11.97	7.61	0.52	0.78	O&U
所有部位合计	All Sites	1164	100.00	335.29	209.85	11.95	24.26	1006	100.00	273.64	160.69	9.91	17.66	ALL
所有部位除外 C44	All Sites but C44	1160	99.66	334.14	208.97	11.89	24.20	1005	99.90	273.37	160.50	9.89	17.64	ALLbC44
死亡 Mortality														
口腔和咽喉(除外鼻咽)	Lip,Oral Cavity & Pharynx but Nasopharynx	10	1.27	2.88	1.75	0.09	0.18	2	0.37	0.54	0.27	0.01	0.05	C00–C10;C12–C14
鼻咽	Nasopharynx	6	0.76	1.73	1.17	0.10	0.15	0	0.00	0.00	0.00	0.00	0.00	C11
食管	Esophagus	31	3.93	8.93	4.90	0.34	0.47	3	0.56	0.82	0.37	0.00	0.04	C15
胃	Stomach	86	10.91	24.77	14.96	0.47	1.75	36	6.67	9.79	5.35	0.28	0.64	C16
结直肠肛门	Colon,Rectum & Anus	70	8.88	20.16	11.93	0.53	1.56	45	8.33	12.24	6.11	0.25	0.70	C18–C21
肝脏	Liver	136	17.26	39.18	23.32	1.50	2.75	55	10.19	14.96	7.08	0.31	0.71	C22
胆囊及其他	Gallbladder and Extrahepatic Ducts	10	1.27	2.88	1.76	0.06	0.19	10	1.85	2.72	1.45	0.07	0.14	C23–C24
胰腺	Pancreas	22	2.79	6.34	3.39	0.12	0.37	36	6.67	9.79	5.06	0.27	0.64	C25
喉	Larynx	13	1.65	3.74	2.85	0.22	0.22	5	0.93	1.36	0.60	0.04	0.04	C32
气管,支气管,肺	Trachea,Bronchus and Lung	309	39.21	89.01	53.67	2.30	6.90	172	31.85	46.79	23.95	0.96	3.08	C33–C34
其他胸腔器官	Other Thoracic Organs	3	0.38	0.86	0.60	0.04	0.08	5	0.93	1.36	0.63	0.00	0.07	C37–C38
骨	Bone	12	1.52	3.46	2.71	0.10	0.21	10	1.85	2.72	1.95	0.12	0.23	C40–C41
皮肤黑色素瘤	Melanoma of Skin	0	0.00	0.00	0.00	0.00	0.00	0	0.00	0.00	0.00	0.00	0.00	C43
乳房	Breast	0	0.00	0.00	0.00	0.00	0.00	48	8.89	13.06	7.74	0.51	0.88	C50
子宫颈	Cervix	–	–	–	–	–	–	13	2.41	3.54	1.97	0.18	0.18	C53
子宫体及子宫部位不明	Uterus & Unspecified	–	–	–	–	–	–	6	1.11	1.63	0.89	0.06	0.10	C54–C55
卵巢	Ovary	–	–	–	–	–	–	19	3.52	5.17	2.60	0.18	0.29	C56
前列腺	Prostate	11	1.40	3.17	1.82	0.05	0.21	–	–	–	–	–	–	C61
睾丸	Testis	0	0.00	0.00	0.00	0.00	0.00	–	–	–	–	–	–	C62
肾及泌尿系统不明	Kidney & Unspecified Urinary Organs	13	1.65	3.74	2.02	0.05	0.19	10	1.85	2.72	1.35	0.07	0.15	C64–C66,68
膀胱	Bladder	5	0.63	1.44	0.78	0.00	0.05	4	0.74	1.09	0.46	0.00	0.04	C67
脑,神经系统	Brain,Central Nervous System	11	1.40	3.17	3.99	0.19	0.36	10	1.85	2.72	1.97	0.10	0.17	C70–C72
甲状腺	Thyroid Gland	0	0.00	0.00	0.00	0.00	0.00	1	0.19	0.27	0.15	0.00	0.04	C73
淋巴瘤	Lymphoma	3	0.38	0.86	0.42	0.04	0.04	5	0.93	1.36	0.64	0.04	0.12	C81–C85,88,90,96
白血病	Leukaemia	12	1.52	3.46	2.06	0.09	0.19	8	1.48	2.18	1.36	0.08	0.12	C91–C95
不明及其他恶性肿瘤	All Other Sites and Unspecified	25	3.17	7.20	5.43	0.27	0.61	37	6.85	10.06	5.27	0.28	0.69	O&U
所有部位合计	All Sites	788	100.00	226.98	139.52	6.59	16.47	540	100.00	146.89	77.22	3.80	9.13	ALL
所有部位除外 C44	All Sites but C44	783	99.37	225.54	138.57	6.51	16.39	534	98.89	145.25	76.42	3.74	9.03	ALLbC44

表 7-3-32 哈尔滨市南岗区 2011 年癌症发病和死亡主要指标
Table 7-3-32 Incidence and mortality of cancer in Nangang District of Harbin,2011

部位 / Site		男性 Male						女性 Female						ICD-10
		病例数 No. cases	构成 (%)	粗率 Crude rate (1/10⁵)	世标率 ASR world (1/10⁵)	累积率 Cum.rate(%)		病例数 No. cases	构成 (%)	粗率 Crude rate (1/10⁵)	世标率 ASR world (1/10⁵)	累积率 Cum.rate(%)		
						0~64	0~74					0~64	0~74	
发病 Incidence														
口腔和咽喉(除外鼻咽)	Lip,Oral Cavity & Pharynx but Nasopharynx	24	1.75	4.87	3.38	0.22	0.39	5	0.42	0.99	0.63	0.05	0.05	C00-C10;C12-C14
鼻咽	Nasopharynx	13	0.95	2.64	2.03	0.18	0.25	2	0.17	0.40	0.28	0.03	0.03	C11
食管	Esophagus	49	3.58	9.94	7.09	0.46	0.95	9	0.76	1.78	1.09	0.04	0.13	C15
胃	Stomach	162	11.82	32.85	23.11	1.35	2.97	52	4.37	10.30	6.37	0.40	0.68	C16
结直肠肛门	Colon,Rectum & Anus	171	12.48	34.68	24.41	1.43	3.08	143	12.01	28.33	16.80	0.89	2.00	C18-C21
肝脏	Liver	151	11.02	30.62	20.89	1.48	2.43	45	3.78	8.91	5.04	0.31	0.56	C22
胆囊及其他	Gallbladder and Extrahepatic Ducts	15	1.09	3.04	1.98	0.13	0.24	8	0.67	1.58	0.99	0.03	0.14	C23-C24
胰腺	Pancreas	36	2.63	7.30	5.01	0.23	0.59	34	2.85	6.74	4.05	0.21	0.57	C25
喉	Larynx	23	1.68	4.66	3.18	0.15	0.47	2	0.17	0.40	0.20	0.01	0.01	C32
气管,支气管,肺	Trachea,Bronchus and Lung	445	32.48	90.24	62.71	3.51	8.09	234	19.65	46.35	27.41	1.24	3.36	C33-C34
其他胸腔器官	Other Thoracic Organs	8	0.58	1.62	1.02	0.09	0.12	8	0.67	1.58	1.18	0.10	0.16	C37-C38
骨	Bone	10	0.73	2.03	1.52	0.09	0.16	7	0.59	1.39	1.53	0.10	0.13	C40-C41
皮肤黑色素瘤	Melanoma of Skin	4	0.29	0.81	0.59	0.05	0.08	2	0.17	0.40	0.23	0.03	0.03	C43
乳房	Breast	3	0.22	0.61	0.40	0.04	0.04	282	23.68	55.86	36.04	2.82	4.17	C50
子宫颈	Cervix	–	–	–	–	–	–	67	5.63	13.27	8.44	0.76	0.84	C53
子宫体及子宫部位不明	Uterus & Unspecified	–	–	–	–	–	–	38	3.19	7.53	4.75	0.41	0.58	C54-C55
卵巢	Ovary	–	–	–	–	–	–	46	3.86	9.11	6.23	0.41	0.80	C56
前列腺	Prostate	29	2.12	5.88	3.30	0.06	0.24	–	–	–	–	–	–	C61
睾丸	Testis	1	0.07	0.20	0.08	0.00	0.00	–	–	–	–	–	–	C62
肾及泌尿系统不明	Kidney & Unspecified Urinary Organs	55	4.01	11.15	7.87	0.44	1.01	27	2.27	5.35	3.41	0.24	0.43	C64-C66,68
膀胱	Bladder	44	3.21	8.92	6.49	0.32	0.74	5	0.42	0.99	0.55	0.03	0.11	C67
脑,神经系统	Brain,Central Nervous System	18	1.31	3.65	2.65	0.19	0.29	16	1.34	3.17	2.05	0.11	0.22	C70-C72
甲状腺	Thyroid Gland	36	2.63	7.30	4.98	0.43	0.50	90	7.56	17.83	12.16	1.06	1.17	C73
淋巴瘤	Lymphoma	17	1.24	3.45	2.39	0.17	0.21	16	1.34	3.17	2.08	0.11	0.25	C81-C85,88,90,96
白血病	Leukaemia	12	0.88	2.43	1.59	0.06	0.20	10	0.84	1.98	1.26	0.11	0.13	C91-C95
不明及其他恶性肿瘤	All Other Sites and Unspecified	44	3.21	8.92	6.30	0.44	0.83	43	3.61	8.52	5.52	0.34	0.64	O&U
所有部位合计	All Sites	1370	100.00	277.81	192.97	11.53	23.90	1191	100.00	235.93	148.29	9.85	17.19	ALL
所有部位除外 C44	All Sites but C44	1365	99.64	276.80	192.32	11.51	23.77	1184	99.41	234.54	147.12	9.80	17.14	ALLbC44
死亡 Mortality														
口腔和咽喉(除外鼻咽)	Lip,Oral Cavity & Pharynx but Nasopharynx	13	1.25	2.64	1.94	0.16	0.23	3	0.44	0.59	0.38	0.00	0.00	C00-C10;C12-C14
鼻咽	Nasopharynx	5	0.48	1.01	0.86	0.05	0.12	3	0.44	0.59	0.37	0.03	0.03	C11
食管	Esophagus	48	4.61	9.73	6.57	0.45	0.84	5	0.74	0.99	0.54	0.02	0.08	C15
胃	Stomach	114	10.94	23.12	15.35	0.63	1.79	50	7.39	9.90	5.88	0.33	0.69	C16
结直肠肛门	Colon,Rectum & Anus	89	8.54	18.05	12.12	0.77	1.37	69	10.19	13.67	7.72	0.27	0.77	C18-C21
肝脏	Liver	182	17.47	36.91	25.56	1.64	3.12	47	6.94	9.31	5.28	0.20	0.56	C22
胆囊及其他	Gallbladder and Extrahepatic Ducts	20	1.92	4.06	2.88	0.11	0.39	7	1.03	1.39	0.78	0.00	0.11	C23-C24
胰腺	Pancreas	47	4.51	9.53	6.74	0.26	0.76	50	7.39	9.90	5.84	0.20	0.78	C25
喉	Larynx	11	1.06	2.23	1.38	0.07	0.14	2	0.30	0.40	0.25	0.00	0.03	C32
气管,支气管,肺	Trachea,Bronchus and Lung	352	33.78	71.38	47.97	2.14	5.84	215	31.76	42.59	24.33	0.64	2.82	C33-C34
其他胸腔器官	Other Thoracic Organs	1	0.10	0.20	0.12	0.01	0.01	5	0.74	0.99	0.66	0.03	0.09	C37-C38
骨	Bone	5	0.48	1.01	0.86	0.03	0.11	7	1.03	1.39	1.04	0.06	0.08	C40-C41
皮肤黑色素瘤	Melanoma of Skin	2	0.19	0.41	0.28	0.01	0.05	3	0.44	0.59	0.34	0.03	0.05	C43
乳房	Breast	0	0.00	0.00	0.00	0.00	0.00	70	10.34	13.87	8.87	0.55	0.99	C50
子宫颈	Cervix	–	–	–	–	–	–	16	2.36	3.17	1.81	0.14	0.17	C53
子宫体及子宫部位不明	Uterus & Unspecified	–	–	–	–	–	–	12	1.77	2.38	1.40	0.10	0.15	C54-C55
卵巢	Ovary	–	–	–	–	–	–	27	3.99	5.35	3.29	0.17	0.42	C56
前列腺	Prostate	22	2.11	4.46	2.54	0.05	0.12	–	–	–	–	–	–	C61
睾丸	Testis	1	0.10	0.20	0.08	0.00	0.00	–	–	–	–	–	–	C62
肾及泌尿系统不明	Kidney & Unspecified Urinary Organs	13	1.25	2.64	2.06	0.04	0.35	13	1.92	2.58	1.43	0.03	0.11	C64-C66,68
膀胱	Bladder	20	1.92	4.06	2.37	0.07	0.21	7	1.03	1.39	0.70	0.00	0.03	C67
脑,神经系统	Brain,Central Nervous System	21	2.02	4.26	3.00	0.18	0.33	11	1.62	2.18	1.36	0.06	0.20	C70-C72
甲状腺	Thyroid Gland	0	0.00	0.00	0.00	0.00	0.00	1	0.15	0.20	0.11	0.00	0.03	C73
淋巴瘤	Lymphoma	26	2.50	5.27	4.55	0.24	0.45	17	2.51	3.37	2.20	0.09	0.29	C81-C85,88,90,96
白血病	Leukaemia	25	2.40	5.07	3.77	0.12	0.48	12	1.77	2.38	1.42	0.09	0.18	C91-C95
不明及其他恶性肿瘤	All Other Sites and Unspecified	25	2.40	5.07	3.53	0.22	0.51	25	3.69	4.95	2.90	0.16	0.35	O&U
所有部位合计	All Sites	1042	100.00	211.30	144.52	7.27	17.22	677	100.00	134.11	78.89	3.21	9.00	ALL
所有部位除外 C44	All Sites but C44	1041	99.90	211.09	144.44	7.27	17.22	674	99.56	133.52	78.51	3.18	8.97	ALLbC44

表 7-3-33　哈尔滨市香坊区 2011 年癌症发病和死亡主要指标

Table 7-3-33　Incidence and mortality of cancer in Xiangfang District of Harbin,2011

部位 Site		男性 Male				累积率 Cum.rate(%)		女性 Female				累积率 Cum.rate(%)		ICD-10
		病例数 No. cases	构成 (%)	粗率 Crude rate (1/10⁵)	世标率 ASR world (1/10⁵)	0~64	0~74	病例数 No. cases	构成 (%)	粗率 Crude rate (1/10⁵)	世标率 ASR world (1/10⁵)	0~64	0~74	
发病 Incidence														
口腔和咽喉(除外鼻咽)	Lip,Oral Cavity & Pharynx but Nasopharynx	13	0.99	3.57	2.31	0.19	0.23	3	0.31	0.80	0.54	0.00	0.03	C00-C10;C12-C14
鼻咽	Nasopharynx	7	0.53	1.92	1.28	0.09	0.13	3	0.31	0.80	0.47	0.02	0.05	C11
食管	Esophagus	57	4.34	15.64	9.66	0.61	1.28	6	0.63	1.59	0.92	0.01	0.11	C15
胃	Stomach	155	11.81	42.54	25.25	1.31	2.91	65	6.82	17.24	9.91	0.49	1.18	C16
结直肠肛门	Colon,Rectum & Anus	107	8.15	29.37	18.40	1.04	2.21	82	8.60	21.75	11.98	0.61	1.45	C18-C21
肝脏	Liver	190	14.47	52.14	33.90	2.26	3.94	66	6.93	17.51	9.99	0.45	1.21	C22
胆囊及其他	Gallbladder and Extrahepatic Ducts	17	1.29	4.67	2.99	0.12	0.41	8	0.84	2.12	1.27	0.10	0.16	C23-C24
胰腺	Pancreas	53	4.04	14.55	8.95	0.39	1.10	39	4.09	10.35	5.69	0.22	0.84	C25
喉	Larynx	37	2.82	10.15	6.61	0.43	0.89	2	0.21	0.53	0.34	0.02	0.02	C32
气管,支气管,肺	Trachea,Bronchus and Lung	453	34.50	124.32	77.44	3.82	9.41	258	27.07	68.45	37.70	1.65	4.50	C33-C34
其他胸腔器官	Other Thoracic Organs	7	0.53	1.92	0.95	0.05	0.10	4	0.42	1.06	0.65	0.05	0.08	C37-C38
骨	Bone	13	0.99	3.57	1.94	0.12	0.16	10	1.05	2.65	1.46	0.08	0.08	C40-C41
皮肤黑色素瘤	Melanoma of Skin	2	0.15	0.55	0.38	0.03	0.03	2	0.21	0.53	0.39	0.02	0.02	C43
乳房	Breast	2	0.15	0.55	0.31	0.03	0.03	153	16.05	40.59	25.58	2.07	2.78	C50
子宫颈	Cervix	–	–	–	–	–	–	45	4.72	11.94	7.25	0.52	0.73	C53
子宫体及子宫部位不明	Uterus & Unspecified	–	–	–	–	–	–	15	1.57	3.98	2.30	0.22	0.22	C54-C55
卵巢	Ovary	–	–	–	–	–	–	47	4.93	12.47	6.84	0.45	0.74	C56
前列腺	Prostate	24	1.83	6.59	3.43	0.07	0.36	–	–	–	–	–	–	C61
睾丸	Testis	2	0.15	0.55	0.39	0.02	0.02	–	–	–	–	–	–	C62
肾及泌尿系统不明	Kidney & Unspecified Urinary Organs	37	2.82	10.15	7.34	0.51	0.88	19	1.99	5.04	2.73	0.13	0.25	C64-C66,68
膀胱	Bladder	24	1.83	6.59	4.09	0.17	0.55	15	1.57	3.98	2.24	0.13	0.28	C67
脑,神经系统	Brain,Central Nervous System	30	2.28	8.23	5.89	0.36	0.49	18	1.89	4.78	3.01	0.18	0.28	C70-C72
甲状腺	Thyroid Gland	8	0.61	2.20	1.54	0.11	0.11	33	3.46	8.75	6.03	0.50	0.50	C73
淋巴瘤	Lymphoma	19	1.45	5.21	4.89	0.28	0.48	19	1.99	5.04	2.99	0.18	0.37	C81-C85,88,90,96
白血病	Leukaemia	19	1.45	5.21	5.61	0.25	0.47	15	1.57	3.98	5.37	0.28	0.38	C91-C95
不明及其他恶性肿瘤	All Other Sites and Unspecified	37	2.82	10.15	8.11	0.38	0.75	26	2.73	6.90	4.20	0.22	0.48	O&U
所有部位合计	All Sites	1313	100.00	360.34	231.64	12.63	26.95	953	100.00	252.83	149.84	8.60	16.75	ALL
所有部位除外 C44	All Sites but C44	1310	99.77	359.52	231.13	12.59	26.90	953	100.00	252.83	149.84	8.60	16.75	ALLbC44
死亡 Mortality														
口腔和咽喉(除外鼻咽)	Lip,Oral Cavity & Pharynx but Nasopharynx	7	0.71	1.92	1.39	0.10	0.14	3	0.51	0.80	0.54	0.00	0.03	C00-C10;C12-C14
鼻咽	Nasopharynx	7	0.71	1.92	1.25	0.09	0.13	3	0.51	0.80	0.39	0.02	0.05	C11
食管	Esophagus	42	4.28	11.53	7.01	0.45	0.87	7	1.19	1.86	0.98	0.02	0.08	C15
胃	Stomach	104	10.59	28.54	16.77	0.66	1.92	42	7.12	11.14	6.17	0.30	0.73	C16
结直肠肛门	Colon,Rectum & Anus	74	7.54	20.31	12.19	0.49	1.37	49	8.31	13.00	7.25	0.38	0.76	C18-C21
肝脏	Liver	165	16.80	45.28	28.98	1.84	3.32	55	9.32	14.59	8.05	0.26	1.01	C22
胆囊及其他	Gallbladder and Extrahepatic Ducts	9	0.92	2.47	1.52	0.06	0.23	8	1.36	2.12	1.13	0.08	0.11	C23-C24
胰腺	Pancreas	41	4.18	11.25	6.75	0.27	0.88	33	5.59	8.75	4.89	0.16	0.64	C25
喉	Larynx	17	1.73	4.67	2.82	0.14	0.39	3	0.51	0.80	0.30	0.00	0.03	C32
气管,支气管,肺	Trachea,Bronchus and Lung	369	37.58	101.27	62.31	2.77	7.34	209	35.42	55.45	29.23	1.17	3.36	C33-C34
其他胸腔器官	Other Thoracic Organs	3	0.31	0.82	0.36	0.02	0.02	3	0.51	0.80	0.45	0.04	0.04	C37-C38
骨	Bone	13	1.32	3.57	1.71	0.11	0.15	9	1.53	2.39	1.18	0.06	0.12	C40-C41
皮肤黑色素瘤	Melanoma of Skin	2	0.20	0.55	0.36	0.03	0.03	0	0.00	0.00	0.00	0.00	0.00	C43
乳房	Breast	1	0.10	0.27	0.10	0.00	0.00	44	7.46	11.67	7.28	0.43	0.97	C50
子宫颈	Cervix	–	–	–	–	–	–	18	3.05	4.78	2.85	0.19	0.31	C53
子宫体及子宫部位不明	Uterus & Unspecified	–	–	–	–	–	–	7	1.19	1.86	0.98	0.09	0.09	C54-C55
卵巢	Ovary	–	–	–	–	–	–	29	4.92	7.69	3.91	0.24	0.42	C56
前列腺	Prostate	15	1.53	4.12	2.27	0.03	0.24	–	–	–	–	–	–	C61
睾丸	Testis	1	0.10	0.27	0.19	0.01	0.01	–	–	–	–	–	–	C62
肾及泌尿系统不明	Kidney & Unspecified Urinary Organs	19	1.93	5.21	3.08	0.16	0.33	9	1.53	2.39	1.07	0.00	0.09	C64-C66,68
膀胱	Bladder	10	1.02	2.74	1.79	0.05	0.22	8	1.36	2.12	1.01	0.05	0.14	C67
脑,神经系统	Brain,Central Nervous System	22	2.24	6.04	4.59	0.27	0.31	11	1.86	2.92	1.79	0.10	0.14	C70-C72
甲状腺	Thyroid Gland	0	0.00	0.00	0.00	0.00	0.00	0	0.00	0.00	0.00	0.00	0.00	C73
淋巴瘤	Lymphoma	15	1.53	4.12	3.30	0.20	0.37	16	2.71	4.24	2.21	0.09	0.27	C81-C85,88,90,96
白血病	Leukaemia	17	1.73	4.67	5.17	0.22	0.43	13	2.20	3.45	3.19	0.18	0.28	C91-C95
不明及其他恶性肿瘤	All Other Sites and Unspecified	29	2.95	7.96	6.74	0.32	0.62	11	1.86	2.92	1.62	0.10	0.16	O&U
所有部位合计	All Sites	982	100.00	269.50	170.66	8.28	19.32	590	100.00	156.53	86.46	3.94	9.83	ALL
所有部位除外 C44	All Sites but C44	982	100.00	269.50	170.66	8.28	19.32	590	100.00	156.53	86.46	3.94	9.83	ALLbC44

表 7-3-34　尚志市 2011 年癌症发病和死亡主要指标
Table 7-3-34　Incidence and mortality of cancer in Shangzhi, 2011

部位 Site		男性 Male						女性 Female						ICD-10
		病例数 No. cases	构成 (%)	粗率 Crude rate (1/10⁵)	世标率 ASR world (1/10⁵)	累积率 Cum.rate(%) 0~64	0~74	病例数 No. cases	构成 (%)	粗率 Crude rate (1/10⁵)	世标率 ASR world (1/10⁵)	累积率 Cum.rate(%) 0~64	0~74	
发病 Incidence														
口腔和咽喉(除外鼻咽)	Lip,Oral Cavity & Pharynx but Nasopharynx	6	0.92	1.94	1.53	0.05	0.17	3	0.76	1.07	0.73	0.06	0.06	C00-C10;C12-C14
鼻咽	Nasopharynx	1	0.15	0.32	0.27	0.00	0.07	1	0.25	0.36	0.36	0.02	0.02	C11
食管	Esophagus	22	3.36	7.13	5.06	0.31	0.66	7	1.78	2.50	2.18	0.08	0.25	C15
胃	Stomach	67	10.23	21.71	16.10	0.86	2.17	30	7.61	10.71	8.70	0.30	1.34	C16
结直肠肛门	Colon, Rectum & Anus	40	6.11	12.96	9.70	0.44	1.28	21	5.33	7.50	5.92	0.28	0.76	C18-C21
肝脏	Liver	161	24.58	52.17	38.78	2.17	4.05	57	14.47	20.36	15.40	0.77	1.52	C22
胆囊及其他	Gallbladder and Extrahepatic Ducts	8	1.22	2.59	1.91	0.07	0.21	6	1.52	2.14	1.51	0.08	0.17	C23-C24
胰腺	Pancreas	38	5.80	12.31	9.66	0.36	1.14	18	4.57	6.43	5.40	0.17	0.81	C25
喉	Larynx	10	1.53	3.24	2.48	0.12	0.36	1	0.25	0.36	0.26	0.00	0.00	C32
气管,支气管,肺	Trachea, Bronchus and Lung	207	31.60	67.08	52.54	2.63	5.92	107	27.16	38.22	30.93	1.12	3.98	C33-C34
其他胸腔器官	Other Thoracic Organs	1	0.15	0.32	0.22	0.02	0.02	0	0.00	0.00	0.00	0.00	0.00	C37-C38
骨	Bone	9	1.37	2.92	2.16	0.11	0.17	3	0.76	1.07	1.25	0.06	0.15	C40-C41
皮肤黑色素瘤	Melanoma of Skin	2	0.31	0.65	0.54	0.02	0.07	0	0.00	0.00	0.00	0.00	0.00	C43
乳房	Breast	0	0.00	0.00	0.00	0.00	0.00	42	10.66	15.00	9.69	0.82	0.99	C50
子宫颈	Cervix	–	–	–	–	–	–	6	1.52	2.14	1.51	0.13	0.13	C53
子宫体及子宫部位不明	Uterus & Unspecified	–	–	–	–	–	–	22	5.58	7.86	5.36	0.44	0.61	C54-C55
卵巢	Ovary	–	–	–	–	–	–	8	2.03	2.86	2.45	0.17	0.17	C56
前列腺	Prostate	5	0.76	1.62	1.23	0.03	0.03	–	–	–	–	–	–	C61
睾丸	Testis	1	0.15	0.32	0.24	0.00	0.00	–	–	–	–	–	–	C62
肾及泌尿系统不明	Kidney & Unspecified Urinary Organs	11	1.68	3.56	2.95	0.10	0.53	6	1.52	2.14	1.52	0.11	0.11	C64-C66,68
膀胱	Bladder	11	1.68	3.56	2.97	0.08	0.22	5	1.27	1.79	1.22	0.07	0.16	C67
脑,神经系统	Brain, Central Nervous System	16	2.44	5.18	4.49	0.26	0.50	13	3.30	4.64	3.34	0.16	0.46	C70-C72
甲状腺	Thyroid Gland	3	0.46	0.97	0.52	0.06	0.06	12	3.05	4.29	3.79	0.27	0.36	C73
淋巴瘤	Lymphoma	9	1.37	2.92	2.05	0.16	0.23	4	1.02	1.43	0.95	0.12	0.12	C81-C85,88,90,96
白血病	Leukaemia	10	1.53	3.24	2.49	0.13	0.26	10	2.54	3.57	2.46	0.17	0.31	C91-C95
不明及其他恶性肿瘤	All Other Sites and Unspecified	17	2.60	5.51	4.76	0.31	0.38	12	3.05	4.29	3.51	0.17	0.44	O&U
所有部位合计	All Sites	655	100.00	212.25	162.64	8.31	18.49	394	100.00	140.72	108.44	5.58	12.92	ALL
所有部位除外 C44	All Sites but C44	654	99.85	211.93	162.42	8.29	18.47	392	99.49	140.01	107.70	5.56	12.90	ALLbC44
死亡 Mortality														
口腔和咽喉(除外鼻咽)	Lip,Oral Cavity & Pharynx but Nasopharynx	5	1.01	1.62	1.34	0.03	0.15	0	0.00	0.00	0.00	0.00	0.00	C00-C10;C12-C14
鼻咽	Nasopharynx	2	0.40	0.65	0.54	0.00	0.14	0	0.00	0.00	0.00	0.00	0.00	C11
食管	Esophagus	18	3.63	5.83	3.83	0.31	0.43	5	2.01	1.79	1.51	0.08	0.14	C15
胃	Stomach	44	8.87	14.26	10.97	0.52	1.42	23	9.24	8.21	6.68	0.23	0.92	C16
结直肠肛门	Colon, Rectum & Anus	27	5.44	8.75	6.74	0.27	0.79	10	4.02	3.57	2.93	0.09	0.33	C18-C21
肝脏	Liver	129	26.01	41.80	31.17	1.65	3.24	44	17.67	15.71	12.68	0.52	1.15	C22
胆囊及其他	Gallbladder and Extrahepatic Ducts	8	1.61	2.59	1.81	0.06	0.20	3	1.20	1.07	0.81	0.04	0.13	C23-C24
胰腺	Pancreas	34	6.85	11.02	8.87	0.30	1.01	15	6.02	5.36	4.34	0.17	0.58	C25
喉	Larynx	10	2.02	3.24	2.55	0.12	0.42	1	0.40	0.36	0.26	0.00	0.00	C32
气管,支气管,肺	Trachea, Bronchus and Lung	151	30.44	48.93	38.96	1.73	4.38	79	31.73	28.22	23.11	0.73	2.98	C33-C34
其他胸腔器官	Other Thoracic Organs	0	0.00	0.00	0.00	0.00	0.00	0	0.00	0.00	0.00	0.00	0.00	C37-C38
骨	Bone	8	1.61	2.59	1.98	0.08	0.22	2	0.80	0.71	0.72	0.00	0.18	C40-C41
皮肤黑色素瘤	Melanoma of Skin	2	0.40	0.65	0.54	0.02	0.07	0	0.00	0.00	0.00	0.00	0.00	C43
乳房	Breast	0	0.00	0.00	0.00	0.00	0.00	23	9.24	8.21	5.39	0.43	0.48	C50
子宫颈	Cervix	–	–	–	–	–	–	5	2.01	1.79	1.39	0.09	0.15	C53
子宫体及子宫部位不明	Uterus & Unspecified	–	–	–	–	–	–	6	2.41	2.14	1.69	0.09	0.21	C54-C55
卵巢	Ovary	–	–	–	–	–	–	3	1.20	1.07	0.97	0.04	0.04	C56
前列腺	Prostate	2	0.40	0.65	0.49	0.00	0.00	–	–	–	–	–	–	C61
睾丸	Testis	1	0.20	0.32	0.24	0.00	0.00	–	–	–	–	–	–	C62
肾及泌尿系统不明	Kidney & Unspecified Urinary Organs	7	1.41	2.27	2.03	0.03	0.39	1	0.40	0.36	0.28	0.04	0.04	C64-C66,68
膀胱	Bladder	11	2.22	3.56	2.96	0.05	0.19	4	1.61	1.43	1.00	0.05	0.14	C67
脑,神经系统	Brain, Central Nervous System	13	2.62	4.21	3.68	0.22	0.46	5	2.01	1.79	1.19	0.07	0.13	C70-C72
甲状腺	Thyroid Gland	0	0.00	0.00	0.00	0.00	0.00	0	0.00	0.00	0.00	0.00	0.00	C73
淋巴瘤	Lymphoma	5	1.01	1.62	1.18	0.07	0.14	3	1.20	1.07	0.75	0.09	0.09	C81-C85,88,90,96
白血病	Leukaemia	10	2.02	3.24	2.43	0.14	0.26	9	3.61	3.21	2.25	0.15	0.30	C91-C95
不明及其他恶性肿瘤	All Other Sites and Unspecified	9	1.81	2.92	2.11	0.12	0.19	8	3.21	2.86	2.38	0.09	0.27	O&U
所有部位合计	All Sites	496	100.00	160.73	124.42	5.73	14.10	249	100.00	88.93	70.33	3.00	8.24	ALL
所有部位除外 C44	All Sites but C44	494	99.60	160.08	124.00	5.69	14.06	247	99.20	88.22	69.59	2.98	8.22	ALLbC44

表 7-3-35　上海市 2011 年癌症发病和死亡主要指标
Table 7-3-35　Incidence and mortality of cancer in Shanghai, 2011

部位 Site		男性 Male						女性 Female						ICD-10
		病例数 No. cases	构成 (%)	粗率 Crude rate (1/10⁵)	世标率 ASR world (1/10⁵)	累积率 Cum.rate(%) 0~64	0~74	病例数 No. cases	构成 (%)	粗率 Crude rate (1/10⁵)	世标率 ASR world (1/10⁵)	累积率 Cum.rate(%) 0~64	0~74	
发病 Incidence														
口腔和咽喉(除外鼻咽)	Lip,Oral Cavity & Pharynx but Nasopharynx	178	1.27	5.79	2.72	0.21	0.31	123	0.94	3.93	1.63	0.10	0.16	C00-C10;C12-C14
鼻咽	Nasopharynx	186	1.33	6.05	3.34	0.25	0.36	76	0.58	2.43	1.21	0.10	0.12	C11
食管	Esophagus	432	3.08	14.06	5.60	0.32	0.63	141	1.08	4.51	1.26	0.04	0.12	C15
胃	Stomach	1649	11.75	53.66	22.45	1.14	2.59	923	7.05	29.52	11.52	0.64	1.24	C16
结直肠肛门	Colon, Rectum & Anus	2028	14.45	65.99	27.44	1.34	3.22	1806	13.79	57.77	21.88	1.07	2.59	C18-C21
肝脏	Liver	1195	8.51	38.88	17.53	1.18	1.92	478	3.65	15.29	5.27	0.24	0.54	C22
胆囊及其他	Gallbladder and Extrahepatic Ducts	215	1.53	7.00	2.71	0.10	0.29	409	3.12	13.08	4.09	0.14	0.40	C23-C24
胰腺	Pancreas	594	4.23	19.33	7.87	0.32	0.95	533	4.07	17.05	5.63	0.22	0.60	C25
喉	Larynx	147	1.05	4.78	1.99	0.14	0.23	9	0.07	0.29	0.10	0.00	0.01	C32
气管,支气管,肺	Trachea, Bronchus and Lung	2778	19.79	90.39	36.06	1.75	4.12	1535	11.72	49.10	18.60	0.96	2.12	C33-C34
其他胸腔器官	Other Thoracic Organs	62	0.44	2.02	0.97	0.06	0.11	47	0.36	1.50	0.74	0.05	0.09	C37-C38
骨	Bone	58	0.41	1.89	1.17	0.07	0.10	48	0.37	1.54	0.91	0.06	0.08	C40-C41
皮肤黑色素瘤	Melanoma of Skin	28	0.20	0.91	0.36	0.01	0.05	31	0.24	0.99	0.42	0.03	0.04	C43
乳房	Breast	22	0.16	0.72	0.31	0.01	0.03	2511	19.17	80.32	42.14	3.20	4.77	C50
子宫颈	Cervix	–	–	–	–	–	–	287	2.19	9.18	6.22	0.51	0.58	C53
子宫体及子宫部位不明	Uterus & Unspecified	–	–	–	–	–	–	428	3.27	13.69	6.64	0.55	0.74	C54-C55
卵巢	Ovary	–	–	–	–	–	–	323	2.47	10.33	5.24	0.41	0.57	C56
前列腺	Prostate	1127	8.03	36.67	13.54	0.26	1.56	–	–	–	–	–	–	C61
睾丸	Testis	33	0.24	1.07	0.90	0.06	0.07	–	–	–	–	–	–	C62
肾及泌尿系统不明	Kidney & Unspecified Urinary Organs	587	4.18	19.10	9.44	0.61	1.12	285	2.18	9.12	4.22	0.24	0.46	C64-C66,68
膀胱	Bladder	537	3.83	17.47	7.19	0.34	0.81	174	1.33	5.57	1.84	0.09	0.18	C67
脑,神经系统	Brain, Central Nervous System	286	2.04	9.31	5.79	0.36	0.55	388	2.96	12.41	6.73	0.44	0.71	C70-C72
甲状腺	Thyroid Gland	433	3.08	14.09	10.09	0.82	0.91	1185	9.05	37.90	27.03	2.18	2.53	C73
淋巴瘤	Lymphoma	418	2.98	13.60	6.62	0.34	0.74	349	2.66	11.16	5.21	0.32	0.55	C81-C85,90,96
白血病	Leukaemia	288	2.05	9.37	5.96	0.32	0.51	224	1.71	7.16	4.17	0.20	0.38	C91-C95
不明及其他恶性肿瘤	All Other Sites and Unspecified	756	5.39	24.60	11.24	0.61	1.14	786	6.00	25.14	12.06	0.69	1.22	O&U
所有部位合计	All Sites	14037	100.00	456.76	201.29	10.62	22.31	13099	100.00	418.98	194.79	12.46	20.84	ALL
所有部位除外 C44	All Sites but C44	13872	98.82	451.39	199.04	10.51	22.08	12933	98.73	413.67	192.49	12.35	20.58	ALLbC44
死亡 Mortality														
口腔和咽喉(除外鼻咽)	Lip,Oral Cavity & Pharynx but Nasopharynx	108	1.09	3.51	1.28	0.08	0.12	73	1.03	2.33	0.77	0.03	0.07	C00-C10;C12-C14
鼻咽	Nasopharynx	127	1.28	4.13	1.98	0.12	0.23	39	0.55	1.25	0.42	0.03	0.04	C11
食管	Esophagus	365	3.69	11.88	4.34	0.21	0.43	131	1.84	4.19	1.02	0.02	0.07	C15
胃	Stomach	1303	13.17	42.40	15.78	0.60	1.56	687	9.66	21.97	7.49	0.34	0.71	C16
结直肠肛门	Colon, Rectum & Anus	1248	12.62	40.61	14.80	0.49	1.46	1052	14.79	33.65	10.05	0.33	0.96	C18-C21
肝脏	Liver	1014	10.25	33.00	14.59	0.92	1.59	431	6.06	13.79	4.60	0.19	0.47	C22
胆囊及其他	Gallbladder and Extrahepatic Ducts	201	2.03	6.54	2.51	0.10	0.27	361	5.08	11.55	3.35	0.08	0.33	C23-C24
胰腺	Pancreas	547	5.53	17.80	7.28	0.31	0.87	470	6.61	15.03	4.84	0.15	0.51	C25
喉	Larynx	106	1.07	3.45	1.37	0.05	0.16	4	0.06	0.13	0.04	0.00	0.00	C32
气管,支气管,肺	Trachea, Bronchus and Lung	2518	25.46	81.93	30.99	1.23	3.30	1189	16.72	38.03	12.67	0.50	1.39	C33-C34
其他胸腔器官	Other Thoracic Organs	49	0.50	1.59	0.71	0.04	0.08	38	0.53	1.22	0.45	0.02	0.04	C37-C38
骨	Bone	39	0.39	1.27	0.70	0.03	0.06	17	0.24	0.54	0.24	0.01	0.02	C40-C41
皮肤黑色素瘤	Melanoma of Skin	21	0.21	0.68	0.22	0.01	0.02	17	0.24	0.54	0.19	0.01	0.02	C43
乳房	Breast	14	0.14	0.46	0.15	0.00	0.01	829	11.65	26.52	9.76	0.58	1.00	C50
子宫颈	Cervix	–	–	–	–	–	–	122	1.72	3.90	1.68	0.11	0.15	C53
子宫体及子宫部位不明	Uterus & Unspecified	–	–	–	–	–	–	134	1.88	4.29	1.45	0.07	0.15	C54-C55
卵巢	Ovary	–	–	–	–	–	–	207	2.91	6.62	2.57	0.17	0.30	C56
前列腺	Prostate	523	5.29	17.02	5.15	0.03	0.29	–	–	–	–	–	–	C61
睾丸	Testis	9	0.09	0.29	0.16	0.01	0.02	–	–	–	–	–	–	C62
肾及泌尿系统不明	Kidney & Unspecified Urinary Organs	199	2.01	6.48	2.57	0.09	0.27	125	1.76	4.00	1.11	0.03	0.10	C64-C66,68
膀胱	Bladder	307	3.10	9.99	3.18	0.05	0.22	107	1.50	3.42	0.91	0.01	0.08	C67
脑,神经系统	Brain, Central Nervous System	188	1.90	6.12	3.20	0.17	0.32	185	2.60	5.92	2.38	0.10	0.21	C70-C72
甲状腺	Thyroid Gland	21	0.21	0.68	0.31	0.01	0.04	71	1.00	2.27	0.67	0.02	0.05	C73
淋巴瘤	Lymphoma	291	2.94	9.47	4.22	0.18	0.45	201	2.83	6.43	2.39	0.09	0.25	C81-C85,88,90,96
白血病	Leukaemia	222	2.24	7.22	3.41	0.16	0.33	173	2.43	5.53	2.52	0.10	0.25	C91-C95
不明及其他恶性肿瘤	All Other Sites and Unspecified	471	4.76	15.33	5.99	0.25	0.52	450	6.33	14.39	4.76	0.20	0.46	O&U
所有部位合计	All Sites	9891	100.00	321.85	124.91	5.16	12.63	7113	100.00	227.51	76.33	3.20	7.64	ALL
所有部位除外 C44	All Sites but C44	9825	99.33	319.70	124.15	5.14	12.58	7073	99.44	226.23	76.01	3.20	7.62	ALLbC44

表 7-3-36 无锡市 2011 年癌症发病和死亡主要指标
Table 7-3-36 Incidence and mortality of cancer in Wuxi, 2011

部位 Site		男性 Male						女性 Female						ICD-10
		病例数 No. cases	构成 (%)	粗率 Crude rate (1/10⁵)	世标率 ASR world (1/10⁵)	累积率 Cum.rate(%) 0~64	0~74	病例数 No. cases	构成 (%)	粗率 Crude rate (1/10⁵)	世标率 ASR world (1/10⁵)	累积率 Cum.rate(%) 0~64	0~74	
发病 Incidence														
口腔和咽喉(除外鼻咽)	Lip,Oral Cavity & Pharynx but Nasopharynx	60	1.38	5.09	2.90	0.16	0.36	29	0.91	2.42	1.30	0.07	0.16	C00-C10;C12-C14
鼻咽	Nasopharynx	51	1.17	4.33	2.85	0.24	0.30	13	0.41	1.08	0.70	0.06	0.08	C11
食管	Esophagus	353	8.11	29.96	16.10	0.93	2.01	120	3.75	10.01	4.99	0.21	0.63	C15
胃	Stomach	981	22.54	83.27	44.74	2.20	5.79	371	11.61	30.94	16.38	0.80	2.05	C16
结直肠肛门	Colon, Rectum & Anus	523	12.01	44.39	24.29	1.19	2.96	356	11.14	29.69	15.61	0.87	1.82	C18-C21
肝脏	Liver	414	9.51	35.14	20.32	1.46	2.20	152	4.76	12.67	6.51	0.36	0.74	C22
胆囊及其他	Gallbladder and Extrahepatic Ducts	39	0.90	3.31	1.76	0.07	0.23	82	2.57	6.84	3.10	0.13	0.37	C23-C24
胰腺	Pancreas	141	3.24	11.97	6.17	0.28	0.72	112	3.50	9.34	4.60	0.17	0.51	C25
喉	Larynx	35	0.80	2.97	1.61	0.10	0.20	3	0.09	0.25	0.13	0.00	0.02	C32
气管,支气管,肺	Trachea, Bronchus and Lung	813	18.68	69.01	36.62	1.83	4.51	339	10.61	28.27	14.89	0.81	1.82	C33-C34
其他胸腔器官	Other Thoracic Organs	18	0.41	1.53	1.11	0.07	0.10	7	0.22	0.58	0.29	0.02	0.03	C37-C38
骨	Bone	21	0.48	1.78	1.16	0.06	0.12	15	0.47	1.25	0.63	0.03	0.07	C40-C41
皮肤黑色素瘤	Melanoma of Skin	4	0.09	0.34	0.21	0.01	0.02	3	0.09	0.25	0.14	0.01	0.01	C43
乳房	Breast	1	0.02	0.08	0.06	0.00	0.00	564	17.65	47.03	28.90	2.31	3.09	C50
子宫颈	Cervix	–	–	–	–	–	–	257	8.04	21.43	14.06	1.22	1.34	C53
子宫体及子宫部位不明	Uterus & Unspecified	–	–	–	–	–	–	117	3.66	9.76	5.96	0.47	0.67	C54-C55
卵巢	Ovary	–	–	–	–	–	–	80	2.50	6.67	4.32	0.33	0.42	C56
前列腺	Prostate	189	4.34	16.04	8.00	0.15	0.90	–	–	–	–	–	–	C61
睾丸	Testis	4	0.09	0.34	0.25	0.02	0.03	–	–	–	–	–	–	C62
肾及泌尿系统不明	Kidney & Unspecified Urinary Organs	109	2.50	9.25	5.88	0.40	0.60	48	1.50	4.00	2.25	0.12	0.32	C64-C66,68
膀胱	Bladder	141	3.24	11.97	6.64	0.33	0.80	37	1.16	3.09	1.38	0.07	0.13	C67
脑,神经系统	Brain, Central Nervous System	83	1.91	7.05	4.76	0.30	0.47	115	3.60	9.59	5.76	0.39	0.63	C70-C72
甲状腺	Thyroid Gland	42	0.96	3.57	2.42	0.19	0.25	105	3.29	8.76	6.05	0.48	0.56	C73
淋巴瘤	Lymphoma	86	1.98	7.30	4.77	0.29	0.46	70	2.19	5.84	3.41	0.21	0.43	C81-C85,88,90,96
白血病	Leukaemia	72	1.65	6.11	4.85	0.31	0.41	52	1.63	4.34	3.02	0.20	0.30	C91-C95
不明及其他恶性肿瘤	All Other Sites and Unspecified	173	3.97	14.68	8.39	0.43	0.91	149	4.66	12.42	6.96	0.41	0.65	O&U
所有部位合计	All Sites	4353	100.00	369.49	205.86	11.01	24.33	3196	100.00	266.51	151.32	9.74	16.84	ALL
所有部位除外 C44	All Sites but C44	4309	98.99	365.76	203.77	10.90	24.14	3166	99.06	264.01	150.13	9.66	16.74	ALLbC44
死亡 Mortality														
口腔和咽喉(除外鼻咽)	Lip,Oral Cavity & Pharynx but Nasopharynx	30	0.98	2.55	1.42	0.06	0.15	14	0.74	1.17	0.50	0.02	0.06	C00-C10;C12-C14
鼻咽	Nasopharynx	31	1.02	2.63	1.33	0.09	0.13	12	0.63	1.00	0.49	0.04	0.04	C11
食管	Esophagus	295	9.66	25.04	13.38	0.54	1.60	127	6.67	10.59	4.75	0.14	0.49	C15
胃	Stomach	669	21.91	56.79	29.68	1.15	3.45	311	16.33	25.93	12.70	0.52	1.54	C16
结直肠肛门	Colon, Rectum & Anus	226	7.40	19.18	10.08	0.34	0.96	195	10.24	16.26	7.44	0.32	0.79	C18-C21
肝脏	Liver	390	12.77	33.10	18.71	1.15	2.08	154	8.09	12.84	6.31	0.38	0.63	C22
胆囊及其他	Gallbladder and Extrahepatic Ducts	46	1.51	3.90	2.07	0.08	0.25	75	3.94	6.25	2.73	0.09	0.31	C23-C24
胰腺	Pancreas	156	5.11	13.24	7.04	0.28	0.82	125	6.57	10.42	4.90	0.21	0.50	C25
喉	Larynx	17	0.56	1.44	0.70	0.03	0.07	3	0.16	0.25	0.13	0.01	0.02	C32
气管,支气管,肺	Trachea, Bronchus and Lung	690	22.59	58.57	30.62	1.27	3.40	344	18.07	28.69	13.74	0.63	1.51	C33-C34
其他胸腔器官	Other Thoracic Organs	9	0.29	0.76	0.48	0.03	0.05	4	0.21	0.33	0.16	0.00	0.02	C37-C38
骨	Bone	28	0.92	2.38	1.31	0.05	0.15	17	0.89	1.42	0.66	0.04	0.08	C40-C41
皮肤黑色素瘤	Melanoma of Skin	3	0.10	0.25	0.15	0.02	0.02	5	0.26	0.42	0.24	0.01	0.02	C43
乳房	Breast	0	0.00	0.00	0.00	0.00	0.00	116	6.09	9.67	5.18	0.36	0.56	C50
子宫颈	Cervix	–	–	–	–	–	–	45	2.36	3.75	2.30	0.19	0.22	C53
子宫体及子宫部位不明	Uterus & Unspecified	–	–	–	–	–	–	23	1.21	1.92	1.00	0.05	0.12	C54-C55
卵巢	Ovary	–	–	–	–	–	–	43	2.26	3.59	2.13	0.14	0.23	C56
前列腺	Prostate	71	2.32	6.03	2.98	0.04	0.26	–	–	–	–	–	–	C61
睾丸	Testis	1	0.03	0.08	0.05	0.00	0.01	–	–	–	–	–	–	C62
肾及泌尿系统不明	Kidney & Unspecified Urinary Organs	23	0.75	1.95	1.23	0.07	0.12	7	0.37	0.58	0.25	0.01	0.02	C64-C66,68
膀胱	Bladder	51	1.67	4.33	2.17	0.05	0.13	21	1.10	1.75	0.65	0.01	0.05	C67
脑,神经系统	Brain, Central Nervous System	65	2.13	5.52	2.90	0.15	0.29	57	2.99	4.75	2.46	0.11	0.25	C70-C72
甲状腺	Thyroid Gland	4	0.13	0.34	0.18	0.01	0.01	10	0.53	0.83	0.32	0.01	0.02	C73
淋巴瘤	Lymphoma	68	2.23	5.77	3.48	0.17	0.33	39	2.05	3.25	1.76	0.09	0.22	C81-C85,88,90,96
白血病	Leukaemia	50	1.64	4.24	2.64	0.18	0.24	49	2.57	4.09	2.34	0.11	0.24	C91-C95
不明及其他恶性肿瘤	All Other Sites and Unspecified	131	4.29	11.12	6.00	0.23	0.63	108	5.67	9.01	4.33	0.23	0.45	O&U
所有部位合计	All Sites	3054	100.00	259.23	138.57	5.97	15.15	1904	100.00	158.77	77.47	3.73	8.40	ALL
所有部位除外 C44	All Sites but C44	3047	99.77	258.64	138.24	5.96	15.13	1896	99.58	158.10	77.21	3.72	8.38	ALLbC44

表 7-3-37 徐州市 2011 年癌症发病和死亡主要指标
Table 7-3-37　Incidence and mortality of cancer in Xuzhou，2011

部位 Site		男性 Male						女性 Female						ICD-10
		病例数 No. cases	构成 (%)	粗率 Crude rate (1/10⁵)	世标率 ASR world (1/10⁵)	累积率 Cum.rate(%) 0~64	0~74	病例数 No. cases	构成 (%)	粗率 Crude rate (1/10⁵)	世标率 ASR world (1/10⁵)	累积率 Cum.rate(%) 0~64	0~74	
发病 Incidence														
口腔和咽喉(除外鼻咽)	Lip,Oral Cavity & Pharynx but Nasopharynx	50	2.21	5.30	5.39	0.30	0.69	18	1.19	2.00	1.63	0.08	0.15	C00-C10;C12-C14
鼻咽	Nasopharynx	16	0.71	1.70	1.83	0.11	0.19	5	0.33	0.55	0.53	0.04	0.09	C11
食管	Esophagus	148	6.54	15.70	16.45	0.71	2.02	45	2.98	4.99	4.16	0.14	0.40	C15
胃	Stomach	263	11.63	27.90	29.21	1.28	3.53	96	6.35	10.65	9.63	0.60	1.07	C16
结直肠肛门	Colon,Rectum & Anus	153	6.76	16.23	16.48	0.90	1.91	94	6.22	10.43	9.22	0.53	1.09	C18-C21
肝脏	Liver	372	16.45	39.46	38.87	2.62	4.50	118	7.81	13.09	11.59	0.59	1.25	C22
胆囊及其他	Gallbladder and Extrahepatic Ducts	24	1.06	2.55	2.66	0.08	0.28	20	1.32	2.22	1.69	0.05	0.11	C23-C24
胰腺	Pancreas	52	2.30	5.52	5.55	0.27	0.73	46	3.04	5.10	4.42	0.14	0.41	C25
喉	Larynx	14	0.62	1.49	1.61	0.09	0.13	2	0.13	0.22	0.16	0.00	0.02	C32
气管,支气管,肺	Trachea,Bronchus and Lung	590	26.08	62.58	64.72	2.81	6.99	247	16.35	27.41	23.29	1.13	2.48	C33-C34
其他胸腔器官	Other Thoracic Organs	11	0.49	1.17	1.13	0.05	0.10	4	0.26	0.44	0.40	0.04	0.04	C37-C38
骨	Bone	23	1.02	2.44	2.47	0.11	0.24	15	0.99	1.66	1.55	0.11	0.17	C40-C41
皮肤黑色素瘤	Melanoma of Skin	0	0.00	0.00	0.00	0.00	0.00	0	0.00	0.00	0.00	0.00	0.00	C43
乳房	Breast	4	0.18	0.42	0.41	0.04	0.06	311	20.58	34.51	30.38	2.63	3.26	C50
子宫颈	Cervix	–	–	–	–	–	–	51	3.38	5.66	4.64	0.39	0.43	C53
子宫体及子宫部位不明	Uterus & Unspecified	–	–	–	–	–	–	41	2.71	4.55	4.10	0.36	0.42	C54-C55
卵巢	Ovary	–	–	–	–	–	–	49	3.24	5.44	4.96	0.37	0.57	C56
前列腺	Prostate	69	3.05	7.32	7.51	0.21	0.62	–	–	–	–	–	–	C61
睾丸	Testis	6	0.27	0.64	0.72	0.04	0.04	–	–	–	–	–	–	C62
肾及泌尿系统不明	Kidney & Unspecified Urinary Organs	61	2.70	6.47	6.85	0.31	0.84	42	2.78	4.66	4.29	0.25	0.48	C64-C66,68
膀胱	Bladder	99	4.38	10.50	11.09	0.41	0.98	17	1.13	1.89	1.56	0.07	0.12	C67
脑,神经系统	Brain,Central Nervous System	62	2.74	6.58	6.76	0.46	0.63	73	4.83	8.10	7.60	0.62	0.89	C70-C72
甲状腺	Thyroid Gland	27	1.19	2.86	2.73	0.20	0.25	74	4.90	8.21	7.36	0.62	0.79	C73
淋巴瘤	Lymphoma	39	1.72	4.14	4.11	0.34	0.46	19	1.26	2.11	2.16	0.14	0.23	C81-C85,88,90,96
白血病	Leukaemia	71	3.14	7.53	8.16	0.47	0.65	40	2.65	4.44	4.55	0.27	0.35	C91-C95
不明及其他恶性肿瘤	All Other Sites and Unspecified	108	4.77	11.46	11.40	0.56	1.43	84	5.56	9.32	8.55	0.44	0.85	O&U
所有部位合计	All Sites	2262	100.00	239.93	246.11	12.36	27.29	1511	100.00	167.67	148.41	9.65	15.66	ALL
所有部位除外 C44	All Sites but C44	2245	99.25	238.13	244.17	12.30	27.09	1500	99.27	166.45	147.31	9.62	15.56	ALLbC44
死亡 Mortality														
口腔和咽喉(除外鼻咽)	Lip,Oral Cavity & Pharynx but Nasopharynx	21	1.32	2.23	2.74	0.13	0.23	8	1.08	0.89	0.70	0.03	0.03	C00-C10;C12-C14
鼻咽	Nasopharynx	3	0.19	0.32	0.27	0.01	0.01	2	0.27	0.22	0.19	0.00	0.05	C11
食管	Esophagus	127	7.99	13.47	14.77	0.58	1.59	25	3.37	2.77	2.23	0.03	0.18	C15
胃	Stomach	204	12.84	21.64	21.89	0.84	2.27	79	10.66	8.77	7.68	0.30	0.59	C16
结直肠肛门	Colon,Rectum & Anus	71	4.47	7.53	8.27	0.40	0.71	50	6.75	5.55	4.56	0.18	0.41	C18-C21
肝脏	Liver	295	18.57	31.29	32.15	2.01	3.28	99	13.36	10.99	9.13	0.26	0.91	C22
胆囊及其他	Gallbladder and Extrahepatic Ducts	27	1.70	2.86	3.12	0.09	0.17	23	3.10	2.55	2.22	0.04	0.22	C23-C24
胰腺	Pancreas	54	3.40	5.73	5.89	0.26	0.69	32	4.32	3.55	3.21	0.13	0.30	C25
喉	Larynx	11	0.69	1.17	1.37	0.02	0.12	1	0.13	0.11	0.07	0.00	0.00	C32
气管,支气管,肺	Trachea,Bronchus and Lung	543	34.17	57.60	59.22	2.14	5.98	223	30.09	24.75	20.63	0.80	2.08	C33-C34
其他胸腔器官	Other Thoracic Organs	2	0.13	0.21	0.21	0.02	0.02	1	0.13	0.11	0.12	0.00	0.00	C37-C38
骨	Bone	10	0.63	1.06	1.10	0.05	0.15	4	0.54	0.44	0.35	0.02	0.04	C40-C41
皮肤黑色素瘤	Melanoma of Skin	4	0.25	0.42	0.41	0.01	0.07	1	0.13	0.11	0.09	0.01	0.01	C43
乳房	Breast	3	0.19	0.32	0.27	0.01	0.04	40	5.40	4.44	4.09	0.39	0.45	C50
子宫颈	Cervix	–	–	–	–	–	–	14	1.89	1.55	1.43	0.13	0.13	C53
子宫体及子宫部位不明	Uterus & Unspecified	–	–	–	–	–	–	14	1.89	1.55	1.29	0.06	0.13	C54-C55
卵巢	Ovary	–	–	–	–	–	–	31	4.18	3.44	3.00	0.16	0.37	C56
前列腺	Prostate	24	1.51	2.55	2.77	0.04	0.25	–	–	–	–	–	–	C61
睾丸	Testis	2	0.13	0.21	0.21	0.00	0.05	–	–	–	–	–	–	C62
肾及泌尿系统不明	Kidney & Unspecified Urinary Organs	19	1.20	2.02	2.31	0.05	0.23	11	1.48	1.22	1.02	0.06	0.11	C64-C66,68
膀胱	Bladder	26	1.64	2.76	3.80	0.04	0.16	4	0.54	0.44	0.30	0.01	0.01	C67
脑,神经系统	Brain,Central Nervous System	31	1.95	3.29	3.48	0.17	0.32	25	3.37	2.77	2.29	0.08	0.20	C70-C72
甲状腺	Thyroid Gland	1	0.06	0.11	0.11	0.00	0.02	1	0.13	0.11	0.07	0.00	0.00	C73
淋巴瘤	Lymphoma	28	1.76	2.97	3.02	0.17	0.25	12	1.62	1.33	1.21	0.09	0.14	C81-C85,88,90,96
白血病	Leukaemia	32	2.01	3.39	3.53	0.18	0.31	16	2.16	1.78	1.37	0.08	0.10	C91-C95
不明及其他恶性肿瘤	All Other Sites and Unspecified	51	3.21	5.41	5.81	0.19	0.59	25	3.37	2.77	2.88	0.11	0.30	O&U
所有部位合计	All Sites	1589	100.00	168.55	176.71	7.42	17.52	741	100.00	82.23	70.12	2.95	6.76	ALL
所有部位除外 C44	All Sites but C44	1587	99.87	168.34	176.38	7.42	17.49	736	99.33	81.67	69.61	2.93	6.72	ALLbC44

表 7-3-38　常州市 2011 年癌症发病和死亡主要指标
Table 7-3-38　Incidence and mortality of cancer in Changzhou, 2011

部位 Site		男性 Male						女性 Female						ICD-10
		病例数 No. cases	构成 (%)	粗率 Crude rate (1/10⁵)	世标率 ASR world (1/10⁵)	累积率 Cum.rate(%)		病例数 No. cases	构成 (%)	粗率 Crude rate (1/10⁵)	世标率 ASR world (1/10⁵)	累积率 Cum.rate(%)		
						0~64	0~74					0~64	0~74	
发病 Incidence														
口腔和咽喉(除外鼻咽)	Lip,Oral Cavity & Pharynx but Nasopharynx	48	1.02	4.23	4.37	0.24	0.56	28	0.84	2.42	2.34	0.13	0.25	C00-C10;C12-C14
鼻咽	Nasopharynx	34	0.72	3.00	2.95	0.25	0.34	22	0.66	1.90	1.77	0.16	0.18	C11
食管	Esophagus	460	9.79	40.55	44.04	2.56	5.05	162	4.85	14.02	13.08	0.60	1.57	C15
胃	Stomach	1167	24.82	102.87	111.38	6.04	13.48	469	14.05	40.59	38.21	1.93	4.52	C16
结直肠肛门	Colon,Rectum & Anus	473	10.06	41.69	45.18	2.03	5.19	358	10.72	30.99	29.16	1.54	3.41	C18-C21
肝脏	Liver	449	9.55	39.58	41.39	2.84	4.95	138	4.13	11.94	11.15	0.58	1.26	C22
胆囊及其他	Gallbladder and Extrahepatic Ducts	43	0.91	3.79	4.32	0.19	0.42	54	1.62	4.67	4.44	0.25	0.51	C23-C24
胰腺	Pancreas	124	2.64	10.93	12.06	0.41	1.34	93	2.79	8.05	7.48	0.32	0.76	C25
喉	Larynx	32	0.68	2.82	2.96	0.18	0.41	1	0.03	0.09	0.08	0.01	0.01	C32
气管,支气管,肺	Trachea,Bronchus and Lung	807	17.17	71.13	76.40	3.82	8.97	378	11.32	32.72	31.15	1.88	3.44	C33-C34
其他胸腔器官	Other Thoracic Organs	17	0.36	1.50	1.64	0.07	0.20	7	0.21	0.61	0.58	0.04	0.08	C37-C38
骨	Bone	18	0.38	1.59	1.62	0.06	0.15	12	0.36	1.04	0.89	0.04	0.07	C40-C41
皮肤黑色素瘤	Melanoma of Skin	9	0.19	0.79	0.85	0.03	0.16	8	0.24	0.69	0.69	0.06	0.08	C43
乳房	Breast	8	0.17	0.71	0.73	0.06	0.08	540	16.17	46.74	44.02	3.63	4.74	C50
子宫颈	Cervix	–	–	–	–	–	–	196	5.87	16.96	15.31	1.27	1.50	C53
子宫体及子宫部位不明	Uterus & Unspecified	–	–	–	–	–	–	101	3.02	8.74	8.72	0.73	1.02	C54-C55
卵巢	Ovary	–	–	–	–	–	–	67	2.01	5.80	5.44	0.40	0.62	C56
前列腺	Prostate	160	3.40	14.10	16.73	0.30	1.49	–	–	–	–	–	–	C61
睾丸	Testis	5	0.11	0.44	0.34	0.03	0.03	–	–	–	–	–	–	C62
肾及泌尿系统不明	Kidney & Unspecified Urinary Organs	91	1.94	8.02	8.18	0.54	0.92	51	1.53	4.41	4.21	0.26	0.50	C64-C66,68
膀胱	Bladder	125	2.66	11.02	12.20	0.51	1.18	28	0.84	2.42	2.29	0.11	0.24	C67
脑,神经系统	Brain,Central Nervous System	83	1.77	7.32	7.10	0.49	0.89	108	3.23	9.35	8.90	0.65	0.94	C70-C72
甲状腺	Thyroid Gland	27	0.57	2.38	2.33	0.18	0.28	118	3.53	10.21	9.45	0.82	0.95	C73
淋巴瘤	Lymphoma	132	2.81	11.64	12.11	0.73	1.48	81	2.43	7.01	6.52	0.36	0.76	C81-C85,88,90,96
白血病	Leukaemia	101	2.15	8.90	9.13	0.58	0.95	71	2.13	6.15	5.97	0.38	0.55	C91-C95
不明及其他恶性肿瘤	All Other Sites and Unspecified	288	6.13	25.39	27.16	1.34	3.03	248	7.43	21.47	19.91	1.05	2.26	O&U
所有部位合计	All Sites	4701	100.00	414.38	445.15	23.46	51.54	3339	100.00	289.00	271.76	17.19	30.23	ALL
所有部位除外 C44	All Sites but C44	4661	99.15	410.85	441.47	23.28	51.19	3298	98.77	285.45	268.65	17.12	29.88	ALLbC44
死亡 Mortality														
口腔和咽喉(除外鼻咽)	Lip,Oral Cavity & Pharynx but Nasopharynx	16	0.52	1.41	1.84	0.08	0.10	5	0.29	0.43	0.41	0.00	0.07	C00-C10;C12-C14
鼻咽	Nasopharynx	23	0.74	2.03	2.21	0.14	0.21	13	0.75	1.13	1.12	0.06	0.13	C11
食管	Esophagus	347	11.21	30.59	34.30	1.53	3.42	154	8.93	13.33	11.84	0.29	1.12	C15
胃	Stomach	706	22.80	62.23	70.20	2.58	6.81	294	17.04	25.45	23.10	1.00	2.19	C16
结直肠肛门	Colon,Rectum & Anus	167	5.39	14.72	17.29	0.51	1.34	132	7.65	11.42	10.54	0.38	1.04	C18-C21
肝脏	Liver	448	14.47	39.49	42.46	2.42	4.76	176	10.20	15.23	14.07	0.64	1.37	C22
胆囊及其他	Gallbladder and Extrahepatic Ducts	20	0.65	1.76	1.99	0.08	0.21	35	2.03	3.03	2.71	0.13	0.29	C23-C24
胰腺	Pancreas	132	4.26	11.64	13.07	0.46	1.30	112	6.49	9.69	9.02	0.40	0.93	C25
喉	Larynx	9	0.29	0.79	0.83	0.03	0.13	3	0.17	0.26	0.24	0.01	0.01	C32
气管,支气管,肺	Trachea,Bronchus and Lung	611	19.74	53.86	59.70	2.20	6.49	281	16.29	24.32	22.32	0.94	2.18	C33-C34
其他胸腔器官	Other Thoracic Organs	3	0.10	0.26	0.25	0.01	0.01	1	0.06	0.09	0.08	0.00	0.02	C37-C38
骨	Bone	32	1.03	2.82	3.19	0.09	0.25	18	1.04	1.56	1.45	0.06	0.17	C40-C41
皮肤黑色素瘤	Melanoma of Skin	3	0.10	0.26	0.28	0.00	0.05	2	0.12	0.17	0.15	0.01	0.01	C43
乳房	Breast	2	0.06	0.18	0.17	0.00	0.02	109	6.32	9.43	9.03	0.68	0.97	C50
子宫颈	Cervix	–	–	–	–	–	–	37	2.14	3.20	3.02	0.22	0.33	C53
子宫体及子宫部位不明	Uterus & Unspecified	–	–	–	–	–	–	39	2.26	3.38	3.10	0.16	0.29	C54-C55
卵巢	Ovary	–	–	–	–	–	–	16	0.93	1.38	1.23	0.06	0.17	C56
前列腺	Prostate	55	1.78	4.85	7.05	0.09	0.27	–	–	–	–	–	–	C61
睾丸	Testis	0	0.00	0.00	0.00	0.00	0.00	–	–	–	–	–	–	C62
肾及泌尿系统不明	Kidney & Unspecified Urinary Organs	16	0.52	1.41	1.64	0.07	0.09	14	0.81	1.21	1.20	0.06	0.17	C64-C66,68
膀胱	Bladder	29	0.94	2.56	3.02	0.05	0.19	5	0.29	0.43	0.37	0.00	0.00	C67
脑,神经系统	Brain,Central Nervous System	58	1.87	5.11	5.62	0.32	0.56	50	2.90	4.33	4.06	0.20	0.39	C70-C72
甲状腺	Thyroid Gland	4	0.13	0.35	0.37	0.01	0.04	8	0.46	0.69	0.61	0.01	0.04	C73
淋巴瘤	Lymphoma	62	2.00	5.47	5.74	0.25	0.60	25	1.45	2.16	1.94	0.10	0.20	C81-C85,88,90,96
白血病	Leukaemia	54	1.74	4.76	5.19	0.22	0.44	45	2.61	3.89	3.73	0.24	0.28	C91-C95
不明及其他恶性肿瘤	All Other Sites and Unspecified	299	9.66	26.36	28.90	1.21	2.79	151	8.75	13.07	11.83	0.48	1.14	O&U
所有部位合计	All Sites	3096	100.00	272.90	305.31	12.35	30.08	1725	100.00	149.30	137.18	6.15	13.51	ALL
所有部位除外 C44	All Sites but C44	3089	99.77	272.29	304.59	12.32	30.03	1718	99.59	148.70	136.62	6.13	13.48	ALLbC44

表 7-3-39　溧阳市 2011 年癌症发病和死亡主要指标
Table 7-3-39　Incidence and mortality of cancer in Liyang, 2011

部位 Site		男性 Male						女性 Female						ICD-10
		病例数 No. cases	构成 (%)	粗率 Crude rate (1/10⁵)	世标率 ASR world (1/10⁵)	累积率 Cum.rate(%)		病例数 No. cases	构成 (%)	粗率 Crude rate (1/10⁵)	世标率 ASR world (1/10⁵)	累积率 Cum.rate(%)		
						0~64	0~74					0~64	0~74	
发病 Incidence														
口腔和咽喉(除外鼻咽)	Lip, Oral Cavity & Pharynx but Nasopharynx	8	0.68	2.01	2.18	0.17	0.32	5	0.74	1.29	1.10	0.02	0.11	C00-C10;C12-C14
鼻咽	Nasopharynx	9	0.77	2.26	2.22	0.09	0.25	1	0.15	0.26	0.24	0.02	0.02	C11
食管	Esophagus	125	10.64	31.35	34.97	1.81	3.94	41	6.07	10.55	10.43	0.40	1.22	C15
胃	Stomach	308	26.21	77.24	85.16	3.91	9.42	91	13.48	23.42	22.78	1.29	2.46	C16
结直肠肛门	Colon, Rectum & Anus	120	10.21	30.09	33.50	1.65	3.50	74	10.96	19.04	17.64	1.02	1.91	C18-C21
肝脏	Liver	121	10.30	30.34	31.98	1.86	3.49	43	6.37	11.07	9.89	0.42	0.87	C22
胆囊及其他	Gallbladder and Extrahepatic Ducts	12	1.02	3.01	3.04	0.15	0.39	22	3.26	5.66	5.43	0.35	0.66	C23-C24
胰腺	Pancreas	25	2.13	6.27	6.53	0.22	0.62	27	4.00	6.95	6.44	0.23	0.55	C25
喉	Larynx	2	0.17	0.50	0.52	0.03	0.03	0	0.00	0.00	0.00	0.00	0.00	C32
气管,支气管,肺	Trachea, Bronchus and Lung	244	20.77	61.19	66.19	2.70	7.24	95	14.07	24.45	22.75	1.26	2.21	C33-C34
其他胸腔器官	Other Thoracic Organs	4	0.34	1.00	1.05	0.03	0.14	1	0.15	0.26	0.22	0.02	0.02	C37-C38
骨	Bone	7	0.60	1.76	1.60	0.15	0.15	4	0.59	1.03	1.02	0.04	0.13	C40-C41
皮肤黑色素瘤	Melanoma of Skin	2	0.17	0.50	0.44	0.02	0.02	1	0.15	0.26	0.27	0.00	0.04	C43
乳房	Breast	0	0.00	0.00	0.00	0.00	0.00	100	14.81	25.74	24.16	2.04	2.49	C50
子宫颈	Cervix	–	–	–	–	–	–	33	4.89	8.49	7.79	0.67	0.78	C53
子宫体及子宫部位不明	Uterus & Unspecified	–	–	–	–	–	–	13	1.93	3.35	3.20	0.19	0.34	C54-C55
卵巢	Ovary	–	–	–	–	–	–	18	2.67	4.63	4.43	0.30	0.57	C56
前列腺	Prostate	29	2.47	7.27	8.13	0.15	0.87	–	–	–	–	–	–	C61
睾丸	Testis	2	0.17	0.50	0.44	0.03	0.03	–	–	–	–	–	–	C62
肾及泌尿系统不明	Kidney & Unspecified Urinary Organs	12	1.02	3.01	3.38	0.22	0.33	10	1.48	2.57	2.49	0.21	0.21	C64-C66,68
膀胱	Bladder	22	1.87	5.52	6.23	0.20	0.53	4	0.59	1.03	0.83	0.04	0.04	C67
脑,神经系统	Brain, Central Nervous System	23	1.96	5.77	6.45	0.34	0.81	13	1.93	3.35	3.21	0.24	0.39	C70-C72
甲状腺	Thyroid Gland	4	0.34	1.00	0.98	0.11	0.11	14	2.07	3.60	3.11	0.26	0.30	C73
淋巴瘤	Lymphoma	28	2.38	7.02	7.45	0.53	0.69	23	3.41	5.92	5.82	0.36	0.63	C81-C85,88,90,96
白血病	Leukaemia	27	2.30	6.77	6.69	0.35	0.57	19	2.81	4.89	5.10	0.34	0.46	C91-C95
不明及其他恶性肿瘤	All Other Sites and Unspecified	41	3.49	10.28	10.87	0.56	1.22	23	3.41	5.92	5.21	0.20	0.57	O&U
所有部位合计	All Sites	1175	100.00	294.66	320.02	15.30	34.69	675	100.00	173.72	163.55	9.93	16.99	ALL
所有部位除外 C44	All Sites but C44	1168	99.40	292.90	318.23	15.30	34.54	669	99.11	172.17	162.26	9.90	16.83	ALLbC44
死亡 Mortality														
口腔和咽喉(除外鼻咽)	Lip, Oral Cavity & Pharynx but Nasopharynx	4	0.44	1.00	1.10	0.10	0.16	1	0.22	0.26	0.27	0.00	0.04	C00-C10;C12-C14
鼻咽	Nasopharynx	12	1.31	3.01	3.06	0.25	0.38	1	0.22	0.26	0.24	0.02	0.02	C11
食管	Esophagus	92	10.02	23.07	26.98	1.04	2.45	32	6.93	8.24	7.51	0.19	0.73	C15
胃	Stomach	236	25.71	59.18	68.90	1.84	5.81	95	20.56	24.45	22.28	0.66	1.92	C16
结直肠肛门	Colon, Rectum & Anus	43	4.68	10.78	11.21	0.48	1.03	48	10.39	12.35	10.34	0.38	0.78	C18-C21
肝脏	Liver	143	15.58	35.86	37.90	2.12	4.06	72	15.58	18.53	16.91	0.88	1.60	C22
胆囊及其他	Gallbladder and Extrahepatic Ducts	4	0.44	1.00	0.96	0.01	0.19	6	1.30	1.54	1.70	0.11	0.20	C23-C24
胰腺	Pancreas	30	3.27	7.52	7.87	0.31	0.66	17	3.68	4.38	4.41	0.15	0.42	C25
喉	Larynx	1	0.11	0.25	0.30	0.04	0.04	1	0.22	0.26	0.24	0.00	0.06	C32
气管,支气管,肺	Trachea, Bronchus and Lung	239	26.03	59.93	66.06	2.30	7.68	94	20.35	24.19	22.20	1.12	2.17	C33-C34
其他胸腔器官	Other Thoracic Organs	2	0.22	0.50	0.53	0.03	0.10	0	0.00	0.00	0.00	0.00	0.00	C37-C38
骨	Bone	8	0.87	2.01	2.03	0.07	0.20	6	1.30	1.54	1.34	0.09	0.09	C40-C41
皮肤黑色素瘤	Melanoma of Skin	1	0.11	0.25	0.22	0.02	0.02	1	0.22	0.26	0.24	0.00	0.06	C43
乳房	Breast	0	0.00	0.00	0.00	0.00	0.00	11	2.38	2.83	2.78	0.25	0.31	C50
子宫颈	Cervix	–	–	–	–	–	–	8	1.73	2.06	1.88	0.11	0.17	C53
子宫体及子宫部位不明	Uterus & Unspecified	–	–	–	–	–	–	14	3.03	3.60	3.29	0.15	0.21	C54-C55
卵巢	Ovary	–	–	–	–	–	–	5	1.08	1.29	1.22	0.11	0.11	C56
前列腺	Prostate	11	1.20	2.76	3.13	0.02	0.33	–	–	–	–	–	–	C61
睾丸	Testis	0	0.00	0.00	0.00	0.00	0.00	–	–	–	–	–	–	C62
肾及泌尿系统不明	Kidney & Unspecified Urinary Organs	4	0.44	1.00	1.16	0.14	0.14	5	1.08	1.29	1.13	0.05	0.05	C64-C66,68
膀胱	Bladder	7	0.76	1.76	2.14	0.00	0.06	1	0.22	0.26	0.24	0.00	0.06	C67
脑,神经系统	Brain, Central Nervous System	22	2.40	5.52	6.23	0.36	0.67	13	2.81	3.35	3.13	0.18	0.36	C70-C72
甲状腺	Thyroid Gland	1	0.11	0.25	0.30	0.04	0.04	1	0.22	0.26	0.27	0.02	0.02	C73
淋巴瘤	Lymphoma	22	2.40	5.52	6.13	0.42	0.73	12	2.60	3.09	3.04	0.18	0.33	C81-C85,88,90,96
白血病	Leukaemia	20	2.18	5.02	4.85	0.25	0.58	9	1.95	2.32	2.69	0.13	0.24	C91-C95
不明及其他恶性肿瘤	All Other Sites and Unspecified	16	1.74	4.01	4.01	0.29	0.40	9	1.95	2.32	2.07	0.11	0.22	O&U
所有部位合计	All Sites	918	100.00	230.21	255.05	10.13	25.84	462	100.00	118.90	109.41	4.90	10.16	ALL
所有部位除外 C44	All Sites but C44	916	99.78	229.71	254.56	10.09	25.80	462	100.00	118.90	109.41	4.90	10.16	ALLbC44

表 7-3-40 金坛市 2011 年癌症发病和死亡主要指标
Table 7-3-40 Incidence and mortality of cancer in Jintan, 2011

部位 Site		男性 Male						女性 Female						ICD-10
		病例数 No. cases	构成 (%)	粗率 Crude rate (1/10⁵)	世标率 ASR world (1/10⁵)	累积率 Cum.rate(%) 0~64	0~74	病例数 No. cases	构成 (%)	粗率 Crude rate (1/10⁵)	世标率 ASR world (1/10⁵)	累积率 Cum.rate(%) 0~64	0~74	
发病 Incidence														
口腔和咽喉(除外鼻咽)	Lip,Oral Cavity & Pharynx but Nasopharynx	8	0.67	2.97	1.58	0.07	0.17	7	0.96	2.48	1.56	0.07	0.21	C00-C10;C12-C14
鼻咽	Nasopharynx	7	0.59	2.60	1.61	0.09	0.23	0	0.00	0.00	0.00	0.00	0.00	C11
食管	Esophagus	243	20.44	90.10	48.75	2.59	5.69	77	10.53	27.28	14.15	0.49	1.75	C15
胃	Stomach	340	28.60	126.07	70.99	3.95	9.03	134	18.33	47.47	24.92	1.09	3.01	C16
结直肠肛门	Colon, Rectum & Anus	85	7.15	31.52	17.71	0.96	2.11	64	8.76	22.67	12.70	0.83	1.49	C18-C21
肝脏	Liver	119	10.01	44.12	24.29	1.49	2.77	49	6.70	17.36	9.28	0.42	1.06	C22
胆囊及其他	Gallbladder and Extrahepatic Ducts	9	0.76	3.34	1.63	0.05	0.16	14	1.92	4.96	2.87	0.07	0.40	C23-C24
胰腺	Pancreas	24	2.02	8.90	4.57	0.11	0.65	25	3.42	8.86	4.84	0.21	0.59	C25
喉	Larynx	3	0.25	1.11	0.56	0.05	0.05	0	0.00	0.00	0.00	0.00	0.00	C32
气管,支气管,肺	Trachea, Bronchus and Lung	205	17.24	76.01	41.08	1.76	5.11	87	11.90	30.82	16.13	0.93	1.39	C33-C34
其他胸腔器官	Other Thoracic Organs	2	0.17	0.74	0.44	0.05	0.05	4	0.55	1.42	0.97	0.03	0.13	C37-C38
骨	Bone	11	0.93	4.08	2.24	0.05	0.24	3	0.41	1.06	0.49	0.02	0.02	C40-C41
皮肤黑色素瘤	Melanoma of Skin	0	0.00	0.00	0.00	0.00	0.00	0	0.00	0.00	0.00	0.00	0.00	C43
乳房	Breast	7	0.59	2.60	1.54	0.18	0.18	104	14.23	36.84	22.11	1.66	2.43	C50
子宫颈	Cervix	–	–	–	–	–	–	50	6.84	17.71	10.91	0.96	1.02	C53
子宫体及子宫部位不明	Uterus & Unspecified	–	–	–	–	–	–	11	1.50	3.90	2.40	0.18	0.32	C54-C55
卵巢	Ovary	–	–	–	–	–	–	14	1.92	4.96	3.20	0.25	0.35	C56
前列腺	Prostate	19	1.60	7.04	3.88	0.10	0.36	–	–	–	–	–	–	C61
睾丸	Testis	2	0.17	0.74	0.33	0.02	0.02	–	–	–	–	–	–	C62
肾及泌尿系统不明	Kidney & Unspecified Urinary Organs	8	0.67	2.97	1.92	0.15	0.25	6	0.82	2.13	1.27	0.11	0.16	C64-C66,68
膀胱	Bladder	24	2.02	8.90	4.31	0.13	0.48	7	0.96	2.48	1.51	0.09	0.13	C67
脑,神经系统	Brain, Central Nervous System	16	1.35	5.93	3.40	0.16	0.49	11	1.50	3.90	3.91	0.18	0.37	C70-C72
甲状腺	Thyroid Gland	3	0.25	1.11	0.95	0.08	0.08	17	2.33	6.02	4.14	0.34	0.38	C73
淋巴瘤	Lymphoma	12	1.01	4.45	3.02	0.18	0.27	5	0.68	1.77	0.99	0.10	0.10	C81-C85,88,90,96
白血病	Leukaemia	15	1.26	5.56	3.85	0.28	0.33	9	1.23	3.19	2.12	0.19	0.19	C91-C95
不明及其他恶性肿瘤	All Other Sites and Unspecified	27	2.27	10.01	5.66	0.18	0.64	33	4.51	11.69	7.02	0.36	0.78	O&U
所有部位合计	All Sites	1189	100.00	440.87	244.31	12.67	29.33	731	100.00	258.95	147.47	8.57	16.28	ALL
所有部位除外 C44	All Sites but C44	1184	99.58	439.01	243.25	12.67	29.24	724	99.04	256.47	145.88	8.55	16.06	ALLbC44
死亡 Mortality														
口腔和咽喉(除外鼻咽)	Lip,Oral Cavity & Pharynx but Nasopharynx	3	0.35	1.11	0.70	0.05	0.09	3	0.58	1.06	0.53	0.05	0.05	C00-C10;C12-C14
鼻咽	Nasopharynx	6	0.69	2.22	1.14	0.07	0.11	1	0.19	0.35	0.18	0.02	0.02	C11
食管	Esophagus	194	22.38	71.93	37.54	1.56	4.10	74	14.20	26.21	13.25	0.40	1.42	C15
胃	Stomach	210	24.22	77.87	41.82	1.59	5.04	110	21.11	38.97	18.58	0.51	1.80	C16
结直肠肛门	Colon, Rectum & Anus	43	4.96	15.94	8.36	0.37	0.81	41	7.87	14.52	7.22	0.30	0.62	C18-C21
肝脏	Liver	107	12.34	39.67	21.73	1.11	2.88	48	9.21	17.00	9.21	0.40	1.17	C22
胆囊及其他	Gallbladder and Extrahepatic Ducts	7	0.81	2.60	1.18	0.05	0.09	13	2.50	4.61	2.68	0.06	0.46	C23-C24
胰腺	Pancreas	31	3.58	11.49	5.75	0.21	0.69	30	5.76	10.63	5.23	0.17	0.63	C25
喉	Larynx	4	0.46	1.48	0.88	0.02	0.12	0	0.00	0.00	0.00	0.00	0.00	C32
气管,支气管,肺	Trachea, Bronchus and Lung	166	19.15	61.55	32.59	1.20	3.98	79	15.16	27.99	15.13	0.78	1.59	C33-C34
其他胸腔器官	Other Thoracic Organs	1	0.12	0.37	0.21	0.02	0.02	0	0.00	0.00	0.00	0.00	0.00	C37-C38
骨	Bone	13	1.50	4.82	2.35	0.09	0.13	15	2.88	5.31	2.89	0.05	0.28	C40-C41
皮肤黑色素瘤	Melanoma of Skin	2	0.23	0.74	0.43	0.04	0.04	1	0.19	0.35	0.15	0.00	0.00	C43
乳房	Breast	0	0.00	0.00	0.00	0.00	0.00	29	5.57	10.27	5.93	0.46	0.54	C50
子宫颈	Cervix	–	–	–	–	–	–	8	1.54	2.83	1.49	0.09	0.09	C53
子宫体及子宫部位不明	Uterus & Unspecified	–	–	–	–	–	–	9	1.73	3.19	1.66	0.07	0.16	C54-C55
卵巢	Ovary	–	–	–	–	–	–	10	1.92	3.54	2.15	0.13	0.28	C56
前列腺	Prostate	8	0.92	2.97	1.50	0.00	0.10	–	–	–	–	–	–	C61
睾丸	Testis	0	0.00	0.00	0.00	0.00	0.00	–	–	–	–	–	–	C62
肾及泌尿系统不明	Kidney & Unspecified Urinary Organs	3	0.35	1.11	0.66	0.05	0.10	1	0.19	0.35	0.23	0.02	0.02	C64-C66,68
膀胱	Bladder	9	1.04	3.34	1.52	0.08	0.12	1	0.19	0.35	0.15	0.00	0.00	C67
脑,神经系统	Brain, Central Nervous System	16	1.85	5.93	3.67	0.18	0.47	14	2.69	4.96	2.72	0.10	0.29	C70-C72
甲状腺	Thyroid Gland	0	0.00	0.00	0.00	0.00	0.00	1	0.19	0.35	0.25	0.00	0.04	C73
淋巴瘤	Lymphoma	9	1.04	3.34	1.66	0.18	0.18	8	1.54	2.83	1.51	0.05	0.21	C81-C85,88,90,96
白血病	Leukaemia	12	1.38	4.45	2.66	0.11	0.26	10	1.92	3.54	2.23	0.14	0.28	C91-C95
不明及其他恶性肿瘤	All Other Sites and Unspecified	23	2.65	8.53	4.73	0.16	0.49	15	2.88	5.31	2.54	0.15	0.15	O&U
所有部位合计	All Sites	867	100.00	321.47	171.07	7.11	19.82	521	100.00	184.56	95.92	3.95	10.11	ALL
所有部位除外 C44	All Sites but C44	865	99.77	320.73	170.72	7.11	19.82	520	99.81	184.21	95.82	3.95	10.11	ALLbC44

表 7-3-41 苏州市区 2011 年癌症发病和死亡主要指标
Table 7-3-41 Incidence and mortality of cancer in urban areas of Suzhou, 2011

部位 Site		男性 Male						女性 Female						ICD-10
		病例数 No. cases	构成 (%)	粗率 Crude rate (1/10⁵)	世标率 ASR world (1/10⁵)	累积率 Cum.rate(%)		病例数 No. cases	构成 (%)	粗率 Crude rate (1/10⁵)	世标率 ASR world (1/10⁵)	累积率 Cum.rate(%)		
						0~64	0~74					0~64	0~74	
发病 Incidence														
口腔和咽喉(除外鼻咽)	Lip,Oral Cavity & Pharynx but Nasopharynx	59	0.94	3.68	2.21	0.12	0.25	35	0.75	2.14	1.26	0.07	0.14	C00-C10;C12-C14
鼻咽	Nasopharynx	71	1.13	4.43	2.84	0.19	0.32	29	0.62	1.77	1.08	0.06	0.13	C11
食管	Esophagus	442	7.01	27.60	15.05	0.72	1.83	146	3.14	8.91	4.19	0.18	0.50	C15
胃	Stomach	1322	20.96	82.55	45.54	2.24	5.72	552	11.86	33.70	17.39	0.91	1.92	C16
结直肠肛门	Colon,Rectum & Anus	666	10.56	41.59	23.18	1.15	2.59	528	11.34	32.24	16.69	0.98	1.84	C18-C21
肝脏	Liver	507	8.04	31.66	18.21	0.99	2.05	223	4.79	13.62	6.97	0.32	0.84	C22
胆囊及其他	Gallbladder and Extrahepatic Ducts	91	1.44	5.68	3.15	0.13	0.40	169	3.63	10.32	4.92	0.20	0.62	C23-C24
胰腺	Pancreas	234	3.71	14.61	7.91	0.34	0.89	188	4.04	11.48	5.27	0.14	0.66	C25
喉	Larynx	54	0.86	3.37	1.92	0.11	0.24	1	0.02	0.06	0.03	0.00	0.00	C32
气管,支气管,肺	Trachea,Bronchus and Lung	1345	21.33	83.99	45.42	1.90	5.54	595	12.78	36.33	18.66	1.02	2.18	C33-C34
其他胸腔器官	Other Thoracic Organs	15	0.24	0.94	0.48	0.03	0.04	21	0.45	1.28	1.05	0.07	0.11	C37-C38
骨	Bone	42	0.67	2.62	1.68	0.10	0.16	29	0.62	1.77	1.18	0.06	0.10	C40-C41
皮肤黑色素瘤	Melanoma of Skin	12	0.19	0.75	0.47	0.02	0.05	7	0.15	0.43	0.23	0.01	0.03	C43
乳房	Breast	5	0.08	0.31	0.20	0.01	0.02	775	16.65	47.32	29.33	2.44	3.12	C50
子宫颈	Cervix	–	–	–	–	–	–	175	3.76	10.68	7.39	0.64	0.69	C53
子宫体及子宫部位不明	Uterus & Unspecified	–	–	–	–	–	–	115	2.47	7.02	4.45	0.35	0.51	C54-C55
卵巢	Ovary	–	–	–	–	–	–	132	2.84	8.06	5.39	0.44	0.55	C56
前列腺	Prostate	224	3.55	13.99	7.26	0.12	0.80	–	–	–	–	–	–	C61
睾丸	Testis	12	0.19	0.75	0.57	0.04	0.05	–	–	–	–	–	–	C62
肾及泌尿系统不明	Kidney & Unspecified Urinary Organs	122	1.93	7.62	4.32	0.29	0.48	78	1.68	4.76	2.56	0.15	0.28	C64-C66,68
膀胱	Bladder	176	2.79	10.99	6.01	0.23	0.68	57	1.22	3.48	1.79	0.08	0.22	C67
脑,神经系统	Brain,Central Nervous System	94	1.49	5.87	4.41	0.28	0.41	94	2.02	5.74	3.45	0.21	0.36	C70-C72
甲状腺	Thyroid Gland	53	0.84	3.31	2.38	0.18	0.22	157	3.37	9.59	7.30	0.58	0.66	C73
淋巴瘤	Lymphoma	140	2.22	8.74	5.68	0.31	0.64	96	2.06	5.86	3.75	0.24	0.40	C81-C85,88,90,96
白血病	Leukaemia	116	1.84	7.24	5.40	0.31	0.48	86	1.85	5.25	4.44	0.25	0.40	C91-C95
不明及其他恶性肿瘤	All Other Sites and Unspecified	505	8.01	31.53	18.48	1.00	2.20	367	7.88	22.41	13.30	0.84	1.53	O&U
所有部位合计	All Sites	6307	100.00	393.83	222.78	10.80	26.09	4655	100.00	284.21	162.07	10.24	17.79	ALL
所有部位除外 C44	All Sites but C44	6260	99.25	390.90	221.16	10.73	25.92	4619	99.23	282.01	160.94	10.19	17.66	ALLbC44
死亡 Mortality														
口腔和咽喉(除外鼻咽)	Lip,Oral Cavity & Pharynx but Nasopharynx	22	0.53	1.37	0.68	0.03	0.06	17	0.72	1.04	0.45	0.00	0.05	C00-C10;C12-C14
鼻咽	Nasopharynx	50	1.21	3.12	1.85	0.10	0.24	20	0.85	1.22	0.61	0.02	0.07	C11
食管	Esophagus	364	8.78	22.73	12.33	0.50	1.54	137	5.84	8.36	3.81	0.10	0.42	C15
胃	Stomach	892	21.51	55.70	29.37	1.12	3.50	367	15.64	22.41	10.62	0.41	1.16	C16
结直肠肛门	Colon,Rectum & Anus	285	6.87	17.80	9.64	0.33	1.04	228	9.71	13.92	6.87	0.29	0.76	C18-C21
肝脏	Liver	446	10.75	27.85	15.64	0.78	1.73	199	8.48	12.15	5.71	0.23	0.68	C22
胆囊及其他	Gallbladder and Extrahepatic Ducts	70	1.69	4.37	2.41	0.13	0.30	100	4.26	6.11	2.74	0.09	0.33	C23-C24
胰腺	Pancreas	205	4.94	12.80	7.01	0.31	0.85	167	7.12	10.20	4.76	0.14	0.60	C25
喉	Larynx	19	0.46	1.19	0.60	0.02	0.06	1	0.04	0.06	0.04	0.00	0.00	C32
气管,支气管,肺	Trachea,Bronchus and Lung	1026	24.74	64.07	34.04	1.11	3.99	396	16.87	24.18	11.37	0.50	1.27	C33-C34
其他胸腔器官	Other Thoracic Organs	11	0.27	0.69	0.39	0.02	0.05	5	0.21	0.31	0.32	0.01	0.02	C37-C38
骨	Bone	38	0.92	2.37	1.24	0.06	0.11	19	0.81	1.16	0.60	0.04	0.06	C40-C41
皮肤黑色素瘤	Melanoma of Skin	6	0.14	0.37	0.24	0.01	0.02	1	0.04	0.06	0.04	0.00	0.00	C43
乳房	Breast	2	0.05	0.12	0.07	0.00	0.00	137	5.84	8.36	4.78	0.35	0.54	C50
子宫颈	Cervix	–	–	–	–	–	–	41	1.75	2.50	1.53	0.12	0.16	C53
子宫体及子宫部位不明	Uterus & Unspecified	–	–	–	–	–	–	39	1.66	2.38	1.39	0.07	0.16	C54-C55
卵巢	Ovary	–	–	–	–	–	–	65	2.77	3.97	2.42	0.17	0.27	C56
前列腺	Prostate	89	2.15	5.56	2.68	0.01	0.17	–	–	–	–	–	–	C61
睾丸	Testis	4	0.10	0.25	0.14	0.00	0.00	–	–	–	–	–	–	C62
肾及泌尿系统不明	Kidney & Unspecified Urinary Organs	37	0.89	2.31	1.26	0.06	0.13	24	1.02	1.47	0.70	0.03	0.07	C64-C66,68
膀胱	Bladder	52	1.25	3.25	1.66	0.03	0.14	12	0.51	0.73	0.30	0.01	0.02	C67
脑,神经系统	Brain,Central Nervous System	69	1.66	4.31	2.95	0.17	0.30	65	2.77	3.97	2.30	0.13	0.24	C70-C72
甲状腺	Thyroid Gland	4	0.10	0.25	0.14	0.00	0.01	10	0.43	0.61	0.24	0.01	0.02	C73
淋巴瘤	Lymphoma	76	1.83	4.75	2.64	0.12	0.33	51	2.17	3.11	1.96	0.10	0.22	C81-C85,88,90,96
白血病	Leukaemia	82	1.98	5.12	3.22	0.18	0.30	60	2.56	3.66	2.57	0.14	0.26	C91-C95
不明及其他恶性肿瘤	All Other Sites and Unspecified	298	7.19	18.61	10.43	0.43	1.14	186	7.93	11.36	5.54	0.25	0.61	O&U
所有部位合计	All Sites	4147	100.00	258.95	140.63	5.53	16.02	2347	100.00	143.30	71.65	3.23	8.02	ALL
所有部位除外 C44	All Sites but C44	4135	99.71	258.21	140.27	5.53	16.00	2332	99.36	142.38	71.33	3.22	8.00	ALLbC44

表 7-3-42 南通市 2011 年癌症发病和死亡主要指标
Table 7-3-42 Incidence and mortality of cancer in Nantong, 2011

部位 Site		男性 Male						女性 Female						ICD-10
		病例数 No. cases	构成 (%)	粗率 Crude rate (1/10⁵)	世标率 ASR world (1/10⁵)	累积率 Cum.rate(%) 0~64	0~74	病例数 No. cases	构成 (%)	粗率 Crude rate (1/10⁵)	世标率 ASR world (1/10⁵)	累积率 Cum.rate(%) 0~64	0~74	
发病 Incidence														
口腔和咽喉(除外鼻咽)	Lip,Oral Cavity & Pharynx but Nasopharynx	38	0.98	3.72	2.48	0.16	0.31	21	0.76	1.92	1.13	0.07	0.10	C00-C10;C12-C14
鼻咽	Nasopharynx	41	1.06	4.02	2.64	0.21	0.30	24	0.86	2.20	1.48	0.14	0.15	C11
食管	Esophagus	378	9.75	37.03	23.84	1.48	2.76	143	5.15	13.09	7.32	0.41	0.73	C15
胃	Stomach	555	14.32	54.36	34.39	1.92	3.94	294	10.59	26.92	15.85	0.91	1.72	C16
结直肠肛门	Colon,Rectum & Anus	290	7.48	28.41	18.00	0.91	1.90	202	7.28	18.49	10.84	0.67	1.15	C18-C21
肝脏	Liver	653	16.84	63.96	42.13	3.20	4.74	238	8.57	21.79	13.44	0.94	1.50	C22
胆囊及其他	Gallbladder and Extrahepatic Ducts	35	0.90	3.43	2.25	0.11	0.25	24	0.86	2.20	1.38	0.11	0.17	C23-C24
胰腺	Pancreas	140	3.61	13.71	8.41	0.36	0.97	104	3.75	9.52	5.22	0.25	0.51	C25
喉	Larynx	28	0.72	2.74	1.81	0.16	0.23	4	0.14	0.37	0.20	0.01	0.03	C32
气管,支气管,肺	Trachea,Bronchus and Lung	855	22.05	83.75	53.62	2.96	6.37	504	18.16	46.14	28.68	1.94	3.29	C33-C34
其他胸腔器官	Other Thoracic Organs	12	0.31	1.18	0.79	0.07	0.10	4	0.14	0.37	0.24	0.01	0.03	C37-C38
骨	Bone	32	0.83	3.13	2.04	0.13	0.23	36	1.30	3.30	2.30	0.13	0.24	C40-C41
皮肤黑色素瘤	Melanoma of Skin	20	0.52	1.96	1.17	0.05	0.11	4	0.14	0.37	0.27	0.01	0.03	C43
乳房	Breast	29	0.75	2.84	2.11	0.12	0.25	348	12.54	31.86	21.31	1.80	2.28	C50
子宫颈	Cervix	–	–	–	–	–	–	124	4.47	11.35	7.54	0.62	0.79	C53
子宫体及子宫部位不明	Uterus & Unspecified	–	–	–	–	–	–	106	3.82	9.70	6.17	0.43	0.69	C54-C55
卵巢	Ovary	–	–	–	–	–	–	78	2.81	7.14	5.00	0.41	0.51	C56
前列腺	Prostate	121	3.12	11.85	7.65	0.22	0.66	–	–	–	–	–	–	C61
睾丸	Testis	4	0.10	0.39	0.34	0.02	0.02	–	–	–	–	–	–	C62
肾及泌尿系统不明	Kidney & Unspecified Urinary Organs	38	0.98	3.72	2.31	0.12	0.28	25	0.90	2.29	1.44	0.11	0.17	C64-C66,68
膀胱	Bladder	111	2.86	10.87	6.69	0.37	0.59	48	1.73	4.39	2.36	0.10	0.17	C67
脑,神经系统	Brain,Central Nervous System	80	2.06	7.84	5.47	0.41	0.54	71	2.56	6.50	4.76	0.33	0.50	C70-C72
甲状腺	Thyroid Gland	17	0.44	1.67	1.21	0.08	0.11	49	1.77	4.49	3.16	0.25	0.33	C73
淋巴瘤	Lymphoma	76	1.96	7.44	5.16	0.31	0.52	60	2.16	5.49	3.67	0.25	0.39	C81-C85,88,90,96
白血病	Leukaemia	100	2.58	9.80	6.74	0.42	0.65	80	2.88	7.32	6.62	0.36	0.60	C91-C95
不明及其他恶性肿瘤	All Other Sites and Unspecified	224	5.78	21.94	14.60	0.93	1.63	185	6.66	16.94	11.14	0.79	1.13	O&U
所有部位合计	All Sites	3877	100.00	379.76	245.84	14.71	27.46	2776	100.00	254.14	161.50	11.02	17.23	ALL
所有部位除外 C44	All Sites but C44	3844	99.15	376.53	243.63	14.56	27.25	2744	98.85	251.21	159.73	10.93	17.07	ALLbC44
死亡 Mortality														
口腔和咽喉(除外鼻咽)	Lip,Oral Cavity & Pharynx but Nasopharynx	7	0.26	0.69	0.45	0.03	0.05	3	0.21	0.27	0.16	0.01	0.02	C00-C10;C12-C14
鼻咽	Nasopharynx	17	0.63	1.67	1.08	0.05	0.11	9	0.62	0.82	0.45	0.02	0.04	C11
食管	Esophagus	313	11.65	30.66	19.41	0.86	1.97	117	8.06	10.71	5.44	0.15	0.47	C15
胃	Stomach	404	15.04	39.57	24.88	0.92	2.64	212	14.61	19.41	10.20	0.40	0.96	C16
结直肠肛门	Colon,Rectum & Anus	148	5.51	14.50	9.12	0.32	0.84	102	7.03	9.34	4.71	0.17	0.36	C18-C21
肝脏	Liver	640	23.82	62.69	41.23	2.99	4.72	213	14.68	19.50	11.63	0.70	1.30	C22
胆囊及其他	Gallbladder and Extrahepatic Ducts	16	0.60	1.57	0.96	0.04	0.13	15	1.03	1.37	0.86	0.05	0.11	C23-C24
胰腺	Pancreas	113	4.21	11.07	6.73	0.27	0.76	99	6.82	9.06	4.72	0.13	0.51	C25
喉	Larynx	8	0.30	0.78	0.53	0.02	0.07	1	0.07	0.09	0.06	0.01	0.01	C32
气管,支气管,肺	Trachea,Bronchus and Lung	681	25.34	66.71	41.61	1.42	4.75	325	22.40	29.75	15.76	0.52	1.71	C33-C34
其他胸腔器官	Other Thoracic Organs	1	0.04	0.10	0.05	0.00	0.00	2	0.14	0.18	0.10	0.00	0.01	C37-C38
骨	Bone	31	1.15	3.04	1.84	0.06	0.21	25	1.72	2.29	1.34	0.06	0.16	C40-C41
皮肤黑色素瘤	Melanoma of Skin	7	0.26	0.69	0.42	0.01	0.03	4	0.28	0.37	0.23	0.01	0.03	C43
乳房	Breast	1	0.04	0.10	0.04	0.00	0.00	88	6.06	8.06	4.97	0.34	0.53	C50
子宫颈	Cervix	–	–	–	–	–	–	17	1.17	1.56	1.06	0.07	0.12	C53
子宫体及子宫部位不明	Uterus & Unspecified	–	–	–	–	–	–	12	0.83	1.10	0.55	0.02	0.04	C54-C55
卵巢	Ovary	–	–	–	–	–	–	20	1.38	1.83	1.18	0.06	0.12	C56
前列腺	Prostate	41	1.53	4.02	2.54	0.06	0.16	–	–	–	–	–	–	C61
睾丸	Testis	1	0.04	0.10	0.04	0.00	0.00	–	–	–	–	–	–	C62
肾及泌尿系统不明	Kidney & Unspecified Urinary Organs	16	0.60	1.57	0.98	0.04	0.08	7	0.48	0.64	0.31	0.01	0.02	C64-C66,68
膀胱	Bladder	39	1.45	3.82	2.49	0.05	0.15	15	1.03	1.37	0.57	0.00	0.01	C67
脑,神经系统	Brain,Central Nervous System	14	0.52	1.37	0.93	0.06	0.08	20	1.38	1.83	1.12	0.07	0.13	C70-C72
甲状腺	Thyroid Gland	2	0.07	0.20	0.13	0.00	0.03	2	0.14	0.18	0.13	0.01	0.02	C73
淋巴瘤	Lymphoma	50	1.86	4.90	3.33	0.18	0.35	31	2.14	2.84	1.67	0.07	0.19	C81-C85,88,90,96
白血病	Leukaemia	81	3.01	7.93	5.03	0.30	0.58	64	4.41	5.86	4.03	0.21	0.48	C91-C95
不明及其他恶性肿瘤	All Other Sites and Unspecified	56	2.08	5.49	3.29	0.11	0.32	48	3.31	4.39	2.31	0.09	0.22	O&U
所有部位合计	All Sites	2687	100.00	263.20	167.11	7.79	18.03	1451	100.00	132.84	73.56	3.18	7.58	ALL
所有部位除外 C44	All Sites but C44	2679	99.70	262.42	166.67	7.79	18.00	1442	99.38	132.01	73.22	3.18	7.58	ALLbC44

表 7-3-43 海安县 2011 年癌症发病和死亡主要指标
Table 7-3-43 Incidence and mortality of cancer in Hai'an, 2011

部位 / Site		男性 Male						女性 Female						ICD-10
		病例数 No. cases	构成 (%)	粗率 Crude rate (1/10⁵)	世标率 ASR world (1/10⁵)	累积率 Cum.rate(%) 0~64	0~74	病例数 No. cases	构成 (%)	粗率 Crude rate (1/10⁵)	世标率 ASR world (1/10⁵)	累积率 Cum.rate(%) 0~64	0~74	
发病 Incidence														
口腔和咽喉(除外鼻咽)	Lip,Oral Cavity & Pharynx but Nasopharynx	12	0.65	2.58	1.09	0.03	0.18	10	0.82	2.12	1.02	0.06	0.08	C00–C10;C12–C14
鼻咽	Nasopharynx	7	0.38	1.51	0.90	0.08	0.11	5	0.41	1.06	0.49	0.03	0.05	C11
食管	Esophagus	471	25.57	101.29	44.94	2.08	5.92	277	22.80	58.65	24.08	0.94	3.33	C15
胃	Stomach	326	17.70	70.11	30.47	1.46	3.77	112	9.22	23.71	9.93	0.43	1.33	C16
结直肠肛门	Colon,Rectum & Anus	109	5.92	23.44	11.52	0.65	1.39	72	5.93	15.24	6.69	0.34	0.84	C18–C21
肝脏	Liver	281	15.26	60.43	30.07	2.10	3.45	120	9.88	25.41	12.22	0.92	1.33	C22
胆囊及其他	Gallbladder and Extrahepatic Ducts	12	0.65	2.58	1.11	0.06	0.12	11	0.91	2.33	0.99	0.07	0.13	C23–C24
胰腺	Pancreas	54	2.93	11.61	5.38	0.29	0.70	34	2.80	7.20	2.89	0.10	0.41	C25
喉	Larynx	3	0.16	0.65	0.32	0.04	0.04	0	0.00	0.00	0.00	-0.00	0.00	C32
气管,支气管,肺	Trachea,Bronchus and Lung	310	16.83	66.67	29.37	1.33	3.82	166	13.66	35.15	14.34	0.65	1.72	C33–C34
其他胸腔器官	Other Thoracic Organs	4	0.22	0.86	0.39	0.02	0.05	0	0.00	0.00	0.00	0.00	0.00	C37–C38
骨	Bone	14	0.76	3.01	1.40	0.09	0.17	13	1.07	2.75	1.46	0.07	0.16	C40–C41
皮肤黑色素瘤	Melanoma of Skin	3	0.16	0.65	0.37	0.01	0.03	1	0.08	0.21	0.04	0.00	0.00	C43
乳房	Breast	0	0.00	0.00	0.00	0.00	0.00	126	10.37	26.68	15.20	1.20	1.53	C50
子宫颈	Cervix	–	–	–	–	–	–	85	7.00	18.00	9.35	0.66	1.02	C53
子宫体及子宫部位不明	Uterus & Unspecified	–	–	–	–	–	–	31	2.55	6.56	3.21	0.21	0.37	C54–C55
卵巢	Ovary	–	–	–	–	–	–	24	1.98	5.08	2.38	0.19	0.23	C56
前列腺	Prostate	34	1.85	7.31	2.73	0.01	0.24	–	–	–	–	–	–	C61
睾丸	Testis	1	0.05	0.22	0.06	0.00	0.00	–	–	–	–	–	–	C62
肾及泌尿系统不明	Kidney & Unspecified Urinary Organs	11	0.60	2.37	1.01	0.06	0.10	4	0.33	0.85	0.44	0.02	0.07	C64–C66,68
膀胱	Bladder	46	2.50	9.89	4.46	0.21	0.52	16	1.32	3.39	1.32	0.03	0.20	C67
脑,神经系统	Brain,Central Nervous System	21	1.14	4.52	2.26	0.17	0.32	26	2.14	5.50	3.84	0.20	0.43	C70–C72
甲状腺	Thyroid Gland	1	0.05	0.22	0.34	0.02	0.02	8	0.66	1.69	1.12	0.08	0.10	C73
淋巴瘤	Lymphoma	22	1.19	4.73	2.92	0.21	0.32	13	1.07	2.75	1.10	0.04	0.13	C81–C85,88,90,96
白血病	Leukaemia	34	1.85	7.31	4.69	0.25	0.43	14	1.15	2.96	1.78	0.11	0.22	C91–C95
不明及其他恶性肿瘤	All Other Sites and Unspecified	66	3.58	14.19	6.57	0.32	0.81	47	3.87	9.95	4.66	0.24	0.55	O&U
所有部位合计	All Sites	1842	100.00	396.15	182.37	9.52	22.50	1215	100.00	257.24	118.57	6.60	14.24	ALL
所有部位除外 C44	All Sites but C44	1824	99.02	392.27	180.77	9.47	22.31	1205	99.18	255.12	117.89	6.57	14.21	ALLbC44
死亡 Mortality														
口腔和咽喉(除外鼻咽)	Lip,Oral Cavity & Pharynx but Nasopharynx	6	0.43	1.29	0.50	0.01	0.06	5	0.56	1.06	0.32	0.00	0.02	C00–C10;C12–C14
鼻咽	Nasopharynx	8	0.57	1.72	0.87	0.06	0.11	1	0.11	0.21	0.12	0.02	0.02	C11
食管	Esophagus	353	25.02	75.92	32.16	1.11	3.93	219	24.52	46.37	17.12	0.49	2.07	C15
胃	Stomach	226	16.02	48.60	20.24	0.71	2.25	86	9.63	18.21	7.06	0.20	0.95	C16
结直肠肛门	Colon,Rectum & Anus	51	3.61	10.97	5.17	0.29	0.54	41	4.59	8.68	3.68	0.13	0.44	C18–C21
肝脏	Liver	275	19.49	59.14	28.84	2.00	3.36	115	12.88	24.35	12.01	0.76	1.37	C22
胆囊及其他	Gallbladder and Extrahepatic Ducts	8	0.57	1.72	0.71	0.04	0.09	7	0.78	1.48	0.61	0.04	0.09	C23–C24
胰腺	Pancreas	48	3.40	10.32	4.69	0.20	0.59	32	3.58	6.77	2.77	0.10	0.39	C25
喉	Larynx	7	0.50	1.51	0.52	0.01	0.06	0	0.00	0.00	0.00	0.00	0.00	C32
气管,支气管,肺	Trachea,Bronchus and Lung	286	20.27	61.51	27.04	1.14	3.47	165	18.48	34.93	14.16	0.64	1.53	C33–C34
其他胸腔器官	Other Thoracic Organs	3	0.21	0.65	0.27	0.03	0.03	0	0.00	0.00	0.00	0.00	0.00	C37–C38
骨	Bone	12	0.85	2.58	1.23	0.07	0.13	12	1.34	2.54	1.15	0.05	0.13	C40–C41
皮肤黑色素瘤	Melanoma of Skin	1	0.07	0.22	0.11	0.00	0.00	1	0.11	0.21	0.04	0.00	0.00	C43
乳房	Breast	0	0.00	0.00	0.00	0.00	0.00	38	4.26	8.05	4.36	0.33	0.50	C50
子宫颈	Cervix	–	–	–	–	–	–	33	3.70	6.99	3.19	0.14	0.40	C53
子宫体及子宫部位不明	Uterus & Unspecified	–	–	–	–	–	–	16	1.79	3.39	1.23	0.03	0.13	C54–C55
卵巢	Ovary	–	–	–	–	–	–	16	1.79	3.39	1.52	0.08	0.16	C56
前列腺	Prostate	7	0.50	1.51	0.60	0.00	0.06	–	–	–	–	–	–	C61
睾丸	Testis	0	0.00	0.00	0.00	0.00	0.00	–	–	–	–	–	–	C62
肾及泌尿系统不明	Kidney & Unspecified Urinary Organs	9	0.64	1.94	0.86	0.06	0.08	2	0.22	0.42	0.27	0.02	0.03	C64–C66,68
膀胱	Bladder	12	0.85	2.58	1.17	0.04	0.04	8	0.90	1.69	0.69	0.02	0.11	C67
脑,神经系统	Brain,Central Nervous System	23	1.63	4.95	3.50	0.19	0.38	25	2.80	5.29	2.87	0.13	0.38	C70–C72
甲状腺	Thyroid Gland	1	0.07	0.22	0.06	0.00	0.00	2	0.22	0.42	0.15	0.01	0.01	C73
淋巴瘤	Lymphoma	8	0.57	1.72	0.84	0.07	0.11	11	1.23	2.33	1.12	0.07	0.14	C81–C85,88,90,96
白血病	Leukaemia	19	1.35	4.09	2.43	0.15	0.21	19	2.13	4.02	2.96	0.17	0.31	C91–C95
不明及其他恶性肿瘤	All Other Sites and Unspecified	48	3.40	10.32	5.01	0.27	0.61	39	4.37	8.26	4.55	0.24	0.42	O&U
所有部位合计	All Sites	1411	100.00	303.45	136.82	6.44	16.09	893	100.00	189.06	81.95	3.66	9.61	ALL
所有部位除外 C44	All Sites but C44	1407	99.72	302.59	136.48	6.44	16.05	891	99.78	188.64	81.77	3.65	9.59	ALLbC44

表 7-3-44 启东市 2011 年癌症发病和死亡主要指标
Table 7-3-44 Incidence and mortality of cancer in Qidong, 2011

部位 Site		男性 Male						女性 Female						ICD-10
		病例数 No. cases	构成 (%)	粗率 Crude rate (1/10⁵)	世标率 ASR world (1/10⁵)	累积率 Cum.rate(%)		病例数 No. cases	构成 (%)	粗率 Crude rate (1/10⁵)	世标率 ASR world (1/10⁵)	累积率 Cum.rate(%)		
						0~64	0~74					0~64	0~74	
发病 Incidence														
口腔和咽喉(除外鼻咽)	Lip,Oral Cavity & Pharynx but Nasopharynx	14	0.58	2.54	1.19	0.06	0.16	5	0.30	0.88	0.35	0.02	0.04	C00-C10;C12-C14
鼻咽	Nasopharynx	23	0.95	4.17	2.37	0.15	0.26	5	0.30	0.88	0.45	0.03	0.05	C11
食管	Esophagus	104	4.30	18.86	9.14	0.33	1.22	42	2.50	7.36	2.86	0.12	0.26	C15
胃	Stomach	293	12.10	53.14	26.45	1.11	3.27	169	10.05	29.60	12.42	0.51	1.51	C16
结直肠肛门	Colon, Rectum & Anus	185	7.64	33.55	16.74	0.77	2.03	166	9.87	29.08	12.28	0.66	1.35	C18-C21
肝脏	Liver	604	24.95	109.54	58.62	4.30	6.72	253	15.04	44.32	21.60	1.45	2.53	C22
胆囊及其他	Gallbladder and Extrahepatic Ducts	14	0.58	2.54	1.31	0.07	0.13	27	1.61	4.73	1.76	0.08	0.18	C23-C24
胰腺	Pancreas	102	4.21	18.50	9.13	0.42	1.08	93	5.53	16.29	6.45	0.25	0.66	C25
喉	Larynx	16	0.66	2.90	1.46	0.09	0.18	1	0.06	0.18	0.09	0.01	0.01	C32
气管,支气管,肺	Trachea, Bronchus and Lung	655	27.05	118.78	57.98	2.28	7.09	269	15.99	47.12	20.76	1.02	2.56	C33-C34
其他胸腔器官	Other Thoracic Organs	3	0.12	0.54	0.60	0.02	0.04	3	0.18	0.53	0.23	0.02	0.02	C37-C38
骨	Bone	12	0.50	2.18	1.24	0.10	0.15	6	0.36	1.05	0.50	0.03	0.07	C40-C41
皮肤黑色素瘤	Melanoma of Skin	6	0.25	1.09	0.53	0.04	0.04	1	0.06	0.18	0.09	0.01	0.01	C43
乳房	Breast	3	0.12	0.54	0.29	0.02	0.05	233	13.85	40.81	22.74	1.87	2.49	C50
子宫颈	Cervix	–	–	–	–	–	–	62	3.69	10.86	6.75	0.53	0.63	C53
子宫体及子宫部位不明	Uterus & Unspecified	–	–	–	–	–	–	55	3.27	9.63	4.94	0.42	0.57	C54-C55
卵巢	Ovary	–	–	–	–	–	–	34	2.02	5.96	3.54	0.28	0.40	C56
前列腺	Prostate	72	2.97	13.06	5.77	0.09	0.60	–	–	–	–	–	–	C61
睾丸	Testis	6	0.25	1.09	0.72	0.06	0.06	–	–	–	–	–	–	C62
肾及泌尿系统不明	Kidney & Unspecified Urinary Organs	22	0.91	3.99	2.15	0.17	0.30	16	0.95	2.80	1.40	0.12	0.19	C64-C66,68
膀胱	Bladder	85	3.51	15.41	7.34	0.30	0.77	17	1.01	2.98	1.15	0.04	0.14	C67
脑,神经系统	Brain, Central Nervous System	45	1.86	8.16	4.86	0.32	0.56	53	3.15	9.28	4.90	0.26	0.57	C70-C72
甲状腺	Thyroid Gland	7	0.29	1.27	0.63	0.03	0.10	27	1.61	4.73	2.53	0.21	0.29	C73
淋巴瘤	Lymphoma	70	2.89	12.69	6.97	0.39	0.86	68	4.04	11.91	6.05	0.31	0.78	C81-C85,88,90,96
白血病	Leukaemia	35	1.45	6.35	4.19	0.27	0.42	32	1.90	5.61	3.24	0.21	0.37	C91-C95
不明及其他恶性肿瘤	All Other Sites and Unspecified	45	1.86	8.16	4.21	0.24	0.49	45	2.68	7.88	3.67	0.19	0.32	O&U
所有部位合计	All Sites	2421	100.00	439.05	223.92	11.64	26.56	1682	100.00	294.62	140.76	8.64	15.98	ALL
所有部位除外 C44	All Sites but C44	2402	99.22	435.60	222.18	11.55	26.39	1661	98.75	290.94	139.63	8.64	15.92	ALLbC44
死亡 Mortality														
口腔和咽喉(除外鼻咽)	Lip,Oral Cavity & Pharynx but Nasopharynx	10	0.49	1.81	0.86	0.03	0.08	6	0.53	1.05	0.36	0.02	0.02	C00-C10;C12-C14
鼻咽	Nasopharynx	21	1.03	3.81	1.83	0.14	0.23	6	0.53	1.05	0.40	0.02	0.04	C11
食管	Esophagus	92	4.49	16.68	8.06	0.28	1.01	41	3.65	7.18	2.45	0.04	0.25	C15
胃	Stomach	258	12.60	46.79	22.30	0.86	2.41	116	10.34	20.32	8.00	0.36	0.77	C16
结直肠肛门	Colon, Rectum & Anus	115	5.62	20.86	9.48	0.46	1.03	91	8.11	15.94	6.61	0.20	0.63	C18-C21
肝脏	Liver	539	26.32	97.75	52.57	3.89	5.73	197	17.56	34.51	16.28	1.06	1.87	C22
胆囊及其他	Gallbladder and Extrahepatic Ducts	17	0.83	3.08	1.45	0.12	0.14	37	3.30	6.48	2.49	0.11	0.21	C23-C24
胰腺	Pancreas	91	4.44	16.50	8.18	0.34	0.87	98	8.73	17.17	6.63	0.27	0.70	C25
喉	Larynx	7	0.34	1.27	0.66	0.04	0.06	0	0.00	0.00	0.00	0.00	0.00	C32
气管,支气管,肺	Trachea, Bronchus and Lung	623	30.42	112.98	54.33	2.17	6.11	225	20.05	39.41	16.87	0.77	2.06	C33-C34
其他胸腔器官	Other Thoracic Organs	6	0.29	1.09	0.84	0.06	0.08	0	0.00	0.00	0.00	0.00	0.00	C37-C38
骨	Bone	9	0.44	1.63	0.88	0.05	0.09	3	0.27	0.53	0.27	0.01	0.03	C40-C41
皮肤黑色素瘤	Melanoma of Skin	5	0.24	0.91	0.37	0.00	0.02	2	0.18	0.35	0.14	0.01	0.01	C43
乳房	Breast	0	0.00	0.00	0.00	0.00	0.00	76	6.77	13.31	6.24	0.44	0.71	C50
子宫颈	Cervix	–	–	–	–	–	–	21	1.87	3.68	2.01	0.14	0.18	C53
子宫体及子宫部位不明	Uterus & Unspecified	–	–	–	–	–	–	24	2.14	4.20	2.17	0.14	0.25	C54-C55
卵巢	Ovary	–	–	–	–	–	–	12	1.07	2.10	1.29	0.08	0.14	C56
前列腺	Prostate	40	1.95	7.25	3.14	0.01	0.30	–	–	–	–	–	–	C61
睾丸	Testis	1	0.05	0.18	0.13	0.00	0.02	–	–	–	–	–	–	C62
肾及泌尿系统不明	Kidney & Unspecified Urinary Organs	3	0.15	0.54	0.18	0.00	0.00	8	0.71	1.40	0.57	0.02	0.08	C64-C66,68
膀胱	Bladder	56	2.73	10.16	4.60	0.14	0.27	13	1.16	2.28	0.75	0.01	0.07	C67
脑,神经系统	Brain, Central Nervous System	47	2.29	8.52	5.16	0.34	0.58	38	3.39	6.66	3.75	0.22	0.42	C70-C72
甲状腺	Thyroid Gland	5	0.24	0.91	0.43	0.02	0.07	2	0.18	0.35	0.09	0.00	0.00	C73
淋巴瘤	Lymphoma	53	2.59	9.61	5.31	0.31	0.57	47	4.19	8.23	3.55	0.21	0.41	C81-C85,88,90,96
白血病	Leukaemia	30	1.46	5.44	4.06	0.27	0.43	35	3.12	6.13	4.30	0.28	0.40	C91-C95
不明及其他恶性肿瘤	All Other Sites and Unspecified	20	0.98	3.63	1.69	0.07	0.16	24	2.14	4.20	1.74	0.06	0.10	O&U
所有部位合计	All Sites	2048	100.00	371.41	186.83	9.61	20.28	1122	100.00	196.53	86.37	4.49	9.37	ALL
所有部位除外 C44	All Sites but C44	2041	99.66	370.14	186.29	9.60	20.24	1108	98.75	194.08	85.63	4.48	9.34	ALLbC44

表 7-3-45　海门市 2011 年癌症发病和死亡主要指标
Table 7-3-45　Incidence and mortality of cancer in Haimen, 2011

部位 Site		男性 Male 病例数 No. cases	构成 (%)	粗率 Crude rate (1/10⁵)	世标率 ASR world (1/10⁵)	累积率 Cum.rate(%) 0~64	0~74	女性 Female 病例数 No. cases	构成 (%)	粗率 Crude rate (1/10⁵)	世标率 ASR world (1/10⁵)	累积率 Cum.rate(%) 0~64	0~74	ICD-10
发病 Incidence														
口腔和咽喉(除外鼻咽)	Lip,Oral Cavity & Pharynx but Nasopharynx	19	0.84	3.82	2.27	0.13	0.21	20	1.19	3.90	2.20	0.13	0.24	C00–C10;C12–C14
鼻咽	Nasopharynx	17	0.75	3.41	1.91	0.14	0.25	14	0.83	2.73	1.69	0.13	0.19	C11
食管	Esophagus	129	5.70	25.91	11.55	0.60	1.36	56	3.33	10.93	4.42	0.16	0.54	C15
胃	Stomach	306	13.53	61.46	28.07	1.49	3.24	131	7.78	25.58	11.89	0.58	1.47	C16
结直肠肛门	Colon,Rectum & Anus	178	7.87	35.75	17.20	1.04	2.05	169	10.04	32.99	14.31	0.71	1.69	C18–C21
肝脏	Liver	420	18.57	84.35	47.68	3.73	5.21	151	8.97	29.48	13.61	0.95	1.40	C22
胆囊及其他	Gallbladder and Extrahepatic Ducts	33	1.46	6.63	2.97	0.16	0.32	24	1.43	4.69	2.18	0.11	0.31	C23–C24
胰腺	Pancreas	77	3.40	15.46	6.90	0.36	0.70	69	4.10	13.47	6.07	0.28	0.71	C25
喉	Larynx	18	0.80	3.62	1.54	0.09	0.19	1	0.06	0.20	0.12	0.01	0.01	C32
气管,支气管,肺	Trachea,Bronchus and Lung	596	26.35	119.70	53.23	2.37	6.21	262	15.57	51.15	22.97	1.26	2.71	C33–C34
其他胸腔器官	Other Thoracic Organs	10	0.44	2.01	1.02	0.07	0.13	8	0.48	1.56	0.86	0.06	0.10	C37–C38
骨	Bone	9	0.40	1.81	1.42	0.09	0.13	6	0.36	1.17	0.55	0.03	0.05	C40–C41
皮肤黑色素瘤	Melanoma of Skin	2	0.09	0.40	0.20	0.02	0.02	4	0.24	0.78	0.25	0.01	0.01	C43
乳房	Breast	2	0.09	0.40	0.25	0.02	0.02	206	12.24	40.22	22.35	1.77	2.53	C50
子宫颈	Cervix	–	–	–	–	–	–	127	7.55	24.79	15.20	1.24	1.44	C53
子宫体及子宫部位不明	Uterus & Unspecified	–	–	–	–	–	–	51	3.03	9.96	5.60	0.46	0.64	C54–C55
卵巢	Ovary	–	–	–	–	–	–	50	2.97	9.76	5.55	0.46	0.52	C56
前列腺	Prostate	61	2.70	12.25	4.74	0.08	0.52	–	–	–	–	–	–	C61
睾丸	Testis	5	0.22	1.00	0.97	0.07	0.07	–	–	–	–	–	–	C62
肾及泌尿系统不明	Kidney & Unspecified Urinary Organs	29	1.28	5.82	2.89	0.19	0.35	20	1.19	3.90	2.14	0.12	0.30	C64–C66,68
膀胱	Bladder	75	3.32	15.06	6.86	0.34	0.76	24	1.43	4.69	2.10	0.14	0.21	C67
脑,神经系统	Brain,Central Nervous System	56	2.48	11.25	7.12	0.53	0.76	93	5.53	18.16	12.88	0.81	1.25	C70–C72
甲状腺	Thyroid Gland	13	0.57	2.61	1.75	0.13	0.17	32	1.90	6.25	4.32	0.28	0.39	C73
淋巴瘤	Lymphoma	70	3.09	14.06	8.24	0.51	0.90	38	2.26	7.42	3.97	0.20	0.54	C81–C85,88,90,96
白血病	Leukaemia	42	1.86	8.44	5.94	0.33	0.58	39	2.32	7.61	6.36	0.38	0.53	C91–C95
不明及其他恶性肿瘤	All Other Sites and Unspecified	95	4.20	19.08	9.18	0.44	0.99	88	5.23	17.18	8.09	0.43	0.86	O&U
所有部位合计	All Sites	2262	100.00	454.29	223.90	12.94	25.16	1683	100.00	328.58	169.67	10.70	18.67	ALL
所有部位除外 C44	All Sites but C44	2226	98.41	447.06	220.77	12.83	24.80	1647	97.86	321.55	166.79	10.58	18.38	ALLbC44
死亡 Mortality														
口腔和咽喉(除外鼻咽)	Lip,Oral Cavity & Pharynx but Nasopharynx	8	0.46	1.61	0.80	0.04	0.08	12	1.24	2.34	1.24	0.07	0.15	C00–C10;C12–C14
鼻咽	Nasopharynx	18	1.03	3.62	1.86	0.13	0.26	2	0.21	0.39	0.21	0.02	0.02	C11
食管	Esophagus	109	6.23	21.89	9.07	0.40	0.91	48	4.94	9.37	3.31	0.04	0.32	C15
胃	Stomach	233	13.31	46.79	19.76	0.81	2.14	105	10.81	20.50	8.32	0.29	1.01	C16
结直肠肛门	Colon,Rectum & Anus	100	5.71	20.08	9.19	0.42	1.04	75	7.72	14.64	5.65	0.25	0.62	C18–C21
肝脏	Liver	375	21.43	75.31	41.32	3.35	4.46	119	12.26	23.23	9.97	0.56	1.04	C22
胆囊及其他	Gallbladder and Extrahepatic Ducts	25	1.43	5.02	2.08	0.10	0.25	32	3.30	6.25	2.58	0.11	0.36	C23–C24
胰腺	Pancreas	75	4.29	15.06	6.81	0.39	0.71	49	5.05	9.57	4.02	0.16	0.47	C25
喉	Larynx	6	0.34	1.21	0.43	0.01	0.03	0	0.00	0.00	0.00	0.00	0.00	C32
气管,支气管,肺	Trachea,Bronchus and Lung	515	29.43	103.43	43.33	1.52	5.03	229	23.58	44.71	19.25	0.92	2.19	C33–C34
其他胸腔器官	Other Thoracic Organs	3	0.17	0.60	0.28	0.01	0.05	4	0.41	0.78	0.55	0.02	0.06	C37–C38
骨	Bone	9	0.51	1.81	0.89	0.05	0.12	5	0.51	0.98	0.44	0.01	0.05	C40–C41
皮肤黑色素瘤	Melanoma of Skin	7	0.40	1.41	0.82	0.05	0.05	5	0.51	0.98	0.47	0.02	0.07	C43
乳房	Breast	0	0.00	0.00	0.00	0.00	0.00	60	6.18	11.71	5.47	0.40	0.61	C50
子宫颈	Cervix	–	–	–	–	–	–	20	2.06	3.90	1.88	0.16	0.20	C53
子宫体及子宫部位不明	Uterus & Unspecified	–	–	–	–	–	–	14	1.44	2.73	1.23	0.07	0.14	C54–C55
卵巢	Ovary	–	–	–	–	–	–	34	3.50	6.64	3.72	0.27	0.42	C56
前列腺	Prostate	36	2.06	7.23	2.64	0.01	0.23	–	–	–	–	–	–	C61
睾丸	Testis	2	0.11	0.40	0.42	0.02	0.04	–	–	–	–	–	–	C62
肾及泌尿系统不明	Kidney & Unspecified Urinary Organs	13	0.74	2.61	1.05	0.05	0.13	8	0.82	1.56	0.68	0.01	0.11	C64–C66,68
膀胱	Bladder	44	2.51	8.84	3.58	0.10	0.37	11	1.13	2.15	0.71	0.03	0.05	C67
脑,神经系统	Brain,Central Nervous System	29	1.66	5.82	3.67	0.23	0.37	43	4.43	8.40	5.15	0.27	0.50	C70–C72
甲状腺	Thyroid Gland	2	0.11	0.40	0.18	0.01	0.03	4	0.41	0.78	0.19	0.00	0.00	C73
淋巴瘤	Lymphoma	43	2.46	8.64	4.12	0.15	0.52	25	2.57	4.88	2.59	0.18	0.28	C81–C85,88,90,96
白血病	Leukaemia	31	1.77	6.23	4.37	0.26	0.35	23	2.37	4.49	1.90	0.11	0.16	C91–C95
不明及其他恶性肿瘤	All Other Sites and Unspecified	67	3.83	13.46	6.03	0.23	0.52	44	4.53	8.59	3.68	0.18	0.29	O&U
所有部位合计	All Sites	1750	100.00	351.46	162.70	8.34	17.70	971	100.00	189.57	83.22	4.13	9.08	ALL
所有部位除外 C44	All Sites but C44	1733	99.03	348.05	161.46	8.32	17.61	958	98.66	187.04	82.45	4.11	9.03	ALLbC44

表 7-3-46 连云港市区 2011 年癌症发病和死亡主要指标
Table 7-3-46 Incidence and mortality of cancer in urban areas of Lianyungang, 2011

部位 Site		男性 Male						女性 Female						ICD-10
		病例数 No. cases	构成 (%)	粗率 Crude rate (1/10⁵)	世标率 ASR world (1/10⁵)	累积率 Cum.rate(%) 0~64	0~74	病例数 No. cases	构成 (%)	粗率 Crude rate (1/10⁵)	世标率 ASR world (1/10⁵)	累积率 Cum.rate(%) 0~64	0~74	
发病 Incidence														
口腔和咽喉(除外鼻咽)	Lip,Oral Cavity & Pharynx but Nasopharynx	11	0.90	2.26	2.87	0.18	0.30	3	0.32	0.64	0.61	0.01	0.01	C00-C10;C12-C14
鼻咽	Nasopharynx	9	0.74	1.85	1.65	0.14	0.18	3	0.32	0.64	0.59	0.06	0.06	C11
食管	Esophagus	115	9.42	23.59	28.17	1.03	3.05	43	4.58	9.19	9.12	0.40	0.83	C15
胃	Stomach	155	12.69	31.79	37.31	1.62	3.90	68	7.24	14.54	14.12	0.74	1.55	C16
结直肠肛门	Colon,Rectum & Anus	86	7.04	17.64	19.90	1.10	2.22	73	7.77	15.61	15.27	0.83	1.76	C18-C21
肝脏	Liver	178	14.58	36.51	39.91	2.87	4.08	60	6.39	12.83	12.53	0.67	1.43	C22
胆囊及其他	Gallbladder and Extrahepatic Ducts	16	1.31	3.28	3.68	0.16	0.30	14	1.49	2.99	2.72	0.13	0.24	C23-C24
胰腺	Pancreas	28	2.29	5.74	6.81	0.29	0.65	28	2.98	5.99	5.66	0.17	0.56	C25
喉	Larynx	11	0.90	2.26	2.56	0.14	0.36	1	0.11	0.21	0.22	0.03	0.03	C32
气管,支气管,肺	Trachea,Bronchus and Lung	317	25.96	65.02	74.10	3.11	8.56	167	17.78	35.70	34.78	1.52	3.94	C33-C34
其他胸腔器官	Other Thoracic Organs	7	0.57	1.44	1.53	0.03	0.24	2	0.21	0.43	0.43	0.05	0.05	C37-C38
骨	Bone	16	1.31	3.28	3.77	0.20	0.41	7	0.75	1.50	1.36	0.03	0.13	C40-C41
皮肤黑色素瘤	Melanoma of Skin	4	0.33	0.82	0.92	0.02	0.18	2	0.21	0.43	0.43	0.03	0.03	C43
乳房	Breast	4	0.33	0.82	0.76	0.00	0.00	173	18.42	36.98	33.72	2.68	3.88	C50
子宫颈	Cervix	–	–	–	–	–	–	63	6.71	13.47	11.45	0.94	1.23	C53
子宫体及子宫部位不明	Uterus & Unspecified	–	–	–	–	–	–	37	3.94	7.91	7.54	0.64	0.84	C54-C55
卵巢	Ovary	–	–	–	–	–	–	31	3.30	6.63	6.37	0.56	0.70	C56
前列腺	Prostate	20	1.64	4.10	5.74	0.07	0.42	–	–	–	–	–	–	C61
睾丸	Testis	1	0.08	0.21	0.11	0.01	0.01	–	–	–	–	–	–	C62
肾及泌尿系统不明	Kidney & Unspecified Urinary Organs	23	1.88	4.72	5.12	0.33	0.70	8	0.85	1.71	1.81	0.12	0.28	C64-C66,68
膀胱	Bladder	44	3.60	9.02	10.25	0.57	1.06	14	1.49	2.99	2.97	0.14	0.30	C67
脑,神经系统	Brain,Central Nervous System	33	2.70	6.77	6.79	0.38	0.52	14	1.49	2.99	2.90	0.25	0.31	C70-C72
甲状腺	Thyroid Gland	20	1.64	4.10	4.33	0.33	0.45	42	4.47	8.98	8.40	0.69	1.06	C73
淋巴瘤	Lymphoma	45	3.69	9.23	10.37	0.65	1.28	21	2.24	4.49	4.20	0.19	0.47	C81-C85,88,90,96
白血病	Leukaemia	39	3.19	8.00	8.84	0.56	0.72	29	3.09	6.20	6.25	0.45	0.65	C91-C95
不明及其他恶性肿瘤	All Other Sites and Unspecified	39	3.19	8.00	8.72	0.34	1.05	36	3.83	7.70	7.66	0.43	0.92	O&U
所有部位合计	All Sites	1221	100.00	250.44	284.21	14.12	30.65	939	100.00	200.74	191.11	11.78	21.26	ALL
所有部位除外 C44	All Sites but C44	1220	99.92	250.23	284.00	14.12	30.65	935	99.57	199.88	190.30	11.69	21.17	ALLbC44
死亡 Mortality														
口腔和咽喉(除外鼻咽)	Lip,Oral Cavity & Pharynx but Nasopharynx	12	1.41	2.46	3.77	0.15	0.27	1	0.20	0.21	0.16	0.00	0.00	C00-C10;C12-C14
鼻咽	Nasopharynx	4	0.47	0.82	0.76	0.08	0.08	2	0.40	0.43	0.41	0.03	0.03	C11
食管	Esophagus	92	10.80	18.87	22.90	0.77	1.94	47	9.48	10.05	10.08	0.31	0.92	C15
胃	Stomach	102	11.97	20.92	25.75	0.90	2.35	61	12.30	13.04	12.79	0.57	1.41	C16
结直肠肛门	Colon,Rectum & Anus	41	4.81	8.41	9.75	0.60	1.01	27	5.44	5.77	5.58	0.17	0.51	C18-C21
肝脏	Liver	137	16.08	28.10	31.71	2.09	3.58	47	9.48	10.05	10.04	0.70	1.17	C22
胆囊及其他	Gallbladder and Extrahepatic Ducts	7	0.82	1.44	1.68	0.03	0.03	14	2.82	2.99	2.57	0.09	0.21	C23-C24
胰腺	Pancreas	24	2.82	4.92	5.85	0.31	0.64	22	4.44	4.70	4.36	0.14	0.43	C25
喉	Larynx	5	0.59	1.03	1.16	0.06	0.14	1	0.20	0.21	0.16	0.00	0.00	C32
气管,支气管,肺	Trachea,Bronchus and Lung	291	34.15	59.69	69.63	2.60	7.42	130	26.21	27.79	27.32	1.00	2.91	C33-C34
其他胸腔器官	Other Thoracic Organs	0	0.00	0.00	0.00	0.00	0.00	3	0.60	0.64	0.59	0.06	0.06	C37-C38
骨	Bone	7	0.82	1.44	2.25	0.10	0.15	9	1.81	1.92	1.88	0.09	0.25	C40-C41
皮肤黑色素瘤	Melanoma of Skin	0	0.00	0.00	0.00	0.00	0.00	1	0.20	0.21	0.24	0.00	0.04	C43
乳房	Breast	1	0.12	0.21	0.19	0.00	0.00	36	7.26	7.70	7.39	0.52	0.81	C50
子宫颈	Cervix	–	–	–	–	–	–	15	3.02	3.21	2.74	0.20	0.24	C53
子宫体及子宫部位不明	Uterus & Unspecified	–	–	–	–	–	–	10	2.02	2.14	1.92	0.12	0.22	C54-C55
卵巢	Ovary	–	–	–	–	–	–	9	1.81	1.92	1.92	0.18	0.22	C56
前列腺	Prostate	13	1.53	2.67	3.33	0.11	0.28	–	–	–	–	–	–	C61
睾丸	Testis	0	0.00	0.00	0.00	0.00	0.00	–	–	–	–	–	–	C62
肾及泌尿系统不明	Kidney & Unspecified Urinary Organs	9	1.06	1.85	2.09	0.11	0.35	3	0.60	0.64	0.69	0.07	0.07	C64-C66,68
膀胱	Bladder	14	1.64	2.87	3.16	0.10	0.22	4	0.81	0.86	0.94	0.03	0.09	C67
脑,神经系统	Brain,Central Nervous System	20	2.35	4.10	4.35	0.14	0.32	12	2.42	2.57	2.43	0.16	0.32	C70-C72
甲状腺	Thyroid Gland	4	0.47	0.82	0.81	0.04	0.04	3	0.60	0.64	0.59	0.02	0.08	C73
淋巴瘤	Lymphoma	19	2.23	3.90	5.73	0.17	0.33	15	3.02	3.21	2.96	0.09	0.30	C81-C85,88,90,96
白血病	Leukaemia	24	2.82	4.92	5.36	0.29	0.43	12	2.42	2.57	2.40	0.19	0.19	C91-C95
不明及其他恶性肿瘤	All Other Sites and Unspecified	26	3.05	5.33	6.03	0.08	0.65	12	2.42	2.57	2.62	0.10	0.33	O&U
所有部位合计	All Sites	852	100.00	174.75	206.27	8.74	20.23	496	100.00	106.03	102.80	4.84	10.77	ALL
所有部位除外 C44	All Sites but C44	849	99.65	174.14	205.58	8.70	20.20	496	100.00	106.03	102.80	4.84	10.77	ALLbC44

部位 Site		男性 Male						女性 Female						ICD-10
		病例数 No. cases	构成 (%)	粗率 Crude rate (1/10⁵)	世标率 ASR world (1/10⁵)	累积率 Cum.rate(%) 0~64	0~74	病例数 No. cases	构成 (%)	粗率 Crude rate (1/10⁵)	世标率 ASR world (1/10⁵)	累积率 Cum.rate(%) 0~64	0~74	
发病 Incidence														
口腔和咽喉(除外鼻咽)	Lip,Oral Cavity & Pharynx but Nasopharynx	15	1.05	2.55	1.94	0.12	0.21	3	0.40	0.56	0.35	0.03	0.03	C00–C10;C12–C14
鼻咽	Nasopharynx	3	0.21	0.51	0.46	0.03	0.06	4	0.53	0.75	0.54	0.04	0.07	C11
食管	Esophagus	346	24.11	58.85	51.34	2.75	5.81	79	10.49	14.80	10.65	0.39	1.14	C15
胃	Stomach	183	12.75	31.12	25.34	1.43	3.37	53	7.04	9.93	6.87	0.34	0.82	C16
结直肠肛门	Colon,Rectum & Anus	85	5.92	14.46	12.16	0.66	1.32	53	7.04	9.93	6.88	0.42	0.82	C18–C21
肝脏	Liver	197	13.73	33.50	29.06	2.51	3.36	53	7.04	9.93	7.48	0.36	0.92	C22
胆囊及其他	Gallbladder and Extrahepatic Ducts	13	0.91	2.21	1.85	0.15	0.21	7	0.93	1.31	0.85	0.05	0.09	C23–C24
胰腺	Pancreas	16	1.11	2.72	2.36	0.17	0.32	19	2.52	3.56	2.19	0.13	0.25	C25
喉	Larynx	13	0.91	2.21	1.90	0.10	0.16	0	0.00	0.00	0.00	0.00	0.00	C32
气管,支气管,肺	Trachea,Bronchus and Lung	355	24.74	60.38	50.82	3.18	6.02	148	19.65	27.73	19.10	1.06	2.17	C33–C34
其他胸腔器官	Other Thoracic Organs	2	0.14	0.34	0.23	0.01	0.01	1	0.13	0.19	0.13	0.00	0.03	C37–C38
骨	Bone	18	1.25	3.06	2.79	0.19	0.39	10	1.33	1.87	1.20	0.08	0.11	C40–C41
皮肤黑色素瘤	Melanoma of Skin	1	0.07	0.17	0.15	0.00	0.03	0	0.00	0.00	0.00	0.00	0.00	C43
乳房	Breast	1	0.07	0.17	0.13	0.01	0.01	104	13.81	19.49	15.92	1.38	1.54	C50
子宫颈	Cervix	–	–	–	–	–	–	27	3.59	5.06	4.17	0.35	0.43	C53
子宫体及子宫部位不明	Uterus & Unspecified	–	–	–	–	–	–	31	4.12	5.81	4.43	0.40	0.46	C54–C55
卵巢	Ovary	–	–	–	–	–	–	25	3.32	4.68	4.38	0.30	0.45	C56
前列腺	Prostate	14	0.98	2.38	2.00	0.08	0.17	–	–	–	–	–	–	C61
睾丸	Testis	3	0.21	0.51	0.46	0.04	0.04	–	–	–	–	–	–	C62
肾及泌尿系统不明	Kidney & Unspecified Urinary Organs	15	1.05	2.55	2.25	0.17	0.23	7	0.93	1.31	1.09	0.07	0.15	C64–C66,68
膀胱	Bladder	20	1.39	3.40	2.81	0.14	0.32	3	0.40	0.56	0.40	0.01	0.09	C67
脑,神经系统	Brain,Central Nervous System	37	2.58	6.29	5.73	0.39	0.58	44	5.84	8.24	6.78	0.45	0.73	C70–C72
甲状腺	Thyroid Gland	6	0.42	1.02	0.90	0.07	0.09	13	1.73	2.44	2.07	0.16	0.21	C73
淋巴瘤	Lymphoma	39	2.72	6.63	5.71	0.37	0.62	14	1.86	2.62	2.13	0.11	0.22	C81–C85,88,90,96
白血病	Leukaemia	27	1.88	4.59	4.59	0.35	0.38	28	3.72	5.25	4.44	0.27	0.43	C91–C95
不明及其他恶性肿瘤	All Other Sites and Unspecified	26	1.81	4.42	3.55	0.26	0.34	27	3.59	5.06	4.32	0.32	0.39	O&U
所有部位合计	All Sites	1435	100.00	244.06	208.56	13.19	24.06	753	100.00	141.09	106.37	6.72	11.46	ALL
所有部位除外 C44	All Sites but C44	1427	99.44	242.69	207.58	13.15	23.99	747	99.20	139.96	105.42	6.64	11.38	ALLbC44
死亡 Mortality														
口腔和咽喉(除外鼻咽)	Lip,Oral Cavity & Pharynx but Nasopharynx	3	0.30	0.51	0.42	0.03	0.06	0	0.00	0.00	0.00	0.00	0.00	C00–C10;C12–C14
鼻咽	Nasopharynx	4	0.40	0.68	0.60	0.04	0.08	1	0.22	0.19	0.13	0.02	0.02	C11
食管	Esophagus	237	23.58	40.31	34.39	1.39	3.65	57	12.75	10.68	7.85	0.31	0.84	C15
胃	Stomach	136	13.53	23.13	18.63	0.87	2.11	47	10.51	8.81	6.15	0.31	0.81	C16
结直肠肛门	Colon,Rectum & Anus	38	3.78	6.46	4.95	0.15	0.47	29	6.49	5.43	3.76	0.20	0.35	C18–C21
肝脏	Liver	175	17.41	29.76	26.27	2.06	3.03	58	12.98	10.87	7.99	0.40	0.90	C22
胆囊及其他	Gallbladder and Extrahepatic Ducts	11	1.09	1.87	1.62	0.14	0.20	4	0.89	0.75	0.28	0.00	0.08	C23–C24
胰腺	Pancreas	14	1.39	2.38	2.17	0.09	0.21	15	3.36	2.81	1.54	0.05	0.16	C25
喉	Larynx	8	0.80	1.36	1.20	0.05	0.05	0	0.00	0.00	0.00	0.00	0.00	C32
气管,支气管,肺	Trachea,Bronchus and Lung	252	25.07	42.86	36.26	2.08	4.23	109	24.38	20.42	12.85	0.64	1.30	C33–C34
其他胸腔器官	Other Thoracic Organs	0	0.00	0.00	0.00	0.00	0.00	1	0.22	0.19	0.17	0.01	0.01	C37–C38
骨	Bone	11	1.09	1.87	1.82	0.13	0.26	5	1.12	0.94	0.61	0.02	0.08	C40–C41
皮肤黑色素瘤	Melanoma of Skin	0	0.00	0.00	0.00	0.00	0.00	0	0.00	0.00	0.00	0.00	0.00	C43
乳房	Breast	0	0.00	0.00	0.00	0.00	0.00	39	8.72	7.31	5.44	0.45	0.50	C50
子宫颈	Cervix	–	–	–	–	–	–	5	1.12	0.94	0.67	0.04	0.08	C53
子宫体及子宫部位不明	Uterus & Unspecified	–	–	–	–	–	–	7	1.57	1.31	0.83	0.07	0.07	C54–C55
卵巢	Ovary	–	–	–	–	–	–	3	0.67	0.56	0.41	0.03	0.06	C56
前列腺	Prostate	15	1.49	2.55	2.32	0.05	0.19	–	–	–	–	–	–	C61
睾丸	Testis	0	0.00	0.00	0.00	0.00	0.00	–	–	–	–	–	–	C62
肾及泌尿系统不明	Kidney & Unspecified Urinary Organs	9	0.90	1.53	1.21	0.07	0.12	5	1.12	0.94	0.72	0.03	0.09	C64–C66,68
膀胱	Bladder	21	2.09	3.57	2.69	0.07	0.20	4	0.89	0.75	0.49	0.02	0.02	C67
脑,神经系统	Brain,Central Nervous System	19	1.89	3.23	2.77	0.18	0.32	21	4.70	3.93	3.19	0.15	0.32	C70–C72
甲状腺	Thyroid Gland	2	0.20	0.34	0.20	0.01	0.01	4	0.89	0.75	0.48	0.02	0.07	C73
淋巴瘤	Lymphoma	27	2.69	4.59	4.10	0.29	0.44	6	1.34	1.12	0.55	0.03	0.03	C81–C85,88,90,96
白血病	Leukaemia	15	1.49	2.55	2.44	0.16	0.22	15	3.36	2.81	2.50	0.14	0.20	C91–C95
不明及其他恶性肿瘤	All Other Sites and Unspecified	8	0.80	1.36	1.06	0.06	0.10	12	2.68	2.25	1.99	0.14	0.14	O&U
所有部位合计	All Sites	1005	100.00	170.92	145.11	7.93	15.94	447	100.00	83.75	58.59	3.08	6.05	ALL
所有部位除外 C44	All Sites but C44	1003	99.80	170.58	144.81	7.90	15.91	444	99.33	83.19	58.04	3.06	6.03	ALLbC44

表 7-3-48　东海县 2011 年癌症发病和死亡主要指标
Table 7-3-48　Incidence and mortality of cancer in Donghai, 2011

部位 Site		男性 Male						女性 Female						ICD-10
		病例数 No. cases	构成 (%)	粗率 Crude rate (1/10⁵)	世标率 ASR world (1/10⁵)	累积率 Cum.rate(%) 0~64	0~74	病例数 No. cases	构成 (%)	粗率 Crude rate (1/10⁵)	世标率 ASR world (1/10⁵)	累积率 Cum.rate(%) 0~64	0~74	
发病 Incidence														
口腔和咽喉(除外鼻咽)	Lip,Oral Cavity & Pharynx but Nasopharynx	12	0.94	2.01	1.83	0.10	0.21	10	1.16	1.81	1.59	0.10	0.14	C00–C10;C12–C14
鼻咽	Nasopharynx	19	1.49	3.18	3.03	0.28	0.36	8	0.93	1.44	1.29	0.11	0.15	C11
食管	Esophagus	172	13.48	28.80	23.58	1.03	2.77	57	6.60	10.29	6.03	0.15	0.55	C15
胃	Stomach	193	15.13	32.32	27.76	1.51	3.03	88	10.19	15.89	11.29	0.63	1.31	C16
结直肠肛门	Colon,Rectum & Anus	87	6.82	14.57	12.46	0.68	1.28	69	7.99	12.46	8.75	0.49	1.11	C18–C21
肝脏	Liver	156	12.23	26.12	23.26	1.59	2.48	72	8.33	13.00	10.73	0.70	1.35	C22
胆囊及其他	Gallbladder and Extrahepatic Ducts	21	1.65	3.52	2.79	0.13	0.30	12	1.39	2.17	1.70	0.12	0.21	C23–C24
胰腺	Pancreas	33	2.59	5.53	4.72	0.34	0.58	24	2.78	4.33	3.00	0.14	0.37	C25
喉	Larynx	12	0.94	2.01	1.65	0.09	0.21	1	0.12	0.18	0.13	0.02	0.02	C32
气管,支气管,肺	Trachea,Bronchus and Lung	337	26.41	56.43	47.09	2.99	5.29	157	18.17	28.35	20.23	1.04	2.25	C33–C34
其他胸腔器官	Other Thoracic Organs	3	0.24	0.50	0.39	0.02	0.06	2	0.23	0.36	0.32	0.03	0.06	C37–C38
骨	Bone	13	1.02	2.18	1.83	0.12	0.17	10	1.16	1.81	1.49	0.10	0.15	C40–C41
皮肤黑色素瘤	Melanoma of Skin	0	0.00	0.00	0.00	0.00	0.00	0	0.00	0.00	0.00	0.00	0.00	C43
乳房	Breast	2	0.16	0.33	0.33	0.03	0.06	133	15.39	24.01	20.82	1.72	2.13	C50
子宫颈	Cervix	–	–	–	–	–	–	52	6.02	9.39	8.01	0.65	0.82	C53
子宫体及子宫部位不明	Uterus & Unspecified	–	–	–	–	–	–	30	3.47	5.42	4.78	0.41	0.57	C54–C55
卵巢	Ovary	–	–	–	–	–	–	17	1.97	3.07	2.60	0.22	0.27	C56
前列腺	Prostate	12	0.94	2.01	1.20	0.02	0.10	–	–	–	–	–	–	C61
睾丸	Testis	3	0.24	0.50	0.42	0.03	0.06	–	–	–	–	–	–	C62
肾及泌尿系统不明	Kidney & Unspecified Urinary Organs	10	0.78	1.67	1.65	0.14	0.14	0	0.00	0.00	0.00	0.00	0.00	C64–C66,68
膀胱	Bladder	30	2.35	5.02	4.18	0.17	0.39	9	1.04	1.63	1.07	0.03	0.08	C67
脑,神经系统	Brain,Central Nervous System	43	3.37	7.20	5.55	0.28	0.65	24	2.78	4.33	3.18	0.28	0.39	C70–C72
甲状腺	Thyroid Gland	3	0.24	0.50	0.40	0.03	0.03	16	1.85	2.89	2.51	0.20	0.25	C73
淋巴瘤	Lymphoma	25	1.96	4.19	4.18	0.35	0.44	13	1.50	2.35	1.68	0.14	0.16	C81–C85,88,90,96
白血病	Leukaemia	39	3.06	6.53	6.00	0.32	0.58	27	3.13	4.88	4.13	0.31	0.39	C91–C95
不明及其他恶性肿瘤	All Other Sites and Unspecified	51	4.00	8.54	7.65	0.53	0.85	33	3.82	5.96	4.82	0.29	0.48	O&U
所有部位合计	All Sites	1276	100.00	213.67	181.95	10.79	20.05	864	100.00	156.01	120.75	7.88	13.17	ALL
所有部位除外 C44	All Sites but C44	1266	99.22	212.00	180.61	10.71	19.94	857	99.19	154.74	119.80	7.87	13.07	ALLbC44
死亡 Mortality														
口腔和咽喉(除外鼻咽)	Lip,Oral Cavity & Pharynx but Nasopharynx	7	0.68	1.17	1.04	0.03	0.09	1	0.19	0.18	0.07	0.00	0.00	C00–C10;C12–C14
鼻咽	Nasopharynx	8	0.78	1.34	1.26	0.10	0.16	4	0.75	0.72	0.45	0.03	0.06	C11
食管	Esophagus	149	14.58	24.95	20.15	0.60	2.11	49	9.14	8.85	5.13	0.03	0.35	C15
胃	Stomach	153	14.97	25.62	20.92	1.13	2.14	67	12.50	12.10	8.05	0.41	0.88	C16
结直肠肛门	Colon,Rectum & Anus	50	4.89	8.37	6.77	0.26	0.66	31	5.78	5.60	3.73	0.17	0.35	C18–C21
肝脏	Liver	150	14.68	25.12	21.62	1.38	2.26	61	11.38	11.01	8.70	0.53	1.12	C22
胆囊及其他	Gallbladder and Extrahepatic Ducts	13	1.27	2.18	1.78	0.06	0.18	12	2.24	2.17	1.69	0.11	0.19	C23–C24
胰腺	Pancreas	32	3.13	5.36	4.30	0.28	0.56	19	3.54	3.43	2.22	0.08	0.25	C25
喉	Larynx	7	0.68	1.17	1.03	0.07	0.16	0	0.00	0.00	0.00	0.00	0.00	C32
气管,支气管,肺	Trachea,Bronchus and Lung	299	29.26	50.07	41.42	2.34	4.54	121	22.57	21.85	15.19	0.68	1.66	C33–C34
其他胸腔器官	Other Thoracic Organs	3	0.29	0.50	0.44	0.02	0.04	1	0.19	0.18	0.18	0.02	0.02	C37–C38
骨	Bone	11	1.08	1.84	1.64	0.10	0.18	3	0.56	0.54	0.42	0.04	0.04	C40–C41
皮肤黑色素瘤	Melanoma of Skin	0	0.00	0.00	0.00	0.00	0.00	0	0.00	0.00	0.00	0.00	0.00	C43
乳房	Breast	0	0.00	0.00	0.00	0.00	0.00	41	7.65	7.40	6.16	0.53	0.67	C50
子宫颈	Cervix	–	–	–	–	–	–	18	3.36	3.25	2.33	0.16	0.30	C53
子宫体及子宫部位不明	Uterus & Unspecified	–	–	–	–	–	–	22	4.10	3.97	3.34	0.20	0.49	C54–C55
卵巢	Ovary	–	–	–	–	–	–	11	2.05	1.99	1.55	0.11	0.19	C56
前列腺	Prostate	8	0.78	1.34	1.20	0.00	0.05	–	–	–	–	–	–	C61
睾丸	Testis	2	0.20	0.33	0.21	0.00	0.03	–	–	–	–	–	–	C62
肾及泌尿系统不明	Kidney & Unspecified Urinary Organs	5	0.49	0.84	0.57	0.03	0.03	0	0.00	0.00	0.00	0.00	0.00	C64–C66,68
膀胱	Bladder	21	2.05	3.52	2.67	0.09	0.28	3	0.56	0.54	0.30	0.00	0.00	C67
脑,神经系统	Brain,Central Nervous System	36	3.52	6.03	4.91	0.25	0.55	22	4.10	3.97	3.18	0.25	0.33	C70–C72
甲状腺	Thyroid Gland	2	0.20	0.33	0.25	0.01	0.03	0	0.00	0.00	0.00	0.00	0.00	C73
淋巴瘤	Lymphoma	21	2.05	3.52	3.33	0.18	0.32	17	3.17	3.07	2.23	0.18	0.27	C81–C85,88,90,96
白血病	Leukaemia	25	2.45	4.19	4.29	0.22	0.32	22	4.10	3.97	3.50	0.26	0.35	C91–C95
不明及其他恶性肿瘤	All Other Sites and Unspecified	20	1.96	3.35	2.75	0.11	0.35	11	2.05	1.99	1.39	0.08	0.18	O&U
所有部位合计	All Sites	1022	100.00	171.14	142.55	7.26	15.05	536	100.00	96.78	69.82	3.86	7.69	ALL
所有部位除外 C44	All Sites but C44	1016	99.41	170.13	141.76	7.22	14.92	534	99.63	96.42	69.62	3.84	7.67	ALLbC44

7-3-49 灌云县 2011 年癌症发病和死亡主要指标
Table 7-3-49 Incidence and mortality of cancer in Guanyun, 2011

部位 Site		男性 Male						女性 Female						ICD-10
		病例数 No. cases	构成 (%)	粗率 Crude rate (1/10⁵)	世标率 ASR world (1/10⁵)	累积率 Cum.rate(%)		病例数 No. cases	构成 (%)	粗率 Crude rate (1/10⁵)	世标率 ASR world (1/10⁵)	累积率 Cum.rate(%)		
						0~64	0~74					0~64	0~74	
发病 Incidence														
口腔和咽喉(除外鼻咽)	Lip, Oral Cavity & Pharynx but Nasopharynx	10	0.87	1.87	1.55	0.07	0.17	5	0.61	1.03	0.75	0.07	0.07	C00-C10;C12-C14
鼻咽	Nasopharynx	9	0.78	1.69	1.36	0.10	0.17	3	0.36	0.62	0.60	0.05	0.05	C11
食管	Esophagus	211	18.33	39.53	32.09	1.40	3.61	96	11.65	19.82	16.03	0.54	2.02	C15
胃	Stomach	152	13.21	28.48	22.88	1.05	2.44	71	8.62	14.66	11.90	0.63	1.50	C16
结直肠肛门	Colon, Rectum & Anus	66	5.73	12.37	10.66	0.67	1.17	52	6.31	10.73	8.48	0.44	1.05	C18-C21
肝脏	Liver	210	18.25	39.35	31.38	2.54	3.34	60	7.28	12.38	10.14	0.65	1.30	C22
胆囊及其他	Gallbladder and Extrahepatic Ducts	15	1.30	2.81	2.21	0.06	0.14	13	1.58	2.68	1.88	0.08	0.18	C23-C24
胰腺	Pancreas	30	2.61	5.62	4.71	0.23	0.57	20	2.43	4.13	3.29	0.20	0.39	C25
喉	Larynx	12	1.04	2.25	1.80	0.09	0.19	1	0.12	0.21	0.19	0.00	0.05	C32
气管,支气管,肺	Trachea, Bronchus and Lung	249	21.63	46.65	37.91	2.13	4.33	143	17.35	29.52	24.00	1.42	2.68	C33-C34
其他胸腔器官	Other Thoracic Organs	2	0.17	0.37	0.24	0.02	0.02	1	0.12	0.21	0.19	0.02	0.02	C37-C38
骨	Bone	13	1.13	2.44	2.21	0.12	0.27	7	0.85	1.44	1.12	0.10	0.10	C40-C41
皮肤黑色素瘤	Melanoma of Skin	1	0.09	0.19	0.17	0.00	0.04	5	0.61	1.03	0.92	0.04	0.12	C43
乳房	Breast	0	0.00	0.00	0.00	0.00	0.00	110	13.35	22.71	18.07	1.43	1.85	C50
子宫颈	Cervix	–	–	–	–	–	–	50	6.07	10.32	7.97	0.67	0.85	C53
子宫体及子宫部位不明	Uterus & Unspecified	–	–	–	–	–	–	25	3.03	5.16	4.24	0.26	0.52	C54-C55
卵巢	Ovary	–	–	–	–	–	–	15	1.82	3.10	2.43	0.22	0.22	C56
前列腺	Prostate	3	0.26	0.56	0.42	0.04	0.04	–	–	–	–	–	–	C61
睾丸	Testis	2	0.17	0.37	0.49	0.03	0.03	–	–	–	–	–	–	C62
肾及泌尿系统不明	Kidney & Unspecified Urinary Organs	14	1.22	2.62	2.09	0.13	0.24	7	0.85	1.44	1.18	0.08	0.12	C64-C66,68
膀胱	Bladder	28	2.43	5.25	4.52	0.28	0.52	10	1.21	2.06	1.57	0.08	0.11	C67
脑,神经系统	Brain, Central Nervous System	29	2.52	5.43	4.89	0.33	0.48	31	3.76	6.40	5.98	0.37	0.61	C70-C72
甲状腺	Thyroid Gland	7	0.61	1.31	1.12	0.09	0.13	32	3.88	6.61	5.35	0.43	0.51	C73
淋巴瘤	Lymphoma	20	1.74	3.75	3.21	0.26	0.38	17	2.06	3.51	2.92	0.14	0.28	C81-C85,88,90,96
白血病	Leukaemia	30	2.61	5.62	5.47	0.28	0.51	21	2.55	4.33	3.47	0.25	0.36	C91-C95
不明及其他恶性肿瘤	All Other Sites and Unspecified	38	3.30	7.12	6.05	0.34	0.63	29	3.52	5.99	4.76	0.28	0.56	O&U
所有部位合计	All Sites	1151	100.00	215.65	177.43	10.24	19.42	824	100.00	170.09	137.45	8.45	15.59	ALL
所有部位除外 C44	All Sites but C44	1141	99.13	213.78	175.85	10.14	19.26	821	99.64	169.47	136.93	8.40	15.53	ALLbC44
死亡 Mortality														
口腔和咽喉(除外鼻咽)	Lip, Oral Cavity & Pharynx but Nasopharynx	5	0.53	0.94	0.71	0.05	0.10	3	0.57	0.62	0.43	0.03	0.03	C00-C10;C12-C14
鼻咽	Nasopharynx	4	0.42	0.75	0.58	0.06	0.06	1	0.19	0.21	0.25	0.01	0.01	C11
食管	Esophagus	175	18.38	32.79	26.47	1.07	2.87	75	14.31	15.48	12.37	0.36	1.47	C15
胃	Stomach	124	13.03	23.23	18.80	0.62	1.90	56	10.69	11.56	9.22	0.42	1.11	C16
结直肠肛门	Colon, Rectum & Anus	36	3.78	6.75	5.52	0.22	0.60	29	5.53	5.99	4.66	0.28	0.48	C18-C21
肝脏	Liver	212	22.27	39.72	31.92	2.40	3.52	59	11.26	12.18	10.01	0.59	1.36	C22
胆囊及其他	Gallbladder and Extrahepatic Ducts	17	1.79	3.19	2.52	0.05	0.30	11	2.10	2.27	1.71	0.05	0.18	C23-C24
胰腺	Pancreas	26	2.73	4.87	4.16	0.21	0.51	16	3.05	3.30	2.56	0.15	0.31	C25
喉	Larynx	5	0.53	0.94	0.66	0.04	0.04	0	0.00	0.00	0.00	0.00	0.00	C32
气管,支气管,肺	Trachea, Bronchus and Lung	206	21.64	38.60	31.58	1.29	3.92	106	20.23	21.88	17.20	0.97	1.76	C33-C34
其他胸腔器官	Other Thoracic Organs	4	0.42	0.75	0.53	0.03	0.07	0	0.00	0.00	0.00	0.00	0.00	C37-C38
骨	Bone	12	1.26	2.25	2.02	0.09	0.25	4	0.76	0.83	0.68	0.06	0.06	C40-C41
皮肤黑色素瘤	Melanoma of Skin	0	0.00	0.00	0.00	0.00	0.00	2	0.38	0.41	0.36	0.01	0.06	C43
乳房	Breast	0	0.00	0.00	0.00	0.00	0.00	45	8.59	9.29	7.28	0.55	0.77	C50
子宫颈	Cervix	–	–	–	–	–	–	14	2.67	2.89	2.15	0.16	0.25	C53
子宫体及子宫部位不明	Uterus & Unspecified	–	–	–	–	–	–	10	1.91	2.06	1.70	0.12	0.16	C54-C55
卵巢	Ovary	–	–	–	–	–	–	16	3.05	3.30	2.53	0.19	0.28	C56
前列腺	Prostate	8	0.84	1.50	1.24	0.02	0.15	–	–	–	–	–	–	C61
睾丸	Testis	0	0.00	0.00	0.00	0.00	0.00	–	–	–	–	–	–	C62
肾及泌尿系统不明	Kidney & Unspecified Urinary Organs	6	0.63	1.12	0.91	0.03	0.10	2	0.38	0.41	0.25	0.02	0.02	C64-C66,68
膀胱	Bladder	14	1.47	2.62	1.97	0.03	0.14	5	0.95	1.03	0.78	0.02	0.06	C67
脑,神经系统	Brain, Central Nervous System	29	3.05	5.43	4.79	0.32	0.48	24	4.58	4.95	4.51	0.27	0.50	C70-C72
甲状腺	Thyroid Gland	0	0.00	0.00	0.00	0.00	0.00	7	1.34	1.44	1.17	0.10	0.10	C73
淋巴瘤	Lymphoma	16	1.68	3.00	2.57	0.13	0.25	12	2.29	2.48	2.06	0.08	0.16	C81-C85,88,90,96
白血病	Leukaemia	24	2.52	4.50	4.61	0.22	0.40	16	3.05	3.30	2.96	0.20	0.31	C91-C95
不明及其他恶性肿瘤	All Other Sites and Unspecified	29	3.05	5.43	4.82	0.23	0.50	11	2.10	2.27	1.81	0.09	0.17	O&U
所有部位合计	All Sites	952	100.00	178.37	146.37	7.11	16.15	524	100.00	108.16	86.63	4.74	9.61	ALL
所有部位除外 C44	All Sites but C44	948	99.58	177.62	145.78	7.06	16.06	523	99.81	107.95	86.50	4.73	9.60	ALLbC44

表 7-3-50 灌南县 2011 年癌症发病和死亡主要指标
Table 7-3-50 Incidence and mortality of cancer in Guannan, 2011

部位 Site		男性 Male						女性 Female						ICD-10
		病例数 No. cases	构成 (%)	粗率 Crude rate (1/10⁵)	世标率 ASR world (1/10⁵)	累积率 Cum.rate(%)		病例数 No. cases	构成 (%)	粗率 Crude rate (1/10⁵)	世标率 ASR world (1/10⁵)	累积率 Cum.rate(%)		
						0~64	0~74					0~64	0~74	
发病 Incidence														
口腔和咽喉(除外鼻咽)	Lip,Oral Cavity & Pharynx but Nasopharynx	7	0.71	2.21	1.63	0.03	0.10	7	1.12	2.31	1.52	0.03	0.27	C00-C10;C12-C14
鼻咽	Nasopharynx	4	0.41	1.26	1.38	0.16	0.16	1	0.16	0.33	0.31	0.03	0.03	C11
食管	Esophagus	280	28.48	88.50	87.57	4.47	11.00	126	20.16	41.60	32.10	1.90	4.15	C15
胃	Stomach	136	13.84	42.98	42.66	2.73	5.42	58	9.28	19.15	16.07	1.05	2.08	C16
结直肠肛门	Colon,Rectum & Anus	59	6.00	18.65	18.11	1.00	1.88	28	4.48	9.24	8.00	0.62	1.00	C18-C21
肝脏	Liver	179	18.21	56.57	52.69	4.10	5.75	51	8.16	16.84	13.97	1.04	1.55	C22
胆囊及其他	Gallbladder and Extrahepatic Ducts	3	0.31	0.95	0.88	0.03	0.17	6	0.96	1.98	1.54	0.11	0.16	C23-C24
胰腺	Pancreas	26	2.64	8.22	7.94	0.42	1.01	19	3.04	6.27	4.56	0.26	0.65	C25
喉	Larynx	4	0.41	1.26	1.20	0.09	0.16	—	—	—	—	—	—	C32
气管,支气管,肺	Trachea,Bronchus and Lung	170	17.29	53.73	50.31	3.06	5.96	92	14.72	30.37	26.57	2.05	3.20	C33-C34
其他胸腔器官	Other Thoracic Organs	1	0.10	0.32	0.32	0.02	0.02	1	0.16	0.33	0.24	0.02	0.02	C37-C38
骨	Bone	8	0.81	2.53	2.24	0.16	0.23	4	0.64	1.32	1.21	0.08	0.08	C40-C41
皮肤黑色素瘤	Melanoma of Skin	0	0.00	0.00	0.00	0.00	0.00	1	0.16	0.33	0.24	0.02	0.02	C43
乳房	Breast	0	0.00	0.00	0.00	0.00	0.00	91	14.56	30.04	25.33	2.26	2.70	C50
子宫颈	Cervix	—	—	—	—	—	—	21	3.36	6.93	5.85	0.53	0.53	C53
子宫体及子宫部位不明	Uterus & Unspecified	—	—	—	—	—	—	26	4.16	8.58	7.54	0.63	0.74	C54-C55
卵巢	Ovary	—	—	—	—	—	—	7	1.12	2.31	1.90	0.09	0.24	C56
前列腺	Prostate	7	0.71	2.21	2.03	0.06	0.32	—	—	—	—	—	—	C61
睾丸	Testis	2	0.20	0.63	0.48	0.03	0.03	—	—	—	—	—	—	C62
肾及泌尿系统不明	Kidney & Unspecified Urinary Organs	4	0.41	1.26	1.12	0.03	0.22	4	0.64	1.32	1.26	0.09	0.14	C64-C66,68
膀胱	Bladder	12	1.22	3.79	3.68	0.32	0.49	1	0.16	0.33	0.25	0.03	0.03	C67
脑,神经系统	Brain,Central Nervous System	22	2.24	6.95	6.82	0.43	0.69	19	3.04	6.27	5.47	0.40	0.54	C70-C72
甲状腺	Thyroid Gland	1	0.10	0.32	0.45	0.06	0.06	12	1.92	3.96	3.27	0.27	0.27	C73
淋巴瘤	Lymphoma	22	2.24	6.95	6.57	0.53	0.81	22	3.52	7.26	5.51	0.31	0.67	C81-C85,88,90,96
白血病	Leukaemia	16	1.63	5.06	4.74	0.31	0.38	13	2.08	4.29	4.02	0.20	0.36	C91-C95
不明及其他恶性肿瘤	All Other Sites and Unspecified	20	2.03	6.32	5.45	0.32	0.59	15	2.40	4.95	4.13	0.31	0.45	O&U
所有部位合计	All Sites	983	100.00	310.68	298.25	18.33	35.44	625	100.00	206.34	170.86	12.29	19.92	ALL
所有部位除外 C44	All Sites but C44	977	99.39	308.79	296.60	18.19	35.30	621	99.36	205.02	169.84	12.26	19.85	ALLbC44
死亡 Mortality														
口腔和咽喉(除外鼻咽)	Lip,Oral Cavity & Pharynx but Nasopharynx	4	0.66	1.26	1.41	0.00	0.00	5	1.37	1.65	1.14	0.06	0.18	C00-C10;C12-C14
鼻咽	Nasopharynx	5	0.83	1.58	2.21	0.16	0.16	2	0.55	0.66	0.59	0.05	0.05	C11
食管	Esophagus	157	25.95	49.62	47.73	1.37	5.78	77	21.10	25.42	18.60	0.89	2.32	C15
胃	Stomach	80	13.22	25.28	25.27	1.42	3.04	38	10.41	12.55	10.37	0.73	1.30	C16
结直肠肛门	Colon,Rectum & Anus	12	1.98	3.79	3.59	0.16	0.21	13	3.56	4.29	3.43	0.13	0.39	C18-C21
肝脏	Liver	140	23.14	44.25	41.06	3.04	4.52	37	10.14	12.22	9.62	0.76	1.05	C22
胆囊及其他	Gallbladder and Extrahepatic Ducts	6	0.99	1.90	2.34	0.10	0.25	0	0.00	0.00	0.00	0.00	0.00	C23-C24
胰腺	Pancreas	18	2.98	5.69	5.45	0.27	0.68	19	5.21	6.27	4.76	0.29	0.63	C25
喉	Larynx	3	0.50	0.95	0.76	0.03	0.08	—	—	—	—	—	—	C32
气管,支气管,肺	Trachea,Bronchus and Lung	118	19.50	37.29	36.58	2.05	4.31	66	18.08	21.79	18.56	1.37	2.25	C33-C34
其他胸腔器官	Other Thoracic Organs	0	0.00	0.00	0.00	0.00	0.00	0	0.00	0.00	0.00	0.00	0.00	C37-C38
骨	Bone	5	0.83	1.58	1.39	0.10	0.10	3	0.82	0.99	1.09	0.08	0.08	C40-C41
皮肤黑色素瘤	Melanoma of Skin	0	0.00	0.00	0.00	0.00	0.00	0	0.00	0.00	0.00	0.00	0.00	C43
乳房	Breast	0	0.00	0.00	0.00	0.00	0.00	26	7.12	8.58	6.41	0.48	0.67	C50
子宫颈	Cervix	—	—	—	—	—	—	6	1.64	1.98	1.85	0.19	0.19	C53
子宫体及子宫部位不明	Uterus & Unspecified	—	—	—	—	—	—	11	3.01	3.63	3.25	0.23	0.23	C54-C55
卵巢	Ovary	—	—	—	—	—	—	6	1.64	1.98	1.52	0.06	0.25	C56
前列腺	Prostate	4	0.66	1.26	1.71	0.06	0.13	—	—	—	—	—	—	C61
睾丸	Testis	1	0.17	0.32	0.26	0.03	0.03	—	—	—	—	—	—	C62
肾及泌尿系统不明	Kidney & Unspecified Urinary Organs	1	0.17	0.32	0.26	0.03	0.03	3	0.82	0.99	1.01	0.05	0.11	C64-C66,68
膀胱	Bladder	3	0.50	0.95	0.77	0.05	0.10	0	0.00	0.00	0.00	0.00	0.00	C67
脑,神经系统	Brain,Central Nervous System	15	2.48	4.74	4.91	0.35	0.47	14	3.84	4.62	4.60	0.38	0.44	C70-C72
甲状腺	Thyroid Gland	0	0.00	0.00	0.00	0.00	0.00	0	0.00	0.00	0.00	0.00	0.00	C73
淋巴瘤	Lymphoma	15	2.48	4.74	4.90	0.45	0.45	17	4.66	5.61	4.32	0.27	0.54	C81-C85,88,90,96
白血病	Leukaemia	9	1.49	2.84	2.82	0.20	0.20	12	3.29	3.96	3.75	0.19	0.41	C91-C95
不明及其他恶性肿瘤	All Other Sites and Unspecified	9	1.49	2.84	2.25	0.03	0.24	10	2.74	3.30	2.69	0.11	0.27	O&U
所有部位合计	All Sites	605	100.00	191.21	185.66	9.89	20.76	365	100.00	120.50	97.54	6.33	11.37	ALL
所有部位除外 C44	All Sites but C44	605	100.00	191.21	185.66	9.89	20.76	363	99.45	119.84	96.85	6.33	11.37	ALLbC44

表 7-3-51 淮安市淮安区 2011 年癌症发病和死亡主要指标

Table 7-3-51 Incidence and mortality of cancer in Huai'an District of Huai'an, 2011

部位 Site		男性 Male						女性 Female						ICD-10
		病例数 No. cases	构成 (%)	粗率 Crude rate (1/10⁵)	世标率 ASR world (1/10⁵)	累积率 Cum.rate(%)		病例数 No. cases	构成 (%)	粗率 Crude rate (1/10⁵)	世标率 ASR world (1/10⁵)	累积率 Cum.rate(%)		
						0~64	0~74					0~64	0~74	
发病 Incidence														
口腔和咽喉(除外鼻咽)	Lip,Oral Cavity & Pharynx but Nasopharynx	11	0.60	1.79	1.91	0.08	0.29	7	0.57	1.24	1.10	0.10	0.10	C00-C10;C12-C14
鼻咽	Nasopharynx	13	0.71	2.12	1.92	0.16	0.21	4	0.33	0.71	0.46	0.03	0.03	C11
食管	Esophagus	678	37.25	110.44	117.60	4.57	14.06	451	37.00	79.72	68.03	2.15	8.86	C15
胃	Stomach	367	20.16	59.78	63.10	2.15	7.23	161	13.21	28.46	23.91	1.00	2.96	C16
结直肠肛门	Colon,Rectum & Anus	87	4.78	14.17	15.53	0.77	1.30	61	5.00	10.78	9.29	0.38	1.20	C18-C21
肝脏	Liver	167	9.18	27.20	25.28	1.56	2.84	67	5.50	11.84	9.23	0.62	0.93	C22
胆囊及其他	Gallbladder and Extrahepatic Ducts	4	0.22	0.65	0.70	0.01	0.12	11	0.90	1.94	1.59	0.07	0.24	C23-C24
胰腺	Pancreas	31	1.70	5.05	5.51	0.15	0.72	31	2.54	5.48	4.45	0.17	0.50	C25
喉	Larynx	15	0.82	2.44	2.43	0.10	0.39	5	0.41	0.88	0.72	0.04	0.12	C32
气管,支气管,肺	Trachea,Bronchus and Lung	276	15.16	44.96	47.64	1.69	5.70	123	10.09	21.74	17.85	0.85	2.42	C33-C34
其他胸腔器官	Other Thoracic Organs	4	0.22	0.65	0.76	0.00	0.13	1	0.08	0.18	0.16	0.00	0.03	C37-C38
骨	Bone	11	0.60	1.79	1.79	0.07	0.35	7	0.57	1.24	0.97	0.07	0.10	C40-C41
皮肤黑色素瘤	Melanoma of Skin	1	0.05	0.16	0.17	0.01	0.01	0	0.00	0.00	0.00	0.00	0.00	C43
乳房	Breast	6	0.33	0.98	0.81	0.06	0.06	118	9.68	20.86	15.64	1.17	1.73	C50
子宫颈	Cervix	–	–	–	–	–	–	33	2.71	5.83	4.40	0.36	0.49	C53
子宫体及子宫部位不明	Uterus & Unspecified	–	–	–	–	–	–	33	2.71	5.83	4.59	0.32	0.45	C54-C55
卵巢	Ovary	–	–	–	–	–	–	11	0.90	1.94	1.43	0.10	0.10	C56
前列腺	Prostate	9	0.49	1.47	1.32	0.07	0.18	–	–	–	–	–	–	C61
睾丸	Testis	5	0.27	0.81	1.06	0.08	0.08	–	–	–	–	–	–	C62
肾及泌尿系统不明	Kidney & Unspecified Urinary Organs	9	0.49	1.47	1.47	0.08	0.24	2	0.16	0.35	0.23	0.02	0.02	C64-C66,68
膀胱	Bladder	25	1.37	4.07	6.39	0.10	0.44	4	0.33	0.71	0.54	0.05	0.05	C67
脑,神经系统	Brain,Central Nervous System	26	1.43	4.24	3.81	0.26	0.41	27	2.21	4.77	4.25	0.28	0.36	C70-C72
甲状腺	Thyroid Gland	3	0.16	0.49	0.35	0.03	0.03	2	0.16	0.35	0.28	0.01	0.06	C73
淋巴瘤	Lymphoma	11	0.60	1.79	1.87	0.09	0.24	8	0.66	1.41	1.06	0.05	0.14	C81-C85,88,90,96
白血病	Leukaemia	29	1.59	4.72	4.91	0.29	0.40	23	1.89	4.07	4.20	0.29	0.32	C91-C95
不明及其他恶性肿瘤	All Other Sites and Unspecified	32	1.76	5.21	4.84	0.20	0.57	29	2.38	5.13	4.04	0.22	0.46	O&U
所有部位合计	All Sites	1820	100.00	296.45	311.15	12.59	35.99	1219	100.00	215.46	178.42	8.36	21.67	ALL
所有部位除外 C44	All Sites but C44	1814	99.67	295.48	310.19	12.57	35.94	1214	99.59	214.58	177.74	8.32	21.59	ALLbC44
死亡 Mortality														
口腔和咽喉(除外鼻咽)	Lip,Oral Cavity & Pharynx but Nasopharynx	5	0.40	0.81	0.83	0.04	0.04	3	0.43	0.53	0.42	0.01	0.05	C00-C10;C12-C14
鼻咽	Nasopharynx	12	0.96	1.95	1.84	0.13	0.23	3	0.43	0.53	0.45	0.04	0.08	C11
食管	Esophagus	477	38.01	77.70	89.64	2.63	9.56	260	37.20	45.96	38.99	0.96	4.56	C15
胃	Stomach	250	19.92	40.72	43.60	1.31	5.02	98	14.02	17.32	14.78	0.40	1.72	C16
结直肠肛门	Colon,Rectum & Anus	40	3.19	6.52	8.64	0.27	0.61	31	4.43	5.48	4.72	0.17	0.61	C18-C21
肝脏	Liver	134	10.68	21.83	20.28	1.25	2.25	59	8.44	10.43	8.28	0.54	0.94	C22
胆囊及其他	Gallbladder and Extrahepatic Ducts	3	0.24	0.49	0.62	0.00	0.15	10	1.43	1.77	1.28	0.02	0.12	C23-C24
胰腺	Pancreas	25	1.99	4.07	4.49	0.14	0.53	31	4.43	5.48	4.04	0.19	0.35	C25
喉	Larynx	7	0.56	1.14	1.13	0.07	0.20	2	0.29	0.35	0.24	0.01	0.06	C32
气管,支气管,肺	Trachea,Bronchus and Lung	204	16.25	33.23	36.82	1.27	4.42	83	11.87	14.67	11.72	0.59	1.67	C33-C34
其他胸腔器官	Other Thoracic Organs	5	0.40	0.81	0.77	0.03	0.11	1	0.14	0.18	0.16	0.00	0.03	C37-C38
骨	Bone	7	0.56	1.14	1.16	0.05	0.18	8	1.14	1.41	1.13	0.07	0.13	C40-C41
皮肤黑色素瘤	Melanoma of Skin	1	0.08	0.16	0.13	0.01	0.01	0	0.00	0.00	0.00	0.00	0.00	C43
乳房	Breast	0	0.00	0.00	0.00	0.00	0.00	28	4.01	4.95	3.67	0.33	0.38	C50
子宫颈	Cervix	–	–	–	–	–	–	8	1.14	1.41	1.03	0.04	0.10	C53
子宫体及子宫部位不明	Uterus & Unspecified	–	–	–	–	–	–	13	1.86	2.30	1.76	0.10	0.15	C54-C55
卵巢	Ovary	–	–	–	–	–	–	6	0.86	1.06	0.89	0.08	0.08	C56
前列腺	Prostate	4	0.32	0.65	0.74	0.02	0.07	–	–	–	–	–	–	C61
睾丸	Testis	2	0.16	0.33	0.56	0.04	0.04	–	–	–	–	–	–	C62
肾及泌尿系统不明	Kidney & Unspecified Urinary Organs	3	0.24	0.49	0.64	0.01	0.06	1	0.14	0.18	0.11	0.01	0.01	C64-C66,68
膀胱	Bladder	9	0.72	1.47	3.62	0.02	0.05	3	0.43	0.53	0.47	0.01	0.01	C67
脑,神经系统	Brain,Central Nervous System	13	1.04	2.12	1.95	0.12	0.22	17	2.43	3.00	2.31	0.18	0.24	C70-C72
甲状腺	Thyroid Gland	0	0.00	0.00	0.00	0.00	0.00	0	0.00	0.00	0.00	0.00	0.00	C73
淋巴瘤	Lymphoma	6	0.48	0.98	0.94	0.03	0.11	1	0.14	0.18	0.16	0.01	0.01	C81-C85,88,90,96
白血病	Leukaemia	28	2.23	4.56	4.79	0.26	0.45	14	2.00	2.47	2.36	0.18	0.18	C91-C95
不明及其他恶性肿瘤	All Other Sites and Unspecified	20	1.59	3.26	3.18	0.12	0.27	19	2.72	3.36	2.74	0.13	0.28	O&U
所有部位合计	All Sites	1255	100.00	204.42	226.35	7.80	24.57	699	100.00	123.55	101.77	4.08	11.76	ALL
所有部位除外 C44	All Sites but C44	1254	99.92	204.26	226.13	7.80	24.57	698	99.86	123.37	101.66	4.08	11.76	ALLbC44

表 7-3-52 淮安市淮阴区 2011 年癌症发病和死亡主要指标
Table 7-3-52 Incidence and mortality of cancer in Huaiyin District of Huai'an, 2011

部位 Site		男性 Male						女性 Female						ICD-10
		病例数 No. cases	构成 (%)	粗率 Crude rate (1/10⁵)	世标率 ASR world (1/10⁵)	累积率 Cum.rate(%)		病例数 No. cases	构成 (%)	粗率 Crude rate (1/10⁵)	世标率 ASR world (1/10⁵)	累积率 Cum.rate(%)		
						0~64	0~74					0~64	0~74	
发病 Incidence														
口腔和咽喉(除外鼻咽)	Lip,Oral Cavity & Pharynx but Nasopharynx	18	1.22	3.84	2.74	0.13	0.38	9	0.98	2.04	1.40	0.06	0.20	C00-C10;C12-C14
鼻咽	Nasopharynx	22	1.49	4.70	3.60	0.27	0.51	1	0.11	0.23	0.19	0.00	0.03	C11
食管	Esophagus	383	25.95	81.78	61.46	3.11	8.02	197	21.46	44.75	28.32	1.24	3.50	C15
胃	Stomach	192	13.01	41.00	30.13	1.41	4.19	68	7.41	15.45	9.97	0.51	1.30	C16
结直肠肛门	Colon,Rectum & Anus	88	5.96	18.79	14.05	0.98	1.63	62	6.75	14.08	9.41	0.43	1.21	C18-C21
肝脏	Liver	233	15.79	49.75	36.97	2.79	4.10	66	7.19	14.99	10.09	0.66	1.22	C22
胆囊及其他	Gallbladder and Extrahepatic Ducts	21	1.42	4.48	3.19	0.08	0.43	17	1.85	3.86	2.12	0.05	0.29	C23-C24
胰腺	Pancreas	20	1.36	4.27	3.39	0.24	0.41	11	1.20	2.50	1.92	0.13	0.19	C25
喉	Larynx	8	0.54	1.71	1.14	0.09	0.13	1	0.11	0.23	0.14	0.00	0.04	C32
气管,支气管,肺	Trachea,Bronchus and Lung	290	19.65	61.93	45.60	2.13	6.05	117	12.75	26.58	17.00	0.95	1.99	C33-C34
其他胸腔器官	Other Thoracic Organs	2	0.14	0.43	0.30	0.03	0.03	2	0.22	0.45	0.36	0.04	0.04	C37-C38
骨	Bone	21	1.42	4.48	3.27	0.21	0.37	5	0.54	1.14	0.67	0.02	0.08	C40-C41
皮肤黑色素瘤	Melanoma of Skin	2	0.14	0.43	0.37	0.02	0.02	2	0.22	0.45	0.39	0.03	0.03	C43
乳房	Breast	2	0.14	0.43	0.35	0.02	0.06	168	18.30	38.16	28.98	2.56	2.93	C50
子宫颈	Cervix	–	–	–	–	–	–	28	3.05	6.36	4.67	0.36	0.46	C53
子宫体及子宫部位不明	Uterus & Unspecified	–	–	–	–	–	–	28	3.05	6.36	5.01	0.42	0.58	C54-C55
卵巢	Ovary	–	–	–	–	–	–	26	2.83	5.91	4.06	0.33	0.47	C56
前列腺	Prostate	16	1.08	3.42	2.42	0.00	0.21	–	–	–	–	–	–	C61
睾丸	Testis	3	0.20	0.64	0.48	0.03	0.07	–	–	–	–	–	–	C62
肾及泌尿系统不明	Kidney & Unspecified Urinary Organs	15	1.02	3.20	2.66	0.14	0.34	11	1.20	2.50	1.64	0.06	0.20	C64-C66,68
膀胱	Bladder	26	1.76	5.55	3.90	0.18	0.52	7	0.76	1.59	1.22	0.06	0.14	C67
脑,神经系统	Brain,Central Nervous System	11	0.75	2.35	1.79	0.10	0.23	5	0.54	1.14	0.92	0.08	0.12	C70-C72
甲状腺	Thyroid Gland	2	0.14	0.43	0.30	0.03	0.03	13	1.42	2.95	2.36	0.17	0.21	C73
淋巴瘤	Lymphoma	40	2.71	8.54	6.53	0.39	0.83	14	1.53	3.18	2.35	0.14	0.25	C81-C85,88,90,96
白血病	Leukaemia	26	1.76	5.55	5.83	0.28	0.41	25	2.72	5.68	5.53	0.31	0.50	C91-C95
不明及其他恶性肿瘤	All Other Sites and Unspecified	35	2.37	7.47	5.83	0.31	0.71	35	3.81	7.95	5.60	0.30	0.70	O&U
所有部位合计	All Sites	1476	100.00	315.18	236.29	12.96	29.65	918	100.00	208.53	144.33	8.90	16.67	ALL
所有部位除外 C44	All Sites but C44	1471	99.66	314.11	235.36	12.90	29.55	912	99.35	207.17	143.50	8.88	16.62	ALLbC44
死亡 Mortality														
口腔和咽喉(除外鼻咽)	Lip,Oral Cavity & Pharynx but Nasopharynx	11	1.05	2.35	1.79	0.05	0.22	6	1.11	1.36	0.96	0.06	0.12	C00-C10;C12-C14
鼻咽	Nasopharynx	11	1.05	2.35	1.88	0.11	0.25	2	0.37	0.45	0.36	0.04	0.04	C11
食管	Esophagus	328	31.21	70.04	52.49	3.00	6.72	169	31.24	38.39	24.50	1.14	3.03	C15
胃	Stomach	133	12.65	28.40	21.08	1.15	2.82	55	10.17	12.49	7.78	0.31	1.02	C16
结直肠肛门	Colon,Rectum & Anus	54	5.14	11.53	8.63	0.42	1.04	24	4.44	5.45	3.60	0.23	0.40	C18-C21
肝脏	Liver	158	15.03	33.74	25.05	1.93	2.83	40	7.39	9.09	6.47	0.55	0.75	C22
胆囊及其他	Gallbladder and Extrahepatic Ducts	7	0.67	1.49	1.06	0.04	0.14	3	0.55	0.68	0.38	0.02	0.05	C23-C24
胰腺	Pancreas	12	1.14	2.56	1.94	0.12	0.23	11	2.03	2.50	1.61	0.10	0.17	C25
喉	Larynx	11	1.05	2.35	1.60	0.12	0.26	1	0.18	0.23	0.14	0.00	0.04	C32
气管,支气管,肺	Trachea,Bronchus and Lung	199	18.93	42.49	31.41	1.57	3.95	59	10.91	13.40	8.79	0.50	0.97	C33-C34
其他胸腔器官	Other Thoracic Organs	1	0.10	0.21	0.18	0.00	0.03	1	0.18	0.23	0.13	0.01	0.01	C37-C38
骨	Bone	10	0.95	2.14	1.74	0.07	0.17	3	0.55	0.68	0.54	0.05	0.08	C40-C41
皮肤黑色素瘤	Melanoma of Skin	1	0.10	0.21	0.15	0.00	0.04	1	0.18	0.23	0.14	0.00	0.04	C43
乳房	Breast	0	0.00	0.00	0.00	0.00	0.00	70	12.94	15.90	11.93	0.99	1.28	C50
子宫颈	Cervix	–	–	–	–	–	–	18	3.33	4.09	3.01	0.24	0.30	C53
子宫体及子宫部位不明	Uterus & Unspecified	–	–	–	–	–	–	11	2.03	2.50	1.88	0.15	0.25	C54-C55
卵巢	Ovary	–	–	–	–	–	–	9	1.66	2.04	1.67	0.14	0.20	C56
前列腺	Prostate	10	0.95	2.14	1.39	0.04	0.11	–	–	–	–	–	–	C61
睾丸	Testis	3	0.29	0.64	0.54	0.03	0.03	–	–	–	–	–	–	C62
肾及泌尿系统不明	Kidney & Unspecified Urinary Organs	2	0.19	0.43	0.32	0.01	0.05	1	0.18	0.23	0.18	0.02	0.02	C64-C66,68
膀胱	Bladder	16	1.52	3.42	2.49	0.08	0.25	3	0.55	0.68	0.45	0.02	0.05	C67
脑,神经系统	Brain,Central Nervous System	14	1.33	2.99	2.57	0.17	0.30	8	1.48	1.82	1.48	0.16	0.16	C70-C72
甲状腺	Thyroid Gland	1	0.10	0.21	0.14	0.01	0.01	9	1.66	2.04	1.98	0.14	0.17	C73
淋巴瘤	Lymphoma	28	2.66	5.98	4.90	0.32	0.52	16	2.96	3.63	2.88	0.17	0.34	C81-C85,88,90,96
白血病	Leukaemia	21	2.00	4.48	3.96	0.28	0.34	10	1.85	2.27	2.29	0.14	0.17	C91-C95
不明及其他恶性肿瘤	All Other Sites and Unspecified	20	1.90	4.27	3.17	0.19	0.43	11	2.03	2.50	1.83	0.10	0.27	O&U
所有部位合计	All Sites	1051	100.00	224.43	168.49	9.72	20.74	541	100.00	122.89	84.98	5.25	9.95	ALL
所有部位除外 C44	All Sites but C44	1049	99.81	224.00	168.16	9.72	20.67	539	99.63	122.44	84.56	5.23	9.93	ALLbC44

表 7-3-59 滨海县 2011 年癌症发病和死亡主要指标
Table 7-3-59 Incidence and mortality of cancer in Binghai, 2011

部位 Site		男性 Male						女性 Female						ICD-10
		病例数 No. cases	构成 (%)	粗率 Crude rate (1/10⁵)	世标率 ASR world (1/10⁵)	累积率 Cum.rate(%) 0~64	0~74	病例数 No. cases	构成 (%)	粗率 Crude rate (1/10⁵)	世标率 ASR world (1/10⁵)	累积率 Cum.rate(%) 0~64	0~74	
发病 Incidence														
口腔和咽喉(除外鼻咽)	Lip, Oral Cavity & Pharynx but Nasopharynx	18	1.19	2.86	1.78	0.12	0.20	14	1.19	2.45	1.26	0.08	0.14	C00–C10;C12–C14
鼻咽	Nasopharynx	22	1.45	3.50	2.28	0.20	0.24	14	1.19	2.45	1.45	0.10	0.15	C11
食管	Esophagus	394	26.04	62.62	34.96	2.58	4.42	192	16.27	33.61	17.78	1.24	2.19	C15
胃	Stomach	314	20.75	49.90	26.98	1.83	3.53	134	11.36	23.46	12.67	0.81	1.47	C16
结直肠肛门	Colon, Rectum & Anus	84	5.55	13.35	7.80	0.60	0.83	61	5.17	10.68	6.34	0.48	0.61	C18–C21
肝脏	Liver	163	10.77	25.90	16.89	1.46	1.85	69	5.85	12.08	7.42	0.64	0.78	C22
胆囊及其他	Gallbladder and Extrahepatic Ducts	10	0.66	1.59	0.92	0.06	0.11	13	1.10	2.28	1.29	0.10	0.15	C23–C24
胰腺	Pancreas	13	0.86	2.07	1.08	0.07	0.10	17	1.44	2.98	1.78	0.12	0.19	C25
喉	Larynx	3	0.20	0.48	0.28	0.02	0.04	1	0.08	0.18	0.11	0.01	0.01	C32
气管,支气管,肺	Trachea, Bronchus and Lung	308	20.36	48.95	26.80	1.90	3.22	147	12.46	25.73	14.07	1.02	1.70	C33–C34
其他胸腔器官	Other Thoracic Organs	1	0.07	0.16	0.08	0.00	0.01	3	0.25	0.53	0.30	0.01	0.04	C37–C38
骨	Bone	12	0.79	1.91	1.65	0.13	0.13	11	0.93	1.93	1.35	0.09	0.15	C40–C41
皮肤黑色素瘤	Melanoma of Skin	0	0.00	0.00	0.00	0.00	0.00	0	0.00	0.00	0.00	0.00	0.00	C43
乳房	Breast	0	0.00	0.00	0.00	0.00	0.00	153	12.97	26.78	18.62	1.68	1.84	C50
子宫颈	Cervix	–	–	–	–	–	–	99	8.39	17.33	12.67	1.09	1.18	C53
子宫体及子宫部位不明	Uterus & Unspecified	–	–	–	–	–	–	68	5.76	11.90	8.34	0.71	0.77	C54–C55
卵巢	Ovary	–	–	–	–	–	–	46	3.90	8.05	6.15	0.52	0.56	C56
前列腺	Prostate	14	0.93	2.22	1.16	0.07	0.13	–	–	–	–	–	–	C61
睾丸	Testis	0	0.00	0.00	0.00	0.00	0.00	–	–	–	–	–	–	C62
肾及泌尿系统不明	Kidney & Unspecified Urinary Organs	15	0.99	2.38	1.50	0.13	0.17	5	0.42	0.88	0.52	0.05	0.07	C64–C66,68
膀胱	Bladder	14	0.93	2.22	1.24	0.06	0.15	5	0.42	0.88	0.40	0.01	0.03	C67
脑,神经系统	Brain, Central Nervous System	30	1.98	4.77	3.81	0.24	0.39	32	2.71	5.60	3.96	0.36	0.39	C70–C72
甲状腺	Thyroid Gland	7	0.46	1.11	0.64	0.05	0.09	22	1.86	3.85	2.94	0.22	0.27	C73
淋巴瘤	Lymphoma	9	0.59	1.43	0.77	0.06	0.09	8	0.68	1.40	0.97	0.10	0.10	C81–C85,88,90,96
白血病	Leukaemia	27	1.78	4.29	5.48	0.33	0.34	30	2.54	5.25	5.08	0.35	0.41	C91–C95
不明及其他恶性肿瘤	All Other Sites and Unspecified	55	3.64	8.74	5.56	0.40	0.62	36	3.05	6.30	4.04	0.33	0.40	O&U
所有部位合计	All Sites	1513	100.00	240.45	141.68	10.30	16.65	1180	100.00	206.57	129.51	10.14	13.61	ALL
所有部位除外 C44	All Sites but C44	1502	99.27	238.71	140.66	10.22	16.54	1170	99.15	204.82	128.51	10.06	13.52	ALLbC44
死亡 Mortality														
口腔和咽喉(除外鼻咽)	Lip, Oral Cavity & Pharynx but Nasopharynx	5	0.32	0.79	0.46	0.04	0.05	6	0.75	1.05	0.50	0.01	0.03	C00–C10;C12–C14
鼻咽	Nasopharynx	13	0.83	2.07	1.11	0.04	0.13	7	0.87	1.23	0.56	0.02	0.02	C11
食管	Esophagus	312	19.90	49.58	24.17	1.27	2.69	160	19.95	28.01	12.90	0.54	1.46	C15
胃	Stomach	281	17.92	44.66	22.33	1.18	2.49	135	16.83	23.63	10.85	0.40	1.20	C16
结直肠肛门	Colon, Rectum & Anus	56	3.57	8.90	4.77	0.26	0.52	38	4.74	6.65	3.17	0.17	0.34	C18–C21
肝脏	Liver	320	20.41	50.86	31.99	2.64	3.49	104	12.97	18.21	9.88	0.70	1.00	C22
胆囊及其他	Gallbladder and Extrahepatic Ducts	11	0.70	1.75	0.85	0.05	0.07	14	1.75	2.45	1.35	0.11	0.15	C23–C24
胰腺	Pancreas	27	1.72	4.29	2.48	0.18	0.28	27	3.37	4.73	2.51	0.15	0.27	C25
喉	Larynx	3	0.19	0.48	0.29	0.02	0.04	1	0.12	0.18	0.06	0.00	0.00	C32
气管,支气管,肺	Trachea, Bronchus and Lung	376	23.98	59.76	30.03	1.56	3.51	151	18.83	26.43	13.06	0.72	1.42	C33–C34
其他胸腔器官	Other Thoracic Organs	1	0.06	0.16	0.08	0.00	0.01	0	0.00	0.00	0.00	0.00	0.00	C37–C38
骨	Bone	21	1.34	3.34	2.21	0.14	0.22	11	1.37	1.93	1.18	0.07	0.11	C40–C41
皮肤黑色素瘤	Melanoma of Skin	1	0.06	0.16	0.06	0.00	0.00	2	0.25	0.35	0.14	0.00	0.02	C43
乳房	Breast	0	0.00	0.00	0.00	0.00	0.00	33	4.11	5.78	3.45	0.29	0.36	C50
子宫颈	Cervix	–	–	–	–	–	–	22	2.74	3.85	2.43	0.18	0.23	C53
子宫体及子宫部位不明	Uterus & Unspecified	–	–	–	–	–	–	23	2.87	4.03	2.60	0.21	0.22	C54–C55
卵巢	Ovary	–	–	–	–	–	–	6	0.75	1.05	0.62	0.05	0.07	C56
前列腺	Prostate	13	0.83	2.07	0.84	0.01	0.05	–	–	–	–	–	–	C61
睾丸	Testis	0	0.00	0.00	0.00	0.00	0.00	–	–	–	–	–	–	C62
肾及泌尿系统不明	Kidney & Unspecified Urinary Organs	3	0.19	0.48	0.21	0.01	0.01	3	0.37	0.53	0.24	0.01	0.05	C64–C66,68
膀胱	Bladder	16	1.02	2.54	1.19	0.05	0.14	3	0.37	0.53	0.26	0.01	0.01	C67
脑,神经系统	Brain, Central Nervous System	42	2.68	6.67	5.13	0.25	0.47	20	2.49	3.50	2.59	0.19	0.25	C70–C72
甲状腺	Thyroid Gland	3	0.19	0.48	0.22	0.01	0.01	3	0.37	0.53	0.21	0.00	0.03	C73
淋巴瘤	Lymphoma	12	0.77	1.91	1.04	0.07	0.13	7	0.87	1.23	0.66	0.05	0.09	C81–C85,88,90,96
白血病	Leukaemia	24	1.53	3.81	4.54	0.26	0.30	12	1.50	2.10	2.07	0.13	0.17	C91–C95
不明及其他恶性肿瘤	All Other Sites and Unspecified	28	1.79	4.45	2.71	0.19	0.32	14	1.75	2.45	1.33	0.09	0.14	O&U
所有部位合计	All Sites	1568	100.00	249.19	136.72	8.24	14.92	802	100.00	140.40	72.61	4.10	7.63	ALL
所有部位除外 C44	All Sites but C44	1567	99.94	249.04	136.66	8.24	14.91	800	99.75	140.05	72.42	4.09	7.61	ALLbC44

表 7-3-60 射阳县 2011 年癌症发病和死亡主要指标
Table 7-3-60　Incidence and mortality of cancer in Sheyang, 2011

部位 Site		男性 Male						女性 Female						ICD-10
		病例数 No. cases	构成 (%)	粗率 Crude rate (1/10⁵)	世标率 ASR world (1/10⁵)	累积率 Cum.rate(%) 0~64	0~74	病例数 No. cases	构成 (%)	粗率 Crude rate (1/10⁵)	世标率 ASR world (1/10⁵)	累积率 Cum.rate(%) 0~64	0~74	
发病 Incidence														
口腔和咽喉(除外鼻咽)	Lip,Oral Cavity & Pharynx but Nasopharynx	24	1.34	4.81	3.05	0.18	0.26	11	0.82	2.32	1.42	0.09	0.12	C00-C10;C12-C14
鼻咽	Nasopharynx	17	0.95	3.41	2.49	0.20	0.33	5	0.37	1.05	0.82	0.08	0.08	C11
食管	Esophagus	298	16.61	59.70	41.43	2.19	5.50	159	11.88	33.50	21.61	0.86	2.84	C15
胃	Stomach	391	21.79	78.34	54.13	2.69	7.20	167	12.48	35.19	22.28	1.13	2.65	C16
结直肠肛门	Colon, Rectum & Anus	102	5.69	20.44	14.07	0.89	1.87	79	5.90	16.65	10.95	0.65	1.25	C18-C21
肝脏	Liver	290	16.16	58.10	41.88	3.33	4.59	106	7.92	22.34	14.56	0.91	1.61	C22
胆囊及其他	Gallbladder and Extrahepatic Ducts	8	0.45	1.60	1.11	0.04	0.12	17	1.27	3.58	2.27	0.14	0.24	C23-C24
胰腺	Pancreas	52	2.90	10.42	7.26	0.45	0.94	58	4.33	12.22	7.99	0.44	0.99	C25
喉	Larynx	8	0.45	1.60	1.19	0.13	0.15	4	0.30	0.84	0.68	0.05	0.11	C32
气管,支气管,肺	Trachea, Bronchus and Lung	347	19.34	69.52	47.85	2.33	6.38	220	16.44	46.36	30.01	1.51	3.71	C33-C34
其他胸腔器官	Other Thoracic Organs	0	0.00	0.00	0.00	0.00	0.00	2	0.15	0.42	0.26	0.01	0.01	C37-C38
骨	Bone	19	1.06	3.81	2.67	0.14	0.37	10	0.75	2.11	1.35	0.04	0.17	C40-C41
皮肤黑色素瘤	Melanoma of Skin	1	0.06	0.20	0.17	0.02	0.02	2	0.15	0.42	0.32	0.03	0.03	C43
乳房	Breast	0	0.00	0.00	0.00	0.00	0.00	138	10.31	29.08	20.73	1.79	2.19	C50
子宫颈	Cervix	–	–	–	–	–	–	110	8.22	23.18	16.63	1.31	1.74	C53
子宫体及子宫部位不明	Uterus & Unspecified	–	–	–	–	–	–	61	4.56	12.85	8.92	0.75	0.96	C54-C55
卵巢	Ovary	–	–	–	–	–	–	24	1.79	5.06	4.23	0.32	0.42	C56
前列腺	Prostate	26	1.45	5.21	3.18	0.05	0.38	–	–	–	–	–	–	C61
睾丸	Testis	2	0.11	0.40	0.27	0.03	0.03					–	–	C62
肾及泌尿系统不明	Kidney & Unspecified Urinary Organs	16	0.89	3.21	2.99	0.16	0.32	7	0.52	1.47	0.96	0.04	0.10	C64-C66,68
膀胱	Bladder	41	2.29	8.21	5.68	0.32	0.72	12	0.90	2.53	1.59	0.04	0.20	C67
脑,神经系统	Brain, Central Nervous System	45	2.51	9.02	6.96	0.46	0.75	51	3.81	10.75	8.76	0.58	0.81	C70-C72
甲状腺	Thyroid Gland	6	0.33	1.20	0.89	0.03	0.16	18	1.35	3.79	2.77	0.22	0.28	C73
淋巴瘤	Lymphoma	32	1.78	6.41	4.87	0.36	0.62	12	0.90	2.53	1.67	0.09	0.17	C81-C85,88,90,96
白血病	Leukaemia	35	1.95	7.01	5.76	0.41	0.57	26	1.94	5.48	5.90	0.38	0.42	C91-C95
不明及其他恶性肿瘤	All Other Sites and Unspecified	34	1.90	6.81	4.63	0.29	0.52	39	2.91	8.22	6.09	0.34	0.66	O&U
所有部位合计	All Sites	1794	100.00	359.42	252.54	14.70	31.82	1338	100.00	281.93	192.76	11.77	21.76	ALL
所有部位除外 C44	All Sites but C44	1787	99.61	358.02	251.56	14.64	31.70	1331	99.48	280.46	191.62	11.74	21.62	ALLbC44
死亡 Mortality														
口腔和咽喉(除外鼻咽)	Lip,Oral Cavity & Pharynx but Nasopharynx	16	1.13	3.21	1.93	0.10	0.17	7	0.83	1.47	0.95	0.07	0.10	C00-C10;C12-C14
鼻咽	Nasopharynx	12	0.85	2.40	1.78	0.13	0.22	6	0.71	1.26	0.88	0.05	0.08	C11
食管	Esophagus	204	14.40	40.87	27.62	1.26	3.65	121	14.27	25.50	15.60	0.55	1.88	C15
胃	Stomach	307	21.67	61.51	41.34	1.68	5.21	137	16.16	28.87	17.95	0.76	2.12	C16
结直肠肛门	Colon, Rectum & Anus	52	3.67	10.42	6.79	0.31	0.89	42	4.95	8.85	5.24	0.20	0.51	C18-C21
肝脏	Liver	277	19.55	55.50	39.32	2.95	4.34	96	11.32	20.23	13.13	0.83	1.44	C22
胆囊及其他	Gallbladder and Extrahepatic Ducts	7	0.49	1.40	0.93	0.03	0.09	13	1.53	2.74	1.78	0.10	0.19	C23-C24
胰腺	Pancreas	39	2.75	7.81	5.37	0.36	0.70	47	5.54	9.90	6.40	0.27	0.83	C25
喉	Larynx	8	0.56	1.60	1.10	0.09	0.12	3	0.35	0.63	0.32	0.00	0.04	C32
气管,支气管,肺	Trachea, Bronchus and Lung	318	22.44	63.71	42.53	1.80	5.30	178	20.99	37.51	23.28	0.96	2.79	C33-C34
其他胸腔器官	Other Thoracic Organs	1	0.07	0.20	0.16	0.01	0.01	1	0.12	0.21	0.09	0.00	0.00	C37-C38
骨	Bone	16	1.13	3.21	2.23	0.12	0.26	12	1.42	2.53	1.58	0.04	0.13	C40-C41
皮肤黑色素瘤	Melanoma of Skin	2	0.14	0.40	0.27	0.02	0.05	1	0.12	0.21	0.17	0.00	0.03	C43
乳房	Breast	2	0.14	0.40	0.29	0.01	0.05	40	4.72	8.43	5.55	0.47	0.65	C50
子宫颈	Cervix	–	–	–	–	–	–	22	2.59	4.64	3.18	0.20	0.38	C53
子宫体及子宫部位不明	Uterus & Unspecified	–	–	–	–	–	–	20	2.36	4.21	2.63	0.14	0.33	C54-C55
卵巢	Ovary	–	–	–	–	–	–	16	1.89	3.37	2.51	0.17	0.32	C56
前列腺	Prostate	11	0.78	2.20	1.30	0.02	0.10	–	–	–	–	–	–	C61
睾丸	Testis	0	0.00	0.00	0.00	0.00	0.00					–	–	C62
肾及泌尿系统不明	Kidney & Unspecified Urinary Organs	10	0.71	2.00	1.82	0.11	0.21	5	0.59	1.05	0.48	0.02	0.02	C64-C66,68
膀胱	Bladder	19	1.34	3.81	2.35	0.09	0.18	3	0.35	0.63	0.35	0.01	0.01	C67
脑,神经系统	Brain, Central Nervous System	32	2.26	6.41	5.10	0.30	0.55	21	2.48	4.42	3.16	0.18	0.36	C70-C72
甲状腺	Thyroid Gland	6	0.42	1.20	0.84	0.06	0.09	1	0.12	0.21	0.17	0.00	0.03	C73
淋巴瘤	Lymphoma	20	1.41	4.01	3.00	0.23	0.39	14	1.65	2.95	1.93	0.12	0.22	C81-C85,88,90,96
白血病	Leukaemia	25	1.76	5.01	3.96	0.24	0.40	26	3.07	5.48	4.75	0.31	0.43	C91-C95
不明及其他恶性肿瘤	All Other Sites and Unspecified	33	2.33	6.61	4.14	0.11	0.41	16	1.89	3.37	2.60	0.11	0.32	O&U
所有部位合计	All Sites	1417	100.00	283.89	194.18	10.02	23.41	848	100.00	178.68	114.66	5.54	13.23	ALL
所有部位除外 C44	All Sites but C44	1413	99.72	283.09	193.69	10.02	23.34	847	99.88	178.47	114.52	5.54	13.19	ALLbC44

表 7-3-61 建湖县 2011 年癌症发病和死亡主要指标
Table 7-3-61 Incidence and mortality of cancer in Jianhu, 2011

部位 / Site		男性 Male						女性 Female						ICD-10
		病例数 No. cases	构成 (%)	粗率 Crude rate (1/10⁵)	世标率 ASR world (1/10⁵)	累积率 Cum.rate(%) 0~64	0~74	病例数 No. cases	构成 (%)	粗率 Crude rate (1/10⁵)	世标率 ASR world (1/10⁵)	累积率 Cum.rate(%) 0~64	0~74	
发病 Incidence														
口腔和咽喉(除外鼻咽)	Lip,Oral Cavity & Pharynx but Nasopharynx	11	0.78	2.69	2.01	0.07	0.20	13	1.38	3.28	2.10	0.13	0.29	C00-C10;C12-C14
鼻咽	Nasopharynx	11	0.78	2.69	1.95	0.09	0.30	6	0.64	1.51	0.99	0.09	0.09	C11
食管	Esophagus	304	21.55	74.41	54.32	2.40	6.96	217	23.04	54.75	37.39	1.35	4.84	C15
胃	Stomach	493	34.94	120.68	87.12	3.45	11.91	208	22.08	52.48	36.10	1.58	4.77	C16
结直肠肛门	Colon, Rectum & Anus	63	4.46	15.42	11.21	0.58	1.32	39	4.14	9.84	6.83	0.41	0.81	C18-C21
肝脏	Liver	163	11.55	39.90	28.90	1.92	3.47	65	6.90	16.40	10.73	0.60	1.09	C22
胆囊及其他	Gallbladder and Extrahepatic Ducts	1	0.07	0.24	0.13	0.00	0.00	4	0.42	1.01	0.54	0.00	0.04	C23-C24
胰腺	Pancreas	16	1.13	3.92	2.77	0.10	0.37	17	1.80	4.29	2.78	0.11	0.37	C25
喉	Larynx	7	0.50	1.71	1.15	0.05	0.18	1	0.11	0.25	0.18	0.00	0.04	C32
气管,支气管,肺	Trachea, Bronchus and Lung	221	15.66	54.10	38.40	1.92	5.46	92	9.77	23.21	15.35	1.02	1.65	C33-C34
其他胸腔器官	Other Thoracic Organs	1	0.07	0.24	0.17	0.02	0.02	2	0.21	0.50	0.32	0.02	0.06	C37-C38
骨	Bone	4	0.28	0.98	0.77	0.03	0.15	7	0.74	1.77	1.60	0.08	0.16	C40-C41
皮肤黑色素瘤	Melanoma of Skin	0	0.00	0.00	0.00	0.00	0.00	1	0.11	0.25	0.14	0.02	0.02	C43
乳房	Breast	0	0.00	0.00	0.00	0.00	0.00	58	6.16	14.63	10.07	0.81	1.12	C50
子宫颈	Cervix	–	–	–	–	–	–	89	9.45	22.46	15.42	1.24	1.61	C53
子宫体及子宫部位不明	Uterus & Unspecified	–	–	–	–	–	–	29	3.08	7.32	4.92	0.41	0.56	C54-C55
卵巢	Ovary	–	–	–	–	–	–	12	1.27	3.03	2.11	0.16	0.24	C56
前列腺	Prostate	14	0.99	3.43	2.30	0.01	0.28	–	–	–	–	–	–	C61
睾丸	Testis	3	0.21	0.73	0.46	0.03	0.03	–	–	–	–	–	–	C62
肾及泌尿系统不明	Kidney & Unspecified Urinary Organs	6	0.43	1.47	0.94	0.05	0.14	8	0.85	2.02	1.28	0.04	0.12	C64-C66,68
膀胱	Bladder	18	1.28	4.41	3.10	0.14	0.53	6	0.64	1.51	1.05	0.10	0.15	C67
脑,神经系统	Brain, Central Nervous System	15	1.06	3.67	3.00	0.23	0.34	24	2.55	6.06	4.72	0.30	0.50	C70-C72
甲状腺	Thyroid Gland	1	0.07	0.24	0.21	0.00	0.04	5	0.53	1.26	0.86	0.09	0.09	C73
淋巴瘤	Lymphoma	17	1.20	4.16	3.11	0.17	0.41	11	1.17	2.78	2.73	0.13	0.17	C81-C85,88,90,96
白血病	Leukaemia	32	2.27	7.83	6.29	0.34	0.72	14	1.49	3.53	2.24	0.12	0.20	C91-C95
不明及其他恶性肿瘤	All Other Sites and Unspecified	10	0.71	2.45	1.66	0.12	0.19	14	1.49	3.53	2.22	0.11	0.28	O&U
所有部位合计	All Sites	1411	100.00	345.38	249.98	11.74	33.00	942	100.00	237.69	162.67	8.97	19.28	ALL
所有部位除外 C44	All Sites but C44	1408	99.79	344.65	249.49	11.72	32.95	939	99.68	236.93	162.26	8.97	19.23	ALLbC44
死亡 Mortality														
口腔和咽喉(除外鼻咽)	Lip,Oral Cavity & Pharynx but Nasopharynx	9	0.82	2.20	1.54	0.06	0.21	6	0.97	1.51	1.04	0.00	0.15	C00-C10;C12-C14
鼻咽	Nasopharynx	10	0.91	2.45	1.76	0.08	0.24	1	0.16	0.25	0.11	0.00	0.00	C11
食管	Esophagus	249	22.76	60.95	43.62	1.83	5.05	178	28.66	44.91	28.87	0.69	3.28	C15
胃	Stomach	349	31.90	85.43	60.83	1.58	7.58	148	23.83	37.34	24.13	0.63	2.54	C16
结直肠肛门	Colon, Rectum & Anus	35	3.20	8.57	5.98	0.23	0.58	31	4.99	7.82	5.26	0.27	0.55	C18-C21
肝脏	Liver	179	16.36	43.82	31.48	1.92	3.66	70	11.27	17.66	11.59	0.53	1.21	C22
胆囊及其他	Gallbladder and Extrahepatic Ducts	2	0.18	0.49	0.39	0.00	0.00	3	0.48	0.76	0.37	0.00	0.00	C23-C24
胰腺	Pancreas	15	1.37	3.67	2.67	0.08	0.44	11	1.77	2.78	1.64	0.00	0.21	C25
喉	Larynx	3	0.27	0.73	0.49	0.00	0.09	1	0.16	0.25	0.18	0.00	0.04	C32
气管,支气管,肺	Trachea, Bronchus and Lung	167	15.27	40.88	28.71	1.25	3.54	76	12.24	19.18	12.74	0.75	1.39	C33-C34
其他胸腔器官	Other Thoracic Organs	1	0.09	0.24	0.14	0.02	0.02	0	0.00	0.00	0.00	0.00	0.00	C37-C38
骨	Bone	3	0.27	0.73	0.59	0.03	0.10	5	0.81	1.26	1.06	0.07	0.11	C40-C41
皮肤黑色素瘤	Melanoma of Skin	0	0.00	0.00	0.00	0.00	0.00	0	0.00	0.00	0.00	0.00	0.00	C43
乳房	Breast	0	0.00	0.00	0.00	0.00	0.00	11	1.77	2.78	1.93	0.19	0.19	C50
子宫颈	Cervix	–	–	–	–	–	–	24	3.86	6.06	4.23	0.26	0.58	C53
子宫体及子宫部位不明	Uterus & Unspecified	–	–	–	–	–	–	6	0.97	1.51	0.95	0.05	0.08	C54-C55
卵巢	Ovary	–	–	–	–	–	–	11	1.77	2.78	1.90	0.13	0.25	C56
前列腺	Prostate	4	0.37	0.98	0.61	0.01	0.06	–	–	–	–	–	–	C61
睾丸	Testis	0	0.00	0.00	0.00	0.00	0.00	–	–	–	–	–	–	C62
肾及泌尿系统不明	Kidney & Unspecified Urinary Organs	2	0.18	0.49	0.32	0.02	0.06	3	0.48	0.76	0.40	0.02	0.02	C64-C66,68
膀胱	Bladder	3	0.27	0.73	0.46	0.02	0.06	1	0.16	0.25	0.11	0.00	0.00	C67
脑,神经系统	Brain, Central Nervous System	19	1.74	4.65	3.95	0.21	0.43	9	1.45	2.27	1.91	0.12	0.16	C70-C72
甲状腺	Thyroid Gland	0	0.00	0.00	0.00	0.00	0.00	0	0.00	0.00	0.00	0.00	0.00	C73
淋巴瘤	Lymphoma	16	1.46	3.92	3.00	0.17	0.37	8	1.29	2.02	1.58	0.06	0.11	C81-C85,88,90,96
白血病	Leukaemia	24	2.19	5.87	4.81	0.30	0.55	12	1.93	3.03	2.32	0.13	0.25	C91-C95
不明及其他恶性肿瘤	All Other Sites and Unspecified	4	0.37	0.98	0.73	0.04	0.08	6	0.97	1.51	1.00	0.03	0.11	O&U
所有部位合计	All Sites	1094	100.00	267.79	192.08	7.84	23.20	621	100.00	156.69	103.31	3.93	11.23	ALL
所有部位除外 C44	All Sites but C44	1094	100.00	267.79	192.08	7.84	23.20	621	100.00	156.69	103.31	3.93	11.23	ALLbC44

表 7-3-62 大丰市 2011 年癌症发病和死亡主要指标
Table 7-3-62   Incidence and mortality of cancer in Dafeng,2011

部位 Site		男性 Male						女性 Female						ICD-10
		病例数 No. cases	构成 (%)	粗率 Crude rate (1/10⁵)	世标率 ASR world (1/10⁵)	累积率 Cum.rate(%) 0~64	0~74	病例数 No. cases	构成 (%)	粗率 Crude rate (1/10⁵)	世标率 ASR world (1/10⁵)	累积率 Cum.rate(%) 0~64	0~74	
发病 Incidence														
口腔和咽喉(除外鼻咽)	Lip,Oral Cavity & Pharynx but Nasopharynx	10	0.83	2.76	2.38	0.11	0.21	9	0.94	2.48	1.92	0.08	0.28	C00-C10;C12-C14
鼻咽	Nasopharynx	6	0.50	1.65	1.33	0.15	0.15	5	0.52	1.38	1.12	0.00	0.19	C11
食管	Esophagus	198	16.38	54.61	46.35	1.69	6.26	116	12.16	31.98	23.72	0.98	3.12	C15
胃	Stomach	229	18.94	63.17	51.38	2.36	6.16	90	9.43	24.81	18.43	0.70	2.38	C16
结直肠肛门	Colon, Rectum & Anus	81	6.70	22.34	18.17	0.94	2.32	70	7.34	19.30	14.47	0.84	1.66	C18-C21
肝脏	Liver	191	15.80	52.68	41.68	3.12	4.84	66	6.92	18.20	13.09	0.63	1.31	C22
胆囊及其他	Gallbladder and Extrahepatic Ducts	8	0.66	2.21	1.68	0.00	0.20	17	1.78	4.69	3.61	0.14	0.41	C23-C24
胰腺	Pancreas	47	3.89	12.96	10.62	0.54	1.22	36	3.77	9.92	7.27	0.24	0.97	C25
喉	Larynx	6	0.50	1.65	1.39	0.04	0.26	2	0.21	0.55	0.37	0.04	0.04	C32
气管,支气管,肺	Trachea, Bronchus and Lung	245	20.26	67.58	56.48	2.84	7.11	151	15.83	41.63	31.55	1.32	4.20	C33-C34
其他胸腔器官	Other Thoracic Organs	1	0.08	0.28	0.24	0.00	0.04	1	0.10	0.28	0.21	0.02	0.02	C37-C38
骨	Bone	19	1.57	5.24	4.91	0.19	0.69	20	2.10	5.51	4.21	0.25	0.41	C40-C41
皮肤黑色素瘤	Melanoma of Skin	2	0.17	0.55	0.67	0.00	0.04	2	0.21	0.55	0.39	0.02	0.02	C43
乳房	Breast	1	0.08	0.28	0.19	0.02	0.02	95	9.96	26.19	19.83	1.59	2.00	C50
子宫颈	Cervix	–	–	–	–	–	–	92	9.64	25.36	19.49	1.45	2.42	C53
子宫体及子宫部位不明	Uterus & Unspecified	–	–	–	–	–	–	32	3.35	8.82	6.77	0.49	0.73	C54-C55
卵巢	Ovary	–	–	–	–	–	–	24	2.52	6.62	5.25	0.27	0.64	C56
前列腺	Prostate	16	1.32	4.41	3.36	0.00	0.44	–	–	–	–	–	–	C61
睾丸	Testis	2	0.17	0.55	0.93	0.04	0.04	–	–	–	–	–	–	C62
肾及泌尿系统不明	Kidney & Unspecified Urinary Organs	10	0.83	2.76	2.09	0.11	0.23	7	0.73	1.93	1.43	0.07	0.11	C64-C66,68
膀胱	Bladder	22	1.82	6.07	4.98	0.26	0.60	17	1.78	4.69	3.34	0.12	0.37	C67
脑,神经系统	Brain, Central Nervous System	33	2.73	9.10	7.39	0.43	0.83	30	3.14	8.27	6.43	0.45	0.70	C70-C72
甲状腺	Thyroid Gland	3	0.25	0.83	0.58	0.03	0.09	14	1.47	3.86	2.78	0.22	0.32	C73
淋巴瘤	Lymphoma	1	0.08	0.28	0.41	0.03	0.03	4	0.42	1.10	1.03	0.04	0.11	C81-C85,88,90,96
白血病	Leukaemia	21	1.74	5.79	4.78	0.24	0.59	10	1.05	2.76	2.46	0.16	0.24	C91-C95
不明及其他恶性肿瘤	All Other Sites and Unspecified	57	4.71	15.72	13.14	0.63	1.35	44	4.61	12.13	9.34	0.58	1.14	O&U
所有部位合计	All Sites	1209	100.00	333.48	275.15	13.76	33.72	954	100.00	263.00	198.48	10.73	23.80	ALL
所有部位除外 C44	All Sites but C44	1199	99.17	330.72	273.02	13.72	33.49	948	99.37	261.35	197.22	10.70	23.68	ALLbC44
死亡 Mortality														
口腔和咽喉(除外鼻咽)	Lip,Oral Cavity & Pharynx but Nasopharynx	6	0.60	1.65	1.55	0.05	0.17	6	0.94	1.65	1.26	0.05	0.18	C00-C10;C12-C14
鼻咽	Nasopharynx	8	0.80	2.21	1.79	0.14	0.18	2	0.31	0.55	0.37	0.04	0.04	C11
食管	Esophagus	177	17.63	48.82	41.11	1.43	4.94	87	13.70	23.98	17.24	0.38	2.06	C15
胃	Stomach	184	18.33	50.75	41.81	1.23	4.35	74	11.65	20.40	14.79	0.36	1.98	C16
结直肠肛门	Colon, Rectum & Anus	40	3.98	11.03	9.17	0.39	0.98	34	5.35	9.37	6.61	0.34	0.61	C18-C21
肝脏	Liver	168	16.73	46.34	36.28	2.56	3.92	65	10.24	17.92	12.89	0.57	1.42	C22
胆囊及其他	Gallbladder and Extrahepatic Ducts	12	1.20	3.31	2.46	0.00	0.24	14	2.20	3.86	2.82	0.12	0.30	C23-C24
胰腺	Pancreas	44	4.38	12.14	10.07	0.47	1.25	33	5.20	9.10	6.60	0.24	0.83	C25
喉	Larynx	3	0.30	0.83	0.87	0.02	0.06	1	0.16	0.28	0.13	0.00	0.00	C32
气管,支气管,肺	Trachea, Bronchus and Lung	214	21.31	59.03	47.70	1.96	5.89	145	22.83	39.97	29.95	1.11	3.80	C33-C34
其他胸腔器官	Other Thoracic Organs	1	0.10	0.28	0.18	0.00	0.00	3	0.47	0.83	0.63	0.02	0.12	C37-C38
骨	Bone	16	1.59	4.41	3.79	0.13	0.50	16	2.52	4.41	3.21	0.10	0.43	C40-C41
皮肤黑色素瘤	Melanoma of Skin	2	0.20	0.55	0.66	0.03	0.03	1	0.16	0.28	0.15	0.00	0.00	C43
乳房	Breast	0	0.00	0.00	0.00	0.00	0.00	29	4.57	7.99	6.40	0.46	0.70	C50
子宫颈	Cervix	–	–	–	–	–	–	27	4.25	7.44	5.37	0.26	0.57	C53
子宫体及子宫部位不明	Uterus & Unspecified	–	–	–	–	–	–	11	1.73	3.03	2.03	0.12	0.12	C54-C55
卵巢	Ovary	–	–	–	–	–	–	19	2.99	5.24	3.86	0.27	0.50	C56
前列腺	Prostate	15	1.49	4.14	3.17	0.02	0.20	–	–	–	–	–	–	C61
睾丸	Testis	0	0.00	0.00	0.00	0.00	0.00	–	–	–	–	–	–	C62
肾及泌尿系统不明	Kidney & Unspecified Urinary Organs	3	0.30	0.83	0.66	0.00	0.12	5	0.79	1.38	1.10	0.10	0.13	C64-C66,68
膀胱	Bladder	13	1.29	3.59	4.09	0.05	0.17	6	0.94	1.65	1.14	0.04	0.12	C67
脑,神经系统	Brain, Central Nervous System	28	2.79	7.72	6.38	0.42	0.86	18	2.83	4.96	3.65	0.23	0.41	C70-C72
甲状腺	Thyroid Gland	2	0.20	0.55	0.48	0.00	0.10	1	0.16	0.28	0.27	0.02	0.02	C73
淋巴瘤	Lymphoma	4	0.40	1.10	1.08	0.08	0.08	5	0.79	1.38	0.98	0.03	0.10	C81-C85,88,90,96
白血病	Leukaemia	26	2.59	7.17	5.39	0.25	0.69	9	1.42	2.48	2.32	0.12	0.25	C91-C95
不明及其他恶性肿瘤	All Other Sites and Unspecified	38	3.78	10.48	8.53	0.35	0.83	24	3.78	6.62	4.95	0.21	0.76	O&U
所有部位合计	All Sites	1004	100.00	276.94	227.23	9.57	25.54	635	100.00	175.06	128.68	5.19	15.44	ALL
所有部位除外 C44	All Sites but C44	1001	99.70	276.11	226.37	9.57	25.50	632	99.53	174.23	128.11	5.18	15.32	ALLbC44

表 7-3-67 嘉兴市 2011 年癌症发病和死亡主要指标
Table 7-3-67　Incidence and mortality of cancer in Jiaxing, 2011

部位 Site		男性 Male						女性 Female						ICD-10
		病例数 No. cases	构成 (%)	粗率 Crude rate (1/10⁶)	世标率 ASR world (1/10⁶)	累积率 Cum.rate(%) 0~64	0~74	病例数 No. cases	构成 (%)	粗率 Crude rate (1/10⁶)	世标率 ASR world (1/10⁶)	累积率 Cum.rate(%) 0~64	0~74	
发病 Incidence														
口腔和咽喉(除外鼻咽)	Lip,Oral Cavity & Pharynx but Nasopharynx	20	2.07	7.81	4.12	0.27	0.42	10	1.15	3.86	2.14	0.13	0.23	C00–C10;C12–C14
鼻咽	Nasopharynx	17	1.76	6.64	4.32	0.28	0.53	9	1.03	3.48	2.05	0.12	0.12	C11
食管	Esophagus	45	4.66	17.56	8.74	0.37	1.03	10	1.15	3.86	2.05	0.02	0.25	C15
胃	Stomach	91	9.42	35.52	19.07	1.08	2.10	47	5.40	18.15	10.37	0.55	1.38	C16
结直肠肛门	Colon,Rectum & Anus	112	11.59	43.72	25.40	1.44	3.00	97	11.14	37.46	19.45	0.92	2.14	C18–C21
肝脏	Liver	120	12.42	46.84	24.26	1.25	2.44	47	5.40	18.15	9.24	0.33	1.09	C22
胆囊及其他	Gallbladder and Extrahepatic Ducts	22	2.28	8.59	4.47	0.14	0.31	29	3.33	11.20	5.03	0.16	0.50	C23–C24
胰腺	Pancreas	39	4.04	15.22	8.02	0.48	1.01	45	5.17	17.38	8.13	0.25	0.98	C25
喉	Larynx	7	0.72	2.73	1.48	0.06	0.21	1	0.11	0.39	0.22	0.02	0.02	C32
气管,支气管,肺	Trachea, Bronchus and Lung	247	25.57	96.41	51.22	1.62	6.51	123	14.12	47.50	24.41	1.16	2.87	C33–C34
其他胸腔器官	Other Thoracic Organs	2	0.21	0.78	0.33	0.02	0.02	4	0.46	1.54	0.75	0.05	0.05	C37–C38
骨	Bone	9	0.93	3.51	2.09	0.07	0.34	11	1.26	4.25	2.91	0.20	0.20	C40–C41
皮肤黑色素瘤	Melanoma of Skin	3	0.31	1.17	0.80	0.03	0.03	2	0.23	0.77	0.37	0.02	0.02	C43
乳房	Breast	2	0.21	0.78	0.40	0.00	0.04	128	14.70	49.43	29.32	2.36	3.22	C50
子宫颈	Cervix	–	–	–	–	–	–	26	2.99	10.04	6.83	0.56	0.65	C53
子宫体及子宫部位不明	Uterus & Unspecified	–	–	–	–	–	–	19	2.18	7.34	4.47	0.42	0.47	C54–C55
卵巢	Ovary	–	–	–	–	–	–	25	2.87	9.65	6.09	0.41	0.65	C56
前列腺	Prostate	26	2.69	10.15	4.85	0.20	0.53	–	–	–	–	–	–	C61
睾丸	Testis	0	0.00	0.00	0.00	0.00	0.00	–	–	–	–	–	–	C62
肾及泌尿系统不明	Kidney & Unspecified Urinary Organs	27	2.80	10.54	6.32	0.40	0.67	16	1.84	6.18	3.88	0.30	0.42	C64–C66,68
膀胱	Bladder	26	2.69	10.15	5.27	0.13	0.58	16	1.84	6.18	3.28	0.17	0.36	C67
脑,神经系统	Brain, Central Nervous System	32	3.31	12.49	9.22	0.69	0.86	29	3.33	11.20	6.29	0.40	0.62	C70–C72
甲状腺	Thyroid Gland	32	3.31	12.49	8.83	0.73	0.83	79	9.07	30.51	22.07	1.82	2.08	C73
淋巴瘤	Lymphoma	21	2.17	8.20	4.99	0.30	0.63	25	2.87	9.65	5.31	0.32	0.69	C81–C85,88,90,96
白血病	Leukaemia	18	1.86	7.03	5.38	0.36	0.47	14	1.61	5.41	4.29	0.25	0.40	C91–C95
不明及其他恶性肿瘤	All Other Sites and Unspecified	48	4.97	18.74	10.25	0.52	1.19	59	6.77	22.79	13.49	0.71	1.44	O&U
所有部位合计	All Sites	966	100.00	377.05	209.83	10.44	23.74	871	100.00	336.38	192.44	11.67	20.87	ALL
所有部位除外 C44	All Sites but C44	958	99.17	373.93	208.18	10.40	23.47	857	98.39	330.97	189.70	11.55	20.62	ALLbC44
死亡 Mortality														
口腔和咽喉(除外鼻咽)	Lip,Oral Cavity & Pharynx but Nasopharynx	5	0.78	1.95	1.19	0.07	0.11	2	0.49	0.77	0.38	0.03	0.03	C00–C10;C12–C14
鼻咽	Nasopharynx	8	1.25	3.12	1.85	0.10	0.32	5	1.22	1.93	0.80	0.02	0.08	C11
食管	Esophagus	42	6.58	16.39	7.95	0.31	0.81	12	2.93	4.63	2.00	0.00	0.20	C15
胃	Stomach	56	8.78	21.86	11.76	0.46	1.41	35	8.54	13.52	7.20	0.34	0.96	C16
结直肠肛门	Colon,Rectum & Anus	57	8.93	22.25	11.34	0.52	1.14	43	10.49	16.61	7.15	0.24	0.69	C18–C21
肝脏	Liver	99	15.52	38.64	20.05	0.72	2.10	58	14.15	22.40	10.62	0.33	1.21	C22
胆囊及其他	Gallbladder and Extrahepatic Ducts	13	2.04	5.07	2.77	0.11	0.27	23	5.61	8.88	4.44	0.11	0.49	C23–C24
胰腺	Pancreas	35	5.49	13.66	7.48	0.42	1.02	42	10.24	16.22	7.53	0.27	0.77	C25
喉	Larynx	7	1.10	2.73	1.48	0.07	0.18	1	0.24	0.39	0.10	0.00	0.00	C32
气管,支气管,肺	Trachea, Bronchus and Lung	208	32.60	81.19	42.70	1.51	4.96	79	19.27	30.51	15.20	0.57	1.71	C33–C34
其他胸腔器官	Other Thoracic Organs	0	0.00	0.00	0.00	0.00	0.00	1	0.24	0.39	0.22	0.00	0.06	C37–C38
骨	Bone	7	1.10	2.73	1.68	0.10	0.22	5	1.22	1.93	1.35	0.06	0.12	C40–C41
皮肤黑色素瘤	Melanoma of Skin	0	0.00	0.00	0.00	0.00	0.00	2	0.49	0.77	0.49	0.02	0.06	C43
乳房	Breast	0	0.00	0.00	0.00	0.00	0.00	24	5.85	9.27	4.75	0.24	0.52	C50
子宫颈	Cervix	–	–	–	–	–	–	5	1.22	1.93	1.04	0.09	0.09	C53
子宫体及子宫部位不明	Uterus & Unspecified	–	–	–	–	–	–	2	0.49	0.77	0.53	0.03	0.08	C54–C55
卵巢	Ovary	–	–	–	–	–	–	9	2.20	3.48	2.20	0.20	0.29	C56
前列腺	Prostate	14	2.19	5.46	2.95	0.02	0.22	–	–	–	–	–	–	C61
睾丸	Testis	0	0.00	0.00	0.00	0.00	0.00	–	–	–	–	–	–	C62
肾及泌尿系统不明	Kidney & Unspecified Urinary Organs	6	0.94	2.34	1.16	0.07	0.11	5	1.22	1.93	0.78	0.02	0.07	C64–C66,68
膀胱	Bladder	9	1.41	3.51	1.69	0.03	0.08	4	0.98	1.54	0.57	0.00	0.00	C67
脑,神经系统	Brain, Central Nervous System	17	2.66	6.64	4.04	0.17	0.54	10	2.44	3.86	2.07	0.11	0.17	C70–C72
甲状腺	Thyroid Gland	1	0.16	0.39	0.24	0.00	0.06	1	0.24	0.39	0.22	0.00	0.06	C73
淋巴瘤	Lymphoma	25	3.92	9.76	5.65	0.31	0.63	17	4.15	6.57	3.54	0.21	0.45	C81–C85,88,90,96
白血病	Leukaemia	12	1.88	4.68	4.32	0.26	0.32	9	2.20	3.48	2.15	0.12	0.26	C91–C95
不明及其他恶性肿瘤	All Other Sites and Unspecified	17	2.66	6.64	3.46	0.18	0.41	16	3.90	6.18	3.86	0.22	0.38	O&U
所有部位合计	All Sites	638	100.00	249.02	133.74	5.42	14.93	410	100.00	158.34	79.20	3.24	8.73	ALL
所有部位除外 C44	All Sites but C44	635	99.53	247.85	133.02	5.41	14.85	410	100.00	158.34	79.20	3.24	8.73	ALLbC44

表 7-3-68　嘉善县 2011 年癌症发病和死亡主要指标
Table 7-3-68　Incidence and mortality of cancer in Jiashan,2011

部位 / Site		男性 Male						女性 Female						ICD-10
		病例数 No. cases	构成 (%)	粗率 Crude rate (1/10⁵)	世标率 ASR world (1/10⁵)	累积率 Cum.rate(%) 0~64	0~74	病例数 No. cases	构成 (%)	粗率 Crude rate (1/10⁵)	世标率 ASR world (1/10⁵)	累积率 Cum.rate(%) 0~64	0~74	
发病 Incidence														
口腔和咽喉(除外鼻咽)	Lip,Oral Cavity & Pharynx but Nasopharynx	8	0.97	4.21	2.00	0.09	0.28	6	0.95	3.08	1.96	0.17	0.23	C00-C10;C12-C14
鼻咽	Nasopharynx	21	2.56	11.04	6.40	0.49	0.76	6	0.95	3.08	1.64	0.14	0.19	C11
食管	Esophagus	44	5.36	23.14	11.30	0.51	1.30	10	1.58	5.14	1.92	0.07	0.15	C15
胃	Stomach	98	11.94	51.54	25.78	1.14	3.14	51	8.08	26.22	13.54	0.81	1.77	C16
结直肠肛门	Colon,Rectum & Anus	122	14.86	64.16	32.94	2.00	4.05	89	14.10	45.75	23.61	1.32	3.04	C18-C21
肝脏	Liver	88	10.72	46.28	22.24	1.19	2.45	33	5.23	16.96	7.81	0.25	0.99	C22
胆囊及其他	Gallbladder and Extrahepatic Ducts	11	1.34	5.78	2.88	0.05	0.40	18	2.85	9.25	3.91	0.14	0.43	C23-C24
胰腺	Pancreas	24	2.92	12.62	6.91	0.28	0.82	31	4.91	15.94	6.89	0.26	0.78	C25
喉	Larynx	3	0.37	1.58	0.77	0.00	0.12	1	0.16	0.51	0.12	0.00	0.00	C32
气管,支气管,肺	Trachea,Bronchus and Lung	213	25.94	112.02	54.28	2.43	7.25	84	13.31	43.18	21.00	0.98	2.60	C33-C34
其他胸腔器官	Other Thoracic Organs	3	0.37	1.58	0.81	0.06	0.14	2	0.32	1.03	0.70	0.08	0.08	C37-C38
骨	Bone	3	0.37	1.58	1.10	0.04	0.04	2	0.32	1.03	0.55	0.04	0.04	C40-C41
皮肤黑色素瘤	Melanoma of Skin	3	0.37	1.58	0.74	0.07	0.07	0	0.00	0.00	0.00	0.00	0.00	C43
乳房	Breast	1	0.12	0.53	0.22	0.03	0.03	90	14.26	46.26	26.53	2.34	3.02	C50
子宫颈	Cervix	–	–	–	–	–	–	24	3.80	12.34	7.52	0.70	0.70	C53
子宫体及子宫部位不明	Uterus & Unspecified	–	–	–	–	–	–	8	1.27	4.11	3.14	0.25	0.25	C54-C55
卵巢	Ovary	–	–	–	–	–	–	11	1.74	5.65	3.04	0.27	0.40	C56
前列腺	Prostate	26	3.17	13.67	5.63	0.15	0.47	–	–	–	–	–	–	C61
睾丸	Testis	2	0.24	1.05	0.51	0.06	0.06	–	–	–	–	–	–	C62
肾及泌尿系统不明	Kidney & Unspecified Urinary Organs	17	2.07	8.94	4.57	0.29	0.58	15	2.38	7.71	8.10	0.52	0.63	C64-C66,68
膀胱	Bladder	29	3.53	15.25	7.71	0.35	0.96	5	0.79	2.57	0.93	0.05	0.05	C67
脑,神经系统	Brain,Central Nervous System	28	3.41	14.73	11.49	0.63	1.10	31	4.91	15.94	9.84	0.67	1.03	C70-C72
甲状腺	Thyroid Gland	14	1.71	7.36	5.61	0.48	0.53	54	8.56	27.76	18.17	1.50	1.71	C73
淋巴瘤	Lymphoma	17	2.07	8.94	4.79	0.22	0.40	13	2.06	6.68	3.75	0.24	0.35	C81-C85,88,90,96
白血病	Leukaemia	9	1.10	4.73	2.87	0.18	0.38	11	1.74	5.65	3.63	0.28	0.33	C91-C95
不明及其他恶性肿瘤	All Other Sites and Unspecified	37	4.51	19.46	10.82	0.73	1.15	36	5.71	18.51	11.63	0.76	1.20	O&U
所有部位合计	All Sites	821	100.00	431.77	222.36	11.50	26.50	631	100.00	324.35	179.90	11.84	19.96	ALL
所有部位除外 C44	All Sites but C44	809	98.54	425.46	219.30	11.31	26.26	616	97.62	316.64	174.54	11.49	19.36	ALLbC44
死亡 Mortality														
口腔和咽喉(除外鼻咽)	Lip,Oral Cavity & Pharynx but Nasopharynx	6	1.03	3.16	1.41	0.04	0.16	2	0.67	1.03	0.32	0.00	0.00	C00-C10;C12-C14
鼻咽	Nasopharynx	5	0.86	2.63	1.11	0.04	0.11	7	2.33	3.60	1.90	0.12	0.27	C11
食管	Esophagus	38	6.54	19.98	9.79	0.28	1.19	12	4.00	6.17	2.43	0.11	0.19	C15
胃	Stomach	79	13.60	41.55	19.50	0.60	2.29	25	8.33	12.85	6.48	0.43	0.74	C16
结直肠肛门	Colon,Rectum & Anus	62	10.67	32.61	16.50	0.63	1.99	45	15.00	23.13	10.59	0.39	1.34	C18-C21
肝脏	Liver	83	14.29	43.65	20.60	0.88	2.22	33	11.00	16.96	7.93	0.35	0.98	C22
胆囊及其他	Gallbladder and Extrahepatic Ducts	8	1.38	4.21	2.20	0.03	0.32	19	6.33	9.77	3.71	0.21	0.36	C23-C24
胰腺	Pancreas	32	5.51	16.83	8.76	0.42	1.11	17	5.67	8.74	3.46	0.13	0.35	C25
喉	Larynx	0	0.00	0.00	0.00	0.00	0.00	0	0.00	0.00	0.00	0.00	0.00	C32
气管,支气管,肺	Trachea,Bronchus and Lung	168	28.92	88.35	43.05	1.64	5.41	61	20.33	31.36	14.88	0.69	1.96	C33-C34
其他胸腔器官	Other Thoracic Organs	3	0.52	1.58	0.81	0.06	0.14	0	0.00	0.00	0.00	0.00	0.00	C37-C38
骨	Bone	2	0.34	1.05	0.34	0.00	0.00	0	0.00	0.00	0.00	0.00	0.00	C40-C41
皮肤黑色素瘤	Melanoma of Skin	1	0.17	0.53	0.29	0.04	0.04	1	0.33	0.51	0.12	0.00	0.00	C43
乳房	Breast	0	0.00	0.00	0.00	0.00	0.00	24	8.00	12.34	5.23	0.33	0.56	C50
子宫颈	Cervix	–	–	–	–	–	–	1	0.33	0.51	0.30	0.04	0.04	C53
子宫体及子宫部位不明	Uterus & Unspecified	–	–	–	–	–	–	5	1.67	2.57	1.32	0.09	0.14	C54-C55
卵巢	Ovary	–	–	–	–	–	–	5	1.67	2.57	1.42	0.12	0.12	C56
前列腺	Prostate	15	2.58	7.89	3.55	0.05	0.30	–	–	–	–	–	–	C61
睾丸	Testis	1	0.17	0.53	0.30	0.00	0.07	–	–	–	–	–	–	C62
肾及泌尿系统不明	Kidney & Unspecified Urinary Organs	9	1.55	4.73	2.19	0.05	0.23	3	1.00	1.54	0.62	0.00	0.05	C64-C66,68
膀胱	Bladder	12	2.07	6.31	2.74	0.00	0.27	4	1.33	2.06	0.66	0.00	0.05	C67
脑,神经系统	Brain,Central Nervous System	11	1.89	5.78	2.93	0.11	0.43	14	4.67	7.20	3.52	0.20	0.43	C70-C72
甲状腺	Thyroid Gland	1	0.17	0.53	0.29	0.00	0.05	1	0.33	0.51	0.32	0.00	0.05	C73
淋巴瘤	Lymphoma	12	2.07	6.31	3.01	0.13	0.28	3	1.00	1.54	0.59	0.04	0.04	C81-C85,88,90,96
白血病	Leukaemia	9	1.55	4.73	3.55	0.20	0.44	4	1.33	2.06	1.29	0.15	0.15	C91-C95
不明及其他恶性肿瘤	All Other Sites and Unspecified	24	4.13	12.62	6.27	0.25	0.65	14	4.67	7.20	3.36	0.16	0.34	O&U
所有部位合计	All Sites	581	100.00	305.55	149.21	5.45	17.70	300	100.00	154.21	70.81	3.57	8.12	ALL
所有部位除外 C44	All Sites but C44	574	98.80	301.87	147.20	5.35	17.53	300	100.00	154.21	70.81	3.57	8.12	ALLbC44

表 7-3-69 海宁市 2011 年癌症发病和死亡主要指标
Table 7-3-69 Incidence and mortality of cancer in Haining, 2011

部位 Site		男性 Male						女性 Female						ICD-10
		病例数 No. cases	构成 (%)	粗率 Crude rate (1/10⁵)	世标率 ASR world (1/10⁵)	累积率 Cum.rate(%) 0~64	0~74	病例数 No. cases	构成 (%)	粗率 Crude rate (1/10⁵)	世标率 ASR world (1/10⁵)	累积率 Cum.rate(%) 0~64	0~74	
发病 Incidence														
口腔和咽喉(除外鼻咽)	Lip,Oral Cavity & Pharynx but Nasopharynx	11	1.06	3.37	2.16	0.13	0.26	11	1.20	3.27	2.62	0.23	0.23	C00-C10;C12-C14
鼻咽	Nasopharynx	17	1.63	5.21	3.01	0.24	0.28	11	1.20	3.27	2.04	0.17	0.21	C11
食管	Esophagus	54	5.19	16.54	9.17	0.26	1.13	18	1.97	5.35	2.50	0.06	0.33	C15
胃	Stomach	100	9.62	30.63	16.30	0.77	2.00	55	6.02	16.34	8.49	0.46	0.93	C16
结直肠肛门	Colon, Rectum & Anus	121	11.63	37.06	20.84	0.76	2.43	97	10.62	28.82	15.75	0.99	1.82	C18-C21
肝脏	Liver	107	10.29	32.77	18.18	1.27	1.98	62	6.79	18.42	9.13	0.53	0.98	C22
胆囊及其他	Gallbladder and Extrahepatic Ducts	18	1.73	5.51	2.58	0.10	0.28	24	2.63	7.13	3.08	0.14	0.33	C23-C24
胰腺	Pancreas	59	5.67	18.07	9.14	0.37	1.07	36	3.94	10.70	5.17	0.17	0.73	C25
喉	Larynx	12	1.15	3.68	1.98	0.09	0.22	1	0.11	0.30	0.20	0.00	0.03	C32
气管,支气管,肺	Trachea, Bronchus and Lung	289	27.79	88.52	48.65	1.85	5.87	134	14.68	39.82	20.25	1.13	2.24	C33-C34
其他胸腔器官	Other Thoracic Organs	7	0.67	2.14	1.26	0.11	0.16	3	0.33	0.89	0.79	0.04	0.04	C37-C38
骨	Bone	5	0.48	1.53	1.46	0.12	0.12	5	0.55	1.49	1.76	0.10	0.10	C40-C41
皮肤黑色素瘤	Melanoma of Skin	8	0.77	2.45	1.43	0.06	0.15	4	0.44	1.19	0.97	0.09	0.09	C43
乳房	Breast	0	0.00	0.00	0.00	0.00	0.00	171	18.73	50.81	31.86	2.47	3.40	C50
子宫颈	Cervix	–	–	–	–	–	–	37	4.05	10.99	6.60	0.53	0.63	C53
子宫体及子宫部位不明	Uterus & Unspecified	–	–	–	–	–	–	21	2.30	6.24	3.53	0.34	0.42	C54-C55
卵巢	Ovary	–	–	–	–	–	–	16	1.75	4.75	2.96	0.23	0.27	C56
前列腺	Prostate	42	4.04	12.86	6.05	0.16	0.59	–	–	–	–	–	–	C61
睾丸	Testis	3	0.29	0.92	0.48	0.05	0.05	–	–	–	–	–	–	C62
肾及泌尿系统不明	Kidney & Unspecified Urinary Organs	20	1.92	6.13	3.49	0.32	0.32	8	0.88	2.38	1.15	0.06	0.14	C64-C66,68
膀胱	Bladder	34	3.27	10.41	5.84	0.29	0.81	7	0.77	2.08	0.94	0.05	0.09	C67
脑,神经系统	Brain, Central Nervous System	22	2.12	6.74	6.47	0.39	0.44	23	2.52	6.83	4.17	0.33	0.50	C70-C72
甲状腺	Thyroid Gland	23	2.21	7.04	5.08	0.45	0.45	78	8.54	23.18	16.73	1.32	1.58	C73
淋巴瘤	Lymphoma	28	2.69	8.58	4.94	0.38	0.55	21	2.30	6.24	4.42	0.27	0.41	C81-C85,88,90,96
白血病	Leukaemia	23	2.21	7.04	5.72	0.31	0.60	24	2.63	7.13	5.69	0.30	0.52	C91-C95
不明及其他恶性肿瘤	All Other Sites and Unspecified	37	3.56	11.33	6.91	0.37	0.72	46	5.04	13.67	7.50	0.38	0.73	O&U
所有部位合计	All Sites	1040	100.00	318.54	181.14	8.85	20.46	913	100.00	271.28	158.31	10.38	16.75	ALL
所有部位除外 C44	All Sites but C44	1031	99.13	315.78	179.76	8.83	20.31	900	98.58	267.42	156.79	10.36	16.66	ALLbC44
死亡 Mortality														
口腔和咽喉(除外鼻咽)	Lip,Oral Cavity & Pharynx but Nasopharynx	5	0.73	1.53	0.66	0.04	0.04	3	0.67	0.89	0.57	0.05	0.05	C00-C10;C12-C14
鼻咽	Nasopharynx	10	1.46	3.06	1.63	0.15	0.19	9	2.02	2.67	1.49	0.12	0.17	C11
食管	Esophagus	44	6.43	13.48	7.04	0.17	0.79	18	4.04	5.35	2.56	0.02	0.40	C15
胃	Stomach	64	9.36	19.60	10.81	0.36	1.34	39	8.76	11.59	5.35	0.24	0.56	C16
结直肠肛门	Colon, Rectum & Anus	43	6.29	13.17	6.48	0.17	0.71	48	10.79	14.26	6.87	0.31	0.71	C18-C21
肝脏	Liver	82	11.99	25.12	13.91	0.82	1.40	57	12.81	16.94	8.52	0.47	0.97	C22
胆囊及其他	Gallbladder and Extrahepatic Ducts	14	2.05	4.29	1.87	0.07	0.17	18	4.04	5.35	2.57	0.07	0.39	C23-C24
胰腺	Pancreas	49	7.16	15.01	7.77	0.30	0.99	35	7.87	10.40	4.87	0.11	0.60	C25
喉	Larynx	4	0.58	1.23	0.60	0.04	0.04	0	0.00	0.00	0.00	0.00	0.00	C32
气管,支气管,肺	Trachea, Bronchus and Lung	252	36.84	77.19	41.87	1.38	5.13	102	22.92	30.31	14.91	0.60	1.73	C33-C34
其他胸腔器官	Other Thoracic Organs	4	0.58	1.23	0.67	0.03	0.08	2	0.45	0.59	0.24	0.02	0.02	C37-C38
骨	Bone	2	0.29	0.61	0.39	0.04	0.04	2	0.45	0.59	0.46	0.04	0.04	C40-C41
皮肤黑色素瘤	Melanoma of Skin	1	0.15	0.31	0.10	0.00	0.00	0	0.00	0.00	0.00	0.00	0.00	C43
乳房	Breast	0	0.00	0.00	0.00	0.00	0.00	25	5.62	7.43	4.17	0.31	0.46	C50
子宫颈	Cervix	–	–	–	–	–	–	9	2.02	2.67	1.18	0.08	0.13	C53
子宫体及子宫部位不明	Uterus & Unspecified	–	–	–	–	–	–	3	0.67	0.89	0.44	0.03	0.03	C54-C55
卵巢	Ovary	–	–	–	–	–	–	10	2.25	2.97	1.57	0.15	0.15	C56
前列腺	Prostate	18	2.63	5.51	2.29	0.02	0.09	–	–	–	–	–	–	C61
睾丸	Testis	2	0.29	0.61	0.39	0.02	0.02	–	–	–	–	–	–	C62
肾及泌尿系统不明	Kidney & Unspecified Urinary Organs	5	0.73	1.53	0.77	0.07	0.07	5	1.12	1.49	0.52	0.00	0.05	C64-C66,68
膀胱	Bladder	17	2.49	5.21	2.42	0.08	0.21	5	1.12	1.49	0.52	0.00	0.05	C67
脑,神经系统	Brain, Central Nervous System	6	0.88	1.84	1.84	0.08	0.12	13	2.92	3.86	2.21	0.15	0.29	C70-C72
甲状腺	Thyroid Gland	1	0.15	0.31	0.19	0.02	0.02	3	0.67	0.89	0.47	0.01	0.05	C73
淋巴瘤	Lymphoma	27	3.95	8.27	5.24	0.26	0.67	14	3.15	4.16	2.25	0.15	0.33	C81-C85,88,90,96
白血病	Leukaemia	17	2.49	5.21	2.79	0.15	0.28	10	2.25	2.97	1.71	0.09	0.13	C91-C95
不明及其他恶性肿瘤	All Other Sites and Unspecified	17	2.49	5.21	2.73	0.05	0.28	15	3.37	4.46	2.84	0.12	0.20	O&U
所有部位合计	All Sites	684	100.00	209.50	112.44	4.32	12.69	445	100.00	132.22	66.29	3.13	7.48	ALL
所有部位除外 C44	All Sites but C44	680	99.42	208.28	111.70	4.32	12.62	442	99.33	131.33	66.05	3.13	7.48	ALLbC44

部位 Site		男性 Male						女性 Female						ICD-10
		病例数 No. cases	构成 (%)	粗率 Crude rate (1/10⁵)	世标率 ASR world (1/10⁵)	累积率 Cum.rate(%)		病例数 No. cases	构成 (%)	粗率 Crude rate (1/10⁵)	世标率 ASR world (1/10⁵)	累积率 Cum.rate(%)		
						0~64	0~74					0~64	0~74	
发病 Incidence														
口腔和咽喉(除外鼻咽)	Lip,Oral Cavity & Pharynx but Nasopharynx	17	1.21	4.77	2.53	0.15	0.26	12	1.25	3.31	2.04	0.11	0.24	C00-C10;C12-C14
鼻咽	Nasopharynx	28	1.99	7.85	4.52	0.45	0.48	20	2.09	5.52	4.25	0.28	0.52	C11
食管	Esophagus	127	9.04	35.60	18.94	1.08	2.13	22	2.30	6.07	2.91	0.18	0.29	C15
胃	Stomach	262	18.65	73.45	39.75	2.45	4.85	95	9.92	26.20	14.74	0.74	1.74	C16
结直肠肛门	Colon, Rectum & Anus	128	9.11	35.88	19.30	1.22	2.15	82	8.56	22.62	12.68	0.67	1.64	C18-C21
肝脏	Liver	173	12.31	48.50	26.78	1.76	2.82	66	6.89	18.21	9.66	0.56	1.06	C22
胆囊及其他	Gallbladder and Extrahepatic Ducts	14	1.00	3.92	1.95	0.09	0.17	24	2.51	6.62	3.52	0.12	0.52	C23-C24
胰腺	Pancreas	47	3.35	13.18	6.70	0.43	0.81	20	2.09	5.52	2.82	0.10	0.36	C25
喉	Larynx	15	1.07	4.21	2.33	0.17	0.26	1	0.10	0.28	0.13	0.02	0.02	C32
气管,支气管,肺	Trachea, Bronchus and Lung	334	23.77	93.64	50.29	2.52	6.22	138	14.41	38.07	20.49	0.93	2.51	C33-C34
其他胸腔器官	Other Thoracic Organs	4	0.28	1.12	0.84	0.03	0.03	3	0.31	0.83	0.60	0.06	0.06	C37-C38
骨	Bone	11	0.78	3.08	1.79	0.13	0.16	7	0.73	1.93	0.91	0.07	0.12	C40-C41
皮肤黑色素瘤	Melanoma of Skin	8	0.57	2.24	1.31	0.07	0.17	8	0.84	2.21	1.17	0.05	0.15	C43
乳房	Breast	7	0.50	1.96	1.15	0.07	0.12	150	15.66	41.38	25.78	2.24	2.73	C50
子宫颈	Cervix	–	–	–	–	–	–	55	5.74	15.17	10.27	0.79	1.03	C53
子宫体及子宫部位不明	Uterus & Unspecified	–	–	–	–	–	–	27	2.82	7.45	4.39	0.37	0.50	C54-C55
卵巢	Ovary	–	–	–	–	–	–	27	2.82	7.45	4.65	0.39	0.48	C56
前列腺	Prostate	31	2.21	8.69	4.52	0.07	0.51	–	–	–	–	–	–	C61
睾丸	Testis	5	0.36	1.40	1.19	0.08	0.11	–	–	–	–	–	–	C62
肾及泌尿系统不明	Kidney & Unspecified Urinary Organs	19	1.35	5.33	2.78	0.12	0.26	7	0.73	1.93	1.09	0.09	0.09	C64-C66,68
膀胱	Bladder	34	2.42	9.53	5.04	0.25	0.56	9	0.94	2.48	1.28	0.10	0.10	C67
脑,神经系统	Brain, Central Nervous System	27	1.92	7.57	4.58	0.34	0.48	29	3.03	8.00	5.71	0.36	0.58	C70-C72
甲状腺	Thyroid Gland	12	0.85	3.36	2.23	0.16	0.26	74	7.72	20.41	14.77	1.20	1.34	C73
淋巴瘤	Lymphoma	21	1.49	5.89	3.48	0.18	0.50	15	1.57	4.14	2.81	0.14	0.36	C81-C85,88,90,96
白血病	Leukaemia	21	1.49	5.89	5.51	0.33	0.38	14	1.46	3.86	3.10	0.20	0.33	C91-C95
不明及其他恶性肿瘤	All Other Sites and Unspecified	60	4.27	16.82	8.98	0.49	0.89	53	5.53	14.62	8.65	0.57	0.85	O&U
所有部位合计	All Sites	1405	100.00	393.89	216.46	12.64	24.66	958	100.00	264.25	158.43	10.34	17.62	ALL
所有部位除外 C44	All Sites but C44	1395	99.29	391.08	215.07	12.63	24.59	950	99.16	262.04	157.20	10.26	17.55	ALLbC44
死亡 Mortality														
口腔和咽喉(除外鼻咽)	Lip,Oral Cavity & Pharynx but Nasopharynx	1	0.10	0.28	0.20	0.00	0.05	3	0.62	0.83	0.50	0.02	0.07	C00-C10;C12-C14
鼻咽	Nasopharynx	15	1.44	4.21	2.21	0.16	0.27	3	0.62	0.83	0.52	0.00	0.11	C11
食管	Esophagus	110	10.59	30.84	15.55	0.83	1.44	20	4.11	5.52	2.80	0.06	0.41	C15
胃	Stomach	185	17.81	51.86	26.91	1.19	3.37	80	16.43	22.07	11.86	0.45	1.49	C16
结直肠肛门	Colon, Rectum & Anus	60	5.77	16.82	8.65	0.41	0.86	31	6.37	8.55	4.14	0.21	0.39	C18-C21
肝脏	Liver	192	18.48	53.83	29.45	1.99	3.40	75	15.40	20.69	10.80	0.67	1.27	C22
胆囊及其他	Gallbladder and Extrahepatic Ducts	8	0.77	2.24	1.20	0.02	0.18	24	4.93	6.62	3.08	0.12	0.38	C23-C24
胰腺	Pancreas	49	4.72	13.74	6.83	0.39	0.70	27	5.54	7.45	3.62	0.17	0.42	C25
喉	Larynx	6	0.58	1.68	0.88	0.03	0.11	0	0.00	0.00	0.00	0.00	0.00	C32
气管,支气管,肺	Trachea, Bronchus and Lung	297	28.59	83.26	45.38	2.07	5.73	113	23.20	31.17	16.66	0.63	2.13	C33-C34
其他胸腔器官	Other Thoracic Organs	0	0.00	0.00	0.00	0.00	0.00	0	0.00	0.00	0.00	0.00	0.00	C37-C38
骨	Bone	5	0.48	1.40	0.77	0.06	0.06	2	0.41	0.55	0.28	0.00	0.05	C40-C41
皮肤黑色素瘤	Melanoma of Skin	1	0.10	0.28	0.18	0.02	0.02	1	0.21	0.28	0.16	0.02	0.02	C43
乳房	Breast	0	0.00	0.00	0.00	0.00	0.00	24	4.93	6.62	3.55	0.31	0.40	C50
子宫颈	Cervix	–	–	–	–	–	–	4	0.82	1.10	0.75	0.03	0.13	C53
子宫体及子宫部位不明	Uterus & Unspecified	–	–	–	–	–	–	16	3.29	4.41	2.43	0.17	0.27	C54-C55
卵巢	Ovary	–	–	–	–	–	–	9	1.85	2.48	1.37	0.09	0.12	C56
前列腺	Prostate	6	0.58	1.68	0.85	0.02	0.07	–	–	–	–	–	–	C61
睾丸	Testis	1	0.10	0.28	0.17	0.00	0.03	–	–	–	–	–	–	C62
肾及泌尿系统不明	Kidney & Unspecified Urinary Organs	11	1.06	3.08	1.37	0.05	0.08	2	0.41	0.55	0.20	0.00	0.00	C64-C66,68
膀胱	Bladder	12	1.15	3.36	1.91	0.05	0.22	4	0.82	1.10	0.31	0.00	0.00	C67
脑,神经系统	Brain, Central Nervous System	25	2.41	7.01	4.25	0.28	0.46	12	2.46	3.31	2.31	0.14	0.24	C70-C72
甲状腺	Thyroid Gland	1	0.10	0.28	0.11	0.00	0.00	1	0.21	0.28	0.07	0.00	0.00	C73
淋巴瘤	Lymphoma	20	1.92	5.61	3.18	0.13	0.38	10	2.05	2.76	1.57	0.10	0.24	C81-C85,88,90,96
白血病	Leukaemia	15	1.44	4.21	4.05	0.18	0.32	13	2.67	3.59	2.78	0.17	0.35	C91-C95
不明及其他恶性肿瘤	All Other Sites and Unspecified	19	1.83	5.33	2.79	0.13	0.31	13	2.67	3.59	1.74	0.09	0.17	O&U
所有部位合计	All Sites	1039	100.00	291.28	156.90	8.01	18.05	487	100.00	134.33	71.49	3.43	8.68	ALL
所有部位除外 C44	All Sites but C44	1039	100.00	291.28	156.90	8.01	18.05	483	99.18	133.23	71.01	3.40	8.65	ALLbC44

表 7-3-71 开化县 2011 年癌症发病和死亡主要指标
Table 7-3-71 Incidence and mortality of cancer in Kaihua, 2011

部位 Site		男性 Male						女性 Female						ICD-10
		病例数 No. cases	构成 (%)	粗率 Crude rate (1/10⁵)	世标率 ASR world (1/10⁵)	累积率 Cum.rate(%) 0~64	0~74	病例数 No. cases	构成 (%)	粗率 Crude rate (1/10⁵)	世标率 ASR world (1/10⁵)	累积率 Cum.rate(%) 0~64	0~74	
发病 Incidence														
口腔和咽喉(除外鼻咽)	Lip,Oral Cavity & Pharynx but Nasopharynx	6	1.27	3.28	2.75	0.14	0.44	1	0.35	0.59	0.74	0.00	0.12	C00–C10;C12–C14
鼻咽	Nasopharynx	8	1.70	4.37	2.43	0.19	0.19	3	1.04	1.76	1.45	0.06	0.18	C11
食管	Esophagus	37	7.86	20.22	14.45	0.58	1.98	15	5.19	8.82	6.23	0.28	0.76	C15
胃	Stomach	61	12.95	33.33	23.29	0.95	2.84	22	7.61	12.93	8.47	0.38	0.84	C16
结直肠肛门	Colon,Rectum & Anus	36	7.64	19.67	12.98	0.77	1.64	24	8.30	14.11	10.51	0.35	1.63	C18–C21
肝脏	Liver	48	10.19	26.23	17.12	1.20	1.60	26	9.00	15.28	10.37	0.52	1.11	C22
胆囊及其他	Gallbladder and Extrahepatic Ducts	5	1.06	2.73	1.49	0.03	0.12	6	2.08	3.53	2.49	0.18	0.31	C23–C24
胰腺	Pancreas	8	1.70	4.37	3.18	0.18	0.47	9	3.11	5.29	3.11	0.07	0.30	C25
喉	Larynx	3	0.64	1.64	1.34	0.12	0.22	0	0.00	0.00	0.00	0.00	0.00	C32
气管,支气管,肺	Trachea,Bronchus and Lung	154	32.70	84.16	59.57	2.67	7.51	41	14.19	24.10	15.59	0.97	1.77	C33–C34
其他胸腔器官	Other Thoracic Organs	3	0.64	1.64	1.14	0.11	0.11	0	0.00	0.00	0.00	0.00	0.00	C37–C38
骨	Bone	4	0.85	2.19	1.37	0.09	0.09	1	0.35	0.59	0.74	0.00	0.12	C40–C41
皮肤黑色素瘤	Melanoma of Skin	2	0.42	1.09	0.58	0.04	0.04	3	1.04	1.76	1.06	0.09	0.09	C43
乳房	Breast	0	0.00	0.00	0.00	0.00	0.00	41	14.19	24.10	14.35	1.19	1.30	C50
子宫颈	Cervix	–	–	–	–	–	–	27	9.34	15.87	10.77	0.81	1.17	C53
子宫体及子宫部位不明	Uterus & Unspecified	–	–	–	–	–	–	18	6.23	10.58	8.10	0.64	0.87	C54–C55
卵巢	Ovary	–	–	–	–	–	–	4	1.38	2.35	2.25	0.19	0.19	C56
前列腺	Prostate	10	2.12	5.46	3.45	0.04	0.34	–	–	–	–	–	–	C61
睾丸	Testis	0	0.00	0.00	0.00	0.00	0.00	–	–	–	–	–	–	C62
肾及泌尿系统不明	Kidney & Unspecified Urinary Organs	5	1.06	2.73	1.93	0.14	0.33	1	0.35	0.59	0.36	0.03	0.03	C64–C66,68
膀胱	Bladder	19	4.03	10.38	6.59	0.35	0.64	1	0.35	0.59	0.45	0.00	0.11	C67
脑,神经系统	Brain,Central Nervous System	11	2.34	6.01	4.61	0.32	0.42	10	3.46	5.88	4.34	0.23	0.35	C70–C72
甲状腺	Thyroid Gland	3	0.64	1.64	1.28	0.05	0.16	11	3.81	6.47	4.36	0.41	0.41	C73
淋巴瘤	Lymphoma	15	3.18	8.20	6.47	0.37	0.77	5	1.73	2.94	2.09	0.12	0.34	C81–C85,88,90,96
白血病	Leukaemia	16	3.40	8.74	7.45	0.45	0.94	7	2.42	4.11	3.63	0.24	0.24	C91–C95
不明及其他恶性肿瘤	All Other Sites and Unspecified	17	3.61	9.29	5.88	0.26	0.75	13	4.50	7.64	5.33	0.36	0.59	O&U
所有部位合计	All Sites	471	100.00	257.39	179.36	9.06	21.61	289	100.00	169.86	116.81	7.12	12.83	ALL
所有部位除外 C44	All Sites but C44	466	98.94	254.66	178.02	9.06	21.52	284	98.27	166.92	115.23	6.99	12.70	ALLbC44
死亡 Mortality														
口腔和咽喉(除外鼻咽)	Lip,Oral Cavity & Pharynx but Nasopharynx	1	0.28	0.55	0.32	0.04	0.04	0	0.00	0.00	0.00	0.00	0.00	C00–C10;C12–C14
鼻咽	Nasopharynx	8	2.26	4.37	2.64	0.23	0.23	0	0.00	0.00	0.00	0.00	0.00	C11
食管	Esophagus	41	11.58	22.41	15.12	0.52	1.91	11	6.96	6.47	4.96	0.13	0.72	C15
胃	Stomach	47	13.28	25.68	18.45	0.55	2.16	10	6.33	5.88	4.02	0.00	0.69	C16
结直肠肛门	Colon,Rectum & Anus	11	3.11	6.01	4.28	0.15	0.63	18	11.39	10.58	7.32	0.30	0.88	C18–C21
肝脏	Liver	48	13.56	26.23	17.39	0.89	1.78	22	13.92	12.93	8.28	0.41	0.86	C22
胆囊及其他	Gallbladder and Extrahepatic Ducts	4	1.13	2.19	1.13	0.03	0.03	6	3.80	3.53	2.48	0.13	0.25	C23–C24
胰腺	Pancreas	6	1.69	3.28	1.88	0.08	0.27	4	2.53	2.35	1.52	0.00	0.22	C25
喉	Larynx	3	0.85	1.64	0.91	0.00	0.10	0	0.00	0.00	0.00	0.00	0.00	C32
气管,支气管,肺	Trachea,Bronchus and Lung	121	34.18	66.12	48.21	2.11	5.78	38	24.05	22.33	14.86	0.75	1.81	C33–C34
其他胸腔器官	Other Thoracic Organs	1	0.28	0.55	0.48	0.06	0.06	1	0.63	0.59	0.45	0.00	0.11	C37–C38
骨	Bone	3	0.85	1.64	1.06	0.07	0.07	1	0.63	0.59	0.51	0.06	0.06	C40–C41
皮肤黑色素瘤	Melanoma of Skin	1	0.28	0.55	0.24	0.00	0.00	0	0.00	0.00	0.00	0.00	0.00	C43
乳房	Breast	0	0.00	0.00	0.00	0.00	0.00	5	3.16	2.94	1.83	0.14	0.14	C50
子宫颈	Cervix	–	–	–	–	–	–	7	4.43	4.11	2.62	0.15	0.37	C53
子宫体及子宫部位不明	Uterus & Unspecified	–	–	–	–	–	–	2	1.27	1.18	0.58	0.04	0.04	C54–C55
卵巢	Ovary	–	–	–	–	–	–	4	2.53	2.35	1.42	0.12	0.23	C56
前列腺	Prostate	4	1.13	2.19	1.48	0.00	0.10	–	–	–	–	–	–	C61
睾丸	Testis	1	0.28	0.55	0.24	0.00	0.00	–	–	–	–	–	–	C62
肾及泌尿系统不明	Kidney & Unspecified Urinary Organs	2	0.56	1.09	0.74	0.06	0.06	0	0.00	0.00	0.00	0.00	0.00	C64–C66,68
膀胱	Bladder	14	3.95	7.65	5.19	0.16	0.55	0	0.00	0.00	0.00	0.00	0.00	C67
脑,神经系统	Brain,Central Nervous System	9	2.54	4.92	4.76	0.29	0.49	8	5.06	4.70	2.97	0.14	0.26	C70–C72
甲状腺	Thyroid Gland	0	0.00	0.00	0.00	0.00	0.00	2	1.27	1.18	0.75	0.07	0.07	C73
淋巴瘤	Lymphoma	11	3.11	6.01	4.51	0.17	0.46	5	3.16	2.94	2.07	0.17	0.28	C81–C85,88,90,96
白血病	Leukaemia	14	3.95	7.65	6.35	0.45	0.65	4	2.53	2.35	1.36	0.12	0.12	C91–C95
不明及其他恶性肿瘤	All Other Sites and Unspecified	4	1.13	2.19	1.65	0.09	0.09	10	6.33	5.88	3.78	0.22	0.46	O&U
所有部位合计	All Sites	354	100.00	193.45	137.03	5.95	15.44	158	100.00	92.86	61.78	2.95	7.58	ALL
所有部位除外 C44	All Sites but C44	352	99.44	192.36	136.19	5.95	15.44	154	97.47	90.51	60.31	2.91	7.42	ALLbC44

表 7-3-72 仙居县 2011 年癌症发病和死亡主要指标
Table 7-3-72 Incidence and mortality of cancer in Xianju, 2011

部位 Site		男性 Male						女性 Female						ICD-10
		病例数 No. cases	构成 (%)	粗率 Crude rate (1/10⁵)	世标率 ASR world (1/10⁵)	累积率 Cum.rate(%) 0~64	0~74	病例数 No. cases	构成 (%)	粗率 Crude rate (1/10⁵)	世标率 ASR world (1/10⁵)	累积率 Cum.rate(%) 0~64	0~74	
发病 Incidence														
口腔和咽喉(除外鼻咽)	Lip,Oral Cavity & Pharynx but Nasopharynx	7	0.70	2.71	2.05	0.16	0.27	6	1.08	2.52	1.72	0.14	0.21	C00-C10;C12-C14
鼻咽	Nasopharynx	10	1.01	3.87	2.76	0.23	0.28	3	0.54	1.26	1.01	0.03	0.14	C11
食管	Esophagus	126	12.66	48.77	31.04	1.59	3.61	70	12.57	29.37	19.09	0.95	2.41	C15
胃	Stomach	316	31.76	122.30	82.82	3.90	10.03	124	22.26	52.03	32.62	1.72	3.59	C16
结直肠肛门	Colon, Rectum & Anus	44	4.42	17.03	12.03	0.68	1.32	46	8.26	19.30	12.79	0.74	1.63	C18-C21
肝脏	Liver	167	16.78	64.63	46.55	3.57	5.43	38	6.82	15.94	9.65	0.50	1.06	C22
胆囊及其他	Gallbladder and Extrahepatic Ducts	7	0.70	2.71	1.48	0.00	0.06	5	0.90	2.10	1.41	0.07	0.19	C23-C24
胰腺	Pancreas	17	1.71	6.58	4.57	0.10	0.47	7	1.26	2.94	2.19	0.17	0.29	C25
喉	Larynx	1	0.10	0.39	0.24	0.00	0.06	0	0.00	0.00	0.00	0.00	0.00	C32
气管,支气管,肺	Trachea, Bronchus and Lung	166	16.68	64.25	43.30	2.39	5.38	59	10.59	24.75	17.22	1.14	2.09	C33-C34
其他胸腔器官	Other Thoracic Organs	4	0.40	1.55	1.40	0.09	0.09	0	0.00	0.00	0.00	0.00	0.00	C37-C38
骨	Bone	6	0.60	2.32	2.09	0.15	0.15	2	0.36	0.84	0.54	0.02	0.02	C40-C41
皮肤黑色素瘤	Melanoma of Skin	3	0.30	1.16	0.76	0.06	0.06	0	0.00	0.00	0.00	0.00	0.00	C43
乳房	Breast	1	0.10	0.39	0.17	0.00	0.00	40	7.18	16.78	12.38	1.07	1.33	C50
子宫颈	Cervix	–	–	–	–	–	–	44	7.90	18.46	12.62	1.03	1.27	C53
子宫体及子宫部位不明	Uterus & Unspecified	–	–	–	–	–	–	15	2.69	6.29	5.19	0.43	0.55	C54-C55
卵巢	Ovary	–	–	–	–	–	–	9	1.62	3.78	2.61	0.16	0.28	C56
前列腺	Prostate	17	1.71	6.58	4.04	0.07	0.35	–	–	–	–	–	–	C61
睾丸	Testis	0	0.00	0.00	0.00	0.00	0.00	–	–	–	–	–	–	C62
肾及泌尿系统不明	Kidney & Unspecified Urinary Organs	5	0.50	1.94	1.29	0.09	0.15	6	1.08	2.52	2.11	0.10	0.29	C64-C66,68
膀胱	Bladder	14	1.41	5.42	3.67	0.07	0.36	4	0.72	1.68	1.20	0.11	0.11	C67
脑,神经系统	Brain, Central Nervous System	16	1.61	6.19	4.30	0.26	0.49	22	3.95	9.23	7.16	0.46	0.65	C70-C72
甲状腺	Thyroid Gland	5	0.50	1.94	1.36	0.11	0.11	13	2.33	5.45	3.47	0.23	0.23	C73
淋巴瘤	Lymphoma	26	2.61	10.06	7.40	0.48	0.82	13	2.33	5.45	4.02	0.33	0.45	C81-C85,88,90,96
白血病	Leukaemia	15	1.51	5.81	4.56	0.27	0.44	13	2.33	5.45	6.34	0.27	0.51	C91-C95
不明及其他恶性肿瘤	All Other Sites and Unspecified	22	2.21	8.51	5.92	0.29	0.67	18	3.23	7.55	4.92	0.26	0.45	O&U
所有部位合计	All Sites	995	100.00	385.10	263.80	14.55	30.60	557	100.00	233.70	160.25	9.95	17.76	ALL
所有部位除外 C44	All Sites but C44	987	99.20	382.00	261.96	14.49	30.37	549	98.56	230.35	157.62	9.80	17.55	ALLbC44
死亡 Mortality														
口腔和咽喉(除外鼻咽)	Lip,Oral Cavity & Pharynx but Nasopharynx	3	0.47	1.16	0.72	0.00	0.11	1	0.33	0.42	0.15	0.00	0.00	C00-C10;C12-C14
鼻咽	Nasopharynx	4	0.62	1.55	1.25	0.08	0.08	2	0.66	0.84	0.63	0.07	0.07	C11
食管	Esophagus	75	11.66	29.03	18.07	0.84	1.90	53	17.49	22.24	12.00	0.29	1.22	C15
胃	Stomach	176	27.37	68.12	45.18	2.02	5.34	78	25.74	32.73	18.59	0.51	1.68	C16
结直肠肛门	Colon, Rectum & Anus	25	3.89	9.68	5.90	0.26	0.63	13	4.29	5.45	3.53	0.21	0.40	C18-C21
肝脏	Liver	146	22.71	56.51	40.23	2.86	4.70	40	13.20	16.78	10.68	0.64	0.96	C22
胆囊及其他	Gallbladder and Extrahepatic Ducts	7	1.09	2.71	1.56	0.02	0.08	10	3.30	4.20	2.79	0.17	0.29	C23-C24
胰腺	Pancreas	15	2.33	5.81	3.88	0.12	0.40	3	0.99	1.26	0.92	0.04	0.16	C25
喉	Larynx	0	0.00	0.00	0.00	0.00	0.00	2	0.66	0.84	0.57	0.04	0.10	C32
气管,支气管,肺	Trachea, Bronchus and Lung	126	19.60	48.77	33.10	1.67	3.99	35	11.55	14.69	9.77	0.53	1.27	C33-C34
其他胸腔器官	Other Thoracic Organs	1	0.16	0.39	0.48	0.03	0.03	0	0.00	0.00	0.00	0.00	0.00	C37-C38
骨	Bone	2	0.31	0.77	0.78	0.03	0.03	2	0.66	0.84	0.42	0.00	0.00	C40-C41
皮肤黑色素瘤	Melanoma of Skin	3	0.47	1.16	0.77	0.08	0.08	0	0.00	0.00	0.00	0.00	0.00	C43
乳房	Breast	1	0.16	0.39	0.17	0.00	0.00	9	2.97	3.78	2.62	0.22	0.28	C50
子宫颈	Cervix	–	–	–	–	–	–	15	4.95	6.29	4.17	0.26	0.45	C53
子宫体及子宫部位不明	Uterus & Unspecified	–	–	–	–	–	–	3	0.99	1.26	0.99	0.06	0.12	C54-C55
卵巢	Ovary	–	–	–	–	–	–	4	1.32	1.68	1.30	0.10	0.16	C56
前列腺	Prostate	5	0.78	1.94	1.06	0.00	0.11	–	–	–	–	–	–	C61
睾丸	Testis	0	0.00	0.00	0.00	0.00	0.00	–	–	–	–	–	–	C62
肾及泌尿系统不明	Kidney & Unspecified Urinary Organs	0	0.00	0.00	0.00	0.00	0.00	2	0.66	0.84	0.49	0.00	0.06	C64-C66,68
膀胱	Bladder	6	0.93	2.32	1.22	0.04	0.10	2	0.66	0.84	0.41	0.00	0.00	C67
脑,神经系统	Brain, Central Nervous System	10	1.56	3.87	2.20	0.09	0.21	9	2.97	3.78	3.31	0.26	0.26	C70-C72
甲状腺	Thyroid Gland	1	0.16	0.39	0.17	0.00	0.00	3	0.99	1.26	0.48	0.00	0.00	C73
淋巴瘤	Lymphoma	9	1.40	3.48	2.73	0.11	0.27	7	2.31	2.94	1.97	0.12	0.24	C81-C85,88,90,96
白血病	Leukaemia	11	1.71	4.26	3.04	0.16	0.22	6	1.98	2.52	2.63	0.19	0.19	C91-C95
不明及其他恶性肿瘤	All Other Sites and Unspecified	17	2.64	6.58	4.51	0.20	0.77	4	1.32	1.68	1.04	0.04	0.11	O&U
所有部位合计	All Sites	643	100.00	248.86	167.01	8.61	19.04	303	100.00	127.13	79.46	3.75	8.02	ALL
所有部位除外 C44	All Sites but C44	638	99.22	246.93	165.80	8.55	18.86	302	99.67	126.71	79.20	3.75	8.02	ALLbC44

表 7-3-75 肥东县 2011 年癌症发病和死亡主要指标
Table 7-3-75 Incidence and mortality of cancer in Feidong, 2011

部位 Site		男性 Male 病例数 No. cases	构成 (%)	粗率 Crude rate (1/10⁵)	世标率 ASR world (1/10⁵)	累积率 Cum.rate(%) 0~64	0~74	女性 Female 病例数 No. cases	构成 (%)	粗率 Crude rate (1/10⁵)	世标率 ASR world (1/10⁵)	累积率 Cum.rate(%) 0~64	0~74	ICD-10
发病 Incidence														
口腔和咽喉(除外鼻咽)	Lip,Oral Cavity & Pharynx but Nasopharynx	11	0.76	2.46	2.15	0.15	0.29	10	1.34	2.41	1.79	0.13	0.18	C00-C10;C12-C14
鼻咽	Nasopharynx	14	0.96	3.14	2.75	0.16	0.27	5	0.67	1.20	1.25	0.12	0.16	C11
食管	Esophagus	264	18.13	59.15	53.74	1.88	6.81	75	10.04	18.05	13.64	0.21	1.78	C15
胃	Stomach	391	26.85	87.60	79.01	3.14	9.32	143	19.14	34.41	27.35	0.99	3.10	C16
结直肠肛门	Colon , Rectum & Anus	77	5.29	17.25	15.51	0.78	1.82	63	8.43	15.16	12.18	0.49	1.26	C18-C21
肝脏	Liver	162	11.13	36.29	31.89	1.70	3.97	51	6.83	12.27	9.96	0.48	0.96	C22
胆囊及其他	Gallbladder and Extrahepatic Ducts	17	1.17	3.81	3.89	0.10	0.28	20	2.68	4.81	4.02	0.15	0.51	C23-C24
胰腺	Pancreas	33	2.27	7.39	6.74	0.36	0.71	25	3.35	6.02	5.09	0.25	0.68	C25
喉	Larynx	11	0.76	2.46	2.45	0.11	0.24	3	0.40	0.72	0.59	0.01	0.01	C32
气管,支气管,肺	Trachea, Bronchus and Lung	303	20.81	67.88	62.85	2.51	7.76	106	14.19	25.51	21.39	1.07	2.59	C33-C34
其他胸腔器官	Other Thoracic Organs	2	0.14	0.45	0.40	0.04	0.04	1	0.13	0.24	0.25	0.02	0.02	C37-C38
骨	Bone	11	0.76	2.46	2.21	0.11	0.29	9	1.20	2.17	1.83	0.11	0.20	C40-C41
皮肤黑色素瘤	Melanoma of Skin	1	0.07	0.22	0.15	0.00	0.00	1	0.13	0.24	0.20	0.03	0.03	C43
乳房	Breast	2	0.14	0.45	0.38	0.04	0.04	53	7.10	12.75	10.79	0.85	1.27	C50
子宫颈	Cervix	–	–	–	–	–	–	42	5.62	10.11	8.81	0.87	0.87	C53
子宫体及子宫部位不明	Uterus & Unspecified	–	–	–	–	–	–	20	2.68	4.81	4.18	0.36	0.43	C54-C55
卵巢	Ovary	–	–	–	–	–	–	10	1.34	2.41	1.95	0.18	0.23	C56
前列腺	Prostate	17	1.17	3.81	3.16	0.03	0.38	–	–	–	–	–	–	C61
睾丸	Testis	0	0.00	0.00	0.00	0.00	0.00	–	–	–	–	–	–	C62
肾及泌尿系统不明	Kidney & Unspecified Urinary Organs	15	1.03	3.36	3.17	0.25	0.39	5	0.67	1.20	0.96	0.01	0.14	C64-C66,68
膀胱	Bladder	17	1.17	3.81	3.22	0.15	0.38	7	0.94	1.68	1.37	0.10	0.10	C67
脑,神经系统	Brain , Central Nervous System	22	1.51	4.93	5.23	0.29	0.55	32	4.28	7.70	6.64	0.46	0.65	C70-C72
甲状腺	Thyroid Gland	4	0.27	0.90	0.78	0.05	0.05	13	1.74	3.13	2.62	0.21	0.26	C73
淋巴瘤	Lymphoma	24	1.65	5.38	5.27	0.26	0.59	9	1.20	2.17	1.92	0.08	0.25	C81-C85,88,90,96
白血病	Leukaemia	21	1.44	4.70	5.12	0.29	0.37	10	1.34	2.41	2.21	0.16	0.19	C91-C95
不明及其他恶性肿瘤	All Other Sites and Unspecified	37	2.54	8.29	6.78	0.24	0.66	34	4.55	8.18	6.87	0.27	0.91	O&U
所有部位合计	All Sites	1456	100.00	326.19	296.85	12.63	35.22	747	100.00	179.74	147.85	7.59	16.77	ALL
所有部位除外 C44	All Sites but C44	1456	100.00	326.19	296.85	12.63	35.22	742	99.33	178.54	146.93	7.59	16.57	ALLbC44
死亡 Mortality														
口腔和咽喉(除外鼻咽)	Lip,Oral Cavity & Pharynx but Nasopharynx	1	0.10	0.22	0.44	0.00	0.00	1	0.22	0.24	0.20	0.03	0.03	C00-C10;C12-C14
鼻咽	Nasopharynx	9	0.88	2.02	1.53	0.05	0.08	5	1.12	1.20	0.93	0.06	0.06	C11
食管	Esophagus	153	14.94	34.28	31.58	0.96	3.16	46	10.27	11.07	8.99	0.38	1.07	C15
胃	Stomach	301	29.39	67.43	64.31	2.18	6.48	117	26.12	28.15	23.26	0.58	2.20	C16
结直肠肛门	Colon , Rectum & Anus	48	4.69	10.75	10.96	0.60	1.12	27	6.03	6.50	4.73	0.06	0.30	C18-C21
肝脏	Liver	136	13.28	30.47	27.85	1.37	3.25	53	11.83	12.75	10.26	0.50	1.07	C22
胆囊及其他	Gallbladder and Extrahepatic Ducts	9	0.88	2.02	2.29	0.02	0.24	12	2.68	2.89	2.43	0.02	0.20	C23-C24
胰腺	Pancreas	28	2.73	6.27	6.11	0.28	0.53	15	3.35	3.61	3.37	0.15	0.40	C25
喉	Larynx	8	0.78	1.79	1.73	0.06	0.11	2	0.45	0.48	0.31	0.01	0.01	C32
气管,支气管,肺	Trachea, Bronchus and Lung	226	22.07	50.63	46.15	1.41	4.72	61	13.62	14.68	11.85	0.50	1.02	C33-C34
其他胸腔器官	Other Thoracic Organs	0	0.00	0.00	0.00	0.00	0.00	1	0.22	0.24	0.25	0.02	0.02	C37-C38
骨	Bone	11	1.07	2.46	2.35	0.10	0.19	5	1.12	1.20	1.04	0.03	0.22	C40-C41
皮肤黑色素瘤	Melanoma of Skin	0	0.00	0.00	0.00	0.00	0.00	1	0.22	0.24	0.17	0.01	0.01	C43
乳房	Breast	2	0.20	0.45	0.37	0.00	0.04	19	4.24	4.57	3.62	0.28	0.37	C50
子宫颈	Cervix	–	–	–	–	–	–	11	2.46	2.65	2.22	0.13	0.26	C53
子宫体及子宫部位不明	Uterus & Unspecified	–	–	–	–	–	–	7	1.56	1.68	1.61	0.14	0.18	C54-C55
卵巢	Ovary	–	–	–	–	–	–	4	0.89	0.96	0.90	0.06	0.15	C56
前列腺	Prostate	9	0.88	2.02	3.06	0.00	0.16	–	–	–	–	–	–	C61
睾丸	Testis	1	0.10	0.22	0.20	0.00	0.05	–	–	–	–	–	–	C62
肾及泌尿系统不明	Kidney & Unspecified Urinary Organs	5	0.49	1.12	1.21	0.02	0.12	1	0.22	0.24	0.20	0.03	0.03	C64-C66,68
膀胱	Bladder	8	0.78	1.79	1.40	0.00	0.14	2	0.45	0.48	0.40	0.00	0.00	C67
脑,神经系统	Brain , Central Nervous System	21	2.05	4.70	4.64	0.24	0.51	12	2.68	2.89	2.94	0.17	0.26	C70-C72
甲状腺	Thyroid Gland	0	0.00	0.00	0.00	0.00	0.00	2	0.45	0.48	0.40	0.03	0.08	C73
淋巴瘤	Lymphoma	7	0.68	1.57	1.39	0.09	0.18	9	2.01	2.17	1.92	0.12	0.21	C81-C85,88,90,96
白血病	Leukaemia	16	1.56	3.58	3.17	0.16	0.45	13	2.90	3.13	3.07	0.26	0.30	C91-C95
不明及其他恶性肿瘤	All Other Sites and Unspecified	25	2.44	5.60	4.73	0.16	0.49	22	4.91	5.29	4.24	0.14	0.41	O&U
所有部位合计	All Sites	1024	100.00	229.41	215.46	7.69	22.01	448	100.00	107.80	89.29	3.69	8.85	ALL
所有部位除外 C44	All Sites but C44	1020	99.61	228.52	214.47	7.69	21.91	443	98.88	106.59	88.38	3.69	8.75	ALLbC44

表 7-3-76 肥西县 2011 年癌症发病和死亡主要指标
Table 7-3-76 Incidence and mortality of cancer in Feixi, 2011

部位 Site		男性 Male						女性 Female						ICD-10
		病例数 No. cases	构成 (%)	粗率 Crude rate (1/10⁵)	世标率 ASR world (1/10⁵)	累积率 Cum.rate(%) 0~64	0~74	病例数 No. cases	构成 (%)	粗率 Crude rate (1/10⁵)	世标率 ASR world (1/10⁵)	累积率 Cum.rate(%) 0~64	0~74	
发病 Incidence														
口腔和咽喉(除外鼻咽)	Lip,Oral Cavity & Pharynx but Nasopharynx	12	0.81	2.55	1.89	0.14	0.21	5	0.71	1.16	0.66	0.05	0.05	C00-C10;C12-C14
鼻咽	Nasopharynx	11	0.74	2.34	1.93	0.16	0.26	3	0.42	0.70	0.57	0.04	0.07	C11
食管	Esophagus	315	21.30	67.06	52.36	2.83	6.79	126	17.77	29.21	22.15	0.80	3.21	C15
胃	Stomach	547	36.98	116.45	88.49	4.35	11.84	174	24.54	40.34	30.47	1.57	3.86	C16
结直肠肛门	Colon, Rectum & Anus	66	4.46	14.05	10.74	0.56	1.33	43	6.06	9.97	7.58	0.31	1.00	C18-C21
肝脏	Liver	87	5.88	18.52	13.72	0.85	1.62	42	5.92	9.74	7.59	0.36	0.89	C22
胆囊及其他	Gallbladder and Extrahepatic Ducts	9	0.61	1.92	1.82	0.10	0.15	11	1.55	2.55	1.98	0.11	0.29	C23-C24
胰腺	Pancreas	23	1.56	4.90	3.61	0.17	0.51	19	2.68	4.40	3.15	0.23	0.30	C25
喉	Larynx	10	0.68	2.13	1.63	0.08	0.25	0	0.00	0.00	0.00	0.00	0.00	C32
气管,支气管,肺	Trachea, Bronchus and Lung	248	16.77	52.79	40.06	1.91	4.79	72	10.16	16.69	12.09	0.64	1.43	C33-C34
其他胸腔器官	Other Thoracic Organs	0	0.00	0.00	0.00	0.00	0.00	0	0.00	0.00	0.00	0.00	0.00	C37-C38
骨	Bone	11	0.74	2.34	1.87	0.12	0.21	4	0.56	0.93	0.97	0.03	0.10	C40-C41
皮肤黑色素瘤	Melanoma of Skin	1	0.07	0.21	0.14	0.01	0.01	0	0.00	0.00	0.00	0.00	0.00	C43
乳房	Breast	4	0.27	0.85	0.75	0.06	0.11	68	9.59	15.76	11.30	1.00	1.20	C50
子宫颈	Cervix	–	–	–	–	–	–	33	4.65	7.65	5.53	0.48	0.58	C53
子宫体及子宫部位不明	Uterus & Unspecified	–	–	–	–	–	–	13	1.83	3.01	2.06	0.12	0.24	C54-C55
卵巢	Ovary	–	–	–	–	–	–	20	2.82	4.64	3.72	0.27	0.39	C56
前列腺	Prostate	8	0.54	1.70	1.53	0.04	0.16	–	–	–	–	–	–	C61
睾丸	Testis	3	0.20	0.64	0.79	0.05	0.05	–	–	–	–	–	–	C62
肾及泌尿系统不明	Kidney & Unspecified Urinary Organs	9	0.61	1.92	1.47	0.04	0.14	8	1.13	1.85	1.56	0.07	0.19	C64-C66,68
膀胱	Bladder	15	1.01	3.19	2.47	0.16	0.29	1	0.14	0.23	0.13	0.00	0.00	C67
脑,神经系统	Brain, Central Nervous System	28	1.89	5.96	4.42	0.30	0.43	17	2.40	3.94	3.68	0.27	0.39	C70-C72
甲状腺	Thyroid Gland	7	0.47	1.49	1.06	0.06	0.13	6	0.85	1.39	0.97	0.06	0.10	C73
淋巴瘤	Lymphoma	17	1.15	3.62	2.77	0.18	0.27	13	1.83	3.01	2.81	0.21	0.28	C81-C85,88,90,96
白血病	Leukaemia	14	0.95	2.98	3.17	0.23	0.23	10	1.41	2.32	2.59	0.16	0.19	C91-C95
不明及其他恶性肿瘤	All Other Sites and Unspecified	34	2.30	7.24	6.58	0.37	0.70	21	2.96	4.87	4.43	0.21	0.46	O&U
所有部位合计	All Sites	1479	100.00	314.85	243.27	12.79	30.47	709	100.00	164.36	125.99	7.00	15.21	ALL
所有部位除外 C44	All Sites but C44	1471	99.46	313.15	241.85	12.69	30.31	704	99.29	163.20	125.21	6.99	15.13	ALLbC44
死亡 Mortality														
口腔和咽喉(除外鼻咽)	Lip,Oral Cavity & Pharynx but Nasopharynx	8	0.72	1.70	1.32	0.07	0.11	2	0.48	0.46	0.49	0.05	0.05	C00-C10;C12-C14
鼻咽	Nasopharynx	9	0.81	1.92	1.41	0.08	0.19	1	0.24	0.23	0.21	0.00	0.04	C11
食管	Esophagus	196	17.69	41.72	33.32	1.52	4.22	62	14.90	14.37	10.91	0.33	1.53	C15
胃	Stomach	396	35.74	84.30	63.95	2.54	8.79	116	27.88	26.89	19.84	0.75	2.51	C16
结直肠肛门	Colon, Rectum & Anus	50	4.51	10.64	8.02	0.47	0.91	28	6.73	6.49	4.85	0.23	0.49	C18-C21
肝脏	Liver	98	8.84	20.86	16.24	0.89	2.15	37	8.89	8.58	6.40	0.43	0.72	C22
胆囊及其他	Gallbladder and Extrahepatic Ducts	8	0.72	1.70	1.27	0.07	0.14	8	1.92	1.85	1.38	0.04	0.16	C23-C24
胰腺	Pancreas	19	1.71	4.04	3.31	0.21	0.47	14	3.37	3.25	2.55	0.16	0.32	C25
喉	Larynx	8	0.72	1.70	1.29	0.02	0.22	0	0.00	0.00	0.00	0.00	0.00	C32
气管,支气管,肺	Trachea, Bronchus and Lung	233	21.03	49.60	37.51	1.61	4.58	60	14.42	13.91	10.72	0.33	1.43	C33-C34
其他胸腔器官	Other Thoracic Organs	0	0.00	0.00	0.00	0.00	0.00	1	0.24	0.23	0.15	0.01	0.01	C37-C38
骨	Bone	11	0.99	2.34	1.74	0.06	0.26	2	0.48	0.46	0.27	0.00	0.00	C40-C41
皮肤黑色素瘤	Melanoma of Skin	0	0.00	0.00	0.00	0.00	0.00	0	0.00	0.00	0.00	0.00	0.00	C43
乳房	Breast	0	0.00	0.00	0.00	0.00	0.00	20	4.81	4.64	3.39	0.20	0.38	C50
子宫颈	Cervix	–	–	–	–	–	–	14	3.37	3.25	2.86	0.17	0.35	C53
子宫体及子宫部位不明	Uterus & Unspecified	–	–	–	–	–	–	5	1.20	1.16	0.99	0.05	0.13	C54-C55
卵巢	Ovary	–	–	–	–	–	–	6	1.44	1.39	1.04	0.11	0.11	C56
前列腺	Prostate	5	0.45	1.06	0.86	0.01	0.06	–	–	–	–	–	–	C61
睾丸	Testis	0	0.00	0.00	0.00	0.00	0.00	–	–	–	–	–	–	C62
肾及泌尿系统不明	Kidney & Unspecified Urinary Organs	7	0.63	1.49	1.02	0.01	0.14	1	0.24	0.23	0.19	0.02	0.02	C64-C66,68
膀胱	Bladder	2	0.18	0.43	0.25	0.00	0.00	1	0.24	0.23	0.10	0.00	0.00	C67
脑,神经系统	Brain, Central Nervous System	26	2.35	5.53	4.27	0.26	0.48	13	3.13	3.01	2.45	0.16	0.16	C70-C72
甲状腺	Thyroid Gland	0	0.00	0.00	0.00	0.00	0.00	0	0.00	0.00	0.00	0.00	0.00	C73
淋巴瘤	Lymphoma	10	0.90	2.13	1.55	0.13	0.13	5	1.20	1.16	0.81	0.03	0.11	C81-C85,88,90,96
白血病	Leukaemia	14	1.26	2.98	2.87	0.19	0.29	7	1.68	1.62	1.23	0.10	0.14	C91-C95
不明及其他恶性肿瘤	All Other Sites and Unspecified	8	0.72	1.70	1.39	0.04	0.07	13	3.13	3.01	2.23	0.07	0.28	O&U
所有部位合计	All Sites	1108	100.00	235.87	181.59	8.19	23.23	416	100.00	96.44	73.04	3.24	8.95	ALL
所有部位除外 C44	All Sites but C44	1106	99.82	235.45	181.25	8.17	23.18	412	99.04	95.51	72.37	3.24	8.86	ALLbC44

部位 Site		男性 Male						女性 Female						ICD-10
		病例数 No. cases	构成 (%)	粗率 Crude rate (1/10⁵)	世标率 ASR world (1/10⁵)	累积率 Cum.rate(%)		病例数 No. cases	构成 (%)	粗率 Crude rate (1/10⁵)	世标率 ASR world (1/10⁵)	累积率 Cum.rate(%)		
						0~64	0~74					0~64	0~74	
发病 Incidence														
口腔和咽喉(除外鼻咽)	Lip,Oral Cavity & Pharynx but Nasopharynx	8	0.56	1.63	1.38	0.10	0.14	11	1.21	2.29	1.32	0.06	0.06	C00-C10;C12-C14
鼻咽	Nasopharynx	9	0.63	1.83	1.01	0.05	0.05	4	0.44	0.83	0.61	0.02	0.09	C11
食管	Esophagus	109	7.69	22.17	16.23	0.75	2.19	39	4.28	8.10	5.14	0.13	0.56	C15
胃	Stomach	149	10.51	30.31	21.34	0.81	2.53	63	6.91	13.09	8.38	0.40	0.98	C16
结直肠肛门	Colon,Rectum & Anus	136	9.59	27.67	19.69	0.89	2.30	67	7.35	13.92	9.63	0.59	1.10	C18-C21
肝脏	Liver	247	17.42	50.25	36.66	2.58	4.12	77	8.44	16.00	10.63	0.53	1.18	C22
胆囊及其他	Gallbladder and Extrahepatic Ducts	13	0.92	2.64	2.02	0.07	0.19	16	1.75	3.33	2.10	0.05	0.23	C23-C24
胰腺	Pancreas	43	3.03	8.75	6.30	0.28	0.83	44	4.82	9.14	5.74	0.18	0.73	C25
喉	Larynx	14	0.99	2.85	2.14	0.14	0.28	1	0.11	0.21	0.10	0.00	0.00	C32
气管,支气管,肺	Trachea,Bronchus and Lung	412	29.06	83.81	58.78	2.57	7.29	150	16.45	31.17	20.03	0.89	2.41	C33-C34
其他胸腔器官	Other Thoracic Organs	5	0.35	1.02	0.67	0.07	0.07	0	0.00	0.00	0.00	0.00	0.00	C37-C38
骨	Bone	10	0.71	2.03	1.79	0.09	0.20	8	0.88	1.66	1.08	0.02	0.14	C40-C41
皮肤黑色素瘤	Melanoma of Skin	2	0.14	0.41	0.29	0.02	0.02	0	0.00	0.00	0.00	0.00	0.00	C43
乳房	Breast	9	0.63	1.83	1.23	0.10	0.13	146	16.01	30.34	21.20	1.73	2.44	C50
子宫颈	Cervix	–	–	–	–	–	–	85	9.32	17.66	12.29	1.06	1.17	C53
子宫体及子宫部位不明	Uterus & Unspecified	–	–	–	–	–	–	23	2.52	4.78	3.32	0.28	0.34	C54-C55
卵巢	Ovary	–	–	–	–	–	–	26	2.85	5.40	3.73	0.28	0.40	C56
前列腺	Prostate	35	2.47	7.12	4.83	0.12	0.34	–	–	–	–	–	–	C61
睾丸	Testis	2	0.14	0.41	0.35	0.03	0.03	–	–	–	–	–	–	C62
肾及泌尿系统不明	Kidney & Unspecified Urinary Organs	38	2.68	7.73	5.95	0.33	0.68	19	2.08	3.95	2.65	0.13	0.31	C64-C66,68
膀胱	Bladder	35	2.47	7.12	5.14	0.20	0.50	11	1.21	2.29	1.46	0.05	0.21	C67
脑,神经系统	Brain,Central Nervous System	36	2.54	7.32	5.66	0.35	0.63	27	2.96	5.61	3.83	0.25	0.38	C70-C72
甲状腺	Thyroid Gland	12	0.85	2.44	1.93	0.15	0.15	19	2.08	3.95	2.77	0.22	0.29	C73
淋巴瘤	Lymphoma	20	1.41	4.07	2.88	0.25	0.25	20	2.19	4.16	3.04	0.19	0.41	C81-C85,88,90,96
白血病	Leukaemia	20	1.41	4.07	3.21	0.23	0.31	16	1.75	3.33	2.76	0.18	0.24	C91-C95
不明及其他恶性肿瘤	All Other Sites and Unspecified	54	3.81	10.98	8.02	0.46	0.89	40	4.39	8.31	5.90	0.32	0.71	O&U
所有部位合计	All Sites	1418	100.00	288.46	207.50	10.65	24.12	912	100.00	189.53	127.70	7.56	14.35	ALL
所有部位除外 C44	All Sites but C44	1407	99.22	286.22	206.04	10.59	23.95	910	99.78	189.11	127.41	7.56	14.32	ALLbC44
死亡 Mortality														
口腔和咽喉(除外鼻咽)	Lip,Oral Cavity & Pharynx but Nasopharynx	4	0.50	0.81	0.57	0.05	0.09	2	0.58	0.42	0.28	0.00	0.04	C00-C10;C12-C14
鼻咽	Nasopharynx	8	1.01	1.63	1.08	0.09	0.09	2	0.58	0.42	0.30	0.00	0.03	C11
食管	Esophagus	47	5.90	9.56	6.55	0.19	0.75	15	4.37	3.12	2.00	0.05	0.21	C15
胃	Stomach	82	10.30	16.68	11.52	0.34	1.33	32	9.33	6.65	4.38	0.16	0.54	C16
结直肠肛门	Colon,Rectum & Anus	67	8.42	13.63	9.37	0.30	0.90	28	8.16	5.82	3.86	0.19	0.40	C18-C21
肝脏	Liver	144	18.09	29.29	21.11	1.50	2.31	51	14.87	10.60	6.94	0.31	0.72	C22
胆囊及其他	Gallbladder and Extrahepatic Ducts	12	1.51	2.44	1.78	0.04	0.14	6	1.75	1.25	0.72	0.01	0.05	C23-C24
胰腺	Pancreas	33	4.15	6.71	4.85	0.13	0.70	26	7.58	5.40	3.29	0.15	0.32	C25
喉	Larynx	9	1.13	1.83	1.23	0.02	0.16	0	0.00	0.00	0.00	0.00	0.00	C32
气管,支气管,肺	Trachea,Bronchus and Lung	265	33.29	53.91	37.33	1.59	4.21	73	21.28	15.17	9.29	0.25	0.93	C33-C34
其他胸腔器官	Other Thoracic Organs	2	0.25	0.41	0.31	0.04	0.04	1	0.29	0.21	0.16	0.00	0.04	C37-C38
骨	Bone	6	0.75	1.22	1.00	0.04	0.07	7	2.04	1.45	0.99	0.05	0.09	C40-C41
皮肤黑色素瘤	Melanoma of Skin	1	0.13	0.20	0.19	0.02	0.02	0	0.00	0.00	0.00	0.00	0.00	C43
乳房	Breast	2	0.25	0.41	0.28	0.02	0.04	21	6.12	4.36	3.11	0.19	0.40	C50
子宫颈	Cervix	–	–	–	–	–	–	13	3.79	2.70	1.78	0.13	0.16	C53
子宫体及子宫部位不明	Uterus & Unspecified	–	–	–	–	–	–	8	2.33	1.66	1.08	0.09	0.09	C54-C55
卵巢	Ovary	–	–	–	–	–	–	9	2.62	1.87	1.15	0.06	0.10	C56
前列腺	Prostate	11	1.38	2.24	1.55	0.02	0.09	–	–	–	–	–	–	C61
睾丸	Testis	0	0.00	0.00	0.00	0.00	0.00	–	–	–	–	–	–	C62
肾及泌尿系统不明	Kidney & Unspecified Urinary Organs	9	1.13	1.83	1.35	0.03	0.18	2	0.58	0.42	0.30	0.00	0.03	C64-C66,68
膀胱	Bladder	13	1.63	2.64	1.93	0.06	0.22	3	0.87	0.62	0.40	0.03	0.07	C67
脑,神经系统	Brain,Central Nervous System	33	4.15	6.71	4.97	0.29	0.54	14	4.08	2.91	1.99	0.08	0.21	C70-C72
甲状腺	Thyroid Gland	0	0.00	0.00	0.00	0.00	0.00	0	0.00	0.00	0.00	0.00	0.00	C73
淋巴瘤	Lymphoma	13	1.63	2.64	2.03	0.12	0.16	7	2.04	1.45	1.07	0.00	0.21	C81-C85,88,90,96
白血病	Leukaemia	11	1.38	2.24	1.62	0.05	0.10	10	2.92	2.08	1.50	0.14	0.14	C91-C95
不明及其他恶性肿瘤	All Other Sites and Unspecified	24	3.02	4.88	3.29	0.23	0.34	13	3.79	2.70	1.75	0.02	0.23	O&U
所有部位合计	All Sites	796	100.00	161.93	113.93	5.17	12.50	343	100.00	71.28	46.33	1.91	5.00	ALL
所有部位除外 C44	All Sites but C44	791	99.37	160.91	113.22	5.11	12.43	342	99.71	71.07	46.21	1.91	5.00	ALLbC44

表 7-3-78　马鞍山市 2011 年癌症发病和死亡主要指标
Table 7-3-78　Incidence and mortality of cancer in Ma'anshan, 2011

部位 Site		男性 Male						女性 Female						ICD-10
		病例数 No. cases	构成 (%)	粗率 Crude rate (1/10⁵)	世标率 ASR world (1/10⁵)	累积率 Cum.rate(%) 0~64	0~74	病例数 No. cases	构成 (%)	粗率 Crude rate (1/10⁵)	世标率 ASR world (1/10⁵)	累积率 Cum.rate(%) 0~64	0~74	
发病 Incidence														
口腔和咽喉(除外鼻咽)	Lip,Oral Cavity & Pharynx but Nasopharynx	14	1.25	4.31	3.69	0.19	0.39	12	1.53	3.82	2.87	0.13	0.41	C00-C10;C12-C14
鼻咽	Nasopharynx	6	0.53	1.85	1.44	0.07	0.17	8	1.02	2.54	1.87	0.13	0.17	C11
食管	Esophagus	101	9.00	31.13	25.47	1.27	2.81	29	3.69	9.22	6.72	0.15	0.57	C15
胃	Stomach	220	19.61	67.80	53.57	2.67	6.02	86	10.94	27.36	20.70	0.90	2.07	C16
结直肠肛门	Colon,Rectum & Anus	116	10.34	35.75	28.57	1.19	3.52	96	12.21	30.54	23.63	1.15	2.75	C18-C21
肝脏	Liver	94	8.38	28.97	23.27	1.27	2.53	33	4.20	10.50	7.99	0.30	1.07	C22
胆囊及其他	Gallbladder and Extrahepatic Ducts	8	0.71	2.47	2.17	0.11	0.17	21	2.67	6.68	4.86	0.03	0.45	C23-C24
胰腺	Pancreas	26	2.32	8.01	6.52	0.23	0.84	17	2.16	5.41	3.78	0.07	0.40	C25
喉	Larynx	20	1.78	6.16	4.80	0.25	0.61	0	0.00	0.00	0.00	0.00	0.00	C32
气管,支气管,肺	Trachea,Bronchus and Lung	294	26.20	90.61	73.46	2.76	8.34	95	12.09	30.22	22.92	1.33	2.26	C33-C34
其他胸腔器官	Other Thoracic Organs	3	0.27	0.92	0.75	0.07	0.07	1	0.13	0.32	0.24	0.00	0.06	C37-C38
骨	Bone	3	0.27	0.92	0.81	0.04	0.09	4	0.51	1.27	0.75	0.01	0.01	C40-C41
皮肤黑色素瘤	Melanoma of Skin	1	0.09	0.31	0.23	0.03	0.03	6	0.76	1.91	1.44	0.11	0.21	C43
乳房	Breast	1	0.09	0.31	0.22	0.00	0.06	120	15.27	38.17	28.28	2.21	3.24	C50
子宫颈	Cervix	–	–	–	–	–	–	61	7.76	19.40	13.64	1.12	1.30	C53
子宫体及子宫部位不明	Uterus & Unspecified	–	–	–	–	–	–	23	2.93	7.32	5.61	0.43	0.64	C54-C55
卵巢	Ovary	–	–	–	–	–	–	21	2.67	6.68	5.19	0.43	0.53	C56
前列腺	Prostate	28	2.50	8.63	7.30	0.26	0.71	–	–	–	–	–	–	C61
睾丸	Testis	0	0.00	0.00	0.00	0.00	0.00	–	–	–	–	–	–	C62
肾及泌尿系统不明	Kidney & Unspecified Urinary Organs	24	2.14	7.40	5.54	0.29	0.54	10	1.27	3.18	2.31	0.12	0.22	C64-C66,68
膀胱	Bladder	34	3.03	10.48	8.18	0.31	0.84	12	1.53	3.82	3.00	0.15	0.54	C67
脑,神经系统	Brain,Central Nervous System	11	0.98	3.39	2.76	0.19	0.19	16	2.04	5.09	4.12	0.25	0.56	C70-C72
甲状腺	Thyroid Gland	11	0.98	3.39	2.38	0.23	0.23	28	3.56	8.91	6.91	0.47	0.71	C73
淋巴瘤	Lymphoma	43	3.83	13.25	10.88	0.59	1.23	26	3.31	8.27	6.13	0.38	0.66	C81-C85,88,90,96
白血病	Leukaemia	21	1.87	6.47	5.17	0.23	0.64	21	2.67	6.68	4.84	0.29	0.58	C91-C95
不明及其他恶性肿瘤	All Other Sites and Unspecified	43	3.83	13.25	10.94	0.44	1.23	40	5.09	12.72	9.52	0.42	1.00	O&U
所有部位合计	All Sites	1122	100.00	345.78	278.13	12.69	31.25	786	100.00	250.02	187.34	10.57	20.44	ALL
所有部位除外 C44	All Sites but C44	1108	98.75	341.47	274.93	12.62	30.87	775	98.60	246.52	184.75	10.50	20.18	ALLbC44
死亡 Mortality														
口腔和咽喉(除外鼻咽)	Lip,Oral Cavity & Pharynx but Nasopharynx	3	0.41	0.92	0.73	0.02	0.12	1	0.26	0.32	0.28	0.03	0.03	C00-C10;C12-C14
鼻咽	Nasopharynx	8	1.10	2.47	2.30	0.17	0.22	9	2.36	2.86	2.13	0.10	0.27	C11
食管	Esophagus	79	10.88	24.35	21.06	0.76	2.17	23	6.04	7.32	5.79	0.07	0.56	C15
胃	Stomach	130	17.91	40.06	31.12	0.84	3.45	57	14.96	18.13	13.43	0.61	1.31	C16
结直肠肛门	Colon,Rectum & Anus	45	6.20	13.87	11.61	0.47	1.11	37	9.71	11.77	9.04	0.24	1.07	C18-C21
肝脏	Liver	88	12.12	27.12	21.00	1.03	2.09	31	8.14	9.86	7.27	0.29	0.89	C22
胆囊及其他	Gallbladder and Extrahepatic Ducts	12	1.65	3.70	3.12	0.08	0.21	11	2.89	3.50	2.38	0.05	0.23	C23-C24
胰腺	Pancreas	21	2.89	6.47	5.29	0.11	0.75	21	5.51	6.68	5.01	0.12	0.60	C25
喉	Larynx	6	0.83	1.85	1.75	0.06	0.14	0	0.00	0.00	0.00	0.00	0.00	C32
气管,支气管,肺	Trachea,Bronchus and Lung	232	31.96	71.50	58.14	1.69	6.65	76	19.95	24.17	18.40	0.63	1.57	C33-C34
其他胸腔器官	Other Thoracic Organs	5	0.69	1.54	1.07	0.06	0.12	1	0.26	0.32	0.21	0.00	0.00	C37-C38
骨	Bone	3	0.41	0.92	0.90	0.02	0.12	3	0.79	0.95	0.70	0.02	0.06	C40-C41
皮肤黑色素瘤	Melanoma of Skin	0	0.00	0.00	0.00	0.00	0.00	1	0.26	0.32	0.21	0.00	0.00	C43
乳房	Breast	0	0.00	0.00	0.00	0.00	0.00	27	7.09	8.59	6.36	0.56	0.74	C50
子宫颈	Cervix	–	–	–	–	–	–	11	2.89	3.50	2.69	0.14	0.33	C53
子宫体及子宫部位不明	Uterus & Unspecified	–	–	–	–	–	–	7	1.84	2.23	1.54	0.09	0.15	C54-C55
卵巢	Ovary	–	–	–	–	–	–	10	2.62	3.18	2.39	0.17	0.21	C56
前列腺	Prostate	9	1.24	2.77	2.08	0.03	0.22	–	–	–	–	–	–	C61
睾丸	Testis	0	0.00	0.00	0.00	0.00	0.00	–	–	–	–	–	–	C62
肾及泌尿系统不明	Kidney & Unspecified Urinary Organs	13	1.79	4.01	2.98	0.10	0.36	5	1.31	1.59	1.17	0.10	0.10	C64-C66,68
膀胱	Bladder	8	1.10	2.47	2.78	0.05	0.05	2	0.52	0.64	0.48	0.03	0.03	C67
脑,神经系统	Brain,Central Nervous System	10	1.38	3.08	2.17	0.12	0.18	7	1.84	2.23	1.79	0.06	0.33	C70-C72
甲状腺	Thyroid Gland	0	0.00	0.00	0.00	0.00	0.00	4	1.05	1.27	0.92	0.00	0.18	C73
淋巴瘤	Lymphoma	24	3.31	7.40	5.56	0.22	0.58	9	2.36	2.86	2.23	0.10	0.16	C81-C85,88,90,96
白血病	Leukaemia	14	1.93	4.31	3.67	0.18	0.43	7	1.84	2.23	1.64	0.14	0.14	C91-C95
不明及其他恶性肿瘤	All Other Sites and Unspecified	16	2.20	4.93	4.74	0.08	0.35	21	5.51	6.68	5.21	0.16	0.45	O&U
所有部位合计	All Sites	726	100.00	223.74	182.07	6.09	19.32	381	100.00	121.19	91.27	3.73	9.43	ALL
所有部位除外 C44	All Sites but C44	725	99.86	223.43	181.87	6.09	19.32	376	98.69	119.60	89.85	3.73	9.37	ALLbC44

表 7-3-79　铜陵市区 2011 年癌症发病和死亡主要指标

Table 7-3-79　Incidence and mortality of cancer in urban areas of Tongling，2011

部位		男性 Male						女性 Female						ICD-10
		病例数 No. cases	构成 (%)	粗率 Crude rate (1/10⁵)	世标率 ASR world (1/10⁵)	累积率 Cum.rate(%)		病例数 No. cases	构成 (%)	粗率 Crude rate (1/10⁵)	世标率 ASR world (1/10⁵)	累积率 Cum.rate(%)		
Site						0~64	0~74					0~64	0~74	
发病 Incidence														
口腔和咽喉(除外鼻咽)	Lip,Oral Cavity & Pharynx but Nasopharynx	4	0.52	1.75	1.49	0.03	0.03	2	0.50	0.91	0.87	0.05	0.13	C00-C10;C12-C14
鼻咽	Nasopharynx	6	0.78	2.63	2.16	0.12	0.12	3	0.75	1.36	1.18	0.12	0.12	C11
食管	Esophagus	117	15.23	51.23	49.67	2.73	5.46	26	6.47	11.82	11.09	0.41	1.17	C15
胃	Stomach	144	18.75	63.05	62.45	2.14	6.70	61	15.17	27.73	23.42	1.23	2.54	C16
结直肠肛门	Colon,Rectum & Anus	89	11.59	38.97	35.65	1.65	3.60	45	11.19	20.46	16.64	0.89	1.98	C18-C21
肝脏	Liver	91	11.85	39.85	40.37	1.70	3.62	25	6.22	11.37	10.65	0.17	1.26	C22
胆囊及其他	Gallbladder and Extrahepatic Ducts	11	1.43	4.82	4.54	0.05	0.63	17	4.23	7.73	6.77	0.19	0.81	C23-C24
胰腺	Pancreas	20	2.60	8.76	8.03	0.10	1.18	5	1.24	2.27	2.20	0.10	0.21	C25
喉	Larynx	5	0.65	2.19	1.93	0.07	0.27	1	0.25	0.45	0.33	0.03	0.03	C32
气管,支气管,肺	Trachea,Bronchus and Lung	177	23.05	77.50	77.51	2.98	8.05	64	15.92	29.10	24.43	0.86	2.86	C33-C34
其他胸腔器官	Other Thoracic Organs	3	0.39	1.31	1.08	0.03	0.13	3	0.75	1.36	1.30	0.03	0.03	C37-C38
骨	Bone	4	0.52	1.75	1.21	0.08	0.08	0	0.00	0.00	0.00	0.00	0.00	C40-C41
皮肤黑色素瘤	Melanoma of Skin	1	0.13	0.44	0.23	0.02	0.02	0	0.00	0.00	0.00	0.00	0.00	C43
乳房	Breast	1	0.13	0.44	0.43	0.05	0.05	57	14.18	25.92	20.78	1.63	2.40	C50
子宫颈	Cervix	–	–	–	–	–	–	17	4.23	7.73	6.04	0.50	0.61	C53
子宫体及子宫部位不明	Uterus & Unspecified	–	–	–	–	–	–	7	1.74	3.18	2.41	0.23	0.23	C54-C55
卵巢	Ovary	–	–	–	–	–	–	6	1.49	2.73	2.29	0.18	0.29	C56
前列腺	Prostate	17	2.21	7.44	8.88	0.10	0.60	–	–	–	–	–	–	C61
睾丸	Testis	2	0.26	0.88	0.70	0.04	0.04	–	–	–	–	–	–	C62
肾及泌尿系统不明	Kidney & Unspecified Urinary Organs	6	0.78	2.63	2.09	0.13	0.29	5	1.24	2.27	2.02	0.07	0.14	C64-C66,68
膀胱	Bladder	13	1.69	5.69	5.18	0.17	0.33	5	1.24	2.27	2.19	0.00	0.44	C67
脑,神经系统	Brain,Central Nervous System	9	1.17	3.94	3.56	0.24	0.30	6	1.49	2.73	2.40	0.14	0.14	C70-C72
甲状腺	Thyroid Gland	0	0.00	0.00	0.00	0.00	0.00	2	0.50	0.91	0.49	0.04	0.04	C73
淋巴瘤	Lymphoma	17	2.21	7.44	8.37	0.16	0.64	10	2.49	4.55	4.14	0.11	0.40	C81-C85,88,90,96
白血病	Leukaemia	10	1.30	4.38	5.47	0.26	0.26	15	3.73	6.82	5.89	0.42	0.75	C91-C95
不明及其他恶性肿瘤	All Other Sites and Unspecified	21	2.73	9.20	8.24	0.28	1.16	20	4.98	9.09	8.09	0.16	0.85	O&U
所有部位合计	All Sites	768	100.00	336.28	329.22	13.11	33.57	402	100.00	182.77	155.62	7.56	17.42	ALL
所有部位除外 C44	All Sites but C44	761	99.09	333.22	326.42	12.96	33.23	396	98.51	180.04	153.09	7.53	17.18	ALLbC44
死亡 Mortality														
口腔和咽喉(除外鼻咽)	Lip,Oral Cavity & Pharynx but Nasopharynx	5	0.89	2.19	1.84	0.12	0.19	1	0.41	0.45	0.43	0.05	0.05	C00-C10;C12-C14
鼻咽	Nasopharynx	3	0.54	1.31	1.08	0.00	0.00	1	0.41	0.45	0.43	0.05	0.05	C11
食管	Esophagus	68	12.16	29.77	30.56	1.47	2.79	17	6.91	7.73	7.15	0.19	0.41	C15
胃	Stomach	110	19.68	48.17	49.95	1.31	4.36	41	16.67	18.64	15.44	0.49	1.25	C16
结直肠肛门	Colon,Rectum & Anus	38	6.80	16.64	14.92	0.50	1.45	23	9.35	10.46	8.86	0.30	0.88	C18-C21
肝脏	Liver	76	13.60	33.28	34.86	1.39	2.84	28	11.38	12.73	11.66	0.13	1.40	C22
胆囊及其他	Gallbladder and Extrahepatic Ducts	5	0.89	2.19	1.92	0.05	0.16	9	3.66	4.09	3.56	0.00	0.44	C23-C24
胰腺	Pancreas	13	2.33	5.69	5.20	0.10	0.81	6	2.44	2.73	2.74	0.05	0.15	C25
喉	Larynx	3	0.54	1.31	1.24	0.00	0.10	0	0.00	0.00	0.00	0.00	0.00	C32
气管,支气管,肺	Trachea,Bronchus and Lung	168	30.05	73.56	71.73	2.40	7.84	50	20.33	22.73	19.68	0.37	2.19	C33-C34
其他胸腔器官	Other Thoracic Organs	3	0.54	1.31	1.17	0.00	0.17	1	0.41	0.45	0.63	0.00	0.00	C37-C38
骨	Bone	3	0.54	1.31	0.98	0.06	0.06	1	0.41	0.45	0.33	0.03	0.03	C40-C41
皮肤黑色素瘤	Melanoma of Skin	0	0.00	0.00	0.00	0.00	0.00	2	0.81	0.91	0.80	0.05	0.12	C43
乳房	Breast	0	0.00	0.00	0.00	0.00	0.00	12	4.88	5.46	4.52	0.38	0.38	C50
子宫颈	Cervix	–	–	–	–	–	–	5	2.03	2.27	1.63	0.14	0.14	C53
子宫体及子宫部位不明	Uterus & Unspecified	–	–	–	–	–	–	5	2.03	2.27	2.10	0.21	0.32	C54-C55
卵巢	Ovary	–	–	–	–	–	–	7	2.85	3.18	2.52	0.24	0.35	C56
前列腺	Prostate	10	1.79	4.38	4.89	0.00	0.34	–	–	–	–	–	–	C61
睾丸	Testis	0	0.00	0.00	0.00	0.00	0.00	–	–	–	–	–	–	C62
肾及泌尿系统不明	Kidney & Unspecified Urinary Organs	1	0.18	0.44	0.40	0.00	0.07	2	0.81	0.91	0.59	0.02	0.02	C64-C66,68
膀胱	Bladder	10	1.79	4.38	6.29	0.00	0.07	1	0.41	0.45	0.34	0.00	0.00	C67
脑,神经系统	Brain,Central Nervous System	8	1.43	3.50	3.22	0.25	0.38	6	2.44	2.73	2.35	0.13	0.20	C70-C72
甲状腺	Thyroid Gland	0	0.00	0.00	0.00	0.00	0.00	1	0.41	0.45	0.43	0.05	0.05	C73
淋巴瘤	Lymphoma	10	1.79	4.38	4.92	0.05	0.53	4	1.63	1.82	1.87	0.07	0.17	C81-C85,88,90,96
白血病	Leukaemia	8	1.43	3.50	4.69	0.16	0.16	8	3.25	3.64	3.30	0.24	0.53	C91-C95
不明及其他恶性肿瘤	All Other Sites and Unspecified	17	3.04	7.44	6.89	0.25	0.97	15	6.10	6.82	6.00	0.14	0.57	O&U
所有部位合计	All Sites	559	100.00	244.77	246.74	8.12	23.28	246	100.00	111.85	97.36	3.30	9.70	ALL
所有部位除外 C44	All Sites but C44	559	100.00	244.77	246.74	8.12	23.28	246	100.00	111.85	97.36	3.30	9.70	ALLbC44

表 7-3-80 阜阳市颖东区 2011 年癌症发病和死亡主要指标
Table 7-3-80　Incidence and mortality of cancer in Yingdong District of Fuyang，2011

部位 Site		男性 Male						女性 Female						ICD-10
		病例数 No. cases	构成 (%)	粗率 Crude rate (1/10⁵)	世标率 ASR world (1/10⁵)	累积率 Cum.rate(%) 0~64	0~74	病例数 No. cases	构成 (%)	粗率 Crude rate (1/10⁵)	世标率 ASR world (1/10⁵)	累积率 Cum.rate(%) 0~64	0~74	
发病 Incidence														
口腔和咽喉(除外鼻咽)	Lip,Oral Cavity & Pharynx but Nasopharynx	3	0.37	0.94	0.81	0.04	0.11	2	0.34	0.67	0.48	0.00	0.05	C00–C10;C12–C14
鼻咽	Nasopharynx	1	0.12	0.31	0.22	0.02	0.02	8	1.37	2.67	2.52	0.29	0.29	C11
食管	Esophagus	125	15.24	39.26	37.16	1.13	4.90	64	10.96	21.34	16.35	0.44	1.79	C15
胃	Stomach	117	14.27	36.74	35.17	1.29	4.24	44	7.53	14.67	11.32	0.49	1.04	C16
结直肠肛门	Colon,Rectum & Anus	40	4.88	12.56	11.32	0.58	1.44	40	6.85	13.34	10.01	0.49	1.02	C18–C21
肝脏	Liver	186	22.68	58.41	55.29	3.70	6.08	59	10.10	19.68	17.74	1.17	2.06	C22
胆囊及其他	Gallbladder and Extrahepatic Ducts	10	1.22	3.14	2.95	0.11	0.56	10	1.71	3.34	3.19	0.04	0.54	C23–C24
胰腺	Pancreas	22	2.68	6.91	5.69	0.31	0.64	13	2.23	4.34	2.79	0.19	0.19	C25
喉	Larynx	4	0.49	1.26	1.05	0.06	0.14	2	0.34	0.67	0.57	0.04	0.04	C32
气管,支气管,肺	Trachea,Bronchus and Lung	224	27.32	70.35	68.77	2.62	7.08	102	17.47	34.02	28.29	1.43	3.48	C33–C34
其他胸腔器官	Other Thoracic Organs	1	0.12	0.31	0.19	0.00	0.00	0	0.00	0.00	0.00	0.00	0.00	C37–C38
骨	Bone	9	1.10	2.83	2.45	0.18	0.25	11	1.88	3.67	3.26	0.18	0.37	C40–C41
皮肤黑色素瘤	Melanoma of Skin	0	0.00	0.00	0.00	0.00	0.00	0	0.00	0.00	0.00	0.00	0.00	C43
乳房	Breast	0	0.00	0.00	0.00	0.00	0.00	67	11.47	22.34	18.78	1.55	1.93	C50
子宫颈	Cervix	–	–	–	–	–	–	40	6.85	13.34	11.07	0.75	1.23	C53
子宫体及子宫部位不明	Uterus & Unspecified	–	–	–	–	–	–	30	5.14	10.01	7.85	0.58	0.82	C54–C55
卵巢	Ovary	–	–	–	–	–	–	17	2.91	5.67	4.76	0.41	0.47	C56
前列腺	Prostate	12	1.46	3.77	3.91	0.04	0.22	–	–	–	–	–	–	C61
睾丸	Testis	0	0.00	0.00	0.00	0.00	0.00	–	–	–	–	–	–	C62
肾及泌尿系统不明	Kidney & Unspecified Urinary Organs	7	0.85	2.20	1.88	0.14	0.21	6	1.03	2.00	1.72	0.04	0.27	C64–C66,68
膀胱	Bladder	7	0.85	2.20	2.21	0.11	0.11	5	0.86	1.67	1.04	0.00	0.11	C67
脑,神经系统	Brain,Central Nervous System	13	1.59	4.08	3.98	0.35	0.35	13	2.23	4.34	3.81	0.24	0.42	C70–C72
甲状腺	Thyroid Gland	6	0.73	1.88	1.72	0.10	0.23	15	2.57	5.00	4.14	0.29	0.29	C73
淋巴瘤	Lymphoma	9	1.10	2.83	3.03	0.22	0.29	7	1.20	2.33	1.77	0.04	0.11	C81–C85,88,90,96
白血病	Leukaemia	12	1.46	3.77	3.80	0.24	0.32	8	1.37	2.67	2.71	0.16	0.42	C91–C95
不明及其他恶性肿瘤	All Other Sites and Unspecified	12	1.46	3.77	4.26	0.26	0.26	21	3.60	7.00	5.73	0.27	0.40	O&U
所有部位合计	All Sites	820	100.00	257.52	245.87	11.51	27.45	584	100.00	194.76	159.90	9.08	17.32	ALL
所有部位除外 C44	All Sites but C44	815	99.39	255.95	243.58	11.45	27.39	577	98.80	192.43	158.29	9.06	17.23	ALLbC44
死亡 Mortality														
口腔和咽喉(除外鼻咽)	Lip,Oral Cavity & Pharynx but Nasopharynx	4	0.68	1.26	1.13	0.03	0.16	2	0.70	0.67	0.38	0.02	0.02	C00–C10;C12–C14
鼻咽	Nasopharynx	0	0.00	0.00	0.00	0.00	0.00	4	1.40	1.33	1.36	0.16	0.16	C11
食管	Esophagus	104	17.72	32.66	30.38	0.76	3.32	47	16.43	15.67	11.31	0.17	1.13	C15
胃	Stomach	80	13.63	25.12	26.87	0.76	2.63	33	11.54	11.01	9.11	0.40	0.91	C16
结直肠肛门	Colon,Rectum & Anus	18	3.07	5.65	4.38	0.14	0.40	17	5.94	5.67	4.58	0.25	0.42	C18–C21
肝脏	Liver	133	22.66	41.77	41.22	2.69	4.73	44	15.38	14.67	13.35	0.84	1.56	C22
胆囊及其他	Gallbladder and Extrahepatic Ducts	6	1.02	1.88	1.64	0.07	0.20	8	2.80	2.67	2.44	0.02	0.43	C23–C24
胰腺	Pancreas	18	3.07	5.65	4.99	0.26	0.64	4	1.40	1.33	1.12	0.13	0.13	C25
喉	Larynx	1	0.17	0.31	0.30	0.00	0.07	0	0.00	0.00	0.00	0.00	0.00	C32
气管,支气管,肺	Trachea,Bronchus and Lung	158	26.92	49.62	50.11	1.43	4.96	52	18.18	17.34	13.97	0.49	1.68	C33–C34
其他胸腔器官	Other Thoracic Organs	0	0.00	0.00	0.00	0.00	0.00	0	0.00	0.00	0.00	0.00	0.00	C37–C38
骨	Bone	4	0.68	1.26	0.96	0.08	0.08	7	2.45	2.33	1.79	0.08	0.14	C40–C41
皮肤黑色素瘤	Melanoma of Skin	0	0.00	0.00	0.00	0.00	0.00	0	0.00	0.00	0.00	0.00	0.00	C43
乳房	Breast	0	0.00	0.00	0.00	0.00	0.00	14	4.90	4.67	3.82	0.29	0.48	C50
子宫颈	Cervix	–	–	–	–	–	–	8	2.80	2.67	2.23	0.12	0.31	C53
子宫体及子宫部位不明	Uterus & Unspecified	–	–	–	–	–	–	12	4.20	4.00	3.27	0.29	0.29	C54–C55
卵巢	Ovary	–	–	–	–	–	–	2	0.70	0.67	0.57	0.02	0.07	C56
前列腺	Prostate	10	1.70	3.14	3.46	0.04	0.26	–	–	–	–	–	–	C61
睾丸	Testis	0	0.00	0.00	0.00	0.00	0.00	–	–	–	–	–	–	C62
肾及泌尿系统不明	Kidney & Unspecified Urinary Organs	4	0.68	1.26	1.42	0.00	0.07	2	0.70	0.67	0.65	0.00	0.11	C64–C66,68
膀胱	Bladder	10	1.70	3.14	3.18	0.07	0.15	3	1.05	1.00	0.43	0.00	0.00	C67
脑,神经系统	Brain,Central Nervous System	12	2.04	3.77	3.15	0.24	0.24	6	2.10	2.00	1.78	0.13	0.19	C70–C72
甲状腺	Thyroid Gland	1	0.17	0.31	0.30	0.00	0.07	1	0.35	0.33	0.36	0.00	0.00	C73
淋巴瘤	Lymphoma	5	0.85	1.57	1.29	0.12	0.12	7	2.45	2.33	1.94	0.04	0.17	C81–C85,88,90,96
白血病	Leukaemia	8	1.36	2.51	2.71	0.15	0.33	4	1.40	1.33	1.14	0.06	0.19	C91–C95
不明及其他恶性肿瘤	All Other Sites and Unspecified	11	1.87	3.45	3.12	0.20	0.36	9	3.15	3.00	1.92	0.04	0.10	O&U
所有部位合计	All Sites	587	100.00	184.35	180.80	7.04	18.80	286	100.00	95.38	77.52	3.54	8.50	ALL
所有部位除外 C44	All Sites but C44	584	99.49	183.40	179.95	7.00	18.71	284	99.30	94.71	77.25	3.54	8.50	ALLbC44

表 7-3-81 宿州市埇桥区 2011 年癌症发病和死亡主要指标
Table 7-3-81 Incidence and mortality of cancer in Yongqiao District of Suzhou, 2011

部位 Site		男性 Male						女性 Female						ICD-10
		病例数 No. cases	构成 (%)	粗率 Crude rate (1/10⁵)	世标率 ASR world (1/10⁵)	累积率 Cum.rate(%) 0~64	0~74	病例数 No. cases	构成 (%)	粗率 Crude rate (1/10⁵)	世标率 ASR world (1/10⁵)	累积率 Cum.rate(%) 0~64	0~74	
发病 Incidence														
口腔和咽喉(除外鼻咽)	Lip,Oral Cavity & Pharynx but Nasopharynx	21	0.99	2.52	2.14	0.15	0.27	7	0.50	0.86	0.58	0.02	0.06	C00-C10;C12-C14
鼻咽	Nasopharynx	16	0.76	1.92	1.30	0.06	0.15	11	0.79	1.35	1.20	0.08	0.13	C11
食管	Esophagus	173	8.16	20.78	15.42	0.58	1.94	62	4.46	7.61	5.08	0.20	0.56	C15
胃	Stomach	403	19.02	48.40	37.54	1.70	5.03	180	12.95	22.08	15.82	0.86	1.85	C16
结直肠肛门	Colon,Rectum & Anus	136	6.42	16.33	12.26	0.50	1.59	96	6.91	11.78	8.24	0.41	0.89	C18-C21
肝脏	Liver	478	22.56	57.41	45.81	3.16	5.32	192	13.81	23.56	17.24	0.90	2.09	C22
胆囊及其他	Gallbladder and Extrahepatic Ducts	24	1.13	2.88	2.13	0.08	0.30	28	2.01	3.44	2.34	0.06	0.32	C23-C24
胰腺	Pancreas	39	1.84	4.68	3.54	0.20	0.40	19	1.37	2.33	1.80	0.14	0.23	C25
喉	Larynx	20	0.94	2.40	1.77	0.07	0.21	0	0.00	0.00	0.00	0.00	0.00	C32
气管,支气管,肺	Trachea,Bronchus and Lung	540	25.48	64.86	49.30	2.15	6.04	198	14.24	24.29	16.80	0.79	1.89	C33-C34
其他胸腔器官	Other Thoracic Organs	4	0.19	0.48	0.47	0.04	0.06	1	0.07	0.12	0.10	0.00	0.03	C37-C38
骨	Bone	10	0.47	1.20	1.02	0.07	0.13	10	0.72	1.23	0.90	0.03	0.14	C40-C41
皮肤黑色素瘤	Melanoma of Skin	4	0.19	0.48	0.32	0.01	0.04	8	0.58	0.98	0.94	0.09	0.11	C43
乳房	Breast	3	0.14	0.36	0.26	0.03	0.03	266	19.14	32.64	26.56	2.39	2.79	C50
子宫颈	Cervix	–	–	–	–	–	–	72	5.18	8.83	7.20	0.59	0.85	C53
子宫体及子宫部位不明	Uterus & Unspecified	–	–	–	–	–	–	62	4.46	7.61	6.27	0.46	0.79	C54-C55
卵巢	Ovary	–	–	–	–	–	–	44	3.17	5.40	4.32	0.34	0.51	C56
前列腺	Prostate	37	1.75	4.44	3.11	0.08	0.38	–	–	–	–	–	–	C61
睾丸	Testis	3	0.14	0.36	0.22	0.01	0.01	–	–	–	–	–	–	C62
肾及泌尿系统不明	Kidney & Unspecified Urinary Organs	11	0.52	1.32	1.09	0.07	0.15	2	0.14	0.25	0.23	0.02	0.02	C64-C66,68
膀胱	Bladder	42	1.98	5.04	4.22	0.21	0.57	3	0.22	0.37	0.30	0.02	0.02	C67
脑,神经系统	Brain,Central Nervous System	45	2.12	5.40	4.32	0.25	0.43	32	2.30	3.93	2.84	0.16	0.36	C70-C72
甲状腺	Thyroid Gland	5	0.24	0.60	0.39	0.02	0.04	15	1.08	1.84	1.64	0.10	0.19	C73
淋巴瘤	Lymphoma	4	0.19	0.48	0.37	0.02	0.05	1	0.07	0.12	0.08	0.01	0.01	C81-C85,88,90,96
白血病	Leukaemia	38	1.79	4.56	3.83	0.21	0.38	34	2.45	4.17	3.34	0.25	0.34	C91-C95
不明及其他恶性肿瘤	All Other Sites and Unspecified	63	2.97	7.57	6.13	0.34	0.68	47	3.38	5.77	3.86	0.21	0.39	O&U
所有部位合计	All Sites	2119	100.00	254.51	196.98	10.02	24.19	1390	100.00	170.54	127.67	8.14	14.57	ALL
所有部位除外 C44	All Sites but C44	2101	99.15	252.34	195.31	9.95	24.00	1376	98.99	168.82	126.74	8.11	14.52	ALLbC44
死亡 Mortality														
口腔和咽喉(除外鼻咽)	Lip,Oral Cavity & Pharynx but Nasopharynx	7	0.61	0.84	0.66	0.04	0.08	3	0.49	0.37	0.19	0.01	0.01	C00-C10;C12-C14
鼻咽	Nasopharynx	5	0.43	0.60	0.40	0.02	0.04	2	0.33	0.25	0.11	0.00	0.00	C11
食管	Esophagus	106	9.19	12.73	8.86	0.18	1.03	45	7.32	5.52	3.13	0.06	0.32	C15
胃	Stomach	206	17.85	24.74	18.29	0.57	2.50	94	15.28	11.53	6.89	0.23	0.67	C16
结直肠肛门	Colon,Rectum & Anus	54	4.68	6.49	4.53	0.09	0.54	25	4.07	3.07	1.95	0.06	0.23	C18-C21
肝脏	Liver	292	25.30	35.07	26.83	1.52	3.02	121	19.67	14.85	10.58	0.55	1.25	C22
胆囊及其他	Gallbladder and Extrahepatic Ducts	13	1.13	1.56	0.94	0.00	0.12	16	2.60	1.96	1.20	0.02	0.15	C23-C24
胰腺	Pancreas	24	2.08	2.88	2.08	0.08	0.22	13	2.11	1.59	1.14	0.05	0.15	C25
喉	Larynx	9	0.78	1.08	0.74	0.03	0.06	1	0.16	0.12	0.04	0.00	0.00	C32
气管,支气管,肺	Trachea,Bronchus and Lung	323	27.99	38.79	27.01	0.90	3.11	138	22.44	16.93	10.35	0.29	1.10	C33-C34
其他胸腔器官	Other Thoracic Organs	1	0.09	0.12	0.08	0.00	0.02	0	0.00	0.00	0.00	0.00	0.00	C37-C38
骨	Bone	4	0.35	0.48	0.31	0.01	0.04	2	0.33	0.25	0.22	0.00	0.03	C40-C41
皮肤黑色素瘤	Melanoma of Skin	0	0.00	0.00	0.00	0.00	0.00	0	0.00	0.00	0.00	0.00	0.00	C43
乳房	Breast	1	0.09	0.12	0.05	0.00	0.00	58	9.43	7.12	5.82	0.39	0.72	C50
子宫颈	Cervix	–	–	–	–	–	–	24	3.90	2.94	2.29	0.19	0.28	C53
子宫体及子宫部位不明	Uterus & Unspecified	–	–	–	–	–	–	15	2.44	1.84	1.29	0.05	0.17	C54-C55
卵巢	Ovary	–	–	–	–	–	–	5	0.81	0.61	0.34	0.02	0.02	C56
前列腺	Prostate	16	1.39	1.92	1.35	0.02	0.09	–	–	–	–	–	–	C61
睾丸	Testis	0	0.00	0.00	0.00	0.00	0.00	–	–	–	–	–	–	C62
肾及泌尿系统不明	Kidney & Unspecified Urinary Organs	4	0.35	0.48	0.38	0.00	0.07	1	0.16	0.12	0.10	0.00	0.03	C64-C66,68
膀胱	Bladder	9	0.78	1.08	0.80	0.00	0.10	0	0.00	0.00	0.00	0.00	0.00	C67
脑,神经系统	Brain,Central Nervous System	35	3.03	4.20	3.47	0.19	0.39	19	3.09	2.33	1.70	0.05	0.26	C70-C72
甲状腺	Thyroid Gland	1	0.09	0.12	0.06	0.00	0.00	1	0.16	0.12	0.11	0.00	0.00	C73
淋巴瘤	Lymphoma	1	0.09	0.12	0.06	0.00	0.00	1	0.16	0.12	0.04	0.00	0.00	C81-C85,88,90,96
白血病	Leukaemia	22	1.91	2.64	2.09	0.08	0.16	19	3.09	2.33	1.57	0.09	0.13	C91-C95
不明及其他恶性肿瘤	All Other Sites and Unspecified	21	1.82	2.52	2.03	0.04	0.21	12	1.95	1.47	0.78	0.02	0.04	O&U
所有部位合计	All Sites	1154	100.00	138.60	101.04	3.76	11.80	615	100.00	75.46	49.83	2.12	5.57	ALL
所有部位除外 C44	All Sites but C44	1143	99.05	137.28	100.04	3.76	11.72	610	99.19	74.84	49.43	2.10	5.53	ALLbC44

表 7-3-82 灵璧县 2011 年癌症发病和死亡主要指标
Table 7-3-82 Incidence and mortality of cancer in Lingbi, 2011

部位 Site		男性 Male						女性 Female						ICD-10
		病例数 No. cases	构成 (%)	粗率 Crude rate (1/10⁵)	世标率 ASR world (1/10⁵)	累积率 Cum.rate(%) 0~64	0~74	病例数 No. cases	构成 (%)	粗率 Crude rate (1/10⁵)	世标率 ASR world (1/10⁵)	累积率 Cum.rate(%) 0~64	0~74	
发病 Incidence														
口腔和咽喉(除外鼻咽)	Lip,Oral Cavity & Pharynx but Nasopharynx	9	0.68	1.83	1.25	0.02	0.14	8	0.98	1.65	1.16	0.07	0.14	C00-C10;C12-C14
鼻咽	Nasopharynx	10	0.76	2.03	1.69	0.13	0.22	3	0.37	0.62	0.54	0.03	0.06	C11
食管	Esophagus	177	13.39	35.98	26.64	1.15	3.20	62	7.58	12.83	8.12	0.17	1.07	C15
胃	Stomach	189	14.30	38.42	30.48	1.64	4.08	81	9.90	16.76	11.81	0.53	1.34	C16
结直肠肛门	Colon, Rectum & Anus	69	5.22	14.03	11.40	0.61	1.47	46	5.62	9.52	7.45	0.52	0.81	C18-C21
肝脏	Liver	317	23.98	64.44	53.20	3.88	5.91	120	14.67	24.82	18.68	1.31	2.08	C22
胆囊及其他	Gallbladder and Extrahepatic Ducts	5	0.38	1.02	0.71	0.04	0.11	4	0.49	0.83	0.43	0.00	0.04	C23-C24
胰腺	Pancreas	30	2.27	6.10	4.54	0.19	0.59	24	2.93	4.96	3.23	0.13	0.43	C25
喉	Larynx	11	0.83	2.24	1.61	0.04	0.25	3	0.37	0.62	0.44	0.00	0.07	C32
气管,支气管,肺	Trachea, Bronchus and Lung	302	22.84	61.39	47.86	2.15	6.11	149	18.22	30.82	21.97	1.37	2.44	C33-C34
其他胸腔器官	Other Thoracic Organs	4	0.30	0.81	0.71	0.04	0.11	1	0.12	0.21	0.07	0.00	0.00	C37-C38
骨	Bone	15	1.13	3.05	2.54	0.19	0.28	9	1.10	1.86	1.47	0.08	0.15	C40-C41
皮肤黑色素瘤	Melanoma of Skin	3	0.23	0.61	0.51	0.02	0.09	1	0.12	0.21	0.21	0.03	0.03	C43
乳房	Breast	2	0.15	0.41	0.31	0.02	0.05	119	14.55	24.62	19.88	1.62	2.01	C50
子宫颈	Cervix	–	–	–	–	–	–	20	2.44	4.14	3.26	0.26	0.34	C53
子宫体及子宫部位不明	Uterus & Unspecified	–	–	–	–	–	–	48	5.87	9.93	7.56	0.65	0.80	C54-C55
卵巢	Ovary	–	–	–	–	–	–	13	1.59	2.69	2.01	0.17	0.22	C56
前列腺	Prostate	9	0.68	1.83	1.24	0.04	0.19	–	–	–	–	–	–	C61
睾丸	Testis	1	0.08	0.20	0.09	0.00	0.00	–	–	–	–	–	–	C62
肾及泌尿系统不明	Kidney & Unspecified Urinary Organs	14	1.06	2.85	2.41	0.10	0.30	6	0.73	1.24	0.97	0.07	0.10	C64-C66,68
膀胱	Bladder	22	1.66	4.47	3.24	0.16	0.34	4	0.49	0.83	0.57	0.05	0.05	C67
脑,神经系统	Brain, Central Nervous System	34	2.57	6.91	5.98	0.48	0.52	20	2.44	4.14	3.08	0.16	0.42	C70-C72
甲状腺	Thyroid Gland	2	0.15	0.41	0.29	0.01	0.05	9	1.10	1.86	1.85	0.11	0.23	C73
淋巴瘤	Lymphoma	31	2.34	6.30	5.32	0.36	0.55	23	2.81	4.76	3.44	0.25	0.55	C81-C85,88,90,96
白血病	Leukaemia	37	2.80	7.52	7.24	0.44	0.69	25	3.06	5.17	4.93	0.28	0.32	C91-C95
不明及其他恶性肿瘤	All Other Sites and Unspecified	29	2.19	5.90	4.49	0.24	0.58	20	2.44	4.14	3.75	0.33	0.36	O&U
所有部位合计	All Sites	1322	100.00	268.75	213.72	11.93	25.83	818	100.00	169.22	126.89	8.20	13.88	ALL
所有部位除外 C44	All Sites but C44	1313	99.32	266.92	212.34	11.89	25.69	810	99.02	167.56	125.57	8.11	13.76	ALLbC44
死亡 Mortality														
口腔和咽喉(除外鼻咽)	Lip,Oral Cavity & Pharynx but Nasopharynx	2	0.19	0.41	0.35	0.01	0.01	3	0.60	0.62	0.44	0.00	0.07	C00-C10;C12-C14
鼻咽	Nasopharynx	6	0.58	1.22	0.92	0.05	0.14	3	0.60	0.62	0.47	0.03	0.06	C11
食管	Esophagus	155	14.93	31.51	23.26	0.85	3.07	51	10.12	10.55	6.60	0.18	0.82	C15
胃	Stomach	146	14.07	29.68	22.74	1.02	2.86	51	10.12	10.55	6.93	0.28	0.75	C16
结直肠肛门	Colon, Rectum & Anus	43	4.14	8.74	6.29	0.32	0.84	21	4.17	4.34	3.24	0.22	0.28	C18-C21
肝脏	Liver	297	28.61	60.38	50.37	3.59	5.61	114	22.62	23.58	18.14	1.33	1.92	C22
胆囊及其他	Gallbladder and Extrahepatic Ducts	6	0.58	1.22	0.91	0.04	0.15	6	1.19	1.24	0.69	0.00	0.08	C23-C24
胰腺	Pancreas	25	2.41	5.08	3.78	0.21	0.48	21	4.17	4.34	2.88	0.14	0.38	C25
喉	Larynx	9	0.87	1.83	1.25	0.04	0.17	2	0.40	0.41	0.27	0.00	0.03	C32
气管,支气管,肺	Trachea, Bronchus and Lung	227	21.87	46.15	35.34	1.48	4.49	93	18.45	19.24	12.29	0.46	1.40	C33-C34
其他胸腔器官	Other Thoracic Organs	5	0.48	1.02	0.84	0.08	0.12	1	0.20	0.21	0.07	0.00	0.00	C37-C38
骨	Bone	8	0.77	1.63	1.34	0.10	0.10	6	1.19	1.24	1.01	0.07	0.14	C40-C41
皮肤黑色素瘤	Melanoma of Skin	0	0.00	0.00	0.00	0.00	0.00	1	0.20	0.21	0.18	0.00	0.03	C43
乳房	Breast	1	0.10	0.20	0.15	0.02	0.02	41	8.13	8.48	6.37	0.49	0.64	C50
子宫颈	Cervix	–	–	–	–	–	–	8	1.59	1.65	1.30	0.09	0.12	C53
子宫体及子宫部位不明	Uterus & Unspecified	–	–	–	–	–	–	20	3.97	4.14	3.21	0.21	0.39	C54-C55
卵巢	Ovary	–	–	–	–	–	–	7	1.39	1.45	1.14	0.08	0.14	C56
前列腺	Prostate	8	0.77	1.63	0.99	0.00	0.08	–	–	–	–	–	–	C61
睾丸	Testis	0	0.00	0.00	0.00	0.00	0.00	–	–	–	–	–	–	C62
肾及泌尿系统不明	Kidney & Unspecified Urinary Organs	6	0.58	1.22	0.86	0.05	0.08	4	0.79	0.83	0.45	0.03	0.03	C64-C66,68
膀胱	Bladder	15	1.45	3.05	2.14	0.09	0.13	2	0.40	0.41	0.18	0.00	0.03	C67
脑,神经系统	Brain, Central Nervous System	30	2.89	6.10	5.34	0.40	0.43	18	3.57	3.72	2.94	0.13	0.46	C70-C72
甲状腺	Thyroid Gland	1	0.10	0.20	0.15	0.00	0.04	3	0.60	0.62	0.40	0.03	0.03	C73
淋巴瘤	Lymphoma	20	1.93	4.07	3.18	0.22	0.42	8	1.59	1.65	1.01	0.06	0.10	C81-C85,88,90,96
白血病	Leukaemia	20	1.93	4.07	3.53	0.21	0.35	14	2.78	2.90	3.27	0.19	0.23	C91-C95
不明及其他恶性肿瘤	All Other Sites and Unspecified	8	0.77	1.63	1.19	0.08	0.08	6	1.19	1.24	0.70	0.03	0.03	O&U
所有部位合计	All Sites	1038	100.00	211.02	164.92	8.87	19.66	504	100.00	104.26	74.15	4.04	8.13	ALL
所有部位除外 C44	All Sites but C44	1033	99.52	210.00	164.22	8.83	19.63	499	99.01	103.23	73.67	4.04	8.13	ALLbC44

表 7-3-83 寿县 2011 年癌症发病和死亡主要指标
Table 7-3-83 Incidence and mortality of cancer in Shouxian, 2011

部位 Site		男性 Male						女性 Female						ICD-10
		病例数 No. cases	构成 (%)	粗率 Crude rate (1/10⁵)	世标率 ASR world (1/10⁵)	累积率 Cum.rate(%) 0~64	0~74	病例数 No. cases	构成 (%)	粗率 Crude rate (1/10⁵)	世标率 ASR world (1/10⁵)	累积率 Cum.rate(%) 0~64	0~74	
发病 Incidence														
口腔和咽喉(除外鼻咽)	Lip,Oral Cavity & Pharynx but Nasopharynx	8	0.52	1.55	1.23	0.08	0.13	5	0.63	1.01	0.86	0.05	0.07	C00–C10;C12–C14
鼻咽	Nasopharynx	17	1.09	3.30	2.69	0.21	0.31	9	1.14	1.83	1.60	0.14	0.14	C11
食管	Esophagus	250	16.10	48.53	33.75	1.51	4.36	71	9.01	14.40	10.53	0.44	1.23	C15
胃	Stomach	326	20.99	63.28	44.94	2.34	5.30	89	11.29	18.05	13.43	0.60	1.59	C16
结直肠肛门	Colon,Rectum & Anus	87	5.60	16.89	13.64	0.89	1.43	63	7.99	12.78	9.63	0.63	1.05	C18–C21
肝脏	Liver	176	11.33	34.16	26.39	1.50	2.75	72	9.14	14.61	11.32	0.52	1.33	C22
胆囊及其他	Gallbladder and Extrahepatic Ducts	7	0.45	1.36	0.77	0.02	0.09	6	0.76	1.22	0.81	0.03	0.10	C23–C24
胰腺	Pancreas	38	2.45	7.38	5.81	0.24	0.54	24	3.05	4.87	3.31	0.16	0.39	C25
喉	Larynx	7	0.45	1.36	0.88	0.04	0.12	1	0.13	0.20	0.24	0.01	0.01	C32
气管,支气管,肺	Trachea,Bronchus and Lung	376	24.21	72.99	49.54	2.08	5.70	113	14.34	22.92	16.60	0.83	2.00	C33–C34
其他胸腔器官	Other Thoracic Organs	6	0.39	1.16	0.86	0.06	0.09	4	0.51	0.81	0.88	0.05	0.05	C37–C38
骨	Bone	26	1.67	5.05	4.09	0.21	0.35	11	1.40	2.23	1.59	0.11	0.13	C40–C41
皮肤黑色素瘤	Melanoma of Skin	1	0.06	0.19	0.14	0.01	0.01	1	0.13	0.20	0.14	0.00	0.02	C43
乳房	Breast	5	0.32	0.97	0.74	0.04	0.07	83	10.53	16.84	14.00	1.18	1.47	C50
子宫颈	Cervix	–	–	–	–	–	–	29	3.68	5.88	4.45	0.39	0.48	C53
子宫体及子宫部位不明	Uterus & Unspecified	–	–	–	–	–	–	37	4.70	7.51	6.12	0.44	0.64	C54–C55
卵巢	Ovary	–	–	–	–	–	–	40	5.08	8.11	6.61	0.42	0.72	C56
前列腺	Prostate	31	2.00	6.02	4.76	0.08	0.33	–	–	–	–	–	–	C61
睾丸	Testis	2	0.13	0.39	0.24	0.01	0.01	–	–	–	–	–	–	C62
肾及泌尿系统不明	Kidney & Unspecified Urinary Organs	8	0.52	1.55	1.19	0.10	0.13	6	0.76	1.22	0.89	0.06	0.11	C64–C66,68
膀胱	Bladder	23	1.48	4.46	3.25	0.13	0.35	5	0.63	1.01	1.00	0.08	0.08	C67
脑,神经系统	Brain,Central Nervous System	51	3.28	9.90	8.30	0.53	0.91	31	3.93	6.29	5.17	0.37	0.55	C70–C72
甲状腺	Thyroid Gland	9	0.58	1.75	1.22	0.08	0.12	17	2.16	3.45	2.67	0.22	0.22	C73
淋巴瘤	Lymphoma	18	1.16	3.49	3.11	0.19	0.34	7	0.89	1.42	1.15	0.07	0.16	C81–C85,88,90,96
白血病	Leukaemia	24	1.55	4.66	4.66	0.30	0.42	28	3.55	5.68	5.24	0.39	0.54	C91–C95
不明及其他恶性肿瘤	All Other Sites and Unspecified	57	3.67	11.06	8.66	0.51	0.96	36	4.57	7.30	6.24	0.39	0.56	O&U
所有部位合计	All Sites	1553	100.00	301.45	220.88	11.18	24.82	788	100.00	159.86	124.49	7.58	13.69	ALL
所有部位除外 C44	All Sites but C44	1540	99.16	298.93	219.19	11.10	24.60	777	98.60	157.62	123.07	7.53	13.59	ALLbC44
死亡 Mortality														
口腔和咽喉(除外鼻咽)	Lip,Oral Cavity & Pharynx but Nasopharynx	9	0.75	1.75	1.61	0.10	0.15	5	1.00	1.01	0.78	0.00	0.05	C00–C10;C12–C14
鼻咽	Nasopharynx	13	1.08	2.52	2.05	0.17	0.22	4	0.80	0.81	0.49	0.02	0.06	C11
食管	Esophagus	207	17.14	40.18	28.24	1.00	3.10	45	8.98	9.13	6.84	0.26	0.76	C15
胃	Stomach	257	21.27	49.89	35.49	1.27	3.90	78	15.57	15.82	10.99	0.37	1.03	C16
结直肠肛门	Colon,Rectum & Anus	56	4.64	10.87	8.24	0.40	0.80	37	7.39	7.51	5.18	0.21	0.51	C18–C21
肝脏	Liver	174	14.40	33.78	26.46	1.58	2.70	64	12.77	12.98	9.46	0.46	1.06	C22
胆囊及其他	Gallbladder and Extrahepatic Ducts	3	0.25	0.58	0.77	0.00	0.05	5	1.00	1.01	0.83	0.03	0.10	C23–C24
胰腺	Pancreas	46	3.81	8.93	7.00	0.35	0.69	29	5.79	5.88	4.06	0.23	0.51	C25
喉	Larynx	4	0.33	0.78	0.78	0.02	0.07	0	0.00	0.00	0.00	0.00	0.00	C32
气管,支气管,肺	Trachea,Bronchus and Lung	302	25.00	58.62	39.54	1.32	4.43	96	19.16	19.47	13.96	0.62	1.75	C33–C34
其他胸腔器官	Other Thoracic Organs	2	0.17	0.39	0.38	0.04	0.04	2	0.40	0.41	0.29	0.02	0.02	C37–C38
骨	Bone	17	1.41	3.30	2.12	0.09	0.18	7	1.40	1.42	1.05	0.07	0.12	C40–C41
皮肤黑色素瘤	Melanoma of Skin	1	0.08	0.19	0.12	0.00	0.02	1	0.20	0.20	0.13	0.01	0.01	C43
乳房	Breast	1	0.08	0.19	0.20	0.02	0.02	20	3.99	4.06	2.92	0.17	0.31	C50
子宫颈	Cervix	–	–	–	–	–	–	10	2.00	2.03	1.62	0.12	0.17	C53
子宫体及子宫部位不明	Uterus & Unspecified	–	–	–	–	–	–	25	4.99	5.07	3.43	0.18	0.29	C54–C55
卵巢	Ovary	–	–	–	–	–	–	16	3.19	3.25	2.78	0.22	0.29	C56
前列腺	Prostate	17	1.41	3.30	3.02	0.02	0.11	–	–	–	–	–	–	C61
睾丸	Testis	1	0.08	0.19	0.09	0.00	0.00	–	–	–	–	–	–	C62
肾及泌尿系统不明	Kidney & Unspecified Urinary Organs	2	0.17	0.39	0.49	0.01	0.01	2	0.40	0.41	0.26	0.02	0.02	C64–C66,68
膀胱	Bladder	12	0.99	2.33	1.39	0.04	0.10	5	1.00	1.01	0.84	0.00	0.00	C67
脑,神经系统	Brain,Central Nervous System	30	2.48	5.82	4.38	0.28	0.53	16	3.19	3.25	2.63	0.20	0.31	C70–C72
甲状腺	Thyroid Gland	1	0.08	0.19	0.13	0.00	0.03	1	0.20	0.20	0.20	0.00	0.00	C73
淋巴瘤	Lymphoma	12	0.99	2.33	2.17	0.16	0.18	3	0.60	0.61	0.58	0.06	0.06	C81–C85,88,90,96
白血病	Leukaemia	18	1.49	3.49	2.92	0.26	0.30	14	2.79	2.84	2.73	0.16	0.27	C91–C95
不明及其他恶性肿瘤	All Other Sites and Unspecified	23	1.90	4.46	3.43	0.17	0.34	16	3.19	3.25	2.75	0.15	0.30	O&U
所有部位合计	All Sites	1208	100.00	234.49	170.59	7.30	17.96	501	100.00	101.63	74.82	3.59	8.08	ALL
所有部位除外 C44	All Sites but C44	1203	99.59	233.51	169.55	7.26	17.92	497	99.20	100.82	74.23	3.58	8.02	ALLbC44

表 7-3-84　泾县 2011 年癌症发病和死亡主要指标
Table 7-3-84　Incidence and mortality of cancer in Jingxian, 2011

部位 Site		男性 Male						女性 Female						ICD-10
		病例数 No. cases	构成 (%)	粗率 Crude rate (1/10⁵)	世标率 ASR world (1/10⁵)	累积率 Cum.rate(%)		病例数 No. cases	构成 (%)	粗率 Crude rate (1/10⁵)	世标率 ASR world (1/10⁵)	累积率 Cum.rate(%)		
						0~64	0~74					0~64	0~74	
发病 Incidence														
口腔和咽喉(除外鼻咽)	Lip,Oral Cavity & Pharynx but Nasopharynx	2	0.47	1.29	1.18	0.12	0.12	1	0.35	0.69	0.87	0.05	0.05	C00-C10;C12-C14
鼻咽	Nasopharynx	6	1.42	3.87	3.05	0.04	0.25	4	1.42	2.76	2.84	0.28	0.28	C11
食管	Esophagus	35	8.25	22.60	13.52	0.91	1.77	9	3.19	6.22	4.38	0.31	0.48	C15
胃	Stomach	115	27.12	74.26	49.04	3.48	5.85	28	9.93	19.35	12.92	0.93	1.26	C16
结直肠肛门	Colon,Rectum & Anus	35	8.25	22.60	13.41	0.97	1.62	28	9.93	19.35	11.36	0.82	1.15	C18-C21
肝脏	Liver	38	8.96	24.54	15.94	1.32	1.81	17	6.03	11.75	7.18	0.24	0.98	C22
胆囊及其他	Gallbladder and Extrahepatic Ducts	7	1.65	4.52	2.09	0.00	0.37	7	2.48	4.84	3.22	0.17	0.32	C23-C24
胰腺	Pancreas	9	2.12	5.81	4.41	0.27	0.48	4	1.42	2.76	1.49	0.13	0.13	C25
喉	Larynx	2	0.47	1.29	1.02	0.11	0.11	0	0.00	0.00	0.00	0.00	0.00	C32
气管,支气管,肺	Trachea,Bronchus and Lung	92	21.70	59.41	34.84	2.40	4.60	34	12.06	23.49	14.03	1.07	1.73	C33-C34
其他胸腔器官	Other Thoracic Organs	1	0.24	0.65	0.41	0.00	0.07	2	0.71	1.38	0.91	0.08	0.08	C37-C38
骨	Bone	6	1.42	3.87	2.46	0.19	0.25	6	2.13	4.15	3.40	0.32	0.40	C40-C41
皮肤黑色素瘤	Melanoma of Skin	0	0.00	0.00	0.00	0.00	0.00	0	0.00	0.00	0.00	0.00	0.00	C43
乳房	Breast	0	0.00	0.00	0.00	0.00	0.00	41	14.54	28.33	21.81	1.90	1.90	C50
子宫颈	Cervix	–	–	–	–	–	–	29	10.28	20.04	15.53	1.29	1.45	C53
子宫体及子宫部位不明	Uterus & Unspecified	–	–	–	–	–	–	13	4.61	8.98	6.63	0.39	0.80	C54-C55
卵巢	Ovary	–	–	–	–	–	–	6	2.13	4.15	3.07	0.31	0.31	C56
前列腺	Prostate	4	0.94	2.58	1.37	0.00	0.21	–	–	–	–	–	–	C61
睾丸	Testis	0	0.00	0.00	0.00	0.00	0.00	–	–	–	–	–	–	C62
肾及泌尿系统不明	Kidney & Unspecified Urinary Organs	6	1.42	3.87	2.66	0.27	0.27	2	0.71	1.38	0.98	0.00	0.16	C64-C66,68
膀胱	Bladder	10	2.36	6.46	4.07	0.31	0.52	4	1.42	2.76	2.17	0.23	0.23	C67
脑,神经系统	Brain,Central Nervous System	13	3.07	8.39	7.04	0.50	0.65	14	4.96	9.67	8.27	0.55	0.88	C70-C72
甲状腺	Thyroid Gland	3	0.71	1.94	1.21	0.08	0.16	7	2.48	4.84	3.75	0.24	0.40	C73
淋巴瘤	Lymphoma	12	2.83	7.75	5.81	0.48	0.48	5	1.77	3.45	2.32	0.17	0.25	C81-C85,88,90,96
白血病	Leukaemia	12	2.83	7.75	7.59	0.32	0.46	7	2.48	4.84	4.78	0.39	0.47	C91-C95
不明及其他恶性肿瘤	All Other Sites and Unspecified	16	3.77	10.33	6.86	0.51	0.79	14	4.96	9.67	6.00	0.59	0.59	O&U
所有部位合计	All Sites	424	100.00	273.79	177.98	12.27	20.85	282	100.00	194.84	137.90	10.44	14.40	ALL
所有部位除外 C44	All Sites but C44	416	98.11	268.62	174.67	12.04	20.40	280	99.29	193.45	137.06	10.36	14.32	ALLbC44
死亡 Mortality														
口腔和咽喉(除外鼻咽)	Lip,Oral Cavity & Pharynx but Nasopharynx	1	0.35	0.65	0.30	0.00	0.07	0	0.00	0.00	0.00	0.00	0.00	C00-C10;C12-C14
鼻咽	Nasopharynx	4	1.41	2.58	1.74	0.21	0.21	1	0.66	0.69	0.62	0.08	0.08	C11
食管	Esophagus	23	8.13	14.85	9.27	0.58	0.95	7	4.61	4.84	2.51	0.00	0.08	C15
胃	Stomach	71	25.09	45.85	28.42	1.66	3.24	15	9.87	10.36	7.09	0.35	0.60	C16
结直肠肛门	Colon,Rectum & Anus	23	8.13	14.85	10.48	0.45	0.74	21	13.82	14.51	8.82	0.39	0.89	C18-C21
肝脏	Liver	34	12.01	21.95	14.38	1.10	1.52	17	11.18	11.75	7.35	0.31	0.89	C22
胆囊及其他	Gallbladder and Extrahepatic Ducts	7	2.47	4.52	3.06	0.00	0.29	6	3.95	4.15	2.43	0.06	0.31	C23-C24
胰腺	Pancreas	9	3.18	5.81	3.10	0.07	0.42	4	2.63	2.76	1.58	0.00	0.08	C25
喉	Larynx	0	0.00	0.00	0.00	0.00	0.00	0	0.00	0.00	0.00	0.00	0.00	C32
气管,支气管,肺	Trachea,Bronchus and Lung	74	26.15	47.78	29.06	1.05	3.29	31	20.39	21.42	11.94	0.64	1.56	C33-C34
其他胸腔器官	Other Thoracic Organs	0	0.00	0.00	0.00	0.00	0.00	2	1.32	1.38	0.76	0.05	0.05	C37-C38
骨	Bone	4	1.41	2.58	1.45	0.14	0.14	4	2.63	2.76	1.77	0.16	0.24	C40-C41
皮肤黑色素瘤	Melanoma of Skin	0	0.00	0.00	0.00	0.00	0.00	0	0.00	0.00	0.00	0.00	0.00	C43
乳房	Breast	0	0.00	0.00	0.00	0.00	0.00	5	3.29	3.45	2.38	0.26	0.26	C50
子宫颈	Cervix	–	–	–	–	–	–	10	6.58	6.91	4.51	0.33	0.49	C53
子宫体及子宫部位不明	Uterus & Unspecified	–	–	–	–	–	–	3	1.97	2.07	1.48	0.10	0.18	C54-C55
卵巢	Ovary	–	–	–	–	–	–	3	1.97	2.07	1.52	0.13	0.22	C56
前列腺	Prostate	1	0.35	0.65	0.41	0.00	0.07	–	–	–	–	–	–	C61
睾丸	Testis	0	0.00	0.00	0.00	0.00	0.00	–	–	–	–	–	–	C62
肾及泌尿系统不明	Kidney & Unspecified Urinary Organs	1	0.35	0.65	0.24	0.00	0.00	0	0.00	0.00	0.00	0.00	0.00	C64-C66,68
膀胱	Bladder	2	0.71	1.29	0.49	0.00	0.00	1	0.66	0.69	0.33	0.00	0.08	C67
脑,神经系统	Brain,Central Nervous System	8	2.83	5.17	4.57	0.47	0.47	7	4.61	4.84	4.39	0.25	0.42	C70-C72
甲状腺	Thyroid Gland	2	0.71	1.29	0.71	0.00	0.14	3	1.97	2.07	1.27	0.04	0.20	C73
淋巴瘤	Lymphoma	5	1.77	3.23	2.63	0.07	0.21	1	0.66	0.69	0.42	0.05	0.05	C81-C85,88,90,96
白血病	Leukaemia	11	3.89	7.10	6.68	0.39	0.53	6	3.95	4.15	3.96	0.26	0.34	C91-C95
不明及其他恶性肿瘤	All Other Sites and Unspecified	3	1.06	1.94	1.13	0.11	0.11	5	3.29	3.45	1.71	0.13	0.13	O&U
所有部位合计	All Sites	283	100.00	182.74	118.14	6.30	12.40	152	100.00	105.02	66.84	3.58	7.30	ALL
所有部位除外 C44	All Sites but C44	282	99.65	182.10	117.78	6.25	12.36	152	100.00	105.02	66.84	3.58	7.30	ALLbC44

表 7-3-85　长乐市 2011 年癌症发病和死亡主要指标
Table 7-3-85　Incidence and mortality of cancer in Changle，2011

部位 Site		男性 Male						女性 Female						ICD-10
		病例数 No. cases	构成 (%)	粗率 Crude rate (1/10⁵)	世标率 ASR world (1/10⁵)	累积率 Cum.rate(%)		病例数 No. cases	构成 (%)	粗率 Crude rate (1/10⁵)	世标率 ASR world (1/10⁵)	累积率 Cum.rate(%)		
						0~64	0~74					0~64	0~74	
发病 Incidence														
口腔和咽喉(除外鼻咽)	Lip,Oral Cavity & Pharynx but Nasopharynx	5	0.61	1.37	1.03	0.05	0.12	2	0.32	0.61	0.54	0.02	0.10	C00-C10;C12-C14
鼻咽	Nasopharynx	17	2.08	4.67	3.94	0.34	0.45	8	1.29	2.45	1.72	0.15	0.15	C11
食管	Esophagus	36	4.40	9.89	7.85	0.44	0.71	19	3.07	5.83	3.10	0.09	0.20	C15
胃	Stomach	265	32.36	72.78	61.75	3.07	7.57	92	14.86	28.21	21.72	1.00	3.08	C16
结直肠肛门	Colon，Rectum & Anus	67	8.18	18.40	14.96	0.80	1.73	46	7.43	14.11	9.51	0.48	1.15	C18-C21
肝脏	Liver	148	18.07	40.65	33.94	2.19	4.34	30	4.85	9.20	6.50	0.30	0.78	C22
胆囊及其他	Gallbladder and Extrahepatic Ducts	8	0.98	2.20	2.00	0.14	0.30	4	0.65	1.23	0.80	0.04	0.12	C23-C24
胰腺	Pancreas	11	1.34	3.02	2.42	0.09	0.27	5	0.81	1.53	1.08	0.09	0.09	C25
喉	Larynx	2	0.24	0.55	0.45	0.05	0.05	0	0.00	0.00	0.00	0.00	0.00	C32
气管,支气管,肺	Trachea，Bronchus and Lung	109	13.31	29.94	24.80	1.31	3.03	85	13.73	26.07	19.46	1.10	2.29	C33-C34
其他胸腔器官	Other Thoracic Organs	4	0.49	1.10	0.87	0.09	0.09	2	0.32	0.61	0.20	0.00	0.00	C37-C38
骨	Bone	8	0.98	2.20	1.87	0.08	0.30	7	1.13	2.15	2.13	0.14	0.19	C40-C41
皮肤黑色素瘤	Melanoma of Skin	1	0.12	0.27	0.20	0.01	0.01	0	0.00	0.00	0.00	0.00	0.00	C43
乳房	Breast	2	0.24	0.55	0.50	0.03	0.03	56	9.05	17.17	11.95	1.03	1.14	C50
子宫颈	Cervix	–	–	–	–	–	–	30	4.85	9.20	6.94	0.56	0.72	C53
子宫体及子宫部位不明	Uterus & Unspecified	–	–	–	–	–	–	22	3.55	6.75	4.78	0.40	0.45	C54-C55
卵巢	Ovary	–	–	–	–	–	–	14	2.26	4.29	3.05	0.27	0.27	C56
前列腺	Prostate	9	1.10	2.47	2.14	0.03	0.31	–	–	–	–	–	–	C61
睾丸	Testis	0	0.00	0.00	0.00	0.00	0.00	–	–	–	–	–	–	C62
肾及泌尿系统不明	Kidney & Unspecified Urinary Organs	10	1.22	2.75	2.29	0.22	0.26	6	0.97	1.84	1.55	0.14	0.19	C64-C66,68
膀胱	Bladder	10	1.22	2.75	2.12	0.07	0.07	1	0.16	0.31	0.27	0.03	0.03	C67
脑,神经系统	Brain，Central Nervous System	14	1.71	3.85	3.25	0.16	0.25	10	1.62	3.07	2.31	0.11	0.34	C70-C72
甲状腺	Thyroid Gland	31	3.79	8.51	6.82	0.61	0.70	133	21.49	40.79	30.30	2.46	3.13	C73
淋巴瘤	Lymphoma	15	1.83	4.12	3.52	0.18	0.42	14	2.26	4.29	3.90	0.18	0.63	C81-C85,88,90,96
白血病	Leukaemia	10	1.22	2.75	2.25	0.12	0.25	12	1.94	3.68	4.36	0.31	0.31	C91-C95
不明及其他恶性肿瘤	All Other Sites and Unspecified	37	4.52	10.16	9.59	0.62	1.13	21	3.39	6.44	4.96	0.25	0.41	O&U
所有部位合计	All Sites	819	100.00	224.94	188.56	10.71	22.38	619	100.00	189.82	141.14	9.14	15.78	ALL
所有部位除外 C44	All Sites but C44	812	99.15	223.02	186.72	10.61	22.18	614	99.19	188.29	140.21	9.11	15.67	ALLbC44
死亡 Mortality														
口腔和咽喉(除外鼻咽)	Lip,Oral Cavity & Pharynx but Nasopharynx	11	1.67	3.02	2.41	0.13	0.24	1	0.34	0.31	0.26	0.03	0.03	C00-C10;C12-C14
鼻咽	Nasopharynx	17	2.59	4.67	3.97	0.23	0.54	4	1.38	1.23	0.98	0.07	0.15	C11
食管	Esophagus	35	5.33	9.61	7.50	0.38	0.64	11	3.79	3.37	1.94	0.00	0.19	C15
胃	Stomach	235	35.77	64.54	53.46	2.37	6.21	62	21.38	19.01	12.97	0.65	1.49	C16
结直肠肛门	Colon，Rectum & Anus	29	4.41	7.96	6.76	0.31	0.93	19	6.55	5.83	4.17	0.23	0.49	C18-C21
肝脏	Liver	144	21.92	39.55	32.18	2.37	3.60	25	8.62	7.67	5.09	0.22	0.49	C22
胆囊及其他	Gallbladder and Extrahepatic Ducts	5	0.76	1.37	1.25	0.08	0.17	7	2.41	2.15	1.66	0.00	0.24	C23-C24
胰腺	Pancreas	9	1.37	2.47	1.86	0.02	0.13	7	2.41	2.15	1.60	0.08	0.21	C25
喉	Larynx	3	0.46	0.82	0.70	0.00	0.07	0	0.00	0.00	0.00	0.00	0.00	C32
气管,支气管,肺	Trachea，Bronchus and Lung	91	13.85	24.99	19.90	0.94	2.33	50	17.24	15.33	10.32	0.55	1.22	C33-C34
其他胸腔器官	Other Thoracic Organs	1	0.15	0.27	0.23	0.02	0.02	1	0.34	0.31	0.11	0.00	0.00	C37-C38
骨	Bone	6	0.91	1.65	1.51	0.05	0.20	4	1.38	1.23	0.78	0.07	0.07	C40-C41
皮肤黑色素瘤	Melanoma of Skin	0	0.00	0.00	0.00	0.00	0.00	0	0.00	0.00	0.00	0.00	0.00	C43
乳房	Breast	0	0.00	0.00	0.00	0.00	0.00	29	10.00	8.89	6.39	0.48	0.67	C50
子宫颈	Cervix	–	–	–	–	–	–	10	3.45	3.07	2.30	0.20	0.28	C53
子宫体及子宫部位不明	Uterus & Unspecified	–	–	–	–	–	–	7	2.41	2.15	1.58	0.15	0.15	C54-C55
卵巢	Ovary	–	–	–	–	–	–	5	1.72	1.53	1.03	0.04	0.12	C56
前列腺	Prostate	3	0.46	0.82	0.45	0.00	0.00	–	–	–	–	–	–	C61
睾丸	Testis	0	0.00	0.00	0.00	0.00	0.00	–	–	–	–	–	–	C62
肾及泌尿系统不明	Kidney & Unspecified Urinary Organs	7	1.07	1.92	1.71	0.10	0.23	3	1.03	0.92	0.56	0.01	0.01	C64-C66,68
膀胱	Bladder	8	1.22	2.20	1.90	0.10	0.28	0	0.00	0.00	0.00	0.00	0.00	C67
脑,神经系统	Brain，Central Nervous System	18	2.74	4.94	4.46	0.25	0.43	8	2.76	2.45	1.67	0.15	0.15	C70-C72
甲状腺	Thyroid Gland	0	0.00	0.00	0.00	0.00	0.00	6	2.07	1.84	1.43	0.10	0.15	C73
淋巴瘤	Lymphoma	4	0.61	1.10	0.98	0.00	0.15	10	3.45	3.07	2.12	0.13	0.26	C81-C85,88,90,96
白血病	Leukaemia	8	1.22	2.20	2.13	0.09	0.27	4	1.38	1.23	0.79	0.06	0.06	C91-C95
不明及其他恶性肿瘤	All Other Sites and Unspecified	23	3.50	6.32	5.08	0.23	0.54	17	5.86	5.21	3.38	0.13	0.34	O&U
所有部位合计	All Sites	657	100.00	180.45	148.45	7.66	16.98	290	100.00	88.93	61.11	3.36	6.79	ALL
所有部位除外 C44	All Sites but C44	654	99.54	179.62	147.68	7.66	16.91	288	99.31	88.32	60.83	3.34	6.77	ALLbC44

表 7-3-86 厦门市区 2011 年癌症发病和死亡主要指标
Table 7-3-86 Incidence and mortality of cancer in urban areas of Xiamen,2011

部位 Site		男性 Male						女性 Female						ICD-10
		病例数 No. cases	构成 (%)	粗率 Crude rate (1/10⁵)	世标率 ASR world (1/10⁵)	累积率 Cum.rate(%) 0~64	0~74	病例数 No. cases	构成 (%)	粗率 Crude rate (1/10⁵)	世标率 ASR world (1/10⁵)	累积率 Cum.rate(%) 0~64	0~74	
发病 Incidence														
口腔和咽喉(除外鼻咽)	Lip,Oral Cavity & Pharynx but Nasopharynx	45	1.90	7.37	6.49	0.41	0.88	17	0.99	2.76	1.95	0.12	0.19	C00-C10;C12-C14
鼻咽	Nasopharynx	53	2.23	8.68	6.91	0.62	0.71	19	1.11	3.09	2.61	0.19	0.29	C11
食管	Esophagus	232	9.78	38.01	32.43	2.42	3.94	71	4.14	11.55	9.00	0.46	1.08	C15
胃	Stomach	273	11.51	44.73	38.06	2.15	4.78	113	6.59	18.37	14.84	0.97	1.74	C16
结直肠肛门	Colon,Rectum & Anus	328	13.83	53.75	44.55	2.62	5.44	212	12.35	34.47	27.48	1.77	3.32	C18-C21
肝脏	Liver	363	15.30	59.48	49.36	3.51	5.85	74	4.31	12.03	9.88	0.67	1.19	C22
胆囊及其他	Gallbladder and Extrahepatic Ducts	18	0.76	2.95	2.48	0.14	0.27	25	1.46	4.07	3.17	0.13	0.40	C23-C24
胰腺	Pancreas	36	1.52	5.90	4.94	0.24	0.57	27	1.57	4.39	3.77	0.21	0.55	C25
喉	Larynx	28	1.18	4.59	3.91	0.25	0.54	4	0.23	0.65	0.56	0.06	0.06	C32
气管,支气管,肺	Trachea,Bronchus and Lung	434	18.30	71.11	61.03	3.73	7.44	129	7.52	20.98	16.56	0.81	2.11	C33-C34
其他胸腔器官	Other Thoracic Organs	8	0.34	1.31	1.01	0.06	0.09	6	0.35	0.98	0.65	0.06	0.06	C37-C38
骨	Bone	10	0.42	1.64	1.89	0.13	0.17	3	0.17	0.49	0.46	0.05	0.05	C40-C41
皮肤黑色素瘤	Melanoma of Skin	1	0.04	0.16	0.17	0.02	0.02	2	0.12	0.33	0.25	0.02	0.02	C43
乳房	Breast	3	0.13	0.49	0.39	0.01	0.08	400	23.31	65.04	50.11	3.96	5.54	C50
子宫颈	Cervix	–	–	–	–	–	–	119	6.93	19.35	14.74	1.38	1.47	C53
子宫体及子宫部位不明	Uterus & Unspecified	–	–	–	–	–	–	54	3.15	8.78	7.29	0.72	0.78	C54-C55
卵巢	Ovary	–	–	–	–	–	–	59	3.44	9.59	7.47	0.58	0.81	C56
前列腺	Prostate	58	2.45	9.50	7.09	0.19	0.69	–	–	–	–	–	–	C61
睾丸	Testis	5	0.21	0.82	0.77	0.05	0.05	–	–	–	–	–	–	C62
肾及泌尿系统不明	Kidney & Unspecified Urinary Organs	49	2.07	8.03	6.49	0.40	0.79	34	1.98	5.53	4.31	0.20	0.51	C64-C66,68
膀胱	Bladder	52	2.19	8.52	7.32	0.41	0.92	7	0.41	1.14	1.00	0.04	0.13	C67
脑,神经系统	Brain,Central Nervous System	38	1.60	6.23	6.21	0.35	0.53	28	1.63	4.55	3.72	0.29	0.39	C70-C72
甲状腺	Thyroid Gland	42	1.77	6.88	5.30	0.39	0.56	99	5.77	16.10	12.53	1.02	1.23	C73
淋巴瘤	Lymphoma	79	3.33	12.94	12.44	0.72	1.53	45	2.62	7.32	6.71	0.37	0.66	C81-C85,88,90,96
白血病	Leukaemia	29	1.22	4.75	4.86	0.24	0.43	24	1.40	3.90	4.19	0.25	0.28	C91-C95
不明及其他恶性肿瘤	All Other Sites and Unspecified	188	7.93	30.81	26.32	1.71	3.03	145	8.45	23.58	19.34	1.23	2.23	O&U
所有部位合计	All Sites	2372	100.00	388.67	330.41	20.75	39.31	1716	100.00	279.04	222.59	15.54	25.09	ALL
所有部位除外 C44	All Sites but C44	2355	99.28	385.88	328.04	20.63	39.02	1701	99.13	276.60	220.76	15.47	24.85	ALLbC44
死亡 Mortality														
口腔和咽喉(除外鼻咽)	Lip,Oral Cavity & Pharynx but Nasopharynx	11	0.79	1.80	1.41	0.13	0.17	11	1.32	1.79	1.50	0.12	0.19	C00-C10;C12-C14
鼻咽	Nasopharynx	23	1.65	3.77	3.26	0.26	0.41	16	1.92	2.60	2.18	0.11	0.27	C11
食管	Esophagus	213	15.26	34.90	29.73	1.79	3.23	108	12.97	17.56	13.69	0.47	1.59	C15
胃	Stomach	174	12.46	28.51	24.03	1.03	3.20	80	9.60	13.01	9.89	0.46	1.20	C16
结直肠肛门	Colon,Rectum & Anus	117	8.38	19.17	16.14	0.74	1.83	112	13.45	18.21	13.04	0.53	1.43	C18-C21
肝脏	Liver	304	21.78	49.81	41.00	2.93	4.63	129	15.49	20.98	16.16	1.02	1.77	C22
胆囊及其他	Gallbladder and Extrahepatic Ducts	8	0.57	1.31	1.11	0.04	0.10	12	1.44	1.95	1.42	0.09	0.16	C23-C24
胰腺	Pancreas	27	1.93	4.42	3.58	0.17	0.40	12	1.44	1.95	1.61	0.09	0.22	C25
喉	Larynx	7	0.50	1.15	0.92	0.05	0.12	2	0.24	0.33	0.20	0.02	0.02	C32
气管,支气管,肺	Trachea,Bronchus and Lung	338	24.21	55.38	46.84	2.07	5.54	135	16.21	21.95	16.42	0.80	2.00	C33-C34
其他胸腔器官	Other Thoracic Organs	0	0.00	0.00	0.00	0.00	0.00	1	0.12	0.16	0.18	0.00	0.03	C37-C38
骨	Bone	12	0.86	1.97	1.73	0.11	0.20	7	0.84	1.14	0.92	0.10	0.10	C40-C41
皮肤黑色素瘤	Melanoma of Skin	1	0.07	0.16	0.11	0.01	0.01	1	0.12	0.16	0.10	0.01	0.01	C43
乳房	Breast	2	0.14	0.33	0.32	0.04	0.04	55	6.60	8.94	7.25	0.56	0.89	C50
子宫颈	Cervix	–	–	–	–	–	–	15	1.80	2.44	1.79	0.14	0.18	C53
子宫体及了宫部位不明	Uterus & Unspecified	–	–	–	–	–	–	16	1.92	2.60	2.19	0.12	0.27	C54-C55
卵巢	Ovary	–	–	–	–	–	–	11	1.32	1.79	1.61	0.05	0.29	C56
前列腺	Prostate	28	2.01	4.59	3.68	0.06	0.26	–	–	–	–	–	–	C61
睾丸	Testis	1	0.07	0.16	0.14	0.00	0.04	–	–	–	–	–	–	C62
肾及泌尿系统不明	Kidney & Unspecified Urinary Organs	10	0.72	1.64	1.43	0.08	0.15	11	1.32	1.79	1.34	0.06	0.16	C64-C66,68
膀胱	Bladder	11	0.79	1.80	1.63	0.04	0.30	5	0.60	0.81	0.51	0.02	0.02	C67
脑,神经系统	Brain,Central Nervous System	26	1.86	4.26	3.77	0.22	0.42	34	4.08	5.53	4.67	0.28	0.62	C70-C72
甲状腺	Thyroid Gland	3	0.21	0.49	0.56	0.02	0.02	0	0.00	0.00	0.00	0.00	0.00	C73
淋巴瘤	Lymphoma	18	1.29	2.95	3.02	0.18	0.38	8	0.96	1.30	0.89	0.02	0.10	C81-C85,88,90,96
白血病	Leukaemia	34	2.44	5.57	5.41	0.29	0.46	23	2.76	3.74	2.73	0.18	0.29	C91-C95
不明及其他恶性肿瘤	All Other Sites and Unspecified	28	2.01	4.59	3.73	0.19	0.48	29	3.48	4.72	3.14	0.15	0.24	O&U
所有部位合计	All Sites	1396	100.00	228.74	193.55	10.45	22.40	833	100.00	135.45	103.50	5.42	12.03	ALL
所有部位除外 C44	All Sites but C44	1396	100.00	228.74	193.55	10.45	22.40	826	99.16	134.32	102.72	5.39	11.97	ALLbC44

表 7-3-87 厦门市同安区 2011 年癌症发病和死亡主要指标
Table 7-3-87 Incidence and mortality of cancer in Tong'an District of Xiamen, 2011

部位 Site		男性 Male						女性 Female						ICD-10
		病例数 No. cases	构成 (%)	粗率 Crude rate (1/10⁵)	世标率 ASR world (1/10⁵)	累积率 Cum.rate(%)		病例数 No. cases	构成 (%)	粗率 Crude rate (1/10⁵)	世标率 ASR world (1/10⁵)	累积率 Cum.rate(%)		
						0~64	0~74					0~64	0~74	
发病 Incidence														
口腔和咽喉(除外鼻咽)	Lip,Oral Cavity & Pharynx but Nasopharynx	6	1.44	3.69	3.49	0.18	0.56	2	0.83	1.23	0.69	0.05	0.05	C00-C10;C12-C14
鼻咽	Nasopharynx	7	1.68	4.31	3.47	0.23	0.34	3	1.24	1.85	1.24	0.12	0.12	C11
食管	Esophagus	71	17.07	43.71	36.34	2.18	4.32	26	10.79	16.02	11.18	0.63	1.30	C15
胃	Stomach	30	7.21	18.47	15.97	0.99	1.91	22	9.13	13.56	10.79	0.46	1.65	C16
结直肠肛门	Colon,Rectum & Anus	33	7.93	20.31	16.35	1.37	1.95	24	9.96	14.79	10.20	0.52	1.04	C18-C21
肝脏	Liver	93	22.36	57.25	47.82	3.06	5.61	25	10.37	15.41	13.17	0.82	1.65	C22
胆囊及其他	Gallbladder and Extrahepatic Ducts	2	0.48	1.23	0.88	0.09	0.09	2	0.83	1.23	0.89	0.07	0.07	C23-C24
胰腺	Pancreas	2	0.48	1.23	1.07	0.00	0.11	5	2.07	3.08	2.49	0.00	0.36	C25
喉	Larynx	3	0.72	1.85	1.67	0.00	0.37	0	0.00	0.00	0.00	0.00	0.00	C32
气管,支气管,肺	Trachea,Bronchus and Lung	96	23.08	59.09	51.82	2.56	7.53	26	10.79	16.02	12.47	0.44	1.78	C33-C34
其他胸腔器官	Other Thoracic Organs	1	0.24	0.62	0.51	0.03	0.03	0	0.00	0.00	0.00	0.00	0.00	C37-C38
骨	Bone	5	1.20	3.08	2.78	0.29	0.29	0	0.00	0.00	0.00	0.00	0.00	C40-C41
皮肤黑色素瘤	Melanoma of Skin	2	0.48	1.23	0.80	0.00	0.00	0	0.00	0.00	0.00	0.00	0.00	C43
乳房	Breast	1	0.24	0.62	0.42	0.05	0.05	26	10.79	16.02	11.24	0.80	1.06	C50
子宫颈	Cervix	–	–	–	–	–	–	17	7.05	10.48	7.17	0.59	0.75	C53
子宫体及子宫部位不明	Uterus & Unspecified	–	–	–	–	–	–	11	4.56	6.78	4.79	0.48	0.48	C54-C55
卵巢	Ovary	–	–	–	–	–	–	2	0.83	1.23	0.91	0.06	0.06	C56
前列腺	Prostate	6	1.44	3.69	3.14	0.05	0.32	–	–	–	–	–	–	C61
睾丸	Testis	1	0.24	0.62	1.55	0.06	0.06	–	–	–	–	–	–	C62
肾及泌尿系统不明	Kidney & Unspecified Urinary Organs	5	1.20	3.08	2.54	0.13	0.24	1	0.41	0.62	0.46	0.04	0.04	C64-C66,68
膀胱	Bladder	2	0.48	1.23	1.02	0.08	0.08	3	1.24	1.85	1.35	0.03	0.19	C67
脑,神经系统	Brain,Central Nervous System	11	2.64	6.77	5.48	0.31	0.69	6	2.49	3.70	3.47	0.24	0.24	C70-C72
甲状腺	Thyroid Gland	4	0.96	2.46	2.28	0.16	0.27	7	2.90	4.31	2.96	0.28	0.28	C73
淋巴瘤	Lymphoma	6	1.44	3.69	2.80	0.21	0.36	7	2.90	4.31	3.19	0.31	0.31	C81-C85,88,90,96
白血病	Leukaemia	14	3.37	8.62	8.43	0.54	1.01	5	2.07	3.08	3.68	0.15	0.30	C91-C95
不明及其他恶性肿瘤	All Other Sites and Unspecified	15	3.61	9.23	8.36	0.35	1.20	21	8.71	12.94	9.13	0.71	1.02	O&U
所有部位合计	All Sites	416	100.00	256.08	219.00	12.97	27.38	241	100.00	148.53	111.47	6.82	12.75	ALL
所有部位除外 C44	All Sites but C44	415	99.76	255.46	218.26	12.97	27.38	239	99.17	147.30	110.86	6.82	12.75	ALLbC44
死亡 Mortality														
口腔和咽喉(除外鼻咽)	Lip,Oral Cavity & Pharynx but Nasopharynx	1	0.37	0.62	0.62	0.08	0.08	0	0.00	0.00	0.00	0.00	0.00	C00-C10;C12-C14
鼻咽	Nasopharynx	4	1.49	2.46	2.15	0.23	0.23	5	4.10	3.08	1.90	0.11	0.11	C11
食管	Esophagus	66	24.63	40.63	35.26	1.75	4.72	24	19.67	14.79	9.58	0.30	0.98	C15
胃	Stomach	29	10.82	17.85	16.08	0.94	2.35	13	10.66	8.01	5.51	0.09	0.60	C16
结直肠肛门	Colon,Rectum & Anus	9	3.36	5.54	4.65	0.40	0.67	7	5.74	4.31	2.66	0.13	0.29	C18-C21
肝脏	Liver	75	27.99	46.17	38.23	2.61	4.64	21	17.21	12.94	10.00	0.67	1.09	C22
胆囊及其他	Gallbladder and Extrahepatic Ducts	1	0.37	0.62	0.42	0.05	0.05	3	2.46	1.85	1.50	0.07	0.23	C23-C24
胰腺	Pancreas	0	0.00	0.00	0.00	0.00	0.00	2	1.64	1.23	1.22	0.00	0.30	C25
喉	Larynx	0	0.00	0.00	0.00	0.00	0.00	0	0.00	0.00	0.00	0.00	0.00	C32
气管,支气管,肺	Trachea,Bronchus and Lung	58	21.64	35.70	29.28	1.50	3.96	17	13.93	10.48	8.30	0.36	1.18	C33-C34
其他胸腔器官	Other Thoracic Organs	0	0.00	0.00	0.00	0.00	0.00	0	0.00	0.00	0.00	0.00	0.00	C37-C38
骨	Bone	3	1.12	1.85	1.67	0.11	0.27	2	1.64	1.23	1.06	0.12	0.12	C40-C41
皮肤黑色素瘤	Melanoma of Skin	0	0.00	0.00	0.00	0.00	0.00	0	0.00	0.00	0.00	0.00	0.00	C43
乳房	Breast	1	0.37	0.62	0.67	0.00	0.11	2	1.64	1.23	0.87	0.08	0.08	C50
子宫颈	Cervix	–	–	–	–	–	–	5	4.10	3.08	2.62	0.20	0.30	C53
子宫体及子宫部位不明	Uterus & Unspecified	–	–	–	–	–	–	1	0.82	0.62	0.44	0.04	0.04	C54-C55
卵巢	Ovary	–	–	–	–	–	–	3	2.46	1.85	1.72	0.05	0.31	C56
前列腺	Prostate	3	1.12	1.85	1.44	0.13	0.13	–	–	–	–	–	–	C61
睾丸	Testis	0	0.00	0.00	0.00	0.00	0.00	–	–	–	–	–	–	C62
肾及泌尿系统不明	Kidney & Unspecified Urinary Organs	2	0.75	1.23	0.99	0.08	0.08	1	0.82	0.62	0.64	0.00	0.11	C64-C66,68
膀胱	Bladder	1	0.37	0.62	0.40	0.00	0.00	1	0.82	0.62	0.61	0.00	0.15	C67
脑,神经系统	Brain,Central Nervous System	1	0.37	0.62	0.48	0.05	0.05	3	2.46	1.85	1.62	0.11	0.11	C70-C72
甲状腺	Thyroid Gland	1	0.37	0.62	0.67	0.00	0.11	3	2.46	1.85	1.02	0.08	0.08	C73
淋巴瘤	Lymphoma	3	1.12	1.85	1.56	0.16	0.16	1	0.82	0.62	0.21	0.00	0.00	C81-C85,88,90,96
白血病	Leukaemia	6	2.24	3.69	2.79	0.11	0.27	4	3.28	2.47	3.22	0.11	0.22	C91-C95
不明及其他恶性肿瘤	All Other Sites and Unspecified	4	1.49	2.46	1.84	0.09	0.20	4	3.28	2.47	1.77	0.20	0.20	O&U
所有部位合计	All Sites	268	100.00	164.97	139.21	8.30	18.07	122	100.00	75.19	56.47	2.72	6.61	ALL
所有部位除外 C44	All Sites but C44	267	99.63	164.36	138.88	8.30	18.07	122	100.00	75.19	56.47	2.72	6.61	ALLbC44

表 7-3-88 厦门市翔安区 2011 年癌症发病和死亡主要指标
Table 7-3-88 Incidence and mortality of cancer in Xiang'an District of Xiamen,2011

部位 / Site		男性 Male						女性 Female						ICD-10
		病例数 No. cases	构成 (%)	粗率 Crude rate (1/10⁵)	世标率 ASR world (1/10⁵)	累积率 Cum.rate(%) 0~64	0~74	病例数 No. cases	构成 (%)	粗率 Crude rate (1/10⁵)	世标率 ASR world (1/10⁵)	累积率 Cum.rate(%) 0~64	0~74	
发病 Incidence														
口腔和咽喉(除外鼻咽)	Lip,Oral Cavity & Pharynx but Nasopharynx	8	2.22	5.34	4.43	0.38	0.58	3	1.74	2.01	1.30	0.14	0.14	C00-C10;C12-C14
鼻咽	Nasopharynx	14	3.88	9.35	7.61	0.67	0.80	1	0.58	0.67	0.48	0.04	0.04	C11
食管	Esophagus	63	17.45	42.09	36.17	2.33	4.07	23	13.37	15.39	11.74	0.67	1.62	C15
胃	Stomach	36	9.97	24.05	21.82	1.15	3.22	5	2.91	3.35	2.78	0.20	0.31	C16
结直肠肛门	Colon, Rectum & Anus	26	7.20	17.37	15.60	0.76	2.23	14	8.14	9.37	6.52	0.46	0.68	C18-C21
肝脏	Liver	64	17.73	42.76	35.34	3.14	3.94	13	7.56	8.70	6.61	0.56	0.73	C22
胆囊及其他	Gallbladder and Extrahepatic Ducts	2	0.55	1.34	1.14	0.00	0.13	4	2.33	2.68	2.00	0.04	0.32	C23-C24
胰腺	Pancreas	9	2.49	6.01	4.35	0.41	0.41	2	1.16	1.34	0.39	0.00	0.00	C25
喉	Larynx	6	1.66	4.01	4.16	0.41	0.61	0	0.00	0.00	0.00	0.00	0.00	C32
气管,支气管,肺	Trachea, Bronchus and Lung	72	19.94	48.10	42.19	2.00	5.68	23	13.37	15.39	11.68	0.71	1.60	C33-C34
其他胸腔器官	Other Thoracic Organs	1	0.28	0.67	0.51	0.05	0.05	0	0.00	0.00	0.00	0.00	0.00	C37-C38
骨	Bone	1	0.28	0.67	0.42	0.00	0.00	0	0.00	0.00	0.00	0.00	0.00	C40-C41
皮肤黑色素瘤	Melanoma of Skin	1	0.28	0.67	0.81	0.00	0.13	0	0.00	0.00	0.00	0.00	0.00	C43
乳房	Breast	0	0.00	0.00	0.00	0.00	0.00	18	10.47	12.04	9.54	0.77	1.11	C50
子宫颈	Cervix	–	–	–	–	–	–	11	6.40	7.36	5.37	0.48	0.48	C53
子宫体及子宫部位不明	Uterus & Unspecified	–	–	–	–	–	–	9	5.23	6.02	4.40	0.37	0.54	C54-C55
卵巢	Ovary	–	–	–	–	–	–	6	3.49	4.01	2.98	0.24	0.24	C56
前列腺	Prostate	3	0.83	2.00	1.58	0.06	0.26	–	–	–	–	–	–	C61
睾丸	Testis	0	0.00	0.00	0.00	0.00	0.00	–	–	–	–	–	–	C62
肾及泌尿系统不明	Kidney & Unspecified Urinary Organs	10	2.77	6.68	5.34	0.41	0.54	1	0.58	0.67	0.53	0.05	0.05	C64-C66,68
膀胱	Bladder	5	1.39	3.34	2.50	0.24	0.24	0	0.00	0.00	0.00	0.00	0.00	C67
脑,神经系统	Brain, Central Nervous System	5	1.39	3.34	3.72	0.20	0.40	7	4.07	4.68	4.46	0.24	0.52	C70-C72
甲状腺	Thyroid Gland	2	0.55	1.34	1.21	0.13	0.13	6	3.49	4.01	2.86	0.24	0.24	C73
淋巴瘤	Lymphoma	9	2.49	6.01	4.46	0.24	0.44	3	1.74	2.01	1.58	0.18	0.18	C81-C85,88,90,96
白血病	Leukaemia	4	1.11	2.67	3.38	0.24	0.24	3	1.74	2.01	1.50	0.10	0.10	C91-C95
不明及其他恶性肿瘤	All Other Sites and Unspecified	20	5.54	13.36	11.66	0.80	1.27	20	11.63	13.38	11.04	0.66	1.11	O&U
所有部位合计	All Sites	361	100.00	241.17	208.40	13.61	25.38	172	100.00	115.08	87.75	6.16	9.99	ALL
所有部位除外 C44	All Sites but C44	357	98.89	238.50	205.84	13.51	24.94	171	99.42	114.41	87.09	6.16	9.88	ALLbC44
死亡 Mortality														
口腔和咽喉(除外鼻咽)	Lip,Oral Cavity & Pharynx but Nasopharynx	3	1.00	2.00	1.97	0.15	0.28	1	0.89	0.67	0.67	0.08	0.08	C00-C10;C12-C14
鼻咽	Nasopharynx	9	3.00	6.01	5.18	0.38	0.72	0	0.00	0.00	0.00	0.00	0.00	C11
食管	Esophagus	72	24.00	48.10	41.76	2.26	5.07	31	27.68	20.74	14.06	0.33	1.94	C15
胃	Stomach	32	10.67	21.38	19.62	1.12	2.79	5	4.46	3.35	3.10	0.22	0.55	C16
结直肠肛门	Colon, Rectum & Anus	13	4.33	8.68	6.69	0.28	0.55	11	9.82	7.36	5.46	0.32	0.70	C18-C21
肝脏	Liver	91	30.33	60.79	50.13	3.82	6.02	20	17.86	13.38	9.65	0.66	1.11	C22
胆囊及其他	Gallbladder and Extrahepatic Ducts	3	1.00	2.00	1.64	0.14	0.14	1	0.89	0.67	0.19	0.00	0.00	C23-C24
胰腺	Pancreas	2	0.67	1.34	1.25	0.06	0.26	0	0.00	0.00	0.00	0.00	0.00	C25
喉	Larynx	0	0.00	0.00	0.00	0.00	0.00	0	0.00	0.00	0.00	0.00	0.00	C32
气管,支气管,肺	Trachea, Bronchus and Lung	51	17.00	34.07	29.54	1.22	3.96	14	12.50	9.37	6.16	0.38	0.71	C33-C34
其他胸腔器官	Other Thoracic Organs	0	0.00	0.00	0.00	0.00	0.00	0	0.00	0.00	0.00	0.00	0.00	C37-C38
骨	Bone	5	1.67	3.34	2.65	0.15	0.28	0	0.00	0.00	0.00	0.00	0.00	C40-C41
皮肤黑色素瘤	Melanoma of Skin	0	0.00	0.00	0.00	0.00	0.00	0	0.00	0.00	0.00	0.00	0.00	C43
乳房	Breast	0	0.00	0.00	0.00	0.00	0.00	4	3.57	2.68	2.05	0.13	0.24	C50
子宫颈	Cervix	–	–	–	–	–	–	4	3.57	2.68	1.92	0.18	0.18	C53
子宫体及子宫部位不明	Uterus & Unspecified	–	–	–	–	–	–	3	2.68	2.01	1.58	0.09	0.26	C54-C55
卵巢	Ovary	–	–	–	–	–	–	0	0.00	0.00	0.00	0.00	0.00	C56
前列腺	Prostate	3	1.00	2.00	1.93	0.05	0.19	–	–	–	–	–	–	C61
睾丸	Testis	0	0.00	0.00	0.00	0.00	0.00	–	–	–	–	–	–	C62
肾及泌尿系统不明	Kidney & Unspecified Urinary Organs	1	0.33	0.67	0.51	0.05	0.05	0	0.00	0.00	0.00	0.00	0.00	C64-C66,68
膀胱	Bladder	0	0.00	0.00	0.00	0.00	0.00	0	0.00	0.00	0.00	0.00	0.00	C67
脑,神经系统	Brain, Central Nervous System	6	2.00	4.01	3.49	0.13	0.40	9	8.04	6.02	4.97	0.48	0.59	C70-C72
甲状腺	Thyroid Gland	0	0.00	0.00	0.00	0.00	0.00	0	0.00	0.00	0.00	0.00	0.00	C73
淋巴瘤	Lymphoma	1	0.33	0.67	0.34	0.00	0.00	0	0.00	0.00	0.00	0.00	0.00	C81-C85,88,90,96
白血病	Leukaemia	2	0.67	1.34	1.45	0.08	0.08	5	4.46	3.35	2.40	0.20	0.20	C91-C95
不明及其他恶性肿瘤	All Other Sites and Unspecified	6	2.00	4.01	3.40	0.13	0.46	4	3.57	2.68	1.96	0.14	0.25	O&U
所有部位合计	All Sites	300	100.00	200.42	171.54	10.02	21.24	112	100.00	74.93	54.19	3.21	6.87	ALL
所有部位除外 C44	All Sites but C44	300	100.00	200.42	171.54	10.02	21.24	111	99.11	74.26	53.52	3.21	6.76	ALLbC44

表 7-3-89 莆田市涵江区 2011 年癌症发病和死亡主要指标
Table 7-3-89 Incidence and mortality of cancer in Hanjiang District of Putian, 2011

部位 Site		男性 Male						女性 Female						ICD-10
		病例数 No. cases	构成 (%)	粗率 Crude rate (1/10⁵)	世标率 ASR world (1/10⁵)	累积率 Cum.rate(%) 0~64	0~74	病例数 No. cases	构成 (%)	粗率 Crude rate (1/10⁵)	世标率 ASR world (1/10⁵)	累积率 Cum.rate(%) 0~64	0~74	
发病 Incidence														
口腔和咽喉(除外鼻咽)	Lip,Oral Cavity & Pharynx but Nasopharynx	4	0.44	1.86	1.12	0.14	0.14	7	1.25	3.20	2.38	0.20	0.20	C00-C10;C12-C14
鼻咽	Nasopharynx	17	1.86	7.92	6.17	0.40	0.60	11	1.97	5.03	3.82	0.27	0.55	C11
食管	Esophagus	94	10.30	43.81	35.11	2.30	4.26	60	10.75	27.45	18.43	0.97	2.06	C15
胃	Stomach	315	34.50	146.82	119.10	6.62	15.29	143	25.63	65.43	47.94	2.80	6.16	C16
结直肠肛门	Colon,Rectum & Anus	72	7.89	33.56	27.79	1.56	3.10	55	9.86	25.16	16.76	1.13	1.87	C18–C21
肝脏	Liver	143	15.66	66.65	50.61	3.99	5.46	43	7.71	19.67	15.37	1.10	2.12	C22
胆囊及其他	Gallbladder and Extrahepatic Ducts	2	0.22	0.93	0.55	0.04	0.04	4	0.72	1.83	1.03	0.03	0.12	C23–C24
胰腺	Pancreas	7	0.77	3.26	2.37	0.16	0.26	6	1.08	2.75	1.76	0.03	0.22	C25
喉	Larynx	5	0.55	2.33	2.36	0.09	0.28	1	0.18	0.46	0.34	0.03	0.03	C32
气管,支气管,肺	Trachea,Bronchus and Lung	133	14.57	61.99	49.93	2.27	6.98	57	10.22	26.08	18.66	1.06	2.43	C33–C34
其他胸腔器官	Other Thoracic Organs	3	0.33	1.40	1.19	0.06	0.14	0	0.00	0.00	0.00	0.00	0.00	C37–C38
骨	Bone	6	0.66	2.80	2.13	0.11	0.22	1	0.18	0.46	0.27	0.03	0.03	C40–C41
皮肤黑色素瘤	Melanoma of Skin	0	0.00	0.00	0.00	0.00	0.00	0	0.00	0.00	0.00	0.00	0.00	C43
乳房	Breast	4	0.44	1.86	1.27	0.13	0.13	45	8.06	20.59	14.88	1.18	1.53	C50
子宫颈	Cervix	–	–	–	–	–	–	17	3.05	7.78	5.76	0.48	0.57	C53
子宫体及子宫部位不明	Uterus & Unspecified	–	–	–	–	–	–	19	3.41	8.69	6.95	0.51	0.87	C54–C55
卵巢	Ovary	–	–	–	–	–	–	11	1.97	5.03	4.73	0.34	0.43	C56
前列腺	Prostate	10	1.10	4.66	3.97	0.00	0.52	–	–	–	–	–	–	C61
睾丸	Testis	1	0.11	0.47	0.59	0.03	0.03	–	–	–	–	–	–	C62
肾及泌尿系统不明	Kidney & Unspecified Urinary Organs	6	0.66	2.80	2.44	0.15	0.33	2	0.36	0.92	0.76	0.06	0.06	C64–C66,68
膀胱	Bladder	14	1.53	6.53	5.18	0.35	0.74	3	0.54	1.37	0.73	0.07	0.07	C67
脑,神经系统	Brain,Central Nervous System	14	1.53	6.53	6.34	0.21	0.82	14	2.51	6.41	4.21	0.36	0.36	C70–C72
甲状腺	Thyroid Gland	4	0.44	1.86	1.58	0.10	0.21	15	2.69	6.86	5.28	0.38	0.56	C73
淋巴瘤	Lymphoma	10	1.10	4.66	3.42	0.25	0.33	8	1.43	3.66	2.26	0.22	0.22	C81-C85,88,90,96
白血病	Leukaemia	12	1.31	5.59	5.28	0.22	0.68	6	1.08	2.75	3.14	0.15	0.15	C91–C95
不明及其他恶性肿瘤	All Other Sites and Unspecified	37	4.05	17.25	16.33	0.74	1.67	30	5.38	13.73	9.86	0.52	1.07	O&U
所有部位合计	All Sites	913	100.00	425.54	344.82	19.91	42.21	558	100.00	255.30	185.33	11.92	21.68	ALL
所有部位除外 C44	All Sites but C44	909	99.56	423.68	342.98	19.82	41.95	550	98.57	251.64	183.75	11.86	21.62	ALLbC44
死亡 Mortality														
口腔和咽喉(除外鼻咽)	Lip,Oral Cavity & Pharynx but Nasopharynx	2	0.35	0.93	0.72	0.00	0.11	4	1.41	1.83	1.28	0.12	0.12	C00-C10;C12-C14
鼻咽	Nasopharynx	4	0.69	1.86	1.19	0.10	0.10	5	1.77	2.29	1.47	0.09	0.09	C11
食管	Esophagus	75	12.95	34.96	27.70	1.35	2.93	40	14.13	18.30	12.94	0.54	1.74	C15
胃	Stomach	186	32.12	86.69	72.03	3.60	8.93	79	27.92	36.14	23.82	1.07	2.91	C16
结直肠肛门	Colon,Rectum & Anus	9	1.55	4.19	3.36	0.03	0.14	16	5.65	7.32	3.89	0.17	0.26	C18–C21
肝脏	Liver	120	20.73	55.93	42.08	3.14	4.74	31	10.95	14.18	11.91	1.00	1.65	C22
胆囊及其他	Gallbladder and Extrahepatic Ducts	1	0.17	0.47	0.27	0.00	0.00	1	0.35	0.46	0.20	0.00	0.00	C23–C24
胰腺	Pancreas	6	1.04	2.80	2.08	0.14	0.34	2	0.71	0.92	0.61	0.06	0.06	C25
喉	Larynx	1	0.17	0.47	0.52	0.00	0.09	0	0.00	0.00	0.00	0.00	0.00	C32
气管,支气管,肺	Trachea,Bronchus and Lung	109	18.83	50.80	40.73	1.86	4.85	36	12.72	16.47	11.17	0.70	1.43	C33–C34
其他胸腔器官	Other Thoracic Organs	1	0.17	0.47	0.45	0.06	0.06	0	0.00	0.00	0.00	0.00	0.00	C37–C38
骨	Bone	8	1.38	3.73	3.04	0.20	0.20	1	0.35	0.46	0.27	0.03	0.03	C40–C41
皮肤黑色素瘤	Melanoma of Skin	0	0.00	0.00	0.00	0.00	0.00	0	0.00	0.00	0.00	0.00	0.00	C43
乳房	Breast	0	0.00	0.00	0.00	0.00	0.00	16	5.65	7.32	4.96	0.42	0.61	C50
子宫颈	Cervix	–	–	–	–	–	–	3	1.06	1.37	1.22	0.03	0.21	C53
子宫体及子宫部位不明	Uterus & Unspecified	–	–	–	–	–	–	6	2.12	2.75	1.62	0.13	0.13	C54–C55
卵巢	Ovary	–	–	–	–	–	–	2	0.71	0.92	0.80	0.03	0.12	C56
前列腺	Prostate	3	0.52	1.40	1.32	0.00	0.11	–	–	–	–	–	–	C61
睾丸	Testis	0	0.00	0.00	0.00	0.00	0.00	–	–	–	–	–	–	C62
肾及泌尿系统不明	Kidney & Unspecified Urinary Organs	2	0.35	0.93	0.72	0.04	0.14	1	0.35	0.46	0.30	0.03	0.03	C64–C66,68
膀胱	Bladder	5	0.86	2.33	1.95	0.00	0.30	0	0.00	0.00	0.00	0.00	0.00	C67
脑,神经系统	Brain,Central Nervous System	10	1.73	4.66	4.29	0.20	0.72	11	3.89	5.03	4.70	0.23	0.59	C70–C72
甲状腺	Thyroid Gland	2	0.35	0.93	0.95	0.00	0.20	1	0.35	0.46	0.14	0.00	0.00	C73
淋巴瘤	Lymphoma	0	0.00	0.00	0.00	0.00	0.00	1	0.35	0.46	0.38	0.00	0.09	C81-C85,88,90,96
白血病	Leukaemia	1	0.17	0.47	0.33	0.03	0.03	1	0.35	0.46	0.49	0.03	0.03	C91–C95
不明及其他恶性肿瘤	All Other Sites and Unspecified	34	5.87	15.85	13.05	0.93	1.51	26	9.19	11.90	7.88	0.40	0.77	O&U
所有部位合计	All Sites	579	100.00	269.87	216.76	11.68	25.50	283	100.00	129.48	90.05	5.09	10.98	ALL
所有部位除外 C44	All Sites but C44	579	100.00	269.87	216.76	11.68	25.50	283	100.00	129.48	90.05	5.09	10.98	ALLbC44

表 7-3-90 惠安县 2011 年癌症发病和死亡主要指标
Table 7-3-90 Incidence and mortality of cancer in Hui'an, 2011

部位 Site		男性 Male						女性 Female						ICD-10
		病例数 No. cases	构成 (%)	粗率 Crude rate (1/10⁵)	世标率 ASR world (1/10⁵)	累积率 Cum.rate(%) 0~64	0~74	病例数 No. cases	构成 (%)	粗率 Crude rate (1/10⁵)	世标率 ASR world (1/10⁵)	累积率 Cum.rate(%) 0~64	0~74	
发病 Incidence														
口腔和咽喉(除外鼻咽)	Lip,Oral Cavity & Pharynx but Nasopharynx	29	2.24	7.80	8.35	0.57	1.06	9	1.57	2.38	2.17	0.13	0.29	C00–C10;C12–C14
鼻咽	Nasopharynx	28	2.16	7.53	7.64	0.58	0.74	12	2.09	3.17	2.42	0.17	0.27	C11
食管	Esophagus	344	26.56	92.51	104.45	7.99	13.04	92	16.06	24.32	20.06	0.94	2.42	C15
胃	Stomach	173	13.36	46.52	52.69	3.41	6.61	55	9.60	14.54	13.17	0.77	1.78	C16
结直肠肛门	Colon, Rectum & Anus	82	6.33	22.05	23.12	1.56	2.82	43	7.50	11.37	8.10	0.49	0.77	C18–C21
肝脏	Liver	226	17.45	60.78	63.80	4.56	7.83	62	10.82	16.39	14.15	1.11	1.76	C22
胆囊及其他	Gallbladder and Extrahepatic Ducts	3	0.23	0.81	0.99	0.05	0.14	5	0.87	1.32	1.06	0.05	0.11	C23–C24
胰腺	Pancreas	17	1.31	4.57	5.53	0.24	0.90	8	1.40	2.12	2.14	0.12	0.29	C25
喉	Larynx	12	0.93	3.23	3.71	0.35	0.52	1	0.17	0.26	0.21	0.03	0.03	C32
气管,支气管,肺	Trachea, Bronchus and Lung	194	14.98	52.17	57.18	4.27	7.02	49	8.55	12.95	10.51	0.67	1.29	C33–C34
其他胸腔器官	Other Thoracic Organs	3	0.23	0.81	1.17	0.02	0.18	3	0.52	0.79	0.65	0.06	0.06	C37–C38
骨	Bone	5	0.39	1.34	1.20	0.08	0.17	4	0.70	1.06	0.75	0.06	0.06	C40–C41
皮肤黑色素瘤	Melanoma of Skin	0	0.00	0.00	0.00	0.00	0.00	0	0.00	0.00	0.00	0.00	0.00	C43
乳房	Breast	3	0.23	0.81	1.11	0.01	0.17	47	8.20	12.43	9.95	0.81	0.99	C50
子宫颈	Cervix	–	–	–	–	–	–	40	6.98	10.58	8.74	0.75	0.86	C53
子宫体及子宫部位不明	Uterus & Unspecified	–	–	–	–	–	–	26	4.54	6.87	6.00	0.50	0.63	C54–C55
卵巢	Ovary	–	–	–	–	–	–	14	2.44	3.70	2.96	0.18	0.34	C56
前列腺	Prostate	10	0.77	2.69	3.00	0.10	0.35	–	–	–	–	–	–	C61
睾丸	Testis	3	0.23	0.81	1.04	0.06	0.14	–	–	–	–	–	–	C62
肾及泌尿系统不明	Kidney & Unspecified Urinary Organs	16	1.24	4.30	5.21	0.28	0.76	3	0.52	0.79	0.75	0.07	0.07	C64–C66,68
膀胱	Bladder	15	1.16	4.03	4.18	0.18	0.43	3	0.52	0.79	0.56	0.04	0.04	C67
脑,神经系统	Brain, Central Nervous System	18	1.39	4.84	4.63	0.29	0.45	9	1.57	2.38	1.97	0.17	0.17	C70–C72
甲状腺	Thyroid Gland	12	0.93	3.23	3.97	0.27	0.51	28	4.89	7.40	6.59	0.49	0.61	C73
淋巴瘤	Lymphoma	21	1.62	5.65	6.20	0.40	0.73	11	1.92	2.91	2.63	0.21	0.21	C81–C85,88,90,96
白血病	Leukaemia	28	2.16	7.53	9.21	0.50	0.97	21	3.66	5.55	5.56	0.38	0.43	C91–C95
不明及其他恶性肿瘤	All Other Sites and Unspecified	53	4.09	14.25	15.14	1.12	1.69	28	4.89	7.40	6.19	0.41	0.69	O&U
所有部位合计	All Sites	1295	100.00	348.25	383.49	26.92	47.21	573	100.00	151.49	127.32	8.60	14.16	ALL
所有部位除外 C44	All Sites but C44	1288	99.46	346.36	381.61	26.83	47.04	572	99.83	151.23	127.19	8.60	14.16	ALLbC44
死亡 Mortality														
口腔和咽喉(除外鼻咽)	Lip,Oral Cavity & Pharynx but Nasopharynx	9	0.86	2.42	3.19	0.15	0.40	3	0.97	0.79	0.62	0.05	0.05	C00–C10;C12–C14
鼻咽	Nasopharynx	20	1.92	5.38	5.67	0.35	0.68	6	1.95	1.59	1.29	0.11	0.11	C11
食管	Esophagus	352	33.75	94.66	108.78	6.45	13.32	81	26.30	21.42	16.70	0.66	2.06	C15
胃	Stomach	77	7.38	20.71	23.50	1.37	2.81	25	8.12	6.61	4.85	0.18	0.53	C16
结直肠肛门	Colon, Rectum & Anus	32	3.07	8.61	9.37	0.45	1.11	16	5.19	4.23	3.57	0.23	0.35	C18–C21
肝脏	Liver	270	25.89	72.61	73.58	5.52	8.55	54	17.53	14.28	12.03	0.93	1.33	C22
胆囊及其他	Gallbladder and Extrahepatic Ducts	3	0.29	0.81	0.91	0.07	0.07	4	1.30	1.06	1.05	0.02	0.19	C23–C24
胰腺	Pancreas	9	0.86	2.42	2.60	0.14	0.32	4	1.30	1.06	1.15	0.07	0.18	C25
喉	Larynx	5	0.48	1.34	1.39	0.06	0.13	0	0.00	0.00	0.00	0.00	0.00	C32
气管,支气管,肺	Trachea, Bronchus and Lung	167	16.01	44.91	52.50	2.72	6.44	33	10.71	8.72	7.79	0.55	0.95	C33–C34
其他胸腔器官	Other Thoracic Organs	0	0.00	0.00	0.00	0.00	0.00	1	0.32	0.26	0.23	0.02	0.02	C37–C38
骨	Bone	4	0.38	1.08	1.27	0.04	0.18	1	0.32	0.26	0.21	0.00	0.05	C40–C41
皮肤黑色素瘤	Melanoma of Skin	0	0.00	0.00	0.00	0.00	0.00	0	0.00	0.00	0.00	0.00	0.00	C43
乳房	Breast	4	0.38	1.08	0.95	0.08	0.08	19	6.17	5.02	4.15	0.33	0.39	C50
子宫颈	Cervix	–	–	–	–	–	–	7	2.27	1.85	1.44	0.13	0.13	C53
子宫体及子宫部位不明	Uterus & Unspecified	–	–	–	–	–	–	11	3.57	2.91	2.69	0.18	0.30	C54–C55
卵巢	Ovary	–	–	–	–	–	–	3	0.97	0.79	0.69	0.05	0.10	C56
前列腺	Prostate	5	0.48	1.34	1.93	0.00	0.09	–	–	–	–	–	–	C61
睾丸	Testis	0	0.00	0.00	0.00	0.00	0.00	–	–	–	–	–	–	C62
肾及泌尿系统不明	Kidney & Unspecified Urinary Organs	5	0.48	1.34	1.34	0.13	0.13	2	0.65	0.53	0.57	0.00	0.11	C64–C66,68
膀胱	Bladder	1	0.10	0.27	0.23	0.00	0.00	1	0.32	0.26	0.09	0.00	0.00	C67
脑,神经系统	Brain, Central Nervous System	25	2.40	6.72	8.24	0.43	0.66	12	3.90	3.17	2.30	0.16	0.22	C70–C72
甲状腺	Thyroid Gland	0	0.00	0.00	0.00	0.00	0.00	1	0.32	0.26	0.26	0.02	0.02	C73
淋巴瘤	Lymphoma	26	2.49	6.99	7.83	0.43	0.84	11	3.57	2.91	1.95	0.10	0.21	C81–C85,88,90,96
白血病	Leukaemia	15	1.44	4.03	3.87	0.25	0.33	7	2.27	1.85	1.55	0.12	0.17	C91–C95
不明及其他恶性肿瘤	All Other Sites and Unspecified	14	1.34	3.76	4.22	0.27	0.59	6	1.95	1.59	0.89	0.01	0.07	O&U
所有部位合计	All Sites	1043	100.00	280.48	311.38	18.95	36.73	308	100.00	81.43	66.07	3.92	7.53	ALL
所有部位除外 C44	All Sites but C44	1040	99.71	279.67	310.50	18.90	36.60	307	99.68	81.17	65.94	3.92	7.53	ALLbC44

表 7-3-91　永定县 2011 年癌症发病和死亡主要指标

Table 7-3-91　Incidence and mortality of cancer in Yongding, 2011

部位 Site		男性 Male						女性 Female						ICD-10
		病例数 No. cases	构成 (%)	粗率 Crude rate (1/10⁵)	世标率 ASR world (1/10⁵)	累积率 Cum.rate(%)		病例数 No. cases	构成 (%)	粗率 Crude rate (1/10⁵)	世标率 ASR world (1/10⁵)	累积率 Cum.rate(%)		
						0~64	0~74					0~64	0~74	
发病 Incidence														
口腔和咽喉(除外鼻咽)	Lip,Oral Cavity & Pharynx but Nasopharynx	14	2.14	5.62	4.82	0.28	0.45	3	0.91	1.30	0.90	0.08	0.08	C00-C10;C12-C14
鼻咽	Nasopharynx	25	3.82	10.04	9.08	0.80	0.97	5	1.52	2.16	1.33	0.08	0.08	C11
食管	Esophagus	54	8.24	21.70	19.85	1.36	2.18	5	1.52	2.16	1.51	0.00	0.17	C15
胃	Stomach	70	10.69	28.12	26.33	1.77	3.44	32	9.73	13.82	10.23	0.72	0.97	C16
结直肠肛门	Colon, Rectum & Anus	82	12.52	32.94	31.23	1.62	3.56	46	13.98	19.86	15.70	1.09	1.75	C18-C21
肝脏	Liver	123	18.78	49.42	45.41	3.10	5.51	32	9.73	13.82	12.32	0.80	1.55	C22
胆囊及其他	Gallbladder and Extrahepatic Ducts	5	0.76	2.01	1.74	0.11	0.29	3	0.91	1.30	1.26	0.11	0.19	C23-C24
胰腺	Pancreas	6	0.92	2.41	2.58	0.22	0.30	5	1.52	2.16	1.57	0.04	0.21	C25
喉	Larynx	5	0.76	2.01	1.82	0.07	0.14	2	0.61	0.86	0.62	0.04	0.04	C32
气管,支气管,肺	Trachea, Bronchus and Lung	182	27.79	73.12	70.65	4.51	8.10	64	19.45	27.64	22.35	1.23	2.55	C33-C34
其他胸腔器官	Other Thoracic Organs	3	0.46	1.21	1.08	0.05	0.14	0	0.00	0.00	0.00	0.00	0.00	C37-C38
骨	Bone	5	0.76	2.01	1.75	0.06	0.32	3	0.91	1.30	2.31	0.09	0.17	C40-C41
皮肤黑色素瘤	Melanoma of Skin	1	0.15	0.40	0.39	0.03	0.03	1	0.30	0.43	0.39	0.03	0.03	C43
乳房	Breast	0	0.00	0.00	0.00	0.00	0.00	35	10.64	15.11	12.18	1.05	1.13	C50
子宫颈	Cervix	–	–	–	–	–	–	22	6.69	9.50	7.49	0.61	0.69	C53
子宫体及子宫部位不明	Uterus & Unspecified	–	–	–	–	–	–	15	4.56	6.48	5.57	0.42	0.74	C54-C55
卵巢	Ovary	–	–	–	–	–	–	2	0.61	0.86	0.77	0.06	0.06	C56
前列腺	Prostate	7	1.07	2.81	2.57	0.04	0.19						–	C61
睾丸	Testis	1	0.15	0.40	0.35	0.04	0.04	–	–	–	–	–	–	C62
肾及泌尿系统不明	Kidney & Unspecified Urinary Organs	2	0.31	0.80	0.68	0.04	0.13	1	0.30	0.43	0.31	0.03	0.03	C64-C66,68
膀胱	Bladder	6	0.92	2.41	2.34	0.11	0.28	3	0.91	1.30	1.29	0.07	0.15	C67
脑,神经系统	Brain, Central Nervous System	16	2.44	6.43	5.88	0.48	0.66	14	4.26	6.05	4.73	0.19	0.52	C70-C72
甲状腺	Thyroid Gland	1	0.15	0.40	0.28	0.02	0.02	5	1.52	2.16	1.73	0.13	0.13	C73
淋巴瘤	Lymphoma	12	1.83	4.82	4.10	0.30	0.37	8	2.43	3.45	2.68	0.17	0.33	C81-C85,88,90,96
白血病	Leukaemia	17	2.60	6.83	5.87	0.40	0.56	11	3.34	4.75	3.91	0.17	0.33	C91-C95
不明及其他恶性肿瘤	All Other Sites and Unspecified	18	2.75	7.23	7.26	0.40	0.81	12	3.65	5.18	4.52	0.30	0.63	O&U
所有部位合计	All Sites	655	100.00	263.15	246.04	15.82	28.49	329	100.00	142.07	115.65	7.50	12.54	ALL
所有部位除外 C44	All Sites but C44	650	99.24	261.14	243.84	15.70	28.19	327	99.39	141.21	115.10	7.50	12.46	ALLbC44
死亡 Mortality														
口腔和咽喉(除外鼻咽)	Lip,Oral Cavity & Pharynx but Nasopharynx	1	0.22	0.40	0.46	0.00	0.08	1	0.51	0.43	0.16	0.00	0.00	C00-C10;C12-C14
鼻咽	Nasopharynx	11	2.37	4.42	4.48	0.44	0.53	1	0.51	0.43	0.34	0.04	0.04	C11
食管	Esophagus	30	6.45	12.05	10.83	0.50	1.17	6	3.06	2.59	1.56	0.00	0.17	C15
胃	Stomach	47	10.11	18.88	17.16	1.02	2.01	26	13.27	11.23	8.69	0.52	0.93	C16
结直肠肛门	Colon, Rectum & Anus	36	7.74	14.46	13.78	0.69	1.60	22	11.22	9.50	7.41	0.34	0.84	C18-C21
肝脏	Liver	112	24.09	45.00	40.97	2.62	4.68	27	13.78	11.66	9.11	0.50	1.00	C22
胆囊及其他	Gallbladder and Extrahepatic Ducts	3	0.65	1.21	1.09	0.04	0.12	1	0.51	0.43	0.39	0.04	0.04	C23-C24
胰腺	Pancreas	2	0.43	0.80	0.82	0.10	0.10	2	1.02	0.86	0.53	0.00	0.08	C25
喉	Larynx	10	2.15	4.02	3.57	0.33	0.33	3	1.53	1.30	0.99	0.07	0.07	C32
气管,支气管,肺	Trachea, Bronchus and Lung	159	34.19	63.88	60.86	3.26	6.65	55	28.06	23.75	17.83	0.76	2.08	C33-C34
其他胸腔器官	Other Thoracic Organs	1	0.22	0.40	0.35	0.00	0.09	0	0.00	0.00	0.00	0.00	0.00	C37-C38
骨	Bone	2	0.43	0.80	0.52	0.02	0.02	1	0.51	0.43	0.55	0.07	0.07	C40-C41
皮肤黑色素瘤	Melanoma of Skin	0	0.00	0.00	0.00	0.00	0.00	0	0.00	0.00	0.00	0.00	0.00	C43
乳房	Breast	0	0.00	0.00	0.00	0.00	0.00	7	3.57	3.02	2.74	0.25	0.34	C50
子宫颈	Cervix	–	–	–	–	–	–	3	1.53	1.30	0.96	0.08	0.08	C53
子宫体及子宫部位不明	Uterus & Unspecified	–	–	–	–	–	–	8	4.08	3.45	2.81	0.20	0.28	C54-C55
卵巢	Ovary	–	–	–	–	–	–	1	0.51	0.43	0.23	0.00	0.00	C56
前列腺	Prostate	4	0.86	1.61	1.55	0.00	0.24						–	C61
睾丸	Testis	1	0.22	0.40	0.35	0.04	0.04	–	–	–	–	–	–	C62
肾及泌尿系统不明	Kidney & Unspecified Urinary Organs	0	0.00	0.00	0.00	0.00	0.00	1	0.51	0.43	0.90	0.05	0.05	C64-C66,68
膀胱	Bladder	3	0.65	1.21	1.23	0.06	0.14	1	0.51	0.43	0.23	0.00	0.00	C67
脑,神经系统	Brain, Central Nervous System	13	2.80	5.22	4.67	0.26	0.61	8	4.08	3.45	2.65	0.03	0.36	C70-C72
甲状腺	Thyroid Gland	2	0.43	0.80	0.58	0.02	0.02	1	0.51	0.43	0.51	0.00	0.08	C73
淋巴瘤	Lymphoma	5	1.08	2.01	1.52	0.05	0.05	4	2.04	1.73	1.17	0.07	0.07	C81-C85,88,90,96
白血病	Leukaemia	9	1.94	3.62	3.33	0.15	0.31	10	5.10	4.32	3.59	0.16	0.41	C91-C95
不明及其他恶性肿瘤	All Other Sites and Unspecified	14	3.01	5.62	4.99	0.29	0.53	7	3.57	3.02	2.53	0.13	0.38	O&U
所有部位合计	All Sites	465	100.00	186.82	173.13	9.90	19.33	196	100.00	84.64	65.89	3.31	7.35	ALL
所有部位除外 C44	All Sites but C44	463	99.57	186.01	172.27	9.84	19.18	193	98.47	83.34	64.90	3.31	7.19	ALLbC44

表 7-3-92 武宁县 2011 年癌症发病和死亡主要指标
Table 7-3-92 Incidence and mortality of cancer in Wuning, 2011

部位 Site		男性 Male						女性 Female						ICD-10
		病例数 No. cases	构成 (%)	粗率 Crude rate (1/10⁵)	世标率 ASR world (1/10⁵)	累积率 Cum.rate(%) 0~64	0~74	病例数 No. cases	构成 (%)	粗率 Crude rate (1/10⁵)	世标率 ASR world (1/10⁵)	累积率 Cum.rate(%) 0~64	0~74	
发病 Incidence														
口腔和咽喉(除外鼻咽)	Lip,Oral Cavity & Pharynx but Nasopharynx	4	0.81	2.08	1.95	0.12	0.25	4	1.37	2.23	2.27	0.14	0.14	C00-C10;C12-C14
鼻咽	Nasopharynx	21	4.26	10.89	9.63	0.67	1.07	22	7.53	12.27	10.51	0.87	1.13	C11
食管	Esophagus	30	6.09	15.56	15.12	0.34	1.68	14	4.79	7.81	7.32	0.28	0.60	C15
胃	Stomach	107	21.70	55.51	52.75	3.46	5.67	34	11.64	18.96	16.84	1.07	1.91	C16
结直肠肛门	Colon, Rectum & Anus	29	5.88	15.04	13.36	0.89	1.52	22	7.53	12.27	10.00	0.64	1.08	C18-C21
肝脏	Liver	98	19.88	50.84	46.26	2.84	4.70	27	9.25	15.06	12.87	0.55	1.08	C22
胆囊及其他	Gallbladder and Extrahepatic Ducts	0	0.00	0.00	0.00	0.00	0.00	0	0.00	0.00	0.00	0.00	0.00	C23-C24
胰腺	Pancreas	4	0.81	2.08	2.22	0.08	0.43	9	3.08	5.02	4.03	0.10	0.54	C25
喉	Larynx	0	0.00	0.00	0.00	0.00	0.00	0	0.00	0.00	0.00	0.00	0.00	C32
气管,支气管,肺	Trachea, Bronchus and Lung	140	28.40	72.63	68.67	3.75	7.52	42	14.38	23.43	19.54	1.11	2.46	C33-C34
其他胸腔器官	Other Thoracic Organs	0	0.00	0.00	0.00	0.00	0.00	0	0.00	0.00	0.00	0.00	0.00	C37-C38
骨	Bone	2	0.41	1.04	0.95	0.05	0.18	1	0.34	0.56	0.38	0.03	0.03	C40-C41
皮肤黑色素瘤	Melanoma of Skin	0	0.00	0.00	0.00	0.00	0.00	0	0.00	0.00	0.00	0.00	0.00	C43
乳房	Breast	0	0.00	0.00	0.00	0.00	0.00	31	10.62	17.29	14.09	1.17	1.30	C50
子宫颈	Cervix	–	–	–	–	–	–	31	10.62	17.29	13.61	0.93	1.57	C53
子宫体及子宫部位不明	Uterus & Unspecified	–	–	–	–	–	–	18	6.16	10.04	8.21	0.58	0.67	C54-C55
卵巢	Ovary	–	–	–	–	–	–	3	1.03	1.67	1.25	0.10	0.10	C56
前列腺	Prostate	12	2.43	6.23	6.08	0.04	0.75	–	–	–	–	–	–	C61
睾丸	Testis	0	0.00	0.00	0.00	0.00	0.00	–	–	–	–	–	–	C62
肾及泌尿系统不明	Kidney & Unspecified Urinary Organs	2	0.41	1.04	0.96	0.08	0.08	5	1.71	2.79	2.72	0.15	0.54	C64-C66,68
膀胱	Bladder	8	1.62	4.15	3.39	0.25	0.34	2	0.68	1.12	0.99	0.04	0.17	C67
脑,神经系统	Brain, Central Nervous System	16	3.25	8.30	7.60	0.35	1.14	7	2.40	3.90	3.65	0.16	0.35	C70-C72
甲状腺	Thyroid Gland	0	0.00	0.00	0.00	0.00	0.00	0	0.00	0.00	0.00	0.00	0.00	C73
淋巴瘤	Lymphoma	6	1.22	3.11	2.61	0.19	0.28	9	3.08	5.02	5.16	0.32	0.64	C81-C85,88,90,96
白血病	Leukaemia	8	1.62	4.15	3.61	0.36	0.36	6	2.05	3.35	4.27	0.26	0.39	C91-C95
不明及其他恶性肿瘤	All Other Sites and Unspecified	6	1.22	3.11	2.85	0.11	0.34	5	1.71	2.79	1.67	0.07	0.07	O&U
所有部位合计	All Sites	493	100.00	255.75	238.02	13.60	26.30	292	100.00	162.87	139.37	8.59	14.78	ALL
所有部位除外 C44	All Sites but C44	493	100.00	255.75	238.02	13.60	26.30	289	98.97	161.20	138.42	8.56	14.75	ALLbC44
死亡 Mortality														
口腔和咽喉(除外鼻咽)	Lip,Oral Cavity & Pharynx but Nasopharynx	1	0.30	0.52	0.43	0.04	0.04	1	0.60	0.56	0.43	0.03	0.03	C00-C10;C12-C14
鼻咽	Nasopharynx	11	3.32	5.71	4.52	0.33	0.46	4	2.40	2.23	1.64	0.00	0.22	C11
食管	Esophagus	29	8.76	15.04	14.02	0.39	2.17	13	7.78	7.25	5.36	0.05	0.45	C15
胃	Stomach	54	16.31	28.01	25.52	1.54	2.59	21	12.57	11.71	9.59	0.50	1.28	C16
结直肠肛门	Colon, Rectum & Anus	17	5.14	8.82	9.22	0.24	0.85	8	4.79	4.46	3.17	0.06	0.41	C18-C21
肝脏	Liver	79	23.87	40.98	37.14	2.33	4.18	35	20.96	19.52	17.65	0.82	1.48	C22
胆囊及其他	Gallbladder and Extrahepatic Ducts	1	0.30	0.52	0.36	0.00	0.00	0	0.00	0.00	0.00	0.00	0.00	C23-C24
胰腺	Pancreas	2	0.60	1.04	1.05	0.00	0.26	8	4.79	4.46	3.61	0.03	0.60	C25
喉	Larynx	1	0.30	0.52	0.42	0.05	0.05	0	0.00	0.00	0.00	0.00	0.00	C32
气管,支气管,肺	Trachea, Bronchus and Lung	105	31.72	54.47	53.24	2.43	6.17	34	20.36	18.96	16.16	0.86	2.17	C33-C34
其他胸腔器官	Other Thoracic Organs	0	0.00	0.00	0.00	0.00	0.00	0	0.00	0.00	0.00	0.00	0.00	C37-C38
骨	Bone	2	0.60	1.04	0.79	0.04	0.04	4	2.40	2.23	2.10	0.17	0.26	C40-C41
皮肤黑色素瘤	Melanoma of Skin	0	0.00	0.00	0.00	0.00	0.00	0	0.00	0.00	0.00	0.00	0.00	C43
乳房	Breast	0	0.00	0.00	0.00	0.00	0.00	7	4.19	3.90	3.55	0.26	0.39	C50
子宫颈	Cervix	–	–	–	–	–	–	10	5.99	5.58	5.50	0.40	0.92	C53
子宫体及子宫部位不明	Uterus & Unspecified	–	–	–	–	–	–	9	5.39	5.02	4.44	0.34	0.56	C54-C55
卵巢	Ovary	–	–	–	–	–	–	3	1.80	1.67	1.17	0.09	0.09	C56
前列腺	Prostate	4	1.21	2.08	1.54	0.00	0.09	–	–	–	–	–	–	C61
睾丸	Testis	0	0.00	0.00	0.00	0.00	0.00	–	–	–	–	–	–	C62
肾及泌尿系统不明	Kidney & Unspecified Urinary Organs	0	0.00	0.00	0.00	0.00	0.00	0	0.00	0.00	0.00	0.00	0.00	C64-C66,68
膀胱	Bladder	2	0.60	1.04	1.07	0.00	0.22	1	0.60	0.56	0.52	0.00	0.13	C67
脑,神经系统	Brain, Central Nervous System	9	2.72	4.67	4.52	0.20	0.60	0	0.00	0.00	0.00	0.00	0.00	C70-C72
甲状腺	Thyroid Gland	0	0.00	0.00	0.00	0.00	0.00	0	0.00	0.00	0.00	0.00	0.00	C73
淋巴瘤	Lymphoma	4	1.21	2.08	1.87	0.05	0.23	4	2.40	2.23	1.97	0.00	0.00	C81-C85,88,90,96
白血病	Leukaemia	9	2.72	4.67	4.08	0.32	0.41	4	2.40	2.23	2.05	0.22	0.22	C91-C95
不明及其他恶性肿瘤	All Other Sites and Unspecified	1	0.30	0.52	0.36	0.03	0.03	1	0.60	0.56	0.42	0.03	0.03	O&U
所有部位合计	All Sites	331	100.00	171.71	160.14	7.98	18.40	167	100.00	93.15	79.31	3.85	9.24	ALL
所有部位除外 C44	All Sites but C44	330	99.70	171.19	159.79	7.95	18.37	167	100.00	93.15	79.31	3.85	9.24	ALLbC44

表 7-3-93 赣州市章贡区 2011 年癌症发病和死亡主要指标
Table 7-3-93 Incidence and mortality of cancer in Zhanggong District of Ganzhou, 2011

部位 / Site		男性 Male 病例数 No. cases	构成 (%)	粗率 Crude rate (1/10⁵)	世标率 ASR world (1/10⁵)	累积率 Cum.rate(%) 0~64	0~74	女性 Female 病例数 No. cases	构成 (%)	粗率 Crude rate (1/10⁵)	世标率 ASR world (1/10⁵)	累积率 Cum.rate(%) 0~64	0~74	ICD-10
发病 Incidence														
口腔和咽喉(除外鼻咽)	Lip,Oral Cavity & Pharynx but Nasopharynx	9	1.44	3.99	3.01	0.23	0.38	1	0.23	0.46	0.34	0.03	0.03	C00–C10;C12–C14
鼻咽	Nasopharynx	17	2.72	7.54	5.29	0.34	0.54	6	1.35	2.74	1.96	0.10	0.28	C11
食管	Esophagus	24	3.84	10.64	7.25	0.50	0.85	8	1.81	3.66	2.23	0.14	0.27	C15
胃	Stomach	48	7.68	21.29	14.82	0.99	1.83	22	4.97	10.05	6.66	0.37	0.83	C16
结直肠肛门	Colon,Rectum & Anus	74	11.84	32.82	23.06	1.66	2.99	43	9.71	19.65	13.12	0.97	1.42	C18–C21
肝脏	Liver	139	22.24	61.64	43.11	3.07	4.81	38	8.58	17.37	11.46	0.64	1.33	C22
胆囊及其他	Gallbladder and Extrahepatic Ducts	0	0.00	0.00	0.00	0.00	0.00	4	0.90	1.83	0.86	0.04	0.04	C23–C24
胰腺	Pancreas	15	2.40	6.65	3.91	0.19	0.37	16	3.61	7.31	4.34	0.17	0.55	C25
喉	Larynx	12	1.92	5.32	3.46	0.29	0.34	2	0.45	0.91	0.70	0.05	0.10	C32
气管,支气管,肺	Trachea,Bronchus and Lung	153	24.48	67.85	45.49	2.64	6.12	73	16.48	33.36	22.12	1.27	3.10	C33–C34
其他胸腔器官	Other Thoracic Organs	1	0.16	0.44	0.33	0.03	0.03	1	0.23	0.46	0.33	0.03	0.03	C37–C38
骨	Bone	3	0.48	1.33	0.84	0.06	0.06	3	0.68	1.37	0.87	0.04	0.18	C40–C41
皮肤黑色素瘤	Melanoma of Skin	3	0.48	1.33	0.90	0.04	0.10	3	0.68	1.37	1.00	0.07	0.15	C43
乳房	Breast	0	0.00	0.00	0.00	0.00	0.00	86	19.41	39.30	28.35	2.43	2.93	C50
子宫颈	Cervix	–	–	–	–	–	–	32	7.22	14.62	10.56	0.85	0.99	C53
子宫体及子宫部位不明	Uterus & Unspecified	–	–	–	–	–	–	12	2.71	5.48	3.91	0.34	0.41	C54–C55
卵巢	Ovary	–	–	–	–	–	–	17	3.84	7.77	6.09	0.47	0.65	C56
前列腺	Prostate	22	3.52	9.76	5.44	0.04	0.76	–	–	–	–	–	–	C61
睾丸	Testis	1	0.16	0.44	0.33	0.03	0.03	–	–	–	–	–	–	C62
肾及泌尿系统不明	Kidney & Unspecified Urinary Organs	15	2.40	6.65	4.30	0.35	0.56	5	1.13	2.29	1.69	0.14	0.20	C64–C66,68
膀胱	Bladder	21	3.36	9.31	5.06	0.24	0.52	3	0.68	1.37	0.74	0.03	0.03	C67
脑,神经系统	Brain,Central Nervous System	11	1.76	4.88	3.02	0.23	0.23	18	4.06	8.23	6.99	0.35	0.60	C70–C72
甲状腺	Thyroid Gland	4	0.64	1.77	1.51	0.14	0.14	10	2.26	4.57	3.25	0.22	0.29	C73
淋巴瘤	Lymphoma	19	3.04	8.43	7.03	0.44	0.63	12	2.71	5.48	3.49	0.14	0.45	C81–C85,88,90,96
白血病	Leukaemia	10	1.60	4.43	3.37	0.22	0.35	5	1.13	2.29	2.10	0.13	0.13	C91–C95
不明及其他恶性肿瘤	All Other Sites and Unspecified	24	3.84	10.64	7.68	0.54	0.73	23	5.19	10.51	7.99	0.47	0.72	O&U
所有部位合计	All Sites	625	100.00	277.17	189.23	12.28	22.36	443	100.00	202.46	141.16	9.46	15.68	ALL
所有部位除外 C44	All Sites but C44	619	99.04	274.51	187.47	12.13	22.22	440	99.32	201.09	140.61	9.46	15.68	ALLbC44
死亡 Mortality														
口腔和咽喉(除外鼻咽)	Lip,Oral Cavity & Pharynx but Nasopharynx	4	0.91	1.77	1.37	0.07	0.18	0	0.00	0.00	0.00	0.00	0.00	C00–C10;C12–C14
鼻咽	Nasopharynx	10	2.27	4.43	3.40	0.29	0.42	6	2.63	2.74	1.98	0.16	0.29	C11
食管	Esophagus	30	6.82	13.30	9.22	0.76	1.13	7	3.07	3.20	1.84	0.15	0.15	C15
胃	Stomach	40	9.09	17.74	12.29	0.82	1.42	15	6.58	6.86	4.58	0.36	0.47	C16
结直肠肛门	Colon,Rectum & Anus	35	7.95	15.52	10.46	0.48	1.42	22	9.65	10.05	6.24	0.39	0.72	C18–C21
肝脏	Liver	105	23.86	46.56	31.78	2.16	3.82	36	15.79	16.45	10.14	0.48	1.03	C22
胆囊及其他	Gallbladder and Extrahepatic Ducts	5	1.14	2.22	1.37	0.13	0.13	4	1.75	1.83	0.92	0.05	0.05	C23–C24
胰腺	Pancreas	13	2.95	5.77	3.28	0.11	0.27	10	4.39	4.57	2.62	0.08	0.33	C25
喉	Larynx	2	0.45	0.89	0.42	0.00	0.00	0	0.00	0.00	0.00	0.00	0.00	C32
气管,支气管,肺	Trachea,Bronchus and Lung	110	25.00	48.78	31.06	1.48	4.14	43	18.86	19.65	12.40	0.61	1.74	C33–C34
其他胸腔器官	Other Thoracic Organs	0	0.00	0.00	0.00	0.00	0.00	0	0.00	0.00	0.00	0.00	0.00	C37–C38
骨	Bone	3	0.68	1.33	1.57	0.10	0.10	1	0.44	0.46	0.00	0.00	0.00	C40–C41
皮肤黑色素瘤	Melanoma of Skin	2	0.45	0.89	0.57	0.04	0.04	0	0.00	0.00	0.00	0.00	0.00	C43
乳房	Breast	0	0.00	0.00	0.00	0.00	0.00	19	8.33	8.68	6.03	0.50	0.75	C50
子宫颈	Cervix	–	–	–	–	–	–	11	4.82	5.03	3.66	0.28	0.42	C53
子宫体及子宫部位不明	Uterus & Unspecified	–	–	–	–	–	–	5	2.19	2.29	1.67	0.16	0.23	C54–C55
卵巢	Ovary	–	–	–	–	–	–	14	6.14	6.40	4.44	0.35	0.53	C56
前列腺	Prostate	12	2.73	5.32	2.85	0.04	0.31	–	–	–	–	–	–	C61
睾丸	Testis	0	0.00	0.00	0.00	0.00	0.00	–	–	–	–	–	–	C62
肾及泌尿系统不明	Kidney & Unspecified Urinary Organs	5	1.14	2.22	1.50	0.16	0.16	3	1.32	1.37	1.06	0.11	0.11	C64–C66,68
膀胱	Bladder	8	1.82	3.55	1.97	0.03	0.24	3	1.32	1.37	0.76	0.03	0.03	C67
脑,神经系统	Brain,Central Nervous System	13	2.95	5.77	3.75	0.25	0.25	9	3.95	4.11	2.41	0.13	0.18	C70–C72
甲状腺	Thyroid Gland	0	0.00	0.00	0.00	0.00	0.00	0	0.00	0.00	0.00	0.00	0.00	C73
淋巴瘤	Lymphoma	17	3.86	7.54	4.86	0.25	0.44	6	2.63	2.74	1.51	0.12	0.12	C81–C85,88,90,96
白血病	Leukaemia	9	2.05	3.99	2.88	0.15	0.26	5	2.19	2.29	1.84	0.10	0.24	C91–C95
不明及其他恶性肿瘤	All Other Sites and Unspecified	17	3.86	7.54	3.92	0.15	0.28	9	3.95	4.11	3.78	0.18	0.32	O&U
所有部位合计	All Sites	440	100.00	195.13	128.53	7.48	15.00	228	100.00	104.20	68.08	4.23	7.72	ALL
所有部位除外 C44	All Sites but C44	432	98.18	191.58	126.58	7.35	14.80	227	99.56	103.74	67.89	4.23	7.72	ALLbC44

部位 Site		男性 Male						女性 Female						ICD-10
		病例数 No. cases	构成 (%)	粗率 Crude rate (1/10⁵)	世标率 ASR world (1/10⁵)	累积率 Cum.rate(%) 0~64	0~74	病例数 No. cases	构成 (%)	粗率 Crude rate (1/10⁵)	世标率 ASR world (1/10⁵)	累积率 Cum.rate(%) 0~64	0~74	
发病 Incidence														
口腔和咽喉(除外鼻咽)	Lip,Oral Cavity & Pharynx but Nasopharynx	3	0.66	1.52	1.40	0.09	0.18	1	0.28	0.51	0.33	0.04	0.04	C00-C10;C12-C14
鼻咽	Nasopharynx	9	1.97	4.56	3.47	0.32	0.43	3	0.85	1.52	1.50	0.03	0.23	C11
食管	Esophagus	24	5.24	12.17	9.86	0.40	1.08	15	4.23	7.60	6.43	0.35	0.55	C15
胃	Stomach	94	20.52	47.65	41.14	2.04	3.86	44	12.39	22.28	16.62	1.06	1.95	C16
结直肠肛门	Colon, Rectum & Anus	50	10.92	25.35	21.54	1.20	2.41	36	10.14	18.23	14.44	0.87	1.56	C18-C21
肝脏	Liver	59	12.88	29.91	25.94	1.72	2.33	26	7.32	13.16	11.66	0.53	1.42	C22
胆囊及其他	Gallbladder and Extrahepatic Ducts	12	2.62	6.08	5.71	0.06	0.49	11	3.10	5.57	4.86	0.27	0.66	C23-C24
胰腺	Pancreas	14	3.06	7.10	7.99	0.15	0.54	10	2.82	5.06	4.13	0.19	0.58	C25
喉	Larynx	1	0.22	0.51	0.56	0.00	0.09	0	0.00	0.00	0.00	0.00	0.00	C32
气管,支气管,肺	Trachea, Bronchus and Lung	98	21.40	49.68	44.94	1.57	4.60	42	11.83	21.27	16.21	1.08	2.17	C33-C34
其他胸腔器官	Other Thoracic Organs	1	0.22	0.51	0.37	0.03	0.03	5	1.41	2.53	2.21	0.09	0.19	C37-C38
骨	Bone	1	0.22	0.51	0.35	0.03	0.03	2	0.56	1.01	1.01	0.09	0.09	C40-C41
皮肤黑色素瘤	Melanoma of Skin	0	0.00	0.00	0.00	0.00	0.00	0	0.00	0.00	0.00	0.00	0.00	C43
乳房	Breast	1	0.22	0.51	0.44	0.00	0.11	53	14.93	26.84	18.87	1.56	1.95	C50
子宫颈	Cervix	–						24	6.76	12.15	9.09	0.79	0.99	C53
子宫体及子宫部位不明	Uterus & Unspecified	–						13	3.66	6.58	4.78	0.48	0.48	C54-C55
卵巢	Ovary	–						9	2.54	4.56	3.09	0.26	0.36	C56
前列腺	Prostate	17	3.71	8.62	8.94	0.12	0.51	–					–	C61
睾丸	Testis	2	0.44	1.01	0.69	0.06	0.06	–					–	C62
肾及泌尿系统不明	Kidney & Unspecified Urinary Organs	6	1.31	3.04	3.25	0.21	0.21	2	0.56	1.01	0.79	0.10	0.10	C64-C66,68
膀胱	Bladder	6	1.31	3.04	2.34	0.15	0.15	3	0.85	1.52	1.17	0.03	0.12	C67
脑,神经系统	Brain, Central Nervous System	13	2.84	6.59	5.53	0.35	0.54	14	3.94	7.09	5.52	0.37	0.67	C70-C72
甲状腺	Thyroid Gland	3	0.66	1.52	1.26	0.06	0.16	7	1.97	3.54	3.15	0.12	0.42	C73
淋巴瘤	Lymphoma	20	4.37	10.14	10.34	0.26	0.76	13	3.66	6.58	5.73	0.38	0.57	C81-C85,88,90,96
白血病	Leukaemia	7	1.53	3.55	3.98	0.16	0.36	9	2.54	4.56	4.96	0.36	0.36	C91-C95
不明及其他恶性肿瘤	All Other Sites and Unspecified	17	3.71	8.62	8.01	0.46	0.68	13	3.66	6.58	6.12	0.38	0.38	O&U
所有部位合计	All Sites	458	100.00	232.18	208.04	9.43	19.61	355	100.00	179.75	142.68	9.43	15.83	ALL
所有部位除外 C44	All Sites but C44	457	99.78	231.68	206.64	9.43	19.61	355	100.00	179.75	142.68	9.43	15.83	ALLbC44
死亡 Mortality														
口腔和咽喉(除外鼻咽)	Lip,Oral Cavity & Pharynx but Nasopharynx	1	0.32	0.51	0.37	0.03	0.03	0	0.00	0.00	0.00	0.00	0.00	C00-C10;C12-C14
鼻咽	Nasopharynx	8	2.54	4.06	3.26	0.17	0.49	1	0.57	0.51	0.34	0.03	0.03	C11
食管	Esophagus	16	5.08	8.11	6.74	0.28	0.78	8	4.55	4.05	3.20	0.06	0.56	C15
胃	Stomach	57	18.10	28.90	28.71	1.04	1.93	23	13.07	11.65	8.40	0.42	0.93	C16
结直肠肛门	Colon, Rectum & Anus	21	6.67	10.65	10.73	0.24	0.99	20	11.36	10.13	8.23	0.17	0.67	C18-C21
肝脏	Liver	50	15.87	25.35	21.83	1.45	1.65	21	11.93	10.63	10.31	0.43	1.02	C22
胆囊及其他	Gallbladder and Extrahepatic Ducts	9	2.86	4.56	4.35	0.10	0.33	4	2.27	2.03	1.58	0.18	0.18	C23-C24
胰腺	Pancreas	12	3.81	6.08	6.03	0.27	0.59	6	3.41	3.04	2.20	0.09	0.16	C25
喉	Larynx	1	0.32	0.51	0.35	0.03	0.03	1	0.57	0.51	0.47	0.00	0.06	C32
气管,支气管,肺	Trachea, Bronchus and Lung	77	24.44	39.04	35.73	1.49	3.64	25	14.20	12.66	9.94	0.40	1.01	C33-C34
其他胸腔器官	Other Thoracic Organs	2	0.63	1.01	0.79	0.03	0.15	1	0.57	0.51	0.28	0.00	0.00	C37-C38
骨	Bone	1	0.32	0.51	0.44	0.00	0.11	1	0.57	0.51	0.35	0.03	0.03	C40-C41
皮肤黑色素瘤	Melanoma of Skin	0	0.00	0.00	0.00	0.00	0.00	0	0.00	0.00	0.00	0.00	0.00	C43
乳房	Breast	1	0.32	0.51	0.47	0.06	0.06	23	13.07	11.65	8.65	0.50	0.99	C50
子宫颈	Cervix	–						9	5.11	4.56	3.41	0.19	0.49	C53
子宫体及子宫部位不明	Uterus & Unspecified	–						1	0.57	0.51	0.35	0.03	0.03	C54-C55
卵巢	Ovary	–						0	0.00	0.00	0.00	0.00	0.00	C56
前列腺	Prostate	6	1.90	3.04	4.31	0.06	0.06	–					–	C61
睾丸	Testis	0	0.00	0.00	0.00	0.00	0.00	–					–	C62
肾及泌尿系统不明	Kidney & Unspecified Urinary Organs	3	0.95	1.52	3.05	0.11	0.22	1	0.57	0.51	0.34	0.03	0.03	C64-C66,68
膀胱	Bladder	9	2.86	4.56	6.32	0.06	0.06	2	1.14	1.01	0.65	0.05	0.05	C67
脑,神经系统	Brain, Central Nervous System	7	2.22	3.55	2.72	0.10	0.21	5	2.84	2.53	1.80	0.08	0.28	C70-C72
甲状腺	Thyroid Gland	2	0.63	1.01	0.92	0.03	0.12	1	0.57	0.51	0.58	0.00	0.10	C73
淋巴瘤	Lymphoma	13	4.13	6.59	7.26	0.03	0.44	6	3.41	3.04	2.58	0.13	0.13	C81-C85,88,90,96
白血病	Leukaemia	11	3.49	5.58	6.81	0.32	0.52	5	2.84	2.53	1.99	0.15	0.15	C91-C95
不明及其他恶性肿瘤	All Other Sites and Unspecified	8	2.54	4.06	4.31	0.14	0.45	12	6.82	6.08	4.90	0.22	0.42	O&U
所有部位合计	All Sites	315	100.00	159.69	155.48	6.04	12.85	176	100.00	89.12	70.54	3.24	7.31	ALL
所有部位除外 C44	All Sites but C44	315	100.00	159.69	155.48	6.04	12.85	175	99.43	88.61	70.07	3.19	7.25	ALLbC44

表 7-3-95 青岛市区 2011 年癌症发病和死亡主要指标
Table 7-3-95 Incidence and mortality of cancer in urban areas of Qingdao, 2011

部位 Site		男性 Male						女性 Female						ICD-10
		病例数 No. cases	构成 (%)	粗率 Crude rate (1/10⁵)	世标率 ASR world (1/10⁵)	累积率 Cum.rate(%) 0~64	0~74	病例数 No. cases	构成 (%)	粗率 Crude rate (1/10⁵)	世标率 ASR world (1/10⁵)	累积率 Cum.rate(%) 0~64	0~74	
发病 Incidence														
口腔和咽喉(除外鼻咽)	Lip,Oral Cavity & Pharynx but Nasopharynx	33	1.25	3.82	2.10	0.14	0.28	28	1.42	3.18	2.00	0.15	0.21	C00-C10;C12-C14
鼻咽	Nasopharynx	18	0.68	2.08	1.22	0.08	0.15	4	0.20	0.45	0.30	0.03	0.03	C11
食管	Esophagus	108	4.10	12.50	6.95	0.38	0.75	18	0.92	2.04	0.98	0.03	0.11	C15
胃	Stomach	455	17.29	52.65	30.59	1.65	3.56	186	9.47	21.12	11.19	0.63	1.31	C16
结直肠肛门	Colon, Rectum & Anus	339	12.88	39.23	22.31	1.17	2.67	226	11.50	25.66	13.09	0.66	1.49	C18-C21
肝脏	Liver	344	13.07	39.81	22.94	1.52	2.59	123	6.26	13.97	7.02	0.35	0.79	C22
胆囊及其他	Gallbladder and Extrahepatic Ducts	26	0.99	3.01	1.66	0.07	0.21	18	0.92	2.04	0.92	0.02	0.10	C23-C24
胰腺	Pancreas	102	3.88	11.80	7.02	0.36	0.98	66	3.36	7.49	3.90	0.19	0.46	C25
喉	Larynx	7	0.27	0.81	0.43	0.02	0.06	0	0.00	0.00	0.00	0.00	0.00	C32
气管,支气管,肺	Trachea, Bronchus and Lung	698	26.52	80.77	46.19	2.22	5.73	338	17.20	38.38	17.95	0.80	1.97	C33-C34
其他胸腔器官	Other Thoracic Organs	9	0.34	1.04	0.70	0.04	0.08	12	0.61	1.36	0.78	0.04	0.10	C37-C38
骨	Bone	3	0.11	0.35	0.15	0.01	0.01	5	0.25	0.57	0.19	0.01	0.01	C40-C41
皮肤黑色素瘤	Melanoma of Skin	1	0.04	0.12	0.07	0.00	0.00	2	0.10	0.23	0.14	0.01	0.02	C43
乳房	Breast	11	0.42	1.27	0.76	0.07	0.09	377	19.19	42.81	26.11	2.20	2.77	C50
子宫颈	Cervix	–	–	–	–	–	–	139	7.07	15.78	9.90	0.78	1.00	C53
子宫体及子宫部位不明	Uterus & Unspecified	–	–	–	–	–	–	53	2.70	6.02	3.49	0.29	0.39	C54-C55
卵巢	Ovary	–	–	–	–	–	–	72	3.66	8.18	5.52	0.39	0.61	C56
前列腺	Prostate	84	3.19	9.72	5.06	0.11	0.50	–	–	–	–	–	–	C61
睾丸	Testis	3	0.11	0.35	0.17	0.02	0.02	–	–	–	–	–	–	C62
肾及泌尿系统不明	Kidney & Unspecified Urinary Organs	82	3.12	9.49	5.80	0.30	0.66	39	1.98	4.43	2.27	0.09	0.29	C64-C66,68
膀胱	Bladder	100	3.80	11.57	6.47	0.25	0.74	26	1.32	2.95	1.57	0.08	0.20	C67
脑,神经系统	Brain, Central Nervous System	23	0.87	2.66	1.48	0.10	0.13	16	0.81	1.82	1.81	0.10	0.12	C70-C72
甲状腺	Thyroid Gland	34	1.29	3.93	2.61	0.19	0.26	93	4.73	10.56	6.83	0.53	0.71	C73
淋巴瘤	Lymphoma	20	0.76	2.31	1.70	0.08	0.21	21	1.07	2.38	1.12	0.04	0.12	C81-C85,88,90,96
白血病	Leukaemia	18	0.68	2.08	1.16	0.04	0.13	17	0.87	1.93	1.21	0.06	0.17	C91-C95
不明及其他恶性肿瘤	All Other Sites and Unspecified	114	4.33	13.19	7.49	0.43	0.79	86	4.38	9.77	6.43	0.32	0.64	O&U
所有部位合计	All Sites	2632	100.00	304.56	175.03	9.25	20.59	1965	100.00	223.14	124.72	7.79	13.62	ALL
所有部位除外 C44	All Sites but C44	2628	99.85	304.10	174.70	9.24	20.54	1958	99.64	222.34	124.31	7.78	13.56	ALLbC44
死亡 Mortality														
口腔和咽喉(除外鼻咽)	Lip,Oral Cavity & Pharynx but Nasopharynx	23	1.00	2.66	1.76	0.11	0.25	14	1.08	1.59	0.73	0.03	0.10	C00-C10;C12-C14
鼻咽	Nasopharynx	9	0.39	1.04	0.60	0.05	0.08	5	0.39	0.57	0.36	0.04	0.04	C11
食管	Esophagus	132	5.75	15.27	8.45	0.44	0.95	19	1.47	2.16	0.93	0.02	0.08	C15
胃	Stomach	364	15.86	42.12	22.84	1.04	2.41	148	11.42	16.81	8.25	0.36	0.94	C16
结直肠肛门	Colon, Rectum & Anus	182	7.93	21.06	11.32	0.44	1.18	130	10.03	14.76	6.81	0.30	0.70	C18-C21
肝脏	Liver	288	12.55	33.33	19.32	1.08	2.17	119	9.18	13.51	6.19	0.25	0.69	C22
胆囊及其他	Gallbladder and Extrahepatic Ducts	40	1.74	4.63	2.54	0.09	0.24	38	2.93	4.32	1.89	0.06	0.22	C23-C24
胰腺	Pancreas	100	4.36	11.57	6.56	0.26	0.81	75	5.79	8.52	4.04	0.16	0.49	C25
喉	Larynx	10	0.44	1.16	0.69	0.03	0.06	0	0.00	0.00	0.00	0.00	0.00	C32
气管,支气管,肺	Trachea, Bronchus and Lung	632	27.54	73.13	40.20	1.59	4.58	298	22.99	33.84	14.42	0.46	1.37	C33-C34
其他胸腔器官	Other Thoracic Organs	5	0.22	0.58	0.38	0.02	0.06	9	0.69	1.02	0.54	0.04	0.07	C37-C38
骨	Bone	9	0.39	1.04	0.53	0.02	0.04	5	0.39	0.57	0.27	0.01	0.01	C40-C41
皮肤黑色素瘤	Melanoma of Skin	3	0.13	0.35	0.21	0.00	0.02	5	0.39	0.57	0.28	0.01	0.03	C43
乳房	Breast	1	0.04	0.12	0.04	0.00	0.00	93	7.18	10.56	5.77	0.42	0.65	C50
子宫颈	Cervix	–	–	–	–	–	–	24	1.85	2.73	1.60	0.11	0.19	C53
子宫体及子宫部位不明	Uterus & Unspecified	–	–	–	–	–	–	20	1.54	2.27	1.06	0.05	0.12	C54-C55
卵巢	Ovary	–	–	–	–	–	–	34	2.62	3.86	2.12	0.12	0.23	C56
前列腺	Prostate	47	2.05	5.44	2.86	0.01	0.28	–	–	–	–	–	–	C61
睾丸	Testis	0	0.00	0.00	0.00	0.00	0.00	–	–	–	–	–	–	C62
肾及泌尿系统不明	Kidney & Unspecified Urinary Organs	33	1.44	3.82	2.22	0.08	0.24	17	1.31	1.93	0.94	0.02	0.15	C64-C66,68
膀胱	Bladder	32	1.39	3.70	1.76	0.03	0.13	10	0.77	1.14	0.48	0.01	0.04	C67
脑,神经系统	Brain, Central Nervous System	28	1.22	3.24	2.04	0.14	0.19	22	1.70	2.50	2.20	0.09	0.18	C70-C72
甲状腺	Thyroid Gland	4	0.17	0.46	0.28	0.01	0.03	5	0.39	0.57	0.30	0.01	0.04	C73
淋巴瘤	Lymphoma	37	1.61	4.28	2.54	0.12	0.27	39	3.01	4.43	2.22	0.08	0.26	C81-C85,88,90,96
白血病	Leukaemia	46	2.00	5.32	3.31	0.18	0.33	21	1.62	2.38	1.22	0.08	0.12	C91-C95
不明及其他恶性肿瘤	All Other Sites and Unspecified	270	11.76	31.24	17.36	0.88	1.88	146	11.27	16.58	7.86	0.31	0.84	O&U
所有部位合计	All Sites	2295	100.00	265.57	147.80	6.74	16.19	1296	100.00	147.17	70.49	3.05	7.56	ALL
所有部位除外 C44	All Sites but C44	2293	99.91	265.34	147.66	6.74	16.17	1294	99.85	146.94	70.37	3.04	7.55	ALLbC44

表 7-3-96 沂源县 2011 年癌症发病和死亡主要指标
Table 7-3-96 Incidence and mortality of cancer in Yiyuan, 2011

部位 Site		男性 Male						女性 Female						ICD-10
		病例数 No. cases	构成 (%)	粗率 Crude rate (1/10⁵)	世标率 ASR world (1/10⁵)	累积率 Cum.rate(%) 0~64	0~74	病例数 No. cases	构成 (%)	粗率 Crude rate (1/10⁵)	世标率 ASR world (1/10⁵)	累积率 Cum.rate(%) 0~64	0~74	
发病 Incidence														
口腔和咽喉(除外鼻咽)	Lip,Oral Cavity & Pharynx but Nasopharynx	9	1.09	3.14	2.14	0.17	0.29	3	0.65	1.08	0.99	0.05	0.11	C00-C10;C12-C14
鼻咽	Nasopharynx	9	1.09	3.14	2.02	0.12	0.30	0	0.00	0.00	0.00	0.00	0.00	C11
食管	Esophagus	91	11.06	31.78	21.39	1.19	2.53	11	2.38	3.95	2.38	0.10	0.27	C15
胃	Stomach	199	24.18	69.51	47.04	2.75	6.06	68	14.69	24.41	15.39	0.75	2.03	C16
结直肠肛门	Colon, Rectum & Anus	52	6.32	18.16	11.78	0.66	1.33	30	6.48	10.77	6.93	0.30	0.99	C18-C21
肝脏	Liver	100	12.15	34.93	23.73	1.64	2.68	49	10.58	17.59	10.55	0.69	1.27	C22
胆囊及其他	Gallbladder and Extrahepatic Ducts	3	0.36	1.05	0.89	0.04	0.16	1	0.22	0.36	0.28	0.03	0.03	C23-C24
胰腺	Pancreas	12	1.46	4.19	2.94	0.07	0.43	9	1.94	3.23	1.88	0.09	0.20	C25
喉	Larynx	4	0.49	1.40	1.14	0.04	0.22	0	0.00	0.00	0.00	0.00	0.00	C32
气管,支气管,肺	Trachea, Bronchus and Lung	265	32.20	92.56	61.55	3.44	7.28	131	28.29	47.03	29.71	1.52	3.65	C33-C34
其他胸腔器官	Other Thoracic Organs	1	0.12	0.35	0.28	0.04	0.04	1	0.22	0.36	0.24	0.00	0.06	C37-C38
骨	Bone	9	1.09	3.14	2.10	0.12	0.25	7	1.51	2.51	1.13	0.03	0.03	C40-C41
皮肤黑色素瘤	Melanoma of Skin	1	0.12	0.35	0.19	0.02	0.02	1	0.22	0.36	0.28	0.03	0.03	C43
乳房	Breast	1	0.12	0.35	0.20	0.02	0.02	72	15.55	25.85	17.03	1.47	1.75	C50
子宫颈	Cervix	–	–	–	–	–	–	5	1.08	1.80	0.97	0.10	0.10	C53
子宫体及子宫部位不明	Uterus & Unspecified	–	–	–	–	–	–	10	2.16	3.59	2.12	0.23	0.23	C54-C55
卵巢	Ovary	–	–	–	–	–	–	18	3.89	6.46	4.19	0.35	0.47	C56
前列腺	Prostate	6	0.73	2.10	1.12	0.00	0.12							C61
睾丸	Testis	0	0.00	0.00	0.00	0.00	0.00						–	C62
肾及泌尿系统不明	Kidney & Unspecified Urinary Organs	6	0.73	2.10	1.53	0.08	0.20	1	0.22	0.36	0.28	0.03	0.03	C64-C66,68
膀胱	Bladder	8	0.97	2.79	1.84	0.05	0.17	2	0.43	0.72	0.36	0.02	0.02	C67
脑,神经系统	Brain, Central Nervous System	13	1.58	4.54	2.82	0.17	0.29	11	2.38	3.95	2.61	0.21	0.27	C70-C72
甲状腺	Thyroid Gland	2	0.24	0.70	0.81	0.03	0.09	5	1.08	1.80	1.51	0.06	0.17	C73
淋巴瘤	Lymphoma	13	1.58	4.54	3.14	0.18	0.43	10	2.16	3.59	2.35	0.22	0.27	C81-C85,88,90,96
白血病	Leukaemia	9	1.09	3.14	2.45	0.19	0.25	8	1.73	2.87	2.48	0.14	0.26	C91-C95
不明及其他恶性肿瘤	All Other Sites and Unspecified	10	1.22	3.49	2.52	0.10	0.28	10	2.16	3.59	2.51	0.08	0.25	O&U
所有部位合计	All Sites	823	100.00	287.46	193.62	11.09	23.43	463	100.00	166.24	106.16	6.51	12.52	ALL
所有部位除外 C44	All Sites but C44	822	99.88	287.11	193.25	11.09	23.37	463	100.00	166.24	106.16	6.51	12.52	ALLbC44
死亡 Mortality														
口腔和咽喉(除外鼻咽)	Lip,Oral Cavity & Pharynx but Nasopharynx	5	1.18	1.75	1.23	0.07	0.14	0	0.00	0.00	0.00	0.00	0.00	C00-C10;C12-C14
鼻咽	Nasopharynx	3	0.71	1.05	0.63	0.04	0.10	0	0.00	0.00	0.00	0.00	0.00	C11
食管	Esophagus	39	9.18	13.62	9.27	0.43	1.16	15	6.88	5.39	3.23	0.10	0.40	C15
胃	Stomach	83	19.53	28.99	19.65	0.93	2.27	33	15.14	11.85	6.58	0.39	0.63	C16
结直肠肛门	Colon, Rectum & Anus	23	5.41	8.03	5.74	0.33	0.75	12	5.50	4.31	2.30	0.14	0.20	C18-C21
肝脏	Liver	80	18.82	27.94	18.04	1.20	1.99	31	14.22	11.13	6.93	0.44	0.97	C22
胆囊及其他	Gallbladder and Extrahepatic Ducts	1	0.24	0.35	0.19	0.02	0.02	3	1.38	1.08	0.65	0.03	0.09	C23-C24
胰腺	Pancreas	12	2.82	4.19	3.30	0.03	0.46	11	5.05	3.95	2.69	0.12	0.35	C25
喉	Larynx	1	0.24	0.35	0.22	0.02	0.02	0	0.00	0.00	0.00	0.00	0.00	C32
气管,支气管,肺	Trachea, Bronchus and Lung	142	33.41	49.60	31.49	1.50	3.58	56	25.69	20.11	11.76	0.64	1.46	C33-C34
其他胸腔器官	Other Thoracic Organs	0	0.00	0.00	0.00	0.00	0.00	0	0.00	0.00	0.00	0.00	0.00	C37-C38
骨	Bone	6	1.41	2.10	1.46	0.05	0.17	2	0.92	0.72	0.34	0.00	0.00	C40-C41
皮肤黑色素瘤	Melanoma of Skin	1	0.24	0.35	0.32	0.00	0.00	0	0.00	0.00	0.00	0.00	0.00	C43
乳房	Breast	0	0.00	0.00	0.00	0.00	0.00	11	5.05	3.95	2.63	0.26	0.26	C50
子宫颈	Cervix	–	–	–	–	–	–	4	1.83	1.44	0.81	0.07	0.07	C53
子宫体及子宫部位不明	Uterus & Unspecified	–	–	–	–	–	–	11	5.05	3.95	2.26	0.21	0.21	C54-C55
卵巢	Ovary	–	–	–	–	–	–	6	2.75	2.15	1.35	0.09	0.15	C56
前列腺	Prostate	4	0.94	1.40	0.72	0.00	0.06						–	C61
睾丸	Testis	1	0.24	0.35	0.36	0.02	0.02						–	C62
肾及泌尿系统不明	Kidney & Unspecified Urinary Organs	5	1.18	1.75	1.35	0.06	0.18	2	0.92	0.72	0.65	0.03	0.03	C64-C66,68
膀胱	Bladder	3	0.71	1.05	0.77	0.00	0.12	0	0.00	0.00	0.00	0.00	0.00	C67
脑,神经系统	Brain, Central Nervous System	3	0.71	1.05	1.02	0.03	0.09	4	1.83	1.44	1.23	0.09	0.09	C70-C72
甲状腺	Thyroid Gland	0	0.00	0.00	0.00	0.00	0.00	1	0.46	0.36	0.21	0.02	0.02	C73
淋巴瘤	Lymphoma	6	1.41	2.10	1.36	0.04	0.16	5	2.29	1.80	1.20	0.10	0.16	C81-C85,88,90,96
白血病	Leukaemia	4	0.94	1.40	1.31	0.04	0.17	7	3.21	2.51	2.44	0.09	0.27	C91-C95
不明及其他恶性肿瘤	All Other Sites and Unspecified	3	0.71	1.05	0.72	0.07	0.07	4	1.83	1.44	1.38	0.09	0.09	O&U
所有部位合计	All Sites	425	100.00	148.44	99.17	4.88	11.53	218	100.00	78.27	48.65	2.94	5.44	ALL
所有部位除外 C44	All Sites but C44	424	99.76	148.09	98.89	4.84	11.49	217	99.54	77.91	48.37	2.90	5.40	ALLbC44

表 7-3-97 滕州市 2011 年癌症发病和死亡主要指标
Table 7-3-97 Incidence and mortality of cancer in Tengzhou，2011

部位 Site		男性 Male						女性 Female						ICD-10
		病例数 No. cases	构成(%)	粗率 Crude rate (1/10⁵)	世标率 ASR world (1/10⁵)	累积率 Cum.rate(%) 0~64	0~74	病例数 No. cases	构成(%)	粗率 Crude rate (1/10⁵)	世标率 ASR world (1/10⁵)	累积率 Cum.rate(%) 0~64	0~74	
发病 Incidence														
口腔和咽喉(除外鼻咽)	Lip,Oral Cavity & Pharynx but Nasopharynx	19	0.92	2.24	1.91	0.10	0.26	13	0.95	1.70	1.27	0.07	0.17	C00-C10;C12-C14
鼻咽	Nasopharynx	7	0.34	0.83	0.69	0.04	0.08	5	0.37	0.66	0.40	0.02	0.04	C11
食管	Esophagus	386	18.64	45.53	38.24	1.89	4.88	237	17.40	31.07	20.24	0.75	2.60	C15
胃	Stomach	273	13.18	32.20	26.54	1.13	3.42	126	9.25	16.52	10.87	0.44	1.54	C16
结直肠肛门	Colon,Rectum & Anus	107	5.17	12.62	10.02	0.46	1.17	85	6.24	11.14	7.64	0.39	1.03	C18-C21
肝脏	Liver	194	9.37	22.88	18.55	1.31	2.15	54	3.96	7.08	4.79	0.28	0.57	C22
胆囊及其他	Gallbladder and Extrahepatic Ducts	13	0.63	1.53	1.42	0.06	0.17	9	0.66	1.18	0.87	0.03	0.13	C23-C24
胰腺	Pancreas	14	0.68	1.65	1.39	0.09	0.19	16	1.17	2.10	1.16	0.04	0.07	C25
喉	Larynx	28	1.35	3.30	2.75	0.27	0.32	5	0.37	0.66	0.49	0.03	0.05	C32
气管,支气管,肺	Trachea,Bronchus and Lung	735	35.49	86.69	72.03	3.27	9.57	268	19.68	35.13	23.57	1.06	3.16	C33-C34
其他胸腔器官	Other Thoracic Organs	5	0.24	0.59	0.50	0.05	0.05	7	0.51	0.92	0.66	0.04	0.09	C37-C38
骨	Bone	17	0.82	2.01	1.57	0.10	0.18	17	1.25	2.23	1.66	0.12	0.19	C40-C41
皮肤黑色素瘤	Melanoma of Skin	4	0.19	0.47	0.38	0.01	0.06	1	0.07	0.13	0.08	0.01	0.01	C43
乳房	Breast	2	0.10	0.24	0.17	0.01	0.01	225	16.52	29.50	20.41	1.67	2.29	C50
子宫颈	Cervix	–	–	–	–	–	–	58	4.26	7.60	5.14	0.42	0.58	C53
子宫体及子宫部位不明	Uterus & Unspecified	–	–	–	–	–	–	44	3.23	5.77	3.91	0.36	0.44	C54-C55
卵巢	Ovary	–	–	–	–	–	–	27	1.98	3.54	2.54	0.18	0.31	C56
前列腺	Prostate	14	0.68	1.65	1.46	0.02	0.18	–	–	–	–	–	–	C61
睾丸	Testis	2	0.10	0.24	0.15	0.01	0.02	–	–	–	–	–	–	C62
肾及泌尿系统不明	Kidney & Unspecified Urinary Organs	24	1.16	2.83	2.39	0.17	0.31	14	1.03	1.84	1.19	0.05	0.13	C64-C66,68
膀胱	Bladder	75	3.62	8.85	7.56	0.31	0.89	13	0.95	1.70	1.06	0.02	0.12	C67
脑,神经系统	Brain,Central Nervous System	39	1.88	4.60	3.89	0.27	0.43	47	3.45	6.16	5.30	0.37	0.51	C70-C72
甲状腺	Thyroid Gland	8	0.39	0.94	0.72	0.04	0.09	25	1.84	3.28	2.40	0.15	0.28	C73
淋巴瘤	Lymphoma	25	1.21	2.95	2.40	0.16	0.24	21	1.54	2.75	1.95	0.12	0.25	C81-C85,88,90,96
白血病	Leukaemia	26	1.26	3.07	3.01	0.17	0.26	9	0.66	1.18	0.96	0.06	0.11	C91-C95
不明及其他恶性肿瘤	All Other Sites and Unspecified	54	2.61	6.37	5.36	0.27	0.68	36	2.64	4.72	3.24	0.23	0.34	O&U
所有部位合计	All Sites	2071	100.00	244.28	203.11	10.22	25.61	1362	100.00	178.55	121.83	6.91	15.00	ALL
所有部位除外 C44	All Sites but C44	2053	99.13	242.15	201.33	10.17	25.35	1347	98.90	176.58	120.71	6.86	14.91	ALLbC44
死亡 Mortality														
口腔和咽喉(除外鼻咽)	Lip,Oral Cavity & Pharynx but Nasopharynx	17	1.02	2.01	1.68	0.07	0.21	5	0.56	0.66	0.41	0.02	0.04	C00-C10;C12-C14
鼻咽	Nasopharynx	16	0.96	1.89	1.48	0.06	0.15	2	0.22	0.26	0.14	0.01	0.01	C11
食管	Esophagus	293	17.61	34.56	28.98	1.15	3.66	180	20.16	23.60	15.40	0.55	1.96	C15
胃	Stomach	192	11.54	22.65	18.79	0.65	2.66	89	9.97	11.67	7.70	0.31	1.02	C16
结直肠肛门	Colon,Rectum & Anus	78	4.69	9.20	7.16	0.29	0.74	51	5.71	6.69	4.39	0.19	0.56	C18-C21
肝脏	Liver	230	13.82	27.13	22.18	1.40	2.63	55	6.16	7.21	5.01	0.25	0.59	C22
胆囊及其他	Gallbladder and Extrahepatic Ducts	10	0.60	1.18	1.14	0.05	0.15	13	1.46	1.70	1.13	0.05	0.15	C23-C24
胰腺	Pancreas	11	0.66	1.30	0.94	0.05	0.13	10	1.12	1.31	0.76	0.02	0.06	C25
喉	Larynx	13	0.78	1.53	1.25	0.09	0.13	4	0.45	0.52	0.37	0.00	0.06	C32
气管,支气管,肺	Trachea,Bronchus and Lung	613	36.84	72.30	58.53	2.35	7.53	219	24.52	28.71	18.78	0.74	2.43	C33-C34
其他胸腔器官	Other Thoracic Organs	2	0.12	0.24	0.22	0.03	0.03	0	0.00	0.00	0.00	0.00	0.00	C37-C38
骨	Bone	10	0.60	1.18	1.03	0.04	0.13	7	0.78	0.92	0.69	0.08	0.08	C40-C41
皮肤黑色素瘤	Melanoma of Skin	0	0.00	0.00	0.00	0.00	0.00	0	0.00	0.00	0.00	0.00	0.00	C43
乳房	Breast	0	0.00	0.00	0.00	0.00	0.00	115	12.88	15.08	10.41	0.89	1.25	C50
子宫颈	Cervix	–	–	–	–	–	–	31	3.47	4.06	2.96	0.20	0.39	C53
子宫体及子宫部位不明	Uterus & Unspecified	–	–	–	–	–	–	21	2.35	2.75	2.08	0.17	0.27	C54-C55
卵巢	Ovary	–	–	–	–	–	–	11	1.23	1.44	1.01	0.05	0.11	C56
前列腺	Prostate	15	0.90	1.77	1.28	0.01	0.13	–	–	–	–	–	–	C61
睾丸	Testis	0	0.00	0.00	0.00	0.00	0.00	–	–	–	–	–	–	C62
肾及泌尿系统不明	Kidney & Unspecified Urinary Organs	21	1.26	2.48	2.17	0.14	0.28	6	0.67	0.79	0.47	0.03	0.05	C64-C66,68
膀胱	Bladder	31	1.86	3.66	3.07	0.05	0.35	5	0.56	0.66	0.29	0.00	0.00	C67
脑,神经系统	Brain,Central Nervous System	32	1.92	3.77	3.05	0.22	0.38	18	2.02	2.36	2.41	0.18	0.20	C70-C72
甲状腺	Thyroid Gland	3	0.18	0.35	0.30	0.01	0.05	9	1.01	1.18	0.85	0.06	0.13	C73
淋巴瘤	Lymphoma	25	1.50	2.95	2.46	0.16	0.29	21	2.35	2.75	1.99	0.13	0.26	C81-C85,88,90,96
白血病	Leukaemia	25	1.50	2.95	2.44	0.14	0.24	9	1.01	1.18	0.95	0.07	0.11	C91-C95
不明及其他恶性肿瘤	All Other Sites and Unspecified	27	1.62	3.18	2.68	0.11	0.33	12	1.34	1.57	1.04	0.02	0.15	O&U
所有部位合计	All Sites	1664	100.00	196.27	160.82	7.07	20.20	893	100.00	117.07	79.24	4.01	9.86	ALL
所有部位除外 C44	All Sites but C44	1661	99.82	195.92	160.49	7.07	20.18	888	99.44	116.41	78.89	4.01	9.84	ALLbC44

表 7-3-98　烟台市 2011 年癌症发病和死亡主要指标
Table 7-3-98　Incidence and mortality of cancer in Yantai, 2011

部位 / Site		男性 Male						女性 Female						ICD-10
		病例数 No. cases	构成 (%)	粗率 Crude rate (1/10⁵)	世标率 ASR world (1/10⁵)	累积率 Cum.rate(%) 0~64	0~74	病例数 No. cases	构成 (%)	粗率 Crude rate (1/10⁵)	世标率 ASR world (1/10⁵)	累积率 Cum.rate(%) 0~64	0~74	
发病 Incidence														
口腔和咽喉(除外鼻咽)	Lip,Oral Cavity & Pharynx but Nasopharynx	26	1.15	2.95	1.90	0.13	0.24	8	0.45	0.90	0.53	0.04	0.05	C00-C10;C12-C14
鼻咽	Nasopharynx	14	0.62	1.59	1.20	0.10	0.10	7	0.40	0.79	0.64	0.04	0.04	C11
食管	Esophagus	90	3.99	10.21	6.57	0.42	0.74	14	0.79	1.58	0.75	0.03	0.04	C15
胃	Stomach	464	20.59	52.62	33.12	1.78	3.91	214	12.10	24.18	14.60	0.79	1.59	C16
结直肠肛门	Colon,Rectum & Anus	252	11.19	28.58	17.77	1.02	2.03	227	12.83	25.65	15.14	0.80	1.92	C18-C21
肝脏	Liver	392	17.40	44.46	28.29	1.93	3.40	119	6.73	13.45	8.01	0.47	0.92	C22
胆囊及其他	Gallbladder and Extrahepatic Ducts	33	1.46	3.74	2.23	0.10	0.27	16	0.90	1.81	1.03	0.06	0.10	C23-C24
胰腺	Pancreas	79	3.51	8.96	5.40	0.28	0.69	48	2.71	5.42	3.14	0.10	0.36	C25
喉	Larynx	10	0.44	1.13	0.74	0.05	0.10	3	0.17	0.34	0.20	0.00	0.00	C32
气管,支气管,肺	Trachea,Bronchus and Lung	493	21.88	55.91	35.64	1.61	4.31	340	19.22	38.42	22.59	1.11	2.50	C33-C34
其他胸腔器官	Other Thoracic Organs	3	0.13	0.34	0.20	0.02	0.02	5	0.28	0.56	0.32	0.03	0.03	C37-C38
骨	Bone	9	0.40	1.02	0.63	0.01	0.11	8	0.45	0.90	0.76	0.04	0.07	C40-C41
皮肤黑色素瘤	Melanoma of Skin	4	0.18	0.45	0.25	0.01	0.04	2	0.11	0.23	0.16	0.02	0.02	C43
乳房	Breast	2	0.09	0.23	0.14	0.01	0.01	335	18.94	37.85	23.93	1.97	2.60	C50
子宫颈	Cervix	–	–	–	–	–	–	63	3.56	7.12	4.54	0.40	0.42	C53
子宫体及子宫部位不明	Uterus & Unspecified	–	–	–	–	–	–	56	3.17	6.33	3.94	0.30	0.45	C54-C55
卵巢	Ovary	–	–	–	–	–	–	46	2.60	5.20	3.45	0.24	0.39	C56
前列腺	Prostate	46	2.04	5.22	3.12	0.08	0.28	–	–	–	–	–	–	C61
睾丸	Testis	1	0.04	0.11	0.11	0.01	0.01	–	–	–	–	–	–	C62
肾及泌尿系统不明	Kidney & Unspecified Urinary Organs	34	1.51	3.86	2.48	0.11	0.24	29	1.64	3.28	2.00	0.09	0.25	C64-C66,68
膀胱	Bladder	59	2.62	6.69	4.27	0.13	0.49	12	0.68	1.36	0.80	0.03	0.08	C67
脑,神经系统	Brain,Central Nervous System	48	2.13	5.44	3.65	0.26	0.35	39	2.20	4.41	3.21	0.21	0.31	C70-C72
甲状腺	Thyroid Gland	21	0.93	2.38	1.59	0.13	0.17	54	3.05	6.10	3.96	0.33	0.39	C73
淋巴瘤	Lymphoma	57	2.53	6.46	4.28	0.26	0.47	33	1.87	3.73	2.34	0.15	0.27	C81-C85,88,90,96
白血病	Leukaemia	44	1.95	4.99	3.81	0.21	0.32	38	2.15	4.29	4.14	0.19	0.32	C91-C95
不明及其他恶性肿瘤	All Other Sites and Unspecified	72	3.20	8.17	5.01	0.25	0.51	53	3.00	5.99	3.98	0.21	0.45	O&U
所有部位合计	All Sites	2253	100.00	255.52	162.41	8.92	18.80	1769	100.00	199.88	124.16	7.66	13.60	ALL
所有部位除外 C44	All Sites but C44	2241	99.47	254.16	161.60	8.87	18.72	1763	99.66	199.20	123.78	7.63	13.55	ALLbC44
死亡 Mortality														
口腔和咽喉(除外鼻咽)	Lip,Oral Cavity & Pharynx but Nasopharynx	20	1.22	2.27	1.34	0.09	0.15	5	0.52	0.56	0.29	0.01	0.02	C00-C10;C12-C14
鼻咽	Nasopharynx	9	0.55	1.02	0.64	0.05	0.06	4	0.41	0.45	0.21	0.01	0.01	C11
食管	Esophagus	70	4.25	7.94	5.18	0.27	0.59	12	1.24	1.36	0.62	0.02	0.04	C15
胃	Stomach	300	18.23	34.02	21.64	0.93	2.36	121	12.54	13.67	7.68	0.34	0.80	C16
结直肠肛门	Colon,Rectum & Anus	101	6.14	11.45	7.10	0.28	0.75	83	8.60	9.38	5.24	0.23	0.51	C18-C21
肝脏	Liver	363	22.05	41.17	26.23	1.71	3.07	101	10.47	11.41	6.62	0.42	0.68	C22
胆囊及其他	Gallbladder and Extrahepatic Ducts	14	0.85	1.59	1.00	0.06	0.11	19	1.97	2.15	1.21	0.03	0.16	C23-C24
胰腺	Pancreas	71	4.31	8.05	5.00	0.20	0.54	49	5.08	5.54	3.15	0.13	0.34	C25
喉	Larynx	8	0.49	0.91	0.55	0.02	0.07	3	0.31	0.34	0.16	0.00	0.00	C32
气管,支气管,肺	Trachea,Bronchus and Lung	445	27.04	50.47	31.80	1.39	3.74	294	30.47	33.22	18.93	0.89	2.01	C33-C34
其他胸腔器官	Other Thoracic Organs	4	0.24	0.45	0.27	0.01	0.04	5	0.52	0.56	0.37	0.02	0.03	C37-C38
骨	Bone	9	0.55	1.02	0.68	0.03	0.09	6	0.62	0.68	0.41	0.01	0.05	C40-C41
皮肤黑色素瘤	Melanoma of Skin	1	0.06	0.11	0.08	0.00	0.01	0	0.00	0.00	0.00	0.00	0.00	C43
乳房	Breast	1	0.06	0.11	0.09	0.01	0.01	64	6.63	7.23	4.30	0.29	0.50	C50
子宫颈	Cervix	–	–	–	–	–	–	20	2.07	2.26	1.47	0.12	0.17	C53
子宫体及子宫部位不明	Uterus & Unspecified	–	–	–	–	–	–	19	1.97	2.15	1.50	0.08	0.20	C54-C55
卵巢	Ovary	–	–	–	–	–	–	24	2.49	2.71	1.74	0.10	0.21	C56
前列腺	Prostate	25	1.52	2.84	1.84	0.02	0.14	–	–	–	–	–	–	C61
睾丸	Testis	1	0.06	0.11	0.07	0.00	0.02	–	–	–	–	–	–	C62
肾及泌尿系统不明	Kidney & Unspecified Urinary Organs	18	1.09	2.04	1.32	0.03	0.13	14	1.45	1.58	0.88	0.03	0.09	C64-C66,68
膀胱	Bladder	37	2.25	4.20	2.74	0.06	0.30	10	1.04	1.13	0.76	0.05	0.08	C67
脑,神经系统	Brain,Central Nervous System	39	2.37	4.42	3.10	0.20	0.30	31	3.21	3.50	2.47	0.17	0.34	C70-C72
甲状腺	Thyroid Gland	2	0.12	0.23	0.15	0.01	0.02	7	0.73	0.79	0.45	0.02	0.05	C73
淋巴瘤	Lymphoma	37	2.25	4.20	2.60	0.15	0.31	21	2.18	2.37	1.66	0.08	0.21	C81-C85,88,90,96
白血病	Leukaemia	36	2.19	4.08	3.29	0.15	0.27	30	3.11	3.39	2.83	0.12	0.29	C91-C95
不明及其他恶性肿瘤	All Other Sites and Unspecified	35	2.13	3.97	2.61	0.14	0.29	23	2.38	2.60	1.60	0.07	0.14	O&U
所有部位合计	All Sites	1646	100.00	186.68	119.31	5.81	13.36	965	100.00	109.03	64.51	3.24	6.86	ALL
所有部位除外 C44	All Sites but C44	1645	99.94	186.57	119.22	5.79	13.35	964	99.90	108.92	64.48	3.24	6.86	ALLbC44

表 7-3-99 招远市 2011 年癌症发病和死亡主要指标

Table 7-3-99 Incidence and mortality of cancer in Zhaoyuan, 2011

部位 Site		男性 Male					女性 Female					ICD-10
		病例数 No. cases	构成 (%)	粗率 Crude rate (1/10⁵)	世标率 ASR world (1/10⁵)	累积率 Cum.rate(%) 0~64	累积率 0~74	病例数 No. cases	构成 (%)	粗率 Crude rate (1/10⁵)	世标率 ASR world (1/10⁵)	累积率 Cum.rate(%) 0~64	累积率 0~74	

发病 Incidence

口腔和咽喉(除外鼻咽) Lip,Oral Cavity & Pharynx but Nasopharynx	8	0.75	2.82	1.67	0.10	0.19	2	0.29	0.70	0.40	0.02	0.06	C00-C10;C12-C14
鼻咽 Nasopharynx	6	0.56	2.12	1.36	0.11	0.16	1	0.15	0.35	0.21	0.02	0.02	C11
食管 Esophagus	50	4.67	17.64	10.80	0.61	1.13	6	0.87	2.09	0.86	0.02	0.06	C15
胃 Stomach	261	24.37	92.08	54.88	3.09	6.23	125	18.20	43.57	23.43	1.34	2.51	C16
结直肠肛门 Colon,Rectum & Anus	89	8.31	31.40	19.10	1.12	2.09	68	9.90	23.70	13.24	0.88	1.50	C18-C21
肝脏 Liver	242	22.60	85.38	52.22	3.84	5.84	66	9.61	23.00	14.41	0.83	1.70	C22
胆囊及其他 Gallbladder and Extrahepatic Ducts	9	0.84	3.18	1.91	0.04	0.04	3	0.44	1.05	0.45	0.02	0.02	C23-C24
胰腺 Pancreas	14	1.31	4.94	2.65	0.09	0.23	19	2.77	6.62	4.05	0.33	0.49	C25
喉 Larynx	3	0.28	1.06	0.55	0.03	0.03	2	0.29	0.70	0.24	0.00	0.00	C32
气管,支气管,肺 Trachea,Bronchus and Lung	233	21.76	82.20	49.15	2.28	6.12	126	18.34	43.92	23.88	1.48	2.63	C33-C34
其他胸腔器官 Other Thoracic Organs	2	0.19	0.71	0.41	0.03	0.08	1	0.15	0.35	0.96	0.05	0.05	C37-C38
骨 Bone	12	1.12	4.23	2.62	0.08	0.23	12	1.75	4.18	2.20	0.12	0.23	C40-C41
皮肤黑色素瘤 Melanoma of Skin	1	0.09	0.35	0.20	0.03	0.03	2	0.29	0.70	0.47	0.03	0.07	C43
乳房 Breast	2	0.19	0.71	0.39	0.02	0.02	90	13.10	31.37	20.81	1.96	2.26	C50
子宫颈 Cervix	–	–	–	–	–	–	41	5.97	14.29	9.49	0.89	0.97	C53
子宫体及子宫部位不明 Uterus & Unspecified	–	–	–	–	–	–	41	5.97	14.29	9.42	0.91	1.07	C54-C55
卵巢 Ovary	–	–	–	–	–	–	17	2.47	5.93	3.83	0.33	0.44	C56
前列腺 Prostate	9	0.84	3.18	1.93	0.05	0.13	–	–	–	–	–	–	C61
睾丸 Testis	2	0.19	0.71	0.40	0.03	0.03	–	–	–	–	–	–	C62
肾及泌尿系统不明 Kidney & Unspecified Urinary Organs	10	0.93	3.53	1.99	0.15	0.18	10	1.46	3.49	3.38	0.23	0.34	C64-C66,68
膀胱 Bladder	23	2.15	8.11	4.94	0.16	0.51	2	0.29	0.70	0.20	0.00	0.00	C67
脑,神经系统 Brain,Central Nervous System	19	1.77	6.70	4.87	0.33	0.50	15	2.18	5.23	2.89	0.16	0.32	C70-C72
甲状腺 Thyroid Gland	3	0.28	1.06	0.66	0.03	0.12	3	0.44	1.05	0.67	0.07	0.07	C73
淋巴瘤 Lymphoma	25	2.33	8.82	5.80	0.34	0.66	9	1.31	3.14	1.76	0.09	0.17	C81-C85,88,90,96
白血病 Leukaemia	20	1.87	7.06	5.08	0.25	0.52	11	1.60	3.83	3.45	0.27	0.31	C91-C95
不明及其他恶性肿瘤 All Other Sites and Unspecified	28	2.61	9.88	9.51	0.49	0.79	15	2.18	5.23	2.92	0.21	0.37	O&U
所有部位合计 All Sites	1071	100.00	377.85	233.07	13.31	25.85	687	100.00	239.44	143.64	10.26	15.67	ALL
所有部位除外 C44 All Sites but C44	1069	99.81	377.15	232.68	13.31	25.80	686	99.85	239.09	143.48	10.26	15.62	ALLbC44

死亡 Mortality

口腔和咽喉(除外鼻咽) Lip,Oral Cavity & Pharynx but Nasopharynx	2	0.23	0.71	0.40	0.02	0.05	1	0.20	0.35	0.12	0.00	0.00	C00-C10;C12-C14
鼻咽 Nasopharynx	9	1.04	3.18	1.92	0.18	0.23	1	0.20	0.35	0.21	0.00	0.03	C11
食管 Esophagus	44	5.09	15.52	9.33	0.55	1.10	7	1.43	2.44	0.92	0.02	0.06	C15
胃 Stomach	178	20.60	62.80	37.19	1.46	4.17	86	17.52	29.97	14.70	0.61	1.43	C16
结直肠肛门 Colon,Rectum & Anus	53	6.13	18.70	11.39	0.53	0.91	35	7.13	12.20	6.95	0.50	0.83	C18-C21
肝脏 Liver	211	24.42	74.44	45.79	3.33	5.11	67	13.65	23.35	12.80	0.74	1.55	C22
胆囊及其他 Gallbladder and Extrahepatic Ducts	9	1.04	3.18	1.71	0.04	0.15	6	1.22	2.09	1.04	0.06	0.10	C23-C24
胰腺 Pancreas	18	2.08	6.35	3.94	0.19	0.39	23	4.68	8.02	4.38	0.29	0.62	C25
喉 Larynx	2	0.23	0.71	0.41	0.02	0.02	1	0.20	0.35	0.12	0.00	0.00	C32
气管,支气管,肺 Trachea,Bronchus and Lung	218	25.23	76.91	45.68	1.95	5.51	127	25.87	44.26	23.48	1.39	2.67	C33-C34
其他胸腔器官 Other Thoracic Organs	1	0.12	0.35	0.20	0.03	0.03	0	0.00	0.00	0.00	0.00	0.00	C37-C38
骨 Bone	14	1.62	4.94	3.53	0.15	0.35	14	2.85	4.88	2.34	0.06	0.29	C40-C41
皮肤黑色素瘤 Melanoma of Skin	0	0.00	0.00	0.00	0.00	0.00	0	0.00	0.00	0.00	0.00	0.00	C43
乳房 Breast	0	0.00	0.00	0.00	0.00	0.00	26	5.30	9.06	5.75	0.49	0.60	C50
子宫颈 Cervix	–	–	–	–	–	–	16	3.26	5.58	3.05	0.21	0.34	C53
子宫体及子宫部位不明 Uterus & Unspecified	–	–	–	–	–	–	18	3.67	6.27	3.89	0.29	0.49	C54-C55
卵巢 Ovary	–	–	–	–	–	–	8	1.63	2.79	1.63	0.07	0.21	C56
前列腺 Prostate	10	1.16	3.53	2.37	0.00	0.19	–	–	–	–	–	–	C61
睾丸 Testis	0	0.00	0.00	0.00	0.00	0.00	–	–	–	–	–	–	C62
肾及泌尿系统不明 Kidney & Unspecified Urinary Organs	6	0.69	2.12	1.40	0.04	0.09	4	0.81	1.39	1.70	0.06	0.10	C64-C66,68
膀胱 Bladder	14	1.62	4.94	2.99	0.08	0.32	3	0.61	1.05	0.41	0.00	0.03	C67
脑,神经系统 Brain,Central Nervous System	22	2.55	7.76	5.41	0.51	0.59	13	2.65	4.53	2.31	0.14	0.21	C70-C72
甲状腺 Thyroid Gland	1	0.12	0.35	0.27	0.03	0.03	0	0.00	0.00	0.00	0.00	0.00	C73
淋巴瘤 Lymphoma	21	2.43	7.41	4.30	0.32	0.38	11	2.24	3.83	2.45	0.17	0.29	C81-C85,88,90,96
白血病 Leukaemia	19	2.20	6.70	5.90	0.32	0.51	11	2.24	3.83	3.60	0.30	0.33	C91-C95
不明及其他恶性肿瘤 All Other Sites and Unspecified	12	1.39	4.23	2.99	0.14	0.27	13	2.65	4.53	2.53	0.18	0.26	O&U
所有部位合计 All Sites	864	100.00	304.82	187.10	9.90	20.39	491	100.00	171.13	94.37	5.58	10.43	ALL
所有部位除外 C44 All Sites but C44	864	100.00	304.82	187.10	9.90	20.39	491	100.00	171.13	94.37	5.58	10.43	ALLbC44

表 7-3-100 高密市 2011 年癌症发病和死亡主要指标
Table 7-3-100 Incidence and mortality of cancer in Gaomi，2011

部位 Site		男性 Male						女性 Female						ICD-10
		病例数 No. cases	构成 (%)	粗率 Crude rate (1/10⁵)	世标率 ASR world (1/10⁵)	累积率 Cum.rate(%) 0~64	0~74	病例数 No. cases	构成 (%)	粗率 Crude rate (1/10⁵)	世标率 ASR world (1/10⁵)	累积率 Cum.rate(%) 0~64	0~74	
发病 Incidence														
口腔和咽喉(除外鼻咽)	Lip,Oral Cavity & Pharynx but Nasopharynx	21	1.47	4.84	3.79	0.19	0.48	5	0.54	1.16	0.79	0.04	0.08	C00–C10;C12–C14
鼻咽	Nasopharynx	7	0.49	1.61	1.24	0.14	0.14	4	0.43	0.93	0.60	0.05	0.05	C11
食管	Esophagus	93	6.51	21.43	13.93	0.97	1.71	16	1.73	3.71	2.32	0.15	0.26	C15
胃	Stomach	297	20.78	68.45	43.71	2.53	5.31	117	12.66	27.15	15.36	0.83	1.71	C16
结直肠肛门	Colon,Rectum & Anus	83	5.81	19.13	12.15	0.56	1.48	76	8.23	17.64	10.27	0.42	1.25	C18–C21
肝脏	Liver	222	15.54	51.16	33.96	2.50	4.36	79	8.55	18.33	11.82	0.69	1.49	C22
胆囊及其他	Gallbladder and Extrahepatic Ducts	26	1.82	5.99	3.89	0.25	0.46	13	1.41	3.02	1.85	0.06	0.31	C23–C24
胰腺	Pancreas	27	1.89	6.22	3.73	0.25	0.36	22	2.38	5.11	3.30	0.15	0.54	C25
喉	Larynx	10	0.70	2.30	1.34	0.04	0.18	2	0.22	0.46	0.29	0.00	0.07	C32
气管,支气管,肺	Trachea,Bronchus and Lung	430	30.09	99.10	64.15	3.45	8.08	239	25.87	55.46	32.37	1.70	3.93	C33–C34
其他胸腔器官	Other Thoracic Organs	2	0.14	0.46	0.27	0.02	0.02	0	0.00	0.00	0.00	0.00	0.00	C37–C38
骨	Bone	16	1.12	3.69	2.80	0.15	0.26	12	1.30	2.78	1.55	0.10	0.17	C40–C41
皮肤黑色素瘤	Melanoma of Skin	0	0.00	0.00	0.00	0.00	0.00	0	0.00	0.00	0.00	0.00	0.00	C43
乳房	Breast	2	0.14	0.46	0.31	0.02	0.02	138	14.94	32.02	21.41	1.91	2.25	C50
子宫颈	Cervix	–	–	–	–	–	–	46	4.98	10.67	7.10	0.55	0.79	C53
子宫体及子宫部位不明	Uterus & Unspecified	–	–	–	–	–	–	27	2.92	6.27	4.19	0.32	0.48	C54–C55
卵巢	Ovary	–	–	–	–	–	–	21	2.27	4.87	3.30	0.30	0.33	C56
前列腺	Prostate	15	1.05	3.46	1.88	0.02	0.19	–	–	–	–	–	–	C61
睾丸	Testis	3	0.21	0.69	0.59	0.04	0.07	–	–	–	–	–	–	C62
肾及泌尿系统不明	Kidney & Unspecified Urinary Organs	7	0.49	1.61	1.10	0.08	0.15	7	0.76	1.62	0.99	0.07	0.07	C64–C66,68
膀胱	Bladder	36	2.52	8.30	5.40	0.15	0.70	11	1.19	2.55	1.36	0.09	0.09	C67
脑,神经系统	Brain,Central Nervous System	40	2.80	9.22	7.31	0.42	0.73	22	2.38	5.11	4.17	0.33	0.39	C70–C72
甲状腺	Thyroid Gland	6	0.42	1.38	0.87	0.07	0.10	18	1.95	4.18	2.86	0.27	0.27	C73
淋巴瘤	Lymphoma	25	1.75	5.76	4.18	0.29	0.52	8	0.87	1.86	1.09	0.06	0.06	C81–C85,88,90,96
白血病	Leukaemia	29	2.03	6.68	5.07	0.32	0.43	21	2.27	4.87	3.95	0.31	0.31	C91–C95
不明及其他恶性肿瘤	All Other Sites and Unspecified	32	2.24	7.37	4.75	0.30	0.44	20	2.16	4.64	2.76	0.16	0.30	O&U
所有部位合计	All Sites	1429	100.00	329.33	216.39	12.76	26.19	924	100.00	214.41	133.72	8.56	15.20	ALL
所有部位除外 C44	All Sites but C44	1421	99.44	327.48	215.36	12.68	26.11	919	99.46	213.25	133.00	8.54	15.09	ALLbC44
死亡 Mortality														
口腔和咽喉(除外鼻咽)	Lip,Oral Cavity & Pharynx but Nasopharynx	7	0.76	1.61	1.27	0.04	0.20	2	0.37	0.46	0.37	0.02	0.02	C00–C10;C12–C14
鼻咽	Nasopharynx	5	0.54	1.15	0.85	0.08	0.11	2	0.37	0.46	0.33	0.03	0.03	C11
食管	Esophagus	58	6.30	13.37	7.96	0.48	0.81	11	2.06	2.55	1.36	0.05	0.15	C15
胃	Stomach	187	20.33	43.10	27.06	1.64	3.02	75	14.04	17.40	9.89	0.40	1.22	C16
结直肠肛门	Colon,Rectum & Anus	35	3.80	8.07	4.84	0.16	0.46	35	6.55	8.12	4.63	0.22	0.52	C18–C21
肝脏	Liver	198	21.52	45.63	30.58	2.02	4.20	72	13.48	16.71	10.59	0.59	1.37	C22
胆囊及其他	Gallbladder and Extrahepatic Ducts	17	1.85	3.92	2.75	0.22	0.37	11	2.06	2.55	1.68	0.04	0.25	C23–C24
胰腺	Pancreas	21	2.28	4.84	3.05	0.20	0.34	13	2.43	3.02	1.90	0.07	0.31	C25
喉	Larynx	14	1.52	3.23	2.01	0.06	0.31	1	0.19	0.23	0.15	0.00	0.04	C32
气管,支气管,肺	Trachea,Bronchus and Lung	268	29.13	61.76	39.52	1.98	4.69	155	29.03	35.97	21.70	1.14	2.46	C33–C34
其他胸腔器官	Other Thoracic Organs	1	0.11	0.23	0.19	0.02	0.02	0	0.00	0.00	0.00	0.00	0.00	C37–C38
骨	Bone	9	0.98	2.07	1.54	0.12	0.19	2	0.37	0.46	0.30	0.02	0.02	C40–C41
皮肤黑色素瘤	Melanoma of Skin	0	0.00	0.00	0.00	0.00	0.00	0	0.00	0.00	0.00	0.00	0.00	C43
乳房	Breast	0	0.00	0.00	0.00	0.00	0.00	62	11.61	14.39	9.60	0.93	1.03	C50
子宫颈	Cervix	–	–	–	–	–	–	12	2.25	2.78	1.78	0.09	0.27	C53
子宫体及子宫部位不明	Uterus & Unspecified	–	–	–	–	–	–	17	3.18	3.94	2.44	0.15	0.29	C54–C55
卵巢	Ovary	–	–	–	–	–	–	8	1.50	1.86	1.88	0.13	0.17	C56
前列腺	Prostate	6	0.65	1.38	0.69	0.02	0.04	–	–	–	–	–	–	C61
睾丸	Testis	1	0.11	0.23	0.19	0.02	0.02	–	–	–	–	–	–	C62
肾及泌尿系统不明	Kidney & Unspecified Urinary Organs	3	0.33	0.69	0.51	0.04	0.07	2	0.37	0.46	0.29	0.02	0.02	C64–C66,68
膀胱	Bladder	18	1.96	4.15	2.71	0.01	0.38	2	0.37	0.46	0.23	0.00	0.04	C67
脑,神经系统	Brain,Central Nervous System	20	2.17	4.61	3.56	0.19	0.40	11	2.06	2.55	2.23	0.16	0.19	C70–C72
甲状腺	Thyroid Gland	2	0.22	0.46	0.36	0.03	0.03	6	1.12	1.39	0.95	0.08	0.08	C73
淋巴瘤	Lymphoma	9	0.98	2.07	1.31	0.07	0.17	8	1.50	1.86	1.16	0.08	0.08	C81–C85,88,90,96
白血病	Leukaemia	19	2.07	4.38	4.02	0.23	0.34	15	2.81	3.48	2.77	0.18	0.25	C91–C95
不明及其他恶性肿瘤	All Other Sites and Unspecified	22	2.39	5.07	3.14	0.22	0.36	12	2.25	2.78	1.42	0.05	0.16	O&U
所有部位合计	All Sites	920	100.00	212.02	138.10	7.84	16.53	534	100.00	123.91	77.66	4.45	8.95	ALL
所有部位除外 C44	All Sites but C44	920	100.00	212.02	138.10	7.84	16.53	532	99.63	123.45	77.39	4.45	8.92	ALLbC44

表 7-3-107 高唐县 2011 年癌症发病和死亡主要指标
Table 7-3-107 Incidence and mortality of cancer in Gaotang, 2011

部位 Site		男性 Male						女性 Female						ICD-10
		病例数 No. cases	构成 (%)	粗率 Crude rate (1/10⁵)	世标率 ASR world (1/10⁵)	累积率 Cum.rate(%) 0~64	0~74	病例数 No. cases	构成 (%)	粗率 Crude rate (1/10⁵)	世标率 ASR world (1/10⁵)	累积率 Cum.rate(%) 0~64	0~74	
发病 Incidence														
口腔和咽喉(除外鼻咽)	Lip,Oral Cavity & Pharynx but Nasopharynx	6	0.83	2.43	1.99	0.18	0.26	5	1.04	2.05	1.47	0.10	0.17	C00-C10;C12-C14
鼻咽	Nasopharynx	4	0.55	1.62	1.24	0.10	0.16	0	0.00	0.00	0.00	0.00	0.00	C11
食管	Esophagus	138	19.09	55.78	43.98	2.47	5.36	50	10.44	20.50	14.90	0.45	2.01	C15
胃	Stomach	126	17.43	50.93	39.74	2.24	5.46	31	6.47	12.71	9.40	0.75	1.15	C16
结直肠肛门	Colon,Rectum & Anus	41	5.67	16.57	12.82	0.98	1.55	29	6.05	11.89	8.98	0.40	1.31	C18-C21
肝脏	Liver	85	11.76	34.36	26.71	1.61	3.41	34	7.10	13.94	9.24	0.42	1.01	C22
胆囊及其他	Gallbladder and Extrahepatic Ducts	8	1.11	3.23	2.69	0.08	0.30	8	1.67	3.28	2.23	0.05	0.25	C23-C24
胰腺	Pancreas	14	1.94	5.66	4.06	0.28	0.49	12	2.51	4.92	3.03	0.18	0.32	C25
喉	Larynx	3	0.41	1.21	1.01	0.05	0.20	0	0.00	0.00	0.00	0.00	0.00	C32
气管,支气管,肺	Trachea, Bronchus and Lung	181	25.03	73.16	58.15	2.98	7.45	84	17.54	34.44	23.87	1.37	3.00	C33-C34
其他胸腔器官	Other Thoracic Organs	0	0.00	0.00	0.00	0.00	0.00	0	0.00	0.00	0.00	0.00	0.00	C37-C38
骨	Bone	8	1.11	3.23	3.58	0.21	0.21	6	1.25	2.46	1.98	0.13	0.13	C40-C41
皮肤黑色素瘤	Melanoma of Skin	2	0.28	0.81	0.62	0.05	0.05	2	0.42	0.82	0.57	0.03	0.03	C43
乳房	Breast	3	0.41	1.21	0.93	0.10	0.10	87	18.16	35.67	27.07	2.17	2.96	C50
子宫颈	Cervix	–	–	–	–	–	–	14	2.92	5.74	4.32	0.37	0.37	C53
子宫体及子宫部位不明	Uterus & Unspecified	–	–	–	–	–	–	20	4.18	8.20	5.96	0.46	0.65	C54-C55
卵巢	Ovary	–	–	–	–	–	–	23	4.80	9.43	7.27	0.53	0.72	C56
前列腺	Prostate	7	0.97	2.83	2.06	0.03	0.10	–	–	–	–	–	–	C61
睾丸	Testis	2	0.28	0.81	0.78	0.06	0.06	–	–	–	–	–	–	C62
肾及泌尿系统不明	Kidney & Unspecified Urinary Organs	8	1.11	3.23	2.33	0.17	0.25	6	1.25	2.46	1.86	0.09	0.15	C64-C66,68
膀胱	Bladder	12	1.66	4.85	3.50	0.10	0.44	6	1.25	2.46	1.71	0.08	0.22	C67
脑,神经系统	Brain, Central Nervous System	16	2.21	6.47	5.11	0.33	0.67	18	3.76	7.38	5.40	0.34	0.59	C70-C72
甲状腺	Thyroid Gland	14	1.94	5.66	4.42	0.24	0.43	24	5.01	9.84	7.65	0.56	0.86	C73
淋巴瘤	Lymphoma	9	1.24	3.64	2.63	0.11	0.32	3	0.63	1.23	0.86	0.08	0.08	C81-C85,88,90,96
白血病	Leukaemia	13	1.80	5.25	4.05	0.22	0.53	10	2.09	4.10	3.20	0.21	0.27	C91-C95
不明及其他恶性肿瘤	All Other Sites and Unspecified	23	3.18	9.30	9.18	0.49	0.80	7	1.46	2.87	2.38	0.17	0.24	O&U
所有部位合计	All Sites	723	100.00	292.24	231.58	13.07	28.60	479	100.00	196.37	143.35	8.95	16.48	ALL
所有部位除外 C44	All Sites but C44	717	99.17	289.81	228.75	12.95	28.33	478	99.79	195.96	142.95	8.90	16.43	ALLbC44
死亡 Mortality														
口腔和咽喉(除外鼻咽)	Lip,Oral Cavity & Pharynx but Nasopharynx	0	0.00	0.00	0.00	0.00	0.00	1	0.37	0.41	0.28	0.00	0.07	C00-C10;C12-C14
鼻咽	Nasopharynx	0	0.00	0.00	0.00	0.00	0.00	1	0.37	0.41	0.28	0.00	0.07	C11
食管	Esophagus	90	18.22	36.38	27.24	0.95	3.33	32	11.99	13.12	8.76	0.26	1.13	C15
胃	Stomach	93	18.83	37.59	29.60	1.26	3.81	29	10.86	11.89	8.83	0.56	1.22	C16
结直肠肛门	Colon,Rectum & Anus	11	2.23	4.45	3.31	0.13	0.35	14	5.24	5.74	4.10	0.26	0.39	C18-C21
肝脏	Liver	98	19.84	39.61	30.78	1.86	4.15	34	12.73	13.94	9.11	0.44	0.77	C22
胆囊及其他	Gallbladder and Extrahepatic Ducts	6	1.21	2.43	2.04	0.05	0.20	3	1.12	1.23	0.66	0.00	0.00	C23-C24
胰腺	Pancreas	10	2.02	4.04	2.99	0.12	0.40	11	4.12	4.51	2.83	0.08	0.28	C25
喉	Larynx	1	0.20	0.40	0.28	0.03	0.03	0	0.00	0.00	0.00	0.00	0.00	C32
气管,支气管,肺	Trachea, Bronchus and Lung	135	27.33	54.57	44.62	2.08	5.29	68	25.47	27.88	18.42	0.91	2.37	C33-C34
其他胸腔器官	Other Thoracic Organs	0	0.00	0.00	0.00	0.00	0.00	1	0.37	0.41	0.37	0.00	0.06	C37-C38
骨	Bone	5	1.01	2.02	2.05	0.14	0.20	3	1.12	1.23	1.00	0.11	0.11	C40-C41
皮肤黑色素瘤	Melanoma of Skin	0	0.00	0.00	0.00	0.00	0.00	1	0.37	0.41	0.28	0.03	0.03	C43
乳房	Breast	0	0.00	0.00	0.00	0.00	0.00	14	5.24	5.74	4.22	0.38	0.45	C50
子宫颈	Cervix	–	–	–	–	–	–	7	2.62	2.87	1.93	0.13	0.20	C53
子宫体及子宫部位不明	Uterus & Unspecified	–	–	–	–	–	–	5	1.87	2.05	1.49	0.09	0.22	C54-C55
卵巢	Ovary	–	–	–	–	–	–	10	3.75	4.10	3.13	0.20	0.40	C56
前列腺	Prostate	2	0.40	0.81	0.80	0.00	0.00	–	–	–	–	–	–	C61
睾丸	Testis	1	0.20	0.40	0.39	0.05	0.05	–	–	–	–	–	–	C62
肾及泌尿系统不明	Kidney & Unspecified Urinary Organs	3	0.61	1.21	0.79	0.06	0.06	0	0.00	0.00	0.00	0.00	0.00	C64-C66,68
膀胱	Bladder	5	1.01	2.02	1.53	0.05	0.19	2	0.75	0.82	0.55	0.00	0.14	C67
脑,神经系统	Brain, Central Nervous System	11	2.23	4.45	5.26	0.33	0.41	16	5.99	6.56	4.70	0.32	0.44	C70-C72
甲状腺	Thyroid Gland	2	0.40	0.81	0.68	0.00	0.14	0	0.00	0.00	0.00	0.00	0.00	C73
淋巴瘤	Lymphoma	9	1.82	3.64	2.99	0.12	0.46	6	2.25	2.46	2.14	0.16	0.28	C81-C85,88,90,96
白血病	Leukaemia	7	1.42	2.83	2.19	0.10	0.26	5	1.87	2.05	1.68	0.11	0.17	C91-C95
不明及其他恶性肿瘤	All Other Sites and Unspecified	5	1.01	2.02	1.35	0.09	0.17	4	1.50	1.64	1.08	0.11	0.11	O&U
所有部位合计	All Sites	494	100.00	199.68	158.89	7.42	19.49	267	100.00	109.46	75.82	4.15	8.90	ALL
所有部位除外 C44	All Sites but C44	493	99.80	199.27	158.67	7.42	19.49	267	100.00	109.46	75.82	4.15	8.90	ALLbC44

表 7-3-108 洛阳市 2011 年癌症发病和死亡主要指标
Table 7-3-108 Incidence and mortality of cancer in Luoyang, 2011

部位 Site		男性 Male						女性 Female						ICD-10
		病例数 No. cases	构成 (%)	粗率 Crude rate (1/10⁵)	世标率 ASR world (1/10⁵)	累积率 Cum.rate(%)		病例数 No. cases	构成 (%)	粗率 Crude rate (1/10⁵)	世标率 ASR world (1/10⁵)	累积率 Cum.rate(%)		
						0~64	0~74					0~64	0~74	
发病 Incidence														
口腔和咽喉(除外鼻咽)	Lip,Oral Cavity & Pharynx but Nasopharynx	35	2.58	6.29	5.33	0.27	0.67	26	2.20	4.86	3.72	0.16	0.45	C00-C10;C12-C14
鼻咽	Nasopharynx	10	0.74	1.80	1.51	0.11	0.14	3	0.25	0.56	0.40	0.02	0.02	C11
食管	Esophagus	109	8.04	19.60	17.13	0.76	1.86	70	5.92	13.10	10.03	0.39	1.22	C15
胃	Stomach	175	12.92	31.46	27.63	1.01	3.16	71	6.01	13.28	10.01	0.54	1.07	C16
结直肠肛门	Colon,Rectum & Anus	104	7.68	18.70	15.66	0.71	1.69	78	6.60	14.59	11.62	0.58	1.63	C18-C21
肝脏	Liver	167	12.32	30.02	24.81	1.47	2.87	62	5.25	11.60	9.03	0.42	1.03	C22
胆囊及其他	Gallbladder and Extrahepatic Ducts	24	1.77	4.31	4.09	0.08	0.41	27	2.28	5.05	4.06	0.17	0.57	C23-C24
胰腺	Pancreas	24	1.77	4.31	3.78	0.09	0.36	17	1.44	3.18	2.46	0.07	0.28	C25
喉	Larynx	19	1.40	3.42	3.02	0.18	0.40	1	0.08	0.19	0.15	0.00	0.04	C32
气管,支气管,肺	Trachea,Bronchus and Lung	345	25.46	62.03	52.59	1.80	6.15	137	11.59	25.63	19.41	0.92	2.15	C33-C34
其他胸腔器官	Other Thoracic Organs	4	0.30	0.72	0.53	0.01	0.05	2	0.17	0.37	0.27	0.03	0.03	C37-C38
骨	Bone	10	0.74	1.80	1.67	0.08	0.19	9	0.76	1.68	1.28	0.07	0.11	C40-C41
皮肤黑色素瘤	Melanoma of Skin	3	0.22	0.54	0.42	0.03	0.07	0	0.00	0.00	0.00	0.00	0.00	C43
乳房	Breast	12	0.89	2.16	1.94	0.14	0.27	279	23.60	52.20	40.69	3.21	4.41	C50
子宫颈	Cervix	–	–	–	–	–	–	80	6.77	14.97	11.75	0.84	1.28	C53
子宫体及子宫部位不明	Uterus & Unspecified	–	–	–	–	–	–	51	4.31	9.54	7.80	0.60	0.99	C54-C55
卵巢	Ovary	–	–	–	–	–	–	49	4.15	9.17	7.55	0.57	0.86	C56
前列腺	Prostate	32	2.36	5.75	4.78	0.05	0.67	–	–	–	–	–	–	C61
睾丸	Testis	3	0.22	0.54	0.50	0.01	0.04	–	–	–	–	–	–	C62
肾及泌尿系统不明	Kidney & Unspecified Urinary Organs	45	3.32	8.09	6.62	0.28	0.86	36	3.05	6.74	5.26	0.23	0.70	C64-C66,68
膀胱	Bladder	38	2.80	6.83	6.17	0.35	0.67	15	1.27	2.81	2.22	0.11	0.26	C67
脑,神经系统	Brain,Central Nervous System	34	2.51	6.11	4.97	0.30	0.45	13	1.10	2.43	1.93	0.11	0.26	C70-C72
甲状腺	Thyroid Gland	12	0.89	2.16	1.86	0.13	0.24	38	3.21	7.11	6.08	0.41	0.66	C73
淋巴瘤	Lymphoma	39	2.88	7.01	6.28	0.34	0.78	28	2.37	5.24	3.99	0.13	0.38	C81-C85,88,90,96
白血病	Leukaemia	38	2.80	6.83	6.38	0.38	0.59	30	2.54	5.61	5.08	0.28	0.60	C91-C95
不明及其他恶性肿瘤	All Other Sites and Unspecified	73	5.39	13.12	11.47	0.68	1.08	60	5.08	11.23	8.80	0.51	1.03	O&U
所有部位合计	All Sites	1355	100.00	243.61	209.12	9.27	23.70	1182	100.00	221.15	173.57	10.40	20.02	ALL
所有部位除外 C44	All Sites but C44	1346	99.34	241.99	207.63	9.20	23.62	1173	99.24	219.47	172.18	10.33	19.85	ALLbC44
死亡 Mortality														
口腔和咽喉(除外鼻咽)	Lip,Oral Cavity & Pharynx but Nasopharynx	8	0.81	1.44	1.31	0.04	0.11	7	1.24	1.31	1.08	0.05	0.12	C00-C10;C12-C14
鼻咽	Nasopharynx	3	0.30	0.54	0.36	0.02	0.02	2	0.35	0.37	0.25	0.00	0.04	C11
食管	Esophagus	82	8.27	14.74	12.98	0.35	1.70	62	10.99	11.60	8.92	0.25	1.16	C15
胃	Stomach	123	12.41	22.11	18.68	0.45	2.12	41	7.27	7.67	5.45	0.19	0.64	C16
结直肠肛门	Colon,Rectum & Anus	66	6.66	11.87	10.11	0.48	0.96	51	9.04	9.54	7.29	0.29	0.82	C18-C21
肝脏	Liver	143	14.43	25.71	21.64	1.34	2.22	52	9.22	9.73	7.58	0.23	0.94	C22
胆囊及其他	Gallbladder and Extrahepatic Ducts	14	1.41	2.52	2.15	0.13	0.36	19	3.37	3.55	2.62	0.13	0.36	C23-C24
胰腺	Pancreas	21	2.12	3.78	2.99	0.05	0.30	13	2.30	2.43	1.75	0.05	0.21	C25
喉	Larynx	8	0.81	1.44	1.14	0.02	0.14	1	0.18	0.19	0.20	0.00	0.03	C32
气管,支气管,肺	Trachea,Bronchus and Lung	320	32.29	57.53	49.90	1.85	5.78	121	21.45	22.64	17.39	0.79	2.15	C33-C34
其他胸腔器官	Other Thoracic Organs	1	0.10	0.18	0.16	0.00	0.04	0	0.00	0.00	0.00	0.00	0.00	C37-C38
骨	Bone	4	0.40	0.72	0.58	0.04	0.09	0	0.00	0.00	0.00	0.00	0.00	C40-C41
皮肤黑色素瘤	Melanoma of Skin	2	0.20	0.36	0.24	0.03	0.03	2	0.35	0.37	0.25	0.00	0.04	C43
乳房	Breast	2	0.20	0.36	0.24	0.01	0.01	69	12.23	12.91	10.15	0.58	1.28	C50
子宫颈	Cervix	–	–	–	–	–	–	20	3.55	3.74	2.71	0.20	0.23	C53
子宫体及子宫部位不明	Uterus & Unspecified	–	–	–	–	–	–	9	1.60	1.68	1.26	0.12	0.16	C54-C55
卵巢	Ovary	–	–	–	–	–	–	18	3.19	3.37	2.59	0.20	0.35	C56
前列腺	Prostate	16	1.61	2.88	2.78	0.04	0.18	–	–	–	–	–	–	C61
睾丸	Testis	0	0.00	0.00	0.00	0.00	0.00	–	–	–	–	–	–	C62
肾及泌尿系统不明	Kidney & Unspecified Urinary Organs	15	1.51	2.70	2.03	0.10	0.18	3	0.53	0.56	0.40	0.02	0.02	C64-C66,68
膀胱	Bladder	31	3.13	5.57	4.81	0.16	0.42	11	1.95	2.06	1.49	0.09	0.12	C67
脑,神经系统	Brain,Central Nervous System	16	1.61	2.88	2.46	0.07	0.26	8	1.42	1.50	1.28	0.10	0.16	C70-C72
甲状腺	Thyroid Gland	1	0.10	0.18	0.12	0.00	0.00	4	0.71	0.75	0.63	0.03	0.10	C73
淋巴瘤	Lymphoma	27	2.72	4.85	4.34	0.21	0.47	13	2.30	2.43	2.05	0.06	0.23	C81-C85,88,90,96
白血病	Leukaemia	36	3.63	6.47	5.47	0.32	0.67	19	3.37	3.55	2.70	0.12	0.30	C91-C95
不明及其他恶性肿瘤	All Other Sites and Unspecified	52	5.25	9.35	8.02	0.32	0.85	19	3.37	3.55	2.95	0.10	0.31	O&U
所有部位合计	All Sites	991	100.00	178.17	152.53	5.96	16.75	564	100.00	105.52	81.01	3.60	9.77	ALL
所有部位除外 C44	All Sites but C44	990	99.90	177.99	152.41	5.96	16.75	564	100.00	105.52	81.01	3.60	9.77	ALLbC44

表 7-3-109　偃师市 2011 年癌症发病和死亡主要指标
Table 7-3-109　Incidence and mortality of cancer in Yanshi, 2011

部位 Site		男性 Male						女性 Female						ICD-10
		病例数 No. cases	构成 (%)	粗率 Crude rate (1/10⁵)	世标率 ASR world (1/10⁵)	累积率 Cum.rate(%) 0~64	0~74	病例数 No. cases	构成 (%)	粗率 Crude rate (1/10⁵)	世标率 ASR world (1/10⁵)	累积率 Cum.rate(%) 0~64	0~74	
发病 Incidence														
口腔和咽喉(除外鼻咽)	Lip,Oral Cavity & Pharynx but Nasopharynx	8	1.12	2.59	2.16	0.09	0.34	6	0.90	1.98	1.23	0.06	0.11	C00-C10;C12-C14
鼻咽	Nasopharynx	1	0.14	0.32	0.21	0.00	0.00	1	0.15	0.33	0.26	0.00	0.07	C11
食管	Esophagus	153	21.49	49.48	40.17	1.73	4.79	122	18.35	40.26	26.20	0.88	3.39	C15
胃	Stomach	135	18.96	43.66	35.13	1.36	4.51	70	10.53	23.10	15.23	0.62	1.90	C16
结直肠肛门	Colon, Rectum & Anus	52	7.30	16.82	13.54	0.64	1.46	41	6.17	13.53	9.80	0.48	1.31	C18-C21
肝脏	Liver	98	13.76	31.69	24.93	1.52	3.12	40	6.02	13.20	9.22	0.46	1.24	C22
胆囊及其他	Gallbladder and Extrahepatic Ducts	16	2.25	5.17	4.05	0.06	0.58	22	3.31	7.26	4.81	0.16	0.63	C23-C24
胰腺	Pancreas	10	1.40	3.23	2.36	0.14	0.21	8	1.20	2.64	1.85	0.08	0.26	C25
喉	Larynx	4	0.56	1.29	1.00	0.05	0.10	1	0.15	0.33	0.26	0.02	0.02	C32
气管,支气管,肺	Trachea, Bronchus and Lung	113	15.87	36.54	29.43	1.51	3.22	74	11.13	24.42	15.43	0.66	1.61	C33-C34
其他胸腔器官	Other Thoracic Organs	1	0.14	0.32	0.19	0.02	0.02	1	0.15	0.33	0.18	0.02	0.02	C37-C38
骨	Bone	5	0.70	1.62	1.20	0.02	0.14	4	0.60	1.32	1.09	0.05	0.17	C40-C41
皮肤黑色素瘤	Melanoma of Skin	3	0.42	0.97	0.92	0.06	0.06	2	0.30	0.66	0.43	0.05	0.05	C43
乳房	Breast	0	0.00	0.00	0.00	0.00	0.00	108	16.24	35.64	26.16	2.06	2.92	C50
子宫颈	Cervix	-	-	-	-	-	-	22	3.31	7.26	5.35	0.45	0.56	C53
子宫体及子宫部位不明	Uterus & Unspecified	-	-	-	-	-	-	26	3.91	8.58	6.55	0.49	0.83	C54-C55
卵巢	Ovary	-	-	-	-	-	-	16	2.41	5.28	4.25	0.31	0.43	C56
前列腺	Prostate	11	1.54	3.56	2.50	0.07	0.35	-	-	-	-	-	-	C61
睾丸	Testis	2	0.28	0.65	0.92	0.03	0.10	-	-	-	-	-	-	C62
肾及泌尿系统不明	Kidney & Unspecified Urinary Organs	8	1.12	2.59	1.85	0.18	0.18	5	0.75	1.65	1.09	0.11	0.11	C64-C66,68
膀胱	Bladder	20	2.81	6.47	5.10	0.29	0.62	9	1.35	2.97	2.04	0.12	0.24	C67
脑,神经系统	Brain, Central Nervous System	18	2.53	5.82	4.24	0.37	0.50	29	4.36	9.57	6.91	0.46	0.94	C70-C72
甲状腺	Thyroid Gland	1	0.14	0.32	0.28	0.00	0.07	9	1.35	2.97	2.05	0.18	0.24	C73
淋巴瘤	Lymphoma	9	1.26	2.91	2.29	0.16	0.28	4	0.60	1.32	0.80	0.04	0.04	C81-C85,88,90,96
白血病	Leukaemia	19	2.67	6.14	5.09	0.30	0.52	16	2.41	5.28	4.18	0.26	0.37	C91-C95
不明及其他恶性肿瘤	All Other Sites and Unspecified	25	3.51	8.08	6.20	0.40	0.73	29	4.36	9.57	6.90	0.33	0.85	O&U
所有部位合计	All Sites	712	100.00	230.24	183.76	9.00	21.91	665	100.00	219.43	152.25	8.37	18.31	ALL
所有部位除外 C44	All Sites but C44	707	99.30	228.63	182.60	8.94	21.77	663	99.70	218.77	151.83	8.37	18.24	ALLbC44
死亡 Mortality														
口腔和咽喉(除外鼻咽)	Lip,Oral Cavity & Pharynx but Nasopharynx	4	0.84	1.29	1.01	0.00	0.10	4	1.00	1.32	0.78	0.02	0.08	C00-C10;C12-C14
鼻咽	Nasopharynx	1	0.21	0.32	0.21	0.00	0.00	0	0.00	0.00	0.00	0.00	0.00	C11
食管	Esophagus	110	23.21	35.57	27.85	1.19	3.04	93	23.25	30.69	19.00	0.37	2.14	C15
胃	Stomach	96	20.25	31.04	25.04	0.97	3.44	51	12.75	16.83	11.75	0.35	1.70	C16
结直肠肛门	Colon, Rectum & Anus	27	5.70	8.73	6.83	0.34	0.58	20	5.00	6.60	4.22	0.21	0.46	C18-C21
肝脏	Liver	86	18.14	27.81	22.50	1.23	2.81	38	9.50	12.54	8.04	0.35	1.08	C22
胆囊及其他	Gallbladder and Extrahepatic Ducts	12	2.53	3.88	3.21	0.08	0.34	15	3.75	4.95	3.89	0.11	0.62	C23-C24
胰腺	Pancreas	9	1.90	2.91	2.25	0.14	0.21	7	1.75	2.31	1.58	0.02	0.19	C25
喉	Larynx	3	0.63	0.97	0.76	0.05	0.10	0	0.00	0.00	0.00	0.00	0.00	C32
气管,支气管,肺	Trachea, Bronchus and Lung	93	19.62	30.07	24.79	1.09	2.69	59	14.75	19.47	13.25	0.64	1.43	C33-C34
其他胸腔器官	Other Thoracic Organs	0	0.00	0.00	0.00	0.00	0.00	3	0.75	0.99	0.62	0.08	0.08	C37-C38
骨	Bone	2	0.42	0.65	0.54	0.03	0.10	4	1.00	1.32	0.94	0.02	0.15	C40-C41
皮肤黑色素瘤	Melanoma of Skin	0	0.00	0.00	0.00	0.00	0.00	1	0.25	0.33	0.16	0.00	0.00	C43
乳房	Breast	0	0.00	0.00	0.00	0.00	0.00	37	9.25	12.21	8.45	0.56	0.98	C50
子宫颈	Cervix	-	-	-	-	-	-	3	0.75	0.99	0.74	0.07	0.07	C53
子宫体及子宫部位不明	Uterus & Unspecified	-	-	-	-	-	-	12	3.00	3.96	3.15	0.13	0.49	C54-C55
卵巢	Ovary	-	-	-	-	-	-	5	1.25	1.65	1.30	0.08	0.21	C56
前列腺	Prostate	1	0.21	0.32	0.21	0.00	0.00	-	-	-	-	-	-	C61
睾丸	Testis	1	0.21	0.32	0.27	0.02	0.02	-	-	-	-	-	-	C62
肾及泌尿系统不明	Kidney & Unspecified Urinary Organs	2	0.42	0.65	0.52	0.06	0.06	2	0.50	0.66	0.49	0.06	0.06	C64-C66,68
膀胱	Bladder	6	1.27	1.94	1.74	0.05	0.26	6	1.50	1.98	1.24	0.11	0.11	C67
脑,神经系统	Brain, Central Nervous System	6	1.27	1.94	1.39	0.11	0.16	12	3.00	3.96	3.02	0.12	0.36	C70-C72
甲状腺	Thyroid Gland	0	0.00	0.00	0.00	0.00	0.00	4	1.00	1.32	0.78	0.05	0.05	C73
淋巴瘤	Lymphoma	5	1.05	1.62	1.17	0.07	0.12	4	1.00	1.32	0.96	0.03	0.08	C81-C85,88,90,96
白血病	Leukaemia	6	1.27	1.94	1.62	0.07	0.14	8	2.00	2.64	2.05	0.12	0.25	C91-C95
不明及其他恶性肿瘤	All Other Sites and Unspecified	4	0.84	1.29	0.98	0.08	0.08	12	3.00	3.96	2.60	0.16	0.29	O&U
所有部位合计	All Sites	474	100.00	153.28	122.91	5.58	14.25	400	100.00	131.99	89.01	3.65	10.86	ALL
所有部位除外 C44	All Sites but C44	474	100.00	153.28	122.91	5.58	14.25	397	99.25	131.00	88.51	3.63	10.84	ALLbC44

表 7-3-110　鲁山县 2011 年癌症发病和死亡主要指标
Table 7-3-110　Incidence and mortality of cancer in Lushan, 2011

部位 Site		男性 Male						女性 Female						ICD-10
		病例数 No. cases	构成 (%)	粗率 Crude rate (1/10⁵)	世标率 ASR world (1/10⁵)	累积率 Cum.rate(%) 0~64	0~74	病例数 No. cases	构成 (%)	粗率 Crude rate (1/10⁵)	世标率 ASR world (1/10⁵)	累积率 Cum.rate(%) 0~64	0~74	
发病 Incidence														
口腔和咽喉(除外鼻咽)	Lip,Oral Cavity & Pharynx but Nasopharynx	12	0.99	2.59	2.06	0.19	0.23	13	1.36	3.10	2.35	0.14	0.24	C00-C10;C12-C14
鼻咽	Nasopharynx	6	0.49	1.30	1.25	0.09	0.15	2	0.21	0.48	0.42	0.05	0.05	C11
食管	Esophagus	262	21.51	56.65	44.95	2.31	6.05	105	10.95	25.07	20.19	0.95	2.72	C15
胃	Stomach	286	23.48	61.84	49.03	2.89	6.03	105	10.95	25.07	19.75	0.97	2.63	C16
结直肠肛门	Colon , Rectum & Anus	77	6.32	16.65	13.50	0.93	1.47	42	4.38	10.03	8.12	0.57	0.89	C18-C21
肝脏	Liver	148	12.15	32.00	25.11	1.55	2.95	100	10.43	23.87	19.39	1.13	2.46	C22
胆囊及其他	Gallbladder and Extrahepatic Ducts	3	0.25	0.65	0.56	0.04	0.08	10	1.04	2.39	1.93	0.05	0.22	C23-C24
胰腺	Pancreas	18	1.48	3.89	3.28	0.16	0.40	12	1.25	2.86	2.31	0.04	0.30	C25
喉	Larynx	2	0.16	0.43	0.33	0.00	0.03	1	0.10	0.24	0.19	0.00	0.05	C32
气管,支气管,肺	Trachea , Bronchus and Lung	236	19.38	51.03	40.24	1.92	4.97	130	13.56	31.04	24.38	1.44	2.85	C33-C34
其他胸腔器官	Other Thoracic Organs	6	0.49	1.30	1.11	0.06	0.11	2	0.21	0.48	0.28	0.01	0.01	C37-C38
骨	Bone	9	0.74	1.95	1.76	0.15	0.15	3	0.31	0.72	0.54	0.03	0.08	C40-C41
皮肤黑色素瘤	Melanoma of Skin	0	0.00	0.00	0.00	0.00	0.00	0	0.00	0.00	0.00	0.00	0.00	C43
乳房	Breast	1	0.08	0.22	0.27	0.00	0.00	142	14.81	33.90	26.62	2.27	2.82	C50
子宫颈	Cervix	–	–	–	–	–	–	103	10.74	24.59	20.74	1.63	2.27	C53
子宫体及子宫部位不明	Uterus & Unspecified	–	–	–	–	–	–	93	9.70	22.20	16.90	1.40	1.80	C54-C55
卵巢	Ovary	–	–	–	–	–	–	18	1.88	4.30	3.76	0.29	0.34	C56
前列腺	Prostate	5	0.41	1.08	0.79	0.01	0.09	–	–	–	–	–	–	C61
睾丸	Testis	0	0.00	0.00	0.00	0.00	0.00	–	–	–	–	–	–	C62
肾及泌尿系统不明	Kidney & Unspecified Urinary Organs	16	1.31	3.46	2.57	0.11	0.30	9	0.94	2.15	1.79	0.10	0.19	C64-C66,68
膀胱	Bladder	20	1.64	4.32	3.49	0.17	0.43	4	0.42	0.95	0.61	0.01	0.06	C67
脑,神经系统	Brain , Central Nervous System	41	3.37	8.87	7.12	0.47	0.80	20	2.09	4.77	4.15	0.24	0.46	C70-C72
甲状腺	Thyroid Gland	8	0.66	1.73	1.49	0.15	0.18	11	1.15	2.63	2.25	0.18	0.27	C73
淋巴瘤	Lymphoma	25	2.05	5.41	4.61	0.31	0.59	13	1.36	3.10	2.85	0.22	0.26	C81-C85,88,90,96
白血病	Leukaemia	17	1.40	3.68	3.40	0.17	0.37	8	0.83	1.91	2.12	0.13	0.13	C91-C95
不明及其他恶性肿瘤	All Other Sites and Unspecified	20	1.64	4.32	3.38	0.15	0.40	13	1.36	3.10	2.35	0.16	0.16	O&U
所有部位合计	All Sites	1218	100.00	263.36	210.33	11.84	25.78	959	100.00	228.95	184.01	12.00	21.26	ALL
所有部位除外 C44	All Sites but C44	1215	99.75	262.72	209.81	11.84	25.65	957	99.79	228.47	183.63	11.97	21.22	ALLbC44
死亡 Mortality														
口腔和咽喉(除外鼻咽)	Lip,Oral Cavity & Pharynx but Nasopharynx	9	1.02	1.95	1.36	0.04	0.10	12	2.19	2.86	2.41	0.12	0.34	C00-C10;C12-C14
鼻咽	Nasopharynx	6	0.68	1.30	0.98	0.08	0.08	1	0.18	0.24	0.11	0.00	0.00	C11
食管	Esophagus	183	20.77	39.57	30.34	1.18	3.37	74	13.53	17.67	12.75	0.47	1.48	C15
胃	Stomach	196	22.25	42.38	33.97	1.53	4.32	72	13.16	17.19	12.64	0.51	1.52	C16
结直肠肛门	Colon , Rectum & Anus	39	4.43	8.43	6.39	0.31	0.69	24	4.39	5.73	4.80	0.22	0.67	C18-C21
肝脏	Liver	135	15.32	29.19	22.95	1.39	2.66	85	15.54	20.29	15.29	0.81	1.78	C22
胆囊及其他	Gallbladder and Extrahepatic Ducts	2	0.23	0.43	0.35	0.02	0.05	9	1.65	2.15	1.52	0.08	0.13	C23-C24
胰腺	Pancreas	17	1.93	3.68	2.99	0.27	0.31	11	2.01	2.63	1.81	0.02	0.15	C25
喉	Larynx	1	0.11	0.22	0.17	0.00	0.04	0	0.00	0.00	0.00	0.00	0.00	C32
气管,支气管,肺	Trachea , Bronchus and Lung	199	22.59	43.03	33.70	1.48	4.06	104	19.01	24.83	19.70	1.08	2.45	C33-C34
其他胸腔器官	Other Thoracic Organs	3	0.34	0.65	0.56	0.04	0.07	0	0.00	0.00	0.00	0.00	0.00	C37-C38
骨	Bone	8	0.91	1.73	1.37	0.09	0.13	3	0.55	0.72	0.52	0.03	0.08	C40-C41
皮肤黑色素瘤	Melanoma of Skin	1	0.11	0.22	0.15	0.01	0.01	0	0.00	0.00	0.00	0.00	0.00	C43
乳房	Breast	0	0.00	0.00	0.00	0.00	0.00	58	10.60	13.85	10.96	0.78	1.14	C50
子宫颈	Cervix	–	–	–	–	–	–	22	4.02	5.25	4.76	0.24	0.74	C53
子宫体及子宫部位不明	Uterus & Unspecified	–	–	–	–	–	–	28	5.12	6.68	5.60	0.36	0.63	C54-C55
卵巢	Ovary	–	–	–	–	–	–	5	0.91	1.19	1.04	0.05	0.14	C56
前列腺	Prostate	5	0.57	1.08	0.73	0.02	0.10	–	–	–	–	–	–	C61
睾丸	Testis	1	0.11	0.22	0.21	0.00	0.03	–	–	–	–	–	–	C62
肾及泌尿系统不明	Kidney & Unspecified Urinary Organs	7	0.79	1.51	1.45	0.07	0.07	1	0.18	0.24	0.16	0.01	0.01	C64-C66,68
膀胱	Bladder	8	0.91	1.73	1.19	0.08	0.12	0	0.00	0.00	0.00	0.00	0.00	C67
脑,神经系统	Brain , Central Nervous System	29	3.29	6.27	5.52	0.33	0.65	12	2.19	2.86	2.05	0.10	0.24	C70-C72
甲状腺	Thyroid Gland	3	0.34	0.65	0.62	0.05	0.08	3	0.55	0.72	0.55	0.05	0.05	C73
淋巴瘤	Lymphoma	11	1.25	2.38	2.05	0.13	0.30	6	1.10	1.43	1.48	0.08	0.16	C81-C85,88,90,96
白血病	Leukaemia	7	0.79	1.51	1.51	0.09	0.18	6	1.10	1.43	1.35	0.10	0.10	C91-C95
不明及其他恶性肿瘤	All Other Sites and Unspecified	11	1.25	2.38	2.05	0.06	0.22	11	2.01	2.63	2.18	0.07	0.16	O&U
所有部位合计	All Sites	881	100.00	190.50	150.61	7.25	17.66	547	100.00	130.59	101.71	5.18	11.97	ALL
所有部位除外 C44	All Sites but C44	879	99.77	190.06	150.23	7.25	17.58	545	99.63	130.11	101.30	5.14	11.94	ALLbC44

表 7-3-113　禹州市 2011 年癌症发病和死亡主要指标
Table 7-3-113　Incidence and mortality of cancer in Yuzhou, 2011

部位 Site		男性 Male						女性 Female						ICD-10
		病例数 No. cases	构成 (%)	粗率 Crude rate (1/10⁵)	世标率 ASR world (1/10⁵)	累积率 Cum.rate(%)		病例数 No. cases	构成 (%)	粗率 Crude rate (1/10⁵)	世标率 ASR world (1/10⁵)	累积率 Cum.rate(%)		
						0~64	0~74					0~64	0~74	
发病 Incidence														
口腔和咽喉(除外鼻咽)	Lip,Oral Cavity & Pharynx but Nasopharynx	18	1.02	2.73	2.45	0.14	0.29	3	0.24	0.50	0.45	0.02	0.08	C00-C10;C12-C14
鼻咽	Nasopharynx	20	1.13	3.03	2.94	0.20	0.27	7	0.55	1.16	0.83	0.06	0.06	C11
食管	Esophagus	180	10.17	27.29	25.58	1.41	2.87	76	5.96	12.61	9.52	0.59	1.12	C15
胃	Stomach	203	11.47	30.78	28.11	1.49	3.28	77	6.03	12.77	10.06	0.63	1.14	C16
结直肠肛门	Colon,Rectum & Anus	87	4.92	13.19	12.57	0.86	1.32	78	6.11	12.94	10.26	0.72	1.10	C18-C21
肝脏	Liver	246	13.90	37.30	34.62	2.14	3.93	109	8.54	18.08	14.87	0.98	1.68	C22
胆囊及其他	Gallbladder and Extrahepatic Ducts	32	1.81	4.85	4.47	0.21	0.57	20	1.57	3.32	2.24	0.11	0.25	C23-C24
胰腺	Pancreas	24	1.36	3.64	3.17	0.19	0.37	15	1.18	2.49	1.73	0.09	0.15	C25
喉	Larynx	11	0.62	1.67	1.61	0.13	0.21	1	0.08	0.17	0.14	0.00	0.02	C32
气管,支气管,肺	Trachea,Bronchus and Lung	728	41.13	110.39	102.02	5.23	11.52	262	20.53	43.47	33.72	2.07	3.74	C33-C34
其他胸腔器官	Other Thoracic Organs	4	0.23	0.61	0.46	0.00	0.02	4	0.31	0.66	0.56	0.05	0.08	C37-C38
骨	Bone	26	1.47	3.94	3.79	0.26	0.33	10	0.78	1.66	1.68	0.16	0.20	C40-C41
皮肤黑色素瘤	Melanoma of Skin	0	0.00	0.00	0.00	0.00	0.00	0	0.00	0.00	0.00	0.00	0.00	C43
乳房	Breast	2	0.11	0.30	0.26	0.03	0.03	240	18.81	39.82	36.58	3.25	3.84	C50
子宫颈	Cervix	–	–	–	–	–	–	122	9.56	20.24	17.93	1.54	1.85	C53
子宫体及子宫部位不明	Uterus & Unspecified	–	–	–	–	–	–	39	3.06	6.47	5.85	0.46	0.65	C54-C55
卵巢	Ovary	–	–	–	–	–	–	41	3.21	6.80	5.73	0.52	0.52	C56
前列腺	Prostate	19	1.07	2.88	2.87	0.09	0.20	–	–	–	–	–	–	C61
睾丸	Testis	2	0.11	0.30	0.27	0.03	0.03	–	–	–	–	–	–	C62
肾及泌尿系统不明	Kidney & Unspecified Urinary Organs	6	0.34	0.91	0.79	0.06	0.09	9	0.71	1.49	1.00	0.06	0.06	C64-C66,68
膀胱	Bladder	17	0.96	2.58	2.40	0.12	0.29	8	0.63	1.33	1.03	0.07	0.12	C67
脑,神经系统	Brain,Central Nervous System	42	2.37	6.37	5.98	0.37	0.62	50	3.92	8.30	7.23	0.60	0.66	C70-C72
甲状腺	Thyroid Gland	10	0.56	1.52	1.32	0.11	0.11	28	2.19	4.65	4.41	0.38	0.43	C73
淋巴瘤	Lymphoma	2	0.11	0.30	0.30	0.03	0.03	1	0.08	0.17	0.16	0.01	0.01	C81-C85,88,90,96
白血病	Leukaemia	36	2.03	5.46	5.72	0.40	0.51	29	2.27	4.81	4.27	0.37	0.42	C91-C95
不明及其他恶性肿瘤	All Other Sites and Unspecified	55	3.11	8.34	8.24	0.49	0.90	47	3.68	7.80	7.38	0.56	0.76	O&U
所有部位合计	All Sites	1770	100.00	268.40	249.93	13.99	27.80	1276	100.00	211.69	177.63	13.30	18.95	ALL
所有部位除外 C44	All Sites but C44	1763	99.60	267.33	248.94	13.95	27.69	1272	99.69	211.03	177.23	13.30	18.91	ALLbC44
死亡 Mortality														
口腔和咽喉(除外鼻咽)	Lip,Oral Cavity & Pharynx but Nasopharynx	11	0.74	1.67	1.46	0.05	0.15	2	0.25	0.33	0.33	0.02	0.05	C00-C10;C12-C14
鼻咽	Nasopharynx	15	1.00	2.27	2.32	0.15	0.24	1	0.12	0.17	0.08	0.00	0.00	C11
食管	Esophagus	170	11.38	25.78	24.27	1.28	2.67	67	8.30	11.12	8.00	0.43	0.96	C15
胃	Stomach	179	11.98	27.14	25.02	1.27	2.92	63	7.81	10.45	7.81	0.47	0.91	C16
结直肠肛门	Colon,Rectum & Anus	66	4.42	10.01	9.49	0.53	1.04	45	5.58	7.47	5.43	0.31	0.58	C18-C21
肝脏	Liver	245	16.40	37.15	34.29	2.08	3.85	102	12.64	16.92	13.57	0.86	1.52	C22
胆囊及其他	Gallbladder and Extrahepatic Ducts	25	1.67	3.79	3.45	0.15	0.41	19	2.35	3.15	2.12	0.11	0.22	C23-C24
胰腺	Pancreas	14	0.94	2.12	1.94	0.10	0.23	12	1.49	1.99	1.34	0.06	0.15	C25
喉	Larynx	9	0.60	1.36	1.37	0.11	0.22	1	0.12	0.17	0.12	0.00	0.03	C32
气管,支气管,肺	Trachea,Bronchus and Lung	629	42.10	95.38	87.59	3.82	9.90	213	26.39	35.34	26.39	1.41	2.99	C33-C34
其他胸腔器官	Other Thoracic Organs	4	0.27	0.61	0.46	0.00	0.02	4	0.50	0.66	0.51	0.02	0.08	C37-C38
骨	Bone	13	0.87	1.97	1.83	0.08	0.15	7	0.87	1.16	1.18	0.10	0.15	C40-C41
皮肤黑色素瘤	Melanoma of Skin	0	0.00	0.00	0.00	0.00	0.00	0	0.00	0.00	0.00	0.00	0.00	C43
乳房	Breast	1	0.07	0.15	0.15	0.02	0.02	114	14.13	18.91	17.63	1.60	2.24	C50
子宫颈	Cervix	–	–	–	–	–	–	36	4.46	5.97	5.87	0.51	0.80	C53
子宫体及子宫部位不明	Uterus & Unspecified	–	–	–	–	–	–	25	3.10	4.15	3.77	0.27	0.46	C54-C55
卵巢	Ovary	–	–	–	–	–	–	14	1.73	2.32	2.10	0.21	0.21	C56
前列腺	Prostate	17	1.14	2.58	2.68	0.07	0.16	–	–	–	–	–	–	C61
睾丸	Testis	1	0.07	0.15	0.17	0.02	0.02	–	–	–	–	–	–	C62
肾及泌尿系统不明	Kidney & Unspecified Urinary Organs	4	0.27	0.61	0.53	0.03	0.07	7	0.87	1.16	0.73	0.04	0.04	C64-C66,68
膀胱	Bladder	13	0.87	1.97	1.89	0.07	0.24	4	0.50	0.66	0.50	0.04	0.04	C67
脑,神经系统	Brain,Central Nervous System	25	1.67	3.79	3.70	0.21	0.30	25	3.10	4.15	3.20	0.21	0.27	C70-C72
甲状腺	Thyroid Gland	3	0.20	0.45	0.39	0.03	0.03	6	0.74	1.00	0.95	0.08	0.14	C73
淋巴瘤	Lymphoma	1	0.07	0.15	0.13	0.01	0.01	0	0.00	0.00	0.00	0.00	0.00	C81-C85,88,90,96
白血病	Leukaemia	27	1.81	4.09	4.18	0.26	0.52	24	2.97	3.98	3.69	0.32	0.45	C91-C95
不明及其他恶性肿瘤	All Other Sites and Unspecified	22	1.47	3.34	2.99	0.08	0.35	16	1.98	2.65	2.18	0.17	0.24	O&U
所有部位合计	All Sites	1494	100.00	226.54	210.30	10.42	23.51	807	100.00	133.88	107.51	7.25	12.52	ALL
所有部位除外 C44	All Sites but C44	1489	99.67	225.79	209.68	10.42	23.43	803	99.50	133.22	107.11	7.25	12.47	ALLbC44

表 7-3-114 漯河市源汇区 2011 年癌症发病和死亡主要指标
Table 7-3-114 Incidence and mortality of cancer in Yuanhui District of Luohe,2011

部位 Site		男性 Male						女性 Female						ICD-10
		病例数 No. cases	构成 (%)	粗率 Crude rate (1/10⁵)	世标率 ASR world (1/10⁵)	累积率 Cum.rate(%) 0~64	0~74	病例数 No. cases	构成 (%)	粗率 Crude rate (1/10⁵)	世标率 ASR world (1/10⁵)	累积率 Cum.rate(%) 0~64	0~74	
发病 Incidence														
口腔和咽喉(除外鼻咽)	Lip,Oral Cavity & Pharynx but Nasopharynx	10	2.26	5.88	6.30	0.65	0.75	1	0.24	0.65	0.82	0.10	0.10	C00-C10;C12-C14
鼻咽	Nasopharynx	7	1.58	4.12	3.28	0.21	0.29	9	2.15	5.85	4.21	0.24	0.33	C11
食管	Esophagus	63	14.25	37.07	31.40	1.94	3.47	31	7.42	20.14	16.39	1.15	1.74	C15
胃	Stomach	53	11.99	31.18	26.80	1.43	3.18	20	4.78	12.99	10.70	0.75	1.24	C16
结直肠肛门	Colon,Rectum & Anus	34	7.69	20.00	16.76	0.86	1.83	40	9.57	25.98	20.93	1.47	2.24	C18-C21
肝脏	Liver	47	10.63	27.65	24.76	2.29	2.57	59	14.11	38.33	34.77	3.26	3.56	C22
胆囊及其他	Gallbladder and Extrahepatic Ducts	8	1.81	4.71	3.23	0.08	0.18	7	1.67	4.55	4.15	0.34	0.43	C23-C24
胰腺	Pancreas	8	1.81	4.71	3.47	0.17	0.48	14	3.35	9.09	7.15	0.38	0.75	C25
喉	Larynx	3	0.68	1.77	1.34	0.08	0.18	0	0.00	0.00	0.00	0.00	0.00	C32
气管,支气管,肺	Trachea,Bronchus and Lung	140	31.67	82.37	72.83	4.69	8.95	44	10.53	28.58	25.75	2.19	2.85	C33-C34
其他胸腔器官	Other Thoracic Organs	0	0.00	0.00	0.00	0.00	0.00	0	0.00	0.00	0.00	0.00	0.00	C37-C38
骨	Bone	4	0.90	2.35	1.92	0.10	0.19	2	0.48	1.30	1.20	0.04	0.04	C40-C41
皮肤黑色素瘤	Melanoma of Skin	0	0.00	0.00	0.00	0.00	0.00	1	0.24	0.65	0.25	0.00	0.00	C43
乳房	Breast	2	0.45	1.18	1.21	0.09	0.17	86	20.57	55.87	51.20	4.71	5.68	C50
子宫颈	Cervix	–	–	–	–	–	–	36	8.61	23.39	20.50	1.89	1.98	C53
子宫体及子宫部位不明	Uterus & Unspecified	–	–	–	–	–	–	0	0.00	0.00	0.00	0.00	0.00	C54-C55
卵巢	Ovary	–	–	–	–	–	–	7	1.67	4.55	4.56	0.32	0.51	C56
前列腺	Prostate	6	1.36	3.53	2.93	0.17	0.17	–	–	–	–	–	–	C61
睾丸	Testis	1	0.23	0.59	0.39	0.03	0.03	–	–	–	–	–	–	C62
肾及泌尿系统不明	Kidney & Unspecified Urinary Organs	7	1.58	4.12	3.87	0.39	0.39	1	0.24	0.65	0.74	0.09	0.09	C64-C66,68
膀胱	Bladder	5	1.13	2.94	2.24	0.09	0.28	0	0.00	0.00	0.00	0.00	0.00	C67
脑,神经系统	Brain,Central Nervous System	9	2.04	5.30	4.58	0.36	0.55	12	2.87	7.80	7.32	0.56	0.94	C70-C72
甲状腺	Thyroid Gland	3	0.68	1.77	1.32	0.07	0.07	14	3.35	9.09	7.89	0.60	0.80	C73
淋巴瘤	Lymphoma	4	0.90	2.35	1.95	0.18	0.18	12	2.87	7.80	7.10	0.59	0.70	C81-C85,88,90,96
白血病	Leukaemia	17	3.85	10.00	10.12	0.85	1.03	16	3.83	10.39	8.79	0.66	0.66	C91-C95
不明及其他恶性肿瘤	All Other Sites and Unspecified	11	2.49	6.47	5.72	0.34	0.69	6	1.44	3.90	2.98	0.20	0.29	O&U
所有部位合计	All Sites	442	100.00	260.06	226.43	15.09	25.64	418	100.00	271.54	237.41	19.54	24.94	ALL
所有部位除外 C44	All Sites but C44	442	100.00	260.06	226.43	15.09	25.64	418	100.00	271.54	237.41	19.54	24.94	ALLbC44
死亡 Mortality														
口腔和咽喉(除外鼻咽)	Lip,Oral Cavity & Pharynx but Nasopharynx	6	1.98	3.53	3.80	0.36	0.36	5	2.44	3.25	3.02	0.31	0.31	C00-C10;C12-C14
鼻咽	Nasopharynx	6	1.98	3.53	3.21	0.22	0.51	1	0.49	0.65	0.55	0.00	0.09	C11
食管	Esophagus	49	16.17	28.83	23.04	0.74	2.68	28	13.66	18.19	11.82	0.55	1.21	C15
胃	Stomach	42	13.86	24.71	20.23	0.83	1.65	16	7.80	10.39	7.10	0.29	0.69	C16
结直肠肛门	Colon,Rectum & Anus	18	5.94	10.59	8.85	0.29	0.96	20	9.76	12.99	8.89	0.41	0.70	C18-C21
肝脏	Liver	40	13.20	23.53	19.99	1.41	2.17	15	7.32	9.74	8.63	0.61	1.09	C22
胆囊及其他	Gallbladder and Extrahepatic Ducts	6	1.98	3.53	2.82	0.19	0.39	6	2.93	3.90	2.15	0.06	0.06	C23-C24
胰腺	Pancreas	4	1.32	2.35	1.65	0.00	0.29	10	4.88	6.50	3.69	0.04	0.37	C25
喉	Larynx	0	0.00	0.00	0.00	0.00	0.00	0	0.00	0.00	0.00	0.00	0.00	C32
气管,支气管,肺	Trachea,Bronchus and Lung	105	34.65	61.78	50.20	2.37	5.47	35	17.07	22.74	17.00	0.83	2.02	C33-C34
其他胸腔器官	Other Thoracic Organs	0	0.00	0.00	0.00	0.00	0.00	0	0.00	0.00	0.00	0.00	0.00	C37-C38
骨	Bone	1	0.33	0.59	0.52	0.00	0.09	0	0.00	0.00	0.00	0.00	0.00	C40-C41
皮肤黑色素瘤	Melanoma of Skin	0	0.00	0.00	0.00	0.00	0.00	0	0.00	0.00	0.00	0.00	0.00	C43
乳房	Breast	0	0.00	0.00	0.00	0.00	0.00	26	12.68	16.89	15.36	1.43	1.70	C50
子宫颈	Cervix	–	–	–	–	–	–	16	7.80	10.39	9.14	0.79	1.10	C53
子宫体及子宫部位不明	Uterus & Unspecified	–	–	–	–	–	–	2	0.98	1.30	1.64	0.21	0.21	C54-C55
卵巢	Ovary	–	–	–	–	–	–	2	0.98	1.30	1.11	0.00	0.18	C56
前列腺	Prostate	2	0.66	1.18	1.05	0.08	0.18	–	–	–	–	–	–	C61
睾丸	Testis	0	0.00	0.00	0.00	0.00	0.00	–	–	–	–	–	–	C62
肾及泌尿系统不明	Kidney & Unspecified Urinary Organs	4	1.32	2.35	1.45	0.00	0.09	0	0.00	0.00	0.00	0.00	0.00	C64-C66,68
膀胱	Bladder	3	0.99	1.77	1.92	0.09	0.17	1	0.49	0.65	0.35	0.00	0.00	C67
脑,神经系统	Brain,Central Nervous System	3	0.99	1.77	1.24	0.10	0.10	5	2.44	3.25	3.03	0.25	0.34	C70-C72
甲状腺	Thyroid Gland	1	0.33	0.59	0.53	0.05	0.05	5	2.44	3.25	2.95	0.21	0.53	C73
淋巴瘤	Lymphoma	0	0.00	0.00	0.00	0.00	0.00	1	0.49	0.65	0.35	0.00	0.00	C81-C85,88,90,96
白血病	Leukaemia	7	2.31	4.12	3.27	0.27	0.37	8	3.90	5.20	4.54	0.26	0.53	C91-C95
不明及其他恶性肿瘤	All Other Sites and Unspecified	6	1.98	3.53	2.82	0.08	0.34	3	1.46	1.95	1.72	0.16	0.16	O&U
所有部位合计	All Sites	303	100.00	178.28	146.59	7.08	15.88	205	100.00	133.17	103.03	6.40	11.30	ALL
所有部位除外 C44	All Sites but C44	303	100.00	178.28	146.59	7.08	15.88	205	100.00	133.17	103.03	6.40	11.30	ALLbC44

表 7-3-115　漯河市郾城区 2011 年癌症发病和死亡主要指标

Table 7-3-115　Incidence and mortality of cancer in Yancheng District of Luohe,2011

部位 Site		男性 Male						女性 Female						ICD-10
		病例数 No. cases	构成 (%)	粗率 Crude rate (1/10⁵)	世标率 ASR world (1/10⁵)	累积率 Cum.rate(%) 0~64	0~74	病例数 No. cases	构成 (%)	粗率 Crude rate (1/10⁵)	世标率 ASR world (1/10⁵)	累积率 Cum.rate(%) 0~64	0~74	
发病 Incidence														
口腔和咽喉(除外鼻咽)	Lip,Oral Cavity & Pharynx but Nasopharynx	3	0.52	1.17	1.13	0.03	0.23	4	0.83	1.86	1.47	0.14	0.14	C00-C10;C12-C14
鼻咽	Nasopharynx	0	0.00	0.00	0.00	0.00	0.00	0	0.00	0.00	0.00	0.00	0.00	C11
食管	Esophagus	57	9.93	22.17	20.35	1.11	2.40	30	6.24	13.92	10.01	0.65	1.21	C15
胃	Stomach	77	13.41	29.95	26.79	1.23	2.90	24	4.99	11.14	8.29	0.35	1.23	C16
结直肠肛门	Colon,Rectum & Anus	44	7.67	17.11	15.10	1.12	1.76	22	4.57	10.21	7.27	0.58	0.71	C18-C21
肝脏	Liver	90	15.68	35.01	31.71	2.26	3.73	57	11.85	26.45	20.52	1.63	2.36	C22
胆囊及其他	Gallbladder and Extrahepatic Ducts	6	1.05	2.33	2.08	0.11	0.21	6	1.25	2.78	1.70	0.08	0.16	C23-C24
胰腺	Pancreas	8	1.39	3.11	2.59	0.16	0.22	6	1.25	2.78	2.10	0.04	0.34	C25
喉	Larynx	4	0.70	1.56	1.39	0.12	0.22	1	0.21	0.46	0.37	0.05	0.05	C32
气管,支气管,肺	Trachea,Bronchus and Lung	185	32.23	71.96	64.61	2.68	7.44	98	20.37	45.48	32.30	2.01	3.11	C33-C34
其他胸腔器官	Other Thoracic Organs	1	0.17	0.39	0.41	0.00	0.07	0	0.00	0.00	0.00	0.00	0.00	C37-C38
骨	Bone	4	0.70	1.56	2.01	0.17	0.17	3	0.62	1.39	1.01	0.08	0.08	C40-C41
皮肤黑色素瘤	Melanoma of Skin	1	0.17	0.39	0.41	0.00	0.07	1	0.21	0.46	0.41	0.04	0.04	C43
乳房	Breast	0	0.00	0.00	0.00	0.00	0.00	104	21.62	48.27	38.36	3.25	3.74	C50
子宫颈	Cervix	–	–	–	–	–	–	36	7.48	16.71	13.02	1.10	1.19	C53
子宫体及子宫部位不明	Uterus & Unspecified	–	–	–	–	–	–	12	2.49	5.57	4.46	0.39	0.39	C54-C55
卵巢	Ovary	–	–	–	–	–	–	14	2.91	6.50	5.12	0.49	0.49	C56
前列腺	Prostate	9	1.57	3.50	2.84	0.09	0.09	–	–	–	–	–	–	C61
睾丸	Testis	1	0.17	0.39	0.24	0.02	0.02	–	–	–	–	–	–	C62
肾及泌尿系统不明	Kidney & Unspecified Urinary Organs	7	1.22	2.72	2.27	0.14	0.31	0	0.00	0.00	0.00	0.00	0.00	C64-C66,68
膀胱	Bladder	9	1.57	3.50	3.27	0.19	0.46	0	0.00	0.00	0.00	0.00	0.00	C67
脑,神经系统	Brain,Central Nervous System	13	2.26	5.06	5.12	0.34	0.51	12	2.49	5.57	4.64	0.38	0.38	C70-C72
甲状腺	Thyroid Gland	5	0.87	1.94	1.73	0.14	0.21	11	2.29	5.11	4.17	0.41	0.41	C73
淋巴瘤	Lymphoma	8	1.39	3.11	2.87	0.24	0.30	9	1.87	4.18	3.26	0.29	0.29	C81-C85,88,90,96
白血病	Leukaemia	22	3.83	8.56	9.24	0.62	0.69	19	3.95	8.82	9.71	0.55	0.68	C91-C95
不明及其他恶性肿瘤	All Other Sites and Unspecified	20	3.48	7.78	7.30	0.47	0.74	12	2.49	5.57	5.73	0.32	0.47	O&U
所有部位合计	All Sites	574	100.00	223.26	203.46	11.24	22.73	481	100.00	223.24	173.92	12.83	17.47	ALL
所有部位除外 C44	All Sites but C44	571	99.48	222.09	202.58	11.22	22.71	478	99.38	221.84	171.86	12.72	17.35	ALLbC44
死亡 Mortality														
口腔和咽喉(除外鼻咽)	Lip,Oral Cavity & Pharynx but Nasopharynx	2	0.49	0.78	0.58	0.05	0.05	0	0.00	0.00	0.00	0.00	0.00	C00-C10;C12-C14
鼻咽	Nasopharynx	0	0.00	0.00	0.00	0.00	0.00	0	0.00	0.00	0.00	0.00	0.00	C11
食管	Esophagus	45	10.95	17.50	14.91	0.59	1.23	24	8.28	11.14	7.38	0.44	0.74	C15
胃	Stomach	58	14.11	22.56	19.59	0.77	1.93	18	6.21	8.35	5.21	0.18	0.57	C16
结直肠肛门	Colon,Rectum & Anus	26	6.33	10.11	9.59	0.39	1.26	13	4.48	6.03	3.32	0.08	0.17	C18-C21
肝脏	Liver	84	20.44	32.67	29.51	2.24	3.38	54	18.62	25.06	17.91	1.17	2.11	C22
胆囊及其他	Gallbladder and Extrahepatic Ducts	5	1.22	1.94	1.92	0.06	0.26	5	1.72	2.32	1.33	0.10	0.10	C23-C24
胰腺	Pancreas	7	1.70	2.72	2.42	0.20	0.29	5	1.72	2.32	1.76	0.12	0.21	C25
喉	Larynx	0	0.00	0.00	0.00	0.00	0.00	0	0.00	0.00	0.00	0.00	0.00	C32
气管,支气管,肺	Trachea,Bronchus and Lung	158	38.44	61.45	54.72	2.09	5.76	82	28.28	38.06	26.91	1.66	3.02	C33-C34
其他胸腔器官	Other Thoracic Organs	0	0.00	0.00	0.00	0.00	0.00	0	0.00	0.00	0.00	0.00	0.00	C37-C38
骨	Bone	1	0.24	0.39	0.39	0.00	0.00	1	0.34	0.46	0.34	0.03	0.03	C40-C41
皮肤黑色素瘤	Melanoma of Skin	0	0.00	0.00	0.00	0.00	0.00	0	0.00	0.00	0.00	0.00	0.00	C43
乳房	Breast	0	0.00	0.00	0.00	0.00	0.00	36	12.41	16.71	12.91	0.94	1.71	C50
子宫颈	Cervix	–	–	–	–	–	–	18	6.21	8.35	6.10	0.41	0.73	C53
子宫体及子宫部位不明	Uterus & Unspecified	–	–	–	–	–	–	6	2.07	2.78	2.30	0.13	0.35	C54-C55
卵巢	Ovary	–	–	–	–	–	–	7	2.41	3.25	2.57	0.22	0.28	C56
前列腺	Prostate	2	0.49	0.78	0.54	0.04	0.04	–	–	–	–	–	–	C61
睾丸	Testis	0	0.00	0.00	0.00	0.00	0.00	–	–	–	–	–	–	C62
肾及泌尿系统不明	Kidney & Unspecified Urinary Organs	0	0.00	0.00	0.00	0.00	0.00	0	0.00	0.00	0.00	0.00	0.00	C64-C66,68
膀胱	Bladder	2	0.49	0.78	0.63	0.06	0.06	0	0.00	0.00	0.00	0.00	0.00	C67
脑,神经系统	Brain,Central Nervous System	4	0.97	1.56	1.54	0.12	0.12	6	2.07	2.78	2.26	0.11	0.11	C70-C72
甲状腺	Thyroid Gland	0	0.00	0.00	0.00	0.00	0.00	2	0.69	0.93	0.58	0.00	0.09	C73
淋巴瘤	Lymphoma	3	0.73	1.17	0.99	0.07	0.07	3	1.03	1.39	1.17	0.10	0.16	C81-C85,88,90,96
白血病	Leukaemia	6	1.46	2.33	1.95	0.05	0.12	5	1.72	2.32	1.60	0.15	0.15	C91-C95
不明及其他恶性肿瘤	All Other Sites and Unspecified	8	1.95	3.11	2.64	0.11	0.21	5	1.72	2.32	1.92	0.08	0.16	O&U
所有部位合计	All Sites	411	100.00	159.86	141.90	6.82	14.77	290	100.00	134.59	95.58	5.92	10.69	ALL
所有部位除外 C44	All Sites but C44	409	99.51	159.08	141.27	6.80	14.75	289	99.66	134.13	95.40	5.92	10.69	ALLbC44

表 7-3-116 漯河市召陵区 2011 年癌症发病和死亡主要指标
Table 7-3-116 Incidence and mortality of cancer in Zhaoling District of Luohe, 2011

部位 Site		男性 Male						女性 Female						ICD-10
		病例数 No. cases	构成 (%)	粗率 Crude rate (1/10⁵)	世标率 ASR world (1/10⁵)	累积率 Cum.rate(%) 0~64	0~74	病例数 No. cases	构成 (%)	粗率 Crude rate (1/10⁵)	世标率 ASR world (1/10⁵)	累积率 Cum.rate(%) 0~64	0~74	
发病 Incidence														
口腔和咽喉(除外鼻咽)	Lip,Oral Cavity & Pharynx but Nasopharynx	10	1.72	4.11	3.17	0.29	0.29	5	1.04	2.17	1.62	0.09	0.26	C00–C10;C12–C14
鼻咽	Nasopharynx	4	0.69	1.64	1.47	0.15	0.15	2	0.41	0.87	0.77	0.06	0.06	C11
食管	Esophagus	43	7.41	17.65	14.93	0.93	1.59	37	7.66	16.08	11.96	0.46	1.45	C15
胃	Stomach	73	12.59	29.97	27.02	1.41	3.47	36	7.45	15.64	11.95	0.68	1.39	C16
结直肠肛门	Colon, Rectum & Anus	40	6.90	16.42	13.47	0.75	1.66	17	3.52	7.39	5.76	0.44	0.62	C18–C21
肝脏	Liver	107	18.45	43.93	38.36	2.44	4.66	44	9.11	19.12	14.64	0.98	1.63	C22
胆囊及其他	Gallbladder and Extrahepatic Ducts	4	0.69	1.64	1.71	0.03	0.27	5	1.04	2.17	1.69	0.03	0.28	C23–C24
胰腺	Pancreas	15	2.59	6.16	5.07	0.27	0.69	3	0.62	1.30	0.92	0.09	0.09	C25
喉	Larynx	1	0.17	0.41	0.25	0.03	0.03	0	0.00	0.00	0.00	0.00	0.00	C32
气管,支气管,肺	Trachea, Bronchus and Lung	222	38.28	91.14	75.36	4.22	8.59	105	21.74	45.63	32.46	1.97	4.08	C33–C34
其他胸腔器官	Other Thoracic Organs	1	0.17	0.41	0.45	0.00	0.07	1	0.21	0.43	0.38	0.05	0.05	C37–C38
骨	Bone	5	0.86	2.05	1.39	0.17	0.17	1	0.21	0.43	0.38	0.05	0.05	C40–C41
皮肤黑色素瘤	Melanoma of Skin	0	0.00	0.00	0.00	0.00	0.00	0	0.00	0.00	0.00	0.00	0.00	C43
乳房	Breast	2	0.34	0.82	0.75	0.07	0.07	77	15.94	33.46	25.06	2.13	2.48	C50
子宫颈	Cervix	–	–	–	–	–	–	44	9.11	19.12	14.85	1.14	1.64	C53
子宫体及子宫部位不明	Uterus & Unspecified	–	–	–	–	–	–	72	14.91	31.29	24.80	2.19	2.34	C54–C55
卵巢	Ovary	–	–	–	–	–	–	8	1.66	3.48	2.23	0.19	0.19	C56
前列腺	Prostate	5	0.86	2.05	1.44	0.05	0.14						–	C61
睾丸	Testis	0	0.00	0.00	0.00	0.00	0.00						–	C62
肾及泌尿系统不明	Kidney & Unspecified Urinary Organs	3	0.52	1.23	1.13	0.04	0.23	1	0.21	0.43	0.24	0.03	0.03	C64–C66,68
膀胱	Bladder	18	3.10	7.39	6.01	0.13	0.54	1	0.21	0.43	0.15	0.00	0.00	C67
脑,神经系统	Brain, Central Nervous System	3	0.52	1.23	0.95	0.11	0.11	8	1.66	3.48	2.89	0.17	0.25	C70–C72
甲状腺	Thyroid Gland	1	0.17	0.41	0.45	0.00	0.07	3	0.62	1.30	0.98	0.07	0.07	C73
淋巴瘤	Lymphoma	1	0.17	0.41	0.23	0.00	0.00	2	0.41	0.87	0.64	0.03	0.03	C81–C85,88,90,96
白血病	Leukaemia	6	1.03	2.46	2.39	0.14	0.33	9	1.86	3.91	4.21	0.25	0.25	C91–C95
不明及其他恶性肿瘤	All Other Sites and Unspecified	16	2.76	6.57	6.22	0.36	0.51	2	0.41	0.87	0.68	0.07	0.07	O&U
所有部位合计	All Sites	580	100.00	238.11	202.23	11.59	23.66	483	100.00	209.88	159.25	11.17	17.32	ALL
所有部位除外 C44	All Sites but C44	579	99.83	237.70	201.78	11.59	23.58	483	100.00	209.88	159.25	11.17	17.32	ALLbC44
死亡 Mortality														
口腔和咽喉(除外鼻咽)	Lip,Oral Cavity & Pharynx but Nasopharynx	5	1.43	2.05	1.97	0.12	0.29	3	1.06	1.30	1.18	0.04	0.20	C00–C10;C12–C14
鼻咽	Nasopharynx	4	1.14	1.64	1.41	0.07	0.16	1	0.35	0.43	0.35	0.00	0.09	C11
食管	Esophagus	23	6.57	9.44	8.74	0.42	0.95	19	6.71	8.26	6.44	0.33	0.73	C15
胃	Stomach	33	9.43	13.55	11.81	0.60	1.43	17	6.01	7.39	6.03	0.36	0.68	C16
结直肠肛门	Colon, Rectum & Anus	26	7.43	10.67	8.12	0.55	0.81	11	3.89	4.78	3.93	0.29	0.36	C18–C21
肝脏	Liver	80	22.86	32.84	28.95	2.04	3.45	29	10.25	12.60	8.46	0.56	0.79	C22
胆囊及其他	Gallbladder and Extrahepatic Ducts	2	0.57	0.82	0.60	0.03	0.03	3	1.06	1.30	1.12	0.13	0.13	C23–C24
胰腺	Pancreas	10	2.86	4.11	3.37	0.25	0.44	2	0.71	0.87	0.66	0.06	0.06	C25
喉	Larynx	1	0.29	0.41	0.25	0.03	0.03	0	0.00	0.00	0.00	0.00	0.00	C32
气管,支气管,肺	Trachea, Bronchus and Lung	128	36.57	52.55	43.93	2.33	4.92	65	22.97	28.24	20.29	1.35	2.37	C33–C34
其他胸腔器官	Other Thoracic Organs	2	0.57	0.82	0.61	0.05	0.05	1	0.35	0.43	0.35	0.00	0.09	C37–C38
骨	Bone	5	1.43	2.05	1.52	0.17	0.17	0	0.00	0.00	0.00	0.00	0.00	C40–C41
皮肤黑色素瘤	Melanoma of Skin	3	0.86	1.23	1.00	0.03	0.22	0	0.00	0.00	0.00	0.00	0.00	C43
乳房	Breast	0	0.00	0.00	0.00	0.00	0.00	45	15.90	19.55	15.16	1.32	1.49	C50
子宫颈	Cervix	–	–	–	–	–	–	28	9.89	12.17	9.04	0.87	0.95	C53
子宫体及子宫部位不明	Uterus & Unspecified	–	–	–	–	–	–	38	13.43	16.51	13.50	1.26	1.35	C54–C55
卵巢	Ovary	–	–	–	–	–	–	8	2.83	3.48	2.71	0.25	0.25	C56
前列腺	Prostate	2	0.57	0.82	0.75	0.00	0.19	–	–	–	–	–	–	C61
睾丸	Testis	0	0.00	0.00	0.00	0.00	0.00	–	–	–	–	–	–	C62
肾及泌尿系统不明	Kidney & Unspecified Urinary Organs	3	0.86	1.23	0.99	0.05	0.14	0	0.00	0.00	0.00	0.00	0.00	C64–C66,68
膀胱	Bladder	11	3.14	4.52	3.67	0.11	0.56	0	0.00	0.00	0.00	0.00	0.00	C67
脑,神经系统	Brain, Central Nervous System	0	0.00	0.00	0.00	0.00	0.00	4	1.41	1.74	1.47	0.10	0.19	C70–C72
甲状腺	Thyroid Gland	0	0.00	0.00	0.00	0.00	0.00	1	0.35	0.43	0.34	0.02	0.02	C73
淋巴瘤	Lymphoma	2	0.57	0.82	0.75	0.07	0.07	0	0.00	0.00	0.00	0.00	0.00	C81–C85,88,90,96
白血病	Leukaemia	5	1.43	2.05	1.69	0.09	0.18	7	2.47	3.04	2.51	0.19	0.19	C91–C95
不明及其他恶性肿瘤	All Other Sites and Unspecified	5	1.43	2.05	1.56	0.12	0.12	1	0.35	0.43	0.39	0.00	0.00	O&U
所有部位合计	All Sites	350	100.00	143.69	121.71	7.14	14.21	283	100.00	122.97	93.94	7.12	9.94	ALL
所有部位除外 C44	All Sites but C44	350	100.00	143.69	121.71	7.14	14.21	283	100.00	122.97	93.94	7.12	9.94	ALLbC44

表 7-3-117 三门峡市 2011 年癌症发病和死亡主要指标
Table 7-3-117 Incidence and mortality of cancer in Sanmenxia, 2011

部位 Site		男性 Male 病例数 No. cases	构成 (%)	粗率 Crude rate (1/10⁵)	世标率 ASR world (1/10⁵)	累积率 Cum.rate(%) 0~64	0~74	女性 Female 病例数 No. cases	构成 (%)	粗率 Crude rate (1/10⁵)	世标率 ASR world (1/10⁵)	累积率 Cum.rate(%) 0~64	0~74	ICD-10
发病 Incidence														
口腔和咽喉(除外鼻咽)	Lip,Oral Cavity & Pharynx but Nasopharynx	8	1.95	5.08	3.76	0.35	0.47	6	1.65	3.92	3.28	0.29	0.40	C00-C10;C12-C14
鼻咽	Nasopharynx	1	0.24	0.63	0.48	0.06	0.06	0	0.00	0.00	0.00	0.00	0.00	C11
食管	Esophagus	39	9.51	24.76	21.13	1.03	2.55	24	6.61	15.68	12.72	0.57	1.56	C15
胃	Stomach	53	12.93	33.65	27.69	1.66	3.06	18	4.96	11.76	8.18	0.46	0.79	C16
结直肠肛门	Colon,Rectum & Anus	28	6.83	17.77	13.81	0.62	1.56	20	5.51	13.07	9.90	0.40	1.51	C18-C21
肝脏	Liver	49	11.95	31.11	23.33	1.49	2.67	17	4.68	11.11	7.79	0.18	0.97	C22
胆囊及其他	Gallbladder and Extrahepatic Ducts	9	2.20	5.71	4.42	0.09	0.68	14	3.86	9.15	7.76	0.47	0.68	C23-C24
胰腺	Pancreas	7	1.71	4.44	3.30	0.31	0.47	12	3.31	7.84	5.97	0.31	0.85	C25
喉	Larynx	5	1.22	3.17	2.42	0.20	0.20	1	0.28	0.65	0.42	0.00	0.00	C32
气管,支气管,肺	Trachea,Bronchus and Lung	112	27.32	71.10	60.04	3.41	7.41	68	18.73	44.44	33.00	1.67	3.53	C33-C34
其他胸腔器官	Other Thoracic Organs	1	0.24	0.63	0.70	0.09	0.09	1	0.28	0.65	0.37	0.03	0.03	C37-C38
骨	Bone	1	0.24	0.63	0.35	0.03	0.03	2	0.55	1.31	1.06	0.04	0.14	C40-C41
皮肤黑色素瘤	Melanoma of Skin	0	0.00	0.00	0.00	0.00	0.00	2	0.55	1.31	1.16	0.15	0.15	C43
乳房	Breast	1	0.24	0.63	0.47	0.00	0.12	77	21.21	50.32	34.88	2.80	3.69	C50
子宫颈	Cervix	–	–	–	–	–	–	31	8.54	20.26	14.28	1.33	1.44	C53
子宫体及子宫部位不明	Uterus & Unspecified	–	–	–	–	–	–	19	5.23	12.42	8.99	0.73	0.94	C54-C55
卵巢	Ovary	–	–	–	–	–	–	12	3.31	7.84	5.70	0.29	0.62	C56
前列腺	Prostate	18	4.39	11.43	9.27	0.03	0.39	–	–	–	–	–	–	C61
睾丸	Testis	2	0.49	1.27	0.70	0.03	0.03	–	–	–	–	–	–	C62
肾及泌尿系统不明	Kidney & Unspecified Urinary Organs	10	2.44	6.35	4.34	0.27	0.39	2	0.55	1.31	0.98	0.00	0.10	C64-C66,68
膀胱	Bladder	14	3.41	8.89	6.91	0.43	0.67	6	1.65	3.92	3.30	0.17	0.50	C67
脑,神经系统	Brain,Central Nervous System	8	1.95	5.08	4.81	0.33	0.45	6	1.65	3.92	2.81	0.25	0.25	C70-C72
甲状腺	Thyroid Gland	3	0.73	1.90	1.22	0.11	0.11	0	0.00	0.00	0.00	0.00	0.00	C73
淋巴瘤	Lymphoma	8	1.95	5.08	3.21	0.08	0.19	2	0.55	1.31	1.57	0.06	0.18	C81-C85,88,90,96
白血病	Leukaemia	9	2.20	5.71	4.93	0.52	0.64	11	3.03	7.19	6.11	0.43	0.53	C91-C95
不明及其他恶性肿瘤	All Other Sites and Unspecified	24	5.85	15.24	12.32	0.71	1.29	12	3.31	7.84	6.05	0.34	0.89	O&U
所有部位合计	All Sites	410	100.00	260.28	209.61	11.52	23.50	363	100.00	237.23	176.30	10.97	19.75	ALL
所有部位除外 C44	All Sites but C44	400	97.56	253.93	204.36	11.24	22.99	361	99.45	235.92	175.00	10.89	19.56	ALLbC44
死亡 Mortality														
口腔和咽喉(除外鼻咽)	Lip,Oral Cavity & Pharynx but Nasopharynx	8	2.87	5.08	3.66	0.24	0.36	2	1.09	1.31	0.99	0.11	0.11	C00-C10;C12-C14
鼻咽	Nasopharynx	0	0.00	0.00	0.00	0.00	0.00	0	0.00	0.00	0.00	0.00	0.00	C11
食管	Esophagus	20	7.17	12.70	10.91	0.18	1.58	18	9.84	11.76	9.00	0.34	1.12	C15
胃	Stomach	30	10.75	19.04	14.55	0.18	1.36	11	6.01	7.19	4.35	0.18	0.18	C16
结直肠肛门	Colon,Rectum & Anus	16	5.73	10.16	7.47	0.21	0.80	11	6.01	7.19	4.80	0.15	0.60	C18-C21
肝脏	Liver	34	12.19	21.58	16.28	0.68	1.62	16	8.74	10.46	6.99	0.06	0.97	C22
胆囊及其他	Gallbladder and Extrahepatic Ducts	9	3.23	5.71	4.42	0.06	0.65	10	5.46	6.54	4.68	0.13	0.35	C23-C24
胰腺	Pancreas	6	2.15	3.81	3.80	0.18	0.29	12	6.56	7.84	6.00	0.33	1.00	C25
喉	Larynx	3	1.08	1.90	1.46	0.00	0.12	1	0.55	0.65	0.42	0.00	0.00	C32
气管,支气管,肺	Trachea,Bronchus and Lung	103	36.92	65.39	53.82	2.41	7.24	61	33.33	39.86	28.29	1.23	3.33	C33-C34
其他胸腔器官	Other Thoracic Organs	0	0.00	0.00	0.00	0.00	0.00	0	0.00	0.00	0.00	0.00	0.00	C37-C38
骨	Bone	2	0.72	1.27	1.09	0.03	0.15	0	0.00	0.00	0.00	0.00	0.00	C40-C41
皮肤黑色素瘤	Melanoma of Skin	0	0.00	0.00	0.00	0.00	0.00	0	0.00	0.00	0.00	0.00	0.00	C43
乳房	Breast	1	0.36	0.63	0.69	0.00	0.12	17	9.29	11.11	7.39	0.30	0.76	C50
子宫颈	Cervix	–	–	–	–	–	–	3	1.64	1.96	1.14	0.10	0.10	C53
子宫体及子宫部位不明	Uterus & Unspecified	–	–	–	–	–	–	1	0.55	0.65	0.63	0.00	0.10	C54-C55
卵巢	Ovary	–	–	–	–	–	–	5	2.73	3.27	2.78	0.12	0.33	C56
前列腺	Prostate	8	2.87	5.08	5.70	0.00	0.00	–	–	–	–	–	–	C61
睾丸	Testis	1	0.36	0.63	0.37	0.00	0.00	–	–	–	–	–	–	C62
肾及泌尿系统不明	Kidney & Unspecified Urinary Organs	4	1.43	2.54	2.02	0.14	0.25	1	0.55	0.65	0.36	0.40	0.40	C64-C66,68
膀胱	Bladder	5	1.79	3.17	2.76	0.00	0.12	1	0.55	0.65	0.42	0.00	0.00	C67
脑,神经系统	Brain,Central Nervous System	3	1.08	1.90	2.06	0.11	0.11	1	0.55	0.65	0.63	0.00	0.10	C70-C72
甲状腺	Thyroid Gland	0	0.00	0.00	0.00	0.00	0.00	0	0.00	0.00	0.00	0.00	0.00	C73
淋巴瘤	Lymphoma	4	1.43	2.54	1.50	0.00	0.00	5	2.73	3.27	3.23	0.15	0.36	C81-C85,88,90,96
白血病	Leukaemia	4	1.43	2.54	2.35	0.14	0.37	2	1.09	1.31	0.83	0.07	0.07	C91-C95
不明及其他恶性肿瘤	All Other Sites and Unspecified	18	6.45	11.43	8.27	0.12	0.71	5	2.73	3.27	2.09	0.05	0.16	O&U
所有部位合计	All Sites	279	100.00	177.11	143.18	4.67	15.83	183	100.00	119.59	85.00	3.31	9.64	ALL
所有部位除外 C44	All Sites but C44	273	97.85	173.31	140.79	4.67	15.71	183	100.00	119.59	85.00	3.31	9.64	ALLbC44

表 7-3-118 内乡县 2011 年癌症发病和死亡主要指标
Table 7-3-118 Incidence and mortality of cancer in Neixiang,2011

部位 Site		男性 Male						女性 Female						ICD-10
		病例数 No. cases	构成 (%)	粗率 Crude rate (1/10⁵)	世标率 ASR world (1/10⁵)	累积率 Cum.rate(%)		病例数 No. cases	构成 (%)	粗率 Crude rate (1/10⁵)	世标率 ASR world (1/10⁵)	累积率 Cum.rate(%)		
						0~64	0~74					0~64	0~74	
发病 Incidence														
口腔和咽喉(除外鼻咽)	Lip,Oral Cavity & Pharynx but Nasopharynx	4	0.40	1.12	0.98	0.09	0.15	2	0.30	0.59	0.56	0.00	0.09	C00-C10;C12-C14
鼻咽	Nasopharynx	9	0.90	2.52	1.90	0.10	0.27	1	0.15	0.29	0.19	0.02	0.02	C11
食管	Esophagus	282	28.26	79.11	64.36	4.34	8.60	176	26.51	51.80	39.44	2.30	5.05	C15
胃	Stomach	351	35.17	98.47	79.33	5.19	10.37	122	18.37	35.91	26.44	1.87	3.08	C16
结直肠肛门	Colon,Rectum & Anus	54	5.41	15.15	12.17	0.86	1.64	30	4.52	8.83	7.20	0.47	0.91	C18-C21
肝脏	Liver	66	6.61	18.52	14.56	1.14	1.77	39	5.87	11.48	8.32	0.54	0.90	C22
胆囊及其他	Gallbladder and Extrahepatic Ducts	3	0.30	0.84	0.69	0.03	0.08	2	0.30	0.59	0.34	0.02	0.02	C23-C24
胰腺	Pancreas	9	0.90	2.52	2.07	0.12	0.26	3	0.45	0.88	0.57	0.07	0.07	C25
喉	Larynx	1	0.10	0.28	0.24	0.02	0.02	0	0.00	0.00	0.00	0.00	0.00	C32
气管,支气管,肺	Trachea,Bronchus and Lung	146	14.63	40.96	32.83	2.00	4.16	62	9.34	18.25	13.43	0.81	1.58	C33-C34
其他胸腔器官	Other Thoracic Organs	1	0.10	0.28	0.26	0.03	0.03	1	0.15	0.29	0.22	0.02	0.02	C37-C38
骨	Bone	4	0.40	1.12	1.07	0.05	0.10	4	0.60	1.18	1.43	0.06	0.17	C40-C41
皮肤黑色素瘤	Melanoma of Skin	0	0.00	0.00	0.00	0.00	0.00	1	0.15	0.29	0.65	0.03	0.03	C43
乳房	Breast	0	0.00	0.00	0.00	0.00	0.00	91	13.70	26.78	20.11	1.82	1.96	C50
子宫颈	Cervix	–	–	–	–	–	–	22	3.31	6.48	5.02	0.37	0.62	C53
子宫体及子宫部位不明	Uterus & Unspecified	–	–	–	–	–	–	22	3.31	6.48	4.67	0.35	0.45	C54-C55
卵巢	Ovary	–	–	–	–	–	–	16	2.41	4.71	3.70	0.26	0.41	C56
前列腺	Prostate	4	0.40	1.12	0.74	0.00	0.06	–	–	–	–	–	–	C61
睾丸	Testis	1	0.10	0.28	0.21	0.02	0.02	–	–	–	–	–	–	C62
肾及泌尿系统不明	Kidney & Unspecified Urinary Organs	4	0.40	1.12	0.80	0.08	0.08	3	0.45	0.88	0.64	0.04	0.10	C64-C66,68
膀胱	Bladder	9	0.90	2.52	1.82	0.06	0.17	0	0.00	0.00	0.00	0.00	0.00	C67
脑,神经系统	Brain,Central Nervous System	15	1.50	4.21	3.37	0.22	0.33	20	3.01	5.89	4.50	0.28	0.61	C70-C72
甲状腺	Thyroid Gland	5	0.50	1.40	1.18	0.09	0.09	17	2.56	5.00	3.72	0.36	0.36	C73
淋巴瘤	Lymphoma	10	1.00	2.81	2.42	0.17	0.32	12	1.81	3.53	2.48	0.18	0.22	C81-C85,88,90,96
白血病	Leukaemia	10	1.00	2.81	2.66	0.18	0.18	7	1.05	2.06	1.92	0.16	0.16	C91-C95
不明及其他恶性肿瘤	All Other Sites and Unspecified	10	1.00	2.81	1.97	0.11	0.17	11	1.66	3.24	2.24	0.09	0.18	O&U
所有部位合计	All Sites	998	100.00	279.98	225.63	14.92	28.86	664	100.00	195.44	147.80	10.11	17.02	ALL
所有部位除外 C44	All Sites but C44	995	99.70	279.14	225.12	14.90	28.83	659	99.25	193.97	146.84	10.07	16.93	ALLbC44
死亡 Mortality														
口腔和咽喉(除外鼻咽)	Lip,Oral Cavity & Pharynx but Nasopharynx	1	0.14	0.28	0.23	0.00	0.06	1	0.27	0.29	0.19	0.02	0.02	C00-C10;C12-C14
鼻咽	Nasopharynx	1	0.14	0.28	0.19	0.02	0.02	1	0.27	0.29	0.23	0.00	0.06	C11
食管	Esophagus	204	28.33	57.23	45.83	2.46	5.94	95	25.68	27.96	19.85	1.03	2.20	C15
胃	Stomach	234	32.50	65.65	53.07	2.71	6.99	96	25.95	28.26	20.43	0.85	2.42	C16
结直肠肛门	Colon,Rectum & Anus	28	3.89	7.86	6.50	0.37	0.83	15	4.05	4.41	3.02	0.12	0.29	C18-C21
肝脏	Liver	61	8.47	17.11	13.68	0.87	1.86	32	8.65	9.42	6.81	0.35	0.82	C22
胆囊及其他	Gallbladder and Extrahepatic Ducts	2	0.28	0.56	0.49	0.03	0.09	2	0.54	0.59	0.34	0.02	0.02	C23-C24
胰腺	Pancreas	8	1.11	2.24	1.70	0.09	0.25	3	0.81	0.88	0.69	0.06	0.11	C25
喉	Larynx	0	0.00	0.00	0.00	0.00	0.00	0	0.00	0.00	0.00	0.00	0.00	C32
气管,支气管,肺	Trachea,Bronchus and Lung	136	18.89	38.15	30.98	1.38	4.13	54	14.59	15.89	12.17	0.63	1.49	C33-C34
其他胸腔器官	Other Thoracic Organs	0	0.00	0.00	0.00	0.00	0.00	0	0.00	0.00	0.00	0.00	0.00	C37-C38
骨	Bone	5	0.69	1.40	1.16	0.02	0.17	2	0.54	0.59	0.47	0.04	0.04	C40-C41
皮肤黑色素瘤	Melanoma of Skin	1	0.14	0.28	0.21	0.02	0.02	0	0.00	0.00	0.00	0.00	0.00	C43
乳房	Breast	0	0.00	0.00	0.00	0.00	0.00	22	5.95	6.48	4.69	0.35	0.50	C50
子宫颈	Cervix	–	–	–	–	–	–	4	1.08	1.18	0.93	0.08	0.13	C53
子宫体及子宫部位不明	Uterus & Unspecified	–	–	–	–	–	–	9	2.43	2.65	2.05	0.12	0.23	C54-C55
卵巢	Ovary	–	–	–	–	–	–	3	0.81	0.88	1.00	0.06	0.06	C56
前列腺	Prostate	2	0.28	0.56	0.40	0.00	0.06	–	–	–	–	–	–	C61
睾丸	Testis	0	0.00	0.00	0.00	0.00	0.00	–	–	–	–	–	–	C62
肾及泌尿系统不明	Kidney & Unspecified Urinary Organs	2	0.28	0.56	0.40	0.04	0.04	0	0.00	0.00	0.00	0.00	0.00	C64-C66,68
膀胱	Bladder	6	0.83	1.68	1.32	0.08	0.20	1	0.27	0.29	0.25	0.02	0.02	C67
脑,神经系统	Brain,Central Nervous System	8	1.11	2.24	1.79	0.13	0.19	8	2.16	2.35	1.78	0.17	0.23	C70-C72
甲状腺	Thyroid Gland	1	0.14	0.28	0.26	0.03	0.03	3	0.81	0.88	0.65	0.08	0.08	C73
淋巴瘤	Lymphoma	6	0.83	1.68	1.49	0.08	0.13	7	1.89	2.06	1.56	0.11	0.21	C81-C85,88,90,96
白血病	Leukaemia	9	1.25	2.52	2.04	0.14	0.14	4	1.08	1.18	1.01	0.03	0.15	C91-C95
不明及其他恶性肿瘤	All Other Sites and Unspecified	5	0.69	1.40	1.10	0.08	0.14	8	2.16	2.35	1.59	0.04	0.15	O&U
所有部位合计	All Sites	720	100.00	201.99	162.86	8.58	21.28	370	100.00	108.90	79.72	4.21	9.25	ALL
所有部位除外 C44	All Sites but C44	718	99.72	201.43	162.44	8.55	21.25	368	99.46	108.31	79.39	4.21	9.25	ALLbC44

表 7-3-119 虞城县 2011 年癌症发病和死亡主要指标
Table 7-3-119 Incidence and mortality of cancer in Yucheng, 2011

部位 Site		男性 Male 病例数 No. cases	构成 (%)	粗率 Crude rate (1/10⁵)	世标率 ASR world (1/10⁵)	累积率 Cum.rate(%) 0~64	0~74	女性 Female 病例数 No. cases	构成 (%)	粗率 Crude rate (1/10⁵)	世标率 ASR world (1/10⁵)	累积率 Cum.rate(%) 0~64	0~74	ICD-10
发病 Incidence														
口腔和咽喉(除外鼻咽)	Lip,Oral Cavity & Pharynx but Nasopharynx	33	2.28	5.93	6.02	0.40	0.83	15	1.28	2.90	2.81	0.21	0.35	C00-C10;C12-C14
鼻咽	Nasopharynx	3	0.21	0.54	0.61	0.02	0.02	24	2.05	4.65	4.21	0.39	0.48	C11
食管	Esophagus	223	15.39	40.10	41.87	1.94	5.41	207	17.68	40.07	36.36	2.42	4.65	C15
胃	Stomach	257	17.74	46.21	47.32	2.42	5.64	155	13.24	30.00	23.56	1.50	2.17	C16
结直肠肛门	Colon, Rectum & Anus	94	6.49	16.90	17.31	0.96	2.12	76	6.49	14.71	12.64	0.71	1.51	C18-C21
肝脏	Liver	207	14.29	37.22	38.54	2.11	4.53	104	8.88	20.13	18.10	0.77	2.54	C22
胆囊及其他	Gallbladder and Extrahepatic Ducts	16	1.10	2.88	3.05	0.13	0.42	9	0.77	1.74	1.61	0.11	0.19	C23-C24
胰腺	Pancreas	34	2.35	6.11	6.43	0.51	0.87	8	0.68	1.55	1.22	0.06	0.10	C25
喉	Larynx	25	1.73	4.50	4.70	0.20	0.74	17	1.45	3.29	2.91	0.21	0.32	C32
气管,支气管,肺	Trachea, Bronchus and Lung	325	22.43	58.44	60.28	3.41	7.24	168	14.35	32.52	29.28	1.82	3.63	C33-C34
其他胸腔器官	Other Thoracic Organs	3	0.21	0.54	0.57	0.04	0.08	1	0.09	0.19	0.14	0.00	0.05	C37-C38
骨	Bone	16	1.10	2.88	2.74	0.18	0.27	8	0.68	1.55	1.28	0.06	0.15	C40-C41
皮肤黑色素瘤	Melanoma of Skin	0	0.00	0.00	0.00	0.00	0.00	0	0.00	0.00	0.00	0.00	0.00	C43
乳房	Breast	0	0.00	0.00	0.00	0.00	0.00	118	10.08	22.84	20.58	1.86	2.21	C50
子宫颈	Cervix	–	–	–	–	–	–	75	6.40	14.52	13.65	1.17	1.59	C53
子宫体及子宫部位不明	Uterus & Unspecified	–	–	–	–	–	–	22	1.88	4.26	3.81	0.39	0.42	C54-C55
卵巢	Ovary	–	–	–	–	–	–	47	4.01	9.10	8.78	0.72	1.09	C56
前列腺	Prostate	31	2.14	5.57	5.81	0.16	0.75	–	–	–	–	–	–	C61
睾丸	Testis	0	0.00	0.00	0.00	0.00	0.00	–	–	–	–	–	–	C62
肾及泌尿系统不明	Kidney & Unspecified Urinary Organs	8	0.55	1.44	1.42	0.09	0.18	3	0.26	0.58	0.50	0.04	0.04	C64-C66,68
膀胱	Bladder	42	2.90	7.55	7.78	0.39	0.90	10	0.85	1.94	1.77	0.17	0.21	C67
脑,神经系统	Brain, Central Nervous System	28	1.93	5.03	5.64	0.25	0.71	24	2.05	4.65	4.45	0.31	0.47	C70-C72
甲状腺	Thyroid Gland	4	0.28	0.72	0.65	0.02	0.07	10	0.85	1.94	1.82	0.14	0.23	C73
淋巴瘤	Lymphoma	2	0.14	0.36	0.34	0.02	0.07	2	0.17	0.39	0.44	0.00	0.07	C81-C85,88,90,96
白血病	Leukaemia	35	2.42	6.29	5.81	0.43	0.49	31	2.65	6.00	5.85	0.40	0.49	C91-C95
不明及其他恶性肿瘤	All Other Sites and Unspecified	63	4.35	11.33	11.21	0.89	1.25	37	3.16	7.16	6.67	0.50	0.74	O&U
所有部位合计	All Sites	1449	100.00	260.54	268.07	14.58	32.59	1171	100.00	226.66	202.49	13.97	23.71	ALL
所有部位除外 C44	All Sites but C44	1447	99.86	260.18	267.75	14.54	32.55	1171	100.00	226.66	202.49	13.97	23.71	ALLbC44
死亡 Mortality														
口腔和咽喉(除外鼻咽)	Lip,Oral Cavity & Pharynx but Nasopharynx	22	2.19	3.96	4.13	0.26	0.55	8	1.19	1.55	1.43	0.10	0.19	C00-C10;C12-C14
鼻咽	Nasopharynx	0	0.00	0.00	0.00	0.00	0.00	17	2.53	3.29	3.00	0.23	0.36	C11
食管	Esophagus	152	15.15	27.33	28.86	0.97	3.71	120	17.86	23.23	20.45	1.00	2.68	C15
胃	Stomach	161	16.05	28.95	31.09	1.00	3.71	78	11.61	15.10	10.30	0.36	0.79	C16
结直肠肛门	Colon, Rectum & Anus	74	7.38	13.31	13.79	0.67	1.86	44	6.55	8.52	6.93	0.24	0.87	C18-C21
肝脏	Liver	176	17.55	31.65	33.56	1.63	3.94	88	13.10	17.03	15.06	0.53	2.07	C22
胆囊及其他	Gallbladder and Extrahepatic Ducts	13	1.30	2.34	2.47	0.10	0.40	5	0.74	0.97	0.90	0.03	0.10	C23-C24
胰腺	Pancreas	24	2.39	4.32	4.54	0.32	0.62	3	0.45	0.58	0.30	0.00	0.00	C25
喉	Larynx	21	2.09	3.78	4.01	0.17	0.62	14	2.08	2.71	2.23	0.15	0.26	C32
气管,支气管,肺	Trachea, Bronchus and Lung	206	20.54	37.04	38.20	1.48	4.43	102	15.18	19.74	16.82	0.87	2.00	C33-C34
其他胸腔器官	Other Thoracic Organs	0	0.00	0.00	0.00	0.00	0.00	1	0.15	0.19	0.21	0.00	0.05	C37-C38
骨	Bone	9	0.90	1.62	1.60	0.08	0.17	3	0.45	0.58	0.42	0.00	0.04	C40-C41
皮肤黑色素瘤	Melanoma of Skin	0	0.00	0.00	0.00	0.00	0.00	0	0.00	0.00	0.00	0.00	0.00	C43
乳房	Breast	0	0.00	0.00	0.00	0.00	0.00	50	7.44	9.68	9.03	0.84	1.19	C50
子宫颈	Cervix	–	–	–	–	–	–	41	6.10	7.94	7.09	0.60	0.84	C53
子宫体及子宫部位不明	Uterus & Unspecified	–	–	–	–	–	–	9	1.34	1.74	1.65	0.17	0.21	C54-C55
卵巢	Ovary	–	–	–	–	–	–	36	5.36	6.97	6.73	0.50	0.87	C56
前列腺	Prostate	22	2.19	3.96	4.00	0.00	0.47	–	–	–	–	–	–	C61
睾丸	Testis	0	0.00	0.00	0.00	0.00	0.00	–	–	–	–	–	–	C62
肾及泌尿系统不明	Kidney & Unspecified Urinary Organs	3	0.30	0.54	0.63	0.02	0.11	1	0.15	0.19	0.08	0.00	0.00	C64-C66,68
膀胱	Bladder	35	3.49	6.29	6.36	0.30	0.68	7	1.04	1.35	1.33	0.14	0.18	C67
脑,神经系统	Brain, Central Nervous System	13	1.30	2.34	2.66	0.08	0.36	7	1.04	1.35	1.27	0.06	0.19	C70-C72
甲状腺	Thyroid Gland	2	0.20	0.36	0.30	0.00	0.00	2	0.30	0.39	0.31	0.00	0.05	C73
淋巴瘤	Lymphoma	2	0.20	0.36	0.34	0.02	0.07	2	0.30	0.39	0.44	0.00	0.07	C81-C85,88,90,96
白血病	Leukaemia	30	2.99	5.39	5.01	0.38	0.43	21	3.13	4.06	3.97	0.28	0.31	C91-C95
不明及其他恶性肿瘤	All Other Sites and Unspecified	38	3.79	6.83	7.05	0.49	0.81	13	1.93	2.52	2.42	0.15	0.30	O&U
所有部位合计	All Sites	1003	100.00	180.34	188.60	7.96	22.96	672	100.00	130.07	112.39	6.26	13.61	ALL
所有部位除外 C44	All Sites but C44	1002	99.90	180.16	188.47	7.94	22.94	672	100.00	130.07	112.39	6.26	13.61	ALLbC44

表 7-3-120 罗山县 2011 年癌症发病和死亡主要指标
Table 7-3-120 Incidence and mortality of cancer in Luoshan, 2011

部位 Site		男性 Male						女性 Female						ICD-10
		病例数 No. cases	构成 (%)	粗率 Crude rate (1/10⁵)	世标率 ASR world (1/10⁵)	累积率 Cum.rate(%) 0~64	0~74	病例数 No. cases	构成 (%)	粗率 Crude rate (1/10⁵)	世标率 ASR world (1/10⁵)	累积率 Cum.rate(%) 0~64	0~74	
发病 Incidence														
口腔和咽喉(除外鼻咽)	Lip,Oral Cavity & Pharynx but Nasopharynx	7	0.70	1.83	1.60	0.14	0.14	6	0.72	1.73	1.61	0.09	0.19	C00-C10;C12-C14
鼻咽	Nasopharynx	34	3.40	8.89	8.28	0.76	0.99	7	0.84	2.01	1.60	0.15	0.15	C11
食管	Esophagus	94	9.39	24.57	27.13	1.17	3.24	25	3.02	7.20	6.87	0.17	0.70	C15
胃	Stomach	240	23.98	62.73	60.25	3.77	7.74	113	13.63	32.52	30.26	1.38	3.12	C16
结直肠肛门	Colon, Rectum & Anus	84	8.39	21.95	21.02	1.48	2.53	84	10.13	24.18	21.27	1.31	2.50	C18-C21
肝脏	Liver	185	18.48	48.35	47.88	2.44	5.54	57	6.88	16.41	14.86	0.87	1.65	C22
胆囊及其他	Gallbladder and Extrahepatic Ducts	2	0.20	0.52	0.51	0.02	0.02	3	0.36	0.86	0.70	0.02	0.09	C23-C24
胰腺	Pancreas	20	2.00	5.23	5.80	0.33	0.52	17	2.05	4.89	5.10	0.24	0.39	C25
喉	Larynx	12	1.20	3.14	2.95	0.15	0.46	1	0.12	0.29	0.32	0.04	0.04	C32
气管,支气管,肺	Trachea, Bronchus and Lung	199	19.88	52.01	53.91	3.08	6.90	120	14.48	34.54	31.47	1.18	3.83	C33-C34
其他胸腔器官	Other Thoracic Organs	0	0.00	0.00	0.00	0.00	0.00	1	0.12	0.29	0.28	0.02	0.02	C37-C38
骨	Bone	15	1.50	3.92	3.50	0.23	0.34	10	1.21	2.88	2.29	0.19	0.19	C40-C41
皮肤黑色素瘤	Melanoma of Skin	0	0.00	0.00	0.00	0.00	0.00	0	0.00	0.00	0.00	0.00	0.00	C43
乳房	Breast	0	0.00	0.00	0.00	0.00	0.00	156	18.82	44.90	35.69	3.13	3.62	C50
子宫颈	Cervix	–	–	–	–	–	–	119	14.35	34.25	27.05	2.24	2.85	C53
子宫体及子宫部位不明	Uterus & Unspecified	–	–	–	–	–	–	0	0.00	0.00	0.00	0.00	0.00	C54-C55
卵巢	Ovary	–	–	–	–	–	–	10	1.21	2.88	2.30	0.23	0.23	C56
前列腺	Prostate	16	1.60	4.18	5.36	0.08	0.57	–	–	–	–	–	–	C61
睾丸	Testis	0	0.00	0.00	0.00	0.00	0.00	–	–	–	–	–	–	C62
肾及泌尿系统不明	Kidney & Unspecified Urinary Organs	9	0.90	2.35	2.17	0.07	0.30	4	0.48	1.15	0.92	0.06	0.11	C64-C66,68
膀胱	Bladder	15	1.50	3.92	3.91	0.21	0.21	4	0.48	1.15	1.09	0.06	0.11	C67
脑,神经系统	Brain, Central Nervous System	34	3.40	8.89	9.37	0.62	0.92	22	2.65	6.33	5.01	0.43	0.53	C70-C72
甲状腺	Thyroid Gland	5	0.50	1.31	0.99	0.08	0.08	14	1.69	4.03	3.13	0.24	0.36	C73
淋巴瘤	Lymphoma	4	0.40	1.05	0.96	0.05	0.10	5	0.60	1.44	1.16	0.13	0.13	C81-C85,88,90,96
白血病	Leukaemia	14	1.40	3.66	3.84	0.26	0.37	25	3.02	7.20	6.46	0.40	0.57	C91-C95
不明及其他恶性肿瘤	All Other Sites and Unspecified	12	1.20	3.14	3.25	0.13	0.43	26	3.14	7.48	6.52	0.39	0.64	O&U
所有部位合计	All Sites	1001	100.00	261.62	262.67	15.08	31.42	829	100.00	238.59	205.95	12.96	22.03	ALL
所有部位除外 C44	All Sites but C44	995	99.40	260.06	261.14	15.02	31.30	827	99.76	238.02	205.42	12.94	21.96	ALLbC44
死亡 Mortality														
口腔和咽喉(除外鼻咽)	Lip,Oral Cavity & Pharynx but Nasopharynx	3	0.44	0.78	0.58	0.07	0.07	1	0.22	0.29	0.27	0.00	0.07	C00-C10;C12-C14
鼻咽	Nasopharynx	9	1.31	2.35	2.33	0.08	0.29	0	0.00	0.00	0.00	0.00	0.00	C11
食管	Esophagus	55	8.02	14.37	15.13	0.73	1.97	18	3.90	5.18	4.57	0.07	0.44	C15
胃	Stomach	177	25.80	46.26	52.76	2.13	5.95	113	24.51	32.52	30.04	1.47	2.70	C16
结直肠肛门	Colon, Rectum & Anus	41	5.98	10.72	11.21	0.47	1.07	34	7.38	9.79	9.33	0.41	1.21	C18-C21
肝脏	Liver	165	24.05	43.12	42.43	2.30	4.47	50	10.85	14.39	13.35	0.69	1.64	C22
胆囊及其他	Gallbladder and Extrahepatic Ducts	1	0.15	0.26	0.20	0.02	0.02	2	0.43	0.58	0.42	0.02	0.02	C23-C24
胰腺	Pancreas	16	2.33	4.18	4.84	0.15	0.61	14	3.04	4.03	3.36	0.23	0.28	C25
喉	Larynx	3	0.44	0.78	0.76	0.02	0.08	0	0.00	0.00	0.00	0.00	0.00	C32
气管,支气管,肺	Trachea, Bronchus and Lung	155	22.59	40.51	43.12	1.76	5.36	98	21.26	28.21	26.47	1.02	3.44	C33-C34
其他胸腔器官	Other Thoracic Organs	1	0.15	0.26	0.28	0.00	0.07	0	0.00	0.00	0.00	0.00	0.00	C37-C38
骨	Bone	8	1.17	2.09	2.13	0.07	0.18	7	1.52	2.01	1.58	0.10	0.15	C40-C41
皮肤黑色素瘤	Melanoma of Skin	0	0.00	0.00	0.00	0.00	0.00	0	0.00	0.00	0.00	0.00	0.00	C43
乳房	Breast	0	0.00	0.00	0.00	0.00	0.00	37	8.03	10.65	8.67	0.70	0.89	C50
子宫颈	Cervix	–	–	–	–	–	–	28	6.07	8.06	6.86	0.50	0.62	C53
子宫体及子宫部位不明	Uterus & Unspecified	–	–	–	–	–	–	0	0.00	0.00	0.00	0.00	0.00	C54-C55
卵巢	Ovary	–	–	–	–	–	–	4	0.87	1.15	0.92	0.09	0.09	C56
前列腺	Prostate	4	0.58	1.05	1.19	0.00	0.11	–	–	–	–	–	–	C61
睾丸	Testis	0	0.00	0.00	0.00	0.00	0.00	–	–	–	–	–	–	C62
肾及泌尿系统不明	Kidney & Unspecified Urinary Organs	5	0.73	1.31	1.41	0.05	0.23	2	0.43	0.58	0.44	0.02	0.02	C64-C66,68
膀胱	Bladder	7	1.02	1.83	1.75	0.05	0.12	1	0.22	0.29	0.32	0.04	0.04	C67
脑,神经系统	Brain, Central Nervous System	14	2.04	3.66	3.99	0.26	0.38	14	3.04	4.03	3.24	0.21	0.31	C70-C72
甲状腺	Thyroid Gland	1	0.15	0.26	0.32	0.04	0.04	3	0.65	0.86	0.73	0.04	0.09	C73
淋巴瘤	Lymphoma	0	0.00	0.00	0.00	0.00	0.00	0	0.00	0.00	0.00	0.00	0.00	C81-C85,88,90,96
白血病	Leukaemia	8	1.17	2.09	1.98	0.18	0.23	13	2.82	3.74	3.36	0.18	0.29	C91-C95
不明及其他恶性肿瘤	All Other Sites and Unspecified	13	1.90	3.40	3.15	0.20	0.38	22	4.77	6.33	5.89	0.27	0.44	O&U
所有部位合计	All Sites	686	100.00	179.29	189.56	8.61	21.64	461	100.00	132.68	119.83	6.03	12.74	ALL
所有部位除外 C44	All Sites but C44	682	99.42	178.25	188.48	8.53	21.51	459	99.57	132.10	119.04	6.03	12.74	ALLbC44

表 7-3-121　沈丘县 2011 年癌症发病和死亡主要指标
Table 7-3-121　Incidence and mortality of cancer in Shenqiu, 2011

部位 Site		男性 Male						女性 Female						ICD-10
		病例数 No. cases	构成 (%)	粗率 Crude rate (1/10⁵)	世标率 ASR world (1/10⁵)	累积率 Cum.rate(%) 0~64	0~74	病例数 No. cases	构成 (%)	粗率 Crude rate (1/10⁵)	世标率 ASR world (1/10⁵)	累积率 Cum.rate(%) 0~64	0~74	
发病 Incidence														
口腔和咽喉(除外鼻咽)	Lip,Oral Cavity & Pharynx but Nasopharynx	5	0.29	0.86	0.73	0.02	0.07	2	0.14	0.35	0.27	0.00	0.05	C00-C10;C12-C14
鼻咽	Nasopharynx	7	0.40	1.20	1.22	0.12	0.15	10	0.68	1.76	1.65	0.15	0.18	C11
食管	Esophagus	226	12.95	38.67	32.21	1.67	4.20	176	12.00	31.00	25.93	1.80	3.36	C15
胃	Stomach	234	13.41	40.04	34.63	2.21	4.14	142	9.68	25.01	19.36	1.20	2.22	C16
结直肠肛门	Colon,Rectum & Anus	101	5.79	17.28	14.52	0.89	1.99	85	5.79	14.97	12.37	0.93	1.37	C18-C21
肝脏	Liver	379	21.72	64.85	57.93	4.50	6.76	142	9.68	25.01	20.41	1.46	2.40	C22
胆囊及其他	Gallbladder and Extrahepatic Ducts	22	1.26	3.76	3.25	0.22	0.42	32	2.18	5.64	4.57	0.26	0.58	C23-C24
胰腺	Pancreas	18	1.03	3.08	2.78	0.22	0.28	21	1.43	3.70	3.07	0.18	0.45	C25
喉	Larynx	16	0.92	2.74	2.44	0.18	0.29	4	0.27	0.70	0.72	0.03	0.05	C32
气管,支气管,肺	Trachea,Bronchus and Lung	449	25.73	76.83	66.32	4.05	8.15	271	18.47	47.73	38.32	2.32	4.91	C33-C34
其他胸腔器官	Other Thoracic Organs	2	0.11	0.34	0.35	0.01	0.04	3	0.20	0.53	0.60	0.07	0.07	C37-C38
骨	Bone	35	2.01	5.99	5.21	0.29	0.67	16	1.09	2.82	2.31	0.11	0.28	C40-C41
皮肤黑色素瘤	Melanoma of Skin	0	0.00	0.00	0.00	0.00	0.00	0	0.00	0.00	0.00	0.00	0.00	C43
乳房	Breast	0	0.00	0.00	0.00	0.00	0.00	190	12.95	33.46	30.39	2.70	3.20	C50
子宫颈	Cervix	–	–	–	–	–	–	88	6.00	15.50	13.66	1.27	1.45	C53
子宫体及子宫部位不明	Uterus & Unspecified	–	–	–	–	–	–	29	1.98	5.11	5.06	0.49	0.59	C54-C55
卵巢	Ovary	–	–	–	–	–	–	30	2.04	5.28	5.28	0.54	0.59	C56
前列腺	Prostate	7	0.40	1.20	0.89	0.00	0.03	–	–	–	–	–	–	C61
睾丸	Testis	2	0.11	0.34	0.40	0.03	0.03	–	–	–	–	–	–	C62
肾及泌尿系统不明	Kidney & Unspecified Urinary Organs	11	0.63	1.88	1.56	0.10	0.18	16	1.09	2.82	2.36	0.18	0.27	C64-C66,68
膀胱	Bladder	25	1.43	4.28	3.37	0.17	0.41	10	0.68	1.76	1.24	0.04	0.11	C67
脑,神经系统	Brain,Central Nervous System	55	3.15	9.41	8.25	0.54	0.80	47	3.20	8.28	7.49	0.57	0.78	C70-C72
甲状腺	Thyroid Gland	7	0.40	1.20	1.24	0.10	0.15	24	1.64	4.23	3.49	0.26	0.34	C73
淋巴瘤	Lymphoma	36	2.06	6.16	5.65	0.41	0.70	24	1.64	4.23	3.56	0.14	0.45	C81-C85,88,90,96
白血病	Leukaemia	54	3.09	9.24	10.00	0.66	0.71	58	3.95	10.22	10.38	0.71	0.80	C91-C95
不明及其他恶性肿瘤	All Other Sites and Unspecified	54	3.09	9.24	7.82	0.38	0.87	47	3.20	8.28	7.11	0.47	0.69	O&U
所有部位合计	All Sites	1745	100.00	298.59	260.77	16.78	31.05	1467	100.00	258.38	219.59	15.87	25.21	ALL
所有部位除外 C44	All Sites but C44	1732	99.26	296.37	258.78	16.69	30.91	1455	99.18	256.27	217.88	15.76	25.03	ALLbC44
死亡 Mortality														
口腔和咽喉(除外鼻咽)	Lip,Oral Cavity & Pharynx but Nasopharynx	1	0.07	0.17	0.12	0.00	0.03	3	0.39	0.53	0.35	0.00	0.05	C00-C10;C12-C14
鼻咽	Nasopharynx	2	0.15	0.34	0.31	0.02	0.05	3	0.39	0.53	0.48	0.04	0.05	C11
食管	Esophagus	151	11.16	25.84	20.65	0.70	2.70	113	14.56	19.90	16.33	1.08	2.07	C15
胃	Stomach	200	14.78	34.22	28.90	1.57	3.34	96	12.37	16.91	11.35	0.52	1.06	C16
结直肠肛门	Colon,Rectum & Anus	59	4.36	10.10	7.59	0.23	0.90	50	6.44	8.81	6.35	0.37	0.65	C18-C21
肝脏	Liver	345	25.50	59.03	51.10	3.63	6.01	101	13.02	17.79	13.65	0.80	1.70	C22
胆囊及其他	Gallbladder and Extrahepatic Ducts	18	1.33	3.08	2.64	0.20	0.30	14	1.80	2.47	1.61	0.04	0.17	C23-C24
胰腺	Pancreas	14	1.03	2.40	1.98	0.13	0.25	10	1.29	1.76	1.39	0.06	0.20	C25
喉	Larynx	10	0.74	1.71	1.53	0.12	0.21	3	0.39	0.53	0.33	0.01	0.04	C32
气管,支气管,肺	Trachea,Bronchus and Lung	374	27.64	64.00	52.42	2.48	6.71	172	22.16	30.29	23.13	1.33	2.88	C33-C34
其他胸腔器官	Other Thoracic Organs	0	0.00	0.00	0.00	0.00	0.00	0	0.00	0.00	0.00	0.00	0.00	C37-C38
骨	Bone	25	1.85	4.28	3.66	0.19	0.50	13	1.68	2.29	1.85	0.09	0.23	C40-C41
皮肤黑色素瘤	Melanoma of Skin	0	0.00	0.00	0.00	0.00	0.00	0	0.00	0.00	0.00	0.00	0.00	C43
乳房	Breast	4	0.30	0.68	0.59	0.01	0.09	52	6.70	9.16	7.81	0.65	0.90	C50
子宫颈	Cervix	–	–	–	–	–	–	44	5.67	7.75	6.24	0.47	0.64	C53
子宫体及子宫部位不明	Uterus & Unspecified	–	–	–	–	–	–	6	0.77	1.06	1.18	0.14	0.14	C54-C55
卵巢	Ovary	–	–	–	–	–	–	6	0.77	1.06	1.17	0.14	0.14	C56
前列腺	Prostate	7	0.52	1.20	0.89	0.00	0.03	–	–	–	–	–	–	C61
睾丸	Testis	0	0.00	0.00	0.00	0.00	0.00	–	–	–	–	–	–	C62
肾及泌尿系统不明	Kidney & Unspecified Urinary Organs	4	0.30	0.68	0.54	0.02	0.08	5	0.64	0.88	0.64	0.04	0.07	C64-C66,68
膀胱	Bladder	19	1.40	3.25	2.68	0.12	0.29	5	0.64	0.88	0.61	0.00	0.07	C67
脑,神经系统	Brain,Central Nervous System	46	3.40	7.87	6.87	0.44	0.72	24	3.09	4.23	3.09	0.17	0.30	C70-C72
甲状腺	Thyroid Gland	1	0.07	0.17	0.12	0.00	0.03	3	0.39	0.53	0.39	0.03	0.03	C73
淋巴瘤	Lymphoma	32	2.37	5.48	4.80	0.32	0.57	17	2.19	2.99	2.35	0.12	0.29	C81-C85,88,90,96
白血病	Leukaemia	30	2.22	5.13	5.26	0.37	0.45	23	2.96	4.05	3.62	0.27	0.30	C91-C95
不明及其他恶性肿瘤	All Other Sites and Unspecified	11	0.81	1.88	1.57	0.08	0.17	13	1.68	2.29	1.80	0.09	0.17	O&U
所有部位合计	All Sites	1353	100.00	231.52	194.22	10.64	23.43	776	100.00	136.68	105.70	6.45	12.14	ALL
所有部位除外 C44	All Sites but C44	1350	99.78	231.00	193.82	10.64	23.40	771	99.36	135.80	105.15	6.45	12.08	ALLbC44

表 7-3-122 郸城县 2011 年癌症发病和死亡主要指标
Table 7-3-122 Incidence and mortality of cancer in Dancheng, 2011

部位 Site		男性 Male						女性 Female						ICD-10
		病例数 No. cases	构成 (%)	粗率 Crude rate (1/10⁵)	世标率 ASR world (1/10⁵)	累积率 Cum.rate(%) 0~64	0~74	病例数 No. cases	构成 (%)	粗率 Crude rate (1/10⁵)	世标率 ASR world (1/10⁵)	累积率 Cum.rate(%) 0~64	0~74	
发病 Incidence														
口腔和咽喉(除外鼻咽)	Lip,Oral Cavity & Pharynx but Nasopharynx	13	0.79	1.84	1.49	0.10	0.19	9	0.54	1.35	1.28	0.11	0.17	C00–C10;C12–C14
鼻咽	Nasopharynx	20	1.21	2.82	2.60	0.26	0.28	12	0.72	1.80	1.49	0.09	0.22	C11
食管	Esophagus	361	21.81	50.99	48.61	3.99	6.62	208	12.43	31.23	28.68	2.20	3.68	C15
胃	Stomach	210	12.69	29.66	27.10	2.02	3.54	107	6.40	16.06	15.50	1.38	1.95	C16
结直肠肛门	Colon,Rectum & Anus	137	8.28	19.35	17.09	1.30	2.16	149	8.91	22.37	21.04	1.87	2.60	C18–C21
肝脏	Liver	252	15.23	35.59	33.48	2.73	4.15	119	7.11	17.87	15.75	1.27	1.97	C22
胆囊及其他	Gallbladder and Extrahepatic Ducts	7	0.42	0.99	0.88	0.07	0.11	8	0.48	1.20	1.11	0.10	0.13	C23–C24
胰腺	Pancreas	24	1.45	3.39	3.26	0.27	0.43	12	0.72	1.80	1.62	0.11	0.18	C25
喉	Larynx	17	1.03	2.40	2.33	0.18	0.33	5	0.30	0.75	0.67	0.05	0.09	C32
气管,支气管,肺	Trachea,Bronchus and Lung	451	27.25	63.70	57.13	4.05	7.76	237	14.17	35.58	32.56	2.68	4.20	C33–C34
其他胸腔器官	Other Thoracic Organs	6	0.36	0.85	0.78	0.04	0.06	2	0.12	0.30	0.24	0.02	0.02	C37–C38
骨	Bone	12	0.73	1.69	1.62	0.12	0.17	8	0.48	1.20	1.01	0.07	0.12	C40–C41
皮肤黑色素瘤	Melanoma of Skin	0	0.00	0.00	0.00	0.00	0.00	0	0.00	0.00	0.00	0.00	0.00	C43
乳房	Breast	0	0.00	0.00	0.00	0.00	0.00	509	30.42	76.42	69.74	6.49	7.52	C50
子宫颈	Cervix	–	–	–	–	–	–	82	4.90	12.31	11.50	1.07	1.25	C53
子宫体及子宫部位不明	Uterus & Unspecified	–	–	–	–	–	–	49	2.93	7.36	7.24	0.68	0.78	C54–C55
卵巢	Ovary	–	–	–	–	–	–	22	1.32	3.30	3.24	0.32	0.37	C56
前列腺	Prostate	6	0.36	0.85	0.56	0.00	0.02	–	–	–	–	–	–	C61
睾丸	Testis	2	0.12	0.28	0.31	0.04	0.04	–	–	–	–	–	–	C62
肾及泌尿系统不明	Kidney & Unspecified Urinary Organs	10	0.60	1.41	1.18	0.08	0.12	6	0.36	0.90	0.84	0.08	0.08	C64–C66,68
膀胱	Bladder	19	1.15	2.68	2.36	0.20	0.26	4	0.24	0.60	0.48	0.03	0.04	C67
脑,神经系统	Brain,Central Nervous System	35	2.11	4.94	4.93	0.37	0.46	31	1.85	4.65	4.81	0.41	0.50	C70–C72
甲状腺	Thyroid Gland	4	0.24	0.56	0.56	0.06	0.06	18	1.08	2.70	2.46	0.21	0.25	C73
淋巴瘤	Lymphoma	6	0.36	0.85	0.80	0.07	0.09	5	0.30	0.75	0.67	0.05	0.07	C81–C85,88,90,96
白血病	Leukaemia	34	2.05	4.80	5.10	0.36	0.42	31	1.85	4.65	5.80	0.39	0.41	C91–C95
不明及其他恶性肿瘤	All Other Sites and Unspecified	29	1.75	4.10	3.84	0.31	0.44	40	2.39	6.01	5.36	0.42	0.60	O&U
所有部位合计	All Sites	1655	100.00	233.74	215.99	16.60	27.74	1673	100.00	251.17	233.07	20.11	27.18	ALL
所有部位除外 C44	All Sites but C44	1648	99.58	232.75	215.22	16.56	27.63	1658	99.10	248.91	231.31	20.01	27.01	ALLbC44
死亡 Mortality														
口腔和咽喉(除外鼻咽)	Lip,Oral Cavity & Pharynx but Nasopharynx	16	1.26	2.26	2.27	0.25	0.27	4	0.41	0.60	0.61	0.06	0.08	C00–C10;C12–C14
鼻咽	Nasopharynx	6	0.47	0.85	0.77	0.07	0.07	8	0.81	1.20	0.88	0.04	0.14	C11
食管	Esophagus	290	22.91	40.96	39.39	3.19	5.59	171	17.36	25.67	24.50	1.92	3.53	C15
胃	Stomach	169	13.35	23.87	21.29	1.42	2.85	93	9.44	13.96	13.31	1.09	1.70	C16
结直肠肛门	Colon,Rectum & Anus	88	6.95	12.43	11.33	0.81	1.56	87	8.83	13.06	12.74	1.03	1.62	C18–C21
肝脏	Liver	240	18.96	33.90	32.25	2.41	4.13	96	9.75	14.41	12.99	0.94	1.67	C22
胆囊及其他	Gallbladder and Extrahepatic Ducts	7	0.55	0.99	0.93	0.07	0.11	4	0.41	0.60	0.72	0.09	0.09	C23–C24
胰腺	Pancreas	22	1.74	3.11	2.97	0.27	0.38	11	1.12	1.65	1.74	0.18	0.18	C25
喉	Larynx	14	1.11	1.98	1.92	0.15	0.27	4	0.41	0.60	0.64	0.05	0.09	C32
气管,支气管,肺	Trachea,Bronchus and Lung	361	28.52	50.99	41.12	1.39	6.33	204	20.71	30.63	22.76	0.66	3.41	C33–C34
其他胸腔器官	Other Thoracic Organs	1	0.08	0.14	0.15	0.02	0.02	1	0.10	0.15	0.15	0.01	0.01	C37–C38
骨	Bone	1	0.08	0.14	0.21	0.01	0.01	2	0.20	0.30	0.17	0.01	0.01	C40–C41
皮肤黑色素瘤	Melanoma of Skin	0	0.00	0.00	0.00	0.00	0.00	0	0.00	0.00	0.00	0.00	0.00	C43
乳房	Breast	0	0.00	0.00	0.00	0.00	0.00	185	18.78	27.77	27.49	2.51	3.07	C50
子宫颈	Cervix	–	–	–	–	–	–	47	4.77	7.06	6.75	0.63	0.78	C53
子宫体及子宫部位不明	Uterus & Unspecified	–	–	–	–	–	–	17	1.73	2.55	2.23	0.13	0.28	C54–C55
卵巢	Ovary	–	–	–	–	–	–	20	2.03	3.00	2.95	0.29	0.36	C56
前列腺	Prostate	1	0.08	0.14	0.17	0.00	0.00	–	–	–	–	–	–	C61
睾丸	Testis	0	0.00	0.00	0.00	0.00	0.00	–	–	–	–	–	–	C62
肾及泌尿系统不明	Kidney & Unspecified Urinary Organs	2	0.16	0.28	0.17	0.00	0.02	1	0.10	0.15	0.11	0.01	0.01	C64–C66,68
膀胱	Bladder	4	0.32	0.56	0.40	0.02	0.04	0	0.00	0.00	0.00	0.00	0.00	C67
脑,神经系统	Brain,Central Nervous System	18	1.42	2.54	2.23	0.18	0.21	11	1.12	1.65	1.57	0.16	0.16	C70–C72
甲状腺	Thyroid Gland	1	0.08	0.14	0.17	0.02	0.02	3	0.30	0.45	0.41	0.03	0.05	C73
淋巴瘤	Lymphoma	2	0.16	0.28	0.21	0.01	0.03	1	0.10	0.15	0.11	0.01	0.01	C81–C85,88,90,96
白血病	Leukaemia	8	0.63	1.13	1.22	0.11	0.11	5	0.51	0.75	0.87	0.07	0.07	C91–C95
不明及其他恶性肿瘤	All Other Sites and Unspecified	15	1.18	2.12	1.93	0.16	0.22	10	1.02	1.50	1.52	0.16	0.16	O&U
所有部位合计	All Sites	1266	100.00	178.80	161.09	10.56	22.24	985	100.00	147.88	135.20	10.08	17.49	ALL
所有部位除外 C44	All Sites but C44	1265	99.92	178.66	160.96	10.54	22.22	985	100.00	147.88	135.20	10.08	17.49	ALLbC44

表 7-3-123　西平县 2011 年癌症发病和死亡主要指标
Table 7-3-123　Incidence and mortality of cancer in Xiping, 2011

部位 Site		男性 Male						女性 Female						ICD-10
		病例数 No. cases	构成 (%)	粗率 Crude rate (1/10⁵)	世标率 ASR world (1/10⁵)	累积率 Cum.rate(%)		病例数 No. cases	构成 (%)	粗率 Crude rate (1/10⁵)	世标率 ASR world (1/10⁵)	累积率 Cum.rate(%)		
						0~64	0~74					0~64	0~74	
发病 Incidence														
口腔和咽喉(除外鼻咽)	Lip,Oral Cavity & Pharynx but Nasopharynx	9	0.88	2.00	2.16	0.19	0.24	5	0.58	1.21	1.36	0.16	0.16	C00-C10;C12-C14
鼻咽	Nasopharynx	6	0.58	1.33	1.13	0.11	0.11	2	0.23	0.48	0.22	0.01	0.01	C11
食管	Esophagus	163	15.89	36.23	31.25	1.81	3.69	90	10.51	21.81	15.35	0.81	1.85	C15
胃	Stomach	139	13.55	30.90	27.16	1.81	3.35	65	7.59	15.75	12.37	0.80	1.67	C16
结直肠肛门	Colon, Rectum & Anus	78	7.60	17.34	15.21	1.28	1.74	56	6.54	13.57	10.86	0.88	1.27	C18-C21
肝脏	Liver	201	19.59	44.68	38.43	2.68	4.22	95	11.10	23.02	19.40	1.50	2.29	C22
胆囊及其他	Gallbladder and Extrahepatic Ducts	18	1.75	4.00	3.18	0.08	0.42	18	2.10	4.36	2.99	0.16	0.32	C23-C24
胰腺	Pancreas	21	2.05	4.67	4.02	0.28	0.36	22	2.57	5.33	3.92	0.30	0.45	C25
喉	Larynx	6	0.58	1.33	1.24	0.11	0.15	2	0.23	0.48	0.47	0.05	0.05	C32
气管,支气管,肺	Trachea, Bronchus and Lung	234	22.81	52.01	45.14	2.12	4.82	120	14.02	29.08	23.60	1.83	2.75	C33-C34
其他胸腔器官	Other Thoracic Organs	6	0.58	1.33	1.44	0.12	0.12	2	0.23	0.48	0.43	0.05	0.05	C37-C38
骨	Bone	8	0.78	1.78	1.53	0.13	0.13	7	0.82	1.70	0.92	0.04	0.04	C40-C41
皮肤黑色素瘤	Melanoma of Skin	1	0.10	0.22	0.13	0.00	0.00	2	0.23	0.48	0.43	0.03	0.06	C43
乳房	Breast	2	0.19	0.44	0.41	0.00	0.07	132	15.42	31.99	27.48	2.54	2.93	C50
子宫颈	Cervix	–	–	–	–	–	–	72	8.41	17.45	14.86	1.36	1.52	C53
子宫体及子宫部位不明	Uterus & Unspecified	–	–	–	–	–	–	27	3.15	6.54	5.71	0.48	0.66	C54-C55
卵巢	Ovary	–	–	–	–	–	–	38	4.44	9.21	8.01	0.77	0.89	C56
前列腺	Prostate	7	0.68	1.56	1.54	0.03	0.08	–	–	–	–	–	–	C61
睾丸	Testis	1	0.10	0.22	0.17	0.01	0.01	–	–	–	–	–	–	C62
肾及泌尿系统不明	Kidney & Unspecified Urinary Organs	8	0.78	1.78	1.52	0.12	0.20	6	0.70	1.45	1.20	0.08	0.16	C64-C66,68
膀胱	Bladder	16	1.56	3.56	2.91	0.12	0.37	7	0.82	1.70	1.48	0.11	0.18	C67
脑,神经系统	Brain, Central Nervous System	20	1.95	4.45	3.90	0.27	0.43	18	2.10	4.36	4.16	0.25	0.44	C70-C72
甲状腺	Thyroid Gland	2	0.19	0.44	0.31	0.03	0.03	8	0.93	1.94	1.70	0.16	0.20	C73
淋巴瘤	Lymphoma	20	1.95	4.45	4.02	0.25	0.39	16	1.87	3.88	3.10	0.16	0.38	C81-C85,88,90,96
白血病	Leukaemia	27	2.63	6.00	5.44	0.32	0.44	14	1.64	3.39	3.52	0.26	0.34	C91-C95
不明及其他恶性肿瘤	All Other Sites and Unspecified	33	3.22	7.34	6.23	0.37	0.60	32	3.74	7.76	5.77	0.44	0.58	O&U
所有部位合计	All Sites	1026	100.00	228.06	198.49	12.24	21.97	856	100.00	207.45	169.32	13.23	19.25	ALL
所有部位除外 C44	All Sites but C44	1015	98.93	225.62	196.49	12.09	21.74	854	99.77	206.96	169.01	13.20	19.22	ALLbC44
死亡 Mortality														
口腔和咽喉(除外鼻咽)	Lip,Oral Cavity & Pharynx but Nasopharynx	2	0.26	0.44	0.26	0.00	0.00	1	0.21	0.24	0.20	0.02	0.02	C00-C10;C12-C14
鼻咽	Nasopharynx	0	0.00	0.00	0.00	0.00	0.00	2	0.42	0.48	0.41	0.02	0.07	C11
食管	Esophagus	113	14.64	25.12	21.35	0.77	2.03	65	13.77	15.75	8.36	0.16	0.69	C15
胃	Stomach	118	15.28	26.23	22.73	1.17	2.23	46	9.75	11.15	8.36	0.56	1.07	C16
结直肠肛门	Colon, Rectum & Anus	36	4.66	8.00	6.96	0.21	0.44	38	8.05	9.21	6.59	0.42	0.78	C18-C21
肝脏	Liver	180	23.32	40.01	35.37	2.68	3.89	80	16.95	19.39	16.85	1.39	2.02	C22
胆囊及其他	Gallbladder and Extrahepatic Ducts	3	0.39	0.67	0.45	0.02	0.02	8	1.69	1.94	1.34	0.09	0.13	C23-C24
胰腺	Pancreas	19	2.46	4.22	3.98	0.19	0.40	17	3.60	4.12	2.87	0.17	0.33	C25
喉	Larynx	4	0.52	0.89	0.73	0.00	0.16	1	0.21	0.24	0.10	0.00	0.00	C32
气管,支气管,肺	Trachea, Bronchus and Lung	212	27.46	47.12	41.46	1.59	4.18	80	16.95	19.39	14.60	1.04	1.49	C33-C34
其他胸腔器官	Other Thoracic Organs	1	0.13	0.22	0.19	0.02	0.02	1	0.21	0.24	0.32	0.04	0.04	C37-C38
骨	Bone	6	0.78	1.33	1.19	0.06	0.13	2	0.42	0.48	0.33	0.03	0.03	C40-C41
皮肤黑色素瘤	Melanoma of Skin	1	0.13	0.22	0.26	0.03	0.03	0	0.00	0.00	0.00	0.00	0.00	C43
乳房	Breast	1	0.13	0.22	0.19	0.02	0.02	49	10.38	11.87	9.70	0.77	1.23	C50
子宫颈	Cervix	–	–	–	–	–	–	24	5.08	5.82	4.56	0.41	0.49	C53
子宫体及子宫部位不明	Uterus & Unspecified	–	–	–	–	–	–	15	3.18	3.64	2.89	0.19	0.34	C54-C55
卵巢	Ovary	–	–	–	–	–	–	5	1.06	1.21	1.36	0.14	0.17	C56
前列腺	Prostate	5	0.65	1.11	1.15	0.00	0.04	–	–	–	–	–	–	C61
睾丸	Testis	0	0.00	0.00	0.00	0.00	0.00	–	–	–	–	–	–	C62
肾及泌尿系统不明	Kidney & Unspecified Urinary Organs	2	0.26	0.44	0.39	0.02	0.06	1	0.21	0.24	0.21	0.00	0.03	C64-C66,68
膀胱	Bladder	8	1.04	1.78	1.45	0.08	0.20	1	0.21	0.24	0.21	0.00	0.03	C67
脑,神经系统	Brain, Central Nervous System	19	2.46	4.22	3.83	0.29	0.44	12	2.54	2.91	2.13	0.14	0.25	C70-C72
甲状腺	Thyroid Gland	1	0.13	0.22	0.13	0.00	0.00	0	0.00	0.00	0.00	0.00	0.00	C73
淋巴瘤	Lymphoma	14	1.81	3.11	3.04	0.10	0.33	7	1.48	1.70	0.94	0.05	0.09	C81-C85,88,90,96
白血病	Leukaemia	14	1.81	3.11	2.36	0.11	0.19	8	1.69	1.94	1.38	0.07	0.11	C91-C95
不明及其他恶性肿瘤	All Other Sites and Unspecified	13	1.68	2.89	2.75	0.11	0.24	9	1.91	2.18	1.35	0.04	0.11	O&U
所有部位合计	All Sites	772	100.00	171.60	150.22	7.47	15.05	472	100.00	114.39	85.64	5.74	9.52	ALL
所有部位除外 C44	All Sites but C44	769	99.61	170.94	149.64	7.41	14.99	471	99.79	114.14	85.49	5.74	9.52	ALLbC44

部位 Site		男性 Male						女性 Female						ICD-10
		病例数 No. cases	构成 (%)	粗率 Crude rate (1/10⁵)	世标率 ASR world (1/10⁵)	累积率 Cum.rate(%) 0~64	0~74	病例数 No. cases	构成 (%)	粗率 Crude rate (1/10⁵)	世标率 ASR world (1/10⁵)	累积率 Cum.rate(%) 0~64	0~74	
发病 Incidence														
口腔和咽喉(除外鼻咽)	Lip,Oral Cavity & Pharynx but Nasopharynx	6	0.68	1.72	1.62	0.13	0.18	6	0.76	1.78	1.73	0.19	0.19	C00-C10;C12-C14
鼻咽	Nasopharynx	2	0.23	0.57	0.47	0.04	0.04	2	0.25	0.59	0.75	0.09	0.09	C11
食管	Esophagus	141	16.10	40.38	37.11	2.93	4.60	105	13.27	31.17	26.22	1.72	3.37	C15
胃	Stomach	285	32.53	81.62	74.89	6.22	9.43	139	17.57	41.27	36.35	3.00	4.28	C16
结直肠肛门	Colon, Rectum & Anus	50	5.71	14.32	12.76	1.17	1.40	52	6.57	15.44	13.46	1.09	1.54	C18-C21
肝脏	Liver	100	11.42	28.64	25.97	2.25	2.75	32	4.05	9.50	7.29	0.46	0.79	C22
胆囊及其他	Gallbladder and Extrahepatic Ducts	7	0.80	2.00	1.58	0.07	0.27	18	2.28	5.34	3.81	0.19	0.42	C23-C24
胰腺	Pancreas	17	1.94	4.87	4.51	0.37	0.46	15	1.90	4.45	3.11	0.18	0.23	C25
喉	Larynx	7	0.80	2.00	1.77	0.12	0.27	2	0.25	0.59	0.45	0.04	0.04	C32
气管,支气管,肺	Trachea, Bronchus and Lung	147	16.78	42.10	38.59	3.51	4.21	78	9.86	23.16	19.54	1.47	2.28	C33-C34
其他胸腔器官	Other Thoracic Organs	5	0.57	1.43	1.33	0.10	0.20	3	0.38	0.89	0.72	0.06	0.06	C37-C38
骨	Bone	7	0.80	2.00	2.19	0.14	0.19	2	0.25	0.59	0.36	0.00	0.05	C40-C41
皮肤黑色素瘤	Melanoma of Skin	0	0.00	0.00	0.00	0.00	0.00	0	0.00	0.00	0.00	0.00	0.00	C43
乳房	Breast	0	0.00	0.00	0.00	0.00	0.00	132	16.69	39.19	36.19	3.37	3.92	C50
子宫颈	Cervix	–	–	–	–	–	–	50	6.32	14.85	13.73	1.30	1.48	C53
子宫体及子宫部位不明	Uterus & Unspecified	–	–	–	–	–	–	30	3.79	8.91	8.26	0.74	0.91	C54-C55
卵巢	Ovary	–	–	–	–	–	–	30	3.79	8.91	8.00	0.76	0.84	C56
前列腺	Prostate	3	0.34	0.86	0.50	0.00	0.05	–	–	–	–	–	–	C61
睾丸	Testis	2	0.23	0.57	0.44	0.04	0.04	–	–	–	–	–	–	C62
肾及泌尿系统不明	Kidney & Unspecified Urinary Organs	17	1.94	4.87	4.54	0.44	0.49	12	1.52	3.56	3.10	0.24	0.29	C64-C66,68
膀胱	Bladder	15	1.71	4.30	3.52	0.23	0.47	3	0.38	0.89	0.72	0.07	0.07	C67
脑,神经系统	Brain, Central Nervous System	18	2.05	5.16	4.89	0.47	0.51	19	2.40	5.64	4.95	0.38	0.52	C70-C72
甲状腺	Thyroid Gland	6	0.68	1.72	1.60	0.13	0.22	16	2.02	4.75	4.33	0.38	0.42	C73
淋巴瘤	Lymphoma	1	0.11	0.29	0.34	0.04	0.04	1	0.13	0.30	0.38	0.05	0.05	C81-C85,88,90,96
白血病	Leukaemia	4	0.46	1.15	1.07	0.11	0.11	2	0.25	0.59	0.33	0.02	0.02	C91-C95
不明及其他恶性肿瘤	All Other Sites and Unspecified	36	4.11	10.31	9.27	0.83	1.08	42	5.31	12.47	10.99	0.85	1.16	O&U
所有部位合计	All Sites	876	100.00	250.88	228.97	19.38	27.01	791	100.00	234.85	204.77	16.66	23.01	ALL
所有部位除外 C44	All Sites but C44	872	99.54	249.74	228.09	19.33	26.91	787	99.49	233.66	203.85	16.59	22.90	ALLbC44
死亡 Mortality														
口腔和咽喉(除外鼻咽)	Lip,Oral Cavity & Pharynx but Nasopharynx	1	0.16	0.29	0.21	0.02	0.02	2	0.51	0.59	0.59	0.04	0.08	C00-C10;C12-C14
鼻咽	Nasopharynx	2	0.32	0.57	0.36	0.02	0.02	0	0.00	0.00	0.00	0.00	0.00	C11
食管	Esophagus	108	17.28	30.93	26.38	1.76	2.99	67	17.18	19.89	14.17	0.65	1.56	C15
胃	Stomach	221	35.36	63.29	53.76	3.41	6.15	112	28.72	33.25	24.37	1.56	2.58	C16
结直肠肛门	Colon, Rectum & Anus	30	4.80	8.59	6.96	0.27	0.55	27	6.92	8.02	6.05	0.42	0.57	C18-C21
肝脏	Liver	82	13.12	23.48	21.11	1.68	2.26	29	7.44	8.61	5.86	0.26	0.59	C22
胆囊及其他	Gallbladder and Extrahepatic Ducts	7	1.12	2.00	1.70	0.16	0.16	3	0.77	0.89	0.37	0.00	0.00	C23-C24
胰腺	Pancreas	14	2.24	4.01	3.43	0.26	0.34	6	1.54	1.78	1.49	0.12	0.17	C25
喉	Larynx	3	0.48	0.86	0.70	0.00	0.05	2	0.51	0.59	0.51	0.00	0.08	C32
气管,支气管,肺	Trachea, Bronchus and Lung	94	15.04	26.92	22.28	1.61	2.33	47	12.05	13.95	11.01	0.72	1.11	C33-C34
其他胸腔器官	Other Thoracic Organs	2	0.32	0.57	0.34	0.00	0.05	0	0.00	0.00	0.00	0.00	0.00	C37-C38
骨	Bone	4	0.64	1.15	0.96	0.00	0.10	3	0.77	0.89	0.87	0.09	0.09	C40-C41
皮肤黑色素瘤	Melanoma of Skin	0	0.00	0.00	0.00	0.00	0.00	0	0.00	0.00	0.00	0.00	0.00	C43
乳房	Breast	0	0.00	0.00	0.00	0.00	0.00	31	7.95	9.20	8.24	0.69	0.86	C50
子宫颈	Cervix	–	–	–	–	–	–	7	1.79	2.08	1.91	0.15	0.25	C53
子宫体及子宫部位不明	Uterus & Unspecified	–	–	–	–	–	–	18	4.62	5.34	4.47	0.35	0.54	C54-C55
卵巢	Ovary	–	–	–	–	–	–	8	2.05	2.38	2.05	0.14	0.23	C56
前列腺	Prostate	3	0.48	0.86	1.02	0.08	0.08	–	–	–	–	–	–	C61
睾丸	Testis	0	0.00	0.00	0.00	0.00	0.00	–	–	–	–	–	–	C62
肾及泌尿系统不明	Kidney & Unspecified Urinary Organs	10	1.60	2.86	2.60	0.21	0.30	4	1.03	1.19	0.79	0.04	0.09	C64-C66,68
膀胱	Bladder	8	1.28	2.29	1.90	0.11	0.16	2	0.51	0.59	0.25	0.00	0.00	C67
脑,神经系统	Brain, Central Nervous System	13	2.08	3.72	3.38	0.27	0.35	12	3.08	3.56	3.20	0.24	0.28	C70-C72
甲状腺	Thyroid Gland	1	0.16	0.29	0.25	0.00	0.04	0	0.00	0.00	0.00	0.00	0.00	C73
淋巴瘤	Lymphoma	5	0.80	1.43	1.51	0.18	0.18	3	0.77	0.89	0.66	0.04	0.04	C81-C85,88,90,96
白血病	Leukaemia	4	0.64	1.15	1.11	0.10	0.14	1	0.26	0.30	0.27	0.03	0.03	C91-C95
不明及其他恶性肿瘤	All Other Sites and Unspecified	13	2.08	3.72	2.97	0.15	0.34	6	1.54	1.78	1.20	0.06	0.11	O&U
所有部位合计	All Sites	625	100.00	179.00	152.93	10.34	16.61	390	100.00	115.79	88.33	5.61	9.28	ALL
所有部位除外 C44	All Sites but C44	623	99.68	178.43	152.27	10.30	16.57	387	99.23	114.90	87.75	5.59	9.21	ALLbC44

表 7-3-125 武汉市 2011 年癌症发病和死亡主要指标
Table 7-3-125   Incidence and mortality of cancer in Wuhan, 2011

部位 / Site		男性 Male						女性 Female						ICD-10
		病例数 No. cases	构成 (%)	粗率 Crude rate (1/10⁵)	世标率 ASR world (1/10⁵)	累积率 Cum.rate(%) 0~64	0~74	病例数 No. cases	构成 (%)	粗率 Crude rate (1/10⁵)	世标率 ASR world (1/10⁵)	累积率 Cum.rate(%) 0~64	0~74	
发病 Incidence														
口腔和咽喉(除外鼻咽)	Lip,Oral Cavity & Pharynx but Nasopharynx	144	1.93	6.77	4.09	0.27	0.47	82	1.27	3.98	2.43	0.16	0.24	C00-C10;C12-C14
鼻咽	Nasopharynx	121	1.62	5.69	3.41	0.27	0.39	60	0.93	2.91	1.64	0.13	0.18	C11
食管	Esophagus	345	4.62	16.23	9.22	0.52	1.08	92	1.43	4.46	2.23	0.08	0.26	C15
胃	Stomach	740	9.90	34.81	19.98	1.06	2.44	421	6.53	20.41	10.75	0.64	1.25	C16
结直肠肛门	Colon, Rectum & Anus	794	10.63	37.35	21.78	1.21	2.63	670	10.39	32.49	17.29	0.97	2.11	C18-C21
肝脏	Liver	884	11.83	41.58	24.86	1.59	2.85	286	4.44	13.87	7.35	0.38	0.87	C22
胆囊及其他	Gallbladder and Extrahepatic Ducts	87	1.16	4.09	2.34	0.11	0.28	128	1.99	6.21	3.07	0.14	0.39	C23-C24
胰腺	Pancreas	190	2.54	8.94	5.14	0.28	0.63	153	2.37	7.42	3.69	0.17	0.42	C25
喉	Larynx	143	1.91	6.73	3.91	0.25	0.50	14	0.22	0.68	0.35	0.01	0.05	C32
气管,支气管,肺	Trachea, Bronchus and Lung	1984	26.55	93.32	53.36	2.58	6.67	763	11.84	37.00	18.93	0.94	2.24	C33-C34
其他胸腔器官	Other Thoracic Organs	32	0.43	1.51	0.93	0.07	0.11	38	0.59	1.84	1.21	0.07	0.13	C37-C38
骨	Bone	40	0.54	1.88	1.17	0.06	0.13	29	0.45	1.41	0.81	0.05	0.07	C40-C41
皮肤黑色素瘤	Melanoma of Skin	22	0.29	1.03	0.63	0.03	0.08	25	0.39	1.21	0.65	0.05	0.07	C43
乳房	Breast	14	0.19	0.66	0.40	0.02	0.05	1252	19.42	60.71	35.46	2.81	3.95	C50
子宫颈	Cervix	–	–	–	–	–	–	369	5.72	17.89	10.90	0.91	1.10	C53
子宫体及子宫部位不明	Uterus & Unspecified	–	–	–	–	–	–	235	3.65	11.39	6.45	0.54	0.73	C54-C55
卵巢	Ovary	–	–	–	–	–	–	241	3.74	11.69	7.46	0.56	0.76	C56
前列腺	Prostate	277	3.71	13.03	7.19	0.09	0.79							C61
睾丸	Testis	9	0.12	0.42	0.37	0.03	0.03							C62
肾及泌尿系统不明	Kidney & Unspecified Urinary Organs	228	3.05	10.72	6.64	0.41	0.81	132	2.05	6.40	3.54	0.20	0.41	C64-C66,68
膀胱	Bladder	297	3.97	13.97	7.80	0.39	0.87	76	1.18	3.69	1.95	0.09	0.26	C67
脑,神经系统	Brain, Central Nervous System	213	2.85	10.02	7.15	0.48	0.70	239	3.71	11.59	7.60	0.52	0.73	C70-C72
甲状腺	Thyroid Gland	129	1.73	6.07	4.23	0.35	0.41	476	7.38	23.08	16.34	1.31	1.51	C73
淋巴瘤	Lymphoma	276	3.69	12.98	8.23	0.45	0.88	184	2.85	8.92	5.36	0.30	0.60	C81-C85,88,90,96
白血病	Leukaemia	155	2.07	7.29	6.47	0.37	0.49	112	1.74	5.43	4.59	0.25	0.42	C91-C95
不明及其他恶性肿瘤	All Other Sites and Unspecified	348	4.66	16.37	10.76	0.59	1.06	369	5.72	17.89	10.17	0.57	0.99	O&U
所有部位合计	All Sites	7472	100.00	351.45	210.03	11.47	24.33	6446	100.00	312.56	180.22	11.86	19.74	ALL
所有部位除外 C44	All Sites but C44	7428	99.41	349.38	208.68	11.40	24.20	6402	99.32	310.42	179.19	11.81	19.65	ALLbC44
死亡 Mortality														
口腔和咽喉(除外鼻咽)	Lip,Oral Cavity & Pharynx but Nasopharynx	70	1.42	3.29	1.90	0.10	0.21	29	1.00	1.41	0.75	0.04	0.07	C00-C10;C12-C14
鼻咽	Nasopharynx	70	1.42	3.29	1.92	0.13	0.22	20	0.69	0.97	0.46	0.03	0.05	C11
食管	Esophagus	262	5.32	12.32	6.95	0.36	0.78	62	2.14	3.01	1.25	0.02	0.10	C15
胃	Stomach	528	10.72	24.84	13.78	0.64	1.65	272	9.41	13.19	6.46	0.25	0.72	C16
结直肠肛门	Colon, Rectum & Anus	377	7.65	17.73	9.87	0.44	1.06	305	10.55	14.79	7.08	0.31	0.73	C18-C21
肝脏	Liver	720	14.62	33.87	19.75	1.18	2.30	263	9.10	12.75	6.39	0.28	0.74	C22
胆囊及其他	Gallbladder and Extrahepatic Ducts	79	1.60	3.72	2.00	0.05	0.19	95	3.29	4.61	2.26	0.09	0.27	C23-C24
胰腺	Pancreas	157	3.19	7.38	4.01	0.19	0.44	143	4.95	6.93	3.21	0.14	0.35	C25
喉	Larynx	60	1.22	2.82	1.51	0.08	0.15	10	0.35	0.48	0.22	0.00	0.03	C32
气管,支气管,肺	Trachea, Bronchus and Lung	1647	33.44	77.47	43.25	1.82	5.13	579	20.03	28.07	13.83	0.59	1.58	C33-C34
其他胸腔器官	Other Thoracic Organs	31	0.63	1.46	0.85	0.05	0.12	16	0.55	0.78	0.37	0.02	0.05	C37-C38
骨	Bone	21	0.43	0.99	0.64	0.03	0.07	27	0.93	1.31	0.77	0.03	0.07	C40-C41
皮肤黑色素瘤	Melanoma of Skin	9	0.18	0.42	0.22	0.01	0.01	12	0.42	0.58	0.32	0.02	0.04	C43
乳房	Breast	5	0.10	0.24	0.15	0.01	0.02	261	9.03	12.66	6.74	0.52	0.70	C50
子宫颈	Cervix	–	–	–	–	–	–	76	2.63	3.69	2.01	0.14	0.21	C53
子宫体及子宫部位不明	Uterus & Unspecified	–	–	–	–	–	–	47	1.63	2.28	1.17	0.07	0.11	C54-C55
卵巢	Ovary	–	–	–	–	–	–	97	3.36	4.70	2.57	0.16	0.31	C56
前列腺	Prostate	115	2.34	5.41	2.98	0.01	0.21	–	–	–	–	–	–	C61
睾丸	Testis	3	0.06	0.14	0.10	0.01	0.01	–	–	–	–	–	–	C62
肾及泌尿系统不明	Kidney & Unspecified Urinary Organs	62	1.26	2.92	1.66	0.08	0.15	48	1.66	2.33	1.16	0.02	0.12	C64-C66,68
膀胱	Bladder	105	2.13	4.94	2.55	0.05	0.23	24	0.83	1.16	0.53	0.01	0.05	C67
脑,神经系统	Brain, Central Nervous System	129	2.62	6.07	4.27	0.23	0.42	116	4.01	5.62	3.18	0.19	0.31	C70-C72
甲状腺	Thyroid Gland	7	0.14	0.33	0.17	0.01	0.01	16	0.55	0.78	0.37	0.02	0.03	C73
淋巴瘤	Lymphoma	161	3.27	7.57	4.47	0.19	0.48	97	3.36	4.70	2.44	0.13	0.28	C81-C85,88,90,96
白血病	Leukaemia	105	2.13	4.94	3.63	0.19	0.31	78	2.70	3.78	2.71	0.13	0.26	C91-C95
不明及其他恶性肿瘤	All Other Sites and Unspecified	202	4.10	9.50	5.38	0.25	0.50	198	6.85	9.60	4.84	0.20	0.43	O&U
所有部位合计	All Sites	4925	100.00	231.65	132.04	6.11	14.68	2891	100.00	140.18	71.11	3.41	7.60	ALL
所有部位除外 C44	All Sites but C44	4912	99.74	231.04	131.71	6.09	14.66	2884	99.76	139.84	70.97	3.41	7.60	ALLbC44

表 7-3-126 五峰土家族自治县 2011 年癌症发病和死亡主要指标
Table 7-3-126 Incidence and mortality of cancer in Wufeng, 2011

部位 Site		男性 Male						女性 Female						ICD-10
		病例数 No. cases	构成 (%)	粗率 Crude rate (1/10⁵)	世标率 ASR world (1/10⁵)	累积率 Cum.rate(%) 0~64	0~74	病例数 No. cases	构成 (%)	粗率 Crude rate (1/10⁵)	世标率 ASR world (1/10⁵)	累积率 Cum.rate(%) 0~64	0~74	
发病 Incidence														
口腔和咽喉(除外鼻咽)	Lip,Oral Cavity & Pharynx but Nasopharynx	4	1.65	3.73	3.87	0.12	0.30	1	0.59	1.02	1.02	0.13	0.13	C00-C10;C12-C14
鼻咽	Nasopharynx	4	1.65	3.73	3.42	0.38	0.38	0	0.00	0.00	0.00	0.00	0.00	C11
食管	Esophagus	17	7.00	15.84	13.35	0.95	1.36	2	1.18	2.03	1.09	0.00	0.00	C15
胃	Stomach	14	5.76	13.04	11.20	0.85	1.52	7	4.14	7.11	5.28	0.24	0.55	C16
结直肠肛门	Colon, Rectum & Anus	30	12.35	27.95	24.03	1.90	2.39	14	8.28	14.21	12.66	1.04	1.53	C18-C21
肝脏	Liver	61	25.10	56.84	48.83	3.21	4.82	18	10.65	18.27	15.39	1.08	2.20	C22
胆囊及其他	Gallbladder and Extrahepatic Ducts	1	0.41	0.93	0.92	0.06	0.06	2	1.18	2.03	1.42	0.00	0.14	C23-C24
胰腺	Pancreas	5	2.06	4.66	3.91	0.28	0.42	6	3.55	6.09	4.86	0.38	0.55	C25
喉	Larynx	2	0.82	1.86	1.80	0.23	0.23	0	0.00	0.00	0.00	0.00	0.00	C32
气管,支气管,肺	Trachea, Bronchus and Lung	55	22.63	51.25	45.38	2.38	5.17	31	18.34	31.47	25.37	1.75	3.53	C33-C34
其他胸腔器官	Other Thoracic Organs	1	0.41	0.93	0.86	0.11	0.11	0	0.00	0.00	0.00	0.00	0.00	C37-C38
骨	Bone	0	0.00	0.00	0.00	0.00	0.00	0	0.00	0.00	0.00	0.00	0.00	C40-C41
皮肤黑色素瘤	Melanoma of Skin	1	0.41	0.93	0.82	0.00	0.14	0	0.00	0.00	0.00	0.00	0.00	C43
乳房	Breast	0	0.00	0.00	0.00	0.00	0.00	16	9.47	16.24	13.19	1.00	1.29	C50
子宫颈	Cervix	–	–	–	–	–	–	37	21.89	37.56	31.19	2.18	3.21	C53
子宫体及子宫部位不明	Uterus & Unspecified	–	–	–	–	–	–	7	4.14	7.11	5.97	0.55	0.73	C54-C55
卵巢	Ovary	–	–	–	–	–	–	3	1.78	3.05	2.96	0.31	0.31	C56
前列腺	Prostate	1	0.41	0.93	0.71	0.00	0.18	–	–	–	–	–	–	C61
睾丸	Testis	0	0.00	0.00	0.00	0.00	0.00	–	–	–	–	–	–	C62
肾及泌尿系统不明	Kidney & Unspecified Urinary Organs	2	0.82	1.86	1.75	0.06	0.19	3	1.78	3.05	2.44	0.13	0.27	C64-C66,68
膀胱	Bladder	14	5.76	13.04	10.37	0.41	0.96	3	1.78	3.05	1.99	0.11	0.11	C67
脑,神经系统	Brain, Central Nervous System	2	0.82	1.86	1.47	0.12	0.12	9	5.33	9.14	8.62	0.77	0.77	C70-C72
甲状腺	Thyroid Gland	0	0.00	0.00	0.00	0.00	0.00	1	0.59	1.02	1.38	0.09	0.09	C73
淋巴瘤	Lymphoma	15	6.17	13.98	12.06	0.59	1.28	4	2.37	4.06	2.96	0.00	0.46	C81-C85,88,90,96
白血病	Leukaemia	4	1.65	3.73	4.67	0.34	0.34	1	0.59	1.02	1.02	0.13	0.13	C91-C95
不明及其他恶性肿瘤	All Other Sites and Unspecified	10	4.12	9.32	8.01	0.65	0.97	4	2.37	4.06	3.28	0.31	0.31	O&U
所有部位合计	All Sites	243	100.00	226.42	197.45	12.66	20.95	169	100.00	171.56	142.07	10.21	16.30	ALL
所有部位除外 C44	All Sites but C44	240	98.77	223.62	195.03	12.49	20.64	168	99.41	170.54	141.25	10.14	16.23	ALLbC44
死亡 Mortality														
口腔和咽喉(除外鼻咽)	Lip,Oral Cavity & Pharynx but Nasopharynx	0	0.00	0.00	0.00	0.00	0.00	0	0.00	0.00	0.00	0.00	0.00	C00-C10;C12-C14
鼻咽	Nasopharynx	1	0.67	0.93	0.73	0.06	0.06	0	0.00	0.00	0.00	0.00	0.00	C11
食管	Esophagus	12	8.05	11.18	10.09	0.68	1.41	4	4.88	4.06	2.16	0.00	0.00	C15
胃	Stomach	5	3.36	4.66	3.57	0.08	0.40	3	3.66	3.05	2.13	0.07	0.25	C16
结直肠肛门	Colon, Rectum & Anus	12	8.05	11.18	8.52	0.42	0.87	3	3.66	3.05	2.65	0.19	0.33	C18-C21
肝脏	Liver	44	29.53	41.00	34.87	2.33	3.67	8	9.76	8.12	6.17	0.23	1.06	C22
胆囊及其他	Gallbladder and Extrahepatic Ducts	0	0.00	0.00	0.00	0.00	0.00	1	1.22	1.02	0.86	0.00	0.14	C23-C24
胰腺	Pancreas	3	2.01	2.80	2.49	0.18	0.32	3	3.66	3.05	1.93	0.00	0.34	C25
喉	Larynx	3	2.01	2.80	2.51	0.23	0.40	1	1.22	1.02	0.53	0.00	0.00	C32
气管,支气管,肺	Trachea, Bronchus and Lung	41	27.52	38.20	33.98	1.65	3.57	20	24.39	20.30	16.06	1.30	1.99	C33-C34
其他胸腔器官	Other Thoracic Organs	0	0.00	0.00	0.00	0.00	0.00	0	0.00	0.00	0.00	0.00	0.00	C37-C38
骨	Bone	0	0.00	0.00	0.00	0.00	0.00	0	0.00	0.00	0.00	0.00	0.00	C40-C41
皮肤黑色素瘤	Melanoma of Skin	0	0.00	0.00	0.00	0.00	0.00	0	0.00	0.00	0.00	0.00	0.00	C43
乳房	Breast	0	0.00	0.00	0.00	0.00	0.00	4	4.88	4.06	3.00	0.20	0.20	C50
子宫颈	Cervix	–	–	–	–	–	–	12	14.63	12.18	9.64	0.59	1.22	C53
子宫体及子宫部位不明	Uterus & Unspecified	–	–	–	–	–	–	5	6.10	5.08	3.60	0.17	0.34	C54-C55
卵巢	Ovary	–	–	–	–	–	–	2	2.44	2.03	1.79	0.19	0.19	C56
前列腺	Prostate	1	0.67	0.93	1.71	0.00	0.00	–	–	–	–	–	–	C61
睾丸	Testis	0	0.00	0.00	0.00	0.00	0.00	–	–	–	–	–	–	C62
肾及泌尿系统不明	Kidney & Unspecified Urinary Organs	0	0.00	0.00	0.00	0.00	0.00	0	0.00	0.00	0.00	0.00	0.00	C64-C66,68
膀胱	Bladder	10	6.71	9.32	9.24	0.22	0.49	1	1.22	1.02	0.53	0.00	0.00	C67
脑,神经系统	Brain, Central Nervous System	3	2.01	2.80	2.39	0.18	0.18	7	8.54	7.11	6.78	0.64	0.64	C70-C72
甲状腺	Thyroid Gland	0	0.00	0.00	0.00	0.00	0.00	0	0.00	0.00	0.00	0.00	0.00	C73
淋巴瘤	Lymphoma	6	4.03	5.59	4.21	0.14	0.28	3	3.66	3.05	2.58	0.18	0.32	C81-C85,88,90,96
白血病	Leukaemia	6	4.03	5.59	6.07	0.54	0.54	3	3.66	3.05	2.78	0.29	0.29	C91-C95
不明及其他恶性肿瘤	All Other Sites and Unspecified	2	1.34	1.86	1.64	0.12	0.29	2	2.44	2.03	1.54	0.00	0.31	O&U
所有部位合计	All Sites	149	100.00	138.83	122.01	6.83	12.49	82	100.00	83.24	64.74	4.05	7.62	ALL
所有部位除外 C44	All Sites but C44	149	100.00	138.83	122.01	6.83	12.49	82	100.00	83.24	64.74	4.05	7.62	ALLbC44

部位 Site		男性 Male						女性 Female						ICD-10
		病例数 No. cases	构成 (%)	粗率 Crude rate (1/10⁵)	世标率 ASR world (1/10⁵)	累积率 Cum.rate(%) 0~64	0~74	病例数 No. cases	构成 (%)	粗率 Crude rate (1/10⁵)	世标率 ASR world (1/10⁵)	累积率 Cum.rate(%) 0~64	0~74	
发病 Incidence														
口腔和咽喉(除外鼻咽)	Lip,Oral Cavity & Pharynx but Nasopharynx	26	2.62	8.21	6.31	0.51	0.70	10	1.22	3.14	2.63	0.10	0.33	C00-C10;C12-C14
鼻咽	Nasopharynx	66	6.65	20.84	15.29	1.28	1.59	33	4.04	10.37	7.71	0.72	0.88	C11
食管	Esophagus	48	4.84	15.16	11.93	0.72	1.34	3	0.37	0.94	0.50	0.03	0.03	C15
胃	Stomach	45	4.54	14.21	11.05	0.60	1.49	28	3.43	8.80	5.98	0.26	0.69	C16
结直肠肛门	Colon, Rectum & Anus	140	14.11	44.21	34.53	1.85	3.87	105	12.85	33.00	22.44	1.28	2.41	C18-C21
肝脏	Liver	146	14.72	46.10	34.70	2.47	3.68	27	3.30	8.48	5.86	0.28	0.69	C22
胆囊及其他	Gallbladder and Extrahepatic Ducts	21	2.12	6.63	4.95	0.28	0.54	16	1.96	5.03	3.40	0.15	0.44	C23-C24
胰腺	Pancreas	19	1.92	6.00	4.11	0.28	0.41	9	1.10	2.83	2.15	0.16	0.33	C25
喉	Larynx	13	1.31	4.10	2.85	0.22	0.35	2	0.24	0.63	0.40	0.05	0.05	C32
气管,支气管,肺	Trachea, Bronchus and Lung	200	20.16	63.15	49.45	2.66	5.74	111	13.59	34.88	24.68	1.21	3.02	C33-C34
其他胸腔器官	Other Thoracic Organs	6	0.60	1.89	1.74	0.07	0.07	1	0.12	0.31	0.24	0.00	0.06	C37-C38
骨	Bone	5	0.50	1.58	1.27	0.11	0.17	5	0.61	1.57	1.31	0.09	0.15	C40-C41
皮肤黑色素瘤	Melanoma of Skin	1	0.10	0.32	0.18	0.00	0.00	1	0.12	0.31	0.20	0.03	0.03	C43
乳房	Breast	0	0.00	0.00	0.00	0.00	0.00	178	21.79	55.94	39.70	3.17	4.24	C50
子宫颈	Cervix	–	–	–	–	–	–	39	4.77	12.26	8.91	0.78	0.95	C53
子宫体及子宫部位不明	Uterus & Unspecified	–	–	–	–	–	–	36	4.41	11.31	8.43	0.76	0.87	C54-C55
卵巢	Ovary	–	–	–	–	–	–	26	3.18	8.17	6.80	0.48	0.77	C56
前列腺	Prostate	51	5.14	16.10	12.55	0.41	1.36	–	–	–	–	–	–	C61
睾丸	Testis	1	0.10	0.32	0.32	0.02	0.02	–	–	–	–	–	–	C62
肾及泌尿系统不明	Kidney & Unspecified Urinary Organs	21	2.12	6.63	4.97	0.37	0.55	8	0.98	2.51	1.83	0.13	0.19	C64-C66,68
膀胱	Bladder	36	3.63	11.37	8.47	0.41	0.97	9	1.10	2.83	1.77	0.11	0.17	C67
脑,神经系统	Brain, Central Nervous System	24	2.42	7.58	5.87	0.34	0.66	38	4.65	11.94	9.39	0.76	0.98	C70-C72
甲状腺	Thyroid Gland	15	1.51	4.74	3.79	0.26	0.46	57	6.98	17.91	13.43	1.09	1.20	C73
淋巴瘤	Lymphoma	38	3.83	12.00	10.07	0.69	1.06	22	2.69	6.91	5.45	0.32	0.55	C81-C85,88,90,96
白血病	Leukaemia	30	3.02	9.47	10.56	0.61	0.86	13	1.59	4.09	3.60	0.25	0.25	C91-C95
不明及其他恶性肿瘤	All Other Sites and Unspecified	40	4.03	12.63	10.38	0.58	1.27	40	4.90	12.57	10.08	0.72	1.02	O&U
所有部位合计	All Sites	992	100.00	313.23	245.32	14.74	27.17	817	100.00	256.75	186.88	12.89	20.22	ALL
所有部位除外 C44	All Sites but C44	979	98.69	309.13	241.88	14.59	26.77	802	98.16	252.03	183.45	12.68	19.77	ALLbC44
死亡 Mortality														
口腔和咽喉(除外鼻咽)	Lip,Oral Cavity & Pharynx but Nasopharynx	16	2.24	5.05	4.16	0.23	0.48	8	2.22	2.51	1.69	0.02	0.19	C00-C10;C12-C14
鼻咽	Nasopharynx	31	4.34	9.79	7.56	0.56	0.95	14	3.89	4.40	3.50	0.31	0.48	C11
食管	Esophagus	47	6.57	14.84	12.30	0.61	1.42	3	0.83	0.94	0.59	0.03	0.08	C15
胃	Stomach	31	4.34	9.79	7.43	0.39	0.77	25	6.94	7.86	4.87	0.31	0.62	C16
结直肠肛门	Colon, Rectum & Anus	59	8.25	18.63	14.16	0.71	1.39	38	10.56	11.94	6.89	0.21	0.55	C18-C21
肝脏	Liver	165	23.08	52.10	40.04	2.49	4.58	27	7.50	8.48	6.08	0.33	0.85	C22
胆囊及其他	Gallbladder and Extrahepatic Ducts	23	3.22	7.26	5.50	0.20	0.52	13	3.61	4.09	2.26	0.00	0.23	C23-C24
胰腺	Pancreas	20	2.80	6.32	5.08	0.23	0.67	9	2.50	2.83	2.23	0.20	0.31	C25
喉	Larynx	5	0.70	1.58	1.24	0.09	0.16	0	0.00	0.00	0.00	0.00	0.00	C32
气管,支气管,肺	Trachea, Bronchus and Lung	184	25.73	58.10	44.76	1.60	4.91	91	25.28	28.60	19.95	0.74	2.62	C33-C34
其他胸腔器官	Other Thoracic Organs	6	0.84	1.89	1.42	0.05	0.12	4	1.11	1.26	0.82	0.02	0.07	C37-C38
骨	Bone	6	0.84	1.89	1.43	0.10	0.17	2	0.56	0.63	0.39	0.00	0.06	C40-C41
皮肤黑色素瘤	Melanoma of Skin	0	0.00	0.00	0.00	0.00	0.00	0	0.00	0.00	0.00	0.00	0.00	C43
乳房	Breast	0	0.00	0.00	0.00	0.00	0.00	29	8.06	9.11	6.02	0.53	0.65	C50
子宫颈	Cervix	–	–	–	–	–	–	12	3.33	3.77	2.62	0.18	0.29	C53
子宫体及子宫部位不明	Uterus & Unspecified	–	–	–	–	–	–	5	1.39	1.57	1.22	0.14	0.14	C54-C55
卵巢	Ovary	–	–	–	–	–	–	6	1.67	1.89	1.55	0.08	0.25	C56
前列腺	Prostate	25	3.50	7.89	5.66	0.16	0.41	–	–	–	–	–	–	C61
睾丸	Testis	1	0.14	0.32	0.21	0.03	0.03	–	–	–	–	–	–	C62
肾及泌尿系统不明	Kidney & Unspecified Urinary Organs	3	0.42	0.95	0.54	0.02	0.02	3	0.83	0.94	0.39	0.00	0.00	C64-C66,68
膀胱	Bladder	10	1.40	3.16	2.28	0.06	0.26	5	1.39	1.57	0.93	0.03	0.09	C67
脑,神经系统	Brain, Central Nervous System	17	2.38	5.37	4.06	0.21	0.39	11	3.06	3.46	2.35	0.11	0.17	C70-C72
甲状腺	Thyroid Gland	0	0.00	0.00	0.00	0.00	0.00	1	0.28	0.31	0.26	0.03	0.03	C73
淋巴瘤	Lymphoma	29	4.06	9.16	7.67	0.37	0.93	10	2.78	3.14	2.01	0.10	0.21	C81-C85,88,90,96
白血病	Leukaemia	17	2.38	5.37	4.93	0.26	0.45	20	5.56	6.29	4.30	0.30	0.36	C91-C95
不明及其他恶性肿瘤	All Other Sites and Unspecified	20	2.80	6.32	4.96	0.25	0.63	24	6.67	7.54	5.11	0.36	0.59	O&U
所有部位合计	All Sites	715	100.00	225.77	175.38	8.62	19.25	360	100.00	113.13	76.03	4.02	8.66	ALL
所有部位除外 C44	All Sites but C44	710	99.30	224.19	174.24	8.56	19.19	359	99.72	112.82	75.78	4.00	8.63	ALLbC44

表 7-3-140 四会市 2011 年癌症发病和死亡主要指标
Table 7-3-140 Incidence and mortality of cancer in Sihui,2011

部位 Site		男性 Male						女性 Female						ICD-10
		病例数 No. cases	构成 (%)	粗率 Crude rate (1/10⁵)	世标率 ASR world (1/10⁵)	累积率 Cum.rate(%)		病例数 No. cases	构成 (%)	粗率 Crude rate (1/10⁵)	世标率 ASR world (1/10⁵)	累积率 Cum.rate(%)		
						0~64	0~74					0~64	0~74	
发病 Incidence														
口腔和咽喉(除外鼻咽)	Lip,Oral Cavity & Pharynx but Nasopharynx	12	2.05	5.62	4.88	0.48	0.58	7	1.84	3.42	2.63	0.12	0.38	C00-C10;C12-C14
鼻咽	Nasopharynx	78	13.31	36.52	28.93	2.42	3.14	30	7.87	14.67	11.38	0.92	1.24	C11
食管	Esophagus	24	4.10	11.24	9.19	0.69	1.02	6	1.57	2.93	1.92	0.17	0.17	C15
胃	Stomach	26	4.44	12.17	9.88	0.42	1.23	10	2.62	4.89	3.11	0.23	0.31	C16
结直肠肛门	Colon , Rectum & Anus	61	10.41	28.56	22.48	1.21	3.14	52	13.65	25.43	16.48	1.01	1.99	C18-C21
肝脏	Liver	136	23.21	63.68	51.70	4.19	6.05	33	8.66	16.14	10.60	0.54	1.21	C22
胆囊及其他	Gallbladder and Extrahepatic Ducts	7	1.19	3.28	2.86	0.14	0.49	4	1.05	1.96	1.35	0.00	0.26	C23-C24
胰腺	Pancreas	8	1.37	3.75	2.83	0.20	0.20	1	0.26	0.49	0.33	0.03	0.03	C25
喉	Larynx	10	1.71	4.68	3.95	0.21	0.54	2	0.52	0.98	0.89	0.11	0.11	C32
气管,支气管,肺	Trachea, Bronchus and Lung	109	18.60	51.04	42.30	2.35	5.68	56	14.70	27.38	15.42	0.65	1.52	C33-C34
其他胸腔器官	Other Thoracic Organs	0	0.00	0.00	0.00	0.00	0.00	1	0.26	0.49	0.33	0.04	0.04	C37-C38
骨	Bone	6	1.02	2.81	2.37	0.18	0.18	3	0.79	1.47	1.31	0.06	0.14	C40-C41
皮肤黑色素瘤	Melanoma of Skin	1	0.17	0.47	0.40	0.00	0.10	1	0.26	0.49	0.13	0.00	0.00	C43
乳房	Breast	1	0.17	0.47	0.34	0.04	0.04	51	13.39	24.94	17.83	1.59	1.86	C50
子宫颈	Cervix	–	–	–	–	–	–	12	3.15	5.87	4.32	0.39	0.39	C53
子宫体及子宫部位不明	Uterus & Unspecified	–	–	–	–	–	–	17	4.46	8.31	5.97	0.50	0.58	C54-C55
卵巢	Ovary	–	–	–	–	–	–	14	3.67	6.85	5.12	0.46	0.55	C56
前列腺	Prostate	11	1.88	5.15	4.41	0.06	0.51	–	–	–	–	–	–	C61
睾丸	Testis	0	0.00	0.00	0.00	0.00	0.00						–	C62
肾及泌尿系统不明	Kidney & Unspecified Urinary Organs	8	1.37	3.75	2.74	0.10	0.39	8	2.10	3.91	2.78	0.25	0.35	C64-C66,68
膀胱	Bladder	11	1.88	5.15	4.28	0.18	0.56	3	0.79	1.47	0.90	0.04	0.13	C67
脑,神经系统	Brain, Central Nervous System	11	1.88	5.15	4.26	0.31	0.31	15	3.94	7.33	7.38	0.48	0.67	C70-C72
甲状腺	Thyroid Gland	9	1.54	4.21	3.25	0.22	0.32	18	4.72	8.80	8.26	0.51	0.59	C73
淋巴瘤	Lymphoma	14	2.39	6.56	5.82	0.42	0.62	14	3.67	6.85	4.41	0.31	0.39	C81-C85,88,90,96
白血病	Leukaemia	23	3.92	10.77	10.44	0.75	1.01	10	2.62	4.89	3.37	0.28	0.36	C91-C95
不明及其他恶性肿瘤	All Other Sites and Unspecified	20	3.41	9.36	7.90	0.43	0.90	13	3.41	6.36	4.34	0.41	0.41	O&U
所有部位合计	All Sites	586	100.00	274.38	225.20	14.99	27.02	381	100.00	186.29	130.58	9.09	13.66	ALL
所有部位除外 C44	All Sites but C44	583	99.49	272.97	224.11	14.96	26.79	379	99.48	185.32	129.83	9.01	13.58	ALLbC44
死亡 Mortality														
口腔和咽喉(除外鼻咽)	Lip,Oral Cavity & Pharynx but Nasopharynx	6	1.32	2.81	2.68	0.25	0.33	4	1.65	1.96	1.67	0.07	0.23	C00-C10;C12-C14
鼻咽	Nasopharynx	59	12.94	27.62	22.23	1.73	2.95	29	11.93	14.18	10.64	0.61	1.37	C11
食管	Esophagus	22	4.82	10.30	8.58	0.56	0.97	4	1.65	1.96	1.09	0.03	0.12	C15
胃	Stomach	34	7.46	15.92	12.89	0.67	1.42	10	4.12	4.89	3.41	0.11	0.56	C16
结直肠肛门	Colon , Rectum & Anus	33	7.24	15.45	12.63	0.51	1.67	24	9.88	11.74	7.38	0.33	0.94	C18-C21
肝脏	Liver	135	29.61	63.21	51.24	4.21	6.12	34	13.99	16.62	11.56	0.69	1.38	C22
胆囊及其他	Gallbladder and Extrahepatic Ducts	6	1.32	2.81	2.40	0.08	0.44	3	1.23	1.47	0.81	0.00	0.08	C23-C24
胰腺	Pancreas	6	1.32	2.81	2.11	0.13	0.13	2	0.82	0.98	0.98	0.05	0.05	C25
喉	Larynx	2	0.44	0.94	0.54	0.00	0.06	1	0.41	0.49	0.13	0.00	0.00	C32
气管,支气管,肺	Trachea, Bronchus and Lung	97	21.27	45.42	37.64	1.67	4.63	52	21.40	25.43	14.47	0.76	1.64	C33-C34
其他胸腔器官	Other Thoracic Organs	1	0.22	0.47	0.46	0.06	0.06	0	0.00	0.00	0.00	0.00	0.00	C37-C38
骨	Bone	1	0.22	0.47	0.32	0.03	0.03	1	0.41	0.49	0.40	0.04	0.04	C40-C41
皮肤黑色素瘤	Melanoma of Skin	0	0.00	0.00	0.00	0.00	0.00	0	0.00	0.00	0.00	0.00	0.00	C43
乳房	Breast	1	0.22	0.47	0.46	0.06	0.06	19	7.82	9.29	6.72	0.54	0.71	C50
子宫颈	Cervix	–	–	–	–	–	–	8	3.29	3.91	2.87	0.29	0.29	C53
子宫体及子宫部位不明	Uterus & Unspecified	–	–	–	–	–	–	5	2.06	2.44	1.51	0.16	0.16	C54-C55
卵巢	Ovary	–	–	–	–	–	–	11	4.53	5.38	4.27	0.40	0.49	C56
前列腺	Prostate	2	0.44	0.94	0.86	0.00	0.18	–	–	–	–	–	–	C61
睾丸	Testis	1	0.22	0.47	0.35	0.03	0.03						–	C62
肾及泌尿系统不明	Kidney & Unspecified Urinary Organs	3	0.66	1.40	0.96	0.08	0.08	2	0.82	0.98	0.89	0.11	0.11	C64-C66,68
膀胱	Bladder	6	1.32	2.81	2.04	0.00	0.20	3	1.23	1.47	0.51	0.00	0.00	C67
脑,神经系统	Brain, Central Nervous System	8	1.75	3.75	2.75	0.18	0.28	8	3.29	3.91	4.24	0.22	0.31	C70-C72
甲状腺	Thyroid Gland	0	0.00	0.00	0.00	0.00	0.00	0	0.00	0.00	0.00	0.00	0.00	C73
淋巴瘤	Lymphoma	9	1.97	4.21	3.82	0.27	0.52	5	2.06	2.44	1.39	0.10	0.10	C81-C85,88,90,96
白血病	Leukaemia	14	3.07	6.56	5.86	0.41	0.58	10	4.12	4.89	3.11	0.24	0.31	C91-C95
不明及其他恶性肿瘤	All Other Sites and Unspecified	10	2.19	4.68	3.58	0.16	0.25	8	3.29	3.91	2.03	0.08	0.17	O&U
所有部位合计	All Sites	456	100.00	213.51	174.40	11.09	20.93	243	100.00	118.82	79.74	4.83	9.09	ALL
所有部位除外 C44	All Sites but C44	455	99.78	213.04	173.96	11.09	20.93	240	98.77	117.35	78.90	4.81	8.97	ALLbC44

表 7-3-141 中山市 2011 年癌症发病和死亡主要指标
Table 7-3-141 Incidence and mortality of cancer in Zhongshan, 2011

部位 Site		男性 Male						女性 Female						ICD-10
		病例数 No. cases	构成 (%)	粗率 Crude rate (1/10⁵)	世标率 ASR world (1/10⁵)	累积率 Cum.rate(%) 0~64	0~74	病例数 No. cases	构成 (%)	粗率 Crude rate (1/10⁵)	世标率 ASR world (1/10⁵)	累积率 Cum.rate(%) 0~64	0~74	
发病 Incidence														
口腔和咽喉(除外鼻咽)	Lip,Oral Cavity & Pharynx but Nasopharynx	95	4.28	12.77	10.50	0.83	1.26	16	1.00	2.13	1.46	0.06	0.17	C00-C10;C12-C14
鼻咽	Nasopharynx	219	9.86	29.45	22.86	1.98	2.44	67	4.19	8.90	6.76	0.53	0.74	C11
食管	Esophagus	137	6.17	18.42	15.19	1.24	1.92	8	0.50	1.06	0.87	0.08	0.10	C15
胃	Stomach	72	3.24	9.68	8.25	0.49	1.00	49	3.06	6.51	4.96	0.29	0.58	C16
结直肠肛门	Colon, Rectum & Anus	233	10.50	31.33	25.88	1.28	3.27	172	10.76	22.85	16.73	0.90	2.08	C18-C21
肝脏	Liver	401	18.06	53.92	43.91	3.10	5.35	80	5.00	10.63	7.47	0.44	0.74	C22
胆囊及其他	Gallbladder and Extrahepatic Ducts	51	2.30	6.86	5.64	0.16	0.60	24	1.50	3.19	2.03	0.08	0.19	C23-C24
胰腺	Pancreas	45	2.03	6.05	4.73	0.25	0.48	26	1.63	3.45	2.36	0.09	0.27	C25
喉	Larynx	35	1.58	4.71	4.14	0.22	0.64	3	0.19	0.40	0.28	0.01	0.03	C32
气管,支气管,肺	Trachea, Bronchus and Lung	486	21.89	65.35	53.64	2.80	6.67	274	17.14	36.41	26.32	1.49	3.23	C33-C34
其他胸腔器官	Other Thoracic Organs	8	0.36	1.08	0.82	0.05	0.11	5	0.31	0.66	0.66	0.04	0.04	C37-C38
骨	Bone	2	0.09	0.27	0.28	0.02	0.02	3	0.19	0.40	0.33	0.01	0.07	C40-C41
皮肤黑色素瘤	Melanoma of Skin	5	0.23	0.67	0.62	0.01	0.11	2	0.13	0.27	0.26	0.00	0.05	C43
乳房	Breast	2	0.09	0.27	0.21	0.00	0.03	250	15.63	33.22	24.54	2.16	2.58	C50
子宫颈	Cervix	–	–	–	–	–	–	95	5.94	12.62	9.29	0.80	0.98	C53
子宫体及子宫部位不明	Uterus & Unspecified	–	–	–	–	–	–	144	9.01	19.13	14.75	1.40	1.60	C54-C55
卵巢	Ovary	–	–	–	–	–	–	39	2.44	5.18	3.86	0.31	0.36	C56
前列腺	Prostate	61	2.75	8.20	6.39	0.17	0.65	–	–	–	–	–	–	C61
睾丸	Testis	6	0.27	0.81	0.73	0.05	0.05	–	–	–	–	–	–	C62
肾及泌尿系统不明	Kidney & Unspecified Urinary Organs	27	1.22	3.63	3.03	0.18	0.39	23	1.44	3.06	2.23	0.16	0.19	C64-C66,68
膀胱	Bladder	66	2.97	8.87	7.31	0.37	0.91	15	0.94	1.99	1.18	0.04	0.10	C67
脑,神经系统	Brain, Central Nervous System	48	2.16	6.45	6.06	0.38	0.62	80	5.00	10.63	8.31	0.55	0.80	C70-C72
甲状腺	Thyroid Gland	20	0.90	2.69	2.18	0.16	0.25	58	3.63	7.71	5.94	0.50	0.54	C73
淋巴瘤	Lymphoma	73	3.29	9.82	8.40	0.53	0.85	55	3.44	7.31	5.21	0.27	0.61	C81-C85,88,90,96
白血病	Leukaemia	41	1.85	5.51	5.26	0.30	0.47	29	1.81	3.85	4.14	0.27	0.35	C91-C95
不明及其他恶性肿瘤	All Other Sites and Unspecified	87	3.92	11.70	9.80	0.46	1.23	82	5.13	10.90	7.42	0.40	0.73	O&U
所有部位合计	All Sites	2220	100.00	298.50	245.81	15.04	29.33	1599	100.00	212.45	157.36	10.88	17.14	ALL
所有部位除外 C44	All Sites but C44	2192	98.74	294.73	243.00	14.91	29.01	1577	98.62	209.53	155.54	10.78	16.96	ALLbC44
死亡 Mortality														
口腔和咽喉(除外鼻咽)	Lip,Oral Cavity & Pharynx but Nasopharynx	47	2.85	6.32	4.93	0.43	0.58	10	1.20	1.33	0.89	0.04	0.09	C00-C10;C12-C14
鼻咽	Nasopharynx	142	8.60	19.09	15.64	1.12	1.88	50	5.99	6.64	5.05	0.35	0.59	C11
食管	Esophagus	137	8.30	18.42	14.79	1.13	1.88	9	1.08	1.20	0.86	0.05	0.11	C15
胃	Stomach	57	3.45	7.66	6.04	0.37	0.64	33	3.95	4.38	3.36	0.19	0.41	C16
结直肠肛门	Colon, Rectum & Anus	127	7.69	17.08	13.95	0.56	1.63	90	10.78	11.96	7.52	0.31	0.81	C18-C21
肝脏	Liver	339	20.53	45.58	36.89	2.63	4.54	59	7.07	7.84	5.29	0.33	0.54	C22
胆囊及其他	Gallbladder and Extrahepatic Ducts	43	2.60	5.78	4.71	0.08	0.50	28	3.35	3.72	2.27	0.07	0.21	C23-C24
胰腺	Pancreas	38	2.30	5.11	3.78	0.19	0.30	24	2.87	3.19	2.01	0.06	0.22	C25
喉	Larynx	23	1.39	3.09	2.47	0.14	0.32	1	0.12	0.13	0.15	0.00	0.02	C32
气管,支气管,肺	Trachea, Bronchus and Lung	418	25.32	56.20	46.02	1.99	5.58	217	25.99	28.83	19.87	0.89	2.28	C33-C34
其他胸腔器官	Other Thoracic Organs	8	0.48	1.08	0.86	0.04	0.14	4	0.48	0.53	0.28	0.02	0.02	C37-C38
骨	Bone	2	0.12	0.27	0.25	0.01	0.04	3	0.36	0.40	0.50	0.03	0.05	C40-C41
皮肤黑色素瘤	Melanoma of Skin	1	0.06	0.13	0.10	0.01	0.01	0	0.00	0.00	0.00	0.00	0.00	C43
乳房	Breast	0	0.00	0.00	0.00	0.00	0.00	71	8.50	9.43	6.84	0.52	0.77	C50
子宫颈	Cervix	–	–	–	–	–	–	20	2.40	2.66	2.12	0.15	0.28	C53
子宫体及子宫部位不明	Uterus & Unspecified	–	–	–	–	–	–	40	4.79	5.31	4.14	0.37	0.53	C54-C55
卵巢	Ovary	–	–	–	–	–	–	19	2.28	2.52	1.77	0.13	0.21	C56
前列腺	Prostate	33	2.00	4.44	3.53	0.03	0.27	–	–	–	–	–	–	C61
睾丸	Testis	2	0.12	0.27	0.21	0.02	0.02	–	–	–	–	–	–	C62
肾及泌尿系统不明	Kidney & Unspecified Urinary Organs	18	1.09	2.42	2.04	0.09	0.23	9	1.08	1.20	0.85	0.05	0.08	C64-C66,68
膀胱	Bladder	36	2.18	4.84	3.68	0.06	0.30	6	0.72	0.80	0.47	0.01	0.03	C67
脑,神经系统	Brain, Central Nervous System	18	1.09	2.42	2.19	0.13	0.26	26	3.11	3.45	3.36	0.18	0.29	C70-C72
甲状腺	Thyroid Gland	1	0.06	0.13	0.08	0.00	0.00	6	0.72	0.80	0.55	0.03	0.05	C73
淋巴瘤	Lymphoma	64	3.88	8.61	6.79	0.41	0.68	32	3.83	4.25	2.74	0.14	0.27	C81-C85,88,90,96
白血病	Leukaemia	29	1.76	3.90	3.10	0.17	0.25	28	3.35	3.72	3.07	0.21	0.29	C91-C95
不明及其他恶性肿瘤	All Other Sites and Unspecified	68	4.12	9.14	7.73	0.37	0.83	50	5.99	6.64	4.13	0.21	0.37	O&U
所有部位合计	All Sites	1651	100.00	221.99	179.79	9.98	20.87	835	100.00	110.94	78.08	4.33	8.51	ALL
所有部位除外 C44	All Sites but C44	1636	99.09	219.97	178.27	9.93	20.76	826	98.92	109.75	77.45	4.30	8.48	ALLbC44

表 7-3-142 柳州市 2011 年癌症发病和死亡主要指标
Table 7-3-142 Incidence and mortality of cancer in Liuzhou, 2011

部位 / Site		男性 Male						女性 Female						ICD-10
		病例数 No. cases	构成 (%)	粗率 Crude rate (1/10⁵)	世标率 ASR world (1/10⁵)	累积率 Cum.rate(%) 0~64	0~74	病例数 No. cases	构成 (%)	粗率 Crude rate (1/10⁵)	世标率 ASR world (1/10⁵)	累积率 Cum.rate(%) 0~64	0~74	
发病 Incidence														
口腔和咽喉(除外鼻咽)	Lip,Oral Cavity & Pharynx but Nasopharynx	38	2.59	7.57	6.45	0.49	0.75	6	0.57	1.25	0.88	0.06	0.11	C00-C10;C12-C14
鼻咽	Nasopharynx	64	4.36	12.75	10.07	0.83	1.18	20	1.90	4.18	3.21	0.21	0.33	C11
食管	Esophagus	53	3.61	10.56	8.87	0.64	1.07	12	1.14	2.51	2.06	0.00	0.28	C15
胃	Stomach	118	8.04	23.51	20.99	1.05	2.50	75	7.14	15.67	12.19	0.62	1.40	C16
结直肠肛门	Colon, Rectum & Anus	190	12.94	37.86	32.81	1.63	4.00	127	12.10	26.53	20.57	1.00	2.38	C18-C21
肝脏	Liver	269	18.32	53.60	44.53	3.18	5.25	66	6.29	13.79	10.68	0.60	0.96	C22
胆囊及其他	Gallbladder and Extrahepatic Ducts	10	0.68	1.99	1.66	0.10	0.19	12	1.14	2.51	1.96	0.12	0.16	C23-C24
胰腺	Pancreas	27	1.84	5.38	5.00	0.23	0.65	18	1.71	3.76	3.03	0.19	0.35	C25
喉	Larynx	29	1.98	5.78	5.19	0.24	0.83	4	0.38	0.84	0.60	0.06	0.06	C32
气管,支气管,肺	Trachea, Bronchus and Lung	345	23.50	68.74	59.39	3.03	6.76	138	13.14	28.83	24.46	1.16	2.75	C33-C34
其他胸腔器官	Other Thoracic Organs	5	0.34	1.00	1.08	0.04	0.08	1	0.10	0.21	0.13	0.01	0.01	C37-C38
骨	Bone	9	0.61	1.79	1.55	0.15	0.19	7	0.67	1.46	1.00	0.04	0.13	C40-C41
皮肤黑色素瘤	Melanoma of Skin	1	0.07	0.20	0.20	0.02	0.02	3	0.29	0.63	0.53	0.06	0.06	C43
乳房	Breast	1	0.07	0.20	0.14	0.01	0.01	231	22.00	48.26	36.13	2.93	3.92	C50
子宫颈	Cervix	–	–	–	–	–	–	64	6.10	13.37	9.91	0.83	1.03	C53
子宫体及子宫部位不明	Uterus & Unspecified	–	–	–	–	–	–	45	4.29	9.40	7.31	0.62	0.82	C54-C55
卵巢	Ovary	–	–	–	–	–	–	44	4.19	9.19	7.71	0.62	0.82	C56
前列腺	Prostate	42	2.86	8.37	7.41	0.09	0.61	–	–	–	–	–	–	C61
睾丸	Testis	2	0.14	0.40	0.28	0.02	0.02	–	–	–	–	–	–	C62
肾及泌尿系统不明	Kidney & Unspecified Urinary Organs	16	1.09	3.19	2.83	0.21	0.37	5	0.48	1.04	0.71	0.07	0.07	C64-C66,68
膀胱	Bladder	27	1.84	5.38	5.45	0.22	0.48	10	0.95	2.09	1.77	0.12	0.15	C67
脑,神经系统	Brain, Central Nervous System	22	1.50	4.38	3.77	0.27	0.44	24	2.29	5.01	4.30	0.29	0.32	C70-C72
甲状腺	Thyroid Gland	7	0.48	1.39	1.10	0.08	0.11	25	2.38	5.22	3.84	0.34	0.38	C73
淋巴瘤	Lymphoma	56	3.81	11.16	10.29	0.56	1.02	26	2.48	5.43	4.59	0.22	0.58	C81-C85,88,90,96
白血病	Leukaemia	60	4.09	11.95	13.87	0.77	1.23	35	3.33	7.31	5.97	0.40	0.56	C91-C95
不明及其他恶性肿瘤	All Other Sites and Unspecified	77	5.25	15.34	13.63	0.70	1.58	52	4.95	10.86	8.79	0.43	1.08	O&U
所有部位合计	All Sites	1468	100.00	292.50	256.58	14.56	29.34	1050	100.00	219.38	172.32	11.00	18.71	ALL
所有部位除外 C44	All Sites but C44	1453	98.98	289.51	253.16	14.43	29.05	1041	99.14	217.50	170.71	10.92	18.47	ALLbC44
死亡 Mortality														
口腔和咽喉(除外鼻咽)	Lip,Oral Cavity & Pharynx but Nasopharynx	10	1.02	1.99	2.12	0.10	0.27	4	0.77	0.84	0.63	0.04	0.08	C00-C10;C12-C14
鼻咽	Nasopharynx	39	3.96	7.77	6.41	0.53	0.79	17	3.29	3.55	2.84	0.18	0.29	C11
食管	Esophagus	32	3.25	6.38	5.53	0.35	0.73	9	1.74	1.88	1.60	0.00	0.20	C15
胃	Stomach	64	6.50	12.75	11.56	0.62	1.13	53	10.25	11.07	8.67	0.36	0.92	C16
结直肠肛门	Colon, Rectum & Anus	98	9.95	19.53	16.38	0.77	1.77	66	12.77	13.79	11.30	0.49	1.20	C18-C21
肝脏	Liver	243	24.67	48.42	40.24	2.87	4.64	55	10.64	11.49	9.27	0.50	0.94	C22
胆囊及其他	Gallbladder and Extrahepatic Ducts	9	0.91	1.79	1.58	0.04	0.09	11	2.13	2.30	1.59	0.10	0.14	C23-C24
胰腺	Pancreas	21	2.13	4.18	3.64	0.15	0.48	11	2.13	2.30	1.58	0.09	0.18	C25
喉	Larynx	15	1.52	2.99	2.94	0.05	0.39	1	0.19	0.21	0.12	0.00	0.00	C32
气管,支气管,肺	Trachea, Bronchus and Lung	263	26.70	52.40	44.21	2.07	4.83	102	19.73	21.31	16.83	0.80	1.72	C33-C34
其他胸腔器官	Other Thoracic Organs	4	0.41	0.80	0.96	0.01	0.09	2	0.39	0.42	0.29	0.02	0.02	C37-C38
骨	Bone	5	0.51	1.00	0.96	0.06	0.14	5	0.97	1.04	0.88	0.06	0.06	C40-C41
皮肤黑色素瘤	Melanoma of Skin	0	0.00	0.00	0.00	0.00	0.00	0	0.00	0.00	0.00	0.00	0.00	C43
乳房	Breast	1	0.10	0.20	0.14	0.01	0.01	52	10.06	10.86	8.38	0.62	0.85	C50
子宫颈	Cervix	–	–	–	–	–	–	23	4.45	4.81	3.77	0.29	0.41	C53
子宫体及子宫部位不明	Uterus & Unspecified	–	–	–	–	–	–	7	1.35	1.46	1.00	0.05	0.09	C54-C55
卵巢	Ovary	–	–	–	–	–	–	15	2.90	3.13	2.35	0.24	0.24	C56
前列腺	Prostate	17	1.73	3.39	3.22	0.01	0.18	–	–	–	–	–	–	C61
睾丸	Testis	2	0.20	0.40	0.30	0.02	0.02	–	–	–	–	–	–	C62
肾及泌尿系统不明	Kidney & Unspecified Urinary Organs	11	1.12	2.19	1.75	0.10	0.23	2	0.39	0.42	0.30	0.03	0.03	C64-C66,68
膀胱	Bladder	11	1.12	2.19	2.21	0.03	0.21	3	0.58	0.63	0.49	0.04	0.04	C67
脑,神经系统	Brain, Central Nervous System	22	2.23	4.38	3.85	0.25	0.38	12	2.32	2.51	1.73	0.11	0.15	C70-C72
甲状腺	Thyroid Gland	4	0.41	0.80	0.64	0.02	0.06	3	0.58	0.63	0.38	0.02	0.02	C73
淋巴瘤	Lymphoma	9	0.91	1.79	1.78	0.11	0.14	2	0.39	0.42	0.37	0.03	0.07	C81-C85,88,90,96
白血病	Leukaemia	39	3.96	7.77	7.10	0.43	0.68	27	5.22	5.64	4.34	0.26	0.46	C91-C95
不明及其他恶性肿瘤	All Other Sites and Unspecified	66	6.70	13.15	10.95	0.42	1.23	35	6.77	7.31	5.97	0.24	0.78	O&U
所有部位合计	All Sites	985	100.00	196.26	168.47	8.99	18.56	517	100.00	108.02	84.67	4.55	8.88	ALL
所有部位除外 C44	All Sites but C44	979	99.39	195.06	167.23	8.94	18.47	514	99.42	107.39	84.20	4.51	8.85	ALLbC44

表 7-3-147 重庆市万州区 2011 年癌症发病和死亡主要指标
Table 7-3-147 Incidence and mortality of cancer in Wanzhou District of Chongqing, 2011

部位 / Site		男性 Male					女性 Female					ICD-10
		病例数 No. cases	构成 (%)	粗率 Crude rate (1/10⁵)	世标率 ASR world (1/10⁵)	累积率 Cum.rate(%) 0~64 / 0~74		病例数 No. cases	构成 (%)	粗率 Crude rate (1/10⁵)	世标率 ASR world (1/10⁵)	累积率 Cum.rate(%) 0~64 / 0~74	
发病 Incidence													
口腔和咽喉(除外鼻咽)	Lip,Oral Cavity & Pharynx but Nasopharynx	39	1.76	4.98	3.71	0.17	0.46	20	1.48	2.57	1.65	0.11	0.21	C00–C10;C12–C14
鼻咽	Nasopharynx	35	1.58	4.47	3.16	0.28	0.34	17	1.26	2.18	1.66	0.12	0.14	C11
食管	Esophagus	479	21.57	61.12	41.98	2.08	5.21	244	18.06	31.30	20.65	0.95	2.57	C15
胃	Stomach	201	9.05	25.65	17.22	1.07	1.92	94	6.96	12.06	8.39	0.47	0.96	C16
结直肠肛门	Colon,Rectum & Anus	172	7.74	21.95	16.10	0.68	1.63	125	9.25	16.04	10.71	0.67	1.28	C18–C21
肝脏	Liver	289	13.01	36.88	24.96	1.86	2.72	80	5.92	10.26	6.37	0.41	0.70	C22
胆囊及其他	Gallbladder and Extrahepatic Ducts	19	0.86	2.42	1.50	0.07	0.20	12	0.89	1.54	1.05	0.07	0.14	C23–C24
胰腺	Pancreas	42	1.89	5.36	3.33	0.13	0.37	18	1.33	2.31	1.68	0.11	0.19	C25
喉	Larynx	18	0.81	2.30	1.43	0.09	0.16	2	0.15	0.26	0.15	0.01	0.01	C32
气管,支气管,肺	Trachea,Bronchus and Lung	617	27.78	78.73	52.73	3.07	6.16	252	18.65	32.33	21.87	1.31	2.39	C33–C34
其他胸腔器官	Other Thoracic Organs	5	0.23	0.64	0.39	0.02	0.06	6	0.44	0.77	0.51	0.04	0.04	C37–C38
骨	Bone	12	0.54	1.53	1.66	0.10	0.10	11	0.81	1.41	0.95	0.07	0.09	C40–C41
皮肤黑色素瘤	Melanoma of Skin	2	0.09	0.26	0.17	0.00	0.03	2	0.15	0.26	0.19	0.01	0.03	C43
乳房	Breast	0	0.00	0.00	0.00	0.00	0.00	143	10.58	18.35	13.09	1.07	1.25	C50
子宫颈	Cervix	–	–	–	–	–	–	80	5.92	10.26	6.76	0.56	0.62	C53
子宫体及子宫部位不明	Uterus & Unspecified	–	–	–	–	–	–	29	2.15	3.72	2.61	0.22	0.27	C54–C55
卵巢	Ovary	–	–	–	–	–	–	34	2.52	4.36	3.02	0.27	0.32	C56
前列腺	Prostate	30	1.35	3.83	2.73	0.03	0.26	–	–	–	–	–	–	C61
睾丸	Testis	3	0.14	0.38	0.28	0.02	0.02	–	–	–	–	–	–	C62
肾及泌尿系统不明	Kidney & Unspecified Urinary Organs	27	1.22	3.45	2.08	0.15	0.19	13	0.96	1.67	1.39	0.08	0.11	C64–C66,68
膀胱	Bladder	44	1.98	5.61	3.90	0.20	0.43	8	0.59	1.03	0.71	0.02	0.08	C67
脑,神经系统	Brain,Central Nervous System	44	1.98	5.61	4.21	0.30	0.43	40	2.96	5.13	3.70	0.33	0.35	C70–C72
甲状腺	Thyroid Gland	4	0.18	0.51	0.30	0.01	0.03	10	0.74	1.28	1.14	0.07	0.09	C73
淋巴瘤	Lymphoma	22	0.99	2.81	2.11	0.18	0.21	18	1.33	2.31	1.72	0.10	0.19	C81–C85,88,90,96
白血病	Leukaemia	42	1.89	5.36	5.19	0.30	0.39	29	2.15	3.72	2.68	0.19	0.30	C91–C95
不明及其他恶性肿瘤	All Other Sites and Unspecified	75	3.38	9.57	6.98	0.39	0.74	64	4.74	8.21	6.16	0.38	0.67	O&U
所有部位合计	All Sites	2221	100.00	283.41	196.13	11.20	22.05	1351	100.00	173.33	118.81	7.65	13.00	ALL
所有部位除外 C44	All Sites but C44	2213	99.64	282.39	195.53	11.17	22.00	1338	99.04	171.66	117.88	7.60	12.88	ALLbC44
死亡 Mortality													
口腔和咽喉(除外鼻咽)	Lip,Oral Cavity & Pharynx but Nasopharynx	11	0.59	1.40	1.15	0.03	0.13	9	0.95	1.15	0.59	0.02	0.07	C00–C10;C12–C14
鼻咽	Nasopharynx	21	1.12	2.68	1.71	0.13	0.21	2	0.21	0.26	0.25	0.01	0.01	C11
食管	Esophagus	411	21.91	52.45	36.08	1.47	4.36	222	23.44	28.48	18.52	0.69	2.20	C15
胃	Stomach	172	9.17	21.95	15.22	0.72	1.46	84	8.87	10.78	7.39	0.26	0.77	C16
结直肠肛门	Colon,Rectum & Anus	108	5.76	13.78	10.53	0.35	0.89	52	5.49	6.67	4.26	0.16	0.53	C18–C21
肝脏	Liver	333	17.75	42.49	29.44	2.01	3.15	98	10.35	12.57	7.87	0.46	0.95	C22
胆囊及其他	Gallbladder and Extrahepatic Ducts	6	0.32	0.77	0.47	0.03	0.03	6	0.63	0.77	0.49	0.03	0.07	C23–C24
胰腺	Pancreas	39	2.08	4.98	3.25	0.15	0.35	19	2.01	2.44	1.57	0.08	0.17	C25
喉	Larynx	7	0.37	0.89	0.59	0.04	0.07	1	0.11	0.13	0.03	0.00	0.00	C32
气管,支气管,肺	Trachea,Bronchus and Lung	561	29.90	71.59	49.88	2.48	5.49	243	25.66	31.18	20.87	1.06	2.12	C33–C34
其他胸腔器官	Other Thoracic Organs	4	0.21	0.51	0.32	0.02	0.05	1	0.11	0.13	0.05	0.00	0.00	C37–C38
骨	Bone	10	0.53	1.28	0.78	0.05	0.10	9	0.95	1.15	0.86	0.08	0.08	C40–C41
皮肤黑色素瘤	Melanoma of Skin	3	0.16	0.38	0.26	0.02	0.03	1	0.11	0.13	0.07	0.01	0.01	C43
乳房	Breast	3	0.16	0.38	0.22	0.02	0.02	52	5.49	6.67	4.80	0.35	0.44	C50
子宫颈	Cervix	–	–	–	–	–	–	21	2.22	2.69	1.72	0.13	0.18	C53
子宫体及子宫部位不明	Uterus & Unspecified	–	–	–	–	–	–	24	2.53	3.08	2.17	0.11	0.22	C54–C55
卵巢	Ovary	–	–	–	–	–	–	7	0.74	0.90	0.60	0.06	0.06	C56
前列腺	Prostate	14	0.75	1.79	1.54	0.01	0.13	–	–	–	–	–	–	C61
睾丸	Testis	1	0.05	0.13	0.10	0.01	0.01	–	–	–	–	–	–	C62
肾及泌尿系统不明	Kidney & Unspecified Urinary Organs	5	0.27	0.64	0.62	0.02	0.02	1	0.11	0.13	0.05	0.00	0.00	C64–C66,68
膀胱	Bladder	21	1.12	2.68	2.38	0.06	0.18	4	0.42	0.51	0.37	0.01	0.01	C67
脑,神经系统	Brain,Central Nervous System	38	2.03	4.85	3.53	0.23	0.40	25	2.64	3.21	2.07	0.13	0.20	C70–C72
甲状腺	Thyroid Gland	1	0.05	0.13	0.06	0.00	0.00	2	0.21	0.26	0.14	0.01	0.01	C73
淋巴瘤	Lymphoma	25	1.33	3.19	2.41	0.17	0.30	19	2.01	2.44	1.91	0.09	0.21	C81–C85,88,90,96
白血病	Leukaemia	50	2.67	6.38	5.45	0.30	0.42	25	2.64	3.21	2.50	0.15	0.27	C91–C95
不明及其他恶性肿瘤	All Other Sites and Unspecified	32	1.71	4.08	2.68	0.16	0.24	20	2.11	2.57	1.89	0.04	0.17	O&U
所有部位合计	All Sites	1876	100.00	239.39	168.67	8.48	18.04	947	100.00	121.50	81.09	3.92	8.73	ALL
所有部位除外 C44	All Sites but C44	1872	99.79	238.88	168.38	8.48	18.01	945	99.79	121.24	80.81	3.92	8.72	ALLbC44

表 7-3-148 重庆市渝中区 2011 年癌症发病和死亡主要指标
Table 7-3-148　Incidence and mortality of cancer in Yuzhong District of Chongqing, 2011

部位 Site		男性 Male					女性 Female					ICD-10
		病例数 No. cases	构成 (%)	粗率 Crude rate (1/10⁵)	世标率 ASR world (1/10⁵)	累积率 Cum.rate(%) 0~64 / 0~74	病例数 No. cases	构成 (%)	粗率 Crude rate (1/10⁵)	世标率 ASR world (1/10⁵)	累积率 Cum.rate(%) 0~64 / 0~74	

发病 Incidence

部位 Site		No. cases	构成(%)	Crude rate	ASR world	0~64	0~74	No. cases	构成(%)	Crude rate	ASR world	0~64	0~74	ICD-10
口腔和咽喉(除外鼻咽)	Lip,Oral Cavity & Pharynx but Nasopharynx	13	1.48	4.14	2.98	0.24	0.39	10	1.54	3.17	2.06	0.18	0.24	C00-C10;C12-C14
鼻咽	Nasopharynx	15	1.71	4.77	3.48	0.29	0.36	7	1.08	2.22	1.42	0.12	0.15	C11
食管	Esophagus	43	4.91	13.68	10.92	0.86	1.27	14	2.16	4.43	2.28	0.11	0.29	C15
胃	Stomach	47	5.37	14.95	11.26	1.01	1.30	21	3.24	6.65	4.30	0.36	0.39	C16
结直肠肛门	Colon,Rectum & Anus	90	10.27	28.63	19.32	1.24	1.98	91	14.02	28.82	16.65	1.06	1.59	C18-C21
肝脏	Liver	90	10.27	28.63	18.66	1.30	1.92	36	5.55	11.40	6.77	0.34	0.58	C22
胆囊及其他	Gallbladder and Extrahepatic Ducts	15	1.71	4.77	2.70	0.17	0.21	12	1.85	3.80	2.15	0.10	0.22	C23-C24
胰腺	Pancreas	21	2.40	6.68	4.64	0.23	0.58	25	3.85	7.92	3.83	0.17	0.38	C25
喉	Larynx	23	2.63	7.32	5.68	0.43	0.61	1	0.15	0.32	0.08	0.00	0.00	C32
气管,支气管,肺	Trachea,Bronchus and Lung	297	33.90	94.47	65.55	4.42	7.09	130	20.03	41.17	22.96	1.34	2.24	C33-C34
其他胸腔器官	Other Thoracic Organs	3	0.34	0.95	0.85	0.07	0.11	1	0.15	0.32	0.31	0.03	0.03	C37-C38
骨	Bone	6	0.68	1.91	1.46	0.14	0.18	3	0.46	0.95	0.54	0.04	0.06	C40-C41
皮肤黑色素瘤	Melanoma of Skin	2	0.23	0.64	0.30	0.02	0.02	1	0.15	0.32	0.16	0.00	0.03	C43
乳房	Breast	4	0.46	1.27	0.92	0.08	0.11	100	15.41	31.67	22.01	2.03	2.31	C50
子宫颈	Cervix	–	–	–	–	–	–	27	4.16	8.55	6.52	0.62	0.72	C53
子宫体及子宫部位不明	Uterus & Unspecified	–	–	–	–	–	–	15	2.31	4.75	3.07	0.30	0.36	C54-C55
卵巢	Ovary	–	–	–	–	–	–	15	2.31	4.75	3.64	0.32	0.43	C56
前列腺	Prostate	50	5.71	15.90	9.15	0.30	0.65	–	–	–	–	–	–	C61
睾丸	Testis	1	0.11	0.32	0.32	0.03	0.03	–	–	–	–	–	–	C62
肾及泌尿系统不明	Kidney & Unspecified Urinary Organs	35	4.00	11.13	8.27	0.64	0.87	14	2.16	4.43	2.91	0.16	0.28	C64-C66,68
膀胱	Bladder	29	3.31	9.22	5.35	0.26	0.60	11	1.69	3.48	1.94	0.11	0.15	C67
脑,神经系统	Brain,Central Nervous System	12	1.37	3.82	2.85	0.15	0.30	25	3.85	7.92	6.36	0.53	0.56	C70-C72
甲状腺	Thyroid Gland	4	0.46	1.27	0.92	0.05	0.10	13	2.00	4.12	2.94	0.22	0.34	C73
淋巴瘤	Lymphoma	30	3.42	9.54	7.86	0.55	0.74	21	3.24	6.65	3.83	0.24	0.45	C81-C85,88,90,96
白血病	Leukaemia	19	2.17	6.04	3.97	0.26	0.30	23	3.54	7.28	5.33	0.34	0.46	C91-C95
不明及其他恶性肿瘤	All Other Sites and Unspecified	27	3.08	8.59	6.28	0.30	0.46	33	5.08	10.45	7.32	0.40	0.54	O&U
所有部位合计	All Sites	876	100.00	278.65	193.69	13.04	20.18	649	100.00	205.55	129.37	9.11	12.80	ALL
所有部位除外 C44	All Sites but C44	870	99.32	276.74	192.94	13.03	20.09	641	98.77	203.02	127.79	9.03	12.69	ALLbC44

死亡 Mortality

部位 Site		No. cases	构成(%)	Crude rate	ASR world	0~64	0~74	No. cases	构成(%)	Crude rate	ASR world	0~64	0~74	ICD-10
口腔和咽喉(除外鼻咽)	Lip,Oral Cavity & Pharynx but Nasopharynx	7	1.13	2.23	1.82	0.20	0.20	3	0.72	0.95	0.28	0.00	0.03	C00-C10;C12-C14
鼻咽	Nasopharynx	12	1.93	3.82	2.80	0.20	0.27	0	0.00	0.00	0.00	0.00	0.00	C11
食管	Esophagus	24	3.86	7.63	5.23	0.25	0.52	15	3.61	4.75	2.08	0.02	0.11	C15
胃	Stomach	28	4.51	8.91	5.80	0.42	0.62	16	3.86	5.07	3.11	0.11	0.17	C16
结直肠肛门	Colon,Rectum & Anus	44	7.09	14.00	10.15	0.56	0.98	36	8.67	11.40	6.78	0.31	0.47	C18-C21
肝脏	Liver	93	14.98	29.58	19.40	1.44	2.27	45	10.84	14.25	8.06	0.41	0.74	C22
胆囊及其他	Gallbladder and Extrahepatic Ducts	12	1.93	3.82	2.23	0.09	0.13	14	3.37	4.43	2.79	0.16	0.22	C23-C24
胰腺	Pancreas	25	4.03	7.95	5.31	0.30	0.53	33	7.95	10.45	5.18	0.20	0.41	C25
喉	Larynx	6	0.97	1.91	0.97	0.03	0.03	0	0.00	0.00	0.00	0.00	0.00	C32
气管,支气管,肺	Trachea,Bronchus and Lung	262	42.19	83.34	54.68	3.31	5.44	112	26.99	35.47	18.17	0.84	1.40	C33-C34
其他胸腔器官	Other Thoracic Organs	4	0.64	1.27	0.88	0.04	0.04	3	0.72	0.95	0.62	0.03	0.03	C37-C38
骨	Bone	7	1.13	2.23	1.42	0.10	0.10	1	0.24	0.32	0.08	0.00	0.00	C40-C41
皮肤黑色素瘤	Melanoma of Skin	1	0.16	0.32	0.10	0.00	0.00	1	0.24	0.32	0.08	0.00	0.00	C43
乳房	Breast	1	0.16	0.32	0.10	0.00	0.00	22	5.30	6.97	5.15	0.47	0.56	C50
子宫颈	Cervix	–	–	–	–	–	–	10	2.41	3.17	1.65	0.09	0.19	C53
子宫体及子宫部位不明	Uterus & Unspecified	–	–	–	–	–	–	9	2.17	2.85	2.07	0.24	0.24	C54-C55
卵巢	Ovary	–	–	–	–	–	–	11	2.65	3.48	2.53	0.22	0.27	C56
前列腺	Prostate	17	2.74	5.41	3.42	0.07	0.20	–	–	–	–	–	–	C61
睾丸	Testis	0	0.00	0.00	0.00	0.00	0.00	–	–	–	–	–	–	C62
肾及泌尿系统不明	Kidney & Unspecified Urinary Organs	6	0.97	1.91	1.44	0.09	0.13	2	0.48	0.63	0.16	1.00	0.00	C64-C66,68
膀胱	Bladder	14	2.25	4.45	3.11	0.09	0.21	8	1.93	2.53	1.34	0.06	0.11	C67
脑,神经系统	Brain,Central Nervous System	10	1.61	3.18	3.69	0.23	0.23	14	3.37	4.43	3.00	0.19	0.31	C70-C72
甲状腺	Thyroid Gland	0	0.00	0.00	0.00	0.00	0.00	1	0.24	0.32	0.08	0.00	0.00	C73
淋巴瘤	Lymphoma	20	3.22	6.36	4.61	0.26	0.42	20	4.82	6.33	3.56	0.21	0.36	C81-C85,88,90,96
白血病	Leukaemia	11	1.77	3.50	2.02	0.00	0.12	20	4.82	6.33	3.38	0.17	0.34	C91-C95
不明及其他恶性肿瘤	All Other Sites and Unspecified	17	2.74	5.41	3.70	0.25	0.42	19	4.58	6.02	2.45	1.12	0.12	O&U
所有部位合计	All Sites	621	100.00	197.54	132.87	7.95	12.84	415	100.00	131.44	72.63	3.86	6.09	ALL
所有部位除外 C44	All Sites but C44	619	99.68	196.90	132.17	7.90	12.79	414	99.76	131.12	72.55	3.86	6.09	ALLbC44

表 7-3-149 重庆市沙坪坝区 2011 年癌症发病和死亡主要指标

Table 7-3-149 Incidence and mortality of cancer in Shapingba District of Chongqing, 2011

部位 Site		男性 Male 病例数 No. cases	构成 (%)	粗率 Crude rate (1/10⁵)	世标率 ASR world (1/10⁵)	累积率 Cum.rate(%) 0~64	0~74	女性 Female 病例数 No. cases	构成 (%)	粗率 Crude rate (1/10⁵)	世标率 ASR world (1/10⁵)	累积率 Cum.rate(%) 0~64	0~74	ICD-10
发病 Incidence														
口腔和咽喉(除外鼻咽)	Lip,Oral Cavity & Pharynx but Nasopharynx	13	1.26	2.58	2.12	0.16	0.19	11	1.50	2.22	1.97	0.11	0.14	C00-C10;C12-C14
鼻咽	Nasopharynx	11	1.07	2.18	1.42	0.09	0.13	10	1.37	2.02	1.51	0.11	0.14	C11
食管	Esophagus	82	7.95	16.25	13.02	0.61	1.82	15	2.05	3.03	2.33	0.09	0.29	C15
胃	Stomach	71	6.88	14.07	11.40	0.65	1.34	37	5.05	7.47	4.99	0.35	0.52	C16
结直肠肛门	Colon,Rectum & Anus	118	11.43	23.39	18.41	0.83	2.17	78	10.66	15.74	10.53	0.56	1.28	C18-C21
肝脏	Liver	102	9.88	20.22	14.64	0.97	1.71	42	5.74	8.48	6.29	0.34	0.67	C22
胆囊及其他	Gallbladder and Extrahepatic Ducts	11	1.07	2.18	1.64	0.07	0.23	20	2.73	4.04	2.89	0.14	0.25	C23-C24
胰腺	Pancreas	15	1.45	2.97	2.27	0.11	0.30	15	2.05	3.03	2.28	0.04	0.23	C25
喉	Larynx	19	1.84	3.77	2.82	0.16	0.37	1	0.14	0.20	0.08	0.00	0.00	C32
气管,支气管,肺	Trachea,Bronchus and Lung	347	33.62	68.78	53.35	2.76	6.66	128	17.49	25.83	17.76	1.12	1.82	C33-C34
其他胸腔器官	Other Thoracic Organs	1	0.10	0.20	0.12	0.02	0.02	4	0.55	0.81	0.50	0.01	0.04	C37-C38
骨	Bone	3	0.29	0.59	0.92	0.05	0.09	5	0.68	1.01	0.78	0.03	0.09	C40-C41
皮肤黑色素瘤	Melanoma of Skin	1	0.10	0.20	0.12	0.00	0.00	1	0.14	0.20	0.18	0.02	0.02	C43
乳房	Breast	2	0.19	0.40	0.31	0.03	0.03	106	14.48	21.39	14.57	1.27	1.63	C50
子宫颈	Cervix	–	–	–	–	–	–	48	6.56	9.69	6.16	0.57	0.64	C53
子宫体及子宫部位不明	Uterus & Unspecified	–	–	–	–	–	–	16	2.19	3.23	2.34	0.20	0.25	C54-C55
卵巢	Ovary	–	–	–	–	–	–	30	4.10	6.05	5.12	0.32	0.56	C56
前列腺	Prostate	48	4.65	9.51	8.22	0.17	0.80	–	–	–	–	–	–	C61
睾丸	Testis	3	0.29	0.59	2.17	0.10	0.10	–	–	–	–	–	–	C62
肾及泌尿系统不明	Kidney & Unspecified Urinary Organs	25	2.42	4.96	4.20	0.24	0.52	17	2.32	3.43	2.34	0.14	0.20	C64-C66,68
膀胱	Bladder	28	2.71	5.55	4.89	0.10	0.43	10	1.37	2.02	1.58	0.05	0.17	C67
脑,神经系统	Brain,Central Nervous System	17	1.65	3.37	3.11	0.18	0.26	26	3.55	5.25	3.91	0.29	0.40	C70-C72
甲状腺	Thyroid Gland	5	0.48	0.99	0.64	0.06	0.06	14	1.91	2.83	2.59	0.17	0.20	C73
淋巴瘤	Lymphoma	32	3.10	6.34	6.30	0.26	0.61	33	4.51	6.66	4.84	0.28	0.51	C81-C85,88,90,96
白血病	Leukaemia	24	2.33	4.76	3.92	0.26	0.30	17	2.32	3.43	4.46	0.25	0.39	C91-C95
不明及其他恶性肿瘤	All Other Sites and Unspecified	54	5.23	10.70	7.82	0.40	0.83	48	6.56	9.69	8.01	0.49	0.80	O&U
所有部位合计	All Sites	1032	100.00	204.57	163.83	8.27	18.96	732	100.00	147.72	108.01	6.97	11.25	ALL
所有部位除外 C44	All Sites but C44	1023	99.13	202.78	162.57	8.24	18.85	722	98.63	145.71	106.21	6.89	11.10	ALLbC44
死亡 Mortality														
口腔和咽喉(除外鼻咽)	Lip,Oral Cavity & Pharynx but Nasopharynx	10	1.20	1.98	1.75	0.04	0.21	1	0.24	0.20	0.09	0.00	0.00	C00-C10;C12-C14
鼻咽	Nasopharynx	9	1.08	1.78	1.40	0.12	0.20	6	1.44	1.21	0.78	0.06	0.09	C11
食管	Esophagus	83	9.93	16.45	14.75	0.56	1.53	21	5.05	4.24	3.32	0.05	0.18	C15
胃	Stomach	50	5.98	9.91	7.72	0.38	0.73	22	5.29	4.44	3.44	0.15	0.18	C16
结直肠肛门	Colon,Rectum & Anus	68	8.13	13.48	11.08	0.45	0.93	49	11.78	9.89	7.09	0.20	0.58	C18-C21
肝脏	Liver	142	16.99	28.15	21.19	1.29	2.21	42	10.10	8.48	6.17	0.19	0.49	C22
胆囊及其他	Gallbladder and Extrahepatic Ducts	11	1.32	2.18	1.89	0.06	0.16	9	2.16	1.82	1.58	0.02	0.13	C23-C24
胰腺	Pancreas	22	2.63	4.36	3.23	0.19	0.39	23	5.53	4.64	3.64	0.10	0.20	C25
喉	Larynx	8	0.96	1.59	1.30	0.08	0.08	1	0.24	0.20	0.18	0.00	0.03	C32
气管,支气管,肺	Trachea,Bronchus and Lung	322	38.52	63.83	53.22	2.18	5.35	118	28.37	23.81	16.70	0.62	1.45	C33-C34
其他胸腔器官	Other Thoracic Organs	1	0.12	0.20	0.17	0.02	0.02	2	0.48	0.40	0.43	0.00	0.03	C37-C38
骨	Bone	8	0.96	1.59	1.15	0.02	0.15	3	0.72	0.61	0.28	0.02	0.02	C40-C41
皮肤黑色素瘤	Melanoma of Skin	1	0.12	0.20	0.20	0.00	0.03	0	0.00	0.00	0.00	0.00	0.00	C43
乳房	Breast	1	0.12	0.20	0.14	0.01	0.01	20	4.81	4.04	2.82	0.18	0.27	C50
子宫颈	Cervix	–	–	–	–	–	–	16	3.85	3.23	1.97	0.14	0.20	C53
子宫体及子宫部位不明	Uterus & Unspecified	–	–	–	–	–	–	9	2.16	1.82	1.33	0.07	0.19	C54-C55
卵巢	Ovary	–	–	–	–	–	–	18	4.33	3.63	2.42	0.10	0.35	C56
前列腺	Prostate	17	2.03	3.37	3.67	0.04	0.22	–	–	–	–	–	–	C61
睾丸	Testis	0	0.00	0.00	0.00	0.00	0.00	–	–	–	–	–	–	C62
肾及泌尿系统不明	Kidney & Unspecified Urinary Organs	5	0.60	0.99	1.00	0.05	0.08	6	1.44	1.21	0.69	0.02	0.06	C64-C66,68
膀胱	Bladder	12	1.44	2.38	2.23	0.05	0.17	5	1.20	1.01	0.63	0.00	0.00	C67
脑,神经系统	Brain,Central Nervous System	14	1.67	2.78	1.97	0.11	0.27	9	2.16	1.82	1.44	0.07	0.07	C70-C72
甲状腺	Thyroid Gland	1	0.12	0.20	0.11	0.00	0.00	0	0.00	0.00	0.00	0.00	0.00	C73
淋巴瘤	Lymphoma	17	2.03	3.37	2.64	0.14	0.31	12	2.88	2.42	1.68	0.06	0.16	C81-C85,88,90,96
白血病	Leukaemia	26	3.11	5.15	4.03	0.21	0.34	14	3.37	2.83	1.95	0.09	0.21	C91-C95
不明及其他恶性肿瘤	All Other Sites and Unspecified	8	0.96	1.59	1.62	0.05	0.14	10	2.40	2.02	1.89	0.04	0.10	O&U
所有部位合计	All Sites	836	100.00	165.71	136.49	6.07	13.55	416	100.00	83.95	60.53	2.18	5.00	ALL
所有部位除外 C44	All Sites but C44	836	100.00	165.71	136.49	6.07	13.55	414	99.52	83.55	60.02	2.18	5.00	ALLbC44

表 7-3-150 重庆市九龙坡区 2011 年癌症发病和死亡主要指标
Table 7-3-150 Incidence and mortality of cancer in Jiulongpo District of Chongqing, 2011

部位 Site		男性 Male						女性 Female						ICD-10
		病例数 No. cases	构成 (%)	粗率 Crude rate (1/10⁵)	世标率 ASR world (1/10⁵)	累积率 Cum.rate(%) 0~64	0~74	病例数 No. cases	构成 (%)	粗率 Crude rate (1/10⁵)	世标率 ASR world (1/10⁵)	累积率 Cum.rate(%) 0~64	0~74	
发病 Incidence														
口腔和咽喉(除外鼻咽)	Lip,Oral Cavity & Pharynx but Nasopharynx	20	1.80	4.90	3.02	0.17	0.39	10	1.39	2.51	1.82	0.13	0.20	C00-C10;C12-C14
鼻咽	Nasopharynx	23	2.07	5.63	4.08	0.25	0.45	12	1.67	3.01	1.87	0.13	0.16	C11
食管	Esophagus	70	6.30	17.15	10.62	0.56	1.21	20	2.79	5.01	2.86	0.12	0.36	C15
胃	Stomach	78	7.02	19.11	11.57	0.73	1.28	32	4.46	8.02	4.84	0.23	0.65	C16
结直肠肛门	Colon,Rectum & Anus	122	10.98	29.88	18.20	1.03	2.30	85	11.84	21.30	12.49	0.67	1.54	C18-C21
肝脏	Liver	131	11.79	32.09	19.79	1.36	2.08	29	4.04	7.27	4.46	0.27	0.51	C22
胆囊及其他	Gallbladder and Extrahepatic Ducts	9	0.81	2.20	1.17	0.06	0.12	13	1.81	3.26	1.90	0.12	0.22	C23-C24
胰腺	Pancreas	24	2.16	5.88	3.65	0.21	0.45	23	3.20	5.76	3.04	0.15	0.28	C25
喉	Larynx	12	1.08	2.94	1.82	0.19	0.22	1	0.14	0.25	0.11	0.01	0.01	C32
气管,支气管,肺	Trachea,Bronchus and Lung	376	33.84	92.10	53.34	2.91	6.64	123	17.13	30.83	17.74	0.72	2.22	C33-C34
其他胸腔器官	Other Thoracic Organs	5	0.45	1.22	0.84	0.06	0.09	3	0.42	0.75	0.50	0.03	0.06	C37-C38
骨	Bone	6	0.54	1.47	1.18	0.06	0.06	6	0.84	1.50	0.78	0.03	0.10	C40-C41
皮肤黑色素瘤	Melanoma of Skin	2	0.18	0.49	0.32	0.02	0.05	1	0.14	0.25	0.19	0.00	0.03	C43
乳房	Breast	8	0.72	1.96	1.55	0.11	0.15	95	13.23	23.81	15.43	1.14	1.79	C50
子宫颈	Cervix	–	–	–	–	–	–	52	7.24	13.03	8.52	0.73	0.84	C53
子宫体及子宫部位不明	Uterus & Unspecified	–	–	–	–	–	–	26	3.62	6.52	4.04	0.37	0.45	C54-C55
卵巢	Ovary	–	–	–	–	–	–	43	5.99	10.78	6.92	0.52	0.64	C56
前列腺	Prostate	33	2.97	8.08	4.56	0.09	0.47	–	–	–	–	–	–	C61
睾丸	Testis	1	0.09	0.24	0.15	0.01	0.01	–	–	–	–	–	–	C62
肾及泌尿系统不明	Kidney & Unspecified Urinary Organs	24	2.16	5.88	3.48	0.16	0.47	12	1.67	3.01	1.63	0.09	0.20	C64-C66,68
膀胱	Bladder	28	2.52	6.86	4.15	0.11	0.44	10	1.39	2.51	1.59	0.07	0.21	C67
脑,神经系统	Brain,Central Nervous System	24	2.16	5.88	4.91	0.29	0.39	35	4.87	8.77	6.15	0.44	0.54	C70-C72
甲状腺	Thyroid Gland	7	0.63	1.71	0.99	0.09	0.09	13	1.81	3.26	2.26	0.16	0.20	C73
淋巴瘤	Lymphoma	30	2.70	7.35	4.24	0.27	0.40	18	2.51	4.51	3.46	0.23	0.33	C81-C85,88,90,96
白血病	Leukaemia	18	1.62	4.41	4.92	0.30	0.33	9	1.25	2.26	1.81	0.10	0.14	C91-C95
不明及其他恶性肿瘤	All Other Sites and Unspecified	60	5.40	14.70	9.36	0.47	1.01	47	6.55	11.78	6.88	0.36	0.87	O&U
所有部位合计	All Sites	1111	100.00	272.13	167.93	9.49	19.10	718	100.00	179.94	111.33	6.82	12.56	ALL
所有部位除外 C44	All Sites but C44	1104	99.37	270.41	166.92	9.44	18.94	712	99.16	178.44	110.46	6.75	12.46	ALLbC44
死亡 Mortality														
口腔和咽喉(除外鼻咽)	Lip,Oral Cavity & Pharynx but Nasopharynx	13	1.39	3.18	1.80	0.13	0.24	3	0.67	0.75	0.50	0.03	0.06	C00-C10;C12-C14
鼻咽	Nasopharynx	13	1.39	3.18	2.06	0.12	0.29	2	0.44	0.50	0.25	0.00	0.04	C11
食管	Esophagus	70	7.51	17.15	9.91	0.43	1.17	14	3.11	3.51	1.57	0.07	0.10	C15
胃	Stomach	64	6.87	15.68	9.02	0.45	0.93	33	7.33	8.27	4.51	0.24	0.56	C16
结直肠肛门	Colon,Rectum & Anus	70	7.51	17.15	10.17	0.30	1.16	46	10.22	11.53	6.42	0.20	0.72	C18-C21
肝脏	Liver	157	16.85	38.46	23.73	1.70	2.57	46	10.22	11.53	6.25	0.24	0.72	C22
胆囊及其他	Gallbladder and Extrahepatic Ducts	6	0.64	1.47	0.84	0.02	0.12	9	2.00	2.26	1.40	0.08	0.23	C23-C24
胰腺	Pancreas	27	2.90	6.61	4.18	0.23	0.56	27	6.00	6.77	3.28	0.16	0.22	C25
喉	Larynx	3	0.32	0.73	0.43	0.01	0.04	0	0.00	0.00	0.00	0.00	0.00	C32
气管,支气管,肺	Trachea,Bronchus and Lung	366	39.27	89.65	50.60	2.67	5.79	122	27.11	30.57	16.85	0.67	2.10	C33-C34
其他胸腔器官	Other Thoracic Organs	2	0.21	0.49	0.35	0.00	0.06	1	0.22	0.25	0.09	0.00	0.00	C37-C38
骨	Bone	8	0.86	1.96	1.18	0.08	0.08	4	0.89	1.00	0.82	0.05	0.05	C40-C41
皮肤黑色素瘤	Melanoma of Skin	0	0.00	0.00	0.00	0.00	0.00	2	0.44	0.50	0.32	0.01	0.05	C43
乳房	Breast	0	0.00	0.00	0.00	0.00	0.00	32	7.11	8.02	4.83	0.36	0.54	C50
子宫颈	Cervix	–	–	–	–	–	–	10	2.22	2.51	1.45	0.13	0.13	C53
子宫体及子宫部位不明	Uterus & Unspecified	–	–	–	–	–	–	18	4.00	4.51	2.67	0.26	0.30	C54-C55
卵巢	Ovary	–	–	–	–	–	–	12	2.67	3.01	1.83	0.13	0.23	C56
前列腺	Prostate	17	1.82	4.16	2.40	0.02	0.26	–	–	–	–	–	–	C61
睾丸	Testis	1	0.11	0.24	0.11	0.00	0.00	–	–	–	–	–	–	C62
肾及泌尿系统不明	Kidney & Unspecified Urinary Organs	4	0.43	0.98	0.60	0.04	0.04	6	1.33	1.50	0.86	0.04	0.10	C64-C66,68
膀胱	Bladder	10	1.07	2.45	1.33	0.06	0.10	3	0.67	0.75	0.44	0.02	0.06	C67
脑,神经系统	Brain,Central Nervous System	20	2.15	4.90	3.45	0.24	0.37	24	5.33	6.01	3.52	0.26	0.36	C70-C72
甲状腺	Thyroid Gland	3	0.32	0.73	0.46	0.06	0.06	1	0.22	0.25	0.18	0.02	0.02	C73
淋巴瘤	Lymphoma	29	3.11	7.10	5.03	0.30	0.43	15	3.33	3.76	2.64	0.17	0.24	C81-C85,88,90,96
白血病	Leukaemia	16	1.72	3.92	3.31	0.21	0.31	9	2.00	2.26	1.65	0.08	0.19	C91-C95
不明及其他恶性肿瘤	All Other Sites and Unspecified	33	3.54	8.08	4.30	0.22	0.42	11	2.44	2.76	1.50	0.07	0.17	O&U
所有部位合计	All Sites	932	100.00	228.28	135.24	7.30	15.00	450	100.00	112.78	63.84	3.28	7.20	ALL
所有部位除外 C44	All Sites but C44	928	99.57	227.30	134.74	7.30	14.92	450	100.00	112.78	63.84	3.28	7.20	ALLbC44

表 7-3-151 成都市青羊区 2011 年癌症发病和死亡主要指标
Table 7-3-151 Incidence and mortality of cancer in Qingyang District of Chengdu,2011

部位 Site		男性 Male						女性 Female						ICD-10
		病例数 No. cases	构成 (%)	粗率 Crude rate (1/10⁵)	世标率 ASR world (1/10⁵)	累积率 Cum.rate(%) 0~64	0~74	病例数 No. cases	构成 (%)	粗率 Crude rate (1/10⁵)	世标率 ASR world (1/10⁵)	累积率 Cum.rate(%) 0~64	0~74	
发病 Incidence														
口腔和咽喉(除外鼻咽)	Lip,Oral Cavity & Pharynx but Nasopharynx	19	1.99	6.58	5.14	0.28	0.62	11	1.55	3.70	2.23	0.09	0.32	C00–C10;C12–C14
鼻咽	Nasopharynx	19	1.99	6.58	4.80	0.45	0.57	7	0.99	2.35	1.74	0.06	0.22	C11
食管	Esophagus	56	5.86	19.40	13.60	0.78	1.65	14	1.98	4.71	3.28	0.08	0.40	C15
胃	Stomach	89	9.32	30.83	20.83	1.11	2.25	23	3.25	7.74	4.71	0.25	0.49	C16
结直肠肛门	Colon,Rectum & Anus	117	12.25	40.52	28.28	1.23	3.22	79	11.16	26.58	18.01	0.81	2.07	C18–C21
肝脏	Liver	100	10.47	34.64	24.98	1.34	3.05	35	4.94	11.77	7.64	0.40	0.72	C22
胆囊及其他	Gallbladder and Extrahepatic Ducts	12	1.26	4.16	2.83	0.13	0.31	13	1.84	4.37	2.96	0.17	0.34	C23–C24
胰腺	Pancreas	18	1.88	6.23	4.15	0.06	0.59	33	4.66	11.10	6.97	0.24	0.80	C25
喉	Larynx	13	1.36	4.50	3.38	0.22	0.34	1	0.14	0.34	0.15	0.00	0.00	C32
气管,支气管,肺	Trachea,Bronchus and Lung	241	25.24	83.47	55.99	2.36	6.35	126	17.80	42.39	29.01	1.74	3.28	C33–C34
其他胸腔器官	Other Thoracic Organs	0	0.00	0.00	0.00	0.00	0.00	0	0.00	0.00	0.00	0.00	0.00	C37–C38
骨	Bone	1	0.10	0.35	0.22	0.02	0.02	2	0.28	0.67	0.52	0.03	0.08	C40–C41
皮肤黑色素瘤	Melanoma of Skin	1	0.10	0.35	0.33	0.00	0.06	0	0.00	0.00	0.00	0.00	0.00	C43
乳房	Breast	1	0.10	0.35	0.31	0.04	0.04	107	15.11	36.00	26.62	1.99	3.02	C50
子宫颈	Cervix	–	–	–	–	–	–	27	3.81	9.08	6.85	0.45	0.83	C53
子宫体及子宫部位不明	Uterus & Unspecified	–	–	–	–	–	–	24	3.39	8.07	6.50	0.56	0.72	C54–C55
卵巢	Ovary	–	–	–	–	–	–	29	4.10	9.76	7.69	0.58	0.84	C56
前列腺	Prostate	45	4.71	15.59	9.79	0.16	0.97	–	–	–	–	–	–	C61
睾丸	Testis	1	0.10	0.35	0.27	0.02	0.02	–	–	–	–	–	–	C62
肾及泌尿系统不明	Kidney & Unspecified Urinary Organs	25	2.62	8.66	5.24	0.26	0.49	13	1.84	4.37	3.04	0.19	0.35	C64–C66,68
膀胱	Bladder	51	5.34	17.66	11.40	0.48	1.00	11	1.55	3.70	2.37	0.05	0.31	C67
脑,神经系统	Brain,Central Nervous System	11	1.15	3.81	3.50	0.20	0.20	5	0.71	1.68	1.08	0.03	0.15	C70–C72
甲状腺	Thyroid Gland	13	1.36	4.50	3.92	0.28	0.33	33	4.66	11.10	7.96	0.70	0.75	C73
淋巴瘤	Lymphoma	26	2.72	9.01	6.09	0.39	0.56	24	3.39	8.07	5.84	0.34	0.66	C81–C85,88,90,96
白血病	Leukaemia	27	2.83	9.35	10.00	0.49	0.95	21	2.97	7.06	8.31	0.46	0.72	C91–C95
不明及其他恶性肿瘤	All Other Sites and Unspecified	69	7.23	23.90	17.69	0.72	1.99	70	9.89	23.55	19.06	0.99	2.07	O&U
所有部位合计	All Sites	955	100.00	330.77	232.73	11.01	25.57	708	100.00	238.17	172.55	10.22	19.14	ALL
所有部位除外 C44	All Sites but C44	950	99.48	329.03	231.48	10.92	25.42	703	99.29	236.49	171.56	10.18	19.05	ALLbC44
死亡 Mortality														
口腔和咽喉(除外鼻咽)	Lip,Oral Cavity & Pharynx but Nasopharynx	8	1.42	2.77	2.09	0.09	0.26	2	0.61	0.67	0.37	0.03	0.03	C00–C10;C12–C14
鼻咽	Nasopharynx	6	1.06	2.08	1.63	0.12	0.24	3	0.91	1.01	0.74	0.05	0.10	C11
食管	Esophagus	31	5.50	10.74	7.20	0.35	0.75	11	3.33	3.70	2.27	0.06	0.22	C15
胃	Stomach	47	8.33	16.28	11.25	0.66	1.18	21	6.36	7.06	4.40	0.09	0.53	C16
结直肠肛门	Colon,Rectum & Anus	54	9.57	18.70	12.64	0.47	1.38	33	10.00	11.10	6.34	0.15	0.48	C18–C21
肝脏	Liver	84	14.89	29.09	20.02	0.94	2.14	25	7.58	8.41	4.91	0.05	0.63	C22
胆囊及其他	Gallbladder and Extrahepatic Ducts	7	1.24	2.42	1.64	0.09	0.14	5	1.52	1.68	1.19	0.07	0.12	C23–C24
胰腺	Pancreas	22	3.90	7.62	5.23	0.25	0.72	31	9.39	10.43	6.33	0.14	0.72	C25
喉	Larynx	5	0.89	1.73	1.04	0.07	0.07	2	0.61	0.67	0.31	0.00	0.00	C32
气管,支气管,肺	Trachea,Bronchus and Lung	194	34.40	67.19	42.89	1.82	4.22	99	30.00	33.30	20.33	0.66	2.17	C33–C34
其他胸腔器官	Other Thoracic Organs	1	0.18	0.35	0.17	0.00	0.00	0	0.00	0.00	0.00	0.00	0.00	C37–C38
骨	Bone	0	0.00	0.00	0.00	0.00	0.00	2	0.61	0.67	0.50	0.00	0.05	C40–C41
皮肤黑色素瘤	Melanoma of Skin	1	0.18	0.35	0.33	0.00	0.06	0	0.00	0.00	0.00	0.00	0.00	C43
乳房	Breast	2	0.35	0.69	0.47	0.06	0.06	14	4.24	4.71	3.33	0.25	0.42	C50
子宫颈	Cervix	–	–	–	–	–	–	13	3.94	4.37	3.19	0.27	0.33	C53
子宫体及子宫部位不明	Uterus & Unspecified	–	–	–	–	–	–	10	3.03	3.36	2.18	0.14	0.26	C54–C55
卵巢	Ovary	–	–	–	–	–	–	12	3.64	4.04	3.16	0.10	0.37	C56
前列腺	Prostate	17	3.01	5.89	3.85	0.06	0.46	–	–	–	–	–	–	C61
睾丸	Testis	0	0.00	0.00	0.00	0.00	0.00	–	–	–	–	–	–	C62
肾及泌尿系统不明	Kidney & Unspecified Urinary Organs	11	1.95	3.81	2.58	0.03	0.32	5	1.52	1.68	1.14	0.04	0.09	C64–C66,68
膀胱	Bladder	10	1.77	3.46	2.43	0.12	0.24	4	1.21	1.35	0.67	0.00	0.00	C67
脑,神经系统	Brain,Central Nervous System	13	2.30	4.50	3.00	0.13	0.25	6	1.82	2.02	1.25	0.08	0.20	C70–C72
甲状腺	Thyroid Gland	0	0.00	0.00	0.00	0.00	0.00	0	0.00	0.00	0.00	0.00	0.00	C73
淋巴瘤	Lymphoma	2	0.35	0.69	0.30	0.00	0.00	2	0.61	0.67	0.45	0.02	0.08	C81–C85,88,90,96
白血病	Leukaemia	7	1.24	2.42	2.11	0.08	0.25	2	0.61	0.67	1.18	0.07	0.07	C91–C95
不明及其他恶性肿瘤	All Other Sites and Unspecified	42	7.45	14.55	9.89	0.45	1.04	28	8.48	9.42	6.49	0.32	0.82	O&U
所有部位合计	All Sites	564	100.00	195.34	130.76	5.79	13.78	330	100.00	111.01	70.73	2.61	7.69	ALL
所有部位除外 C44	All Sites but C44	563	99.82	195.00	130.59	5.79	13.78	330	100.00	111.01	70.73	2.61	7.69	ALLbC44

表 7-3-152 成都市龙泉驿区 2011 年癌症发病和死亡主要指标
Table 7-3-152 Incidence and mortality of cancer in Longquanyi District of Chengdu, 2011

部位 Site		男性 Male						女性 Female						ICD-10
		病例数 No. cases	构成 (%)	粗率 Crude rate (1/10⁵)	世标率 ASR world (1/10⁵)	累积率 Cum.rate(%) 0~64	0~74	病例数 No. cases	构成 (%)	粗率 Crude rate (1/10⁵)	世标率 ASR world (1/10⁵)	累积率 Cum.rate(%) 0~64	0~74	
发病 Incidence														
口腔和咽喉(除外鼻咽)	Lip,Oral Cavity & Pharynx but Nasopharynx	15	1.36	5.07	3.69	0.22	0.43	7	1.13	2.33	1.65	0.07	0.14	C00-C10;C12-C14
鼻咽	Nasopharynx	15	1.36	5.07	3.30	0.27	0.39	12	1.93	4.00	2.76	0.23	0.34	C11
食管	Esophagus	159	14.40	53.79	38.05	2.20	4.70	38	6.11	12.67	9.22	0.24	1.06	C15
胃	Stomach	98	8.88	33.15	22.89	1.15	2.65	51	8.20	17.00	12.40	0.63	1.25	C16
结直肠肛门	Colon,Rectum & Anus	121	10.96	40.94	27.47	1.06	3.20	73	11.74	24.33	17.68	0.83	1.95	C18-C21
肝脏	Liver	172	15.58	58.19	40.98	2.77	4.71	42	6.75	14.00	10.18	0.43	1.51	C22
胆囊及其他	Gallbladder and Extrahepatic Ducts	11	1.00	3.72	3.11	0.19	0.25	7	1.13	2.33	1.69	0.06	0.26	C23-C24
胰腺	Pancreas	10	0.91	3.38	2.69	0.13	0.36	11	1.77	3.67	2.52	0.11	0.31	C25
喉	Larynx	10	0.91	3.38	2.37	0.10	0.25	2	0.32	0.67	0.54	0.00	0.05	C32
气管,支气管,肺	Trachea,Bronchus and Lung	310	28.08	104.88	74.17	3.94	8.94	166	26.69	55.34	39.53	1.97	4.32	C33-C34
其他胸腔器官	Other Thoracic Organs	5	0.45	1.69	1.16	0.11	0.11	1	0.16	0.33	0.17	0.00	0.00	C37-C38
骨	Bone	9	0.82	3.04	2.38	0.12	0.32	3	0.48	1.00	0.79	0.02	0.12	C40-C41
皮肤黑色素瘤	Melanoma of Skin	2	0.18	0.68	0.64	0.04	0.08	4	0.64	1.33	0.90	0.02	0.14	C43
乳房	Breast	1	0.09	0.34	0.28	0.02	0.02	52	8.36	17.33	12.83	1.00	1.38	C50
子宫颈	Cervix	–	–	–	–	–	–	31	4.98	10.33	7.72	0.63	0.81	C53
子宫体及子宫部位不明	Uterus & Unspecified	–	–	–	–	–	–	16	2.57	5.33	3.64	0.30	0.36	C54-C55
卵巢	Ovary	–	–	–	–	–	–	16	2.57	5.33	3.95	0.31	0.41	C56
前列腺	Prostate	25	2.26	8.46	6.10	0.13	0.53	–	–	–	–	–	–	C61
睾丸	Testis	2	0.18	0.68	0.34	0.03	0.03	–	–	–	–	–	–	C62
肾及泌尿系统不明	Kidney & Unspecified Urinary Organs	5	0.45	1.69	1.29	0.06	0.18	3	0.48	1.00	0.75	0.04	0.11	C64-C66,68
膀胱	Bladder	29	2.63	9.81	6.27	0.18	0.62	5	0.80	1.67	1.15	0.02	0.07	C67
脑,神经系统	Brain,Central Nervous System	27	2.45	9.13	6.83	0.36	0.74	16	2.57	5.33	3.90	0.12	0.46	C70-C72
甲状腺	Thyroid Gland	0	0.00	0.00	0.00	0.00	0.00	10	1.61	3.33	2.35	0.19	0.19	C73
淋巴瘤	Lymphoma	24	2.17	8.12	6.18	0.23	0.64	7	1.13	2.33	1.59	0.14	0.14	C81-C85,88,90,96
白血病	Leukaemia	17	1.54	5.75	5.12	0.29	0.45	21	3.38	7.00	5.00	0.25	0.60	C91-C95
不明及其他恶性肿瘤	All Other Sites and Unspecified	37	3.35	12.52	10.65	0.40	1.30	28	4.50	9.33	6.58	0.37	0.72	O&U
所有部位合计	All Sites	1104	100.00	373.49	265.94	14.00	30.88	622	100.00	207.35	149.48	7.96	16.71	ALL
所有部位除外 C44	All Sites but C44	1096	99.28	370.79	263.97	13.93	30.58	614	98.71	204.68	147.76	7.87	16.57	ALLbC44
死亡 Mortality														
口腔和咽喉(除外鼻咽)	Lip,Oral Cavity & Pharynx but Nasopharynx	5	0.69	1.69	1.26	0.02	0.18	3	0.81	1.00	0.76	0.03	0.03	C00-C10;C12-C14
鼻咽	Nasopharynx	6	0.83	2.03	1.39	0.12	0.17	4	1.08	1.33	0.80	0.06	0.13	C11
食管	Esophagus	95	13.14	32.14	22.80	1.19	2.78	33	8.92	11.00	8.12	0.21	1.00	C15
胃	Stomach	68	9.41	23.01	15.10	0.82	1.71	32	8.65	10.67	7.26	0.34	0.64	C16
结直肠肛门	Colon,Rectum & Anus	58	8.02	19.62	13.07	0.39	1.26	28	7.57	9.33	6.87	0.33	0.76	C18-C21
肝脏	Liver	136	18.81	46.01	31.82	1.91	3.87	44	11.89	14.67	10.30	0.44	1.09	C22
胆囊及其他	Gallbladder and Extrahepatic Ducts	7	0.97	2.37	1.79	0.09	0.09	4	1.08	1.33	1.13	0.08	0.15	C23-C24
胰腺	Pancreas	15	2.07	5.07	3.72	0.14	0.43	9	2.43	3.00	2.13	0.09	0.29	C25
喉	Larynx	9	1.24	3.04	2.37	0.09	0.30	2	0.54	0.67	0.41	0.01	0.01	C32
气管,支气管,肺	Trachea,Bronchus and Lung	231	31.95	78.15	55.54	2.80	6.78	114	30.81	38.00	27.28	1.24	3.13	C33-C34
其他胸腔器官	Other Thoracic Organs	2	0.28	0.68	0.52	0.05	0.05	0	0.00	0.00	0.00	0.00	0.00	C37-C38
骨	Bone	5	0.69	1.69	1.18	0.03	0.18	1	0.27	0.33	0.27	0.00	0.07	C40-C41
皮肤黑色素瘤	Melanoma of Skin	0	0.00	0.00	0.00	0.00	0.00	2	0.54	0.67	0.52	0.00	0.07	C43
乳房	Breast	0	0.00	0.00	0.00	0.00	0.00	23	6.22	7.67	5.65	0.38	0.84	C50
子宫颈	Cervix	–	–	–	–	–	–	6	1.62	2.00	1.57	0.04	0.21	C53
子宫体及子宫部位不明	Uterus & Unspecified	–	–	–	–	–	–	12	3.24	4.00	2.84	0.19	0.26	C54-C55
卵巢	Ovary	–	–	–	–	–	–	6	1.62	2.00	1.67	0.10	0.22	C56
前列腺	Prostate	8	1.11	2.71	1.91	0.03	0.14	–	–	–	–	–	–	C61
睾丸	Testis	1	0.14	0.34	0.19	0.00	0.00	–	–	–	–	–	–	C62
肾及泌尿系统不明	Kidney & Unspecified Urinary Organs	4	0.55	1.35	1.05	0.06	0.12	0	0.00	0.00	0.00	0.00	0.00	C64-C66,68
膀胱	Bladder	9	1.24	3.04	1.70	0.06	0.12	2	0.54	0.67	0.41	0.00	0.00	C67
脑,神经系统	Brain,Central Nervous System	17	2.35	5.75	4.45	0.21	0.36	7	1.89	2.33	1.67	0.07	0.14	C70-C72
甲状腺	Thyroid Gland	1	0.14	0.34	0.18	0.02	0.02	1	0.27	0.33	0.20	0.00	0.00	C73
淋巴瘤	Lymphoma	17	2.35	5.75	4.49	0.25	0.59	6	1.62	2.00	1.16	0.10	0.10	C81-C85,88,90,96
白血病	Leukaemia	11	1.52	3.72	3.32	0.20	0.30	14	3.78	4.67	3.20	0.25	0.30	C91-C95
不明及其他恶性肿瘤	All Other Sites and Unspecified	18	2.49	6.09	4.52	0.21	0.61	17	4.59	5.67	4.93	0.19	0.46	O&U
所有部位合计	All Sites	723	100.00	244.60	172.37	8.67	20.04	370	100.00	123.34	89.13	4.16	9.90	ALL
所有部位除外 C44	All Sites but C44	715	98.89	241.89	170.46	8.58	19.79	367	99.19	122.34	88.44	4.16	9.83	ALLbC44

表 7-3-153 彭州市 2011 年癌症发病和死亡主要指标
Table 7-3-153 Incidence and mortality of cancer in Pengzhou, 2011

部位 Site		男性 Male						女性 Female						ICD-10
		病例数 No. cases	构成 (%)	粗率 Crude rate (1/10⁵)	世标率 ASR world (1/10⁵)	累积率 Cum.rate(%) 0~64	0~74	病例数 No. cases	构成 (%)	粗率 Crude rate (1/10⁵)	世标率 ASR world (1/10⁵)	累积率 Cum.rate(%) 0~64	0~74	
发病 Incidence														
口腔和咽喉(除外鼻咽)	Lip,Oral Cavity & Pharynx but Nasopharynx	20	1.35	4.95	2.87	0.12	0.38	4	0.50	1.00	0.59	0.03	0.08	C00–C10;C12–C14
鼻咽	Nasopharynx	16	1.08	3.96	2.30	0.22	0.22	15	1.89	3.75	2.23	0.21	0.26	C11
食管	Esophagus	286	19.34	70.71	43.03	2.65	5.28	32	4.03	7.99	4.54	0.22	0.51	C15
胃	Stomach	220	14.87	54.40	34.24	1.78	4.28	66	8.31	16.48	9.79	0.51	1.06	C16
结直肠肛门	Colon, Rectum & Anus	111	7.51	27.45	16.43	0.78	2.00	83	10.45	20.73	12.21	0.69	1.37	C18–C21
肝脏	Liver	203	13.73	50.19	29.92	2.00	3.17	91	11.46	22.73	13.92	0.66	1.63	C22
胆囊及其他	Gallbladder and Extrahepatic Ducts	20	1.35	4.95	3.04	0.06	0.36	29	3.65	7.24	4.14	0.22	0.37	C23–C24
胰腺	Pancreas	42	2.84	10.38	6.29	0.23	0.73	28	3.53	6.99	4.17	0.18	0.55	C25
喉	Larynx	10	0.68	2.47	1.54	0.07	0.10	5	0.63	1.25	0.81	0.06	0.11	C32
气管,支气管,肺	Trachea, Bronchus and Lung	292	19.74	72.20	43.49	2.25	5.45	179	22.54	44.70	27.10	1.35	3.63	C33–C34
其他胸腔器官	Other Thoracic Organs	6	0.41	1.48	1.00	0.04	0.10	2	0.25	0.50	0.28	0.01	0.06	C37–C38
骨	Bone	19	1.28	4.70	3.13	0.17	0.34	6	0.76	1.50	0.82	0.01	0.04	C40–C41
皮肤黑色素瘤	Melanoma of Skin	0	0.00	0.00	0.00	0.00	0.00	1	0.13	0.25	0.16	0.01	0.01	C43
乳房	Breast	0	0.00	0.00	0.00	0.00	0.00	92	11.59	22.98	14.32	1.20	1.46	C50
子宫颈	Cervix	–	–	–	–	–	–	24	3.02	5.99	4.18	0.34	0.37	C53
子宫体及子宫部位不明	Uterus & Unspecified	–	–	–	–	–	–	30	3.78	7.49	4.80	0.37	0.60	C54–C55
卵巢	Ovary	–	–	–	–	–	–	18	2.27	4.50	2.72	0.20	0.23	C56
前列腺	Prostate	30	2.03	7.42	4.68	0.17	0.42	–	–	–	–	–	–	C61
睾丸	Testis	1	0.07	0.25	0.16	0.01	0.01	–	–	–	–	–	–	C62
肾及泌尿系统不明	Kidney & Unspecified Urinary Organs	12	0.81	2.97	1.64	0.14	0.14	4	0.50	1.00	0.54	0.03	0.03	C64–C66,68
膀胱	Bladder	42	2.84	10.38	6.04	0.17	0.58	7	0.88	1.75	1.07	0.03	0.13	C67
脑,神经系统	Brain, Central Nervous System	39	2.64	9.64	5.63	0.34	0.66	31	3.90	7.74	4.68	0.30	0.43	C70–C72
甲状腺	Thyroid Gland	5	0.34	1.24	0.75	0.03	0.03	3	0.38	0.75	0.53	0.04	0.04	C73
淋巴瘤	Lymphoma	3	0.20	0.74	0.49	0.00	0.12	1	0.13	0.25	0.17	0.02	0.02	C81–C85,88,90,96
白血病	Leukaemia	27	1.83	6.68	6.21	0.41	0.52	8	1.01	2.00	2.22	0.13	0.13	C91–C95
不明及其他恶性肿瘤	All Other Sites and Unspecified	75	5.07	18.54	12.39	0.66	1.47	35	4.41	8.74	5.54	0.25	0.66	O&U
所有部位合计	All Sites	1479	100.00	365.69	225.26	12.30	26.35	794	100.00	198.29	121.54	7.09	13.77	ALL
所有部位除外 C44	All Sites but C44	1469	99.32	363.22	223.74	12.26	26.15	791	99.62	197.54	121.18	7.08	13.75	ALLbC44
死亡 Mortality														
口腔和咽喉(除外鼻咽)	Lip,Oral Cavity & Pharynx but Nasopharynx	18	1.75	4.45	2.68	0.11	0.36	2	0.43	0.50	0.28	0.01	0.06	C00–C10;C12–C14
鼻咽	Nasopharynx	14	1.36	3.46	2.18	0.17	0.20	8	1.73	2.00	1.24	0.11	0.15	C11
食管	Esophagus	193	18.74	47.72	28.60	1.33	3.42	24	5.19	5.99	3.09	0.06	0.26	C15
胃	Stomach	151	14.66	37.34	22.86	0.94	2.65	48	10.39	11.99	7.06	0.37	0.75	C16
结直肠肛门	Colon, Rectum & Anus	59	5.73	14.59	8.91	0.39	1.14	45	9.74	11.24	6.38	0.26	0.78	C18–C21
肝脏	Liver	172	16.70	42.53	25.18	1.63	2.48	74	16.02	18.48	11.01	0.46	1.38	C22
胆囊及其他	Gallbladder and Extrahepatic Ducts	17	1.65	4.20	2.62	0.09	0.25	18	3.90	4.50	2.85	0.22	0.32	C23–C24
胰腺	Pancreas	25	2.43	6.18	3.74	0.13	0.36	18	3.90	4.50	2.62	0.09	0.31	C25
喉	Larynx	8	0.78	1.98	1.25	0.08	0.15	5	1.08	1.25	0.73	0.04	0.09	C32
气管,支气管,肺	Trachea, Bronchus and Lung	215	20.87	53.16	32.41	1.48	3.82	111	24.03	27.72	16.63	0.93	2.02	C33–C34
其他胸腔器官	Other Thoracic Organs	6	0.58	1.48	0.97	0.05	0.08	4	0.87	1.00	0.51	0.03	0.06	C37–C38
骨	Bone	13	1.26	3.21	1.95	0.06	0.24	8	1.73	2.00	1.04	0.04	0.06	C40–C41
皮肤黑色素瘤	Melanoma of Skin	0	0.00	0.00	0.00	0.00	0.00	0	0.00	0.00	0.00	0.00	0.00	C43
乳房	Breast	0	0.00	0.00	0.00	0.00	0.00	18	3.90	4.50	2.55	0.16	0.24	C50
子宫颈	Cervix	–	–	–	–	–	–	6	1.30	1.50	1.06	0.09	0.09	C53
子宫体及子宫部位不明	Uterus & Unspecified	–	–	–	–	–	–	11	2.38	2.75	1.59	0.15	0.15	C54–C55
卵巢	Ovary	–	–	–	–	–	–	5	1.08	1.25	0.77	0.05	0.08	C56
前列腺	Prostate	10	0.97	2.47	1.45	0.00	0.03	–	–	–	–	–	–	C61
睾丸	Testis	0	0.00	0.00	0.00	0.00	0.00	–	–	–	–	–	–	C62
肾及泌尿系统不明	Kidney & Unspecified Urinary Organs	5	0.49	1.24	1.00	0.06	0.06	4	0.87	1.00	0.55	0.01	0.04	C64–C66,68
膀胱	Bladder	19	1.84	4.70	2.69	0.03	0.22	3	0.65	0.75	0.37	0.04	0.04	C67
脑,神经系统	Brain, Central Nervous System	34	3.30	8.41	5.51	0.34	0.62	16	3.46	4.00	2.77	0.11	0.34	C70–C72
甲状腺	Thyroid Gland	1	0.10	0.25	0.20	0.00	0.00	0	0.00	0.00	0.00	0.00	0.00	C73
淋巴瘤	Lymphoma	3	0.29	0.74	0.49	0.00	0.11	1	0.22	0.25	0.17	0.02	0.02	C81–C85,88,90,96
白血病	Leukaemia	14	1.36	3.46	2.26	0.17	0.26	4	0.87	1.00	0.74	0.03	0.03	C91–C95
不明及其他恶性肿瘤	All Other Sites and Unspecified	53	5.15	13.10	8.28	0.37	1.05	29	6.28	7.24	5.06	0.22	0.62	O&U
所有部位合计	All Sites	1030	100.00	254.67	155.23	7.43	17.51	462	100.00	115.38	69.08	3.50	7.88	ALL
所有部位除外 C44	All Sites but C44	1024	99.42	253.19	154.35	7.40	17.36	461	99.78	115.13	68.95	3.50	7.88	ALLbC44

表 7-3-154 自贡市自流井区 2011 年癌症发病和死亡主要指标
Table 7-3-154 Incidence and mortality of cancer in Ziliujing District of Zigong, 2011

部位 Site		男性 Male 病例数 No. cases	构成 (%)	粗率 Crude rate (1/10⁵)	世标率 ASR world (1/10⁵)	累积率 Cum.rate(%) 0~64	0~74	女性 Female 病例数 No. cases	构成 (%)	粗率 Crude rate (1/10⁵)	世标率 ASR world (1/10⁵)	累积率 Cum.rate(%) 0~64	0~74	ICD-10
发病 Incidence														
口腔和咽喉(除外鼻咽)	Lip,Oral Cavity & Pharynx but Nasopharynx	7	1.58	4.08	2.58	0.28	0.28	3	1.17	1.71	0.99	0.04	0.11	C00-C10;C12-C14
鼻咽	Nasopharynx	6	1.35	3.50	2.18	0.23	0.23	4	1.56	2.29	1.55	0.14	0.14	C11
食管	Esophagus	34	7.66	19.83	13.50	0.98	1.64	3	1.17	1.71	0.84	0.00	0.08	C15
胃	Stomach	19	4.28	11.08	6.91	0.42	0.72	13	5.06	7.43	4.23	0.23	0.46	C16
结直肠肛门	Colon, Rectum & Anus	55	12.39	32.08	20.96	1.21	2.61	36	14.01	20.58	11.97	0.66	1.57	C18–C21
肝脏	Liver	58	13.06	33.82	22.36	1.29	2.60	24	9.34	13.72	8.64	0.46	1.06	C22
胆囊及其他	Gallbladder and Extrahepatic Ducts	3	0.68	1.75	1.11	0.06	0.13	4	1.56	2.29	1.29	0.03	0.18	C23–C24
胰腺	Pancreas	7	1.58	4.08	2.81	0.13	0.41	13	5.06	7.43	3.69	0.12	0.37	C25
喉	Larynx	6	1.35	3.50	2.09	0.11	0.18	0	0.00	0.00	0.00	0.00	0.00	C32
气管,支气管,肺	Trachea, Bronchus and Lung	147	33.11	85.73	52.85	2.87	6.31	56	21.79	32.01	18.43	0.91	2.28	C33–C34
其他胸腔器官	Other Thoracic Organs	3	0.68	1.75	1.84	0.13	0.13	0	0.00	0.00	0.00	0.00	0.00	C37–C38
骨	Bone	3	0.68	1.75	0.85	0.00	0.00	0	0.00	0.00	0.00	0.00	0.00	C40–C41
皮肤黑色素瘤	Melanoma of Skin	1	0.23	0.58	0.28	0.00	0.00	1	0.39	0.57	0.40	0.03	0.03	C43
乳房	Breast	3	0.68	1.75	1.10	0.11	0.11	31	12.06	17.72	11.25	0.95	1.35	C50
子宫颈	Cervix	–	–	–	–	–	–	16	6.23	9.15	5.91	0.55	0.55	C53
子宫体及子宫部位不明	Uterus & Unspecified	–	–	–	–	–	–	10	3.89	5.72	3.34	0.24	0.38	C54–C55
卵巢	Ovary	–	–	–	–	–	–	9	3.50	5.14	3.78	0.22	0.38	C56
前列腺	Prostate	19	4.28	11.08	6.68	0.08	0.26	–	–	–	–	–	–	C61
睾丸	Testis	0	0.00	0.00	0.00	0.00	0.00	–	–	–	–	–	–	C62
肾及泌尿系统不明	Kidney & Unspecified Urinary Organs	14	3.15	8.16	4.95	0.42	0.42	1	0.39	0.57	0.33	0.00	0.08	C64–C66,68
膀胱	Bladder	25	5.63	14.58	8.43	0.36	0.88	5	1.95	2.86	1.96	0.09	0.30	C67
脑,神经系统	Brain, Central Nervous System	3	0.68	1.75	1.32	0.09	0.09	4	1.56	2.29	1.54	0.09	0.17	C70–C72
甲状腺	Thyroid Gland	0	0.00	0.00	0.00	0.00	0.00	5	1.95	2.86	2.13	0.12	0.18	C73
淋巴瘤	Lymphoma	7	1.58	4.08	2.49	0.14	0.33	3	1.17	1.71	0.96	0.00	0.15	C81-C85,88,90,96
白血病	Leukaemia	12	2.70	7.00	7.57	0.45	0.55	6	2.33	3.43	3.45	0.16	0.31	C91–C95
不明及其他恶性肿瘤	All Other Sites and Unspecified	12	2.70	7.00	4.54	0.19	0.50	10	3.89	5.72	3.45	0.25	0.25	O&U
所有部位合计	All Sites	444	100.00	258.94	167.40	9.55	18.37	257	100.00	146.91	90.14	5.29	10.39	ALL
所有部位除外 C44	All Sites but C44	443	99.77	258.35	166.97	9.55	18.30	256	99.61	146.34	89.94	5.29	10.39	ALLbC44
死亡 Mortality														
口腔和咽喉(除外鼻咽)	Lip,Oral Cavity & Pharynx but Nasopharynx	1	0.38	0.58	0.37	0.00	0.09	1	1.02	0.57	0.41	0.00	0.07	C00-C10;C12-C14
鼻咽	Nasopharynx	3	1.15	1.75	1.26	0.11	0.20	0	0.00	0.00	0.00	0.00	0.00	C11
食管	Esophagus	30	11.54	17.50	11.41	0.71	1.13	1	1.02	0.57	0.28	0.04	0.04	C15
胃	Stomach	8	3.08	4.67	2.62	0.17	0.24	5	5.10	2.86	1.52	0.00	0.23	C16
结直肠肛门	Colon, Rectum & Anus	21	8.08	12.25	7.87	0.35	0.84	12	12.24	6.86	3.53	0.20	0.33	C18–C21
肝脏	Liver	58	22.31	33.82	22.90	1.36	2.86	16	16.33	9.15	4.76	0.12	0.60	C22
胆囊及其他	Gallbladder and Extrahepatic Ducts	0	0.00	0.00	0.00	0.00	0.00	0	0.00	0.00	0.00	0.00	0.00	C23–C24
胰腺	Pancreas	8	3.08	4.67	3.02	0.21	0.47	9	9.18	5.14	2.49	0.03	0.28	C25
喉	Larynx	3	1.15	1.75	1.12	0.08	0.15	1	1.02	0.57	0.33	0.00	0.08	C32
气管,支气管,肺	Trachea, Bronchus and Lung	82	31.54	47.82	29.57	1.68	3.39	35	35.71	20.01	11.57	0.61	1.37	C33–C34
其他胸腔器官	Other Thoracic Organs	0	0.00	0.00	0.00	0.00	0.00	0	0.00	0.00	0.00	0.00	0.00	C37–C38
骨	Bone	0	0.00	0.00	0.00	0.00	0.00	0	0.00	0.00	0.00	0.00	0.00	C40–C41
皮肤黑色素瘤	Melanoma of Skin	0	0.00	0.00	0.00	0.00	0.00	0	0.00	0.00	0.00	0.00	0.00	C43
乳房	Breast	0	0.00	0.00	0.00	0.00	0.00	3	3.06	1.71	1.12	0.06	0.13	C50
子宫颈	Cervix	–	–	–	–	–	–	0	0.00	0.00	0.00	0.00	0.00	C53
子宫体及子宫部位不明	Uterus & Unspecified	–	–	–	–	–	–	1	1.02	0.57	0.41	0.00	0.07	C54–C55
卵巢	Ovary	–	–	–	–	–	–	2	2.04	1.14	0.80	0.07	0.07	C56
前列腺	Prostate	6	2.31	3.50	1.58	0.00	0.00	–	–	–	–	–	–	C61
睾丸	Testis	0	0.00	0.00	0.00	0.00	0.00	–	–	–	–	–	–	C62
肾及泌尿系统不明	Kidney & Unspecified Urinary Organs	4	1.54	2.33	1.65	0.09	0.23	0	0.00	0.00	0.00	0.00	0.00	C64–C66,68
膀胱	Bladder	7	2.69	4.08	2.44	0.08	0.24	0	0.00	0.00	0.00	0.00	0.00	C67
脑,神经系统	Brain, Central Nervous System	8	3.08	4.67	3.23	0.16	0.44	1	1.02	0.57	0.28	0.04	0.04	C70–C72
甲状腺	Thyroid Gland	0	0.00	0.00	0.00	0.00	0.00	2	2.04	1.14	0.79	0.08	0.08	C73
淋巴瘤	Lymphoma	1	0.38	0.58	0.42	0.00	0.07	1	1.02	0.57	0.28	0.00	0.00	C81-C85,88,90,96
白血病	Leukaemia	10	3.85	5.83	5.28	0.41	0.41	5	5.10	2.86	1.53	0.12	0.12	C91–C95
不明及其他恶性肿瘤	All Other Sites and Unspecified	10	3.85	5.83	3.62	0.17	0.38	3	3.06	1.71	1.54	0.09	0.15	O&U
所有部位合计	All Sites	260	100.00	151.63	98.37	5.58	11.15	98	100.00	56.02	31.63	1.45	3.65	ALL
所有部位除外 C44	All Sites but C44	259	99.62	151.05	98.07	5.54	11.12	98	100.00	56.02	31.63	1.45	3.65	ALLbC44

表 7-3-155　盐亭县 2011 年癌症发病和死亡主要指标

Table 7-3-155　Incidence and mortality of cancer in Yanting, 2011

部位 Site		男性 Male						女性 Female						ICD-10
		病例数 No. cases	构成 (%)	粗率 Crude rate (1/10⁵)	世标率 ASR world (1/10⁵)	累积率 Cum.rate(%)		病例数 No. cases	构成 (%)	粗率 Crude rate (1/10⁵)	世标率 ASR world (1/10⁵)	累积率 Cum.rate(%)		
						0~64	0~74					0~64	0~74	
发病 Incidence														
口腔和咽喉(除外鼻咽)	Lip,Oral Cavity & Pharynx but Nasopharynx	11	0.76	3.53	2.85	0.08	0.36	6	0.71	2.05	1.52	0.11	0.16	C00-C10;C12-C14
鼻咽	Nasopharynx	10	0.69	3.21	2.29	0.22	0.27	4	0.48	1.37	1.05	0.06	0.11	C11
食管	Esophagus	392	27.20	125.67	92.49	5.25	11.85	206	24.49	70.53	50.86	3.14	6.57	C15
胃	Stomach	482	33.45	154.52	113.66	6.65	14.77	246	29.25	84.22	57.35	2.75	7.59	C16
结直肠肛门	Colon, Rectum & Anus	48	3.33	15.39	10.90	0.75	1.38	27	3.21	9.24	5.89	0.21	0.74	C18-C21
肝脏	Liver	200	13.88	64.12	46.27	3.23	4.89	96	11.41	32.87	22.85	1.42	2.81	C22
胆囊及其他	Gallbladder and Extrahepatic Ducts	0	0.00	0.00	0.00	0.00	0.00	0	0.00	0.00	0.00	0.00	0.00	C23-C24
胰腺	Pancreas	7	0.49	2.24	1.74	0.14	0.22	5	0.59	1.71	0.99	0.03	0.14	C25
喉	Larynx	1	0.07	0.32	0.26	0.00	0.04	1	0.12	0.34	0.29	0.04	0.04	C32
气管,支气管,肺	Trachea, Bronchus and Lung	188	13.05	60.27	44.65	2.65	5.61	59	7.02	20.20	13.94	0.90	1.62	C33-C34
其他胸腔器官	Other Thoracic Organs	3	0.21	0.96	0.75	0.03	0.13	0	0.00	0.00	0.00	0.00	0.00	C37-C38
骨	Bone	9	0.62	2.89	2.18	0.15	0.19	6	0.71	2.05	1.29	0.09	0.09	C40-C41
皮肤黑色素瘤	Melanoma of Skin	1	0.07	0.32	0.19	0.00	0.00	1	0.12	0.34	0.25	0.02	0.02	C43
乳房	Breast	1	0.07	0.32	0.19	0.00	0.00	58	6.90	19.86	15.48	1.34	1.44	C50
子宫颈	Cervix	–	–	–	–	–	–	31	3.69	10.61	7.89	0.67	0.81	C53
子宫体及子宫部位不明	Uterus & Unspecified	–	–	–	–	–	–	34	4.04	11.64	7.91	0.51	0.92	C54-C55
卵巢	Ovary	–	–	–	–	–	–	12	1.43	4.11	3.04	0.27	0.27	C56
前列腺	Prostate	3	0.21	0.96	0.82	0.00	0.04	–	–	–	–	–	–	C61
睾丸	Testis	0	0.00	0.00	0.00	0.00	0.00	–	–	–	–	–	–	C62
肾及泌尿系统不明	Kidney & Unspecified Urinary Organs	3	0.21	0.96	0.69	0.04	0.09	1	0.12	0.34	0.19	0.02	0.02	C64-C66,68
膀胱	Bladder	7	0.49	2.24	1.62	0.05	0.24	3	0.36	1.03	0.69	0.04	0.09	C67
脑,神经系统	Brain, Central Nervous System	27	1.87	8.66	6.29	0.45	0.61	7	0.83	2.40	1.84	0.19	0.19	C70-C72
甲状腺	Thyroid Gland	1	0.07	0.32	0.22	0.03	0.03	2	0.24	0.68	0.55	0.06	0.06	C73
淋巴瘤	Lymphoma	13	0.90	4.17	3.40	0.30	0.40	10	1.19	3.42	2.79	0.22	0.33	C81-C85,88,90,96
白血病	Leukaemia	10	0.69	3.21	3.18	0.24	0.24	4	0.48	1.37	0.96	0.07	0.12	C91-C95
不明及其他恶性肿瘤	All Other Sites and Unspecified	24	1.67	7.69	5.89	0.43	0.66	22	2.62	7.53	5.77	0.30	0.67	O&U
所有部位合计	All Sites	1441	100.00	461.96	340.53	20.68	42.05	841	100.00	287.93	203.39	12.46	24.81	ALL
所有部位除外 C44	All Sites but C44	1436	99.65	460.36	339.25	20.61	41.89	837	99.52	286.56	202.35	12.40	24.65	ALLbC44
死亡 Mortality														
口腔和咽喉(除外鼻咽)	Lip,Oral Cavity & Pharynx but Nasopharynx	8	0.69	2.56	1.90	0.09	0.23	4	0.59	1.37	1.03	0.04	0.13	C00-C10;C12-C14
鼻咽	Nasopharynx	7	0.61	2.24	1.58	0.13	0.24	1	0.15	0.34	0.24	0.03	0.03	C11
食管	Esophagus	304	26.34	97.46	71.36	3.41	8.76	184	27.02	63.00	41.52	1.98	4.67	C15
胃	Stomach	359	31.11	115.09	84.78	4.34	10.66	234	34.36	80.11	52.92	2.48	6.06	C16
结直肠肛门	Colon, Rectum & Anus	46	3.99	14.75	10.83	0.66	1.27	24	3.52	8.22	5.51	0.30	0.54	C18-C21
肝脏	Liver	197	17.07	63.15	46.95	2.80	4.84	93	13.66	31.84	20.99	1.23	2.36	C22
胆囊及其他	Gallbladder and Extrahepatic Ducts	0	0.00	0.00	0.00	0.00	0.00	1	0.15	0.34	0.20	0.02	0.02	C23-C24
胰腺	Pancreas	3	0.26	0.96	0.69	0.05	0.05	2	0.29	0.68	0.50	0.05	0.05	C25
喉	Larynx	1	0.09	0.32	0.26	0.00	0.04	0	0.00	0.00	0.00	0.00	0.00	C32
气管,支气管,肺	Trachea, Bronchus and Lung	162	14.04	51.93	38.81	2.06	4.63	46	6.75	15.75	10.43	0.51	1.22	C33-C34
其他胸腔器官	Other Thoracic Organs	0	0.00	0.00	0.00	0.00	0.00	0	0.00	0.00	0.00	0.00	0.00	C37-C38
骨	Bone	7	0.61	2.24	1.96	0.09	0.23	6	0.88	2.05	1.62	0.09	0.24	C40-C41
皮肤黑色素瘤	Melanoma of Skin	0	0.00	0.00	0.00	0.00	0.00	0	0.00	0.00	0.00	0.00	0.00	C43
乳房	Breast	0	0.00	0.00	0.00	0.00	0.00	19	2.79	6.50	4.54	0.42	0.42	C50
子宫颈	Cervix	–	–	–	–	–	–	19	2.79	6.50	4.41	0.23	0.48	C53
子宫体及子宫部位不明	Uterus & Unspecified	–	–	–	–	–	–	11	1.62	3.77	2.71	0.21	0.31	C54-C55
卵巢	Ovary	–	–	–	–	–	–	8	1.17	2.74	1.93	0.20	0.20	C56
前列腺	Prostate	2	0.17	0.64	0.43	0.00	0.11	–	–	–	–	–	–	C61
睾丸	Testis	0	0.00	0.00	0.00	0.00	0.00	–	–	–	–	–	–	C62
肾及泌尿系统不明	Kidney & Unspecified Urinary Organs	1	0.09	0.32	0.21	0.00	0.05	0	0.00	0.00	0.00	0.00	0.00	C64-C66,68
膀胱	Bladder	4	0.35	1.28	0.82	0.01	0.12	2	0.29	0.68	0.35	0.00	0.00	C67
脑,神经系统	Brain, Central Nervous System	22	1.91	7.05	5.24	0.32	0.54	8	1.17	2.74	1.98	0.15	0.19	C70-C72
甲状腺	Thyroid Gland	0	0.00	0.00	0.00	0.00	0.00	1	0.15	0.34	0.29	0.02	0.02	C73
淋巴瘤	Lymphoma	11	0.95	3.53	2.55	0.16	0.27	7	1.03	2.40	1.71	0.11	0.21	C81-C85,88,90,96
白血病	Leukaemia	9	0.78	2.89	2.56	0.18	0.26	2	0.29	0.68	0.72	0.05	0.05	C91-C95
不明及其他恶性肿瘤	All Other Sites and Unspecified	11	0.95	3.53	2.76	0.13	0.24	9	1.32	3.08	2.27	0.17	0.22	O&U
所有部位合计	All Sites	1154	100.00	369.95	273.69	14.43	32.55	681	100.00	233.15	155.87	8.29	17.44	ALL
所有部位除外 C44	All Sites but C44	1150	99.65	368.67	272.64	14.40	32.46	679	99.71	232.47	155.33	8.22	17.38	ALLbC44

表 7-3-156 大竹县 2011 年癌症发病和死亡主要指标
Table 7-3-156　Incidence and mortality of cancer in Dazhu, 2011

部位 Site		男性 Male						女性 Female						ICD-10
		病例数 No. cases	构成 (%)	粗率 Crude rate (1/10⁵)	世标率 ASR world (1/10⁵)	累积率 Cum.rate(%) 0~64	0~74	病例数 No. cases	构成 (%)	粗率 Crude rate (1/10⁵)	世标率 ASR world (1/10⁵)	累积率 Cum.rate(%) 0~64	0~74	
发病 Incidence														
口腔和咽喉(除外鼻咽)	Lip,Oral Cavity & Pharynx but Nasopharynx	21	1.99	4.62	3.61	0.17	0.33	4	0.77	0.95	0.51	0.04	0.07	C00-C10;C12-C14
鼻咽	Nasopharynx	21	1.99	4.62	3.47	0.32	0.39	3	0.58	0.71	0.48	0.02	0.07	C11
食管	Esophagus	131	12.44	28.80	21.59	0.97	2.72	31	5.97	7.35	4.04	0.16	0.55	C15
胃	Stomach	121	11.49	26.60	18.22	1.02	2.36	57	10.98	13.51	8.64	0.46	1.10	C16
结直肠肛门	Colon,Rectum & Anus	102	9.69	22.42	16.78	0.93	2.21	54	10.40	12.80	8.44	0.62	0.98	C18-C21
肝脏	Liver	201	19.09	44.19	32.04	2.44	3.60	53	10.21	12.56	8.70	0.54	1.12	C22
胆囊及其他	Gallbladder and Extrahepatic Ducts	0	0.00	0.00	0.00	0.00	0.00	0	0.00	0.00	0.00	0.00	0.00	C23-C24
胰腺	Pancreas	14	1.33	3.08	2.04	0.14	0.22	8	1.54	1.90	1.38	0.12	0.17	C25
喉	Larynx	0	0.00	0.00	0.00	0.00	0.00	1	0.19	0.24	0.08	0.00	0.00	C32
气管,支气管,肺	Trachea,Bronchus and Lung	327	31.05	71.89	52.79	3.54	5.94	122	23.51	28.91	18.30	1.25	2.21	C33-C34
其他胸腔器官	Other Thoracic Organs	0	0.00	0.00	0.00	0.00	0.00	3	0.58	0.71	0.67	0.03	0.03	C37-C38
骨	Bone	6	0.57	1.32	0.96	0.08	0.12	8	1.54	1.90	1.24	0.09	0.09	C40-C41
皮肤黑色素瘤	Melanoma of Skin	2	0.19	0.44	0.28	0.02	0.05	1	0.19	0.24	0.15	0.02	0.02	C43
乳房	Breast	8	0.76	1.76	1.32	0.10	0.13	65	12.52	15.40	10.74	0.99	1.10	C50
子宫颈	Cervix	–	–	–	–	–	–	11	2.12	2.61	2.09	0.17	0.17	C53
子宫体及子宫部位不明	Uterus & Unspecified	–	–	–	–	–	–	25	4.82	5.92	4.25	0.36	0.49	C54-C55
卵巢	Ovary	–	–	–	–	–	–	15	2.89	3.55	2.71	0.24	0.30	C56
前列腺	Prostate	10	0.95	2.20	1.34	0.02	0.14	–	–	–	–	–	–	C61
睾丸	Testis	0	0.00	0.00	0.00	0.00	0.00	–	–	–	–	–	–	C62
肾及泌尿系统不明	Kidney & Unspecified Urinary Organs	3	0.28	0.66	0.49	0.02	0.09	4	0.77	0.95	0.59	0.02	0.11	C64-C66,68
膀胱	Bladder	13	1.23	2.86	2.40	0.13	0.19	3	0.58	0.71	0.32	0.02	0.02	C67
脑,神经系统	Brain,Central Nervous System	11	1.04	2.42	2.25	0.14	0.16	9	1.73	2.13	1.98	0.08	0.18	C70-C72
甲状腺	Thyroid Gland	0	0.00	0.00	0.00	0.00	0.00	5	0.96	1.18	1.39	0.10	0.10	C73
淋巴瘤	Lymphoma	26	2.47	5.72	4.43	0.32	0.51	4	0.77	0.95	0.74	0.08	0.08	C81-C85,88,90,96
白血病	Leukaemia	8	0.76	1.76	1.49	0.09	0.16	10	1.93	2.37	2.63	0.15	0.19	C91-C95
不明及其他恶性肿瘤	All Other Sites and Unspecified	28	2.66	6.16	4.50	0.32	0.52	23	4.43	5.45	3.54	0.29	0.45	O&U
所有部位合计	All Sites	1053	100.00	231.50	170.00	10.76	19.83	519	100.00	122.98	83.61	5.85	9.61	ALL
所有部位除外 C44	All Sites but C44	1050	99.72	230.84	169.59	10.74	19.79	513	98.84	121.56	82.73	5.79	9.48	ALLbC44
死亡 Mortality														
口腔和咽喉(除外鼻咽)	Lip,Oral Cavity & Pharynx but Nasopharynx	21	2.86	4.62	3.50	0.14	0.32	4	1.09	0.95	0.51	0.04	0.07	C00-C10;C12-C14
鼻咽	Nasopharynx	13	1.77	2.86	2.16	0.17	0.25	7	1.90	1.66	1.54	0.11	0.14	C11
食管	Esophagus	96	13.10	21.11	15.54	0.59	2.04	23	6.25	5.45	2.73	0.04	0.35	C15
胃	Stomach	86	11.73	18.91	12.72	0.70	1.47	51	13.86	12.08	7.54	0.37	0.80	C16
结直肠肛门	Colon,Rectum & Anus	70	9.55	15.39	11.63	0.51	1.50	40	10.87	9.48	6.17	0.47	0.68	C18-C21
肝脏	Liver	145	19.78	31.88	23.09	1.52	2.46	41	11.14	9.71	6.25	0.31	0.72	C22
胆囊及其他	Gallbladder and Extrahepatic Ducts	0	0.00	0.00	0.00	0.00	0.00	0	0.00	0.00	0.00	0.00	0.00	C23-C24
胰腺	Pancreas	7	0.95	1.54	1.12	0.10	0.14	3	0.82	0.71	0.54	0.04	0.06	C25
喉	Larynx	0	0.00	0.00	0.00	0.00	0.00	1	0.27	0.24	0.08	0.00	0.00	C32
气管,支气管,肺	Trachea,Bronchus and Lung	208	28.38	45.73	33.54	2.12	3.75	75	20.38	17.77	10.68	0.54	1.26	C33-C34
其他胸腔器官	Other Thoracic Organs	2	0.27	0.44	0.24	0.01	0.01	2	0.54	0.47	0.30	0.02	0.02	C37-C38
骨	Bone	5	0.68	1.10	0.91	0.08	0.11	6	1.63	1.42	1.09	0.10	0.10	C40-C41
皮肤黑色素瘤	Melanoma of Skin	1	0.14	0.22	0.14	0.00	0.03	1	0.27	0.24	0.15	0.01	0.01	C43
乳房	Breast	3	0.41	0.66	0.50	0.04	0.06	38	10.33	9.00	6.97	0.62	0.70	C50
子宫颈	Cervix	–	–	–	–	–	–	11	2.99	2.61	2.09	0.17	0.23	C53
子宫体及子宫部位不明	Uterus & Unspecified	–	–	–	–	–	–	13	3.53	3.08	2.30	0.20	0.27	C54-C55
卵巢	Ovary	–	–	–	–	–	–	4	1.09	0.95	0.58	0.06	0.06	C56
前列腺	Prostate	7	0.95	1.54	0.99	0.04	0.06	–	–	–	–	–	–	C61
睾丸	Testis	0	0.00	0.00	0.00	0.00	0.00	–	–	–	–	–	–	C62
肾及泌尿系统不明	Kidney & Unspecified Urinary Organs	5	0.68	1.10	0.80	0.04	0.13	4	1.09	0.95	1.09	0.08	0.08	C64-C66,68
膀胱	Bladder	9	1.23	1.98	1.23	0.02	0.19	0	0.00	0.00	0.00	0.00	0.00	C67
脑,神经系统	Brain,Central Nervous System	13	1.77	2.86	2.20	0.15	0.27	18	4.89	4.27	3.59	0.24	0.33	C70-C72
甲状腺	Thyroid Gland	2	0.27	0.44	0.32	0.03	0.03	5	1.36	1.18	0.93	0.09	0.09	C73
淋巴瘤	Lymphoma	10	1.36	2.20	2.10	0.10	0.19	4	1.09	0.95	0.84	0.06	0.08	C81-C85,88,90,96
白血病	Leukaemia	6	0.82	1.32	0.93	0.05	0.11	5	1.36	1.18	1.33	0.07	0.07	C91-C95
不明及其他恶性肿瘤	All Other Sites and Unspecified	24	3.27	5.28	3.78	0.31	0.43	12	3.26	2.84	1.62	0.08	0.16	O&U
所有部位合计	All Sites	733	100.00	161.15	117.43	6.73	13.56	368	100.00	87.20	58.92	3.71	6.30	ALL
所有部位除外 C44	All Sites but C44	732	99.86	160.93	117.29	6.71	13.54	366	99.46	86.72	58.65	3.69	6.27	ALLbC44

表 7-3-157 玉溪市红塔区 2011 年癌症发病和死亡主要指标
Table 7-3-157 Incidence and mortality of cancer in Hongta District of Yuxi, 2011

部位 Site	男性 Male 病例数 No. cases	构成(%)	粗率 Crude rate (1/10⁵)	世标率 ASR world (1/10⁵)	累积率 Cum.rate(%) 0~64	0~74	女性 Female 病例数 No. cases	构成(%)	粗率 Crude rate (1/10⁵)	世标率 ASR world (1/10⁵)	累积率 Cum.rate(%) 0~64	0~74	ICD-10
发病 Incidence													
口腔和咽喉(除外鼻咽) Lip,Oral Cavity & Pharynx but Nasopharynx	5	1.11	2.38	1.88	0.14	0.21	3	0.73	1.39	0.91	0.06	0.14	C00-C10;C12-C14
鼻咽 Nasopharynx	7	1.56	3.33	2.49	0.19	0.35	3	0.73	1.39	1.11	0.06	0.14	C11
食管 Esophagus	11	2.45	5.23	3.74	0.29	0.48	2	0.49	0.93	0.72	0.09	0.09	C15
胃 Stomach	28	6.24	13.31	9.79	0.41	1.29	21	5.12	9.74	7.00	0.41	0.84	C16
结直肠肛门 Colon,Rectum & Anus	65	14.48	30.89	23.40	1.62	2.97	63	15.37	29.21	21.32	1.06	2.98	C18-C21
肝脏 Liver	48	10.69	22.81	16.77	1.00	2.12	24	5.85	11.13	7.67	0.42	0.81	C22
胆囊及其他 Gallbladder and Extrahepatic Ducts	18	4.01	8.55	5.56	0.22	0.76	15	3.66	6.95	4.73	0.37	0.52	C23-C24
胰腺 Pancreas	8	1.78	3.80	2.55	0.06	0.43	10	2.44	4.64	3.37	0.16	0.39	C25
喉 Larynx	4	0.89	1.90	0.97	0.04	0.04	0	0.00	0.00	0.00	0.00	0.00	C32
气管,支气管,肺 Trachea,Bronchus and Lung	148	32.96	70.34	49.50	2.29	6.54	55	13.41	25.50	17.95	0.80	2.18	C33-C34
其他胸腔器官 Other Thoracic Organs	0	0.00	0.00	0.00	0.00	0.00	0	0.00	0.00	0.00	0.00	0.00	C37-C38
骨 Bone	2	0.45	0.95	0.68	0.06	0.06	11	2.68	5.10	5.43	0.32	0.55	C40-C41
皮肤黑色素瘤 Melanoma of Skin	1	0.22	0.48	0.43	0.05	0.05	2	0.49	0.93	0.67	0.02	0.09	C43
乳房 Breast	0	0.00	0.00	0.00	0.00	0.00	38	9.27	17.62	13.37	1.14	1.42	C50
子宫颈 Cervix	–	–	–	–	–	–	44	10.73	20.40	15.73	1.33	1.54	C53
子宫体及子宫部位不明 Uterus & Unspecified	–	–	–	–	–	–	17	4.15	7.88	5.11	0.39	0.60	C54-C55
卵巢 Ovary	–	–	–	–	–	–	29	7.07	13.45	10.44	0.80	0.89	C56
前列腺 Prostate	13	2.90	6.18	3.83	0.22	0.37	–	–	–	–	–	–	C61
睾丸 Testis	2	0.45	0.95	0.93	0.09	0.09	–	–	–	–	–	–	C62
肾及泌尿系统不明 Kidney & Unspecified Urinary Organs	2	0.45	0.95	0.70	0.00	0.14	4	0.98	1.85	1.28	0.08	0.14	C64-C66,68
膀胱 Bladder	17	3.79	8.08	6.23	0.29	0.64	4	0.98	1.85	1.18	0.02	0.19	C67
脑,神经系统 Brain,Central Nervous System	11	2.45	5.23	3.65	0.33	0.39	12	2.93	5.56	4.33	0.24	0.60	C70-C72
甲状腺 Thyroid Gland	1	0.22	0.48	0.31	0.04	0.04	4	0.98	1.85	1.41	0.14	0.14	C73
淋巴瘤 Lymphoma	21	4.68	9.98	8.88	0.51	0.86	8	1.95	3.71	2.67	0.10	0.40	C81-C85,88,90,96
白血病 Leukaemia	7	1.56	3.33	2.82	0.10	0.26	7	1.71	3.25	3.38	0.17	0.17	C91-C95
不明及其他恶性肿瘤 All Other Sites and Unspecified	30	6.68	14.26	9.58	0.56	0.94	34	8.29	15.76	13.06	0.77	1.22	O&U
所有部位合计 All Sites	449	100.00	213.40	154.70	8.51	19.04	410	100.00	190.09	142.83	8.95	16.02	ALL
所有部位除外 C44 All Sites but C44	434	96.66	206.27	150.51	8.30	18.83	390	95.12	180.82	136.39	8.53	15.39	ALLbC44
死亡 Mortality													
口腔和咽喉(除外鼻咽) Lip,Oral Cavity & Pharynx but Nasopharynx	1	0.32	0.48	0.39	0.00	0.06	2	0.93	0.93	0.62	0.04	0.12	C00-C10;C12-C14
鼻咽 Nasopharynx	5	1.61	2.38	1.53	0.13	0.21	2	0.93	0.93	0.90	0.06	0.14	C11
食管 Esophagus	3	0.97	1.43	1.05	0.13	0.13	0	0.00	0.00	0.00	0.00	0.00	C15
胃 Stomach	21	6.77	9.98	6.25	0.25	0.76	16	7.44	7.42	5.17	0.23	0.68	C16
结直肠肛门 Colon,Rectum & Anus	28	9.03	13.31	9.05	0.51	1.09	29	13.49	13.45	9.38	0.47	1.02	C18-C21
肝脏 Liver	47	15.16	22.34	15.76	1.00	2.02	18	8.37	8.35	5.56	0.29	0.61	C22
胆囊及其他 Gallbladder and Extrahepatic Ducts	11	3.55	5.23	3.49	0.12	0.40	10	4.65	4.64	3.36	0.28	0.36	C23-C24
胰腺 Pancreas	8	2.58	3.80	2.56	0.09	0.38	7	3.26	3.25	2.15	0.08	0.33	C25
喉 Larynx	4	1.29	1.90	0.95	0.02	0.02	0	0.00	0.00	0.00	0.00	0.00	C32
气管,支气管,肺 Trachea,Bronchus and Lung	112	36.13	53.23	37.17	1.37	4.67	41	19.07	19.01	13.46	0.58	1.85	C33-C34
其他胸腔器官 Other Thoracic Organs	0	0.00	0.00	0.00	0.00	0.00	0	0.00	0.00	0.00	0.00	0.00	C37-C38
骨 Bone	3	0.97	1.43	0.71	0.02	0.02	5	2.33	2.32	1.68	0.04	0.35	C40-C41
皮肤黑色素瘤 Melanoma of Skin	0	0.00	0.00	0.00	0.00	0.00	1	0.47	0.46	0.39	0.00	0.06	C43
乳房 Breast	1	0.32	0.48	0.22	0.00	0.00	19	8.84	8.81	5.86	0.54	0.62	C50
子宫颈 Cervix	–	–	–	–	–	–	11	5.12	5.10	3.53	0.32	0.32	C53
子宫体及子宫部位不明 Uterus & Unspecified	–	–	–	–	–	–	5	2.33	2.32	1.46	0.08	0.17	C54-C55
卵巢 Ovary	–	–	–	–	–	–	11	5.12	5.10	4.02	0.25	0.34	C56
前列腺 Prostate	11	3.55	5.23	3.39	0.05	0.37	–	–	–	–	–	–	C61
睾丸 Testis	0	0.00	0.00	0.00	0.00	0.00	–	–	–	–	–	–	C62
肾及泌尿系统不明 Kidney & Unspecified Urinary Organs	5	1.61	2.38	1.59	0.09	0.23	1	0.47	0.46	0.17	0.00	0.00	C64-C66,68
膀胱 Bladder	11	3.55	5.23	4.26	0.22	0.43	2	0.93	0.93	0.67	0.00	0.17	C67
脑,神经系统 Brain,Central Nervous System	10	3.23	4.75	3.25	0.26	0.32	7	3.26	3.25	2.33	0.14	0.29	C70-C72
甲状腺 Thyroid Gland	0	0.00	0.00	0.00	0.00	0.00	1	0.47	0.46	0.29	0.04	0.04	C73
淋巴瘤 Lymphoma	12	3.87	5.70	5.54	0.29	0.66	5	2.33	2.32	1.58	0.05	0.20	C81-C85,88,90,96
白血病 Leukaemia	8	2.58	3.80	2.57	0.13	0.29	12	5.58	5.56	5.39	0.30	0.36	C91-C95
不明及其他恶性肿瘤 All Other Sites and Unspecified	9	2.90	4.28	2.68	0.10	0.40	10	4.65	4.64	3.79	0.17	0.32	O&U
所有部位合计 All Sites	310	100.00	147.33	102.40	4.80	12.47	215	100.00	99.68	71.76	3.95	8.35	ALL
所有部位除外 C44 All Sites but C44	309	99.68	146.86	102.09	4.76	12.43	214	99.53	99.22	71.48	3.93	8.33	ALLbC44

表 7-3-158 腾冲县 2011 年癌症发病和死亡主要指标
Table 7-3-158　Incidence and mortality of cancer in Tengchong,2011

部位 Site		男性 Male						女性 Female						ICD-10
		病例数 No. cases	构成 (%)	粗率 Crude rate (1/10⁵)	世标率 ASR world (1/10⁵)	累积率 Cum.rate(%)		病例数 No. cases	构成 (%)	粗率 Crude rate (1/10⁵)	世标率 ASR world (1/10⁵)	累积率 Cum.rate(%)		
						0~64	0~74					0~64	0~74	
发病 Incidence														
口腔和咽喉(除外鼻咽)	Lip,Oral Cavity & Pharynx but Nasopharynx	7	1.30	2.06	1.80	0.14	0.20	1	0.19	0.31	0.22	0.02	0.02	C00-C10;C12-C14
鼻咽	Nasopharynx	7	1.30	2.06	1.92	0.16	0.16	3	0.57	0.94	0.60	0.00	0.05	C11
食管	Esophagus	15	2.78	4.42	3.80	0.20	0.54	1	0.19	0.31	0.28	0.03	0.03	C15
胃	Stomach	54	10.02	15.92	13.53	0.85	1.59	26	4.94	8.15	6.24	0.26	0.85	C16
结直肠肛门	Colon, Rectum & Anus	81	15.03	23.88	21.46	1.35	2.85	62	11.79	19.43	16.32	1.14	1.95	C18-C21
肝脏	Liver	81	15.03	23.88	21.73	1.52	2.64	33	6.27	10.34	8.94	0.65	1.12	C22
胆囊及其他	Gallbladder and Extrahepatic Ducts	3	0.56	0.88	0.86	0.04	0.04	16	3.04	5.02	4.18	0.26	0.56	C23-C24
胰腺	Pancreas	10	1.86	2.95	2.57	0.21	0.33	13	2.47	4.08	3.41	0.24	0.45	C25
喉	Larynx	4	0.74	1.18	1.26	0.04	0.16	2	0.38	0.63	0.35	0.00	0.00	C32
气管,支气管,肺	Trachea, Bronchus and Lung	124	23.01	36.56	32.87	2.28	4.02	43	8.17	13.48	11.04	0.85	1.35	C33-C34
其他胸腔器官	Other Thoracic Organs	1	0.19	0.29	0.21	0.02	0.02	0	0.00	0.00	0.00	0.00	0.00	C37-C38
骨	Bone	5	0.93	1.47	1.38	0.08	0.15	6	1.14	1.88	1.78	0.10	0.20	C40-C41
皮肤黑色素瘤	Melanoma of Skin	2	0.37	0.59	0.58	0.00	0.12	1	0.19	0.31	0.28	0.00	0.07	C43
乳房	Breast	6	1.11	1.77	1.47	0.14	0.14	60	11.41	18.81	15.03	1.19	1.78	C50
子宫颈	Cervix	–	–	–	–	–	–	81	15.40	25.39	21.60	1.89	2.48	C53
子宫体及子宫部位不明	Uterus & Unspecified	–	–	–	–	–	–	38	7.22	11.91	9.47	0.84	1.02	C54-C55
卵巢	Ovary	–	–	–	–	–	–	28	5.32	8.78	7.61	0.69	0.75	C56
前列腺	Prostate	5	0.93	1.47	1.24	0.00	0.17	–	–	–	–	–	–	C61
睾丸	Testis	2	0.37	0.59	0.42	0.04	0.04	–	–	–	–	–	–	C62
肾及泌尿系统不明	Kidney & Unspecified Urinary Organs	5	0.93	1.47	1.57	0.11	0.11	3	0.57	0.94	0.90	0.09	0.09	C64-C66,68
膀胱	Bladder	32	5.94	9.43	8.57	0.47	1.10	8	1.52	2.51	2.05	0.07	0.32	C67
脑,神经系统	Brain, Central Nervous System	36	6.68	10.61	9.90	0.74	1.09	35	6.65	10.97	9.85	0.73	0.94	C70-C72
甲状腺	Thyroid Gland	5	0.93	1.47	1.41	0.04	0.23	16	3.04	5.02	4.34	0.32	0.46	C73
淋巴瘤	Lymphoma	5	0.93	1.47	1.55	0.09	0.14	3	0.57	0.94	1.11	0.07	0.12	C81-C85,88,90,96
白血病	Leukaemia	13	2.41	3.83	3.61	0.21	0.33	13	2.47	4.08	4.16	0.29	0.36	C91-C95
不明及其他恶性肿瘤	All Other Sites and Unspecified	36	6.68	10.61	9.78	0.70	0.98	34	6.46	10.66	9.65	0.70	1.08	O&U
所有部位合计	All Sites	539	100.00	158.91	143.52	9.42	17.14	526	100.00	164.88	139.42	10.43	16.03	ALL
所有部位除外 C44	All Sites but C44	521	96.66	153.60	138.35	9.06	16.63	514	97.72	161.12	136.21	10.23	15.57	ALLbC44
死亡 Mortality														
口腔和咽喉(除外鼻咽)	Lip,Oral Cavity & Pharynx but Nasopharynx	5	1.32	1.47	1.35	0.04	0.23	1	0.35	0.31	0.31	0.00	0.05	C00-C10;C12-C14
鼻咽	Nasopharynx	5	1.32	1.47	1.35	0.11	0.17	2	0.71	0.63	0.44	0.00	0.05	C11
食管	Esophagus	11	2.90	3.24	2.86	0.17	0.48	0	0.00	0.00	0.00	0.00	0.00	C15
胃	Stomach	35	9.23	10.32	8.33	0.38	0.94	23	8.16	7.21	5.81	0.34	0.71	C16
结直肠肛门	Colon, Rectum & Anus	42	11.08	12.38	10.66	0.53	1.43	25	8.87	7.84	6.73	0.42	0.89	C18-C21
肝脏	Liver	72	19.00	21.23	19.42	1.46	2.47	34	12.06	10.66	8.80	0.64	1.06	C22
胆囊及其他	Gallbladder and Extrahepatic Ducts	2	0.53	0.59	0.54	0.06	0.00	10	3.55	3.13	2.64	0.06	0.42	C23-C24
胰腺	Pancreas	11	2.90	3.24	3.02	0.13	0.49	5	1.77	1.57	1.04	0.06	0.06	C25
喉	Larynx	4	1.06	1.18	1.16	0.03	0.15	1	0.35	0.31	0.19	0.00	0.00	C32
气管,支气管,肺	Trachea, Bronchus and Lung	94	24.80	27.71	24.56	1.66	3.04	35	12.41	10.97	8.57	0.62	1.02	C33-C34
其他胸腔器官	Other Thoracic Organs	1	0.26	0.29	0.21	0.02	0.02	0	0.00	0.00	0.00	0.00	0.00	C37-C38
骨	Bone	3	0.79	0.88	0.90	0.10	0.10	2	0.71	0.63	0.45	0.05	0.05	C40-C41
皮肤黑色素瘤	Melanoma of Skin	0	0.00	0.00	0.00	0.00	0.00	0	0.00	0.00	0.00	0.00	0.00	C43
乳房	Breast	3	0.79	0.88	0.82	0.02	0.12	26	9.22	8.15	6.46	0.51	0.72	C50
子宫颈	Cervix	–	–	–	–	–	–	34	12.06	10.66	9.17	0.78	1.06	C53
子宫体及子宫部位不明	Uterus & Unspecified	–	–	–	–	–	–	18	6.38	5.64	4.37	0.27	0.48	C54-C55
卵巢	Ovary	–	–	–	–	–	–	11	3.90	3.45	3.05	0.28	0.28	C56
前列腺	Prostate	5	1.32	1.47	1.37	0.00	0.22	–	–	–	–	–	–	C61
睾丸	Testis	0	0.00	0.00	0.00	0.00	0.00	–	–	–	–	–	–	C62
肾及泌尿系统不明	Kidney & Unspecified Urinary Organs	2	0.53	0.59	0.50	0.06	0.06	2	0.71	0.63	0.95	0.07	0.07	C64-C66,68
膀胱	Bladder	18	4.75	5.31	4.33	0.22	0.53	1	0.35	0.31	0.35	0.04	0.04	C67
脑,神经系统	Brain, Central Nervous System	28	7.39	8.25	8.04	0.56	0.90	17	6.03	5.33	4.58	0.33	0.50	C70-C72
甲状腺	Thyroid Gland	4	1.06	1.18	1.00	0.04	0.09	8	2.84	2.51	2.07	0.06	0.40	C73
淋巴瘤	Lymphoma	2	0.53	0.59	1.10	0.05	0.05	2	0.71	0.63	0.76	0.02	0.07	C81-C85,88,90,96
白血病	Leukaemia	8	2.11	2.36	2.19	0.14	0.19	6	2.13	1.88	1.93	0.13	0.20	C91-C95
不明及其他恶性肿瘤	All Other Sites and Unspecified	24	6.33	7.08	6.42	0.42	0.71	19	6.74	5.96	5.70	0.36	0.55	O&U
所有部位合计	All Sites	379	100.00	111.74	100.14	6.14	12.38	282	100.00	88.40	74.38	5.04	8.69	ALL
所有部位除外 C44	All Sites but C44	373	98.42	109.97	98.30	5.96	12.20	280	99.29	87.77	73.98	5.04	8.62	ALLbC44

表 7-3-159 个旧市 2011 年癌症发病和死亡主要指标
Table 7-3-159　Incidence and mortality of cancer in Gejiu, 2011

部位 Site		男性 Male						女性 Female						ICD-10
		病例数 No. cases	构成 (%)	粗率 Crude rate (1/10⁶)	世标率 ASR world (1/10⁶)	累积率 Cum.rate(%)		病例数 No. cases	构成 (%)	粗率 Crude rate (1/10⁶)	世标率 ASR world (1/10⁶)	累积率 Cum.rate(%)		
						0~64	0~74					0~64	0~74	
发病 Incidence														
口腔和咽喉(除外鼻咽)	Lip,Oral Cavity & Pharynx but Nasopharynx	4	0.91	2.03	1.92	0.06	0.23	1	0.30	0.51	0.37	0.03	0.03	C00-C10;C12-C14
鼻咽	Nasopharynx	5	1.14	2.54	1.81	0.12	0.20	2	0.61	1.02	0.86	0.07	0.07	C11
食管	Esophagus	14	3.20	7.11	4.17	0.30	0.40	0	0.00	0.00	0.00	0.00	0.00	C15
胃	Stomach	22	5.02	11.17	7.68	0.70	0.89	20	6.06	10.20	6.79	0.50	0.81	C16
结直肠肛门	Colon,Rectum & Anus	52	11.87	26.39	18.34	0.93	2.65	36	10.91	18.35	10.74	0.71	1.24	C18-C21
肝脏	Liver	42	9.59	21.32	14.24	1.02	1.71	24	7.27	12.23	8.48	0.51	1.06	C22
胆囊及其他	Gallbladder and Extrahepatic Ducts	8	1.83	4.06	2.64	0.10	0.30	12	3.64	6.12	2.95	0.04	0.41	C23-C24
胰腺	Pancreas	11	2.51	5.58	3.53	0.24	0.44	6	1.82	3.06	1.69	0.04	0.26	C25
喉	Larynx	4	0.91	2.03	1.45	0.10	0.18	0	0.00	0.00	0.00	0.00	0.00	C32
气管,支气管,肺	Trachea,Bronchus and Lung	165	37.67	83.74	57.88	2.52	6.25	38	11.52	19.37	12.62	0.72	1.56	C33-C34
其他胸腔器官	Other Thoracic Organs	1	0.23	0.51	0.28	0.02	0.02	0	0.00	0.00	0.00	0.00	0.00	C37-C38
骨	Bone	3	0.68	1.52	1.56	0.11	0.11	2	0.61	1.02	0.72	0.00	0.08	C40-C41
皮肤黑色素瘤	Melanoma of Skin	1	0.23	0.51	0.28	0.02	0.02	1	0.30	0.51	0.47	0.00	0.08	C43
乳房	Breast	0	0.00	0.00	0.00	0.00	0.00	46	13.94	23.45	15.95	1.29	1.68	C50
子宫颈	Cervix	–	–	–	–	–	–	30	9.09	15.29	10.53	0.89	0.97	C53
子宫体及子宫部位不明	Uterus & Unspecified	–	–	–	–	–	–	18	5.45	9.18	6.33	0.56	0.63	C54-C55
卵巢	Ovary	–	–	–	–	–	–	20	6.06	10.20	7.07	0.54	0.77	C56
前列腺	Prostate	13	2.97	6.60	5.16	0.12	0.68	–	–	–	–	–	–	C61
睾丸	Testis	2	0.46	1.02	0.91	0.07	0.07	–	–	–	–	–	–	C62
肾及泌尿系统不明	Kidney & Unspecified Urinary Organs	4	0.91	2.03	1.53	0.08	0.18	8	2.42	4.08	3.08	0.18	0.41	C64-C66,68
膀胱	Bladder	17	3.88	8.63	5.15	0.15	0.53	5	1.52	2.55	1.26	0.06	0.06	C67
脑,神经系统	Brain,Central Nervous System	9	2.05	4.57	3.34	0.24	0.24	7	2.12	3.57	2.33	0.13	0.20	C70-C72
甲状腺	Thyroid Gland	3	0.68	1.52	1.68	0.11	0.11	13	3.94	6.63	5.84	0.41	0.56	C73
淋巴瘤	Lymphoma	15	3.42	7.61	5.64	0.28	0.47	10	3.03	5.10	2.96	0.18	0.18	C81-C85,88,90,96
白血病	Leukaemia	14	3.20	7.11	6.52	0.43	0.72	10	3.03	5.10	3.00	0.14	0.29	C91-C95
不明及其他恶性肿瘤	All Other Sites and Unspecified	29	6.62	14.72	9.73	0.41	1.09	21	6.36	10.71	6.53	0.21	0.90	O&U
所有部位合计	All Sites	438	100.00	222.29	155.43	8.13	17.50	330	100.00	168.22	110.57	7.21	12.25	ALL
所有部位除外 C44	All Sites but C44	429	97.95	217.72	152.37	8.01	17.09	325	98.48	165.68	109.35	7.18	12.06	ALLbC44
死亡 Mortality														
口腔和咽喉(除外鼻咽)	Lip,Oral Cavity & Pharynx but Nasopharynx	7	2.21	3.55	2.64	0.07	0.36	1	0.75	0.51	0.47	0.00	0.08	C00-C10;C12-C14
鼻咽	Nasopharynx	6	1.89	3.05	2.09	0.17	0.26	0	0.00	0.00	0.00	0.00	0.00	C11
食管	Esophagus	12	3.79	6.09	3.59	0.31	0.31	14	10.53	7.14	4.49	0.38	0.45	C15
胃	Stomach	15	4.73	7.61	5.31	0.40	0.60	14	10.53	7.14	4.49	0.38	0.45	C16
结直肠肛门	Colon,Rectum & Anus	19	5.99	9.64	6.14	0.24	0.73	19	14.29	9.69	5.64	0.23	0.82	C18-C21
肝脏	Liver	41	12.93	20.81	14.19	1.13	1.60	19	14.29	9.69	6.78	0.42	0.81	C22
胆囊及其他	Gallbladder and Extrahepatic Ducts	5	1.58	2.54	1.43	0.06	0.16	9	6.77	4.59	2.00	0.07	0.22	C23-C24
胰腺	Pancreas	9	2.84	4.57	3.06	0.19	0.39	0	0.00	0.00	0.00	0.00	0.00	C25
喉	Larynx	2	0.63	1.02	0.79	0.03	0.12	0	0.00	0.00	0.00	0.00	0.00	C32
气管,支气管,肺	Trachea,Bronchus and Lung	138	43.53	70.04	48.19	2.05	5.32	23	17.29	11.72	6.27	0.38	0.61	C33-C34
其他胸腔器官	Other Thoracic Organs	4	1.26	2.03	1.12	0.09	0.09	0	0.00	0.00	0.00	0.00	0.00	C37-C38
骨	Bone	2	0.63	1.02	1.04	0.08	0.08	1	0.75	0.51	0.47	0.00	0.08	C40-C41
皮肤黑色素瘤	Melanoma of Skin	0	0.00	0.00	0.00	0.00	0.00	0	0.00	0.00	0.00	0.00	0.00	C43
乳房	Breast	0	0.00	0.00	0.00	0.00	0.00	7	5.26	3.57	2.54	0.25	0.25	C50
子宫颈	Cervix	–	–	–	–	–	–	2	1.50	1.02	0.66	0.07	0.07	C53
子宫体及子宫部位不明	Uterus & Unspecified	–	–	–	–	–	–	1	0.75	0.51	0.29	0.04	0.04	C54-C55
卵巢	Ovary	–	–	–	–	–	–	8	6.02	4.08	2.61	0.10	0.40	C56
前列腺	Prostate	5	1.58	2.54	1.76	0.00	0.19	–	–	–	–	–	–	C61
睾丸	Testis	1	0.32	0.51	0.38	0.04	0.04	–	–	–	–	–	–	C62
肾及泌尿系统不明	Kidney & Unspecified Urinary Organs	1	0.32	0.51	0.23	0.00	0.00	0	0.00	0.00	0.00	0.00	0.00	C64-C66,68
膀胱	Bladder	4	1.26	2.03	1.12	0.03	0.14	2	1.50	1.02	0.50	0.03	0.03	C67
脑,神经系统	Brain,Central Nervous System	6	1.89	3.05	1.72	0.12	0.12	6	4.51	3.06	2.00	0.12	0.19	C70-C72
甲状腺	Thyroid Gland	0	0.00	0.00	0.00	0.00	0.00	0	0.00	0.00	0.00	0.00	0.00	C73
淋巴瘤	Lymphoma	15	4.73	7.61	4.91	0.28	0.47	4	3.01	2.04	1.14	0.07	0.07	C81-C85,88,90,96
白血病	Leukaemia	8	2.52	4.06	2.60	0.17	0.25	8	6.02	4.08	3.23	0.16	0.31	C91-C95
不明及其他恶性肿瘤	All Other Sites and Unspecified	17	5.36	8.63	5.46	0.07	0.65	9	6.77	4.59	2.87	0.03	0.41	O&U
所有部位合计	All Sites	317	100.00	160.88	107.76	5.54	11.87	133	100.00	67.80	41.97	2.34	4.85	ALL
所有部位除外 C44	All Sites but C44	314	99.05	159.36	106.64	5.51	11.75	133	100.00	67.80	41.97	2.34	4.85	ALLbC44

表 7-3-160 乃东县 2011 年癌症发病和死亡主要指标
Table 7-3-160 Incidence and mortality of cancer in Naidong, 2011

部位 Site		男性 Male						女性 Female						ICD-10
		病例数 No. cases	构成 (%)	粗率 Crude rate (1/10⁵)	世标率 ASR world (1/10⁵)	累积率 Cum.rate(%)		病例数 No. cases	构成 (%)	粗率 Crude rate (1/10⁵)	世标率 ASR world (1/10⁵)	累积率 Cum.rate(%)		
						0~64	0~74					0~64	0~74	

<small>(crude rate and ASR units: 1/10⁵)</small>

部位 Site		No. cases	构成(%)	Crude rate	ASR world	0~64	0~74	No. cases	构成(%)	Crude rate	ASR world	0~64	0~74	ICD-10
发病 Incidence														
口腔和咽喉(除外鼻咽)	Lip,Oral Cavity & Pharynx but Nasopharynx	0	0.00	0.00	0.00	0.00	0.00	0	0.00	0.00	0.00	0.00	0.00	C00-C10;C12-C14
鼻咽	Nasopharynx	0	0.00	0.00	0.00	0.00	0.00	0	0.00	0.00	0.00	0.00	0.00	C11
食管	Esophagus	0	0.00	0.00	0.00	0.00	0.00	0	0.00	0.00	0.00	0.00	0.00	C15
胃	Stomach	14	41.18	78.61	57.59	4.70	7.40	3	33.33	16.06	11.49	0.32	0.89	C16
结直肠肛门	Colon,Rectum & Anus	0	0.00	0.00	0.00	0.00	0.00	0	0.00	0.00	0.00	0.00	0.00	C18-C21
肝脏	Liver	18	52.94	101.07	70.48	4.91	9.27	5	55.56	26.76	19.25	0.68	2.28	C22
胆囊及其他	Gallbladder and Extrahepatic Ducts	0	0.00	0.00	0.00	0.00	0.00	0	0.00	0.00	0.00	0.00	0.00	C23-C24
胰腺	Pancreas	1	2.94	5.62	4.52	0.57	0.57	0	0.00	0.00	0.00	0.00	0.00	C25
喉	Larynx	0	0.00	0.00	0.00	0.00	0.00	0	0.00	0.00	0.00	0.00	0.00	C32
气管,支气管,肺	Trachea,Bronchus and Lung	0	0.00	0.00	0.00	0.00	0.00	0	0.00	0.00	0.00	0.00	0.00	C33-C34
其他胸腔器官	Other Thoracic Organs	0	0.00	0.00	0.00	0.00	0.00	0	0.00	0.00	0.00	0.00	0.00	C37-C38
骨	Bone	0	0.00	0.00	0.00	0.00	0.00	0	0.00	0.00	0.00	0.00	0.00	C40-C41
皮肤黑色素瘤	Melanoma of Skin	0	0.00	0.00	0.00	0.00	0.00	0	0.00	0.00	0.00	0.00	0.00	C43
乳房	Breast	0	0.00	0.00	0.00	0.00	0.00	1	11.11	5.35	3.40	0.00	0.57	C50
子宫颈	Cervix	–	–	–	–	–	–	0	0.00	0.00	0.00	0.00	0.00	C53
子宫体及子宫部位不明	Uterus & Unspecified	–	–	–	–	–	–	0	0.00	0.00	0.00	0.00	0.00	C54-C55
卵巢	Ovary	–	–	–	–	–	–	0	0.00	0.00	0.00	0.00	0.00	C56
前列腺	Prostate	1	2.94	5.62	4.03	0.00	0.00	–	–	–	–	–	–	C61
睾丸	Testis	0	0.00	0.00	0.00	0.00	0.00	–	–	–	–	–	–	C62
肾及泌尿系统不明	Kidney & Unspecified Urinary Organs	0	0.00	0.00	0.00	0.00	0.00	0	0.00	0.00	0.00	0.00	0.00	C64-C66,68
膀胱	Bladder	0	0.00	0.00	0.00	0.00	0.00	0	0.00	0.00	0.00	0.00	0.00	C67
脑,神经系统	Brain,Central Nervous System	0	0.00	0.00	0.00	0.00	0.00	0	0.00	0.00	0.00	0.00	0.00	C70-C72
甲状腺	Thyroid Gland	0	0.00	0.00	0.00	0.00	0.00	0	0.00	0.00	0.00	0.00	0.00	C73
淋巴瘤	Lymphoma	0	0.00	0.00	0.00	0.00	0.00	0	0.00	0.00	0.00	0.00	0.00	C81-C85,88,90,96
白血病	Leukaemia	0	0.00	0.00	0.00	0.00	0.00	0	0.00	0.00	0.00	0.00	0.00	C91-C95
不明及其他恶性肿瘤	All Other Sites and Unspecified	0	0.00	0.00	0.00	0.00	0.00	0	0.00	0.00	0.00	0.00	0.00	O&U
所有部位合计	All Sites	34	100.00	190.91	136.63	10.18	17.23	9	100.00	48.17	34.14	1.00	3.74	ALL
所有部位除外 C44	All Sites but C44	34	100.00	190.91	136.63	10.18	17.23	9	100.00	48.17	34.14	1.00	3.74	ALLbC44
死亡 Mortality														
口腔和咽喉(除外鼻咽)	Lip,Oral Cavity & Pharynx but Nasopharynx	0	0.00	0.00	0.00	0.00	0.00	0	0.00	0.00	0.00	0.00	0.00	C00-C10;C12-C14
鼻咽	Nasopharynx	0	0.00	0.00	0.00	0.00	0.00	0	0.00	0.00	0.00	0.00	0.00	C11
食管	Esophagus	0	0.00	0.00	0.00	0.00	0.00	0	0.00	0.00	0.00	0.00	0.00	C15
胃	Stomach	11	39.29	61.77	45.02	3.76	5.41	1	20.00	5.35	4.16	0.00	1.04	C16
结直肠肛门	Colon,Rectum & Anus	0	0.00	0.00	0.00	0.00	0.00	0	0.00	0.00	0.00	0.00	0.00	C18-C21
肝脏	Liver	16	57.14	89.84	61.74	4.35	7.65	4	80.00	21.41	15.69	0.32	1.93	C22
胆囊及其他	Gallbladder and Extrahepatic Ducts	0	0.00	0.00	0.00	0.00	0.00	0	0.00	0.00	0.00	0.00	0.00	C23-C24
胰腺	Pancreas	0	0.00	0.00	0.00	0.00	0.00	0	0.00	0.00	0.00	0.00	0.00	C25
喉	Larynx	0	0.00	0.00	0.00	0.00	0.00	0	0.00	0.00	0.00	0.00	0.00	C32
气管,支气管,肺	Trachea,Bronchus and Lung	0	0.00	0.00	0.00	0.00	0.00	0	0.00	0.00	0.00	0.00	0.00	C33-C34
其他胸腔器官	Other Thoracic Organs	0	0.00	0.00	0.00	0.00	0.00	0	0.00	0.00	0.00	0.00	0.00	C37-C38
骨	Bone	0	0.00	0.00	0.00	0.00	0.00	0	0.00	0.00	0.00	0.00	0.00	C40-C41
皮肤黑色素瘤	Melanoma of Skin	0	0.00	0.00	0.00	0.00	0.00	0	0.00	0.00	0.00	0.00	0.00	C43
乳房	Breast	0	0.00	0.00	0.00	0.00	0.00	0	0.00	0.00	0.00	0.00	0.00	C50
子宫颈	Cervix	–	–	–	–	–	–	0	0.00	0.00	0.00	0.00	0.00	C53
子宫体及子宫部位不明	Uterus & Unspecified	–	–	–	–	–	–	0	0.00	0.00	0.00	0.00	0.00	C54-C55
卵巢	Ovary	–	–	–	–	–	–	0	0.00	0.00	0.00	0.00	0.00	C56
前列腺	Prostate	1	3.57	5.62	4.03	0.00	0.00	–	–	–	–	–	–	C61
睾丸	Testis	0	0.00	0.00	0.00	0.00	0.00	–	–	–	–	–	–	C62
肾及泌尿系统不明	Kidney & Unspecified Urinary Organs	0	0.00	0.00	0.00	0.00	0.00	0	0.00	0.00	0.00	0.00	0.00	C64-C66,68
膀胱	Bladder	0	0.00	0.00	0.00	0.00	0.00	0	0.00	0.00	0.00	0.00	0.00	C67
脑,神经系统	Brain,Central Nervous System	0	0.00	0.00	0.00	0.00	0.00	0	0.00	0.00	0.00	0.00	0.00	C70-C72
甲状腺	Thyroid Gland	0	0.00	0.00	0.00	0.00	0.00	0	0.00	0.00	0.00	0.00	0.00	C73
淋巴瘤	Lymphoma	0	0.00	0.00	0.00	0.00	0.00	0	0.00	0.00	0.00	0.00	0.00	C81-C85,88,90,96
白血病	Leukaemia	0	0.00	0.00	0.00	0.00	0.00	0	0.00	0.00	0.00	0.00	0.00	C91-C95
不明及其他恶性肿瘤	All Other Sites and Unspecified	0	0.00	0.00	0.00	0.00	0.00	0	0.00	0.00	0.00	0.00	0.00	O&U
所有部位合计	All Sites	28	100.00	157.22	110.79	8.11	13.06	5	100.00	26.76	19.85	0.32	2.97	ALL
所有部位除外 C44	All Sites but C44	28	100.00	157.22	110.79	8.11	13.06	5	100.00	26.76	19.85	0.32	2.97	ALLbC44

表 7-3-161 景泰县 2011 年癌症发病和死亡主要指标
Table 7-3-161　Incidence and mortality of cancer in Jingtai, 2011

部位 Site		男性 Male 病例数 No. cases	构成 (%)	粗率 Crude rate (1/10⁵)	世标率 ASR world (1/10⁵)	累积率 Cum.rate(%) 0~64	0~74	女性 Female 病例数 No. cases	构成 (%)	粗率 Crude rate (1/10⁵)	世标率 ASR world (1/10⁵)	累积率 Cum.rate(%) 0~64	0~74	ICD-10
发病 Incidence														
口腔和咽喉(除外鼻咽)	Lip,Oral Cavity & Pharynx but Nasopharynx	1	0.42	0.84	0.70	0.00	0.00	3	1.59	2.62	1.94	0.22	0.22	C00-C10;C12-C14
鼻咽	Nasopharynx	5	2.09	4.19	3.36	0.23	0.42	0	0.00	0.00	0.00	0.00	0.00	C11
食管	Esophagus	10	4.18	8.38	8.99	0.34	0.93	3	1.59	2.62	2.02	0.08	0.27	C15
胃	Stomach	63	26.36	52.81	48.13	2.02	6.45	16	8.47	13.99	11.95	0.41	1.69	C16
结直肠肛门	Colon, Rectum & Anus	16	6.69	13.41	11.00	0.59	1.56	14	7.41	12.24	9.06	0.50	1.01	C18-C21
肝脏	Liver	40	16.74	33.53	27.74	2.07	3.80	17	8.99	14.86	11.20	0.73	1.49	C22
胆囊及其他	Gallbladder and Extrahepatic Ducts	4	1.67	3.35	3.05	0.13	0.32	4	2.12	3.50	2.93	0.05	0.56	C23-C24
胰腺	Pancreas	11	4.60	9.22	9.31	0.40	0.86	9	4.76	7.87	6.16	0.29	0.61	C25
喉	Larynx	3	1.26	2.51	2.04	0.13	0.32	0	0.00	0.00	0.00	0.00	0.00	C32
气管,支气管,肺	Trachea, Bronchus and Lung	33	13.81	27.66	24.76	1.91	2.61	20	10.58	17.49	14.70	0.61	1.95	C33-C34
其他胸腔器官	Other Thoracic Organs	1	0.42	0.84	0.80	0.00	0.13	0	0.00	0.00	0.00	0.00	0.00	C37-C38
骨	Bone	2	0.84	1.68	1.62	0.11	0.30	1	0.53	0.87	0.76	0.00	0.13	C40-C41
皮肤黑色素瘤	Melanoma of Skin	2	0.84	1.68	2.25	0.15	0.15	0	0.00	0.00	0.00	0.00	0.00	C43
乳房	Breast	1	0.42	0.84	0.46	0.04	0.04	34	17.99	29.73	22.79	1.76	2.14	C50
子宫颈	Cervix	–	–	–	–	–	–	17	8.99	14.86	11.87	0.91	1.04	C53
子宫体及子宫部位不明	Uterus & Unspecified	–	–	–	–	–	–	5	2.65	4.37	3.28	0.27	0.27	C54-C55
卵巢	Ovary	–	–	–	–	–	–	7	3.70	6.12	5.02	0.47	0.60	C56
前列腺	Prostate	1	0.42	0.84	1.88	0.00	0.00	–	–	–	–	–	–	C61
睾丸	Testis	0	0.00	0.00	0.00	0.00	0.00	–	–	–	–	–	–	C62
肾及泌尿系统不明	Kidney & Unspecified Urinary Organs	3	1.26	2.51	2.08	0.15	0.34	2	1.06	1.75	1.27	0.16	0.16	C64-C66,68
膀胱	Bladder	4	1.67	3.35	3.49	0.17	0.50	0	0.00	0.00	0.00	0.00	0.00	C67
脑,神经系统	Brain, Central Nervous System	16	6.69	13.41	11.05	0.70	1.48	7	3.70	6.12	5.35	0.28	0.60	C70-C72
甲状腺	Thyroid Gland	2	0.84	1.68	2.53	0.08	0.08	7	3.70	6.12	4.37	0.37	0.50	C73
淋巴瘤	Lymphoma	5	2.09	4.19	3.81	0.27	0.46	5	2.65	4.37	3.82	0.27	0.40	C81-C85,88,90,96
白血病	Leukaemia	8	3.35	6.71	8.54	0.40	0.40	11	5.82	9.62	7.42	0.40	1.04	C91-C95
不明及其他恶性肿瘤	All Other Sites and Unspecified	8	3.35	6.71	6.29	0.35	0.92	7	3.70	6.12	4.62	0.46	0.46	O&U
所有部位合计	All Sites	239	100.00	200.35	183.91	10.23	22.07	189	100.00	165.24	130.55	8.26	15.16	ALL
所有部位除外 C44	All Sites but C44	237	99.16	198.67	182.35	10.12	21.96	189	100.00	165.24	130.55	8.26	15.16	ALLbC44
死亡 Mortality														
口腔和咽喉(除外鼻咽)	Lip,Oral Cavity & Pharynx but Nasopharynx	1	0.70	0.84	0.86	0.11	0.11	1	0.96	0.87	0.46	0.04	0.04	C00-C10;C12-C14
鼻咽	Nasopharynx	1	0.70	0.84	0.86	0.11	0.11	0	0.00	0.00	0.00	0.00	0.00	C11
食管	Esophagus	9	6.29	7.54	8.45	0.16	1.00	2	1.92	1.75	1.39	0.00	0.19	C15
胃	Stomach	34	23.78	28.50	27.29	1.19	3.59	18	17.31	15.74	15.06	0.54	2.27	C16
结直肠肛门	Colon, Rectum & Anus	4	2.80	3.35	2.88	0.08	0.46	6	5.77	5.25	3.88	0.20	0.20	C18-C21
肝脏	Liver	24	16.78	20.12	17.33	1.00	2.40	10	9.62	8.74	7.06	0.63	1.02	C22
胆囊及其他	Gallbladder and Extrahepatic Ducts	3	2.10	2.51	2.47	0.08	0.22	3	2.88	2.62	2.24	0.16	0.35	C23-C24
胰腺	Pancreas	10	6.99	8.38	8.42	0.48	0.81	7	6.73	6.12	5.31	0.16	0.67	C25
喉	Larynx	0	0.00	0.00	0.00	0.00	0.00	0	0.00	0.00	0.00	0.00	0.00	C32
气管,支气管,肺	Trachea, Bronchus and Lung	23	16.08	19.28	17.94	1.05	1.70	14	13.46	12.24	10.23	0.71	1.35	C33-C34
其他胸腔器官	Other Thoracic Organs	0	0.00	0.00	0.00	0.00	0.00	1	0.96	0.87	0.46	0.04	0.04	C37-C38
骨	Bone	2	1.40	1.68	1.48	0.07	0.26	1	0.96	0.87	0.76	0.00	0.13	C40-C41
皮肤黑色素瘤	Melanoma of Skin	1	0.70	0.84	0.85	0.05	0.05	0	0.00	0.00	0.00	0.00	0.00	C43
乳房	Breast	0	0.00	0.00	0.00	0.00	0.00	13	12.50	11.37	8.73	0.67	1.05	C50
子宫颈	Cervix	–	–	–	–	–	–	3	2.88	2.62	2.17	0.12	0.12	C53
子宫体及子宫部位不明	Uterus & Unspecified	–	–	–	–	–	–	3	2.88	2.62	2.20	0.18	0.18	C54-C55
卵巢	Ovary	–	–	–	–	–	–	0	0.00	0.00	0.00	0.00	0.00	C56
前列腺	Prostate	1	0.70	0.84	1.88	0.00	0.00	–	–	–	–	–	–	C61
睾丸	Testis	1	0.70	0.84	0.62	0.05	0.05	–	–	–	–	–	–	C62
肾及泌尿系统不明	Kidney & Unspecified Urinary Organs	1	0.70	0.84	0.46	0.04	0.04	0	0.00	0.00	0.00	0.00	0.00	C64-C66,68
膀胱	Bladder	2	1.40	1.68	1.67	0.08	0.08	1	0.96	0.87	0.97	0.08	0.08	C67
脑,神经系统	Brain, Central Nervous System	13	9.09	10.90	8.67	0.54	0.73	6	5.77	5.25	4.72	0.23	0.74	C70-C72
甲状腺	Thyroid Gland	0	0.00	0.00	0.00	0.00	0.00	2	1.92	1.75	1.92	0.17	0.17	C73
淋巴瘤	Lymphoma	6	4.20	5.03	4.27	0.25	0.25	2	1.92	1.75	1.40	0.08	0.21	C81-C85,88,90,96
白血病	Leukaemia	3	2.10	2.51	4.38	0.19	0.19	9	8.65	7.87	6.18	0.28	0.73	C91-C95
不明及其他恶性肿瘤	All Other Sites and Unspecified	4	2.80	3.35	2.88	0.15	0.47	2	1.92	1.75	1.31	0.14	0.14	O&U
所有部位合计	All Sites	143	100.00	119.87	113.66	5.70	12.53	104	100.00	90.93	76.43	4.43	9.67	ALL
所有部位除外 C44	All Sites but C44	143	100.00	119.87	113.66	5.70	12.53	104	100.00	90.93	76.43	4.43	9.67	ALLbC44

表 7-3-162 武威市凉州区 2011 年癌症发病和死亡主要指标
Table 7-3-162　Incidence and mortality of cancer in Liangzhou District of Wuwei, 2011

部位 Site		男性 Male						女性 Female						ICD-10
		病例数 No. cases	构成 (%)	粗率 Crude rate (1/10⁵)	世标率 ASR world (1/10⁵)	累积率 Cum.rate(%) 0~64	0~74	病例数 No. cases	构成 (%)	粗率 Crude rate (1/10⁵)	世标率 ASR world (1/10⁵)	累积率 Cum.rate(%) 0~64	0~74	
发病 Incidence														
口腔和咽喉(除外鼻咽)	Lip,Oral Cavity & Pharynx but Nasopharynx	7	0.40	1.34	1.14	0.03	0.11	12	0.96	2.48	2.07	0.12	0.33	C00-C10;C12-C14
鼻咽	Nasopharynx	5	0.28	0.96	0.87	0.09	0.09	3	0.24	0.62	0.57	0.01	0.09	C11
食管	Esophagus	360	20.42	69.04	60.19	3.65	7.90	138	11.01	28.55	23.61	1.45	2.96	C15
胃	Stomach	763	43.28	146.33	121.45	8.29	15.06	342	27.29	70.76	55.63	4.14	7.19	C16
结直肠肛门	Colon , Rectum & Anus	125	7.09	23.97	19.17	1.17	2.25	102	8.14	21.10	17.70	1.04	2.44	C18-C21
肝脏	Liver	106	6.01	20.33	15.69	1.21	1.76	32	2.55	6.62	5.69	0.36	0.65	C22
胆囊及其他	Gallbladder and Extrahepatic Ducts	11	0.62	2.11	1.57	0.06	0.19	23	1.84	4.76	3.75	0.27	0.49	C23-C24
胰腺	Pancreas	14	0.79	2.68	2.42	0.13	0.36	5	0.40	1.03	0.93	0.01	0.18	C25
喉	Larynx	6	0.34	1.15	1.17	0.07	0.15	0	0.00	0.00	0.00	0.00	0.00	C32
气管,支气管,肺	Trachea , Bronchus and Lung	155	8.79	29.73	26.22	1.63	3.51	84	6.70	17.38	13.96	0.99	1.86	C33-C34
其他胸腔器官	Other Thoracic Organs	1	0.06	0.19	0.21	0.03	0.03	8	0.64	1.66	1.34	0.11	0.15	C37-C38
骨	Bone	9	0.51	1.73	1.59	0.12	0.16	5	0.40	1.03	0.91	0.05	0.14	C40-C41
皮肤黑色素瘤	Melanoma of Skin	5	0.28	0.96	0.77	0.02	0.09	5	0.40	1.03	0.76	0.08	0.08	C43
乳房	Breast	27	1.53	5.18	4.06	0.34	0.46	142	11.33	29.38	21.23	1.83	2.13	C50
子宫颈	Cervix	–	–	–	–	–	–	149	11.89	30.83	23.84	1.94	2.72	C53
子宫体及子宫部位不明	Uterus & Unspecified	–	–	–	–	–	–	27	2.15	5.59	4.30	0.38	0.46	C54-C55
卵巢	Ovary	–	–	–	–	–	–	45	3.59	9.31	7.38	0.60	0.85	C56
前列腺	Prostate	11	0.62	2.11	2.30	0.03	0.20	–	–	–	–	–	–	C61
睾丸	Testis	4	0.23	0.77	1.34	0.06	0.09	–	–	–	–	–	–	C62
肾及泌尿系统不明	Kidney & Unspecified Urinary Organs	8	0.45	1.53	1.06	0.10	0.13	9	0.72	1.86	1.44	0.10	0.14	C64-C66,68
膀胱	Bladder	32	1.82	6.14	4.86	0.35	0.65	4	0.32	0.83	0.60	0.04	0.09	C67
脑,神经系统	Brain , Central Nervous System	25	1.42	4.79	3.66	0.27	0.37	26	2.08	5.38	4.63	0.32	0.41	C70-C72
甲状腺	Thyroid Gland	7	0.40	1.34	1.04	0.07	0.14	14	1.12	2.90	2.23	0.15	0.27	C73
淋巴瘤	Lymphoma	17	0.96	3.26	2.21	0.19	0.25	18	1.44	3.72	2.86	0.23	0.36	C81-C85,88,90,96
白血病	Leukaemia	22	1.25	4.22	4.50	0.28	0.35	20	1.60	4.14	4.10	0.30	0.30	C91-C95
不明及其他恶性肿瘤	All Other Sites and Unspecified	43	2.44	8.25	6.95	0.44	0.78	40	3.19	8.28	7.52	0.44	0.69	O&U
所有部位合计	All Sites	1763	100.00	338.11	284.46	18.62	35.07	1253	100.00	259.25	207.04	14.98	24.97	ALL
所有部位除外 C44	All Sites but C44	1755	99.55	336.58	282.53	18.52	34.92	1247	99.52	258.01	206.13	14.92	24.88	ALLbC44
死亡 Mortality														
口腔和咽喉(除外鼻咽)	Lip,Oral Cavity & Pharynx but Nasopharynx	15	1.30	2.88	2.52	0.13	0.30	2	0.27	0.41	0.24	0.01	0.01	C00-C10;C12-C14
鼻咽	Nasopharynx	10	0.87	1.92	1.74	0.08	0.23	4	0.54	0.83	0.73	0.06	0.06	C11
食管	Esophagus	280	24.28	53.70	49.15	1.87	6.18	99	13.25	20.48	17.89	0.66	2.59	C15
胃	Stomach	416	36.08	79.78	68.05	3.59	8.54	113	15.13	23.38	17.90	1.01	2.30	C16
结直肠肛门	Colon , Rectum & Anus	64	5.55	12.27	10.81	0.41	1.19	46	6.16	9.52	7.56	0.58	0.93	C18-C21
肝脏	Liver	86	7.46	16.49	14.11	0.82	1.60	36	4.82	7.45	6.38	0.24	0.92	C22
胆囊及其他	Gallbladder and Extrahepatic Ducts	11	0.95	2.11	1.84	0.09	0.21	26	3.48	5.38	4.43	0.24	0.63	C23-C24
胰腺	Pancreas	12	1.04	2.30	2.26	0.09	0.25	6	0.80	1.24	0.98	0.04	0.13	C25
喉	Larynx	4	0.35	0.77	0.72	0.03	0.07	0	0.00	0.00	0.00	0.00	0.00	C32
气管,支气管,肺	Trachea , Bronchus and Lung	90	7.81	17.26	14.12	0.63	1.84	62	8.30	12.83	11.13	0.49	1.44	C33-C34
其他胸腔器官	Other Thoracic Organs	1	0.09	0.19	0.14	0.00	0.00	1	0.13	0.21	0.21	0.03	0.03	C37-C38
骨	Bone	11	0.95	2.11	1.58	0.11	0.15	4	0.54	0.83	0.69	0.05	0.09	C40-C41
皮肤黑色素瘤	Melanoma of Skin	6	0.52	1.15	0.99	0.07	0.13	4	0.54	0.83	0.55	0.06	0.06	C43
乳房	Breast	1	0.09	0.19	0.14	0.02	0.02	101	13.52	20.90	15.80	1.29	1.65	C50
子宫颈	Cervix	–	–	–	–	–	–	54	7.23	11.17	8.55	0.54	1.12	C53
子宫体及子宫部位不明	Uterus & Unspecified	–	–	–	–	–	–	32	4.28	6.62	5.34	0.41	0.78	C54-C55
卵巢	Ovary	–	–	–	–	–	–	31	4.15	6.41	5.10	0.42	0.53	C56
前列腺	Prostate	2	0.17	0.38	0.63	0.00	0.00	–	–	–	–	–	–	C61
睾丸	Testis	2	0.17	0.38	0.26	0.00	0.05	–	–	–	–	–	–	C62
肾及泌尿系统不明	Kidney & Unspecified Urinary Organs	12	1.04	2.30	1.48	0.16	0.16	6	0.80	1.24	1.23	0.09	0.14	C64-C66,68
膀胱	Bladder	10	0.87	1.92	1.40	0.09	0.18	1	0.13	0.21	0.21	0.03	0.03	C67
脑,神经系统	Brain , Central Nervous System	19	1.65	3.64	2.92	0.25	0.25	13	1.74	2.69	1.83	0.13	0.17	C70-C72
甲状腺	Thyroid Gland	9	0.78	1.73	1.43	0.11	0.15	25	3.35	5.17	4.13	0.31	0.46	C73
淋巴瘤	Lymphoma	24	2.08	4.60	3.41	0.17	0.41	18	2.41	3.72	3.60	0.23	0.36	C81-C85,88,90,96
白血病	Leukaemia	14	1.21	2.68	2.09	0.14	0.14	16	2.14	3.31	3.36	0.22	0.27	C91-C95
不明及其他恶性肿瘤	All Other Sites and Unspecified	54	4.68	10.36	8.55	0.59	1.04	47	6.29	9.72	7.56	0.52	0.88	O&U
所有部位合计	All Sites	1153	100.00	221.13	190.67	9.45	23.09	747	100.00	154.56	125.38	7.65	15.56	ALL
所有部位除外 C44	All Sites but C44	1139	98.79	218.44	188.79	9.35	22.82	737	98.66	152.49	123.86	7.55	15.37	ALLbC44

表 7-3-167 海南藏族自治州 2011 年癌症发病和死亡主要指标
Table 7-3-167　Incidence and mortality of cancer in Hainan,2011

部位 Site		男性 Male						女性 Female						ICD-10
		病例数 No. cases	构成 (%)	粗率 Crude rate (1/10⁵)	世标率 ASR world (1/10⁵)	累积率 Cum.rate(%) 0~64	0~74	病例数 No. cases	构成 (%)	粗率 Crude rate (1/10⁵)	世标率 ASR world (1/10⁵)	累积率 Cum.rate(%) 0~64	0~74	
发病 Incidence														
口腔和咽喉(除外鼻咽)	Lip,Oral Cavity & Pharynx but Nasopharynx	1	0.27	0.44	0.61	0.00	0.15	4	1.39	1.79	2.35	0.15	0.25	C00-C10;C12-C14
鼻咽	Nasopharynx	2	0.54	0.88	0.93	0.10	0.10	0	0.00	0.00	0.00	0.00	0.00	C11
食管	Esophagus	25	6.74	11.02	16.68	0.80	1.92	6	2.08	2.68	3.23	0.09	0.53	C15
胃	Stomach	124	33.42	54.67	66.13	4.19	8.22	52	18.06	23.23	25.27	1.72	2.81	C16
结直肠肛门	Colon,Rectum & Anus	22	5.93	9.70	15.05	0.62	1.46	13	4.51	5.81	6.15	0.38	0.51	C18-C21
肝脏	Liver	96	25.88	42.32	52.44	3.98	6.02	39	13.54	17.42	19.30	1.45	2.07	C22
胆囊及其他	Gallbladder and Extrahepatic Ducts	4	1.08	1.76	1.71	0.11	0.11	5	1.74	2.23	2.18	0.19	0.19	C23-C24
胰腺	Pancreas	6	1.62	2.65	3.11	0.09	0.09	2	0.69	0.89	1.04	0.00	0.26	C25
喉	Larynx	2	0.54	0.88	1.31	0.00	0.12	0	0.00	0.00	0.00	0.00	0.00	C32
气管,支气管,肺	Trachea,Bronchus and Lung	41	11.05	18.08	24.03	1.24	3.47	22	7.64	9.83	12.07	0.69	1.60	C33-C34
其他胸腔器官	Other Thoracic Organs	1	0.27	0.44	0.61	0.00	0.15	1	0.35	0.45	0.65	0.08	0.08	C37-C38
骨	Bone	1	0.27	0.44	0.69	0.00	0.12	3	1.04	1.34	1.62	0.18	0.18	C40-C41
皮肤黑色素瘤	Melanoma of Skin	0	0.00	0.00	0.00	0.00	0.00	0	0.00	0.00	0.00	0.00	0.00	C43
乳房	Breast	0	0.00	0.00	0.00	0.00	0.00	19	6.60	8.49	8.80	0.74	0.97	C50
子宫颈	Cervix	–	–	–	–	–	–	53	18.40	23.68	24.07	2.22	2.33	C53
子宫体及子宫部位不明	Uterus & Unspecified	–	–	–	–	–	–	16	5.56	7.15	6.60	0.42	0.73	C54-C55
卵巢	Ovary	–	–	–	–	–	–	5	1.74	2.23	2.15	0.22	0.22	C56
前列腺	Prostate	5	1.35	2.20	2.95	0.03	0.45	–	–	–	–	–	–	C61
睾丸	Testis	1	0.27	0.44	0.41	0.03	0.03	–	–	–	–	–	–	C62
肾及泌尿系统不明	Kidney & Unspecified Urinary Organs	4	1.08	1.76	1.64	0.09	0.09	2	0.69	0.89	1.29	0.07	0.17	C64-C66,68
膀胱	Bladder	4	1.08	1.76	2.20	0.11	0.26	2	0.69	0.89	0.91	0.02	0.13	C67
脑,神经系统	Brain,Central Nervous System	9	2.43	3.97	4.50	0.18	0.45	14	4.86	6.25	6.24	0.58	0.71	C70-C72
甲状腺	Thyroid Gland	1	0.27	0.44	0.61	0.00	0.15	9	3.13	4.02	3.35	0.29	0.29	C73
淋巴瘤	Lymphoma	1	0.27	0.44	0.52	0.06	0.06	0	0.00	0.00	0.00	0.00	0.00	C81-C85,88,90,96
白血病	Leukaemia	7	1.89	3.09	3.16	0.21	0.21	11	3.82	4.91	5.41	0.34	0.34	C91-C95
不明及其他恶性肿瘤	All Other Sites and Unspecified	14	3.77	6.17	7.84	0.57	0.57	10	3.47	4.47	4.03	0.20	0.43	O&U
所有部位合计	All Sites	371	100.00	163.57	207.15	12.41	24.21	288	100.00	128.65	136.71	10.03	14.82	ALL
所有部位除外 C44	All Sites but C44	370	99.73	163.12	206.47	12.33	24.13	286	99.31	127.76	135.67	10.00	14.69	ALLbC44
死亡 Mortality														
口腔和咽喉(除外鼻咽)	Lip,Oral Cavity & Pharynx but Nasopharynx	2	0.91	0.88	0.90	0.02	0.18	0	0.00	0.00	0.00	0.00	0.00	C00-C10;C12-C14
鼻咽	Nasopharynx	0	0.00	0.00	0.00	0.00	0.00	0	0.00	0.00	0.00	0.00	0.00	C11
食管	Esophagus	15	6.82	6.61	8.95	0.23	1.11	3	2.54	1.34	1.34	0.03	0.13	C15
胃	Stomach	82	37.27	36.15	48.01	1.95	6.06	44	37.29	19.66	22.63	1.06	2.68	C16
结直肠肛门	Colon,Rectum & Anus	9	4.09	3.97	5.10	0.11	0.88	2	1.69	0.89	1.05	0.07	0.07	C18-C21
肝脏	Liver	67	30.45	29.54	37.70	2.62	4.39	29	24.58	12.95	13.79	0.80	1.50	C22
胆囊及其他	Gallbladder and Extrahepatic Ducts	2	0.91	0.88	0.93	0.10	0.10	2	1.69	0.89	1.32	0.15	0.15	C23-C24
胰腺	Pancreas	3	1.36	1.32	1.67	0.06	0.06	0	0.00	0.00	0.00	0.00	0.00	C25
喉	Larynx	1	0.45	0.44	0.53	0.00	0.00	0	0.00	0.00	0.00	0.00	0.00	C32
气管,支气管,肺	Trachea,Bronchus and Lung	12	5.45	5.29	6.67	0.36	0.94	5	4.24	2.23	2.65	0.16	0.39	C33-C34
其他胸腔器官	Other Thoracic Organs	0	0.00	0.00	0.00	0.00	0.00	0	0.00	0.00	0.00	0.00	0.00	C37-C38
骨	Bone	0	0.00	0.00	0.00	0.00	0.00	1	0.85	0.45	0.44	0.04	0.04	C40-C41
皮肤黑色素瘤	Melanoma of Skin	0	0.00	0.00	0.00	0.00	0.00	0	0.00	0.00	0.00	0.00	0.00	C43
乳房	Breast	0	0.00	0.00	0.00	0.00	0.00	6	5.08	2.68	3.64	0.19	0.50	C50
子宫颈	Cervix	–	–	–	–	–	–	9	7.63	4.02	4.07	0.34	0.44	C53
子宫体及子宫部位不明	Uterus & Unspecified	–	–	–	–	–	–	6	5.08	2.68	2.83	0.05	0.28	C54-C55
卵巢	Ovary	–	–	–	–	–	–	0	0.00	0.00	0.00	0.00	0.00	C56
前列腺	Prostate	2	0.91	0.88	1.10	0.03	0.15	–	–	–	–	–	–	C61
睾丸	Testis	0	0.00	0.00	0.00	0.00	0.00	–	–	–	–	–	–	C62
肾及泌尿系统不明	Kidney & Unspecified Urinary Organs	0	0.00	0.00	0.00	0.00	0.00	0	0.00	0.00	0.00	0.00	0.00	C64-C66,68
膀胱	Bladder	4	1.82	1.76	2.19	0.02	0.44	2	1.69	0.89	0.90	0.00	0.13	C67
脑,神经系统	Brain,Central Nervous System	4	1.82	1.76	1.84	0.06	0.26	3	2.54	1.34	1.48	0.04	0.30	C70-C72
甲状腺	Thyroid Gland	2	0.91	0.88	1.21	0.08	0.08	0	0.00	0.00	0.00	0.00	0.00	C73
淋巴瘤	Lymphoma	0	0.00	0.00	0.00	0.00	0.00	0	0.00	0.00	0.00	0.00	0.00	C81-C85,88,90,96
白血病	Leukaemia	5	2.27	2.20	2.27	0.13	0.25	5	4.24	2.23	2.66	0.13	0.13	C91-C95
不明及其他恶性肿瘤	All Other Sites and Unspecified	10	4.55	4.41	4.66	0.37	0.37	1	0.85	0.45	0.30	0.02	0.02	O&U
所有部位合计	All Sites	220	100.00	96.99	123.73	6.16	15.08	118	100.00	52.71	59.12	3.06	6.76	ALL
所有部位除外 C44	All Sites but C44	218	99.09	96.11	122.53	6.07	14.99	118	100.00	52.71	59.12	3.06	6.76	ALLbC44

表 7-3-168 银川市 2011 年癌症发病和死亡主要指标
Table 7-3-168 Incidence and mortality of cancer in Yinchuan, 2011

部位 Site		男性 Male						女性 Female						ICD-10
		病例数 No. cases	构成 (%)	粗率 Crude rate (1/10⁵)	世标率 ASR world (1/10⁵)	累积率 Cum.rate(%) 0~64	0~74	病例数 No. cases	构成 (%)	粗率 Crude rate (1/10⁵)	世标率 ASR world (1/10⁵)	累积率 Cum.rate(%) 0~64	0~74	
发病 Incidence														
口腔和咽喉(除外鼻咽)	Lip,Oral Cavity & Pharynx but Nasopharynx	20	1.30	4.15	3.25	0.22	0.30	13	1.01	2.65	2.23	0.05	0.38	C00–C10;C12–C14
鼻咽	Nasopharynx	10	0.65	2.07	1.41	0.07	0.15	6	0.46	1.22	1.04	0.10	0.10	C11
食管	Esophagus	63	4.10	13.06	10.52	0.40	1.31	23	1.78	4.69	3.41	0.05	0.34	C15
胃	Stomach	243	15.82	50.39	39.55	1.95	5.06	97	7.50	19.77	15.05	0.81	1.85	C16
结直肠肛门	Colon, Rectum & Anus	168	10.94	34.84	26.91	1.28	3.60	118	9.13	24.05	18.99	1.00	2.55	C18–C21
肝脏	Liver	218	14.19	45.20	34.20	2.24	4.12	90	6.96	18.34	14.35	0.82	1.58	C22
胆囊及其他	Gallbladder and Extrahepatic Ducts	26	1.69	5.39	4.06	0.18	0.42	27	2.09	5.50	4.19	0.24	0.46	C23–C24
胰腺	Pancreas	52	3.39	10.78	8.87	0.50	1.09	37	2.86	7.54	6.37	0.27	0.88	C25
喉	Larynx	12	0.78	2.49	2.02	0.14	0.22	0	0.00	0.00	0.00	0.00	0.00	C32
气管,支气管,肺	Trachea, Bronchus and Lung	309	20.12	64.07	48.49	2.34	6.41	150	11.60	30.57	23.84	1.25	2.84	C33–C34
其他胸腔器官	Other Thoracic Organs	5	0.33	1.04	1.00	0.10	0.10	3	0.23	0.61	0.46	0.05	0.05	C37–C38
骨	Bone	17	1.11	3.53	2.97	0.21	0.29	12	0.93	2.45	1.78	0.13	0.19	C40–C41
皮肤黑色素瘤	Melanoma of Skin	3	0.20	0.62	0.60	0.01	0.09	2	0.15	0.41	0.27	0.01	0.05	C43
乳房	Breast	5	0.33	1.04	0.73	0.04	0.08	240	18.56	48.92	36.00	3.03	3.83	C50
子宫颈	Cervix	–	–	–	–	–	–	91	7.04	18.55	13.14	1.10	1.36	C53
子宫体及子宫部位不明	Uterus & Unspecified	–	–	–	–	–	–	51	3.94	10.39	8.14	0.69	0.95	C54–C55
卵巢	Ovary	–	–	–	–	–	–	62	4.80	12.64	9.70	0.77	1.09	C56
前列腺	Prostate	39	2.54	8.09	5.80	0.15	0.55	–	–	–	–	–	–	C61
睾丸	Testis	1	0.07	0.21	0.24	0.00	0.04	–	–	–	–	–	–	C62
肾及泌尿系统不明	Kidney & Unspecified Urinary Organs	45	2.93	9.33	7.54	0.42	1.02	21	1.62	4.28	3.40	0.20	0.41	C64–C66,68
膀胱	Bladder	84	5.47	17.42	13.51	0.71	1.51	20	1.55	4.08	3.10	0.13	0.31	C67
脑,神经系统	Brain, Central Nervous System	46	2.99	9.54	8.03	0.45	0.85	51	3.94	10.39	8.05	0.57	0.94	C70–C72
甲状腺	Thyroid Gland	32	2.08	6.64	4.99	0.44	0.48	56	4.33	11.41	9.19	0.71	0.92	C73
淋巴瘤	Lymphoma	33	2.15	6.84	5.50	0.29	0.53	35	2.71	7.13	5.90	0.41	0.73	C81–C85,88,90,96
白血病	Leukaemia	33	2.15	6.84	6.70	0.35	0.55	17	1.31	3.46	2.70	0.16	0.30	C91–C95
不明及其他恶性肿瘤	All Other Sites and Unspecified	72	4.69	14.93	11.15	0.60	1.24	71	5.49	14.47	11.29	0.72	1.06	O&U
所有部位合计	All Sites	1536	100.00	318.50	248.03	13.11	30.01	1293	100.00	263.54	202.59	13.26	23.16	ALL
所有部位除外 C44	All Sites but C44	1519	98.89	314.97	245.68	12.99	29.82	1280	98.99	260.89	200.44	13.11	22.97	ALLbC44
死亡 Mortality														
口腔和咽喉(除外鼻咽)	Lip,Oral Cavity & Pharynx but Nasopharynx	8	0.93	1.66	1.14	0.07	0.07	4	0.90	0.82	0.75	0.04	0.11	C00–C10;C12–C14
鼻咽	Nasopharynx	5	0.58	1.04	0.70	0.03	0.07	0	0.00	0.00	0.00	0.00	0.00	C11
食管	Esophagus	40	4.66	8.29	6.87	0.36	0.76	16	3.60	3.26	2.59	0.03	0.28	C15
胃	Stomach	150	17.46	31.10	24.05	0.92	2.96	42	9.46	8.56	5.97	0.25	0.59	C16
结直肠肛门	Colon, Rectum & Anus	55	6.40	11.40	7.96	0.23	0.95	35	7.88	7.13	5.43	0.15	0.66	C18–C21
肝脏	Liver	143	16.65	29.65	23.35	1.39	2.78	58	13.06	11.82	9.22	0.54	0.94	C22
胆囊及其他	Gallbladder and Extrahepatic Ducts	21	2.44	4.35	2.99	0.17	0.25	18	4.05	3.67	2.97	0.18	0.29	C23–C24
胰腺	Pancreas	39	4.54	8.09	6.24	0.23	0.95	31	6.98	6.32	5.34	0.24	0.74	C25
喉	Larynx	1	0.12	0.21	0.16	0.00	0.00	0	0.00	0.00	0.00	0.00	0.00	C32
气管,支气管,肺	Trachea, Bronchus and Lung	228	26.54	47.28	35.52	1.26	4.74	88	19.82	17.94	14.06	0.59	1.70	C33–C34
其他胸腔器官	Other Thoracic Organs	1	0.12	0.21	0.16	0.00	0.04	0	0.00	0.00	0.00	0.00	0.00	C37–C38
骨	Bone	8	0.93	1.66	1.16	0.04	0.08	3	0.68	0.61	0.38	0.03	0.03	C40–C41
皮肤黑色素瘤	Melanoma of Skin	1	0.12	0.21	0.15	0.02	0.02	0	0.00	0.00	0.00	0.00	0.00	C43
乳房	Breast	3	0.35	0.62	0.48	0.02	0.06	40	9.01	8.15	6.14	0.54	0.57	C50
子宫颈	Cervix	–	–	–	–	–	–	16	3.60	3.26	2.42	0.12	0.23	C53
子宫体及子宫部位不明	Uterus & Unspecified	–	–	–	–	–	–	3	0.68	0.61	0.63	0.03	0.10	C54–C55
卵巢	Ovary	–	–	–	–	–	–	11	2.48	2.24	1.78	0.11	0.22	C56
前列腺	Prostate	20	2.33	4.15	2.60	0.07	0.07	–	–	–	–	–	–	C61
睾丸	Testis	1	0.12	0.21	0.24	0.00	0.04	–	–	–	–	–	–	C62
肾及泌尿系统不明	Kidney & Unspecified Urinary Organs	11	1.28	2.28	1.98	0.07	0.27	7	1.58	1.43	0.98	0.05	0.09	C64–C66,68
膀胱	Bladder	19	2.21	3.94	2.68	0.14	0.14	1	0.23	0.20	0.21	0.00	0.03	C67
脑,神经系统	Brain, Central Nervous System	34	3.96	7.05	5.70	0.36	0.72	20	4.50	4.08	3.53	0.20	0.38	C70–C72
甲状腺	Thyroid Gland	1	0.12	0.21	0.19	0.02	0.02	3	0.68	0.61	0.43	0.02	0.02	C73
淋巴瘤	Lymphoma	7	0.81	1.45	1.20	0.00	0.16	9	2.03	1.83	1.26	0.09	0.09	C81–C85,88,90,96
白血病	Leukaemia	21	2.44	4.35	3.68	0.20	0.28	11	2.48	2.24	1.65	0.13	0.13	C91–C95
不明及其他恶性肿瘤	All Other Sites and Unspecified	42	4.89	8.71	6.67	0.32	0.84	28	6.31	5.71	4.48	0.18	0.36	O&U
所有部位合计	All Sites	859	100.00	178.12	135.85	5.94	16.26	444	100.00	90.50	70.21	3.53	7.55	ALL
所有部位除外 C44	All Sites but C44	855	99.53	177.29	135.38	5.93	16.25	442	99.55	90.09	69.75	3.49	7.52	ALLbC44

表 7-3-169 大武口市 2011 年癌症发病和死亡主要指标
Table 7-3-169 Incidence and mortality of cancer in Dawukou, 2011

部位 Site		男性 Male						女性 Female						ICD-10
		病例数 No. cases	构成 (%)	粗率 Crude rate (1/10⁵)	世标率 ASR world (1/10⁵)	累积率 Cum.rate(%) 0~64	0~74	病例数 No. cases	构成 (%)	粗率 Crude rate (1/10⁵)	世标率 ASR world (1/10⁵)	累积率 Cum.rate(%) 0~64	0~74	
发病 Incidence														
口腔和咽喉(除外鼻咽)	Lip, Oral Cavity & Pharynx but Nasopharynx	3	1.04	2.19	2.91	0.07	0.25	3	1.58	2.30	2.58	0.21	0.21	C00–C10;C12–C14
鼻咽	Nasopharynx	3	1.04	2.19	3.03	0.09	0.37	2	1.05	1.53	1.67	0.14	0.14	C11
食管	Esophagus	23	7.99	16.75	25.21	1.08	3.38	4	2.11	3.07	4.53	0.27	0.60	C15
胃	Stomach	48	16.67	34.96	49.50	2.46	6.64	15	7.89	11.50	14.22	0.99	1.51	C16
结直肠肛门	Colon, Rectum & Anus	24	8.33	17.48	22.57	1.11	2.39	19	10.00	14.57	20.09	0.83	3.32	C18–C21
肝脏	Liver	46	15.97	33.51	45.52	3.30	5.64	16	8.42	12.27	17.42	1.19	2.70	C22
胆囊及其他	Gallbladder and Extrahepatic Ducts	1	0.35	0.73	1.13	0.00	0.28	3	1.58	2.30	3.36	0.14	0.33	C23–C24
胰腺	Pancreas	10	3.47	7.28	9.98	0.50	1.42	7	3.68	5.37	7.97	0.04	1.41	C25
喉	Larynx	4	1.39	2.91	5.56	0.09	0.09	1	0.53	0.77	0.83	0.07	0.07	C32
气管,支气管,肺	Trachea, Bronchus and Lung	89	30.90	64.83	92.33	2.67	12.03	36	18.95	27.60	39.71	0.97	5.73	C33–C34
其他胸腔器官	Other Thoracic Organs	1	0.35	0.73	1.03	0.13	0.13	0	0.00	0.00	0.00	0.00	0.00	C37–C38
骨	Bone	3	1.04	2.19	3.11	0.09	0.55	4	2.11	3.07	5.03	0.00	0.98	C40–C41
皮肤黑色素瘤	Melanoma of Skin	0	0.00	0.00	0.00	0.00	0.00	0	0.00	0.00	0.00	0.00	0.00	C43
乳房	Breast	1	0.35	0.73	0.93	0.12	0.12	31	16.32	23.77	30.57	2.28	3.32	C50
子宫颈	Cervix	–	–	–	–	–	–	8	4.21	6.13	6.79	0.70	0.70	C53
子宫体及子宫部位不明	Uterus & Unspecified	–	–	–	–	–	–	4	2.11	3.07	3.90	0.30	0.30	C54–C55
卵巢	Ovary	–	–	–	–	–	–	7	3.68	5.37	5.82	0.46	0.46	C56
前列腺	Prostate	3	1.04	2.19	3.17	0.00	0.36	–	–	–	–	–	–	C61
睾丸	Testis	0	0.00	0.00	0.00	0.00	0.00	–	–	–	–	–	–	C62
肾及泌尿系统不明	Kidney & Unspecified Urinary Organs	3	1.04	2.19	2.87	0.20	0.20	2	1.05	1.53	2.62	0.00	0.66	C64–C66,68
膀胱	Bladder	5	1.74	3.64	4.64	0.23	0.51	1	0.53	0.77	1.17	0.00	0.19	C67
脑,神经系统	Brain, Central Nervous System	4	1.39	2.91	3.70	0.25	0.43	5	2.63	3.83	4.55	0.46	0.46	C70–C72
甲状腺	Thyroid Gland	2	0.69	1.46	1.72	0.16	0.16	5	2.63	3.83	4.98	0.24	0.63	C73
淋巴瘤	Lymphoma	6	2.08	4.37	5.54	0.25	0.43	3	1.58	2.30	2.25	0.19	0.19	C81–C85,88,90,96
白血病	Leukaemia	0	0.00	0.00	0.00	0.00	0.00	4	2.11	3.07	3.33	0.12	0.45	C91–C95
不明及其他恶性肿瘤	All Other Sites and Unspecified	9	3.13	6.56	8.45	0.34	0.91	10	5.26	7.67	11.10	0.58	1.81	O&U
所有部位合计	All Sites	288	100.00	209.78	292.92	13.13	36.27	190	100.00	145.67	194.50	10.16	26.17	ALL
所有部位除外 C44	All Sites but C44	288	100.00	209.78	292.92	13.13	36.27	190	100.00	145.67	194.50	10.16	26.17	ALLbC44
死亡 Mortality														
口腔和咽喉(除外鼻咽)	Lip, Oral Cavity & Pharynx but Nasopharynx	3	1.65	2.19	3.05	0.12	0.40	1	0.93	0.77	0.83	0.07	0.07	C00–C10;C12–C14
鼻咽	Nasopharynx	1	0.55	0.73	1.13	0.00	0.28	0	0.00	0.00	0.00	0.00	0.00	C11
食管	Esophagus	18	9.89	13.11	19.53	0.52	2.18	12	11.11	9.20	11.45	0.50	1.35	C15
胃	Stomach	21	11.54	15.30	23.79	0.33	2.64	9	8.33	6.90	9.81	0.17	1.16	C16
结直肠肛门	Colon, Rectum & Anus	6	3.30	4.37	5.59	0.37	0.65	9	8.33	6.90	9.81	0.17	1.16	C18–C21
肝脏	Liver	36	19.78	26.22	34.83	2.26	4.38	16	14.81	12.27	19.68	0.71	2.93	C22
胆囊及其他	Gallbladder and Extrahepatic Ducts	1	0.55	0.73	1.13	0.00	0.28	3	2.78	2.30	3.37	0.00	0.19	C23–C24
胰腺	Pancreas	11	6.04	8.01	11.17	0.28	1.37	5	4.63	3.83	5.61	0.21	0.93	C25
喉	Larynx	2	1.10	1.46	3.66	0.00	0.00	1	0.93	0.77	0.83	0.07	0.07	C32
气管,支气管,肺	Trachea, Bronchus and Lung	63	34.62	45.89	68.81	1.56	8.32	33	30.56	25.30	37.31	0.88	5.19	C33–C34
其他胸腔器官	Other Thoracic Organs	0	0.00	0.00	0.00	0.00	0.00	0	0.00	0.00	0.00	0.00	0.00	C37–C38
骨	Bone	2	1.10	1.46	1.98	0.09	0.27	4	3.70	3.07	4.66	0.07	0.92	C40–C41
皮肤黑色素瘤	Melanoma of Skin	0	0.00	0.00	0.00	0.00	0.00	0	0.00	0.00	0.00	0.00	0.00	C43
乳房	Breast	0	0.00	0.00	0.00	0.00	0.00	3	2.78	2.30	4.92	0.14	0.33	C50
子宫颈	Cervix	–	–	–	–	–	–	2	1.85	1.53	1.92	0.21	0.21	C53
子宫体及子宫部位不明	Uterus & Unspecified	–	–	–	–	–	–	1	0.93	0.77	1.09	0.14	0.14	C54–C55
卵巢	Ovary	–	–	–	–	–	–	1	0.93	0.77	1.17	0.00	0.19	C56
前列腺	Prostate	0	0.00	0.00	0.00	0.00	0.00	–	–	–	–	–	–	C61
睾丸	Testis	0	0.00	0.00	0.00	0.00	0.00	–	–	–	–	–	–	C62
肾及泌尿系统不明	Kidney & Unspecified Urinary Organs	1	0.55	0.73	1.13	0.00	0.28	0	0.00	0.00	0.00	0.00	0.00	C64–C66,68
膀胱	Bladder	2	1.10	1.46	1.97	0.00	0.00	2	1.85	1.53	2.33	0.00	0.39	C67
脑,神经系统	Brain, Central Nervous System	3	1.65	2.19	2.53	0.14	0.31	2	1.85	1.53	1.92	0.21	0.21	C70–C72
甲状腺	Thyroid Gland	0	0.00	0.00	0.00	0.00	0.00	1	0.93	0.77	0.87	0.07	0.07	C73
淋巴瘤	Lymphoma	2	1.10	1.46	1.92	0.12	0.12	2	1.85	1.53	1.53	0.14	0.14	C81–C85,88,90,96
白血病	Leukaemia	3	1.65	2.19	3.01	0.07	0.53	1	0.93	0.77	1.10	0.00	0.00	C91–C95
不明及其他恶性肿瘤	All Other Sites and Unspecified	7	3.85	5.10	6.75	0.30	0.76	9	8.33	6.90	10.43	0.41	1.45	O&U
所有部位合计	All Sites	182	100.00	132.57	191.97	6.13	22.79	108	100.00	82.80	120.83	4.00	15.94	ALL
所有部位除外 C44	All Sites but C44	182	100.00	132.57	191.97	6.13	22.79	107	99.07	82.04	119.74	3.86	15.81	ALLbC44

表 7-3-170 惠农县 2011 年癌症发病和死亡主要指标
Table 7-3-170 Incidence and mortality of cancer in Huinong, 2011

部位 Site		男性 Male						女性 Female						ICD-10
		病例数 No. cases	构成 (%)	粗率 Crude rate (1/10⁵)	世标率 ASR world (1/10⁵)	累积率 Cum.rate(%) 0~64	0~74	病例数 No. cases	构成 (%)	粗率 Crude rate (1/10⁵)	世标率 ASR world (1/10⁵)	累积率 Cum.rate(%) 0~64	0~74	
发病 Incidence														
口腔和咽喉(除外鼻咽)	Lip,Oral Cavity & Pharynx but Nasopharynx	4	1.96	4.14	4.38	0.42	0.42	0	0.00	0.00	0.00	0.00	0.00	C00-C10;C12-C14
鼻咽	Nasopharynx	0	0.00	0.00	0.00	0.00	0.00	0	0.00	0.00	0.00	0.00	0.00	C11
食管	Esophagus	18	8.82	18.61	29.08	0.99	3.91	7	4.83	7.62	10.79	0.43	1.64	C15
胃	Stomach	33	16.18	34.12	50.33	1.79	6.67	8	5.52	8.71	10.85	0.53	0.53	C16
结直肠肛门	Colon, Rectum & Anus	24	11.76	24.82	32.75	1.86	3.97	11	7.59	11.97	16.99	0.76	2.52	C18-C21
肝脏	Liver	33	16.18	34.12	43.66	2.74	4.56	15	10.34	16.33	28.01	1.17	2.85	C22
胆囊及其他	Gallbladder and Extrahepatic Ducts	1	0.49	1.03	1.47	0.00	0.00	3	2.07	3.27	7.01	0.00	0.28	C23-C24
胰腺	Pancreas	7	3.43	7.24	9.78	0.83	0.83	2	1.38	2.18	2.55	0.27	0.27	C25
喉	Larynx	4	1.96	4.14	5.59	0.26	0.92	0	0.00	0.00	0.00	0.00	0.00	C32
气管,支气管,肺	Trachea, Bronchus and Lung	39	19.12	40.33	60.47	1.73	7.01	24	16.55	26.12	38.75	0.86	4.20	C33-C34
其他胸腔器官	Other Thoracic Organs	1	0.49	1.03	1.14	0.10	0.10	3	2.07	3.27	4.51	0.36	0.63	C37-C38
骨	Bone	0	0.00	0.00	0.00	0.00	0.00	2	1.38	2.18	3.04	0.10	0.56	C40-C41
皮肤黑色素瘤	Melanoma of Skin	0	0.00	0.00	0.00	0.00	0.00	0	0.00	0.00	0.00	0.00	0.00	C43
乳房	Breast	0	0.00	0.00	0.00	0.00	0.00	33	22.76	35.92	42.48	3.17	4.66	C50
子宫颈	Cervix	–	–	–	–	–	–	6	4.14	6.53	7.66	0.56	0.56	C53
子宫体及子宫部位不明	Uterus & Unspecified	–	–	–	–	–	–	3	2.07	3.27	5.05	0.13	1.06	C54-C55
卵巢	Ovary	–	–	–	–	–	–	4	2.76	4.35	5.81	0.46	0.93	C56
前列腺	Prostate	1	0.49	1.03	1.39	0.00	0.00	–	–	–	–	–	–	C61
睾丸	Testis	1	0.49	1.03	1.30	0.13	0.13	–	–	–	–	–	–	C62
肾及泌尿系统不明	Kidney & Unspecified Urinary Organs	12	5.88	12.41	17.19	0.67	2.13	1	0.69	1.09	1.66	0.00	0.28	C64-C66,68
膀胱	Bladder	9	4.41	9.31	12.40	0.47	1.93	3	2.07	3.27	5.07	0.19	0.93	C67
脑,神经系统	Brain, Central Nervous System	2	0.98	2.07	2.91	0.13	0.53	5	3.45	5.44	6.83	0.53	0.53	C70-C72
甲状腺	Thyroid Gland	6	2.94	6.20	6.95	0.49	0.89	4	2.76	4.35	4.55	0.21	0.67	C73
淋巴瘤	Lymphoma	1	0.49	1.03	1.46	0.18	0.18	1	0.69	1.09	1.33	0.13	0.13	C81-C85,88,90,96
白血病	Leukaemia	0	0.00	0.00	0.00	0.00	0.00	3	2.07	3.27	3.52	0.22	0.22	C91-C95
不明及其他恶性肿瘤	All Other Sites and Unspecified	8	3.92	8.27	11.07	0.56	0.81	7	4.83	7.62	9.62	0.94	1.21	O&U
所有部位合计	All Sites	204	100.00	210.94	293.32	13.35	34.97	145	100.00	157.81	216.08	11.03	24.66	ALL
所有部位除外 C44	All Sites but C44	202	99.02	208.87	290.34	13.17	34.53	145	100.00	157.81	216.08	11.03	24.66	ALLbC44
死亡 Mortality														
口腔和咽喉(除外鼻咽)	Lip,Oral Cavity & Pharynx but Nasopharynx	1	0.80	1.03	1.33	0.17	0.17	0	0.00	0.00	0.00	0.00	0.00	C00-C10;C12-C14
鼻咽	Nasopharynx	0	0.00	0.00	0.00	0.00	0.00	0	0.00	0.00	0.00	0.00	0.00	C11
食管	Esophagus	19	15.20	19.65	29.50	1.39	3.25	5	6.49	5.44	8.15	0.16	1.09	C15
胃	Stomach	25	20.00	25.85	42.29	0.99	5.77	5	6.49	5.44	7.44	0.55	0.55	C16
结直肠肛门	Colon, Rectum & Anus	9	7.20	9.31	12.33	0.45	1.51	4	5.19	4.35	5.66	0.23	0.97	C18-C21
肝脏	Liver	23	18.40	23.78	31.17	1.30	3.76	16	20.78	17.41	29.42	0.92	2.59	C22
胆囊及其他	Gallbladder and Extrahepatic Ducts	2	1.60	2.07	2.87	0.00	0.00	3	3.90	3.27	7.31	0.00	0.74	C23-C24
胰腺	Pancreas	4	3.20	4.14	5.71	0.37	0.37	3	3.90	3.27	4.28	0.33	0.60	C25
喉	Larynx	2	1.60	2.07	2.75	0.10	0.50	0	0.00	0.00	0.00	0.00	0.00	C32
气管,支气管,肺	Trachea, Bronchus and Lung	24	19.20	24.82	39.33	0.82	4.13	15	19.48	16.33	23.18	0.94	2.61	C33-C34
其他胸腔器官	Other Thoracic Organs	0	0.00	0.00	0.00	0.00	0.00	0	0.00	0.00	0.00	0.00	0.00	C37-C38
骨	Bone	0	0.00	0.00	0.00	0.00	0.00	1	1.30	1.09	1.18	0.10	0.10	C40-C41
皮肤黑色素瘤	Melanoma of Skin	0	0.00	0.00	0.00	0.00	0.00	0	0.00	0.00	0.00	0.00	0.00	C43
乳房	Breast	0	0.00	0.00	0.00	0.00	0.00	6	7.79	6.53	7.45	0.49	0.95	C50
子宫颈	Cervix	–	–	–	–	–	–	1	1.30	1.09	1.18	0.10	0.10	C53
子宫体及子宫部位不明	Uterus & Unspecified	–	–	–	–	–	–	1	1.30	1.09	1.86	0.00	0.47	C54-C55
卵巢	Ovary	–	–	–	–	–	–	3	3.90	3.27	4.96	0.10	1.03	C56
前列腺	Prostate	2	1.60	2.07	2.79	0.00	0.00	–	–	–	–	–	–	C61
睾丸	Testis	0	0.00	0.00	0.00	0.00	0.00	–	–	–	–	–	–	C62
肾及泌尿系统不明	Kidney & Unspecified Urinary Organs	4	3.20	4.14	8.04	0.13	0.13	1	1.30	1.09	1.86	0.00	0.47	C64-C66,68
膀胱	Bladder	3	2.40	3.10	4.64	0.00	0.91	1	1.30	1.09	1.86	0.00	0.47	C67
脑,神经系统	Brain, Central Nervous System	1	0.80	1.03	1.61	0.00	0.40	3	3.90	3.27	3.95	0.21	0.21	C70-C72
甲状腺	Thyroid Gland	0	0.00	0.00	0.00	0.00	0.00	2	2.60	2.18	3.17	0.16	0.63	C73
淋巴瘤	Lymphoma	1	0.80	1.03	1.46	0.18	0.18	0	0.00	0.00	0.00	0.00	0.00	C81-C85,88,90,96
白血病	Leukaemia	1	0.80	1.03	1.47	0.00	0.00	3	3.90	3.27	3.52	0.22	0.22	C91-C95
不明及其他恶性肿瘤	All Other Sites and Unspecified	4	3.20	4.14	5.30	0.41	0.41	4	5.19	4.35	5.71	0.71	0.71	O&U
所有部位合计	All Sites	125	100.00	129.25	192.59	6.29	21.47	77	100.00	83.80	122.13	5.23	14.51	ALL
所有部位除外 C44	All Sites but C44	124	99.20	128.22	191.13	6.11	21.29	77	100.00	83.80	122.13	5.23	14.51	ALLbC44

表 7-3-171　平罗县 2011 年癌症发病和死亡主要指标

Table 7-3-171　Incidence and mortality of cancer in Pingluo, 2011

部位 Site		男性 Male						女性 Female						ICD-10
		病例数 No. cases	构成 (%)	粗率 Crude rate (1/10⁵)	世标率 ASR world (1/10⁵)	累积率 Cum.rate(%) 0~64	0~74	病例数 No. cases	构成 (%)	粗率 Crude rate (1/10⁵)	世标率 ASR world (1/10⁵)	累积率 Cum.rate(%) 0~64	0~74	
发病 Incidence														
口腔和咽喉(除外鼻咽)	Lip,Oral Cavity & Pharynx but Nasopharynx	4	1.40	2.66	3.27	0.23	0.23	3	1.55	2.10	2.14	0.21	0.21	C00-C10;C12-C14
鼻咽	Nasopharynx	4	1.40	2.66	3.17	0.18	0.35	2	1.04	1.40	1.26	0.14	0.14	C11
食管	Esophagus	26	9.12	17.30	24.11	0.88	2.98	11	5.70	7.70	13.42	0.34	0.82	C15
胃	Stomach	83	29.12	55.23	75.04	3.47	10.11	20	10.36	14.01	19.82	0.49	2.10	C16
结直肠肛门	Colon,Rectum & Anus	13	4.56	8.65	10.71	0.84	0.84	12	6.22	8.41	11.93	0.54	2.21	C18-C21
肝脏	Liver	44	15.44	29.28	37.28	2.34	3.86	10	5.18	7.00	9.99	0.30	0.90	C22
胆囊及其他	Gallbladder and Extrahepatic Ducts	1	0.35	0.67	2.44	0.00	0.00	3	1.55	2.10	2.54	0.30	0.30	C23-C24
胰腺	Pancreas	7	2.46	4.66	6.06	0.31	0.64	4	2.07	2.80	3.96	0.19	0.67	C25
喉	Larynx	2	0.70	1.33	1.87	0.00	0.16	0	0.00	0.00	0.00	0.00	0.00	C32
气管,支气管,肺	Trachea,Bronchus and Lung	48	16.84	31.94	44.18	2.00	4.95	34	17.62	23.82	34.18	1.10	4.80	C33-C34
其他胸腔器官	Other Thoracic Organs	1	0.35	0.67	0.73	0.06	0.06	1	0.52	0.70	0.61	0.04	0.04	C37-C38
骨	Bone	1	0.35	0.67	0.90	0.00	0.00	2	1.04	1.40	1.75	0.03	0.33	C40-C41
皮肤黑色素瘤	Melanoma of Skin	0	0.00	0.00	0.00	0.00	0.00	0	0.00	0.00	0.00	0.00	0.00	C43
乳房	Breast	0	0.00	0.00	0.00	0.00	0.00	26	13.47	18.21	20.69	1.81	2.17	C50
子宫颈	Cervix	–	–	–	–	–	–	9	4.66	6.30	10.07	0.50	0.50	C53
子宫体及子宫部位不明	Uterus & Unspecified	–	–	–	–	–	–	6	3.11	4.20	5.15	0.38	0.68	C54-C55
卵巢	Ovary	–	–	–	–	–	–	2	1.04	1.40	1.83	0.06	0.24	C56
前列腺	Prostate	4	1.40	2.66	3.76	0.20	0.46	–	–	–	–	–	–	C61
睾丸	Testis	0	0.00	0.00	0.00	0.00	0.00	–	–	–	–	–	–	C62
肾及泌尿系统不明	Kidney & Unspecified Urinary Organs	2	0.70	1.33	1.92	0.00	0.16	3	1.55	2.10	2.71	0.30	0.30	C64-C66,68
膀胱	Bladder	8	2.81	5.32	7.09	0.43	0.85	2	1.04	1.40	1.85	0.11	0.11	C67
脑,神经系统	Brain,Central Nervous System	7	2.46	4.66	5.21	0.56	0.56	8	4.15	5.60	6.26	0.44	0.74	C70-C72
甲状腺	Thyroid Gland	1	0.35	0.67	0.60	0.04	0.04	6	3.11	4.20	4.55	0.30	0.48	C73
淋巴瘤	Lymphoma	13	4.56	8.65	9.30	0.69	1.11	22	11.40	15.41	17.56	1.61	1.79	C81-C85,88,90,96
白血病	Leukaemia	1	0.35	0.67	0.94	0.12	0.12	3	1.55	2.10	2.69	0.04	0.04	C91-C95
不明及其他恶性肿瘤	All Other Sites and Unspecified	15	5.26	9.98	12.58	0.71	1.71	4	2.07	2.80	3.75	0.34	0.51	O&U
所有部位合计	All Sites	285	100.00	189.66	251.17	13.05	29.18	193	100.00	135.19	178.70	9.58	20.07	ALL
所有部位除外 C44	All Sites but C44	284	99.65	189.00	250.31	12.94	29.08	191	98.96	133.78	176.64	9.45	19.77	ALLbC44
死亡 Mortality														
口腔和咽喉(除外鼻咽)	Lip,Oral Cavity & Pharynx but Nasopharynx	1	0.49	0.67	0.85	0.11	0.11	0	0.00	0.00	0.00	0.00	0.00	C00-C10;C12-C14
鼻咽	Nasopharynx	3	1.46	2.00	2.95	0.12	0.54	1	0.79	0.70	0.84	0.11	0.11	C11
食管	Esophagus	20	9.76	13.31	22.18	0.35	2.13	10	7.87	7.00	12.64	0.40	0.93	C15
胃	Stomach	64	31.22	42.59	61.39	2.35	6.43	14	11.02	9.81	14.42	0.23	1.48	C16
结直肠肛门	Colon,Rectum & Anus	9	4.39	5.99	7.88	0.72	0.72	6	4.72	4.20	6.59	0.25	1.15	C18-C21
肝脏	Liver	36	17.56	23.96	35.72	1.48	4.27	11	8.66	7.70	9.99	0.36	0.66	C22
胆囊及其他	Gallbladder and Extrahepatic Ducts	0	0.00	0.00	0.00	0.00	0.00	1	0.79	0.70	0.84	0.11	0.11	C23-C24
胰腺	Pancreas	2	0.98	1.33	1.81	0.08	0.25	4	3.15	2.80	4.10	0.19	0.79	C25
喉	Larynx	0	0.00	0.00	0.00	0.00	0.00	0	0.00	0.00	0.00	0.00	0.00	C32
气管,支气管,肺	Trachea,Bronchus and Lung	47	22.93	31.28	44.02	2.13	4.59	28	22.05	19.61	28.64	0.86	3.12	C33-C34
其他胸腔器官	Other Thoracic Organs	1	0.49	0.67	0.84	0.08	0.08	0	0.00	0.00	0.00	0.00	0.00	C37-C38
骨	Bone	0	0.00	0.00	0.00	0.00	0.00	2	1.57	1.40	2.19	0.12	0.42	C40-C41
皮肤黑色素瘤	Melanoma of Skin	0	0.00	0.00	0.00	0.00	0.00	0	0.00	0.00	0.00	0.00	0.00	C43
乳房	Breast	0	0.00	0.00	0.00	0.00	0.00	12	9.45	8.41	10.31	0.96	1.14	C50
子宫颈	Cervix	–	–	–	–	–	–	6	4.72	4.20	8.59	0.24	0.54	C53
子宫体及子宫部位不明	Uterus & Unspecified	–	–	–	–	–	–	4	3.15	2.80	3.67	0.23	0.53	C54-C55
卵巢	Ovary	–	–	–	–	–	–	0	0.00	0.00	0.00	0.00	0.00	C56
前列腺	Prostate	3	1.46	2.00	2.87	0.00	0.16	–	–	–	–	–	–	C61
睾丸	Testis	0	0.00	0.00	0.00	0.00	0.00	–	–	–	–	–	–	C62
肾及泌尿系统不明	Kidney & Unspecified Urinary Organs	4	1.95	2.66	3.84	0.11	0.69	1	0.79	0.70	0.86	0.09	0.09	C64-C66,68
膀胱	Bladder	1	0.49	0.67	0.90	0.00	0.00	1	0.79	0.70	0.84	0.11	0.11	C67
脑,神经系统	Brain,Central Nervous System	4	1.95	2.66	3.45	0.25	0.51	6	4.72	4.20	5.35	0.20	0.80	C70-C72
甲状腺	Thyroid Gland	0	0.00	0.00	0.00	0.00	0.00	1	0.79	0.70	1.07	0.00	0.18	C73
淋巴瘤	Lymphoma	6	2.93	3.99	4.65	0.25	0.41	15	11.81	10.51	14.29	0.80	1.28	C81-C85,88,90,96
白血病	Leukaemia	0	0.00	0.00	0.00	0.00	0.00	1	0.79	0.70	0.95	0.00	0.00	C91-C95
不明及其他恶性肿瘤	All Other Sites and Unspecified	4	1.95	2.66	3.47	0.12	0.54	3	2.36	2.10	2.55	0.04	0.22	O&U
所有部位合计	All Sites	205	100.00	136.42	196.83	8.16	21.43	127	100.00	88.96	128.73	5.30	13.66	ALL
所有部位除外 C44	All Sites but C44	205	100.00	136.42	196.83	8.16	21.43	125	98.43	87.56	127.13	5.26	13.43	ALLbC44

表 7-3-172 固原市 2011 年癌症发病和死亡主要指标
Table 7-3-172　Incidence and mortality of cancer in Guyuan,2011

部位 Site		男性 Male						女性 Female						ICD-10
		病例数 No. cases	构成 (%)	粗率 Crude rate (1/10⁵)	世标率 ASR world (1/10⁵)	累积率 Cum.rate(%) 0~64	0~74	病例数 No. cases	构成 (%)	粗率 Crude rate (1/10⁵)	世标率 ASR world (1/10⁵)	累积率 Cum.rate(%) 0~64	0~74	
发病 Incidence														
口腔和咽喉(除外鼻咽)	Lip,Oral Cavity & Pharynx but Nasopharynx	4	1.13	1.71	1.90	0.18	0.18	1	0.38	0.44	0.68	0.00	0.11	C00-C10;C12-C14
鼻咽	Nasopharynx	4	1.13	1.71	2.89	0.15	0.15	2	0.77	0.89	0.99	0.08	0.08	C11
食管	Esophagus	26	7.32	11.12	16.43	0.70	2.21	5	1.92	2.22	3.30	0.12	0.61	C15
胃	Stomach	114	32.11	48.74	66.00	4.04	8.37	44	16.92	19.57	26.54	1.32	2.83	C16
结直肠肛门	Colon,Rectum & Anus	24	6.76	10.26	15.11	0.88	1.75	15	5.77	6.67	10.13	0.58	1.00	C18-C21
肝脏	Liver	57	16.06	24.37	31.75	2.30	3.49	30	11.54	13.35	17.84	1.10	1.82	C22
胆囊及其他	Gallbladder and Extrahepatic Ducts	7	1.97	2.99	4.20	0.12	0.55	11	4.23	4.89	6.48	0.28	0.96	C23-C24
胰腺	Pancreas	10	2.82	4.28	5.83	0.23	0.71	10	3.85	4.45	6.22	0.11	0.86	C25
喉	Larynx	0	0.00	0.00	0.00	0.00	0.00	0	0.00	0.00	0.00	0.00	0.00	C32
气管,支气管,肺	Trachea,Bronchus and Lung	44	12.39	18.81	26.34	1.28	3.54	25	9.62	11.12	14.99	0.89	2.02	C33-C34
其他胸腔器官	Other Thoracic Organs	0	0.00	0.00	0.00	0.00	0.00	0	0.00	0.00	0.00	0.00	0.00	C37-C38
骨	Bone	4	1.13	1.71	3.02	0.18	0.18	2	0.77	0.89	1.27	0.08	0.08	C40-C41
皮肤黑色素瘤	Melanoma of Skin	2	0.56	0.86	0.98	0.03	0.19	0	0.00	0.00	0.00	0.00	0.00	C43
乳房	Breast	1	0.28	0.43	0.47	0.04	0.04	37	14.23	16.46	17.88	1.63	1.82	C50
子宫颈	Cervix	–	–	–	–	–	–	26	10.00	11.57	13.62	0.95	1.66	C53
子宫体及子宫部位不明	Uterus & Unspecified	–	–	–	–	–	–	9	3.46	4.00	4.64	0.37	0.37	C54-C55
卵巢	Ovary	–	–	–	–	–	–	5	1.92	2.22	2.99	0.27	0.38	C56
前列腺	Prostate	5	1.41	2.14	3.86	0.00	0.00	–	–	–	–	–	–	C61
睾丸	Testis	0	0.00	0.00	0.00	0.00	0.00	–	–	–	–	–	–	C62
肾及泌尿系统不明	Kidney & Unspecified Urinary Organs	9	2.54	3.85	4.80	0.39	0.39	1	0.38	0.44	0.63	0.08	0.08	C64-C66,68
膀胱	Bladder	7	1.97	2.99	4.20	0.12	0.55	3	1.15	1.33	1.71	0.09	0.21	C67
脑,神经系统	Brain,Central Nervous System	8	2.25	3.42	4.18	0.21	0.71	6	2.31	2.67	2.86	0.24	0.24	C70-C72
甲状腺	Thyroid Gland	4	1.13	1.71	2.04	0.22	0.22	15	5.77	6.67	6.47	0.57	0.57	C73
淋巴瘤	Lymphoma	9	2.54	3.85	4.76	0.22	0.49	1	0.38	0.44	0.75	0.00	0.19	C81-C85,88,90,96
白血病	Leukaemia	7	1.97	2.99	3.82	0.23	0.56	3	1.15	1.33	1.57	0.08	0.27	C91-C95
不明及其他恶性肿瘤	All Other Sites and Unspecified	9	2.54	3.85	5.13	0.24	0.74	9	3.46	4.00	5.41	0.36	0.77	O&U
所有部位合计	All Sites	355	100.00	151.79	207.71	11.75	25.01	260	100.00	115.66	146.97	9.20	16.92	ALL
所有部位除外 C44	All Sites but C44	352	99.15	150.51	205.93	11.68	24.77	256	98.46	113.88	144.68	9.04	16.58	ALLbC44
死亡 Mortality														
口腔和咽喉(除外鼻咽)	Lip,Oral Cavity & Pharynx but Nasopharynx	1	0.39	0.43	0.55	0.07	0.07	1	0.76	0.44	0.68	0.00	0.11	C00-C10;C12-C14
鼻咽	Nasopharynx	2	0.79	0.86	0.87	0.09	0.09	0	0.00	0.00	0.00	0.00	0.00	C11
食管	Esophagus	20	7.87	8.55	12.73	0.70	1.61	5	3.82	2.22	3.12	0.21	0.33	C15
胃	Stomach	79	31.10	33.78	46.88	2.35	5.96	33	25.19	14.68	20.65	1.04	2.17	C16
结直肠肛门	Colon,Rectum & Anus	11	4.33	4.70	7.15	0.23	0.60	8	6.11	3.56	5.97	0.13	0.59	C18-C21
肝脏	Liver	45	17.72	19.24	23.90	1.97	2.71	18	13.74	8.01	10.27	0.60	1.20	C22
胆囊及其他	Gallbladder and Extrahepatic Ducts	6	2.36	2.57	4.51	0.14	0.41	5	3.82	2.22	2.88	0.06	0.36	C23-C24
胰腺	Pancreas	12	4.72	5.13	7.54	0.30	0.84	5	3.82	2.22	3.03	0.11	0.46	C25
喉	Larynx	1	0.39	0.43	0.54	0.05	0.05	0	0.00	0.00	0.00	0.00	0.00	C32
气管,支气管,肺	Trachea,Bronchus and Lung	44	17.32	18.81	25.44	1.12	3.39	19	14.50	8.45	11.32	0.62	1.41	C33-C34
其他胸腔器官	Other Thoracic Organs	0	0.00	0.00	0.00	0.00	0.00	0	0.00	0.00	0.00	0.00	0.00	C37-C38
骨	Bone	3	1.18	1.28	2.41	0.10	0.10	1	0.76	0.44	0.63	0.08	0.08	C40-C41
皮肤黑色素瘤	Melanoma of Skin	0	0.00	0.00	0.00	0.00	0.00	0	0.00	0.00	0.00	0.00	0.00	C43
乳房	Breast	0	0.00	0.00	0.00	0.00	0.00	8	6.11	3.56	4.31	0.38	0.57	C50
子宫颈	Cervix	–	–	–	–	–	–	8	6.11	3.56	4.20	0.44	0.44	C53
子宫体及子宫部位不明	Uterus & Unspecified	–	–	–	–	–	–	3	2.29	1.33	1.71	0.21	0.21	C54-C55
卵巢	Ovary	–	–	–	–	–	–	1	0.76	0.44	0.51	0.04	0.04	C56
前列腺	Prostate	1	0.39	0.43	0.66	0.00	0.16	–	–	–	–	–	–	C61
睾丸	Testis	0	0.00	0.00	0.00	0.00	0.00	–	–	–	–	–	–	C62
肾及泌尿系统不明	Kidney & Unspecified Urinary Organs	2	0.79	0.86	1.14	0.07	0.07	1	0.76	0.44	0.34	0.03	0.03	C64-C66,68
膀胱	Bladder	2	0.79	0.86	1.24	0.00	0.16	1	0.76	0.44	0.63	0.08	0.08	C67
脑,神经系统	Brain,Central Nervous System	5	1.97	2.14	2.77	0.07	0.56	3	2.29	1.33	1.14	0.12	0.12	C70-C72
甲状腺	Thyroid Gland	0	0.00	0.00	0.00	0.00	0.00	3	2.29	1.33	1.35	0.14	0.14	C73
淋巴瘤	Lymphoma	3	1.18	1.28	1.45	0.04	0.21	4	3.05	1.78	2.19	0.16	0.16	C81-C85,88,90,96
白血病	Leukaemia	8	3.15	3.42	4.52	0.33	0.49	1	0.76	0.44	0.55	0.05	0.05	C91-C95
不明及其他恶性肿瘤	All Other Sites and Unspecified	9	3.54	3.85	6.00	0.30	0.51	3	2.29	1.33	1.79	0.12	0.23	O&U
所有部位合计	All Sites	254	100.00	108.61	150.30	7.92	18.02	131	100.00	58.28	77.25	4.62	8.80	ALL
所有部位除外 C44	All Sites but C44	251	98.82	107.32	147.63	7.85	17.84	130	99.24	57.83	76.61	4.54	8.72	ALLbC44

表 7-3-173 中卫市 2011 年癌症发病和死亡主要指标
Table 7-3-173　Incidence and mortality of cancer in Zhongwei,2011

部位 Site		男性 Male						女性 Female						ICD-10
		病例数 No. cases	构成 (%)	粗率 Crude rate (1/10⁵)	世标率 ASR world (1/10⁵)	累积率 Cum.rate(%) 0~64	0~74	病例数 No. cases	构成 (%)	粗率 Crude rate (1/10⁵)	世标率 ASR world (1/10⁵)	累积率 Cum.rate(%) 0~64	0~74	
发病 Incidence														
口腔和咽喉(除外鼻咽)	Lip,Oral Cavity & Pharynx but Nasopharynx	9	1.69	4.57	4.31	0.14	0.35	8	2.33	4.30	3.94	0.09	0.21	C00-C10;C12-C14
鼻咽	Nasopharynx	9	1.69	4.57	4.01	0.32	0.43	2	0.58	1.07	1.19	0.00	0.09	C11
食管	Esophagus	36	6.78	18.29	18.65	1.07	2.28	11	3.21	5.91	5.22	0.33	0.62	C15
胃	Stomach	130	24.48	66.06	63.50	3.44	8.18	45	13.12	24.17	22.29	1.05	2.71	C16
结直肠肛门	Colon,Rectum & Anus	37	6.97	18.80	17.04	1.01	1.89	20	5.83	10.74	10.21	0.59	1.33	C18-C21
肝脏	Liver	81	15.25	41.16	39.77	2.97	4.99	37	10.79	19.87	16.63	1.27	1.99	C22
胆囊及其他	Gallbladder and Extrahepatic Ducts	6	1.13	3.05	2.67	0.13	0.35	13	3.79	6.98	6.12	0.51	0.60	C23-C24
胰腺	Pancreas	9	1.69	4.57	3.96	0.14	0.59	7	2.04	3.76	3.21	0.09	0.53	C25
喉	Larynx	0	0.00	0.00	0.00	0.00	0.00	1	0.29	0.54	0.54	0.00	0.09	C32
气管,支气管,肺	Trachea,Bronchus and Lung	104	19.59	52.84	51.24	2.18	5.70	45	13.12	24.17	22.21	0.90	2.12	C33-C34
其他胸腔器官	Other Thoracic Organs	3	0.56	1.52	1.67	0.04	0.13	6	1.75	3.22	4.48	0.04	0.16	C37-C38
骨	Bone	13	2.45	6.61	5.58	0.32	0.62	6	1.75	3.22	3.06	0.12	0.41	C40-C41
皮肤黑色素瘤	Melanoma of Skin	0	0.00	0.00	0.00	0.00	0.00	0	0.00	0.00	0.00	0.00	0.00	C43
乳房	Breast	3	0.56	1.52	1.47	0.12	0.24	49	14.29	26.31	19.82	1.61	2.12	C50
子宫颈	Cervix	–	–	–	–	–	–	16	4.66	8.59	7.37	0.54	0.93	C53
子宫体及子宫部位不明	Uterus & Unspecified	–	–	–	–	–	–	15	4.37	8.06	6.48	0.52	0.52	C54-C55
卵巢	Ovary	–	–	–	–	–	–	9	2.62	4.83	4.08	0.27	0.45	C56
前列腺	Prostate	3	0.56	1.52	2.04	0.00	0.09	–	–	–	–	–	–	C61
睾丸	Testis	1	0.19	0.51	0.48	0.00	0.12	–	–	–	–	–	–	C62
肾及泌尿系统不明	Kidney & Unspecified Urinary Organs	3	0.56	1.52	1.12	0.13	0.13	3	0.87	1.61	1.62	0.12	0.12	C64-C66,68
膀胱	Bladder	24	4.52	12.19	11.77	0.38	1.86	2	0.58	1.07	0.85	0.03	0.12	C67
脑,神经系统	Brain,Central Nervous System	17	3.20	8.64	7.99	0.56	1.02	13	3.79	6.98	6.88	0.26	0.44	C70-C72
甲状腺	Thyroid Gland	1	0.19	0.51	0.39	0.03	0.03	5	1.46	2.69	2.25	0.16	0.25	C73
淋巴瘤	Lymphoma	0	0.00	0.00	0.00	0.00	0.00	0	0.00	0.00	0.00	0.00	0.00	C81-C85,88,90,96
白血病	Leukaemia	4	0.75	2.03	1.80	0.10	0.22	1	0.29	0.54	1.06	0.04	0.04	C91-C95
不明及其他恶性肿瘤	All Other Sites and Unspecified	38	7.16	19.31	19.09	0.85	2.06	29	8.45	15.57	14.76	0.69	1.41	O&U
所有部位合计	All Sites	531	100.00	269.81	258.55	13.92	31.30	343	100.00	184.20	164.27	9.24	17.28	ALL
所有部位除外 C44	All Sites but C44	526	99.06	267.27	255.92	13.81	30.98	335	97.67	179.91	159.45	9.00	17.04	ALLbC44
死亡 Mortality														
口腔和咽喉(除外鼻咽)	Lip,Oral Cavity & Pharynx but Nasopharynx	2	0.61	1.02	0.97	0.00	0.09	1	0.55	0.54	0.51	0.05	0.05	C00-C10;C12-C14
鼻咽	Nasopharynx	2	0.61	1.02	0.92	0.10	0.10	0	0.00	0.00	0.00	0.00	0.00	C11
食管	Esophagus	18	5.52	9.15	9.67	0.15	1.38	11	6.01	5.91	5.37	0.27	0.66	C15
胃	Stomach	95	29.14	48.27	46.87	1.89	5.81	31	16.94	16.65	15.06	0.68	1.78	C16
结直肠肛门	Colon,Rectum & Anus	17	5.21	8.64	7.60	0.48	0.81	8	4.37	4.30	4.04	0.20	0.55	C18-C21
肝脏	Liver	55	16.87	27.95	26.49	1.93	3.17	24	13.11	12.89	10.83	0.81	1.11	C22
胆囊及其他	Gallbladder and Extrahepatic Ducts	2	0.61	1.02	1.05	0.00	0.21	7	3.83	3.76	3.44	0.10	0.60	C23-C24
胰腺	Pancreas	4	1.23	2.03	1.61	0.05	0.29	7	3.83	3.76	3.22	0.04	0.63	C25
喉	Larynx	0	0.00	0.00	0.00	0.00	0.00	0	0.00	0.00	0.00	0.00	0.00	C32
气管,支气管,肺	Trachea,Bronchus and Lung	76	23.31	38.62	37.56	1.66	4.33	35	19.13	18.80	18.25	0.80	1.40	C33-C34
其他胸腔器官	Other Thoracic Organs	0	0.00	0.00	0.00	0.00	0.00	1	0.55	0.54	0.42	0.03	0.03	C37-C38
骨	Bone	6	1.84	3.05	2.73	0.06	0.51	6	3.28	3.22	2.75	0.06	0.48	C40-C41
皮肤黑色素瘤	Melanoma of Skin	0	0.00	0.00	0.00	0.00	0.00	0	0.00	0.00	0.00	0.00	0.00	C43
乳房	Breast	0	0.00	0.00	0.00	0.00	0.00	8	4.37	4.30	3.26	0.29	0.29	C50
子宫颈	Cervix	–	–	–	–	–	–	8	4.37	4.30	3.99	0.21	0.51	C53
子宫体及子宫部位不明	Uterus & Unspecified	–	–	–	–	–	–	5	2.73	2.69	2.52	0.11	0.32	C54-C55
卵巢	Ovary	–	–	–	–	–	–	3	1.64	1.61	1.49	0.09	0.18	C56
前列腺	Prostate	1	0.31	0.51	1.08	0.00	0.00	–	–	–	–	–	–	C61
睾丸	Testis	1	0.31	0.51	0.48	0.00	0.12	–	–	–	–	–	–	C62
肾及泌尿系统不明	Kidney & Unspecified Urinary Organs	0	0.00	0.00	0.00	0.00	0.00	0	0.00	0.00	0.00	0.00	0.00	C64-C66,68
膀胱	Bladder	9	2.76	4.57	4.14	0.08	0.65	1	0.55	0.54	0.54	0.00	0.09	C67
脑,神经系统	Brain,Central Nervous System	9	2.76	4.57	4.86	0.34	0.65	7	3.83	3.76	5.19	0.10	0.40	C70-C72
甲状腺	Thyroid Gland	1	0.31	0.51	0.39	0.03	0.03	1	0.55	0.54	0.54	0.00	0.09	C73
淋巴瘤	Lymphoma	0	0.00	0.00	0.00	0.00	0.00	0	0.00	0.00	0.00	0.00	0.00	C81-C85,88,90,96
白血病	Leukaemia	0	0.00	0.00	0.00	0.00	0.00	0	0.00	0.00	0.00	0.00	0.00	C91-C95
不明及其他恶性肿瘤	All Other Sites and Unspecified	28	8.59	14.23	13.55	0.53	1.31	19	10.38	10.20	9.06	0.33	1.17	O&U
所有部位合计	All Sites	326	100.00	165.65	159.96	7.30	19.48	183	100.00	98.28	90.48	4.17	10.33	ALL
所有部位除外 C44	All Sites but C44	320	98.16	162.60	157.23	7.26	19.35	181	98.91	97.20	89.46	4.14	10.30	ALLbC44

表 7-3-174 乌鲁木齐市天山区 2011 年癌症发病和死亡主要指标
Table 7-3-174 Incidence and mortality of cancer in Tianshan District of Wulumuqi, 2011

部位 Site		男性 Male						女性 Female						ICD-10
		病例数 No. cases	构成 (%)	粗率 Crude rate (1/10⁵)	世标率 ASR world (1/10⁵)	累积率 Cum.rate(%) 0~64	0~74	病例数 No. cases	构成 (%)	粗率 Crude rate (1/10⁵)	世标率 ASR world (1/10⁵)	累积率 Cum.rate(%) 0~64	0~74	
发病 Incidence														
口腔和咽喉(除外鼻咽)	Lip,Oral Cavity & Pharynx but Nasopharynx	9	1.30	3.38	2.02	0.07	0.13	5	0.81	1.82	1.15	0.10	0.15	C00-C10;C12-C14
鼻咽	Nasopharynx	8	1.16	3.01	2.32	0.16	0.22	4	0.65	1.46	1.01	0.03	0.15	C11
食管	Esophagus	31	4.49	11.65	11.79	0.32	0.93	12	1.94	4.38	3.77	0.12	0.26	C15
胃	Stomach	79	11.45	29.68	25.79	1.05	2.73	28	4.54	10.22	7.91	0.35	0.58	C16
结直肠肛门	Colon, Rectum & Anus	73	10.58	27.43	24.55	1.07	2.13	33	5.35	12.04	8.83	0.62	1.01	C18-C21
肝脏	Liver	69	10.00	25.92	21.07	0.89	2.24	33	5.35	12.04	11.56	0.29	0.61	C22
胆囊及其他	Gallbladder and Extrahepatic Ducts	11	1.59	4.13	3.00	0.18	0.35	7	1.13	2.55	1.77	0.06	0.16	C23-C24
胰腺	Pancreas	28	4.06	10.52	8.56	0.31	0.75	17	2.76	6.20	4.88	0.16	0.46	C25
喉	Larynx	13	1.88	4.88	5.57	0.12	0.34	2	0.32	0.73	0.50	0.03	0.08	C32
气管,支气管,肺	Trachea, Bronchus and Lung	156	22.61	58.61	50.36	1.60	5.03	83	13.45	30.29	23.35	0.76	2.08	C33-C34
其他胸腔器官	Other Thoracic Organs	3	0.43	1.13	0.66	0.02	0.02	3	0.49	1.09	0.96	0.05	0.11	C37-C38
骨	Bone	4	0.58	1.50	1.40	0.05	0.11	1	0.16	0.36	0.23	0.03	0.03	C40-C41
皮肤黑色素瘤	Melanoma of Skin	1	0.14	0.38	0.25	0.02	0.02	2	0.32	0.73	0.56	0.04	0.08	C43
乳房	Breast	5	0.72	1.88	1.30	0.05	0.16	131	21.23	47.80	35.03	2.75	3.50	C50
子宫颈	Cervix	–	–	–	–	–	–	52	8.43	18.98	13.62	0.98	1.59	C53
子宫体及子宫部位不明	Uterus & Unspecified	–	–	–	–	–	–	24	3.89	8.76	7.75	0.46	0.71	C54-C55
卵巢	Ovary	–	–	–	–	–	–	29	4.70	10.58	8.10	0.54	0.89	C56
前列腺	Prostate	37	5.36	13.90	12.25	0.16	0.95	–	–	–	–	–	–	C61
睾丸	Testis	2	0.29	0.75	0.82	0.06	0.06	–	–	–	–	–	–	C62
肾及泌尿系统不明	Kidney & Unspecified Urinary Organs	27	3.91	10.14	8.69	0.50	0.89	9	1.46	3.28	2.26	0.11	0.26	C64-C66,68
膀胱	Bladder	19	2.75	7.14	7.02	0.14	0.54	7	1.13	2.55	2.77	0.09	0.22	C67
脑,神经系统	Brain, Central Nervous System	19	2.75	7.14	5.78	0.31	0.54	30	4.86	10.95	8.34	0.38	1.05	C70-C72
甲状腺	Thyroid Gland	7	1.01	2.63	1.95	0.18	0.18	27	4.38	9.85	7.35	0.58	0.73	C73
淋巴瘤	Lymphoma	34	4.93	12.77	10.10	0.57	1.18	16	2.59	5.84	4.55	0.27	0.42	C81-C85,88,90,96
白血病	Leukaemia	10	1.45	3.76	2.92	0.23	0.23	16	2.59	5.84	5.74	0.34	0.40	C91-C95
不明及其他恶性肿瘤	All Other Sites and Unspecified	45	6.52	16.91	15.82	0.62	1.07	46	7.46	16.79	15.16	0.82	1.30	O&U
所有部位合计	All Sites	690	100.00	259.24	223.99	8.67	20.80	617	100.00	225.15	177.13	9.95	16.83	ALL
所有部位除外 C44	All Sites but C44	680	98.55	255.49	219.40	8.61	20.58	611	99.03	222.96	174.55	9.86	16.64	ALLbC44
死亡 Mortality														
口腔和咽喉(除外鼻咽)	Lip,Oral Cavity & Pharynx but Nasopharynx	1	0.30	0.38	0.21	0.00	0.00	0	0.00	0.00	0.00	0.00	0.00	C00-C10;C12-C14
鼻咽	Nasopharynx	5	1.50	1.88	1.55	0.07	0.18	1	0.51	0.36	0.28	0.03	0.03	C11
食管	Esophagus	16	4.80	6.01	7.69	0.16	0.33	7	3.55	2.55	2.49	0.04	0.19	C15
胃	Stomach	42	12.61	15.78	14.05	0.58	1.48	17	8.63	6.20	4.94	0.16	0.46	C16
结直肠肛门	Colon, Rectum & Anus	23	6.91	8.64	8.43	0.34	0.51	16	8.12	5.84	4.18	0.20	0.48	C18-C21
肝脏	Liver	48	14.41	18.03	14.85	0.45	1.52	22	11.17	8.03	8.02	0.22	0.51	C22
胆囊及其他	Gallbladder and Extrahepatic Ducts	5	1.50	1.88	1.41	0.05	0.17	4	2.03	1.46	0.99	0.04	0.08	C23-C24
胰腺	Pancreas	19	5.71	7.14	7.58	0.21	0.60	11	5.58	4.01	2.60	0.06	0.25	C25
喉	Larynx	6	1.80	2.25	2.75	0.08	0.19	0	0.00	0.00	0.00	0.00	0.00	C32
气管,支气管,肺	Trachea, Bronchus and Lung	100	30.03	37.57	34.64	0.86	2.94	40	20.30	14.60	11.71	0.37	0.84	C33-C34
其他胸腔器官	Other Thoracic Organs	1	0.30	0.38	0.21	0.00	0.00	3	1.52	1.09	0.68	0.04	0.09	C37-C38
骨	Bone	4	1.20	1.50	1.28	0.07	0.13	0	0.00	0.00	0.00	0.00	0.00	C40-C41
皮肤黑色素瘤	Melanoma of Skin	0	0.00	0.00	0.00	0.00	0.00	0	0.00	0.00	0.00	0.00	0.00	C43
乳房	Breast	1	0.30	0.38	0.26	0.03	0.03	19	9.64	6.93	5.04	0.41	0.62	C50
子宫颈	Cervix	–	–	–	–	–	–	7	3.55	2.55	1.74	0.13	0.19	C53
子宫体及子宫部位不明	Uterus & Unspecified	–	–	–	–	–	–	5	2.54	1.82	2.21	0.12	0.12	C54-C55
卵巢	Ovary	–	–	–	–	–	–	7	3.55	2.55	1.69	0.08	0.19	C56
前列腺	Prostate	10	3.00	3.76	2.49	0.03	0.31	–	–	–	–	–	–	C61
睾丸	Testis	0	0.00	0.00	0.00	0.00	0.00	–	–	–	–	–	–	C62
肾及泌尿系统不明	Kidney & Unspecified Urinary Organs	5	1.50	1.88	1.70	0.06	0.17	2	1.02	0.73	0.46	0.06	0.06	C64-C66,68
膀胱	Bladder	3	0.90	1.13	1.99	0.05	0.11	3	1.52	1.09	1.50	0.00	0.05	C67
脑,神经系统	Brain, Central Nervous System	5	1.50	1.88	1.31	0.05	0.16	11	5.58	4.01	3.61	0.12	0.38	C70-C72
甲状腺	Thyroid Gland	1	0.30	0.38	0.23	0.00	0.06	3	1.52	1.09	0.72	0.03	0.14	C73
淋巴瘤	Lymphoma	7	2.10	2.63	1.89	0.05	0.16	4	2.03	1.46	1.90	0.06	0.06	C81-C85,88,90,96
白血病	Leukaemia	6	1.80	2.25	1.80	0.11	0.11	2	1.02	0.73	1.34	0.03	0.03	C91-C95
不明及其他恶性肿瘤	All Other Sites and Unspecified	25	7.51	9.39	8.79	0.24	0.69	13	6.60	4.74	5.45	0.28	0.28	O&U
所有部位合计	All Sites	333	100.00	125.11	115.11	3.49	9.83	197	100.00	71.89	61.56	2.47	5.03	ALL
所有部位除外 C44	All Sites but C44	329	98.80	123.61	112.99	3.49	9.66	196	99.49	71.52	60.49	2.47	5.03	ALLbC44

表 7-3-175　农七师 2011 年癌症发病和死亡主要指标
Table 7-3-175　Incidence and mortality of cancer in Nongqishi,2011

部位 Site		男性 Male 病例数 No. cases	构成 (%)	粗率 Crude rate (1/10⁵)	世标率 ASR world (1/10⁵)	累积率 Cum.rate(%) 0~64	0~74	女性 Female 病例数 No. cases	构成 (%)	粗率 Crude rate (1/10⁵)	世标率 ASR world (1/10⁵)	累积率 Cum.rate(%) 0~64	0~74	ICD-10
发病 Incidence														
口腔和咽喉(除外鼻咽)	Lip,Oral Cavity & Pharynx but Nasopharynx	2	0.79	2.35	1.82	0.11	0.27	2	1.06	2.41	1.47	0.00	0.30	C00-C10;C12-C14
鼻咽	Nasopharynx	2	0.79	2.35	1.62	0.17	0.17	2	1.06	2.41	1.96	0.20	0.20	C11
食管	Esophagus	16	6.32	18.77	12.21	0.35	1.78	6	3.17	7.24	4.87	0.38	0.56	C15
胃	Stomach	24	9.49	28.16	19.25	1.08	2.52	8	4.23	9.65	6.06	0.43	0.56	C16
结直肠肛门	Colon,Rectum & Anus	25	9.88	29.33	17.93	0.51	2.28	23	12.17	27.74	18.66	1.00	2.55	C18-C21
肝脏	Liver	41	16.21	48.10	33.26	2.30	4.38	13	6.88	15.68	9.54	0.41	1.24	C22
胆囊及其他	Gallbladder and Extrahepatic Ducts	4	1.58	4.69	2.37	0.00	0.16	1	0.53	1.21	0.98	0.10	0.10	C23-C24
胰腺	Pancreas	10	3.95	11.73	7.69	0.27	0.89	4	2.12	4.82	3.56	0.20	0.32	C25
喉	Larynx	1	0.40	1.17	0.57	0.00	0.00	0	0.00	0.00	0.00	0.00	0.00	C32
气管,支气管,肺	Trachea,Bronchus and Lung	67	26.48	78.61	48.94	1.81	5.65	23	12.17	27.74	17.59	0.77	1.86	C33-C34
其他胸腔器官	Other Thoracic Organs	1	0.40	1.17	0.91	0.00	0.15	1	0.53	1.21	0.98	0.10	0.10	C37-C38
骨	Bone	1	0.40	1.17	1.40	0.08	0.08	4	2.12	4.82	3.09	0.13	0.44	C40-C41
皮肤黑色素瘤	Melanoma of Skin	0	0.00	0.00	0.00	0.00	0.00	0	0.00	0.00	0.00	0.00	0.00	C43
乳房	Breast	0	0.00	0.00	0.00	0.00	0.00	32	16.93	38.60	26.93	2.35	2.79	C50
子宫颈	Cervix	–	–	–	–	–	–	21	11.11	25.33	17.53	1.31	1.82	C53
子宫体及子宫部位不明	Uterus & Unspecified	–	–	–	–	–	–	12	6.35	14.47	9.38	0.75	1.10	C54-C55
卵巢	Ovary	–	–	–	–	–	–	2	1.06	2.41	1.69	0.11	0.24	C56
前列腺	Prostate	3	1.19	3.52	1.80	0.00	0.16	–	–	–	–	–	–	C61
睾丸	Testis	0	0.00	0.00	0.00	0.00	0.00	–	–	–	–	–	–	C62
肾及泌尿系统不明	Kidney & Unspecified Urinary Organs	1	0.40	1.17	0.55	0.00	0.00	6	3.17	7.24	4.51	0.23	0.76	C64-C66,68
膀胱	Bladder	25	9.88	29.33	17.28	0.26	2.18	9	4.76	10.86	7.58	0.46	1.07	C67
脑,神经系统	Brain,Central Nervous System	12	4.74	14.08	10.53	0.72	1.17	4	2.12	4.82	3.04	0.19	0.32	C70-C72
甲状腺	Thyroid Gland	0	0.00	0.00	0.00	0.00	0.00	2	1.06	2.41	1.74	0.16	0.16	C73
淋巴瘤	Lymphoma	0	0.00	0.00	0.00	0.00	0.00	1	0.53	1.21	0.77	0.00	0.13	C81-C85,88,90,96
白血病	Leukaemia	0	0.00	0.00	0.00	0.00	0.00	0	0.00	0.00	0.00	0.00	0.00	C91-C95
不明及其他恶性肿瘤	All Other Sites and Unspecified	18	7.11	21.12	11.87	0.35	1.17	13	6.88	15.68	10.15	0.49	1.22	O&U
所有部位合计	All Sites	253	100.00	296.83	190.00	8.02	23.02	189	100.00	227.97	152.05	9.77	17.82	ALL
所有部位除外 C44	All Sites but C44	249	98.42	292.14	187.47	8.02	22.53	187	98.94	225.56	150.58	9.77	17.52	ALLbC44
死亡 Mortality														
口腔和咽喉(除外鼻咽)	Lip,Oral Cavity & Pharynx but Nasopharynx	2	1.02	2.35	2.09	0.24	0.24	1	1.02	1.21	0.70	0.00	0.18	C00-C10;C12-C14
鼻咽	Nasopharynx	2	1.02	2.35	1.32	0.00	0.33	2	2.04	2.41	1.64	0.15	0.15	C11
食管	Esophagus	9	4.57	10.56	7.34	0.50	0.98	3	3.06	3.62	2.82	0.26	0.44	C15
胃	Stomach	20	10.15	23.47	16.38	0.85	2.28	3	3.06	3.62	1.99	0.06	0.23	C16
结直肠肛门	Colon,Rectum & Anus	8	4.06	9.39	5.18	0.12	0.61	7	7.14	8.44	5.48	0.36	0.67	C18-C21
肝脏	Liver	34	17.26	39.89	27.18	1.80	3.22	12	12.24	14.47	8.09	0.36	0.71	C22
胆囊及其他	Gallbladder and Extrahepatic Ducts	2	1.02	2.35	1.14	0.00	0.00	0	0.00	0.00	0.00	0.00	0.00	C23-C24
胰腺	Pancreas	9	4.57	10.56	6.91	0.17	0.96	4	4.08	4.82	2.53	0.00	0.35	C25
喉	Larynx	1	0.51	1.17	0.55	0.00	0.00	0	0.00	0.00	0.00	0.00	0.00	C32
气管,支气管,肺	Trachea,Bronchus and Lung	79	40.10	92.69	56.22	1.49	6.77	26	26.53	31.36	19.73	0.72	2.36	C33-C34
其他胸腔器官	Other Thoracic Organs	0	0.00	0.00	0.00	0.00	0.00	0	0.00	0.00	0.00	0.00	0.00	C37-C38
骨	Bone	2	1.02	2.35	1.97	0.08	0.08	0	0.00	0.00	0.00	0.00	0.00	C40-C41
皮肤黑色素瘤	Melanoma of Skin	0	0.00	0.00	0.00	0.00	0.00	0	0.00	0.00	0.00	0.00	0.00	C43
乳房	Breast	0	0.00	0.00	0.00	0.00	0.00	11	11.22	13.27	9.30	0.79	0.92	C50
子宫颈	Cervix	–	–	–	–	–	–	6	6.12	7.24	4.38	0.24	0.37	C53
子宫体及子宫部位不明	Uterus & Unspecified	–	–	–	–	–	–	1	1.02	1.21	0.56	0.00	0.00	C54-C55
卵巢	Ovary	–	–	–	–	–	–	1	1.02	1.21	0.92	0.11	0.11	C56
前列腺	Prostate	1	0.51	1.17	0.57	0.00	0.00	–	–	–	–	–	–	C61
睾丸	Testis	0	0.00	0.00	0.00	0.00	0.00	–	–	–	–	–	–	C62
肾及泌尿系统不明	Kidney & Unspecified Urinary Organs	2	1.02	2.35	1.11	0.00	0.00	3	3.06	3.62	4.23	0.15	0.32	C64-C66,68
膀胱	Bladder	7	3.55	8.21	5.52	0.30	0.63	3	3.06	3.62	2.80	0.23	0.36	C67
脑,神经系统	Brain,Central Nervous System	2	1.02	2.35	1.96	0.09	0.09	2	2.04	2.41	3.71	0.21	0.21	C70-C72
甲状腺	Thyroid Gland	0	0.00	0.00	0.00	0.00	0.00	0	0.00	0.00	0.00	0.00	0.00	C73
淋巴瘤	Lymphoma	0	0.00	0.00	0.00	0.00	0.00	1	1.02	1.21	0.77	0.00	0.13	C81-C85,88,90,96
白血病	Leukaemia	0	0.00	0.00	0.00	0.00	0.00	0	0.00	0.00	0.00	0.00	0.00	C91-C95
不明及其他恶性肿瘤	All Other Sites and Unspecified	17	8.63	19.95	10.78	0.06	1.21	12	12.24	14.47	8.71	0.19	0.97	O&U
所有部位合计	All Sites	197	100.00	231.13	146.22	5.70	17.39	98	100.00	118.21	78.36	3.84	8.49	ALL
所有部位除外 C44	All Sites but C44	196	99.49	229.96	145.56	5.70	17.22	98	100.00	118.21	78.36	3.84	8.49	ALLbC44

表 7-3-176 新源县 2011 年癌症发病和死亡主要指标
Table 7-3-176 Incidence and mortality of cancer in Xinyuan, 2011

部位 Site		男性 Male						女性 Female						ICD-10
		病例数 No. cases	构成 (%)	粗率 Crude rate (1/10⁵)	世标率 ASR world (1/10⁵)	累积率 Cum.rate(%) 0~64	0~74	病例数 No. cases	构成 (%)	粗率 Crude rate (1/10⁵)	世标率 ASR world (1/10⁵)	累积率 Cum.rate(%) 0~64	0~74	
发病 Incidence														
口腔和咽喉(除外鼻咽)	Lip,Oral Cavity & Pharynx but Nasopharynx	5	1.56	3.65	3.10	0.33	0.33	3	1.47	2.40	2.30	0.10	0.28	C00–C10;C12–C14
鼻咽	Nasopharynx	3	0.93	2.19	2.27	0.16	0.37	2	0.98	1.60	1.46	0.14	0.14	C11
食管	Esophagus	56	17.45	40.89	47.31	3.05	5.73	30	14.71	23.95	26.89	1.84	3.23	C15
胃	Stomach	99	30.84	72.28	80.49	5.11	10.54	31	15.20	24.75	28.68	1.78	3.02	C16
结直肠肛门	Colon, Rectum & Anus	16	4.98	11.68	13.34	0.76	1.32	9	4.41	7.19	7.77	0.47	1.01	C18–C21
肝脏	Liver	45	14.02	32.86	35.35	2.17	4.92	14	6.86	11.18	12.47	0.98	1.34	C22
胆囊及其他	Gallbladder and Extrahepatic Ducts	1	0.31	0.73	0.60	0.05	0.05	3	1.47	2.40	2.26	0.19	0.19	C23–C24
胰腺	Pancreas	8	2.49	5.84	6.21	0.38	0.86	1	0.49	0.80	0.55	0.05	0.05	C25
喉	Larynx	0	0.00	0.00	0.00	0.00	0.00	0	0.00	0.00	0.00	0.00	0.00	C32
气管,支气管,肺	Trachea, Bronchus and Lung	44	13.71	32.13	34.39	1.45	4.33	15	7.35	11.98	15.54	0.63	2.38	C33–C34
其他胸腔器官	Other Thoracic Organs	1	0.31	0.73	0.71	0.09	0.09	0	0.00	0.00	0.00	0.00	0.00	C37–C38
骨	Bone	4	1.25	2.92	2.84	0.04	0.24	0	0.00	0.00	0.00	0.00	0.00	C40–C41
皮肤黑色素瘤	Melanoma of Skin	1	0.31	0.73	0.77	0.08	0.08	0	0.00	0.00	0.00	0.00	0.00	C43
乳房	Breast	2	0.62	1.46	1.51	0.09	0.29	21	10.29	16.77	15.61	0.94	1.74	C50
子宫颈	Cervix	–	–	–	–	–	–	14	6.86	11.18	10.40	0.92	0.92	C53
子宫体及子宫部位不明	Uterus & Unspecified	–	–	–	–	–	–	9	4.41	7.19	5.67	0.43	0.69	C54–C55
卵巢	Ovary	–	–	–	–	–	–	11	5.39	8.78	8.25	0.64	0.82	C56
前列腺	Prostate	6	1.87	4.38	4.67	0.21	0.41	–	–	–	–	–	–	C61
睾丸	Testis	0	0.00	0.00	0.00	0.00	0.00	–	–	–	–	–	–	C62
肾及泌尿系统不明	Kidney & Unspecified Urinary Organs	3	0.93	2.19	2.39	0.17	0.37	2	0.98	1.60	1.01	0.08	0.08	C64–C66,68
膀胱	Bladder	2	0.62	1.46	1.75	0.00	0.16	1	0.49	0.80	1.09	0.00	0.18	C67
脑,神经系统	Brain, Central Nervous System	4	1.25	2.92	2.82	0.21	0.37	13	6.37	10.38	9.89	0.77	0.95	C70–C72
甲状腺	Thyroid Gland	0	0.00	0.00	0.00	0.00	0.00	4	1.96	3.19	2.83	0.27	0.27	C73
淋巴瘤	Lymphoma	1	0.31	0.73	0.79	0.04	0.04	3	1.47	2.40	2.36	0.24	0.24	C81–C85,88,90,96
白血病	Leukaemia	10	3.12	7.30	7.14	0.37	0.37	9	4.41	7.19	9.43	0.51	0.51	C91–C95
不明及其他恶性肿瘤	All Other Sites and Unspecified	10	3.12	7.30	6.64	0.44	0.44	9	4.41	7.19	8.40	0.20	0.56	O&U
所有部位合计	All Sites	321	100.00	234.37	255.07	15.20	31.30	204	100.00	162.89	172.85	11.19	18.60	ALL
所有部位除外 C44	All Sites but C44	314	97.82	229.26	250.31	14.89	30.99	198	97.06	158.10	167.41	11.09	18.32	ALLbC44
死亡 Mortality														
口腔和咽喉(除外鼻咽)	Lip,Oral Cavity & Pharynx but Nasopharynx	0	0.00	0.00	0.00	0.00	0.00	0	0.00	0.00	0.00	0.00	0.00	C00–C10;C12–C14
鼻咽	Nasopharynx	3	1.36	2.19	2.40	0.30	0.30	1	0.83	0.80	0.78	0.10	0.10	C11
食管	Esophagus	33	14.93	24.09	28.68	1.62	3.50	20	16.53	15.97	17.24	1.06	1.49	C15
胃	Stomach	63	28.51	46.00	52.35	3.12	7.07	20	16.53	15.97	19.38	1.25	2.12	C16
结直肠肛门	Colon, Rectum & Anus	5	2.26	3.65	4.30	0.21	0.41	8	6.61	6.39	7.51	0.67	1.03	C18–C21
肝脏	Liver	41	18.55	29.94	32.19	2.00	4.16	11	9.09	8.78	9.91	0.76	1.12	C22
胆囊及其他	Gallbladder and Extrahepatic Ducts	3	1.36	2.19	2.26	0.14	0.30	2	1.65	1.60	1.94	0.09	0.27	C23–C24
胰腺	Pancreas	5	2.26	3.65	3.53	0.16	0.48	2	1.65	1.60	1.06	0.09	0.09	C25
喉	Larynx	1	0.45	0.73	0.71	0.09	0.09	0	0.00	0.00	0.00	0.00	0.00	C32
气管,支气管,肺	Trachea, Bronchus and Lung	44	19.91	32.13	34.98	1.37	4.16	16	13.22	12.78	16.37	0.66	2.15	C33–C34
其他胸腔器官	Other Thoracic Organs	0	0.00	0.00	0.00	0.00	0.00	0	0.00	0.00	0.00	0.00	0.00	C37–C38
骨	Bone	2	0.90	1.46	1.59	0.00	0.20	0	0.00	0.00	0.00	0.00	0.00	C40–C41
皮肤黑色素瘤	Melanoma of Skin	1	0.45	0.73	0.77	0.08	0.08	0	0.00	0.00	0.00	0.00	0.00	C43
乳房	Breast	0	0.00	0.00	0.00	0.00	0.00	11	9.09	8.78	8.29	0.40	1.02	C50
子宫颈	Cervix	–	–	–	–	–	–	1	0.83	0.80	0.70	0.06	0.06	C53
子宫体及子宫部位不明	Uterus & Unspecified	–	–	–	–	–	–	2	1.65	1.60	1.01	0.08	0.08	C54–C55
卵巢	Ovary	–	–	–	–	–	–	8	6.61	6.39	5.89	0.55	0.55	C56
前列腺	Prostate	1	0.45	0.73	0.99	0.12	0.12	–	–	–	–	–	–	C61
睾丸	Testis	0	0.00	0.00	0.00	0.00	0.00	–	–	–	–	–	–	C62
肾及泌尿系统不明	Kidney & Unspecified Urinary Organs	2	0.90	1.46	1.51	0.09	0.29	1	0.83	0.80	1.54	0.00	0.00	C64–C66,68
膀胱	Bladder	0	0.00	0.00	0.00	0.00	0.00	0	0.00	0.00	0.00	0.00	0.00	C67
脑,神经系统	Brain, Central Nervous System	2	0.90	1.46	1.41	0.18	0.18	7	5.79	5.59	4.84	0.30	0.30	C70–C72
甲状腺	Thyroid Gland	0	0.00	0.00	0.00	0.00	0.00	0	0.00	0.00	0.00	0.00	0.00	C73
淋巴瘤	Lymphoma	0	0.00	0.00	0.00	0.00	0.00	3	2.48	2.40	1.90	0.16	0.16	C81–C85,88,90,96
白血病	Leukaemia	10	4.52	7.30	7.39	0.43	0.59	3	2.48	2.40	4.10	0.17	0.17	C91–C95
不明及其他恶性肿瘤	All Other Sites and Unspecified	5	2.26	3.65	3.91	0.17	0.37	5	4.13	3.99	3.63	0.25	0.25	O&U
所有部位合计	All Sites	221	100.00	161.36	178.97	10.07	22.29	121	100.00	96.62	106.09	6.63	10.96	ALL
所有部位除外 C44	All Sites but C44	219	99.10	159.90	177.58	10.02	22.24	121	100.00	96.62	106.09	6.63	10.96	ALLbC44

表 7-3-177 石河子市 2011 年癌症发病和死亡主要指标
Table 7-3-177 Incidence and mortality of cancer in Shihezi, 2011

部位 Site		男性 Male						女性 Female						ICD-10
		病例数 No. cases	构成 (%)	粗率 Crude rate (1/10⁵)	世标率 ASR world (1/10⁵)	累积率 Cum.rate(%) 0~64	0~74	病例数 No. cases	构成 (%)	粗率 Crude rate (1/10⁵)	世标率 ASR world (1/10⁵)	累积率 Cum.rate(%) 0~64	0~74	
发病 Incidence														
口腔和咽喉(除外鼻咽)	Lip,Oral Cavity & Pharynx but Nasopharynx	12	1.84	4.14	2.98	0.22	0.35	7	1.41	2.44	1.40	0.08	0.15	C00-C10;C12-C14
鼻咽	Nasopharynx	10	1.53	3.45	2.45	0.17	0.26	0	0.00	0.00	0.00	0.00	0.00	C11
食管	Esophagus	39	5.97	13.46	7.74	0.23	1.09	19	3.82	6.63	3.40	0.11	0.43	C15
胃	Stomach	98	15.01	33.82	21.04	0.93	2.73	30	6.02	10.47	6.13	0.39	0.76	C16
结直肠肛门	Colon, Rectum & Anus	64	9.80	22.09	14.86	0.72	1.86	44	8.84	15.36	8.41	0.42	1.16	C18-C21
肝脏	Liver	83	12.71	28.65	18.08	1.15	2.52	31	6.22	10.82	6.36	0.31	0.83	C22
胆囊及其他	Gallbladder and Extrahepatic Ducts	16	2.45	5.52	3.48	0.18	0.48	16	3.21	5.59	3.31	0.18	0.45	C23-C24
胰腺	Pancreas	12	1.84	4.14	2.37	0.13	0.33	6	1.20	2.09	1.26	0.08	0.15	C25
喉	Larynx	10	1.53	3.45	2.13	0.10	0.35	0	0.00	0.00	0.00	0.00	0.00	C32
气管,支气管,肺	Trachea, Bronchus and Lung	147	22.51	50.73	33.30	1.50	4.82	69	13.86	24.09	14.81	0.97	1.94	C33-C34
其他胸腔器官	Other Thoracic Organs	1	0.15	0.35	0.15	0.01	0.01	2	0.40	0.70	0.49	0.05	0.05	C37-C38
骨	Bone	0	0.00	0.00	0.00	0.00	0.00	1	0.20	0.35	0.38	0.03	0.03	C40-C41
皮肤黑色素瘤	Melanoma of Skin	0	0.00	0.00	0.00	0.00	0.00	0	0.00	0.00	0.00	0.00	0.00	C43
乳房	Breast	0	0.00	0.00	0.00	0.00	0.00	124	24.90	43.30	26.51	2.21	2.80	C50
子宫颈	Cervix	–	–	–	–	–	–	30	6.02	10.47	6.12	0.41	0.68	C53
子宫体及子宫部位不明	Uterus & Unspecified	–	–	–	–	–	–	22	4.42	7.68	4.87	0.39	0.59	C54-C55
卵巢	Ovary	–	–	–	–	–	–	29	5.82	10.13	7.15	0.55	0.72	C56
前列腺	Prostate	50	7.66	17.26	8.83	0.14	1.03	–	–	–	–	–	–	C61
睾丸	Testis	2	0.31	0.69	0.43	0.04	0.04	–	–	–	–	–	–	C62
肾及泌尿系统不明	Kidney & Unspecified Urinary Organs	26	3.98	8.97	6.33	0.30	0.84	10	2.01	3.49	2.46	0.21	0.31	C64-C66,68
膀胱	Bladder	25	3.83	8.63	4.90	0.20	0.64	7	1.41	2.44	1.26	0.05	0.15	C67
脑,神经系统	Brain, Central Nervous System	2	0.31	0.69	0.59	0.03	0.08	4	0.80	1.40	1.22	0.08	0.11	C70-C72
甲状腺	Thyroid Gland	5	0.77	1.73	0.94	0.08	0.08	12	2.41	4.19	2.72	0.21	0.27	C73
淋巴瘤	Lymphoma	14	2.14	4.83	3.15	0.10	0.38	12	2.41	4.19	2.97	0.14	0.32	C81-C85,88,90,96
白血病	Leukaemia	30	4.59	10.35	6.86	0.37	0.81	16	3.21	5.59	3.97	0.33	0.46	C91-C95
不明及其他恶性肿瘤	All Other Sites and Unspecified	7	1.07	2.42	1.32	0.03	0.16	7	1.41	2.44	1.26	0.07	0.15	O&U
所有部位合计	All Sites	653	100.00	225.37	141.92	6.65	18.87	498	100.00	173.88	106.46	7.29	12.51	ALL
所有部位除外 C44	All Sites but C44	653	100.00	225.37	141.92	6.65	18.87	498	100.00	173.88	106.46	7.29	12.51	ALLbC44
死亡 Mortality														
口腔和咽喉(除外鼻咽)	Lip, Oral Cavity & Pharynx but Nasopharynx	2	0.65	0.69	0.28	0.00	0.04	3	1.45	1.05	0.55	0.00	0.07	C00-C10;C12-C14
鼻咽	Nasopharynx	3	0.97	1.04	0.65	0.01	0.11	0	0.00	0.00	0.00	0.00	0.00	C11
食管	Esophagus	14	4.55	4.83	2.67	0.06	0.32	8	3.86	2.79	1.85	0.15	0.26	C15
胃	Stomach	45	14.61	15.53	9.59	0.39	1.18	22	10.63	7.68	4.63	0.29	0.72	C16
结直肠肛门	Colon, Rectum & Anus	28	9.09	9.66	4.72	0.08	0.59	19	9.18	6.63	4.34	0.38	0.56	C18-C21
肝脏	Liver	32	10.39	11.04	7.57	0.46	1.01	15	7.25	5.24	2.86	0.13	0.38	C22
胆囊及其他	Gallbladder and Extrahepatic Ducts	4	1.30	1.38	0.70	0.06	0.08	4	1.93	1.40	1.00	0.08	0.14	C23-C24
胰腺	Pancreas	8	2.60	2.76	1.82	0.06	0.28	2	0.97	0.70	0.45	0.04	0.08	C25
喉	Larynx	4	1.30	1.38	0.89	0.05	0.10	0	0.00	0.00	0.00	0.00	0.00	C32
气管,支气管,肺	Trachea, Bronchus and Lung	65	21.10	22.43	15.29	0.90	2.11	28	13.53	9.78	7.03	0.54	0.87	C33-C34
其他胸腔器官	Other Thoracic Organs	1	0.32	0.35	0.15	0.01	0.01	2	0.97	0.70	0.45	0.04	0.08	C37-C38
骨	Bone	0	0.00	0.00	0.00	0.00	0.00	0	0.00	0.00	0.00	0.00	0.00	C40-C41
皮肤黑色素瘤	Melanoma of Skin	0	0.00	0.00	0.00	0.00	0.00	0	0.00	0.00	0.00	0.00	0.00	C43
乳房	Breast	1	0.32	0.35	0.18	0.00	0.04	35	16.91	12.22	7.42	0.57	0.87	C50
子宫颈	Cervix	–	–	–	–	–	–	12	5.80	4.19	2.43	0.18	0.29	C53
子宫体及子宫部位不明	Uterus & Unspecified	–	–	–	–	–	–	3	1.45	1.05	0.65	0.06	0.06	C54-C55
卵巢	Ovary	–	–	–	–	–	–	3	1.45	1.05	0.92	0.05	0.08	C56
前列腺	Prostate	19	6.17	6.56	3.59	0.10	0.36	–	–	–	–	–	–	C61
睾丸	Testis	0	0.00	0.00	0.00	0.00	0.00	–	–	–	–	–	–	C62
肾及泌尿系统不明	Kidney & Unspecified Urinary Organs	6	1.95	2.07	1.28	0.03	0.18	1	0.48	0.35	0.15	0.01	0.01	C64-C66,68
膀胱	Bladder	24	7.79	8.28	5.09	0.23	0.70	5	2.42	1.75	0.77	0.02	0.09	C67
脑,神经系统	Brain, Central Nervous System	4	1.30	1.38	0.95	0.04	0.14	5	2.42	1.75	1.79	0.12	0.16	C70-C72
甲状腺	Thyroid Gland	7	2.27	2.42	1.61	0.09	0.20	16	7.73	5.59	4.18	0.31	0.38	C73
淋巴瘤	Lymphoma	20	6.49	6.90	5.34	0.21	0.65	10	4.83	3.49	2.27	0.12	0.32	C81-C85,88,90,96
白血病	Leukaemia	20	6.49	6.90	6.07	0.28	0.56	13	6.28	4.54	3.71	0.25	0.38	C91-C95
不明及其他恶性肿瘤	All Other Sites and Unspecified	1	0.32	0.35	0.25	0.03	0.03	1	0.48	0.35	0.31	0.04	0.04	O&U
所有部位合计	All Sites	308	100.00	106.30	68.69	3.08	8.63	207	100.00	72.28	47.78	3.38	5.83	ALL
所有部位除外 C44	All Sites but C44	308	100.00	106.30	68.69	3.08	8.63	207	100.00	72.28	47.78	3.38	5.83	ALLbC44